NOUVEAU DICTIONNAIRE GÉNÉRAL DES DROGUES SIMPLES ET COMPOSÉES.

TOME SECOND.

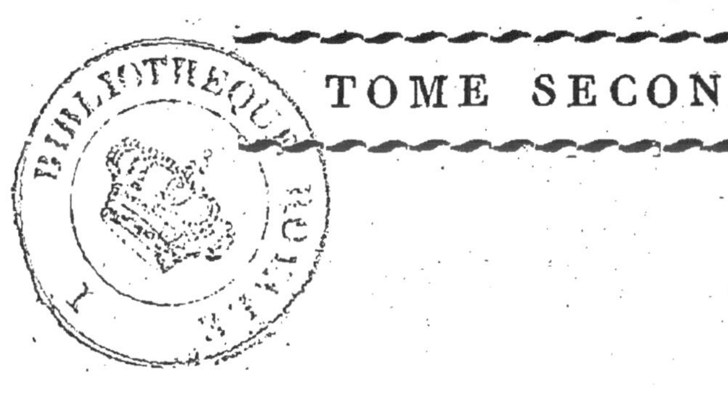

NOUVEAU DICTIONNAIRE GÉNÉRAL DES DROGUES SIMPLES ET COMPOSÉES, DE LEMERY;

REVU, CORRIGÉ, ET CONSIDÉRABLEMENT AUGMENTÉ

PAR SIMON MORELOT,

Ancien Professeur de pharmacie-chimique au Collège de pharmacie de Paris, et Pharmacien major de l'armée, etc.

CONTENANT les noms françois, latins, officinaux, vulgaires et systématiques des Plantes; leur classification d'après le système de *Linneus*, les méthodes de *Tournefort* et de *Jussieu*, avec l'indication de leurs parties utiles à la médecine, à la pharmacie; le choix des préparations pharmaceutiques et chimiques où elles sont employées; leurs divers usages; les doses auxquelles on peut administrer tout ce qui compose les drogues ou médicamens; l'histoire des animaux et des minéraux, d'après les caractères sous lesquels MM. *Cuvier*, *Lamarck*, *Brogniart* et *Haüy* les font connoître.

OUVRAGE utile à toutes les classes de la société, aux médecins, chirurgiens pharmaciens, et à ceux qui sont attachés au service des hospices civils et militaires, obligés de suivre le Formulaire des médicamens simples et composés, publié par ordre du Ministre.

ORNÉ DE XX PLANCHES GRAVÉES EN TAILLE-DOUCE.

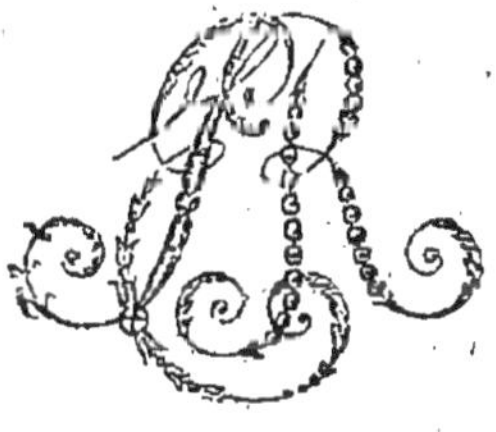

PARIS,

RÉMONT, LIBRAIRE, RUE PAVÉE S.-ANDRÉ, N°. 11.

1807.

NOUVEAU

DICTIONNAIRE GÉNÉRAL DES DROGUES SIMPLES ET COMPOSÉES.

MAC

MACAG. *Simia.* Petit singe du Brésil que les habitans de ce pays ont ainsi nommé. Il est plus gros que le sagouin, et son poil est plus brun. Cet animal pleure toujours; il imite tout ce qu'il voit faire, comme les autres singes.

MACALEB, MAGALEP ou MAHALEB. Nom que l'on donne au fruit proprement dit, autrement l'amande du noyau du petit fruit, espèce de cerise appelée par quelques-uns *vaccinium*, du cerisier connu en latin sous le nom de *prunus floribus corymbosis*, *foliis ovatis*. *Voyez*, pour plus grand détail, Bois de mahaleb.

MACARONI Pâte alimentaire d'Italie, ou façon d'Italie, préparée en France avec la farine très-fine de froment et l'eau. Quelquefois cette pâte est faite avec une infusion de safran. Sa forme est cylindrique, et sa grosseur est égale à celle d'un tuyau de plume.

Le macaroni se mange cuit, en potage avec du bouillon : on relève son goût avec du fromage parmesan.

MACE. Seconde écorce de la muscade, fruit du muscadier. Le nom de *mace* a été donné par quelques auteurs au macis.

Voyez Macis.

MACER ou MACRE. Nom que l'on donne dans quelques lieux des Indes, au simarouba. *Voyez* Écorce de simarouba.

MACHE, SALADE DE CHANOINE, POULE GRASSE, OU BLANCHETTE. *Lecusta herba. Valerianella arvensis præcox, humilis, semine compresso.* Plante de la triandrie monogynie de *Linneus*, et de la seconde classe (infundibuliformes) de *Tournefort.*

Cette plante croît à la hauteur d'un demi-pied (162 millimètres) : sa tige est foible, ronde, cannelée, creuse, nouée, s'inclinant vers la terre, se subdivisant ordinairement en deux branches à chaque nœud, et celles-là en plusieurs petits rameaux : ses feuilles sont oblongues, assez épaisses, les unes entières, les autres crénelées, vertes pâles, opposées deux à deux, et d'un goût douceâtre : ses fleure naissent aux sommités des branches, en bouquets, d'une couleur purpurine ou blanche; elles sont petites, figurées en entonnoir, découpées en cinq parties par le haut : ses fruits sont oblongs, blanchâtres, garnis d'une petite couronne qui représente un nombril : sa racine est petite, fibreuse, blanche.

Cette plante croît dans les blés. On la cultive dans les jardins, pour en manger les jeunes feuilles en salade.

Elle est apéritive.

Valerianella, petite valériane, parce qu'elle ressemble à la valériane.

MACHEFER. Le mâchefer est le résidu de la combustion de l'espèce de charbon de terre qui est compact ou feuilleté. Cette matière est très-dure et ressemble à des scories; elle a un aspect vitreux qui a fait penser qu'elle contenoit de l'oxide de fer vitrifié. Mais *Walerius* a très-bien fait remarquer que les espèces de charbons de terre différoient entre elles, et il en a signalé les différences par les résultats de leur combustion.

Le mâchefer sert à remplir les intervalles des bois de sciage ou de charpente qui servent de support aux parquets des appartemens.

MACIS, MACE, OU FLEUR DE MUSCADE. *Macis.* C'est la seconde écorce du fruit du muscadier. Lorsque ce fruit est arrivé à sa maturité, la première enveloppe qui le recouvre se fendille, s'écale naturellement; alors on fait une incision à la seconde, laquelle se sépare à mesure qu'elle se sèche : on la recueille à part de la muscade proprement dite. Elle est épaisse, d'une couleur citrine, d'une odeur agréable, d'une saveur âcre. Les parfumeurs et les distillateurs en consomment beaucoup dans leur art. Les pharmaciens en tirent une huile mixte par expression, et une huile volatile par distillation. On s'en sert dans les cuisines.

Le macis entre dans une infinité de compositions de pharmacie.

C'est improprement qu'on l'appelle fleur de muscade.

MACLE. Espèce de schorl rhombe évidé parallèlement à ses bords. Plusieurs minéralogistes lui donnent le nom de *pierre de croix*. Elle est formée de deux substances dont on n'a point fait l'analyse.

La macle raye le verre lorsqu'elle a le tissu lamelleux; elle communique presque toujours à la cire d'Espagne l'électricité vitrée par le frottement. Sa pesanteur spécifique est de 2,9444 : sa poussière est douce au toucher : soumise au chalumeau, sa partie blanchâtre donne une frite d'un blanc plus décidé ; la partie noirâtre se fond en verre noir.

On trouve les macles en Bretagne et en Galice, près de Saint-Jacques de Compostel.

MACRE. Nom que l'on donne en quelques lieux des Indes à l'écorce de simarouba. *Voyez* Ecorce de simarouba.

MACRE. Nom synonyme de la plante qui donne la châtaigne d'eau. *Voyez* Châtaigne d'eau.

MACREUSE, FOULQUE, MOUETTE ou POULE D'EAU. *Fulica*. Oiseau palmipède serrirostre, c'est-à-dire, dont le bec est large et dentelé.

Cet oiseau est aquatique : il a le corps entièrement noir, gros comme celui d'une poule ; le milieu de son bec est jaune. Il se nourrit d'herbes, de semences, et de vers testacés dont il rejette la coquille après l'avoir broyée. Sa chair a le goût un peu marécageux, mais d'ailleurs bonne à manger et succulente.

MADRÉPORE. Productions calcaires à polypier, en forme d'arbrisseau figurant des étoiles. Ce sont de véritables ruches ou habitations des polypiers marins. Si on les brûle, elles répandent une odeur animale.

Les madrépores sont des objets très-curieux pour le naturaliste observateur. Il remarque que les terres calcaires ont une origine animale.

On trouve le madrépore dans l'Océan, dans la Baltique, dans la Méditerranée.

MADRÉPORITES. Ce sont des madrépores fossiles ou pétrifiés. C'est une véritable chaux carbonatée qui a conservé l'apparence de la configuration des madrépores, et qui est privée de la matière animale que réceloient les petites loges de ces madrépores dans leur origine.

Les madréporites se brisent facilement, et sont attaquables par tous les acides.

MAGISTÈRE DE BISMUTH, ou BLANC DE FARD. C'est de l'oxide blanc de bismuth que l'on précipite de la dissolution nitrique de ce métal, par la seule addition de l'eau. On lave ensuite ce précipité dans plusieurs eaux, jusqu'à insipidité.

Les femmes s'en servoient autrefois pour se blanchir la peau; mais ce blanc avoit l'inconvénient de se noircir par le contact du gaz hydrogène sulfuré, ou des matières animales en fermentation; et elles lui ont substitué la poudre de talc ou craie de Briançon, qui n'offre pas le même inconvénient.

Le magistère de bismuth s'emploie en médecine, à la dose de huit à douze grains (424 à 636 milligrammes), dans les engorgemens lymphatiques.

MAGNÈSE. Nom synonyme de manganèse.

Voyez Manganèse.

MAGNÉSIE. La magnésie est une terre subalcaline, que l'on ne rencontre pas pure ni isolée dans la nature. Elle s'y rencontre au contraire toujours à l'état de combinaison avec des acides, et alors elle forme, soit des carbonates, soit des sulfates ou tout autre sel, selon l'espèce d'acide combinant. C'est ainsi qu'on la trouve à l'état de sulfate de magnésie, dans les eaux des fontaines d'Epsom en Angleterre, de celles d'Egra, de Seidschutz. On l'obtient pure par des opérations chimiques. *Voyez* mon Cours élémentaire de pharmacie chimique.

On la trouve encore combinée avec d'autres terres, telles que dans les pierres ollaires, les stéatites, et dans la serpentine.

MAGNÉSIE BORATÉE. C'est le minéral désigné sous le nom de boracite. *Voyez* Boracite.

MAGNÉSIE NOIRE. Terme des verriers, par lequel ils entendent l'oxide de manganèse, à cause de sa couleur noire.

Voyez Manganèse.

MAGNÉSIE OPALINE. Surnom que l'on a donné à la rubine d'antimoine. *Voyez* Antimoine.

MAHALEB. Espèce de cerisier sauvage qui croît dans la Lorraine. *Voyez* Bois de mahaleb.

MAÏS ou MAYS (*Pl.* XVIII, *fig.* 97). Ce nom est dérivé du latin *maizum*, synonyme de *frumentum turcicum*, en françois, blé de Turquie. *Voyez* Blé de Turquie.

MALABATHRUM. Nom latin des feuilles *dites* indiennes. Ces feuilles appartiennent au laurier cassia, variété du canellier, que *Linneus* a placé dans son ennéandrie monogynie.

Les feuilles indiennes ou malabathrum, réunissent l'odeur de la canelle et du gérofle; elles sont grandes, larges, poinlues, fortes, et se distinguent par trois fortes nervures. Elles sont stimulantes, stomachiques.

Voyez Feuilles indiennes et feuilles de gérofle.

MALAC ou MALACA. Nom que l'on donne à l'étain qui nous arrive de l'Inde en petits lingots pesant une livre (5 hectogrammes). On lui donne aussi le nom de *petits chapeaux* ou *écritoire*, à cause de leur forme. *Voyez* Etain.

MALACHITE. La malachite est une variété du vert de montagne : c'est un oxide de cuivre carbonaté.

La nature nous l'offre tantôt sous forme soyeuse, disposée en houpes du plus beau vert; tantôt en masses mamelonnées, figurées en stalactites; tantôt encore sous forme pulvérulente et mélangée de matières terreuses; alors elle prend le nom de cendre verte.

La malachite mamelonnée se taille comme les pierres d'agate, et sa dureté est telle qu'elle est susceptible de poli, aussi est-elle employée dans les ouvrages de bijouterie.

Sa pesanteur spécifique est 3,6718 à 3,5412. On trouve ce minéral en Hongrie, au Hartz, dans le Tyrol, en Sybérie.

MALACOLITHE. Minéral que M. *Vauquelin* a reconnu, par l'analyse qu'il en fait, pour être un composé de :

Silice	53
Chaux	20
Magnésie	19
Alumine	3
Fer et manganèse.	4
Perte.	1
	100

Sa pesanteur spécifique est de 3,2368; elle raye à peine le verre et n'étincelle pas par le choc avec l'acier. On trouve ce minéral en Suède, dans le Westermanie.

MALICORIUM. Nom latin francisé de l'écorce du fruit du grenadier, comme si l'on disoit *cuir de pomme*, parce que cette écorce est dure comme du cuir.

Voyez Ecorce de grenade.

MALT. On donne le nom de *malt*, à l'orge que l'on a fait gonfler dans l'eau, et ensuite torréfier pour lui enlever une partie de son principe féculent et développer le muqueux sucré propre à être converti en un corps vineux, par la fermentation. *Voyez* Drèche.

MALTHE. Bitume liquide noir, espèce de pétrole dont la consistance est presque égale à celle de la poix.

La malthe est absolument semblable à l'huile de gabian. M. *Haüy* la nomme bithume glutineux.

MANCENILIER. *Hippomane mancinella. Mancanilla pyrifacie.* Arbre de la monoécie monadelphie de *Linneus.* Cet arbre est beau, grand, quelquefois, comme nos noyers : son écorce exsude un suc propre, laiteux, au moyen des incisions qu'on y pratique, lequel suc est un poison âcre, brûlant, mortel. On assure que les Indiens trempent le bout de leurs flèches dans ce suc, lorsqu'ils veulent les empoisonner. Son bois est dur et propre à faire des meubles : ses feuilles son semblables à celles du poirier ; elles contiennent aussi un suc laiteux qui est un poison : ses fleurs sont des chatons d'une belle couleur rouge ; ses fruits naissent sur des branches autres que celles qui portent les chatons ; ils représentent d'abord des petits embryons divisés en deux parties, qui deviennent ensuite de la forme et de la grosseur de nos pommes d'api, et d'une fort bonne odeur : la pulpe de ce fruit est empreinte d'un suc très-blanc et mortel.

Cet arbre croît en Amérique, dans la plûpart des îles Antilles, et chez les Caraïbes.

Rien n'est plus singulier que de voir un arbre dont toutes les parties sont imprégnées d'un poison des plus actifs, et cependant que l'on puisse extraire de son fruit, entre autres, une substance alimentaire. En effet, ce fruit qui occasionne la mort lorsqu'il est mangé tel que la nature le produit, renferme aussi une substance alimentaire qui entretient la vie : les indiens le rapent ou l'écrasent, le délayent dans l'eau, l'expriment dans un linge, en séparent la fécule qu'ils lavent, qu'ils font sécher, et ils en préparent une bouillie pour leur nourriture.

MANDRAGORE. *Mandragora. Atropa mandragora.* Plante de la pentandrie monogynie de *Linneus*, et de la première classe (campaniformes) de *Tournefort.*

Cette plante est sans tige, ses feuilles sortent immédiatement de la racine ; elles sont longues d'un pied (325 millim.), plus larges que la main en leur milieu, étroites par le bout, lisses, de couleur verte-brune, d'une odeur désagréable ; il s'élève d'entre elles des pédicules courts, soutenant chacun une fleur campaniforme, un peu velue, de couleur blanche tirant sur le purpurin, et fendue en cinq parties : son calice est figuré en entonnoir, découpé, velu : son fruit est une petite pomme ronde, grosse comme une nèfle, charnue, de couleur jaune verdâtre ; elle renferme quelques semences réniformes : sa racine est longue, grosse, blanchâtre, divisée en deux branches très-fortes, représentant les parties inférieures d'un homme, ce qui l'a fait appeler par quelques-uns, *antropomorphon* (figure d'homme); elle est entourée de fibres qui remplissent les fonctions d'organes suçoirs.

Cette plante croît en Espagne, en Italie, dans l'île de Crète. C'est particulièrement de la racine dont on fait usage. L'écorce de la racine est cathartique, emménagogue. La racine est narcotique, anti-spasmodique. On fait usage extérieurement de la racine en poudre, en forme de cataplasme, dans les squirrhes, les scrophules, sur les tumeurs des testicules, et intérieurement, dans l'épilepsie.

Les feuilles entrent dans la composition du baume tranquille, de l'onguent populeum.

L'écorce de la racine, dans celle du *requies Nicolai*.

MANGANÈSE. Le manganèse présente l'idée de deux substances que le naturaliste, aidé des lumières de la chimie, ne peut plus se permettre de confondre, ou de prendre l'une pour l'autre.

Le manganèse du commerce est, à proprement parler, la mine du métal de ce nom, et non pas le métal lui-même. Ses propriétés physiques et chimiques, ses usages sont totalement différens : pour bien connoître l'un et l'autre, il convient d'en faire deux articles séparés. Nous ne parlerons, sous le nom de *manganèse*, que du métal lui-même, et nous renvoyons à l'égard de sa mine, connue sous le nom de manganèse du commerce, à l'article *oxide de manganèse*.

Le manganèse métal est d'un blanc brillant dans sa cassure, mais susceptible de se ternir facilement à l'air. Il occupe une place dans la seconde section des métaux, c'est-à-dire parmi ceux qui sont facilement oxidables et cassans. On observe cependant que l'adhérence de ses molécules est telle, qu'il se brise plus difficilement que le fer, sous le marteau ; mais la tendance qu'il a à se combiner avec l'oxigène, est si forte qu'il se convertit bientôt en oxide noir, et toutes les surfaces qui sont oxidées deviennent friables, et ne résistent pas même à la seule pression entre les doigts.

Ce métal offre à l'œil un grain inégal et irrégulier. Sa pesanteur spécifique, d'après *Bergman*, est à celle de l'eau distillée, comme 6,850. Pour conserver le manganèse avec ses propriétés métalliques, on le tient enfermé dans un flacon bien sec, privé d'air le plus qu'il est possible, et bien fermant avec un bouchon de cristal usé à l'émeril ; mais cette précaution n'est pas suffisante ; sa tendance à se combiner avec l'oxigène, est telle, qu'il absorbe celui de l'air du flacon, et qu'il se convertit, dans sa surface, en une poussière noire qui est un véritable oxide de manganèse. Le meilleur moyen est de le conserver dans l'eau distillée.

Ce métal se fond facilement avec les métaux, excepté avec le mercure. Le cuivre allié d'une certaine quantité de manganèse, est encore très-malléable; mais à peine peut-on reconnoître sa couleur rouge à la surface polie de cet alliage, et cependant cette surface se convertit, à la longue, en un oxide vert. L'étain s'unit très-facilement au manganèse, et il en résulte un alliage plus solide que ne l'est l'étain seul. L'arsenic, métal, s'allie aussi très-bien avec le manganèse; il n'en est pas de même avec le zinc; sans doute que c'est à cause de la volatilité et de l'inflammabilité de ce dernier métal.

Le manganèse n'est pas attirable par l'aimant lorsqu'il est en fragment; mai s'il est réduit en poudre fine, il devient attirable parce qu'il contient toujours un peu de fer, quelque précaution qu'on ait prise pour l'en séparer; ensorte qu'on ne peut pas précisément dire que le manganèse soit absolument pur.

MANGLIER DES TANNEURS. *Conocarpus erecta.* Arbre de la pentandrie monogynie de *Linneus.* Cet arbre naît sur les côtes maritimes de la Jamaïque, des Bermudes, du Brésil. Ses feuilles sont oblongues; ses pétioles courts; ses fleurs sont figurées en tête de forme conique.

M. *Roux de Bellay*, ancien médecin en chef des hôpitaux militaires du Cap et de Santo-Domingo, assure que la seconde écorce des branches de cet arbre lui a offert les propriétés du quinquina pour la guérison des fièvres, et qu'il l'a employé avec un succès complet.

Cette découverte peut devenir très-importante à l'art de guérir, surtout pour les hôpitaux civils et militaires, et ouvrir une nouvelle branche de commerce.

MANIGUETTE. C'est le fruit du cardamome; il a été nommé maniguette, de *Malaguetta*, à cause d'une ville d'Afrique nommée Melega, d'où ce fruit nous étoit autrefois apporté en France. *Voyez* Cardamome.

MANILLES. Les Indiens donnent le nom de manilles, à des bracelets qu'ils font avec la laque la plus pure, qu'ils réduisent en pâte très-dure, et qu'ils colorent en un beau rouge de vermillon.

Les Indiens s'en servent comme objet d'ornemens.

MANIOC, MANIHOT, CASSAVE, PAIN DE MADAGASCAR, FECULE DE CACAVI. *Manihot indorum. Gucca foliis cannabinis. Manihot theveti. Gucca et cassavi.* Le nom de manioc peut être pris sous deux acceptions ; savoir, comme arbre et comme fécule alimentaire.

Le manioc considéré comme arbre, appartient à la monoécie monadelphie de *Linneus ;* il s'élève à la hauteur de cinq à six pieds (1 mètre 624 millim. à 2 mètres) : sa tige est ligneuse, tortue, noueuse, tuberculeuse et fragile ; ses feuilles sont larges comme la main, et ressemblent à celles du chanvre ; ses fleurs sont campaniformes, blanchâtres, découpées profondément en cinq parties ; son fruit est presque rond, composé de trois capsules oblongues jointes ensemble, qui renferment chacune un noyau ou semence un peu plus grosse qu'un œuf de pigeon ; sa racine a la forme et la grosseur d'un navet, brune en dehors, blanchâtre en dedans. Cet arbre croît dans l'Amérique méridionale.

La racine de manioc contient un suc qui est un véritable poison, et une matière féculente qui est alimentaire.

Ce que l'on nomme *manioc* ou *cassave,* ou encore *pain de Madagascar*, est la fécule apprêtée de la racine de cet arbre. Voici comme on obtient d'abord la fécule : on pèle les racines, on les rape, et on les soumet à la presse dans des sacs de feuilles de palmier : on prend ensuite le mare ; on le divise, on le torréfie légèrement, et on en forme des gâteaux minces assez longs, que l'on fait sécher au soleil. Les Indiens se nourrissent de ce pain.

MANNE. *Manna.* La manne est un suc gommeux sucré, qui exsude sans incision et par incision, sur les branches et les feuilles de plusieurs arbres et arbrisseaux, mais particulièrement sur les frênes et les mélèzes. Les lieux d'où nous viennent les espèces de manne, sont la Calabre, la Sicile, vers Galliopoli, le mont Saint-Ange et le territoire de Rome, appelé la *Tolfa*, près de Civita-Vecchia.

On distingue dans le commerce plusieurs sortes de manne, soit à raison de leurs qualités, soit par les noms des lieux d'où elles nous viennent. On en connoît de quatre sortes distinctes, par leur forme et leurs qualités ; savoir, la manne en larmes, en grains, en sorte, et la manne grasse. Mais ces quatre espèces de manne ne comprennent pas toutes celles dont un pharmacien doit connoître l'origine et l'histoire ; nous ajouterons à cette distinction celle des espèces de mannes connues par le nom des lieux d'où elles nous viennent.

La différence de qualités dans les espèces de manne, procède du tems et du lieu où elles sont récoltées, et de leur sécheresse, leur pureté et leur légèreté. On récolte la manne à trois époques différentes de l'année. La première se fait pendant les mois de juillet, août, septembre. On pratique des incisions aux tiges des frênes qui déterminent l'exsudation du suc gommeux sucré, lequel prend la forme d'une stalactite que l'on alonge, si l'on veut, à l'aide de fils ou de brins de roseaux sur lesquels on fait fluer le suc à mesure qu'il découle. La chaleur de l'atmosphère dessèche promptement ce suc excrétoire, et lui donne une forme lacrymale. Cette manne est blanche, longue, légère, en morceaux détachés, et est la plus estimée.

La seconde récolte se fait en septembre jusqu'à la fin d'octobre. Les mannes qui découlent sont en mamelons chargés d'une infinité de petites larmes blanches. C'est la seconde qualité de manne. On doit la choisir blanche, légère, la plus pure possible; elle porte le nom de manne en sorte.

La troisième récolte se fait au mois de novembre jusqu'au milieu de décembre. Celle-ci prend le nom de manne grasse, à cause de sa viscosité : elle exsude dans une saison humide, n'a pas le tems de dessécher sur l'arbre; elle tombe dans des fosses pratiquées au pied de l'arbre, et si pendant ce tems-là la saison a été pluvieuse et venteuse, la manne est molle, gluante et chargée d'une infinité de corps étrangers. Il y a néanmoins du choix dans cette qualité de manne. Il s'en trouve d'assez belle et blanche, lorsque la saison s'est bien comportée. Les mannes de couleur roussâtre et visqueuse que nous voyons dans le commerce, ont été brunies par leur contact trop long-tems prolongé avec la lumière. Au bout d'un certain tems, elles fermentent, elles acquièrent une odeur vineuse et ensuite acide, qui annonce une détérioration manifeste. Il faut alors la faire fondre dans l'eau, la clarifier et la rapprocher par l'évaporation et le refroidissement. Il n'y a que la manne pure et saine qui se concrète; celle qui a été décomposée par la fermentation, reste liquide; on la sépare par la décantation du fluide, et on fait sécher la manne concrétée, à laquelle on a fait prendre une forme de stalactite, si on l'a coulée chaude sur des fils ou baguettes, dans des vaisseaux évasés.

La manne est un purgatif doux; elle est la base des médecines, de la marmelade de *Tronchin*. La manne en larmes, nous vient en petite caisse du poids de cent à cent cinquante livres (1 quintal à 1 quintal et demi). Les autres sortes sont du poide de cinq cents à mille (5 à 10 quintaux) pesant. Les meilleures nous sont apportées du mont Saint-Ange, de Sicile et de la Tolfa. La manne en grains est désignée sous le nom de manne d'alhagi.

MANNE D'ALHAGI, ou D'AGUL. *Manna alhagi.* Espèce de manne en petits grains, de la grosseur de la coriandre, qui exsude naturellement sur les feuilles et les branches d'un petit arbrisseau, que l'on nomme *agul* ou *alhagi*, appelé par *Linneus*, *hedysarum foliis simplicibus lanceolatis obtusis*, *caule fruticoso spinoso*, et qu'il a placé dans sa diadelphie décandrie.

Cet arbre croît dans la Tartarie, la Perse, la Syrie la Mésopotamie.

On rassemble les petits grains qui exsudent, et on en forme des pains assez gros.

Cette manne est de couleur jaune foncée. Ell est inférieure en qualité, à la manne de Calabre.

MANNE DE BRIANÇON. Il nous arrive de Briançon, une espèce de manne, qui paroît sur les feuilles du mélèze, Elle est en petits grains alongés, de la grosseur du poivre. Son nom lui vient du lieu où on la récolte. Elle est moins purgative, de moitié, que les autres mannes.

MANNE DE TOLFA. Espèce de manne qui nous vient de la Tolfa, près de Civita-Vecchia. Elle est d'un blanc terne, mate, sèche, souvent trop remplie de menus grains. On la vend sous le nom de manne en sorte; mais on lui préfère la manne de Calabre et de Sicile.

MANNE LIQUIDE, ou THÉRÉNIABIN. Matière gluante, blanche, douce, et presque semblable à du miel blanc, que l'on trouve sur les feuilles de plusieurs arbres ou arbrisseaux, dans la Perse et l'Asie majeure.

Le nom de *thérêniabin* est son nom latin. Les Egyptiens et les Indiens en font usage : elle est très-rare en France. Elle purge moins que les mannes communes.

MANNE MASTICHINE. Produit excrétoire de nature résineuse, que l'on trouve sur le cèdre du mont Liban.

Voyez Gomme de cèdre.

MAUSARD. C'est un des surnoms que l'on donne au pigeon ramier. *Voyez* Pigeon ramier.

MAQUEREAU. *Macularellus scombrus.* Poisson de mer fort connu, du genre des poissons thorachiques, dont les nageoires abdominales sont placées sous les pectorales, et ayant deux nageoires dorsales

Le dos de ce poisson est richement coloré de bleu, de blanc, de vert; la peau de son ventre est argentine, sans écailles. Il arrive sur nos côtes, dans les mois d'avril et mai. Sa chair est excellente, lorsqu'elle est fraîche et assaisonnée.

Ce poisson est extrêmement vorace. On lui a donné le nom de *maquereau*, parce qu'au moment du printems, il suit les petites alôses, que l'on nomme *vierges*, et il les conduit à leurs mâles.

D'autres dérivent le mot de maquereau, de *macula*, tache, parce que ce poisson est tacheté : d'où vient le mot latin *macularellus*.

MARBRE. *Marmor*. Chaux carbonatée dont les molécules d'agrégation sont plus ou moins fines et rapprochées, et dont la dureté est telle, que cette matière minérale est susceptible de poli.

Les naturalistes ne doutent plus actuellement de l'origine des marbres, et en général des pierres dans l'état de carbonate de chaux. La formation des marbres, et leur dureté, paroissent dépendre de la dissolution de la terre calcaire qu'ont fourni les corps animaux, par la présence de l'acide carbonique en excès, et à un commencement de cristallisation.

Les variétés de couleurs, parmi les espèces de marbres, sont dues aux divers états d'oxides métalliques qui se trouvent interposés dans leurs molécules, et qui se sont rencontrés pareillement en dissolution, lors de leur formation, par un excès d'acide carbonique.

On appelle marbre *saccharoïde*, celui qui offre dans sa cassure, le grain du sucre : c'est le marbre statuaire que l'on tire de *Carrare*, et qui prend un si beau poli.

Le marbre de *Paros* se distingue, en ce qu'il est formé de petites lames cristallines. La considération de ces variétés peut être utile dans l'examen des monumens grecs, et de ceux des Romains. Les fameux sculpteurs grecs se servoiens du marbre de *Paros*, pour représenter les grands hommes ou les Dieux.

Les variétés nombreuses du marbre reçoivent des noms tirés de leur couleur. On distingue principalement le vert antique, le noir antique, le jaune antique, la griote, ainsi appelée de sa couleur rouge qui approche de celle de la cerise ; le *Portor*, qui est noir, traversé par des veines pyriteuses.

Mais il importe de faire connoître les variétés de marbre par leurs couleurs distinctes.

Le marbre blanc vient de *Paros* ; c'est le plus estimé, lorsqu'il est d'une belle blancheur.

Le marbre brèche, de Véronne, est de couleur rouge-pâle, mêlé de jaune, de noir et de bleu.

Le marbre vert de Suze, marques vertes et minces qui se détachent sur un fond blanc.

Le marbre brocatelle, nuancé d'un grand nombre des plus

belles couleurs ; ce qui le fait ressembler à l'étoffe nommée *brocard*, d'où il a pris son nom.

Le marbre Narbonne : taches jaunes et blanches sur un fond violet.

Le marbre vert campan. Il offre, outre le vert, du blanc, et différentes teintes rouges.

Le marbre bleu turquin. Celui-ci se trouve à Cône, en Languedoc, ainsi que celui qui est d'un blanc mêlé d'incarnat.

Le marbre cervelas. Il est panaché de taches rouges et de veines blanchâtres, sur un fond d'un gris obscur.

Le marbre ruiniforme. Sa couleur est jaune, quelquefois verdâtre, relevée par un dessin de couleur brune, qui semble représenter des ruines.

L'art est parvenu à colorer le marbre par des dissolutions métalliques. On y grave des figures, comme on grave le cuivre à l'eau forte.

Une dissolution d'argent pénètre le marbre profondément, et lui donne une couleur rougeâtre, et ensuite brune.

Une dissolution d'or, dans l'acide nitro-muriatique, pénètre moins, et produit une couleur violette d'améthyste.

Si l'on expose au soleil, le marbre que l'on a imprégné de l'une ou l'autre de ces dissolutions, l'imprégnation devient plus profonde.

Une dissolution de cuivre donne une belle couleur verte qui demeure à la surface du marbre.

On parvient à imiter le marbre avec une pâte préparée avec la chaux vive ; le plâtre cuit et l'eau. *Voyez* Stuc.

Ce que l'on nomme *lumachelle*, est un marbre coquillier qui reçoit son nom des limas qu'on aperçoit dans sa substance. *Voyez Lumachelle.*

MARC. Terme générique, sous lequel on comprend toutes les espèces de résidus des corps que l'on a soumis à l'expression. C'est ainsi que l'on appelle en pharmacie, les résidus des plantes, des semences émulsives dont on a séparé les sucs aqueux ou huileux par la pression. On donne le nom de *marc* au résidu de l'expression du raisin qui a fermenté dans les cuves, et dont on a séparé le suc vineux, par l'effort du pressoir. Alors on le désigne sous le nom de *marc de raisin*.

Mais le marc des semences ou fruits émulsifs, tels que ceux des amandes, des noix, de la semence de pavot noir, prend le nom de tourteau. *Voyez* Tourteau.

MARCASSITE. Ce mot est dérivé de l'hébreu, *markah*, en latin, *gluten*, parce que chaque molécule est fortement agglutinée l'une contre l'autre.

Les marcassites sont, en général, des pyrites ou sulfures métalliques pyriteux, ayant la propriété de faire feu avec l'acier. Mais dans les arts, notamment dans celui de la joaillerie, on réserve le nom de marcassite à l'espèce de pyrite ou sulfure d'arsenic pyriteux, qui est de couleur blanche chatoyante, cristallisée en prismes droits, quadrangulaires, souvent sans forme régulière, et qui fait d'autant plus difficilement feu par le choc avec l'acier, que cette matière est plus riche en arsenic, et moins abondante en soufre. C'est un alliage natif du fer à l'état de sulfure, avec l'arsenic. Sa blancheur est due à l'arsenic.

Les Incas l'ont mise en honneur; ils la faisoient tailler en facettes, la portoient en bague, et en mettoient dans les tombeaux des rois du Pérou : c'est ce qui l'a fait nommer pierre des Incas.

On peut en séparer l'arsenic, sous l'état d'acide arsenieux, en la soumettant à l'action du calorique. Mais on s'en sert beaucoup plus dans les arts, pour préparer le métal de composition avec lequel on fait des boucles qui imitent l'argent. Les joailliers en font des aigrettes, des bracelets, des bagues, etc.

La marcassite d'or est une pyrite aurifère.

MARCASSIN. Nom que l'on donne au petit du sanglier. *Voyez* Sanglier.

MARGUERITE. *Leucanthemum. Chrysanthemum foliis oblongis serratis : bellis silvestris, caule folioso major.* Plante de la syngénésie polygamie superflue de *Linneus*, et de la quatorzième classe (fleurs radiées) de *Tournefort.*

Cette plante pousse des tiges qui s'élèvent à la hauteur d'environ un pied (325 millimètres) : elles sont dures, quarrées, divisées en ailes, garnies de feuilles oblongues, charnues, dentelées, d'une saveur un peu âcre : ses fleurs sont rondes, belles, agréables, radiées, de couleur jaune dans le milieu, entourées de demi-fleurons blancs, soutenues par des calices composés de plusieurs pièces dures, écailleuses, noirâtres : ses semences sont oblongues. Sa racine est fibreuse, rampante, d'une saveur âcre.

Cette plante croît partout, le long des chemins, dans les prés.

Elle est vulnéraire, détersive.

MARJOLAINE. *Origanum majorana, majorana vulgaris, amaracus vulgatior.* Plante la didynamie gymnospermie de *Linneus*, et de la quatrième classe (labiées) de *Tournefort.*

Cette plante pousse plusieurs tiges, ligneuses, rameuses,

menues, un peu velues, rougeâtres, qui s'élèvent à la hauteur d'un pied (325 millimètres); elles sont garnies de feuilles opposées, petites, presque rondes, plus petites que celles de l'origan ordinaire, molles, blanchâtres, d'une odeur forte; aromatique, agréable, et d'une saveur âcre, amère. Ses fleurs naissent aux sommités, en manière d'épis; elles sont composées de quatre rangs de pétales, posés par écailles. Ses fleurs sont petites, labiées, de couleur blanches Ses semences sont menues, presque rondes, de couleur rousse, odorantes et amères. Ses racines sont menues et fibrées.

On cultive cette plante dans les jardins. Elle est stimulante, nervale, stomachique, emménagogue, résolutive, sternutatoire; on la mêle dans les errhines.

On l'emploie en infusion, en poudre. On en prépare une eau distillée, une huile volatile, une huile par macération. Ses feuilles entrent dans la composition des alcools, impérial, général, vulnéraire, de l'alcool de *Silvius*, de la poudre sternutatoire, du sirop d'armoise, du baume tranquille, de l'onguent martiatum.

Majorana de *marum*, parce que ses feuilles ressemblent au *marum*.

Amarascus, de l'*a* privatif, et *maresco*, parce que ses feuilles ne se fanent pas.

MARJOLAINE PETITE. *Majorana tenuior seu gentilis*. Cette plante ne diffère de la précédente, qu'en ce que ses feuilles sont plus petites et plus odorantes.

Ses propriété sont les mêmes.

MARON. *Fagus castanea sativa*. (*Pl.* VII, *fig.* 39). Fruit du châtaignier cultivé, en françois, maronnier.

L'arbre qui produit les marons, est de la monoécie polyandrie de *Linneus*, et de la dix-neuvième classe (fleurs à chatons) de *Tournefort*. C'est un grand et gros arbre, couvert d'une écorce unie, brune, tachetée : son bois est dur, et assez incorruptible; il décrépite au feu, et il produit un charbon qui s'éteint facilement. Ses rameaux s'étendent de tous côtés, et font beaucoup d'ombre : ses feuilles sont grandes, amples, longues, larges, minces, un peu rudes, dentelées en leurs bords, nerveuses sur le dos; il porte des chatons longs à plusieurs fleurs, jaunâtres, attachées le long d'un nerf ou filet, composées chacune de cinq pétales : les fruits naissent sur le même arbre, mais en des endroits séparés. *Voyez* Châtaigne.

On nous apporte les marons du Lyonnois, du Vivarais, de Limoges; il s'en trouve aussi en Italie.

Ce fruit se mange cuit dans l'eau, sous la cendre, ou roti.

On doit la fendre pour le faire cuire sans eau : c'est un très-bon manger.

Les marons peuvent se conserver pendant un an.

MARON D'INDE, ET MARONNIER D'INDE. *Hippocastanum vulgare, castanea equina folio multifido. AEsculus floribus heptandris.* Le maron d'inde est le fruit d'un arbre originaire des Indes orientales, généralement connu sous le nom de maronnier d'inde, et que *Linneus* a placé dans son heptandrie monogynie. Cet arbre appartient à la vingt-unième classe (fleurs en roses) de *Tournefort.*

Le premier maronnier d'Inde que l'on ait vu en France, fut planté à Paris, dans le jardin de Soubise, en 1515; le second fut planté au jardin des Plantes de la même ville, en 1655. Cet arbre est cultivé, moins à cause de son fruit, que pour sa grande beauté, surtout lorsqu'il est en fleurs, pour l'agrément de l'ombre qu'il produit, et parce qu'il est d'une prompte et belle venue.

Quoique cet arbre soit connu de tout le monde, nous nous plairons à en faire la description.

Sa tige s'élève très-haut, droite, et devient très-ample. Elle se partage en rameaux, qui s'étendent de droite et de gauche, dans toute sa circonférence, en augmentant de hauteur, et en décrivant une envergure de trente à quarante pieds (9 mètres 731 milim. à 13 mètres) de diamètre. Ses feuilles sont grandes, longues, portées sur un pétiole, et divisées en cinq ou sept parties, qui représentent comme une main ouverte; elles sont dentelées en leurs bords, vertes, d'une saveur tirant sur l'amer. Il s'élève des extrémités des branches, plusieurs pédicules, qui portent chacun plusieurs fleurs, attachées chacune à des pédicules particuliers. Ces fleurs sont disposées sur le pédicule central, de manière à figurer comme autant de bouquets séparés, ensorte qu'elles produisent le plus bel effet sur l'arbre. Chaque fleur est composée de cinq pétales blancs ou purpurins, au milieu desquels s'élèvent sept étamines et un pistil. A ces fleurs succèdent des fruits ronds, épineux, charnus, qui s'ouvrent en deux ou trois parties, et qui renferment une ou deux châtaignes assez grosses, lesquelles ne sont pas bonnes à manger.

Cet arbre offre pour produits, 1°. sa seconde écorce. On prend celle qui appartient aux jeunes branches, on la fait sécher, et on l'emploie en médecine. On lui a reconnu la propriété de guérir la fièvre.

2°. Son bois, qui est à la vérité poreux, léger, blanc, d'un service peu avantageux ou durable, mais dont on fait des planches, et avec celles-ci des caisses d'emballage et des bières.

3°. Enfin, le fruit ou maron d'inde, que les maréchaux font avaler aux chevaux, pour la pousse; ce qui les a fait nommer *châtaigne de cheval*.

On peut faire servir le maron d'inde à la nourriture des animaux, après les avoir fait tremper dans une lessive de cendre, ou dans l'eau de chaux, pour les débarrasser de leur partie amère.

On fait avec le maron d'inde desséché et réduit en poudre, une colle à l'usage des papetiers et des relieurs.

On en fait une pâte pour blanchir les mains, et guérir les engelures.

Le maron d'inde pris intérieurement, retarde les accès de l'épilepsie. Cette propriété a besoin d'être confirmée.

M. *Parmentier* a obtenu du maron d'inde, une fécule alimentaire propre à être convertie en pain, en la mêlant avec de la farine.

Ce maron brûlé, donne une cendre qui, lessivée, fournit une grande quantité de potasse carbonatée.

On prépare les chandelles économiques, en faisant infuser des marons d'indes en poudre, dans du suif de mouton liquéfié. Ce suif y acquiert plus de blancheur et de solidité.

MAROQUIN ou CUIR DE MAROC. Ce sont des peaux de boucs, de chèvres, ou d'un autre animal à peu près semblable, appelé *menon*, dont il y a beaucoup dans le Levant, qui ont été travaillées et passées en sumac ou en galle, et qu'on a mises en couleur. Il y a des maroquins du Levant, de Barbarie, d'Espagne, de Flandre et de France. Ces derniers se nomment maroquins façon de Barbarie.

Les maroquins sont noirs, rouges, jaunes, bleus, violets, verts, etc. Le beau maroquin noir vient de Barbarie. Le plus beau et le meilleur maroquin rouge vient du Levant.

Les maroquins, de quelque couleur qu'ils soient, sont employés par les relieurs, les tapissiers, les cordonniers, les ceinturoniers, les selliers, les gaîniers, les bahutiers, etc. Ils portent le nom de cuirs de Maroc, d'où l'on a formé celui de *maroquins*, parce que c'est du royaume de Maroc d'où l'on a tiré la manière d'apprêter ces peaux.

On passe en France, quantité de peaux de boucs en maroquin, particulièrement à Paris, Lyon, Limoges et Rouen. Paris fournit le maroquin rouge : Lyon, Limoges et Rouen fournissent le maroquin noir.

MAROUTE. *Chamœmelum fœtidum*. Plante, espèce de camomille, dont les tiges sont droites, branchues, garnies de feuilles plus épaisses, et d'une odeur plus désagréable que les camomilles ordinaires. *Voyez*, pour les classes et les propriétés médicinales. *Camomille ordinaire*.

MARRUBE BLANC. *Marrubium album vulgare ; prasium album officinarum*. (*Pl.* XI, *fig.* 64.) Plante de la didynamie gymnospermie de *Linneus*, et de la quatrième classe (fleurs labiées.) de *Tournefort*.

Cette plante pousse plusieurs tiges qui s'élèvent à la hauteur d'environ un pied (325 millimètres) ; elles sont carrées, couvertes de duvet, creuses en dedans, rameuses : ses feuilles sont opposées l'une à l'autre, presque rondes, ridées, dentelées en leurs bords, velues, cotonneuses, blanchâtres, odorantes, d'une saveur âcre, amère : ses fleurs sont petites, blanches, verticillées ou rangées par étages le long des tiges. Chacune d'elles est un tube découpé en deux lèvres, soutenu par un calice rude, velu, blanchâtre. Il succède à ces fleurs quatre semences oblongues. Sa racine est fibreuse et noire. Toute la plante a une odeur aromatique forte et agréable : elle croît dans les lieux incultes.

Le marrube blanc est propre pour la poitrine, il est emménagogue, anthelmintique.

On s'en sert dans l'asthme pituiteux, la jaunisse, les pâles couleurs, en infusion théiforme.

On prépare un sirop de marrube. Les feuilles entrent dans la composition du sirop d'armoise, de l'alcool général, de l'orviétan, du hiera diacolocynthidos, de l'onguent mondificatif d'ache. Ses fleurs entrent dans la composition de la thériaque.

MARRUBE NOIR ou PUANT, ou BALLOTE. *Marrubium nigrum fœtidum ; prasium nigrum fœtidum officinarum*. Plante de la didynamie gymnospermie de *Linneus*, et de la famille des labiées de *Tournefort*.

Cette plante pousse des tiges à la hauteur d'un pied et demi (462 millimètres) ; elles sont carrées, velues, tirant un peu sur le rouge : ses feuilles sont opposées deux à deux le long des tiges ; elles sont plus grandes que celles du marrube blanc, d'une odeur puante, les unes plus grandes, les autres plus petites : ses fleurs sont verticillées, labiées, de couleur rouge : ses semences sont au nombre de quatre, oblongues, enfermées dans une capsule qui a servi de calice à la fleur : sa racine est fibreuse.

Cette plante croît au bord des chemins, dans les hayes, contre les murailles.

Ses propriétés médicinales sont analogues à celles du marrube blanc. Elle est propre pour les maladies nerveuses des femmes.

MARS. Nom que les alchimistes ont donné au fer ; parce qu'ils pensoient que la planète appelée *Mars* avoit quelque in-influence sur ce métal.

On conserve le nom de Mars à plusieurs préparations chimiques dans lesquelles le fer est la base, telles que les boules de Mars, le safran de Mars, etc. *Voyez* Fer.

MARSOUIN ou DAUPHIN. *Porcus marinus*, *marsuinus*, *phocœna sus maris*. Le marsouin ou dauphin est un animal marin du genre des cétacés. Il a des dents aux deux mâchoirs; son corps est de forme conique, et son museau obtus. Il est commun sur nos côtes. Sa chair est dure et coriace ; mais sa graisse fournit beaucoup d'huile à brûler. Sa peau est un cuir léger et dur, qui résiste aux armes à feu.

MARTINET. Oiseau planirostre, espèce d'hirondelle de cheminée. Son plumage est noir avec des reflets bleuâtres; sa gorge est blanche ; mais ce qui le rend surtout remarquable, ce sont ses quatre doigts antérieurs à l'aide desquels il se cramponne au lieu de se percher. Il fait retentir l'air de cris perçans, il niche dans les trous.

MARTRE-ZIBELINE. *Martes*, *marta mustellà zibelina*. La marte ou martre-zibeline est un petit mammifère carnivore qui approche de la fouine ; mais son poil est plus fin et d'un beau brun. Elle n'habite que dans les pays froids, tels que dans le Canada, la Moscovie, en Lithuanie, et dans la Scandinavie. On en fait de belles fourrures : la queue surtout est recherchée.

La fourrure de la martre-zibeline dont la couleur est d'un beau brun tirant sur le noir, est la plus estimée.

MARUM DE CORTUSUS. *Chamœdris maritimà incana*, *frutescens foliis lanceolatis*. *Marum cortusi* ; *teucrium marum* ; *tragoriganum latifolium*. Plante de la didynamie gymnospermie de *Linneus*, et de la quatrième classe (labiées) de *Tournefort*.

C'est une espèce de chamœdris ou une petite plante qui pousse, comme le thym, beaucoup de petites tiges rondes, ligneuses, blanchâtres, revêtues de feuilles plus grandes que celles du thym, approchant de celles du serpolet, pointues en fer de pique, verdâtres en dessus, blanchâtres en dessous ; ses fleurs naissent à la base des feuilles, le long des tiges ; elles sont labiées, semblables à celles du chamœdris ordinaire, de couleur purpurine, soutenues chacune par un calice velu, blanchâtre. Le calice de la fleur devient un fruit qui renferme quatre semences presque rondes.

Toute la plante a une odeur très-forte qui attire les chats :

ils se jettent dessus, ils s'y frottent, ils la mâchent, et ils y éprouvent le desir de remplir le vœu de la nature.

Cette plante croit particulièrement dans les pays chauds, aux îles d'Hyères, vers Toulon, d'où on nous l'apporte sèche. On la cultive aussi dans les jardins.

Le *marum de cortusus* a une odeur de camphre, une saveur amère, âcre. Elle est nervale, anti-spasmodique, cardiaque, sternutatoire, discussive. Dans le spasme, la cachexie, l'hystérie, l'asthme, la stupeur, on s'en sert en poudre, à la dose de vingt à trente grains (1 gram. à 1 gram. et demi), ou en infusion aqueuse ou vineuse.

MASQUAPÈNE. Racine de la Virginie dont la plante n'est pas connue. Cette racine est rouge comme du sang; elle sert aux habitans du pays, pour peindre leurs armes et leurs ustensils. Elle nous est apportée sèche; on l'emploie dans la teinture en rouge.

MASSICOT ou OXIDE DE PLOMB JAUNE. C'est le second degré d'oxidation du plomb. On en prépare de trois nuances de couleur, savoir le massicot pâle, jaune et doré.

Si l'on soumet l'oxide gris de plomb à l'action du calorique et à l'air libre, en prenant le soin de renouveler continuellement les surfaces, et en observant de le tenir toujours au rouge de feu, il prend une teinte de couleur jaune, d'abord pâle, ensuite plus foncée, et insensiblement d'un jaune doré. Si on poussoit plus loin l'action du feu, cet oxide deviendroit rouge, mais non pas à l'état de *minium*. *Voyez* Minium.

Dans les travaux en grand, on prépare les trois qualités de massicot avec le blanc de plomb, que l'on concasse en morceaux de la grosseur d'une aveline. On le calcine à l'air libre dans une poële de fer, en agitant la matière comme quand on brûle du café. Lorsqu'elle a acquis une couleur jaune, on la broye sur le porphyre pour la réduire en poudre impalpable, et on en forme des trochisques.

On se sert du massicot dans la peinture à la détrempe et à l'huile. C'est un très-bon dessicatif employé en poudre ou en pommade, étant appliqué sur les plaies.

MASTIC. Résine d'un blanc jaunâtre, en petites larmes, d'une odeur agréable, d'une saveur aromatique, qui découle des espèces de lentisques qui croissent dans le levant, dans l'île de Chio. Ceux de nos pays méridionaux ne paroissent pas en fournir.

Le mastic en larmes est le plus estimé. La seconde sorte est en masse agglomérée, et découle dans une saison moins sèche que la première.

On doit préférer le mastic en larmes détachées. Il calme la douleur des dents étant appliqué sur les tempes ; il fortifie l'estomac, pris intérieurement.

Le mastic entre dans un grand nombre de compositions de pharmacie ; telles qu'électuaires, onguents et emplâtres.

MATRICAIRE. *Matricaria parthenium. Vulgaris sativa.* (*Pl.* XV, *fig.* 87.) Plante de la syngénésie polygamie superflue de *Linneus*, et de la quatorzième classe (radiées) de *Tournefort.* Cette plante pousse plusieurs tiges qui s'élèvent à la hauteur de deux pieds (649 millimètres) ; elles sont assez grosses, fermes, roides, canelées, remplies d'une moëlle blanche fongueuse, divisées en plusieurs branches : ses feuilles sont grandes, ailées, découpées comme par paires jusque vers leurs côtes, et recoupées sur les bords ; leur couleur est verte jaunâtre : ses fleurs naissent par bouquets aux sommités des branches, radiées comme celles de la camomille, soutenues par des calices écailleux, ayant le disque jaune et la couronne blanche : ses semences sont oblongues : sa racine est fibrée.

Toute la plante a une odeur forte, désagréable, une saveur amère. Elle est anti-spasmodique, stomachique, emménagogue, lactifuges.

On s'en sert extérieurement en bains, en lavemens, en cataplasmes; et intérieurement, en infusion, dans la colique, l'hystérie, le relâchement de l'estomac.

On en prépare une eau distillée : les feuilles entrent dans la composition de l'alcool général, de l'alcool hystérique, de l'emplâtre de vigo, du sirop d'armoise.

MAUVE VULGAIRE. *Malva vulgaris, flore majore, folio sinuato. Malva vulgaris, flore minore, folio rotundo.* (*Pl.* XII, *fig.* 72.) Plante de la monadelphie polyandrie de *Linneus*, et de la première classe (campaniformes) de *Tournefort.*

Cette plante est de plusieurs sortes : les deux principales sont la grande et la petite espèce.

La mauve pousse plusieurs tiges : celles de la première espèce s'élèvent à la hauteur de deux pieds (649 millimètres) ; elles sont assez grosses, rondes, moëlleuses, quelquefois rougeâtres, couchées la plupart à terre, et s'y étendant : ses feuilles sont presque rondes, un peu découpées, velues, molles, de couleur verte-brune, dentelées en leurs bords, précédées de pétiolles : ses fleurs sont campaniformes, découpées en cinq parties jusqu'à leur base, de couleur bleue purpurine, et soutenues sur des pédicules longs, grêles, velus, et contenues dans un calice double dont le premier a trois découpures, et le second en a cinq : son fruit est aplati, orbiculaire, ayant la forme d'un petit nombril ; il renferme des semences menues, réniformes : sa racine est simple, longue, menue, blanche, d'une saveur visqueuse.

La seconde espèce ne diffère de la première qu'en ce qu'elle est plus petite dans toutes ses parties, qu'elle est plus couchée à terre, et que ses feuilles sont plus rondes et moins découpées.

L'une et l'autre espèce croissent dans les terrains incultes, dans les cimetières, dans les jardins.

Cette plante est émolliente, laxative ; elle contient beaucoup de mucilage : on s'en sert intérieurement et extérieurement.

On fait une décoction avec ses feuilles : la décoction est employée en lavemens ; les feuilles cuites et pulpées s'emploient en cataplasmes, dans les inflammations de bas-ventre, dans les tumeurs que l'on se propose d'amollir.

On conserve les feuilles par la dessication ; on en fait une poudre dont on fait des cataplasmes avec la farine de lin.

On fait sécher les fleurs, dont on fait des infusions pour les maladies de poitrine.

Les feuilles de mauve entrent dans la composition du sirop de guimauve de *Fernel*.

Les semences entrent dans celle du sirop de tortue.

MAUVIETTE. Oiseau du genre des passeraux subulirostres, c'est-à-dire, dont le bec est grêle, en poinçon ou en alêne. C'est l'espèce d'alouette des champs que l'on prend au filet, et que l'on sert sur les tables. *Voyez* Alouette.

MAYENNE ou AUBERGINE. *Melongena fructu oblongo. Solanum pomiferum. Mala insana Syriaca.* Plante de la pentandrie monogynie de *Linneus*, et de la seconde classe de *Tournefort*.

Cette plante pousse une seule tige qui s'élève à la hauteur d'un pied (325 millimètres) ; elle est grosse comme le doigt, ronde, rougeâtre, rameuse, un peu velue : ses feuilles sont plus longues et plus larges que la main, sinuées ou plissées tout autour, vertes, mais couvertes d'une poussière utriculaire blanche comme de la farine, et portées sur de longs et forts pétioles : ses fleurs sont infundibuliformes, blanches ou purpurines, découpées en cinq parties : ses fruits sont oblongs, plus gros que des œufs, solides, lisses, de couleur purpurine verdâtre, doux au toucher, rempli d'une pulpe blanche imprégnée de suc, et parsemée de semences blanchâtres, aplaties, réniformes : ses racines sont fibreuses.

On connoît une seconde espèce de mayenne dont le fruit est bossu, courbé, ayant la forme d'un concombre, de couleur jaune, ou cendrée ou purpurine. Cette plante croît dans l'Asie, l'Afrique et l'Amérique. On la cultive en France, dans les jardins.

On s'en sert extérieurement, cuite et appliquée en cataplasme, pour les inflammations, les cancers, la brûlure, les hémorrhoïdes : elle est calmante.

MÈCHE NOIRE D'ALLEMAGNE. Excroissance fongueuse qui naît sur les chênes, les frênes, les sapins. C'est une espèce d'amadou, ou mèche pyrotechnique. *Voyez* Amadou.

MÉCHOACAN ou BRYONE DE L'AMÉRIQUE. *Convolvulus mechoacanna. Bryonia Americana. Scammonium Americanum.* Le méchoacan est une racine blanche légère qui appartient à une plante, espèce de convolvulus, de la pentandrie monogynie de *Linneus*.

On nous apporte cette racine sèche de la province de Méchoacan, en Amérique, d'où elle a pris son nom. Elle est blanche en dehors et en dedans, d'une saveur douce d'abord, et ensuite âcre. Elle est légèrement purgative : elle entre dans la composition de la poudre hydragogue.

MÉCONITES. Chaux carbonatée globuliforme, en petites masses arrondies, que les naturalistes appeloient autrefois *oolithes*, *pisolithes*, *orobites*, *ammites*, parce qu'ils les prenoient pour des œufs, des pois, des semences d'orobes, d'ammi, pétrifiés.

MECONIUM. Ce mot est dérivé du grec *meconion*, qui signifie *suc épaissi* de pavot. C'est en effet le suc extrait des feuilles et des têtes de pavots, que l'on a rapproché par l'évaporation, et que l'on nous envoie de plusieurs endroits du Levant, sous le nom d'opium. *Voyez* Opium.

On conserve encore ce nom dans les pharmacies, singulièrement à l'égard du sirop diacode ou de pavot blanc, que l'on nomme quelquefois *sirop de méconium*.

MÉDAILLE. Surnom que l'on donne à la plante connue sous le nom de *lunaire*, parce que son fruit, qui est siliqueux, a une forme plate arrondie comme une médaille. *Voyez* Lunaire.

MEDICINIER D'ESPAGNE. Arbre de la monoécie monadelphie de *Linneus*, espèce de ricin, appelé en latin, *ricinoides arbor folio multifido*.

Cet arbre nous fournit l'aveline purgative.

Voyez Aveline purgative.

MÉIONITE. Minéral cristallisé auquel on a donné aussi le non d'*hyacinthe blanche de la somma*.

MELAMPIRE DES CHAMPS ou BLÉ DE VACHE. *Melampyrum arvense*, *triticum vaccinum*. Plante de la didynamie angiospermie de *Linneus*, généralement connue sous le nom de blé de vache.

La tige de cette plante est quarrée, velue, purpurine, rameuse, haute d'environ un pied (325 mill.); ses feuilles naisent en opposition l'une de l'autre, par intervalles ; les unes sont étroites, les autres larges, et découpées profondément, rudes au toucher et d'un vert brun ; ses sommités sont garnies d'un amas de feuilles courtes assez larges, de couleur purpurine : les fleurs sortent des aisselles des feuilles ; ce sont des tuyaux terminés en haut par une manière de gueule dont les deux lèvres paroissent ordinairement collées l'une contre l'autre, de couleur variée purpurine, ou rouge ou jaune rougeâtre : ses fruits sont oblongs ; ils s'ouvrent de la pointe à la base en deux coques, chacune desquelles est partagée en deux loges qui renferment des semences oblongues, plus petites que le blé, et noires. Ces semences mêlées au blé ou au seigle, donnent au pain une couleur violette.

La tige du mélampire contient un principe colorant d'un très-beau bleu. Pour obtenir ce bleu, on coupe par petits morceaux, une livre (5 hectogram.) de tiges ; on les met dans un vase de terre d'une capacité convenable ; on emplit le vase d'eau de pluie ; on le bouche avec une vessie de bœuf ou de cochon, et on l'expose au soleil pendant quelques heures : le principe colorant se dissout et s'oxigène par suite de la fermentation ; l'eau acquiert une couleur bleue foncée. On soumet le tout à la presse, et il se précipite une matière extractive bleue de la plus grande beauté, que l'on sépare de l'eau qui la surnage, et que l'on fait sécher à l'ombre.

Les acides n'attaquent pas cette couleur.

MÉLANITE. Nom donné par M. *Klaproth* au grenat noir que l'on trouve à Frascati, aux environs de Rome.

MÉLANTÉRI. *Melanteria.* Espèce de colcothar ou chalcite, mêlé de matières bitumineuses qui lui donnent une couleur noire. Son nom lui vient du grec *melas*, qui signifie noir.

Cette substance atramentaire est astringente ; elle est extrêmement rare : on lui substitue le colcothar.

MÉLASSE, SIROP DE SUCRE. Suc gommeux ou muqueux sucré, d'une consistance de sirop très-épais, d'une couleur rousse, sombre, presque noire, d'une saveur douce sucrée, tirant un peu sur l'amère, et qui procède de la première dépuration du suc exprimé de la canne à sucre, autrement nommée *vésou*.

C'est la partie muqueuse sucrée, non cristallisable, de la substance médullaire de la canne à sucre, que l'on trouve dans les baquets où l'on a versé le premier sirop du vésou. Toute la partie du sucre cristallisable par le refroidissement, se concrète; celle qui n'est pas cristallisable, reste demi-fluide: lorsque ce premier sirop est totalement refroidi, on débouche les trous des baquets; la mélasse passe à travers et va se rendre dans des récipiens destinés à la recevoir: ce qui reste dans les baquets, prend alors le nom de *suc brut* ou *moscouade rouge.*

La mélasse nous est apportée de nos colonies, dans des barriques du poids de quarante à soixante livres (20 à 30 killog.) et quelquefois plus.

On l'emploie dans les lavemens; on en fait des sirops colorés, des caramels; on en mange sur du pain. On en prépare une liqueur alcoolique ou espèce d'eau-de-vie, connue sous le nom de *rhum* ou *taffia.*

La mélasse est légèrement purgative.

MÉLÈSE. *Larix folio deciduo conifera, pinus larix.* Arbre de la monoécie monadelphie de *Linneus*, et de la dix-neuvième classe (amentacées) de *Tournefort.*

Cet arbre est résineux, haut comme le sapin; son tronc est droit, couvert d'une grosse écorce raboteuse, crevassée, brune: ses branches sont longues, grêles, pliantes, courbées, garnies de feuilles plus étroites et plus molles que celles du pin, disposées par bouquets, ou attachées vingt ensemble ou environ, à un tubercule; elles sont vertes, un peu odorantes: ses chatons sont à plusieurs sommets ou bourses membraneuses qui s'ouvrent, et ne contiennent qu'une poussière fort menue: ses fruits naissent sur le même pied, mais en des endroits séparés; ils sont à-peu-près gros comme ceux du cyprès, formés en cône, composés d'écailles assez larges, obtuses, de couleur rouge tirant sur le purpurin; elles renferment chacune deux semences enveloppées d'un côté d'une membrane qui forme un feuillet délié.

Cet arbre croît sur les alpes ou montagnes d'Italie, de la Suisse, des Vallésians, de la Styrie, de la Corinthie, de la Sibérie. C'est cet arbre qui exsude par incision, la résine larix. C'est sur le même arbre que l'on trouve l'agaric blanc.

Les mélèses du Dauphiné nous fournissent la manne dite de Briançon.

MÉLIANTHE. *Mélianthus Africanus. Pimpinella spicata Africana maxima. Flos mellis.* Plante de la didynamie angiospermie de *Linneus.*

Cette plante pousse une tige grosse comme le pouce, ronde, canelée, rude au toucher, nouée, ligneuse vers sa racine, solide, rougeâtre, laquelle s'élève à la hauteur de plus de six pieds (2 mètres) : ses feuilles sont rangées à-peu-près comme celles de la pimprenelle, figurées de même, mais cinq ou six fois plus grandes, douces au toucher, nerveuses, dentelées profondément, de couleur de vert de mer, d'une odeur forte, vireuse : ses fleurs naissent à ses sommités ; elles sont disposées en épis, de couleur noire-rougeâtre, attachées à de petits pédicules rouges et accompagnées de bractées ou feuilles florales ; chaque fleur est composée de quatre pétales soutenus par un calice découpé en cinq parties ; il decoule du fond de ce calice, une liqueur miellée, d'une saveur douce, fort agréable, que l'on regarde comme cordiale, stomacale et nourrissante.

Le fruit de cette plante est une capsule divisée en quatre loges qui renferment des semences oblongues, noires, luisantes : sa racine est longue, grosse, ligneuse, traçante.

Cette plante croit en Afrique ; elle est rare en Europe : on la cultive en quelques jardins, par curiosité : elle n'est point d'usage en médecine.

MELILOT. *Melilotus vulgaris trifolium odoratum* (*Pl.* XIII, *fig.* 76). Plante de la diadelphie décandrie de *Linneus*, et de la dixième classe (fleurs légumineuses) de *Tournefort.*

Cette plante pousse plusieurs tiges à la hauteur de trois pieds (1 mètre) ; elles sont rondes, canelées, creuses, foibles, rameuses : ses feuilles naissent au nombre de trois sur un pétiole ; elles ressemblent à celles du fenu grec, mais plus blanches, crénelées en leurs bords : ses fleurs sont petites, légumineuses, disposées en longs épis, de couleur jaune habituellement, quelquefois blanches, d'une odeur agréable : ses fruits sont des capsules noirâtres qui renferment chacune une ou deux semences menues, rondes ou ovales, et pâles : sa racine est longue, menue, blanche, pliante, garnie de fibres déliées.

Cette plante croît dans les lieux pierreux, le long des chemins, sur le bord des rivières ; on la cultive aussi dans les jardins.

On se sert en médecine de toute la plante, principalement de la fleur ; elle est émolliente, résolutive, carminative.

On l'emploie en infusion, pour les maladies des yeux, en lavemens, en boisson.

On en fait une eau distillée, une huile par macération ; elle entre dans la composition de l'emplâtre de mélilot, de vigo, de l'onguent martiatum.

MÉLINET. *Cerinthe foliis amplexicaulibus, fructibus geminis. Corollis obtusiusculis patulis. Cynoglossum montanum major.* Plante de la pentandrie monogynie de *Linneus*, et de la seconde classe de *Tournefort*.

Cette plante pousse de sa racine, quatre ou cinq tiges qui s'élèvent à la hauteur d'un pied et demi environ (487 millim.); elles sont rondes, remplies de suc, revêtues d'un grand nombre de feuilles oblongues, plus larges à leurs bases qu'à l'autre extrémité, un peu velues, de couleur verte foncée, marquetées de taches blanches; il s'élève d'entre ces feuilles, plusieurs petits pédicules qui soutiennent des fleurs figurées en entonnoir, de couleurs diversifiées, jaune, rouge, purpurine, recherchées par les abeilles. Il succède à chaque fleur deux coques divisées en deux loges qui renferment chacune une semence de figure ovale, pointue, de la grosseur de celle de l'ers ou orobe: sa racine est blanche.

Cette plante croît aux lieux ombragés, sur les montagnes; elle est vulnéraire, astringente, rafraîchissante, propre pour les inflammations des yeux.

Cerinthe à cera; cire, parce que les abeilles vont recueillir le pollen de sa fleur pour en faire de la cire.

MÉLISSE, HERBE DE CITRON, CITRONELLE. *Melissa officinalis, apiastrum. Melissa vulgaris odore citri.* Plante de la didynamie gymnospermie de *Linneus*, et de la quatrième classe (labiées) de *Tournefort*.

Cette plante pousse des tiges à la hauteur d'environ deux pieds (649 millim.); elles sont quarrées, fermes, rameuses; ses feuilles sont oblongues, larges, pointues, faites à peu près comme celles du baume des jardins, couvertes de duvet court, dentelées en leurs bords, de couleur verte-brune luisante, d'une odeur de citron fort agréable, d'une saveur un peu âcre: ses fleurs naissent dans les aisselles des feuilles; elles sont petites, de forme labiée, blanches, rougeâtres ou jaunâtres en naissant; elles sont soutenues par un calice fait en cornet velu: ses semences sont au nombre de quatre, presque rondes ou oblongues, jointes ensemble, renfermées dans le calice de sa fleur: sa racine est longue, ronde, fibreuse.

On cultive la mélisse dans les jardins; elle est stimulante, nervale, anti-spasmodique, emménagogue. On s'en sert dans l'hystérie, les palpitations, le chlorosis, en infusion dans l'eau.

On en fait une eau distillée, un alcool de mélisse simple et composé; on en obtient une huile volatile. On la conserve sèche; on fait une conserve avec ses fleurs.

Mélisse, de *meli*, miel, *apiastrum ab ape*, mouche à miel, parce que les abeilles en sucent le miel.

MÉLISSE BATARDE. *Melittis melissophyllum.* Cette plante appartient aux mêmes classes de *Linneus* et de *Tournefort*, que la mélisse officinale; elle en diffère par ses tiges qui s'élèvent moins haut; par ses feuilles plus longues, plus velues; par ses fleurs plus grandes, et par son odeur qui n'est point agréable.

Ses racines sont semblables à celles de l'aristoloche menue : les droguistes la substituent quelquefois à cette dernière.

Les propriétés médicinales de la mélisse bâtarde, sont analogues, mais inférieures à celles de la mélisse officinale.

MELLITE ou PIERRE DE MIEL, *Gmelin.* Les minéralogistes donnent à ce minéral le nom de *Gmelin*, *mellilite* et *mellites honigs-tein.*

Ce minéral est fragile et se laisse entamer aisément avec le couteau. Exposé sur un charbon allumé ou à la flamme d'une bougie, il blanchit et perd sa transparence; chauffé fortement, il blanchit pareillement, ensuite il devient noir et finit par tomber en poussière.

Sa pesanteur spécifique est de 1,5858 à 1,666.

M. *Klaproth* en a fait l'analyse et y a trouvé :

Alumine	16
Acide végétal.	46
Eau	38
	100

Les cristaux de mellite ont été découverts à Artern, en Thuringe, dans des couches de bois bitumineux; ils sont d'un jaune de miel, ce qui leur a fait donner le nom de *mellite.*

Nota. Plus on avance dans l'étude des minéraux, plus on rencontre la preuve qu'ils sont dus à la décomposition des corps organisés.

MELON. *Melo vulgaris.* Fruit de terre qui appartient à une plante cucurbitacée du même nom.

La plante qui produit ce fruit est de la monoécie syngénésie de *Linneus*, et de la première classe de *Tournefort.*

Cette plante pousse des tiges longues, sarmenteuses, se couchant à terre, rudes : ses feuilles sont rondes, anguleuses, plus petites que celles du concombre : ses fleurs sont petites, jaunes, campaniformes : ses fruits sont velus lorsqu'ils naissent, mais ils perdent leurs poils en grossissant. Le melon vulgaire est rond comme une pomme, de différentes grosseurs; les uns petits, d'autres moyens, d'autres très-gros : l'enveloppe qui le recouvre est épaisse, rude, figurée extérieurement en réseaux à canelures saillantes, et d'une couleur verte cendrée. Il est d'autres variétés de melon qu'il seroit difficile de signaler d'une manière bien précise. Il en est dont la forme décrit une espèce d'oval, et dont l'écorce est à côtes ou rubans plus ou moins larges, lisses ou tuberculés, et dont la couleur est verte foncée ou tirant sur le jaune. La matière pulpeuse de ce fruit est plus ou moins ferme, jaune ou rougeâtre.

Le moment de cueillir ce fruit est celui où il est dans l'état voisin de sa maturité, ce que l'on reconnoît par son odeur douce et agréable qu'il commence à exhaler. Alors on le sépare de son pied en tordant la tige à laquelle il adhère, et non pas en la coupant. On le laisse sur terre pendant deux ou trois jours, ainsi séparé de sa tige : pendant ce tems, il s'opère une élaboration dans son péricarpe charnu, qui achève sa maturation, et donne lieu au développement de son principe sucré et de son odeur vineuse. Dans cet état, on le place dans une cave dont la température est à 4 degrés au-dessus de 0; la combinaison de ses principes se perfectionne sans éprouver l'action de la fermentation, et lorsqu'on le sert sur la table, il offre les avantages réunis de la fraîcheur, d'une agréable odeur et d'une bonne saveur.

On doit se garder de rafraîchir les melons dans l'eau; ils y perdent la meilleure partie de leurs qualités.

La plante melon est fort sensible au froid : on la cultive en pleine terre dans les pays chauds, et ses fruits sont infiniment plus savoureux. Dans les pays moins chauds, on les cultive sur des couches artificielles et sous cloches, mais ils n'ont pas le goût ni le parfum agréable des premiers.

Le melon contient dans son intérieur, des semences qui font partie des quatre semences froides. *Voyez* Semence de melon.

On doit choisir les melons pesans, d'une bonne odeur vineuse, et que la queue n'en soit pas flétrie.

MEMBRANE GASTRIQUE DE POULE, ou GÉSIER. La membrane gastrique de la poule, connue généralement sous le nom de *gésier*, est l'organe digestoir de cet oiseau. On la fait sécher, et on la réduit en poudre.

On a reconnu à cette substance des propriétés chimiques et médicales qui la rendent d'un usage précieux en chimie et à l'art de guérir.

Elle est astringente; elle arrête le vomissement, les cours de ventre ; elle facilite la digestion, guérit la fièvre intermittente, à la dose de demi-gros jusqu'à un gros (2 à 4 grammes), dans un excipient approprié. Appliquée extérieurement en pommade, elle guérit les hémorrhoïdes.

On s'en sert en pharmacie, pour cailler le lait, et faire le petit lait.

MÉNAKANITE. Nouvelle substance métallique, découverte par M. *Grégor*, dans la vallée de Ménaçan, au comté de Cornouailles.

M. *Klaproth* en a fait l'analyse, il y a trouvé :

Oxide de titane	45,25
Fer attirable.	0,51
Silice	0,35
Oxide de manganèse.	0,15
	4,626

M. *Haüy* appelle le ménakanite *titane oxidé ferrifère.*

MÉNIANTE. Plante de la pentandrie monogynie de *Linneus*, et de la seconde classe de *Tournefort*. C'est la même plante que le trèfle des marais. *Voyez* Trèfle des marais.

MENTASTRE, ou MENTE D'EAU. *Mentastrum foliis orbiculatis, mentha aquatica.* Plante de la didynamie gymnospermie de *Linneus*, et de la quatrième classe (labiées) de *Tournefort.*

Les tiges de cette plante sont quarrées, velues ; elles s'élèvent à la hauteur de deux pieds (649 millimètres) environ : ses feuilles sont presque rondes, ridées, couvertes d'un duvet blanc. Ses fleurs sont disposées en épis, labiées, de couleur blanche-rougeâtre ; sa semence est menue ; sa racine est fibreuse, traçante. Cette plante répand une odeur forte, aromatique, moins agréable que celle de la mente des jardins ; sa saveur est amère, astringente. Elle croît dans les lieux humides.

Cette plante est stimulante, carminative.

On en fait une eau distillée ; on en tire une huile volatile, par distillation. Elle entre dans la composition de l'électuaire de bayes de laurier, des trochisques de myrrhe.

MENTE. *Mentha.* Plante de la didynamie gymnospermie de *Linneus*, et de la quatrième classe de *Tournefort.*

On distingue deux sortes de mente, savoir ; la mente cultivée et la mente sauvage.

La mente cultivée porte aussi le nom de baume des jardins. L'espèce que l'on cultive à présent, est désignée sous le nom de mente poivrée, parce qu'elle a une saveur âcre analogue à celle du poivre.

La mente sauvage a une odeur forte assez agréable, une saveur âcre; mais ses tiges sont plus sèches, ses feuilles plus épaisses, presque rondes, et plus chargées de duvet blanc. On s'en sert au défaut de la mente cultivée.

Nous rapporterons ici les deux espèces principales, les plus importantes à connoître.

MENTE FRISÉE ou CRÉPUE. *Mentha crispa.* La mente frisée ou crépue pousse des tiges qui s'élèvent à la hauteur de deux pieds (649 millimètres); ses feuilles sont grandes, d'un vert peu foncé, et comme crépues, dentelées et découpées à leurs bords. Leur odeur est moins forte et moins agréable que celle de la mente poivrée.

Elle est stimulante, carminative, emménagogue, anti-spasmodique.

MENTE POIVRÉE, ou BAUME DES JARDINS. *Mentha piperita.* Cette plante appartient aux mêmes classes de *Linneus* et de *Tournefort*, qu'à celle ci-dessus. On la cultive dans les jardins, à cause de son odeur agréable. Ses racines sont fibreuses et traçantes, ensorte qu'elles s'étendent et poussent plusieurs tiges qui s'élèvent à la hauteur d'un pied (325 millimètres) et au-delà. Ses tiges sont quarrées, velues, chargées de feuilles qui sont arrondies, d'un vert foncé, d'une odeur forte, et opposées deux à deux. Ses fleurs sont petites, purpurines, disposées en épis, découpées en deux lèvres courtes, fendues en cinq parties. Quatre semences menues succèdent à chaque fleur.

Cette plante convient dans les maladies hystériques, dans celles de la tête, de la poitrine. Elle est stomachique, emménagogue, résolutive.

On fait usage de la feuille, de la fleur. On prépare avec cette plante, une eau distillé, très-odorante, une huile volatile, une huile par macération. On la conserve sèche.

On en fait un sirop, des pastilles, avec son eau distillée.

Les feuilles et les fleurs entrent dans plusieurs compositions de pharmacie, telles que les alcools vulnéraire, général, alexitère, l'élixir de vitriol, la poudre contre la rage, les tablettes stomachiques, le baume tranquille, et le vinaigre des quatre voleurs.

MERCURE, ou VIF-ARGENT. *Hydrargyrum*, *mercurius*, *argentum vivum.* Les chimistes anciens, ainsi que les minéralogistes, ont été fort embarrassés pour assigner une place convenable au mercure. Ils le regardoient comme un métal *sui generis*, qui n'avoit point d'analogue parmi les substances métalliques qu'ils distinguoient en *demi-metaux* et en *métaux*, proprement dits. En conséquence, ils le rangeoient dans une classe à part. Mais tous les métaux, quelque soient leurs propriétés physiques, dès qu'ils ne sont point unis à d'autres substances, sont des corps simples, dont chacun est *sui generis*; et les chimistes modernes, en établissant les cinq divisions actuellement le plus généralement adoptées, ont pensé que le mercure susceptible de prendre une certaine solidité, par un froid artificiel, et de s'étendre sous le marteau jusqu'à un certain point, pouvoit être regardé comme un metal oxidable et demi-ductile. Cependant, il faut convenir que sa demi-ductilité n'est pas très-constante, puisqu il la perd pour peu qu'il soit en contact immédiat avec l'air atmosphérique, dans son degré de température nécessaire à la vie végétale ou animale.

Le mercure ou vif-argent peut donc être regardé comme une substance métallique, ordinairement fluide, d'un blanc brillant et éclatant, semblable à celui de l'argent. Il paroît formé de molécules sphériques, susceptibles d'une ténuité extrême, dont la réunion forme des masses plus ou moins volumineuses, selon les quantités de ces molécules rassemblées. L'adhérence de ces molécules entre elles, est en raison égale à la tendance d'attraction qui existe entre les parties d'un corps qui constituent l'agrégation fluide, ensorte que le mercure, qui est le plus pesant de tous les métaux, après l'or et le platine, est cependant d'une volatilité surprenante, par sa combinaison avec le calorique; son opacité absolue, qui lui donne la propriété de réfléchir les rayons de la lumière, sa pesanteur spécifique, sa combustibilité, son inaltérabilité par l'action du calorique, l'ont fait regarder comme un corps simple, et lui ont mérité une place parmi les matières métalliques.

Susceptible de condensation et de raréfaction, et de sa nature incompressible, le mercure offre aux physiciens des phénomènes vraiment curieux et remarquables.

La superbe expérience de la congélation du mercure, par le célèbre *Braune*, chimiste de Pétersbourg, qui eut lieu, en 1759, démontre péremptoirement que le mercure est susceptible du rapprochement de ses molécules, jusqu'au point d'en faire un corps solide, et l'on peut supposer que si cette condensation s'opéroit graduellement, il seroit susceptible de cristallisation. Ce chimiste introduisit du mercure dans un tube de verre, et il plongea ce tube dans un bain de neige et d'acide nitrique très-concentré; le mercure descendit jusqu'au quarante-sixième degré au-dessous de zéro, du thermomètre de *Réaumur*; dans cet état, il ne parut plus descendre; le métal se trouva figé, et parut s'étendre ou s'applatir sous le marteau.

Le chimiste *Pallas*, en Russie, est parvenu à faire congéler du mercure, en 1772, à Krasmjarex, par un froid naturel de 55 degrés et demi, et a observé alors qu'il ressembloit à de l'étain mou, qu'on pouvoit l'étendre en lames. Enfin, en 1783, on est parvenu, en Angleterre, à déterminer que le 32e. degré au-dessous de zéro, du thermomètre de *Réaumur*, étoit le terme de la congélation du mercure.

La dilatabilité de ce métal, habituellement fluide, le rend un instrument infiniment utile pour déterminer les divers degrés de chaleur thermométrique, jusqu'à une température moyenne entre celle de l'eau en ébullition, et celle que l'on nomme eau rouge. C'est sur ce principe que sont construits les thermomètres à mercure, qui sont infiniment préférables à ceux qui sont à l'alcool.

Ce fluide métallique, exposé à l'action du calorique, dans les vaisseaux fermés, bout à la manière des liquides; mais cette propriété lui est commune avec l'argent, l'or, et la plupart des autres métaux. L'instant de l'ébullition du mercure est son passage de l'état liquide à celui de vapeur; il porte le degré de volatilité à un tel point, qu'il peut produire les explosions les plus violentes lorsqu'il est dilaté par l'accumulation du calorique dans les vaisseaux fermés. *Hellot* et *Baumé* racontent un fait à peu près semblable, à l'occasion de la dilatabilité du mercure. Un alchimiste, dit *Baumé*, se présenta, en 1732, chez *Geoffroy*, habile pharmacien, en assurant à ce dernier qu'il avoit trouvé le moyen de fixer ce métal : il enferma du mercure dans une boîte de fer, et celle-ci dans cinq autres; on les mit dans un fourneau garni de charbons allumés; l'explosion fut si forte, que les boules de fer éclatèrent et percèrent le plafond.

Le mercure est incompressible; il pénètre à travers les pores des métaux dans lesquels on le soumet à la pression, plutôt que de se resserrer dans ses parties. Ce métal s'altère difficilement à l'air; mais il s'y ternit par les molécules de poussière contenues dans l'atmosphère, et qui se déposent à sa surface. On a prétendu qu'il attiroit les corpuscules pulvérulens, et on lui a donné le nom d'*aimant de la poussière*; mais cette prétention n'étoit pas fondée : la poussière n'est pas plus attirée par le mercure que par tout autre corps, dont la surface seroit lisse. Sa fluidité habituelle l'a fait considérer comme une eau métallique particulière, et on l'a appelé *aqua non madefaciens manus*, l'eau qui ne mouille pas les mains. Il est certain que le mercure ne mouille pas à la manière de l'eau, ni celle des autres liqueurs qui adhèrent à nos mains, ou à tous autres corps qui peuvent s'en laisser imprégner; mais cette faculté d'adhésion que l'on reconnoît aux fluides, dépend de leur affinité avec les corps qu'ils touchent; le mercure mouille réellement l'or, l'argent, l'étain, le plomb, le bismuth, et tous ceux des métaux avec lesquels il peut former ce que l'on appelle un *amalgame;* il adhère à plusieurs d'entre eux si fortement, qu'on ne parvient à l'en séparer qu'à l'aide du calorique, souvent même élevé à une température assez forte. Cette propriété physique qu'a le mercure de s'amalgamer avec la plupart des métaux, le rend d'une utilité bien précieuse dans l'art du doreur et de l'argenteur sur métaux; c'est aussi à la même propriété que l'on doit l'art d'étamer les glaces de verre, pour leur donner la faculté de réfléchir les corps, en empêchant la lumière de traverser ces tables de verre. Il est infiniment important, dans toutes les circonstances où l'on doit se servir de ce métal, soit pour les instrumens de physique, soit pour ses combinaisons chimiques, qu'il soit de la plus grande pureté. Souvent le mercure du commerce est altéré par la présence du plomb, de l'étain ou du bismuth, et on ne peut pas compter sur des effets physiques, ou sur des expériences chimiques bien exactes. On s'aperçoit facilement de cette altération, en le promenant dans un bassin de cuivre. S'il est pur, ses globules fluent avec rapidité, et tendent à se réunir par l'attraction d'agrégation. Si, au contraire, il est altéré par des métaux qui lui sont étrangers, il fait ce que l'on appelle *la queue*, c'est-à-dire, que ses globules se rapprochent en faisant la traînasse.

On a proposé, comme moyen de purification, de faire passer le mercure ainsi altéré à travers la peau de chamois; mais les métaux avec lesquels il est uni, passent également à travers cette peau : ce moyen est donc imparfait. Il n'en est pas de plus sûr que de le distiller; les métaux d'alliage étant fixes, restent dans la cornue, et le mercure, comme volatil, va se condenser dans le récipient garni d'eau. Dans cette distillation, le mercure est recouvert d'une poussière ou oxide noir, dont il faut le débarrasser; la peau de chamois ne suffit pas encore pour lui donner toute la pureté, tout le brillant métallique dont il est susceptible; j'ai remarqué qu'en le triturant pendant quelques instans dans de la graisse de porc bien purifiée, on lui enlevoit toute la poussière qui le ternissoit, et qu'il acquerroit le plus brillant éclat. C'est dans cet état, que le mercure est employé avantageusement pour les instrumens météorologiques. Il jouit d'une pesanteur spécifique constante, laquelle est, d'après *Brisson*, de 135,681. Il perd à la balance hydrostatique, un treizième de son poids, c'est-à-dire, qu'il pèse treize fois plus que l'eau distillée; il est plus graduellement dilatable, ce qui le rend bien précieux dans la construction des thermomètres, d'autant mieux, que pour marquer les degrès inverses de la dilatation, qui sont ceux du froid, il peut descendre dans le tube jusqu'à 31 degrés au-dessous de la température zéro, avant de se figer.

Ce fut le mercure qui donna à *Galilée* la première connoissance de la pesanteur de l'air atmosphérique, et que *Toricelli* démontra ensuite d'une manière si ingénieuse; delà la superbe invention du baromètre et des thermomètres. C'est encore avec le mercure que l'on fait le leste de ces instrumens physico-chimiques, connus sous les noms génériques d'aréomètre ou pèse-liqueurs, que *Baumé* a si ingénieusement perfectionnés et multipliés, pour indiquer les degres de légèreté ou de densité de presque tous les liquides.

Mais c'est sur-tout à la pharmacie et à la chimie que le mercure offre de précieux avantages réversibles sur l'art de guérir. Si ce métal est en lui-même indécomposable, il a une bien grande tendance à la combinaison; et traité par le pharmacien chimiste, il prend toutes sortes de formes, il acquiert toutes sortes de propriétés qui le rendent d'un usage infini.

Si l'on fait bouillir de l'eau sur du mercure, il est de fait que l'eau acquiert une propriété vermifuge, sans que le métal ait sensiblement perdu de son poids. On en fait une pommade avec la graisse, on en prépare des oxides de toutes les espèces, des sels avec tous les acides, des eaux, des pilules mercurielles, etc.

La plus grande quantité de mercure que nous voyons dans le commerce, nous vient d'Almanden en Espagne, par la voie de Hollande, dans des bouillons ou sacs de cuirs, enfermés dans des barils avec du son. Chaque bouillon contient 160 à 180 livres pesant.

Nous allons faire connoître les différens états sous lesquels la nature nous présente le mercure, et indiquer les procédés au moyen desquels on l'amène à l'état fluide métallique, lorsqu'on veut le séparer de son minéralisateur. C'est singulièrement en parlant des mines de mercure, que nous connoîtrons les lieux où on en a découvert.

Le mercure se trouve sous cinq états dans la nature; savoir: 1°. dans l'état vierge ou natif; 2°. dans l'état d'oxide solide, d'un rouge brun; 3°. dans l'état de muriate et de sulfate de mercure; 4°. dans l'état d'amalgame avec d'autres métaux;

5°. dans l'état de sulfure de mercure, c'est-à-dire, combiné avec le soufre, et il forme ou du *cinabre* ou de *l'éthiops*, selon sa couleur.

Mercure natif.

Le mercure natif se trouve dans presque toutes les mines de ce métal. La chaleur seule et la division du minerai, suffit pour le séparer de son minéralisateur, il est interposé dans les terres et les pierres tendres. A Ydria, en Espagne, et en Amérique, on le ramasse dans les cavités et les fentes des rochers. A Almaden, on en rencontre dans de l'argille, et en Sicile, dans des lits de craie. Il est en globules éparses, ou en masses plus ou moins volumineuses.

Mercure natif oxidé.

Les mémoires de la ci-devant académie, année 1782, font mention d'une mine de mercure sous forme d'un oxide solide, venant d'Ydria, dans le Frioul, dont M. *Sage*, minéralogiste, a fait l'analyse, et que ce chimiste assure avoir fourni 91 livres (45 kilogram.) de mercure par quintal, et un peu d'argent. Cet oxide est d'un rouge brun, et sa cassure est grenue. Soumis à l'action du calorique, dans une cornue, le mercure se ressuscite, et on reçoit dans l'appareil pneumato-chimique le gaz oxigène. Cet oxide natif en donne deux fois moins que l'oxide rouge de mercure artificiel, parce qu'il contient beaucoup de mercure qui n'est pas oxidé.

Du muriate de mercure natif ou mercure corné.

Ce muriate de mercure natif est une espèce de mine mercurielle que l'on trouve à Muschellamberg, dans le duché des Deux-Ponts. Elle est de couleur grise, très-pesante, et participe de la combinaison de l'acide muriatique avec le mercure. M. *Sage* en a retiré quatre-vingt-six livres (42 kilogrammes) au quintal.

Du sulfate de mercure natif.

Woulf, célèbre chimiste de l'Angleterre, a découvert, en 1776, une mine de mercure cristallisée, très pesante, blanche, verte ou jaune, dans laquelle il a démontré la présence de l'acide sulfurique et muriatique, par les alcalis.

Du mercure dans l'état d'amalgame natif.

Souvent on trouve le mercure naturellement amalgamé avec

d'autres métaux, tel que l'or, l'argent, l'arsénic, le cuivre, etc. Mais alors il n'est réputé mine de mercure, qu'autant que l'amalgame est plus riche en ce dernier métal.

Du mercure sulfuré, rouge ou cinabre.

Le mercure est le plus ordinairement combiné dans la nature, avec le soufre, et est connu dans le commerce sous le nom de *cinabre* lorsqu'il est rouge, et sous celui d'*éthiops* lorsqu'il est d'un gris foncé tirant sur le noir.

Voyez Cinabre.

MERCURIALE. *Mercurialis annua ; mercurialis fructum ferens ; mercurialis florens* (*Pl.* XIX, *fig.* 109). Plante de la dioécie ennéandrie de *Linneus*, et de la quinzième classe (staminées) de *Tournefort*.

La mercuriale est de deux sortes, mâle et femelle, c'est-à-dire, que cette plante porte des fleurs mâles, et des fleurs femelles sur des individus séparés.

La mercuriale mâle est celle qui porte des fleurs staminées, et la mercuriale femelle est celle qui porte les pistils, et par suite des fruits à deux capsules rudes, hérissées, renfermant chacune une semence ovale ou ronde.

Cette plante d'ailleurs, qu'elle soit mâle ou femelle, pousse des tiges qui s'élèvent à la hauteur d'environ un pied (325 millimètres), rondes, douces au toucher, divisées en petits rameaux : ses feuilles sont oblongues, un peu larges, pointues, lisses, vertes, dentelées à leurs bords. L'espèce mâle porte comme des manières d'épis auxquels sont attachés par grape, des étamines au nombre de neuf, soutenues par des calices triphylles ou tétraphylles ; l'espèce femelle porte des fruits.

Cette plante est émolliente, laxative : on se sert particulièrement en lavemens et en fomentations de sa décoction.

Son suc exprimé et clarifié, est un très-bon cosmétique.

On en prépare un sirop et miel de pharmacie, qui portent les noms de sirop mercurial et miel mercurial.

MÈRE DES GÉROFLES ou ANTOLFE. Ce sont les gérofles que l'on a laissé mûrir sur l'arbre pour servir à la plantation. Ils ne tombent de l'arbre que dans la seconde année ; ils ont beaucoup moins d'odeur que le gérofle ordinaire. On leur préfère le gérofle. *Voyez* Gérofles.

MÈRE LAINE. C'est la première des trois sortes de laine que l'on sépare de la toison par le moyen du triage. Cette qualité de laine ne se trouve dans le commerce, que lavée et dégraissée : on la distingue en laine fine ou moyenne, ou haute et basse laine.

La laine fine ou haute laine, est la meilleure ; c'est celle dont les brins sont plus longs.

La laine moyenne ou basse laine, est la plus courte et la plus fine qui soit dans la toison ; elle provient du collet de l'animal. C'est avec cette laine filée que l'on fait la trame des tapisseries de haute et basse lisse, des draps, des ratines et de plusieurs autres étoffes fines. C'est aussi de cette espèce de laine que les ouvriers en bas au métier et au tricot, se servent pour fabriquer les ouvrages de bonneterie destinés à être drapés.

Ce que nous appelons *mère laine*, en France, porte le nom de *prime* en Espagne. Dans les départemens du midi, on lui donne le nom de *fleuret*.

MÈRE DES PERLES. On donne ce nom à l'écaille nacrée d'un mollusque connu sous le nom de *moule margaritifère*, qui se trouve dans l'Océan indien. C'est ce que les tabletiers désignent sous le nom de *nacre de perles*. *Voyez* ce mot.

On prépare, en pharmacie, avec la mère de perles, une poudre très-fine, par le moyen de la porphyrisation : on la fait dissoudre dans du vinaigre distillé, et il en résulte un acétate calcaire, lequel étant précipité par la potasse en liqueur, produit ce que l'on connoît sous le nom de *magistère de perle*.

Il est bon de remarquer que la substance qui constitue cette écaille, est de la même nature que les perles fines. C'est une terre calcaire carbonatée, engagée dans de la gélatine animale.

MERISE. Fruit du merisier, espèce de cerisier qui appartient à l'icosandrie monogynie de *Linneus*, et à la vingtième classe de *Tournefort*. *Voyez* Cerises.

MERLAN. *Asellus*. Poisson de mer de l'ordre des jugulaires, c'est-à-dire dont les nageoires inférieures précèdent celles de la poitrine, et sont situées sous la gorge.

Le merlan commun a la tête sans barbillon ; il a le corps comprimé, alongé, les nageoires ventrales étroites, pointues ; l'anus plus voisin de la tête que de la queue. Il arrive en grandes troupes sur nos côtes, où il est très-abondant. Sa chair blanche et légère est un excellent aliment pour les estomacs délicats.

MERLE. *Merula* Oiseau crénirostre, c'est-à-dire dont l'extrémité de la mandibule supérieure est échancrée. Il a le bec comprimé et légèrement arqué ; sa mandibule supérieure est un peu échancrée vers la pointe ; son bec est jaune, son plumage est noir : il ne va pas en troupe ; il est facile à apprivoiser ; il apprend à siffler et à chanter.

On trouve dans les pays froids, une variété dont le plumage est blanc.

On prétend que le bouillon de merle est propre contre la dysenterie et les cours de ventres; mais cet oiseau n'est pas employé en médecine.

MERLUCHE ou STOCK-FISCH. La merluche est de la morue salée et séchée.

Pour préparer la merluche, on ôte la tête, les intestins et l'arète de la morue; on met dans des tonneaux, une couche de sel et une couche de morue, alternativement, en observant que la couche supérieure soit de sel. Lorsque ce poisson est bien imprégné de sel, on le retire des tonneaux, on recouvre les surfaces de nouveau sel, et on fait sécher chaque couche de morue ainsi salée, soit au soleil, soit par le vent du nord.

La morue ainsi préparée, prend le nom de merluche ou stock-fisch. C'est un aliment de ressource, un peu coriace, à la vérité, et de difficile digestion.

Les Norwégiens en font une grande consommation; elle leur tient lieu de pain et de tout autre aliment; ils en nourrissent aussi leurs bestiaux.

On en consomme aussi en France, surtout sur les tables de la classe indigente du peuple.

MÉSOTYPE. Substance minérale désignée aussi sous le nom de *zeolithe*.

M. *Vauquelin* en a fait l'analyse; il a trouvé :

Silice.	50,24
Alumine	29,30
Chaux	9,46
Eau.	10,00
Perte.	1,00
	100,00

Ce minéral raye la chaux carbonatée et est soluble en gelée dans les acides. Sa pesanteur spécifique est de 2,0833.

On trouve les crystaux de mésotype dans les pays volcaniques, tels que l'île Féroë, l'Islande, l'île Bourbon, les îles Cyclopes, le Vivarais, etc.

MÉTAL DE CLOCHES, AIRAIN ou BRONZE. C'est du cuivre allié avec de l'étain; quelquefois on y ajoute du zinc.

Ce métal de composition est aigre, cassant, dur, sonore. On l'emploie à faire des cloches, des canons, des statues. L'on varie les doses des métaux suivant l'emploi auquel on le destine. Cet alliage est moins susceptible de s'oxider que le cuivre isolé.

Poerner, qui a fait des alliages de cuivre avec l'étain, dans différentes proportions, a remarqué que l'état sonore est bien plus fort lorsque le cuivre domine, et que la malléabilité de l'alliage est également proportionnée aux quantités respectives du métal qui domine, soit que ce soit le cuivre, soit que ce soit l'étain.

MÉTAL DU PRINCE ROBERT. Alliage du cuivre et du zinc, que l'on opère en traitant directement ces deux métaux par la fusion. On obtient, à raison des proportions du mélange, et des précautions que l'on a prises en le fondant, un métal mixte, dont les variétés sont le similor, le pinche-bec, le métal du prince Robert, l'or de Manheim et le tombac.

MÉTALLURGIE, OU DE LA SÉPARATION EN GRAND DES MÉTAUX, DE LEURS MINÉRALISATEURS. Sans le génie qui place l'homme au-dessus de tous les êtres créés, sans les avantages précieux d'une infinité d'arts dont il est l'inventeur, nous serions bien pauvres au milieu des richesses que nous a prodiguées la nature. Qu'aurions nous fait de cette quantité diverse de mines métalliques, si l'art de les extraire du sein de la terre, si celui de les séparer de leur gangue, de leurs minéralisateurs, n'eussent pas été découverts et amenés successivement à ce point de perfection où ils sont aujourd'hui? Nous jouissons de tout de mille et mille manières, tantôt comme d'objets d'une utilité indispensable pour nos besoins, tantôt comme d'objets de luxe qui flatent nos yeux et notre vanité, et le plus grand nombre d'entre nous ignore combien de recherches, de travail et de peine chaque métal a exigé auparavant que d'être modifié par les arts secondaires pour servir à notre usage.

Les travaux relatifs à la métallurgie varient nécessairement, selon la nature ou l'état du minerai.

1°. Si le métal est natif, il s'agit seulement de l'extraire, de le trier, de le séparer de sa gangue, et de le faire entrer en fusion à l'aide du calorique, pour rassembler ses molécules et en former des masses plus ou moins volumineuses.

2°. Si le métal est dans l'état d'oxide, c'est-à-dire, combiné avec l'oxigène, il faut pareillement le trier et le mêler avec des matières charboneuses végétales et animales, et le faire entrer en fusion. Dans cette opération, le carbone s'empare de l'oxigène du métal, et se convertit en acide carbonique, lequel se dissipe dans l'atmosphère, et le métal est réduit. L'alcali fixe qui se forme par la combustion du charbon végétal, aide à la fusion du métal.

3°. Les métaux minéralisés par le soufre ou l'arsenic, exigent des opérations qui varient assez communément, selon la nature du minerai. Cependant nous pouvons établir des généralités qui sont applicables à un très-grand nombre de mines métalliques, sauf à recourir aux exceptions ou à l'instruction des procédés particuliers que nous avons indiqués en traitant de chaque métal en particulier.

L'exploitation d'une mine métallique à filon exige, de la part du propriétaire ou de l'entrepreneur, beaucoup de connoissances, de précautions et d'économie. Lorsqu'on s'est assuré de l'existence d'une mine, de sa nature et de sa richesse, par des essais convenables, enfin lorsqu'il est bien constaté qu'elle peut être exploitée utilement, il est prudent de s'occuper de l'extraction du minerai avant de se mettre en dépenses pour la construction des usines, et pour les établissemens des employés que l'on se propose d'occuper dans la partie administrative. Les premières attentions doivent porter sur la facilité que l'on aura à se procurer de l'eau en assez grande abondance pour les besoins de l'entreprise : on doit aussi s'approvisionner de bois, de charbon, et de tous les instrumens qui servent à la fouille des terres, et à leur transport commode dans des lieux de décharge qui ne gênent point la libre circulation des ouvriers et des animaux de tirage ou de portage.

Ces premières précautions prises, on fait des excavations en forme de puits, d'une profondeur de vingt-cinq à trente pieds (8 à 10 mètres), et d'un diamètre assez large pour pouvoir y placer une échelle droite de perroquet, à l'aide de laquelle les ouvriers puissent librement descendre et monter à volonté. On place au dessus de ces puits un treuil pour tirer les sceaux destinés à enlever d'abord les terres à mesure que l'on fouille, et ensuite le minerai, lorsque l'on est parvenu à la masse où il gît.

La première excavation faite, on établit, dans le fond, des galeries de droite et de gauche, en observant, autant qu'il est possible, de les diriger du côté où paroît être la masse du minerai. Si la mine est trop profonde pour qu'un seul puits conduise au sol du filon, on pratique un second puits à une des extrémités de la galerie que l'on a faite, et ainsi de suite, jusqu'à ce qu'on soit parvenu a l'endroit de la mine. Lorsque la roche est assez tendre pour faire craindre l'éboulement, on étançonne les puits assez solidement pour tenir les terres en demeure. On soutient de même la voûte des galeries avec des pillers faits en maçonnerie, pour pouvoir y travailler avec sécurité.

Ce travail fait, on s'occupe des moyens de renouveler l'air dans l'intérieur des galeries. On y parvient facilement, si l'on peut pousser une galerie jusque dans la plaine ; alors il existe un courant d'air qui va de bas en haut : mais lorsque l'élévation des terres ne le permet pas, on creuse un nouveau puits qui aboutit à une extrémité de la galerie opposée à celle où se trouve le premier. Lorsque l'un des deux puits est moins élevé que l'autre, l'air circule très-aisément. Si les deux puits sont de hauteur égale, alors on allume du feu dans un fourneau placé au dessus de l'un des deux puits; l'air, forcé de traverser les matières combustibles, se renouvelle continuellement dans la galerie.

L'eau est encore un très-grand inconvénient dans l'exploitation des mines. Lorsqu'il est impossible de lui ménager un écoulement dans la plaine pour qu'elle aille se perdre dans les rivières voisines, on est obligé de la tirer à l'aide des pompes. Quelquefois la roche retient une masse d'eau si énorme, que sa chûte, en la perçant, est capable de remplir à l'instant toutes les galeries. Les ouvriers en sont avertis par le bruit qu'ils entendent en frappant la roche; alors ils établissent une porte à l'une des galeries, laquelle peut se fermer toute seule à l'aide d'un valet : un ouvrier perce la roche et se retire; la porte se ferme, et il a le tems de s'éloigner avant que l'eau puisse gagner.

Il est encore une précaution à prendre qui n'est pas moins importante pour la sûreté des ouvriers. Je veux parler du feu que l'on allume de tems à autre dans l'intérieur des galeries souterraines, pour purifier l'air du gaz acide carbonique et du gaz hydrogéné qui se dégagent du minerai, par la réaction des matières minérales et métalliques les unes sur les autres.

Tout ce travail préliminaire étant fait, on s'occupe de l'extraction de la mine, et on en extrait la plus grande quantité possible, afin que la valeur présumée du métal corresponde à peu près à la mise de fonds que l'on est obligé de faire en avance pour l'établissement de l'usine. Au moyen de cette précaution, un propriétaire s'assure de la rentrée de ses fonds.

Le métal est toujours mélangé de substances pierreuses que l'on appelle la *gangue*. On bocarde le minerai, c'est-à-dire, qu'on le pile, en le brisant sous l'effort de gros pilons de fer que l'on nomme *bocards*. Ces bocards sont de pilons de bois terminés par une masse de fer, et fixés par le haut à des leviers que l'on fait mouvoir sans cesse par un courant d'eau, et à l'aide d'une roue qui tourne sur son axe. L'eau, que l'on fait passer sur le minerai à mesure qu'il s'écrase, entraîne le métal et la gangue pulvérisée. Le métal, comme plus pesant, va occuper la place du fond du premier baquet qui sert de récipient, et la pierre, comme plus légère, est portée au loin, quand le baquet est rempli d'eau, ou occupe sa partie supérieure. Ce minerai pulvérisé prend le nom de *schlich*. Pour en séparer toute la poussière pierreuse, on la lave sur des tables inclinées, et l'eau, en chariant toute la gangue au loin, laisse la mine pure à nu.

C'est dans cet état que l'on grille la mine pour lui enlever son minéralisateur. Lorsqu'elle contient beaucoup de soufre, le grillage se fait à l'air libre. Quelquefois on dispose le minerai concassé par piles sur des couches de bois. L'action du calorique dissipe le minéralisateur, et le métal est mieux disposé à la fonte. Si la mine est tendre, on se contente de l'étendre dans des fourneaux de réverbère.

Pour procéder ensuite à la fusion, on place le métal dans des grands creusets de fer, dans des fourneaux de fusion, où le courant d'air est entretenu par de gros soufflets ou au moyen d'une trompe. Quelques mines se fondent sans addition, d'autres ont besoin de fondans ou d'addition de charbon. Lorsqu'on a réduit ainsi les métaux, ils sont souvent alliés plusieurs ensemble; il faut alors avoir recours à des procédés ultérieurs, qu'il n'est pas de mon sujet d'indiquer ici.

MÉTAUX (DES). Les métaux sont des corps combustibles que l'on est autorisé à regarder comme des corps simples, jusqu'à ce que, par des moyens qui demeurent inconnus jusqu'à présent, on soit parvenu à démontrer qu'ils sont susceptibles d'être décomposés.

Ils sont rangés dans l'ordre des combustibles simples, parce qu'ils ont en effet une très-grande tendance à la combinaison avec l'oxigène, et qu'ils brûlent réellement avec ou sans flamme, qu'ils peuvent s'unir à d'autres combustibles simples comme eux, et donner naissance à un nombre infini de combinés susceptibles d'un non moins grand nombre de modifications, et d'acquérir toute sorte de propriétés tant physiques que chimiques.

Il faudroit consulter la nature, parcourir son vaste laboratoire, examiner tous les produits qui en sortent, avant de visiter les laboratoires privés des chimistes, et les produits de leur art, pour avoir une grande et juste idée de ce que peut la main du tems, et la puissance de l'attraction de combinaison.

L'origine des métaux n'est pas positivement connue, mais on est porté à croire que leur formation est due à la décomposition simultanée des végétaux et des animaux. Ce qui tend à appuyer cette présomption, c'est que les mines métalliques se rencontrent rarement dans le granit et les montagnes de première origine; que celles de ces montagnes qui sont d'une moderne formation ne peuvent en donner que peu ou point; qu'enfin il ne s'en trouve que dans les montagnes de seconde origine, dans celles de schiste et d'antique pierre calcaire dépouillée de toute apparence de coquilles.

Laissons aux naturalistes à développer cette grande et belle idée de la formation des métaux ; contentons-nous pour le présent, de les considérer comme physiciens et comme chimistes.

Les métaux, considérés sous leurs rapports physiques, sont les corps les plus pesans de la nature ; ils sont doués d'une opacité absolue, et les autres caractères qui les distinguent des autres corps minéraux, sont la friabilité, la malléabilité et la ductilité. De tous ces caractères que nous venons de citer comme des attributs qui leur sont propres et essentiels, nous en exceptons la friabilité qu'ils ont de commun avec les terres, les pierres, les sels, et généralement avec les autres corps minéraux solides.

C'est à leur opacité absolue que les métaux doivent la propriété qu'ils ont de réfléchir les rayons de la lumière, qu'ils doivent l'éclat ou le brillant métallique dont ils jouissent ; et cette qualité est toujours en raison composée de la densité et de la dureté du métal, en sorte qu'ils sont susceptibles d'un poli plus ou moins vif.

La friabilité constitue leur état cassant : elle se reconnoît par le peu d'adhérence qui existe entre leurs molécules, en sorte que celles-ci peuvent être disgrégées par un foible effort.

La malléabilité se reconnoît par la faculté qu'ils ont de s'étendre sous le marteau.

La ductilité tient à la plus ou moins grande tenacité de leurs molécules, et la faculté qu'elles ont de s'alonger plutôt que de se disgréger. Les degrés de ductilité varient entre les métaux : de-là les distinctions de *demi-ductile*, *ductile* et *très-ductile*.

La faculté sonore est encore un des attributs des métaux. On peut poser en principes que ceux d'entre eux qui jouissent le plus de la ductilité et malléabilité simultanément, sont les plus sonores.

Enfin, les métaux ont tous une odeur qui leur est particulière ; elle se manifeste naturellement ou à la suite du frottement.

Les métaux sont d'excellens conducteurs du calorique. Il faut bien distinguer la différence qu'il y a entre la conductibilité et la capacité pour le calorique. Les meilleurs conducteurs du calorique sont ceux qui le laissent plus facilement et plus promptement échapper, ou qui le transmettent plus aisément à d'autres corps; tandis que ceux qui retiennent plus long-tems le calorique, sont ceux qui ont pour lui plus de capacité.

Les métaux diffèrent entre eux par leur pesanteur spécifique.

Si nous examinons les métaux comme chimistes, nous voyons que la lumière paroît avoir quelque action sur eux, mais qu'elle est peu sensible : ce n'est qu'à la longue que l'on s'aperçoit qu'un métal a perdu un peu de son brillant métallique.

Il n'en est pas de même de l'action qu'exerce l'air sur la surface des métaux; tous, excepté l'argent, l'or et le platine, ne tardent pas à se ternir lorsqu'ils sont en contact avec ce fluide élastique, et pour que ces trois métaux que nous venons d'excepter n'éprouvent point d'altération, il faut qu'ils soient privés de toute espèce d'alliage, conséquemment d'une pureté absolue.

Les métaux jouissent d'une sorte de volatilité lorsque leurs molécules sont tenues écartées et soulevées par le calorique. Leur degré de volatilité n'est pas égal pour tous, et elle ne s'opère pas indistinctement à l'air libre, impunément. Tous peuvent se volatiliser à l'air libre par le plus ou le moins d'accumulation du calorique; mais on remarque que les métaux facilement oxidables ne peuvent se volatiliser sans perdre leur propriété métallique, que dans les vases fermés; tandis que les métaux difficilement oxidables, tels que l'argent, l'or, le platine, peuvent se volatiliser à l'air libre, par l'action du calorique, sans changer de nature.

Cette volatilité des métaux bien constatée par l'expérience, et notamment par *Macquer* et *Lavoisier* . qui ont exposé de l'or et de l'argent au foyer de la lentille de *Schirnausen*, prouve évidemment que les métaux sont indécomposables par le calorique, puisqu'on peut les recueillir sans altération. Ce fait est certain à l'égard de l'or et de l'argent. Une lame d'argent, exposé au dessus de l'or vaporisé par le calorique, a été dorée; une lame d'or a été argentée à son tour par le métal argent soumis à l'action semblable du calorique.

Les métaux très-facilement oxidables ne se volatilisent pas moins par l'action du calorique sans être altérés, lorsqu'on opère dans les vaisseaux fermés.

Il résulte de ces faits et de ces observations, 1.° que la nécessité d'accumuler plus ou moins de calorique pour déterminer la volatilisation des métaux, n'est point une objection contraire à leur volatilité relative.

2°. Que leur inaltération par l'action du calorique sans le concours de l'air, prouve qu'ils ne sont ni décomposés ni décomposables par cet agent de destruction ou de décomposition de tous les autres corps qui sont réellement composés ou combinés.

3°. Qu'il existe parmi les métaux des différences sensibles dans leur inalterabilité ou altérabilité.

Les métaux diffèrent encore entre eux par leurs degrés de fusibilité. On peut les calculer par la force d'attraction moléculaire, par la densité, et par la tenacité que l'on remarque entre leurs molécules. Nous aurons occasion de faire apercevoir que tel métal est en fusion à la température habituelle de l'atmosphère, tel est le mercure; qu'il est un alliage metallique qui entre en fusion à une température inférieure à celle de l'eau bouillante; et que tels autres, au contraire, exigent une température élevée *ad summum gradum.*

Les métaux ont une grande tendance à la combinaison avec une infinité d'autres corps soit simples, soit combinés; mais si on les sépare des corps avec lesquels ils sont combinés, ils reprennent leur premier état sans avoir éprouvé ni altération ni perte.

Toutes ces considérations, tous ces faits, tous les caractères qui sont propres à chacun d'eux en particulier, qui paroissent communs à plusieurs d'entre eux, ont déterminé les chimistes à diviser les métaux en cinq ordres ou sections, savoir :

1°. En métaux acidifiables ou cassants.
2°. En métaux oxidables ou cassants.
3°. En métaux oxidables et demi-ductiles.
4°. En métaux oxidables, malléables et ductiles.
5°. En métaux difficilement oxidables, malléables et très-ductiles.

La première section comprend :

1. L'arsenic.
2. Le tungstène.
3. Le molybdène.
4. Le chrome.
5. Le columbium.

La seconde section comprend :

1. Le titane.
2. L'urane.
3. Le tellure.
4. Le cobalt.
5. Le nickel.
6. Le manganèse.
7. Le bismuth.
8. L'antimoine.

La troisième section comprend :

1. Le mercure.
2. Le zinc.

La quatrième section comprend :

1. L'étain.
2. Le plomb.
3. Le fer.
4. Le cuivre.

La cinquième section enfin comprend :

1. L'argent.
2. L'or.
3. Le platine.

Des différens états sous lesquels les métaux nous sont offerts par la nature.

Le naturaliste a bien plus de recherches à faire pour connoître parfaitement les métaux, que le physicien. Nous avons vu celui-ci les examiner par leurs surfaces, les comparer entre eux, les distinguer les uns des autres, à raison, soit de leurs caractères particuliers, soit de leurs propriétés physiques, essentielles à chacun d'eux. Les plus grandes difficultés étoient levées ; les métaux vus par le physicien étoient tous formés. Mais le naturaliste, pour puiser dans les trésors de la nature, pour se procurer toutes les variétés qu'elle lui offre dans cet ordre de matière qui n'a point d'analogue, dont chaque espèce est *sui generis*, a besoin de beaucoup de sagacité, d'une grande habitude dans le coup-d'œil, et pour n'être pas induit en erreur dans le premier jugement qu'il aura porté, de la connoissance de la docimasie, pour être certain, d'après les essais qu'il aura fait de l'espèce, de la qualité et de la quantité du métal qu'il aura découvert, en soumettant au calcul de comparaison le produit qu'il aura obtenu.

La nature nous offre les métaux dans l'intérieur de la terre, sous quatre états différens. Le premier est celui de métal vierge ou natif. Mais parmi les métaux natifs, on ne rencontre que l'or qui jouisse, à proprement parler, des propriétés vraiment métalliques, et que l'on exploite comme tel. On rencontre bien aussi dans l'état natif, le platine ; mais il est en limaille, et mêlé de limaille de fer. L'argent, le cuivre, le mercure, le bismuth, l'arsenic, se trouvent de même natifs ; mais nous aurons occasion de faire remarquer, en traitant de l'histoire naturelle de chacun de ces métaux en particulier, que cet état natif, sous lequel on les trouve, est plutôt un produit naturel de curieuse recherche, que d'exploitation. Rarement le fer est natif, plus rarement encore le plomb, le zinc et l'antimoine, et généralement tous les métaux qui ont une grande tendance à la combinaison, soit avec le soufre, soit avec l'oxigène.

Le second état sous lequel on rencontre les métaux, est celui d'oxide, c'est-à-dire dans l'état de combinaison avec l'oxigène. Alors ils n'ont nullement l'aspect métallique, et ils ressemblent aux diverses espèces d'ochres, ou à des matières terreuses. On peut poser pour principe général, que tous les métaux facilement oxidables, soit cassans, soit ductiles, sont souvent rencontrés dans l'intérieur de la terre, dans cet état d'oxide.

Le troisième état naturel des métaux, est celui qui les constitue mines ou minerais. Les métaux alors sont combinés avec un minéralisateur qui leur enlève leurs propriétés métalliques; ils ne peuvent en jouir que lorsque par un moyen chimique quelconque, on les a séparés du corps avec lequel ils étoient combinés. Le soufre et l'arsenic sont les deux grands minéralisateurs connus; mais le soufre particulièrement a de la tendance à la combinaison avec presque tous les métaux.

Souvent il arrive que les métaux entre eux se servent réciproquement de minéralisateurs. L'arsenic, surtout, se trouve souvent uni au fer, à l'étain, au cobalt; d'autres fois, le soufre et l'arsenic sont simultanément combinés avec d'autres métaux, comme dans la mine d'antimoine rouge, d'argent rouge.

Le quatrième état, enfin, est celui où les métaux se trouvent combinés avec des acides. L'acide carbonique est un des minéralisateurs les plus communs des métaux, et il a fait donner à ces mines métalliques le nom de mines spathiques. L'acide sulfurique, combiné avec les oxides de zinc, de plomb, de cuivre et de fer, les amène à l'état de sulfate. Les acides muriatique, arsenique et phosphorique y ont été aussi démontrés.

La science du naturaliste, à l'égard des métaux, ne se borne pas à la connoissance de ces quatre états, sous lesquels la nature nous les présente. Il faut qu'il sache encore, d'abord découvrir les lieux où il pourra espérer de les rencontrer en assez grande quantité pour le dédommager des soins pénibles qu'il prendra pour les extraire du sein de la terre, et leur donner les qualités précieuses qui n'appartiennent qu'au métal. Il faut, après avoir découvert le lieu où une mine métallique existe, qu'il en connoisse bien la nature, pour ne pas entreprendre une exploitation ruineuse. La connoissance du lieu, celle du choix, sont indispensables et difficiles à acquérir.

L'aspect sauvage d'une montagne, la stérilité du sol, la frêle existence des plantes qui y croissent, les exhalaisons qui s'élèvent de la terre, n'offrent que des indices infidèles; un calculateur raisonnable n'expose pas sa fortune d'après ces seuls caractères.

Il se fie encore moins au prétendu prodige de la baguette divinatoire, qui tend à s'incliner perpendiculairement à l'endroit où se trouve une mine. Cet effet, qui semble tenir du merveilleux, est le produit d'une imposture coupable, heureusement découverte, et qui ne peut plus faire de dupes. Eclairé par le naturaliste, un propriétaire saura que les mines métalliques se rencontrent rarement dans le granit et les montagnes de première origine; que celles de ces montagnes qui sont d'une moderne formation, ne peuvent en donner de même que peu ou point; qu'enfin, il ne s'en trouve que dans les montagnes de seconde origine, dans celles de Schiste, et d'antique pierre calcaire dépouillée de toute apparence de coquilles. La présence du spath pesant, formant une couche ou filon à la surface de la terre, a été regardée, par plusieurs minéralogistes, comme d'un très-bon augure. Il paroît que c'est cette espèce de pierre dont parle *Becher* dans ses ouvrages, et qu'il regardoit comme le principe, ou tout au moins comme l'indicateur des métaux.

Avant de parler de la manière d'essayer une mine, il est nécessaire d'indiquer l'espèce de mine que l'on doit choisir, par préférence, pour l'exploitation et sa réduction en métal. Nous avons dit que les métaux se trouvoient dans l'état natif, dans celui d'oxide, dans l'état de mines ou minerais, proprement dit, et dans l'état salin, c'est-à-dire, combiné avec des acides. Parmi ces derniers, il n'est guères que les métaux combinés avec l'acide carbonique, qui les constitue mines spathiques, que l'on traite par les procédés de la métallurgie, pour en extraire le métal. On préfere en général les métaux minéralisés par le soufre ou l'arsenic, par tous les deux en même-tems, ou par plusieurs métaux réunis (1).

Les mines ou métaux minéralisés existent plus ordinairement dans les montagnes que dans les plaines; elles traversent des fentes ou crevasses de rochers, et prennent le nom de *filons*. Les filons sont plus ou moins inclinés à l'horison, et les degrés d'inclinaisons leur font donner les noms de *filon droit*, *dévoyé*, *oblique*, *plat*, selon l'angle qu'ils font avec l'horison. Les filons métalliques sont accompagnés de matières pierreuses, qui semblent avoir été formées en même-tems qu'eux. Ces pierrres sont ordinairement du quartz et du spath; elles forment deux couches; l'une sur laquelle pose la mine, se nomme *lit* ou *sol*; l'autre, qui la recouvre, est le *toit*. Ces pierres constituent ce qu'on appelle la gangue ou matrice de la mine. On ne

(1) Ceci n'est pas rigoureusement exact. Cela dépend de la richesse du métal dans son état, soit natif, soit d'oxide, soit de mine proprement dite.

doit pas les confondre avec le minéralisateur, qui est vraiment combiné avec le métal, qui en change les propriétés, et que l'on ne peut en séparer que par des procédés chimiques; tandis que l'on peut séparer une mine de sa gangue, par une opération purement mécanique.

Les pierres qui constituent une gangue, ont une cristallisation bien différente de celle de la roche qui forme la masse des montagnes dans lesquelles se trouvent les filons métalliques. Ces filons ont plus ou moins de largeur; ce qui leur fait donner le nom de *filet*, veine ou filon. Les filons qui présentent une certaine continuité, sont appelés *filons suivis* : lorsqu'ils se détournent du corps principal de la mine, ils prennent le nom de *filons rebelles*, *ou déserteurs*; et lorsque le minerai se présente en boule ou amas, d'espace en espace, il prend le nom de mine en rognon. Ce que l'on nomme coureur de gazon, est un filon qui ne pénètre pas dans la profondeur.

Outre les indices généraux que nous avons annoncés ci-dessus, pour découvrir une mine métallique, il en est quelques autres qui sont plus apparens. La neige qui tombe sur une montagne qui recèle une mine métallique, y fond presque aussitôt qu'elle est tombée : les terres, les sables qui sont à la surface, offrent souvent des couleurs métalliques; les sources d'eaux qui s'y rencontrent, sont des eaux minérales dont on fait l'analyse pour être plus certain de la nature du métal; et si l'on aperçoit à la surface de la terre quelques veines métalliques, c'en est assez pour se décider à sonder le terrain. L'opération de la sonde est la première; c'est elle qui indique la nature du métal, et la résistance ou les difficultés auxquelles on doit s'attendre pour l'extraction de la mine.

Les mines métalliques paroissent toutes devoir leur formation à l'eau. En effet, elles sont la plupart cristallisées, ou accompagnées de soufre, de pierres calcaires, et quelquefois de matières végétales ou animales, que le feu n'aurait pas respectées. Cependant la mine de fer spéculaire du mont d'Or, en Auvergne, et celle de l'île d'Elbe, ont été formées par le feu; mais ces exemples sont rares.

Là où finit l'examen du naturaliste, commence celui du chimiste et du métallurgiste. Le premier constate la nature de la mine, l'espèce et la quantité de métal qu'elle contient dans un poids déterminé. Et la partie de la chimie qui fait arriver à ce genre d'essai ou d'analyse d'une mine métallique, prend le le nom de *docimasie*. *Voyez* Docimasie. Le second s'occupe de l'exploitation de la mine et de sa conversion en métal : cet art est compris sous le nom de *métallurgie*.

MEUM DES ALPES. *Meum Alpinum umbellâ purpurascente. Phellandrium Alpinum mutellina.* Plante de la pentandrie dyginie de *Linneus*, et de la septième classe, (ombellifères) de *Tournefort.*

Cette plante est une espèce de phellandrie. Ses feuilles sont découpées menu comme celles de la carotte : sa tige est basse ; elle porte à sa sommité, une petite ombelle garnie de fleurs purpurines ; ses semences sont pareilles à celles de la phellandrie : sa racine est longue, assez grosse, ayant l'odeur et la saveur de celle du meum ; elle est garnie de fibres à sa partie supérieure.

Cette plante croît sur les montagnes comme sur les Alpes.

On fait particulièrement usage de sa racine : elle est apéritive, stimulante, carminative. On en fait usage, soit en poudre, soit en infusion ; à la dose d'une demi-once, ou d'une once (15 gram. 411 milligram., ou 30 gram. 821 milligram.).

MEUM ATHAMANTIQUE. *Meum foliis anethi fœniculum Alpinum perenne, capillaceo folio, odore medicato. AEthusa meum radix ursina.* Racine d'une plante de la pentandrie digynie de *Linneus*, et de la septième classe (ombellifères) de *Tournefort.*

La plante qui produit cette racine, pousse une tige, creuse, rameuse, qui s'élève à la hauteur d'un pied (325 millimètres). Ses feuilles sont menues conme des cheveux, semblables à celles du fenouil, mais plus petites, plus découpées. Ses fleurs sont blaches, odorantes, en ombelles, disposées en roses, à cinq pétales ; leurs calices deviennent des fruits, composés chacun de deux semences oblongues, voutées et cannelées, plus grosses que celles du fenouil, odorantes, d'une saveur amère.

Sa racine est longue et grosse comme le petit doigt, noirâtre en dehors, blanchâtre en dedans, légère, d'une saveur âcre, et d'une odeur aromatique.

Cette plante est originaire d'une montagne de la Grèce, appelée Athamante. Elle croît sur les montagnes d'Italie, d'Espagne, de la Suisse, dans le Languedoc, la Provence, le Dauphiné, d'où on nous apporte la racine sèche. On doit la choisir bien saine et bien mondée. Elle est apéritive, anthelmintique, propre pour l'asthme.

Elle entre dans la composition de la thériaque, de l'eau générale alcoolique.

MEURES. Fruit à bayes du meurier ou mûrier, dont on connoît deux espèces, savoir, le mûrier blanc et noir.

Voyez Mûres.

MÉZEREON. Bois du daphné mézéreon, de l'octandrie monogynie de *Linneus*. *Voyez* Bois gentil.

MICA BLANC, ou TALC DE MOSCOVIE. ARGENT ET OR DE CHAT. Minéral très-composé, qui paroît formé de lames brillantes et polies, d'une transparence gélatineuse, appliquées les unes sur les autres.

Le mica est blanc, jaune, et il y en a même du noir. Les deux premiers ont été nommés par quelques-uns, à raison de leurs couleurs brillantes, *argent* et *or de chat*.

M. *Vauquelin* a fait l'analyse du mica, et il y a trouvé :

Silice	50,00
Alumine	35,00
Chaux	1,33
Magnésie	1,35
Oxide de fer	7,00
Perte	5,32
	100,00

La pesanteur spécifique de ce minéral est de 2,6546 — 9,9342.

Il est fusible au chalumeau, et se convertit en émail, dont la couleur varie du blanc au gris, et quelquefois passe au vert. Les fragmens noirs donnent un émail noir. Ils sont attirables à l'aimant.

On fait usage du mica, au lieu de verre, pour garnir les fenêtres, surtout celles des vaisseaux, pour garnir les lanternes, pour appliquer derrière les bois d'éventails.

On trouve le mica sur les Alpes, les Pyrénées, dans la rivière de Loire, dans celle du Rhin.

On le réduit en poudre pour mettre sur l'écriture. Cette poudre est connue sous le nom de poudre d'or ou d'argent.

MICA VERT DE DANS. C'est du cuivre minéralisé par l'acide muriatique, et uni à de l'argille. C'est à cette mine que paroît appartenir le sable vert cuivreux du Pérou.

MICARELLE D'ABILDGAARD. Minéral assez semblable au mica, mais qui en diffère par sa dureté, et en ce qu'il n'est point lamelleux.

Ce minéral raye la chaux carbonatée : sa pesanteur spécifique est de 2,6953. Il se rencontre cristallisé en prismes rectangulaires, dans un quartz translucide. On l'a trouvé à Arendal en Norwège.

MICOCOULIER, ou MICA COULIER. *Celtis foliis ovato lanceolatis. Lotus arbor fructu cerasi.* Arbre de la polygamie monoécie de *Linneüs*, et de la vingt-unième classe (fleurs en roses) de *Tournefort*.

Cet arbre est grand, gros et rameux; son écorce est unie, blanchâtre : ses feuilles ressemblent à celles de l'orme, mais elles sont plus longues, plus pointues, vertes en dessus, blanchâtres en dessous, rudes, dentelées en leurs bords; ses fleurs sont à cinq pétales, disposés en roses; elles renferment plusieurs étamines courtes : ses fruits ressemblent à la cerise, un peu plus petits, attachés à de longs pédicules. Leur chair est blanche, leur saveur styptique, agréable; ils renferment un noyau presque rond.

Cet arbre croît principalement dans les pays chauds.

Les fruits et les feuilles sont vulnéraires, astringens. On s'en sert dans les cours de ventre, les hémorrhagies.

MIEL. *Mel.* Le miel est un suc gommeux sucré, fermentescible, qui est un des principes immédiats des végétaux, mais qui a reçu une élaboration particulière dans l'estomac des abeilles. Cet insecte admirable par son industrie, va l'aspirer avec sa trompe sur les nectaires et jusques dans les ovaires même des fleurs. Il le fait passer dans son premier estomac, va ensuite le déposer dans la ruche où les abeilles travailleuses l'avalent et l'élaborent de nouveau, et en garnissent leurs alvéoles pour leur nourriture dans la saison difficile. C'est le superflu de leurs besoins qu'on leur enlève et qui nous fournit les espèces de miels que nous voyons dans le commerce. Nous avons dit ce que l'on entend par couper une ruche, et la manière de s'y prendre, au mot *abeille*.

On distingue le miel en miel vierge, ou écru, miel de seconde qualité et miel commun. Les négocians le distinguent aussi par les noms des lieux d'où ils viennent, et pour nous faire entendre de tout le monde, nous sommes obligés de conserver les anciens noms des provinces de France, comprises actuellement sous ceux de *départemens*.

Le miel vierge est celui que l'on obtient des rayons de cire qui le recèlent dans les alvéoles, et que l'on a laissé couler sans aucun effort, en renversant les gâteaux de cire et de miel sur des nattes de jonc ou des brins d'osier, avec des récipiens par dessous.

Le miel de seconde qualité est celui que l'on obtient en pressant les gâteaux légèrement. Ces deux sortes de miel, qui sont demi-fluides dans la ruche, ne tardent pas à prendre de la consistance par le tems.

Le miel commun s'obtient en exposant à la vapeur de l'eau chaude, les rayons de cire qui ont déjà fourni les deux premières qualités. On les soumet promptement à la presse, et le miel qui en découle est liquide.

La première sorte de miel est le miel dit de Narbonne, que l'on nous apporte de Courbière, petite commune à trois lieues de Narbonne ; il est blanc, grenu, ayant une légère odeur de romarin. On le falsifie quelquefois avec du romarin, ou un peu de son essence, qu'on introduit dans du beau miel blanc ; mais il n'a jamais ce grain qui appartient au vrai miel de Narbonne.

Les qualités du miel sont dans l'ordre qui suit, par rapport aux lieux d'où ils viennent. Miels de Narbonne, de Provence et Languedoc ; celui-ci nous est apporté dans des barils du poids de cinquante à soixante livres (25 à 30 kilogrammes). Viennent ensuite les miels de Champagne, de Touraine, de Picardie et de Normandie. Celui de ce dernier endroit est le moins bon de tous, il est jaune et moins ferme ; il doit sa couleur aux fleurs du genêt qui est très-commun dans cette province.

Les miels participent de l'arome des fleurs que vont allécher les abeilles. Le miel de Colchide se sent de la vertu narcotique de l'œgoléthron ou chamerodendros, qui croît abondamment dans ce pays, et le miel que l'on y trouve excite l'ivresse.

On fait avec le miel, de l'hydromel simple, vineux, de l'alcool, des sirops ou miels de pharmacie, qu'il faut distinguer sous le nom de *mellitum* ; on le fait entrer dans la composition de quelques électuaires ; on en fait des marmelades, des confitures ; on en édulcore les tisannes et boissons médicinales.

On peut en séparer le sucre, par l'intermède de l'alcool.

M. *Cavezzali* et M. *Duburgua*, tous deux chimistes, ont indiqué un procédé très-simple pour séparer le sucre du miel. Ce procédé consiste à faire chauffer le miel avec de l'eau : on l'écume, on le clarifie ; ensuite on y ajoute des coquilles d'œufs en poudre : on fait chauffer de nouveau ; on filtre la liqueur, on la fait évaporer et cristalliser.

Le miel qui commence à s'altérer par la fermentation, peut être ramené à son premier état à très-peu de chose près, en l'exposant à une température froide. La partie concrescible du miel se solidifie, et sa partie altérée demeure liquide ; on la sépare aisément.

Le miel commun s'emploie en lavemens.

MIL. Diminutif de millet ; semence jaune ou blanche d'une plante appelée *millet*, qui appartient à la diandrie digynie de *Linneus*, et à la quinzième classe (fleurs staminées) de *Tournefort*. *Voyez* Millet.

MILLE-FEUILLES. *Millefolium vulgare album, achillea millefolium.* Plante de la syngénésie polygamie superflue de *Linneus*, et de la quatorzième classe (fleurs radiées) de *Tournefort.*

Cette plante pousse plusieurs tiges qui s'élèvent à la hauteur d'un pied et demi (487 millim.); elles sont roides, anguleuses, rougeâtres, rameuses vers leurs sommités; ses feuilles sont découpées menu, ayant quelque ressemblance à celles de la camomille; mais elles sont plus fermes et pinnées, d'une odeur assez agréable, d'une saveur un peu âcre: ses fleurs naissent aux sommités des tiges, en bouquets fort serrés, ronds; chaque fleur est radiée, blanche, soutenue par un calice cylindrique polyphille, écailleux: ses semences sont menues; sa racine est ligneuse, fibrée, de couleur brune.

Cette plante croît dans les lieux incultes, secs, dans les cimetières.

Cette plante est stomachique, légèrement stimulante; elle convient dans l'hystérie, les douleurs spasmodiques après l'accouchement.

On s'en sert en infusion à la dose de deux à trois gros (8 à 12 grammes) dans une livre (5 hectogrammes) d'eau.

On en fait, en pharmacie, un extrait, un sirop; ses feuilles entrent dans la composition de l'eau vulnéraire, du beaume vulnéraire et de l'onguent mondificatif d'ache.

MILLEPERTUIS. *Hypericum perforatum, sive perforata caule rotundo, foliis glabris* (*Pl.* XIV, *fig.* 81). Plante de la polyadelphie icosandrie de *Linneus*, et de la sixième classe (rosacées) de *Tournefort.*

Cette plante pousse des tiges à la hauteur d'un pied et demi (487 millim.); elles sont rondes, fermes, rougeâtres, rameuses: ses feuilles sont oblongues, nerveuses, ressemblant à celles de la petite centaurée, sessiles, opposées le long de la tige, paroissant percées d'une infinité de petits trous, mais qui, examinées au microscope, laissent apercevoir des petites vésicules remplies d'une liqueur transparente; ces feuilles ont une saveur fade: ses fleurs naissent aux sommités des tiges, en grand nombre; elles sont jaunes, composées de cinq pétales disposés en roses et accompagnées de douze étamines au moins: son fruit est une petite capsule à trois angles, grosse comme un grain d'orge, oblongues, empreintes d'un suc rouge, divisée en trois loges remplies de semences très-menues, de couleur brune, d'une odeur et d'une saveur résineuse: sa racine est dure, ligneuse, de couleur de buis.

Cette plante croît dans les lieux incultes.

On emploie en médecine, ses sommités fleuries ; elles sont détersives, vulnéraires, résolutives. On s'en sert en infusion, dans la phthysie pulmonaire, le crachement de sang, le pissement de sang, et contre les vers.

On fait avec ses sommités, une huile par macération, une teinture alcoolique ; elles entrent dans la composition de la thériaque, du baume du commandeur, du sirop d'armoise, etc.

MILLEPIEDS. Insecte polypieds dont on connoit deux especes ; l'une sauvage ou des bois ; l'autre domestique ou qui habite dans les caves, dans les lieux humides.

Voyez Cloportes.

MILLET ou MIL. *Milium semine luteo, vel albo. Panicum Italicum.* Le millet est pris pour la semence d'une plante du même nom, laquelle appartient à la diandrie dyginie de *Linneus*, et à la quinzième classe (fleurs staminées) de *Tournefort.*

La plante millet pousse des tiges qui s'élèvent à la hauteur de deux ou trois pieds (649 millim. à 1 mètre) ; elles sont de moyenne grosseur ; ses feuilles sont amples, semblables à celles du roseau ; ses fleurs naissent en bouquets aux sommités de ses tiges ; ce sont des étamines ordinairement jaunes et quelquefois noirâtres, qui sortent du milieu d'un calice diphylle ; il leur succède des semences presque rondes ou ovales, jaunes ou blanches, dures, luisantes, enfermées dans des espèces de coques minces tendres qui ont été envoloppées par les calices des fleurs : ses racines sont fibreuses, fortes, blanchâtres.

Cette plante croît dans les lieux sableux, ombragés et humides, dans la Bourgogne, l'Orléanois, et dans les pays chauds.

La semence du millet est d'un grand usage comme objet d'aliment. On la réduit en farine et on la fait cuire avec du lait, du beurre et des jaunes d'œuf, et un peu de farine de froment, pour en faire des espèces de tourtes ou gâteaux. On en rehausse le goût, soit avec du sel, soit avec du sucre.

La graine de millet sert de nourriture aux oiseaux.

Sa farine fait du pain de difficile digestion. On en fait des cataplasmes anodins, résolutifs.

Milium, à cause que ses semences sont par milliers.

MINES ou MINERAI. Le mot *mine*, lorsqu'il n'est suivi d'aucune épithète, est un mot générique qui comprend les lieux où sont renfermés les substances minérales en masses plus ou moins volumineuses, quelque soit leur nature Il n'en est pas de même du mot minerai, qui ne peut s'appliquer qu'aux métaux minéralisés. Ainsi ces deux mots, *mine* et *minerai*, ne sont pas précisément synonymes; il est cependant des circonstances où ils expriment une même chose, c'est lorsqu'on désigne la nature de la mine, lorsqu'elle est métallique ; c'est ainsi, par exemple, que *mine de fer* et *minerai ferrugineux*, donnent nécessairement l'idée du fer minéralisé.

Ce qui prouve que le mot mine peut être pris sous une acception générale, c'est que l'on dit une mine de charbon, une mine d'alun, comme une mine de fer, de cuivre, etc. ; tandis que le mot minerai s'applique exclusivement aux mines métalliques, parce qu'on ne dit pas, en parlant du charbon de terre et des terres ou pierres aluminières, le *minerai* du charbon de terre, le *minerai* d'alun.

Les mines métalliques se rencontrent sous plusieurs états ; savoir à l'état salin, à l'état d'oxides, minéralisées par le soufre, ou à l'état d'alliage avec d'autres métaux. *Voyez* Métaux, *différens états sous lesquels ils se rencontrent dans la nature.*

Nota. Il faut consulter les métaux en particulier, pour connoître leurs mines.

MINE D'ARGENT GRISE. Minéral qui tient de la nature de l'antimoine, du cuivre, de l'argent, du soufre, du fer, de l'arsenic et de l'alumine. Ce minéral est connu sous le nom de fahlertz. *Voyez* Fahlertz.

MINE DE CUIVRE ARSENICALE. On a donné ce nom à un minéral qui est composé d'antimoine, de cuivre, d'argent, de fer, de soufre, d'arsenic et d'alumine. Il a été nommé fahlertz par les Allemands. *Voyez* Fahlertz.

MINE DE FER SPATHIQUE, CARBONATE DE FER SPATHIQUE, FER SPATHIQUE, CHAUX CARBONATÉE FERRIFÈRE. *Carbonas ferri.* La chaux carbonatée unie au fer, est une véritable mine de fer, qui étoit connue précédemment sous le nom de mine de fer aérée ou minéralisée par l'air. On sait aujourd'hui que le fer se rencontre dans le carbonate de chaux, sous l'état d'oxide. Sa couleur est grise, blanche, jaune ou brune : sa forme contournée ou *squammifère*, c'est-à-dire en écaille ; *laminaire*, en lames, quelquefois elle chatoye comme une perle ; c'est ce qu'on nomme vulgairement *spath perlé.*

Il paroît que la formation de cette mine est due à la décomposition réciproque des carbonates calcaires et des sulfates calcaires. M. *Sage* est parvenu à imiter la mine de fer spathique, en arrosant du spath calcaire avec une dissolution de sulfate calcaire.

Cette mine est abondante en France ; il suffit, pour l'exploiter, de la faire fondre avec du charbon : d'après l'analyse qu'en a fait *Bergman*, il paroît qu'elle contient de l'oxide de fer, de l'oxide de manganèze, et du carbonate calcaire.

MINE D'OR. Il n'y a pas, à proprement parler, de mine d'or, parce que ce métal n'étant alliable directement ni avec le soufre, ni avec l'arsenic, ne peut être considéré comme susceptible d'être minéralisé.

Voyez Or, ses divers états dans la nature.

MINÉRAUX (DES). Les minéraux sont des corps inorganiques, sans vie, qui ne sont doués d'aucun mouvement spontané, qui n'augmentent de volume que par *juxtà* position, ou cristallisation.

L'origine des minéraux commence à être assez connue, pour poser en principe qu'elle est due à la décomposition isolée et simultanée des deux premiers ordres de corps naturels, savoir, les animaux et les végétaux, lesquels sont des corps organisés doués des facultés de la vie, chacun selon le genre auquel il appartient, et dont les propriétés essentielles sont de parcourir toutes les phases de l'activité organique, pour arriver à l'état d'inertie apparente, suite de leur désorganisation relative et absolue.

Il est un terme au-delà duquel l'esprit humain ne peut pénétrer. Jamais il n'atteindra à la cause première de la création des corps organisés; mais partant de celle-ci, qui est à la vérité incompréhensible, il peut porter son attention avec quelque assurance, sur la création des corps qui doivent leur existence à des causes secondes, et la formation des minéraux lui offre un assez vaste champ d'observations pour satisfaire ses desirs curieux et inquiets.

Le premier examen des corps minéraux doit être soumis à l'empire de nos sens. Le second appartient à celui de l'art chimique qui nous fait arriver à la connoissance de leurs parties intégrantes, ou de leurs principes combinans qui en ont formé des combinés.

Il n'existe dans la nature, qu'un très-petit nombre de corps minéraux sous l'état de simplicité absolue, par la raison que plus les corps sont simples, plus ils ont de tendance à la combinaison entre eux, et à devenir des corps combinés. Examinons les donc d'abord tels qu'ils nous sont offerts par la nature, et pour cela, faisons intervenir chacun de nos organes en particulier.

La vue nous les fait apercevoir par leur forme extérieure : celle-ci est commune, particulière, ou régulière.

On entend par forme commune celle qui est en masse informe,

lisse ou granulée dans toutes les surfaces, ou à des distances inégales.

Une forme particulière est celle qui représente des objets auxquels on peut les comparer; telle est la forme capillaire, tricotée, coralliforme, cellulaire, etc.

Une forme régulière appartient à l'ordre de cristallisation. Elle représente un cube, un rhombe, un octaèdre, un tétraèdre, un prisme avec pyramide ou sans pyramide, etc.

La vue nous fait encore apercevoir, dans l'apparence extérieur d'un minéral, sa couleur; tel que le blanc, le gris, le noir, le bleu, le vert, le jaune, le rouge, le brun, et toutes les nuances de ces couleurs en particulier; sa surface, qui est lisse ou rude, rayée en travers, en large, alternativement, etc.: son éclat, qui est plus ou moins intense; sa transparence, plus ou moins lucide; et sa réfraction, simple ou double.

Dans l'aspect intérieur d'un minéral, on remarque également son éclat, la forme de sa cassure, et la figure de ses fragmens.

Par le moyen du tact, on considère sa pesanteur spécifique, et on reconnoît que les minéraux sont tous spécifiquement plus pesans que les corps organisés, et qu'ils varient de pesanteur spécifique entre eux.

Par le même organe, on juge de la dureté d'un minéral, de sa flexibilité, de sa ductilité, de la cohésion ou adhérence de ses parties, de son onctuosité, de sa température, de son happement à la langue.

Par le sens de l'odorat, on distingue son odeur.

Par l'organe du goût, sa saveur; et par l'ouïe, sa faculté sonore, ou la presque absence de cette faculté.

Les minéraux se présentent sous quatre états d'agrégations; savoir, la solidité, la mollesse, la fluidité, et l'aréiformité.

Ces différences d'agrégations dépendent de deux agens qui tiennent leurs molécules plus ou moins écartées; telles sont le calorique et l'eau. Ces deux agens peuvent exercer leur puissance de deux manières; savoir, comme corps combinés, ou comme corps d'interposition. Dans le premier cas, le minéral est dans le véritable état qui lui appartient; dans le second cas, il est plus ou moins éloigné de son état naturel, et celui-ci peut lui être restitué par la soustraction du fluide d'interposition. La pression de l'air atmosphérique sur certains minéraux, contribue aussi pour sa part à les maintenir dans un état d'agrégation de parties, dont quelques-uns d'eux sortiroient bientôt si cette pression de l'air cessoit d'avoir lieu.

Ce premier examen des corps minéraux, d'après le concours de nos sens, n'est pas toujours suffisant pour les distinguer parfaitement les uns des autres, pour assigner à chacun d'eux les véritables attributs ou propriétés qui les caractérisent, et qui signalent en même tems les rapports qu'ils peuvent avoir les uns avec les autres. C'est par le second mode d'examen, par celui que nous offre l'art chimique, que non-seulement nous parvenons à remonter à l'origine de leur première existence, de leur formation, et de la combinaison des corps simples entre eux, d'où il en est résulté des minéraux composés, et que nous pouvons faciliter leur étude en les soumettant au mode de classification.

On comprend parmi les ordres de corps qui appartiennent aux minéraux proprement dits, outre l'air et les espèces d'eaux douces, crues, et minérales proprement dites, les terres, les pierres, les sels, les métaux, les bitumes, les produits volcaniques et les pétrifications. Ces dernières portent avec plus de raison le nom de *fossiles*, quoique souvent on se soit permis de comprendre sous ce nom toutes les espèces de minéraux en général. (*Voyez* Fossiles.) Mais il existe tant de différences parmi les matières minérales, qu'il seroit impossible de les distinguer les unes des autres sans la méthode classique.

M. *Haüy*, à qui la science de la minéralogie doit ses principes les plus assurés par ses découvertes, et surtout par sa méthode qu'il a appuyée sur l'examen chimique, range tous les minéraux dont la nature est bien connue, en quatre classes, savoir :

Les substances acidifères.
Les substances terreuses.
Les substances combustibles.
Les substances métalliques.

Et il réunit dans trois classes particulières anomales, les substances minérales dont la nature ne lui semble pas assez connue pour leur assigner des places dans la méthode et les aggrégats de substances minérales mieux connues.

Nous allons faire connoître les motifs qui l'ont déterminé dans sa distribution classique, méthodique et anomale.

PREMIÈRE CLASSE.

Cette première classe renferme les *substances acidifères*. Elle est ainsi nommée, parce qu'elle comprend les espèces de bases terreuses ou salifiables combinées avec des acides. Il la divise en trois ordres, et chaque ordre est subdivisé en genres et espèces.

PREMIER ORDRE.

Cet ordre comprend les bases terreuses subalcalines, chaux

et magnésie, unies à un acide, et les bases alcalines, baryte et strontiane, également unies à un acide. Il en forme quatre genres, au moyen desquels le chimiste ne peut pas se tromper sur l'espèce de base, soit subalcaline, soit alcaline, combinée avec un acide.

Premier genre.

1re.	*Espèce.*	Chaux carbonatée.
2e.	——	Chaux phosphatée.
3e.	——	Chaux fluatée.
4e.	——	Chaux sulfatée.
5e.	——	Chaux nitratée.
6e.	——	Chaux arseniatée.

Second genre.

1re.	*Espèce.*	Baryte sulfatée.
2e.	——	Baryte carbonatée.

Troisième genre.

1re.	*Espèce.*	Strontiane sulfatée.
2e.	——	Strontiane carbonatée.

Quatrième genre.

1re.	*Espèce.*	Magnésie sulfatée.
2e.	——	Magnésie boratée.

SECOND ORDRE.

Ce second ordre comprend les bases alcalines combinées avec un acide. Il les divise en trois genres. Nous remarquerons que M. *Haüy* auroit pu comprendre, dans ce second ordre, le deuxième et le troisième genre du premier ordre, leurs bases ayant été reconnues de nature alcaline.

Premier genre.

Espèce unique. Potasse nitratée.

Second genre.

1re.	*Espèce.*	Soude muriatée.
2e.	——	Soude carbonatée.

Troisième genre.

Espèce unique. Ammoniaque muriatée.

TROISIÈME ORDRE.

Cet ordre comprend les subtances minérales acidifères, de nature alcalino-terreuse.

Genre.

1re. *Espèce.* Alumine sulfatée alcaline.
2e. —— Alumine fluatée alcaline.

SECONDE CLASSE.

M. *Haüy* comprend dans cette classe les substances minérales terreuses, dans la composition desquelles il n'entre que des terres unies quelquefois à un alcali. Ici ce célèbre minéralogiste ne tient pas compte de la propriété qu'ont les espèces dont il compose cette classe, de donner plus ou moins facilement des étincelles par le choc avec l'acier, ou même de n'en point donner. Il n'établit point de genres; il ne compte que des espèces.

1re. *Espèce.* Quartz.
2e. —— Zircon.
3e. —— Télésie.
4e. —— Cymophane.
5e. —— Spinelle.
6e. —— Topaze.
7e. —— Emeraude.
8e. —— Euclase.
9e. —— Grenat.
10e. —— Amphigène.
11e. —— Idocrase.
12e. —— Méionite.
13e. —— Feld-spath.
14e. —— Corindon.
15e. —— Pléonaste.
16e. —— Axinite.
17e. —— Tourmaline.
18e. —— Amphibole.
19e. —— Actinote.
20e. —— Pyroxène.
21e. —— Staurotide.
22e. —— Epidote.
23e. —— Sphène.
24e. *Espèce.* Wernerite.
25e. —— Diallage.
26e. —— Anatase.
27e. —— Dioptase.
28e. —— Gadolinite.
29e. —— Lazulithe.
30e. —— Mésotype.
31e. —— Stilbite.
32e. —— Phrenite.
33e. —— Chabasie.
34e. —— Amalcime.
35e. —— Néphéline.
36e. —— Harmotome.
37e. —— Péridot.
38e. —— Mica.
39e. —— Disthène.
40e. —— Grammatite.
41e. —— Pycnite.
42e. —— Dipyre.
43e. —— Asbeste.
44e. —— Talc.
45e. —— Macle.

TROISIÈME CLASSE.

Cette classe comprend les combustibles non métalliques. Elle renferme deux ordres; savoir, les combustibles simples et composés.

PREMIER ORDRE.

Cet ordre renferme les combustibles simples.

1re. *Espèce.* Soufre.
2e. —— Diamant.
3e. —— L'Anthracite.

SECOND ORDRE.

Celui-ci comprend les espèces de bitumes.

1re. *Espèce.* Bitume liquide.
2e. —— Houille.
3e. —— Jayet.
4e. —— Succin.
5e. —— Mellite.

QUATRIÈME CLASSE.

Cette classe comprend les substances métalliques, tels qu'ils se rencontrent dans le sein de la terre. M. *Haüy* les distingue en trois ordres.

PREMIER ORDRE.

Cet ordre comprend les substances métalliques non oxidables immédiatement, si ce n'est à un feu très-violent, et réductible immédiatement. Il est divisé en trois genres.

Premier genre.

Ce genre se rapporte au platine.

Espèce unique. Platine nâtif ferrifère.

Second genre.

Ce genre appartient à l'or.

Espèce unique. Or natif.

Troisième genre.

Ce genre comprend l'argent.

1re. *Espèce.* Argent natif.

2e. *Espèce.* Argent antimonial.
3e. —— Argent sulfuré.
4e. —— {Argent antimonié sulfuré. / Argent minéralisé par le soufre et l'arsenic.}
5e. —— Argent muriaté.

SECOND ORDRE.

Cet ordre comprend les métaux oxidables et réductibles immédiatement. Il ne comporte qu'un seul genre, le *mercure.*

1re. *Espèce.* Mercure natif.
2e. —— Mercure argental, c'est-à-dire, amalgamé avec l'argent, ou appliqué sur le cuivre. Le mercure se volatilise à l'aide du calorique.
3e. —— Mercure sulfuré noir et rouge, et le même bituminifère.
4e. —— Mercure muriaté.

TROISIÈME ORDRE.

Celui-ci comprend les métaux oxidables, mais non réductibles immédiatement. Ceux de ces métaux qui sont ductiles sensiblement, comportent quatre genres.

Premier genre.

1re. *Espèce.* Plomb natif, gris, livide.
2e. —— Plomb sulfuré—galène.
3e. —— Plomb arsenié.
4e. —— Plomb chromaté.
5e. —— Plomb carbonaté.
6e. —— Plomb phosphaté.
7e. —— Plomb molybdaté.
8e. —— Plomb sulfaté.

Second genre.

1re. *Espèce.* {Cuivre natif jaune. / Cuivre natif rougeâtre.}
2e. —— {Cuivre pyriteux. / Cuivre pyriteux hépatique.}
3e. —— Cuivre gris.
4e. —— Cuivre sulfuré.
5e. —— {Cuivre oxidé rouge. / Cuivre oxidé rouge arsenifère.}
6e. —— Cuivre muriaté.

7e.	*Espèce.*	Cuivre carbonaté bleu.
8e.	——	Cuivre carbonaté vert.
9e.	——	Cuivre arseniaté.
10e.	——	Cuivre sulfaté.

Troisième genre.

1re.	*Espèce.*	Fer oxidule.
2e.	——	Fer olygiste.
3e.	——	Fer arsenical.
4e.	——	Fer sulfuré.
5e.	——	Fer carburé.
6e.	——	Fer oxidé.
7e.	——	Fer azuré.
8e.	——	Fer sulfaté.
9e.	——	Fer chromaté.

Quatrième genre.

1re.	*Espèce.*	Etain oxidé.
2e.	——	Etain sulfuré.

Parmi ceux des métaux qui sont demi-ductiles, on comprend deux genres, savoir, le nickel qui est demi-ductile, lorsqu'il est uni à un peu de fer, et le zinc.

Premier genre. (Nickel.)

1re.	*Espèce.*	Nickel arsenical.
2e.	——	Nickel oxidé.

Second genre. (Zinc.)

1re.	*Espèce.*	Zinc oxidé.
2e.	——	Zinc sulfuré ou blende.
3e.	——	Zinc sulfaté.

Parmi les métaux non ductiles, on comprend onze genres.

Premier genre. (Bismuth.)

1re.	*Espèce.*	Bismuth natif.
2e.	——	Bismuth sulfuré.
3e.	——	Bismuth oxidé.

Second genre. (Cobalt.)

1re.	*Espèce.*	Cobalt arsenical.
2e.	——	Cobalt gris
3e.	——	Cobalt oxidé noir.
4e.	——	Cobalt arséniaté.

Troisième genre. (Arsenic.)

1re. *Espèce.* Arsenic natif.
2e. —— Arsenic oxidé.
3e. —— { Arsenic sulfuré rouge. / Arsenic sulfuré jaune.

Quatrième genre. (Manganèse.)

Espèce unique. Manganèse oxidé.

Cinquième genre. (Antimoine.)

1re. *Espèce.* { Antimoine natif. / Antimoine arsénifère.
2e. —— { Antimoine sulfuré. / Antimoine argentifère.
3e. —— Antimoine oxidé.
4e. —— Antimoine hydro-sulfuré.

Sixième genre. (Urane.)

1re. *Espèce.* Urane oxidulé.
2e. —— Urane oxidé.

Septième Genre. (Molybdène.)

Espèce unique. Molybdène sulfuré.

Huitième genre. (Titane.)

1re. *Espèce.* { Titane oxidé. / Titane oxidé ferrifère.
2e. —— Titane silicie-calcaire.

Neuvième Genre. (Schéelin.)

1re. *Espèce.* Schéelin ferrugine.
2e. —— Schéelin calcaire.

Dixième genre. (Tellure.)

Espèce unique. Tellure natif.

Onzième genre. (Chrome.)

Ce métal est uni au plomb, à l'oxigène, au fer, à l'alumine, se trouve dans le plomb rouge de Syberie.

CLASSES ANOMALES.

Elles sont au nombre de trois.

PREMIÈRE CLASSE.

Elle comprend :

1re. *Espèce.* L'amianthoïde.
2e. —— L'aplome.
3e. —— L'atragonite.
4e. —— La chaux sulfatée en hydre.
5e. —— La chaux sulfatée quartzifère.
6e. —— La coécolithe.
7e. —— La diaspose.
8e. —— L'écume de terre des Allemands.
9e. —— L'émeraude de France.
10e. —— Le feld-spath apyre.
11e. —— Le jade.
12e. —— La lépidolithe.
13e. —— La malacolithe.
14e. —— La micarelle.
15e. —— Le pétrosilex.
16e. —— La scapolithe.
17e. —— Le spath schisteux des Allemands.
18e. —— Le spinthère.
19e. —— La tourmaline apyre.
20e. —— La triphane.
21e. —— La zéolithe efflorescente.
22e. —— La zéolithe radiée, jaunâtre, ou d'un jaune verdâtre.
23e. —— La zéolithe rouge d'Œdelfors en Suède.

SECONDE CLASSE.

Cette classe comprend trois ordres.

PREMIER ORDRE.

Ce premier ordre renferme les aggrégats que l'on regarde comme de première formation, et qui ne portent plus particulièrement le nom de roches.

Premier genre. (Bases simples.)

1re. *Espèce.* Roche feld-spathique.
2e. —— Roche quartzeuse.

3e. *Espèce.* Roche amphibologique.
4e. —— Roche micacée.
5e. —— Roche talqueuse.
6e. —— Roche calcaire.
7e. —— Roche jadienne.

Second genre. (Bases composées.)

1re. *Espèce.* Roche pétro-siliceuse.
2e. —— Roche cornéenne.
3e. —— Roche serpentineuse.
4e. —— Roche argilleuse.

SECOND ORDRE.

Cet ordre comprend les aggrégats regardés comme étant de seconde et de troisième formation, et qui paroissent devoir leur naissance à des sédimens, et leur dureté au dessèchement.

1re. *Espèce.* Argille.
2e. —— Argille calcarifère ou marne.
3e. —— Calcaire polissable argillo-ferrifère, ou marbre secondaire.
4e. —— Chaux sulfatée calcarifère.

TROISIEME ORDRE.

Celui-ci comprend les aggrégats composés de fragmens ou de débris agglutinés postérieurement à la formation des substances auxquelles ils appartiennent, ou ils ont appartenus.

1re. *Espèce.* Quartz-agate brèche.
2e. —— Calcaire brèche, ou marbre brèche.
3e. —— Quartz aluminifère tripoléen, tripolo.
4e. —— Granit composé.

TROISIEME CLASSE.

Cette classe comprend six ordres. Ce sont en général, les matières minérales qui ont éprouvé la fusion ignée.

PREMIER ORDRE.

Ce premier ordre renferme trois genres.

Premier Genre. (Laves.)

1re. *Espèce.* Laves lithoïdes basaltiques.
2e. —— Laves lithoïdes pétrosiliceuses.

3e. *Espèce.* Laves lithoïdes feld-spathiques.
4e. —— Laves lithoïdes amphigéniques.

Second genre.

Espèce. Laves vitreuses, ayant plus ou moins l'apparence d'une matière vitrifiée.

Troisième genre.

Espèce. Laves scorifiées, ayant plus ou moins de rapport par leur aspect, avec les scories des forges.

SECOND ORDRE.

Cet ordre comprend les matières minérales qui n'offrent que des indices de cuisson.

Genre.

Espèce. Thermantides.

TROISIEME ORDRE.

Celui-ci comprend les produits de la sublimation.

Genre.

1re. *Espèce.* Soufre.
2e. —— Ammoniaque muriaté.
3e. —— Arsenic sulfuré.
4e. —— Fer olygiste.

QUATRIEME ORDRE.

Cet ordre renferme les laves qui ont subi une décomposition plus ou moins avancée, par l'effet des vapeurs acido sulfureuses, ou des vicissitudes de l'atmosphère.

Genre.

Espèce. Laves altérées.

CINQUIEME ORDRE.

Il comprend les produits des éruptions boueuses, empâtemens, et agglutinations par la voie humide.

Genre.

Espèce. Tufs volcaniques.

SIXIEME ORDRE.

Cet ordre comprend les substances qui ont été formées dans l'intérieur des laves, postérieurement à l'époque où celles-ci ont coulé.

Genre.

1re. *Espèce.* Mésotype.
2e. —— Analcime.
3e. —— Stilbite.
4e. —— Chabasie.
5e. —— Chaux carbonatée.
6e. —— Fer sulfuré . . . . etc.

Substances modifiées par la chaleur des feux souterrains non volcaniques.

1re. *Espèce.* Thermanthide porcélanite.
2e. —— Thermanthide tripoléenne.

MINIUM, ou OXIDE DE PLOMB ROUGE, ou VERMILLON COMMUN. Le minium est le quatrième degré d'oxidation du plomb; il est connu dans les arts sous le nom de *minium.* Cet oxide est d'un beau rouge vif, et se prépare en grand pour l'usage des arts, et non en petit dans les laboratoires de chimie. La couleur rouge vive et intense du minium est un de ces phénomènes chimiques qui donne lieu à une observation bien importante. On a long-tems prétendu qu'il suffisoit de continuer l'action du feu, à l'air libre, sur le massicot, pour donner à ce dernier, le degré d'oxidation convenable pour en faire un oxide rouge très-intense; mais le point de difficulté à résoudre consistoit à expliquer comment on pouvoit présenter au plomb déjà oxidé, assez d'oxigène pour l'en saturer, pour ainsi dire, sans courir le risque de le faire entrer en fusion, et de le convertir en verre. Les Anglois et les Hollandois ont été long-tems en possession de fabriquer le minium, et nous devons à MM. *Jars* des détails très curieux sur les fabriques de cet oxide rouge de plomb, dans le comté de Derby. M. *Olivier*, artiste françois, infiniment recommandable, digne fils d'un père qui lui servit de modèle dans son art, a porté au plus haut point de perfection celui de fabriquer la faïence, qui ne le cède en rien à celle d'Angleterre, et a monté, dans son établissement, rue de la Roquette, faubourg Saint-Antoine, à Paris, une fabrique de minium du plus beau rouge et de la meilleure qualité possible. Aussi bon citoyen qu'il est habile artiste, il ne fait point mystère de son procédé, et je me fais un grand plaisir de le citer comme artiste distingué, sous les rapports du véritable talent et de l'estimable urbanité.

Le procédé de M. *Olivier* diffère peu de celui des Anglois, décrit par MM. *Jars*, et consigné dans les Elémens de chimie de *Chaptal*, tome II, page 273. Voici comment l'artiste françois prépare son minium. Il réduit en poudre impalpable l'oxide de plomb dit *litharge*, détrempé dans l'eau, par le moyen d'un moulin qui fait mouvoir des cylindres qui opèrent la division de cet oxide; il reçoit cette poudre ainsi humectée, dans des baquets à moitié pleins d'eau; il agite la matière et l'eau, tout l'oxide se précipite; ce qui n'est pas oxidé, ayant une pesanteur spécifique moindre, surnage, ou plutôt vient occuper la surface. Il sépare l'eau avec des syphons, ensuite il enlève la première couche; toute la matière inférieure est distribuée dans des capsules, qu'il place dans un grand four pour la dessécher. C'est dans cet état de dessication qu'il porte son oxide sur l'aire d'un fourneau à reverbère; il le divise, il le remue de tems en tems pour qu'il ne prenne pas corps, il calcine à grand feu soutenu pendant quarante-huit heures, et il ferme son four pour laisser refroidir l'oxide rouge de lui-même. Chaque opération lui fournit dix milliers pesant de minium, qu'il réduit ensuite en poudre.

L'oxide de plomb rouge, ou minium, a augmenté de poids environ de dix livres (5 kilogrammes) par quintal. Cette augmentation de poids lui vient de l'oxigène de l'air et de celui de l'eau, avec lequel il se combine pendant la calcination; et si l'on ne mouilloit pas le massicot ou la litharge que l'on veut convertir en minium, celui-ci n'acquerreroit pas une couleur aussi intense.

Le minium entre dans la composition de l'emplâtre de ce nom et de celui dit de *Nuremberg*. Son plus grand usage est pour la peinture à l'huile et à la détrempe; il porte le nom de vermillon commun chez les marchands de couleurs. Il sert de fondant dans la vitrification, dans la composition des cristaux, des émaux; il donne au verre un onctueux, une mollesse qui le rend susceptible d'être taillé et poli.

C'est avec le minium que l'on prépare ce verre d'optique appelé *flint-glass*. *Voyez* ce mot.

MIROIR D'ANE. C'est le gypse ou sulfate calcaire cristallisé en lames. *Voyez* Sulfate calcaire.

MIRTHE, MURTE ou MYRTHE. *Mirtus communis*. Petit arbre ou arbuste dont on distingue plusieurs espèces qui diffèrent entre elles par la grandeur de leurs feuilles, et par la couleur de leurs fruits. Cet arbuste appartient à l'icosandrie monogynie de *Linneus*, et à la vingt-unième classe (fleurs en roses) de *Tournefort*. Les feuilles de cet arbuste sont d'une odeur très-agréable ; ses fruits portent le nom de *mirtilles* ou bayes de mirthe. *Voyez* Bayes de mirthe.

MIRTILLES. Fruits d'un petit arbre ou arbuste de l'icosandrie monogynie de *Linneus*, et de la vingt-unième classe de *Tournefort*. *Voyez* Bayes de mirthe.

MISPICKEL. Fer arsenié contenant un peu d'argent. Suivant *Bergman*, le fer y entre depuis la moitié jusqu'aux deux tiers. Les anciens minéralogistes lui ont donné le nom de marcassite d'argent.

Cet alliage cristallise en cubes, dont souvent les angles sont tronqués. Il est de couleur blanche chatoyante : on en fait des bagues et autres bijoux.

MISSY. Le missy est une matière atramentaire de couleur jaunâtre. Il est naturel ou factice. C'est du sulfate de fer avec excès de base à l'état d'oxide.

On peut s'en servir pour faire de l'encre, pour la teinture en noir. On rencontre le missy dans le Poitou, la Bourgogne.

MOELLE D'ARBRES. Substance molle spongieuse dans les jeunes plantes, qui reste constamment molle dans quelques-unes, qui se durcit et se confond avec le bois dans le plus grand nombre des arbres, avec le tems. Il paroît que cette substance médullaire est la partie des végétaux la plus perfectionnée, la mieux élaborée; que ses fonctions principales sont de fournir aux fruits la faculté reproductrice. Des expériences que j'ai faites sur de jeunes cerisiers, m'ont conduit à le penser.

Les moëlles de sureau et de l'arbre qui porte le sagou, sont les seules connues qui soient susceptibles d'être recueillies pour être utiles aux arts ou à la médecine. Je ne parle pas de la substance médullaire de la canne à sucre; celle-ci est comprise au rang des principes immédiats des végétaux.

MOELLE DE BŒUF. Substance grasse adipocire, d'une consistance assez ferme, que l'on tire de l'intérieur des gros os du bœuf. On la fait fondre ; et on la coule à travers un linge pour la purifier.

Elle est très-estimée pour les pommades nervales, pour la pommade pour les cheveux.

Les parfumeurs en font une grande consommation.

MOELLE DE CERF. La moëlle de cerf est d'une consistance plus ferme que celle du bœuf; mais elle est très-rare. On lui substitue le beau suif de mouton.

MOELLE DE PIERRE. *Medulla Saxorum; lithomarga.* C'est une substance de nature argillo-calcaire, que l'on trouve dans les fentes et les cavités de certaines roches primitives. Cette matière minérale est blanche, friable, ou pulvérulente, douce au toucher. Il y en a de dure, mais si on la met dans l'eau, elle s'y divise, et s'y réduit en poudre.

Ce minéral est fusible au feu, et se réduit en une masse spongieuse. Il paroît que c'est le produit d'une délitescence des roches.

On ne s'en sert point en médecine.

MOELLE DE SUREAU. C'est une substance spongieuse que l'on retire de l'intérieur des jeunes tiges de sureau. Son plus grand usage est pour les mêches à brûler dans les lampes : on en fait aussi des jouets d'enfans, pour le commerce de la petite bimbloterie.

MOHNSAMENSTEIN. Pierres que l'on trouve dans les environs de Nordhein, en Hanovre. Elles ressemblent, par leur forme et leur couleur, à des graines de pavot. Leurs parties constituantes sont la chaux, la silice et le fer.

MOLÈNE. Plante de la pentandrie monogynie de *Linneus*, et de la seconde classe de *Tournefort*. *Voyez* Bouillon blanc.

MOLLE ou MOLY. Arbre du Pérou, de la dioécie décandrie de *Linneus*, qui est plus connu sous le nom de *poivrier du Pérou*.

Les bayes de cet arbre contiennent un principe sucré dont les habitans du Pérou préparoient une liqueur vineuse qui étoit le *moly* des anciens, lequel étoit recommandé pour les maladies des reins. On offroit cette liqueur aux étrangers, comme le présent le plus précieux qu'on pouvoit leur faire.

Voyez Poivrier du Perou.

MOLYBDÈNE. Le molybdène est un métal qui a été découvert par M. *Hielm*, et dont *Schéele* avoit soupçonné l'existence dans l'acide que l'on retire du minéral qui a long-tems été connu sous ce nom. (*Voyez* Mémoires de Stockholm, année 1778.) Feu *Pelletier*, chimiste françois très-recommandable, a tenté la réduction de l'oxide et de l'acide molybdique, et n'a pu obtenir un culot de molybdène, quoiqu'il ait employé un feu plus fort que celui qu'a employé dans la même forge M. *Darcet*, pour fondre le platine et le manganèse. Il trouva la substance qu'il avoit voulu réduire légèrement agglutinée, mais facile à se briser entre les doigts. Elle étoit noire, et on y distinguoit le brillant métallique. Vue à la loupe, on y appercevoit de petits grains arrondis, et d'une couleur métallique grisâtre. Voilà ce que *Pelletier* a regardé comme le métal, c'est-à-dire, comme le métal molybdène pur. La presque impossibilité de le faire entrer en fusion, le fait considérer comme un des métaux les plus réfractaires.

On ne peut pas raisonnablement révoquer en doute son existence comme métal, puisqu'il est susceptible de s'allier avec d'autres métaux, et qu'il en change totalement les propriétés physiques.

Si on le mêle avec du fer, il entre en fusion, et donne un culot qui a toute l'apparence du cobalt : il se fond de même avec le cuivre, l'argent, et il rend ces deux métaux fragiles et cassans. Si on mêle le molybdène au plomb et à l'étain, il rend ces métaux tellement réfractaires, que l'alliage qui en résulte est pulvérulent et infusible.

Le molybdène, chauffé avec le contact de l'air, se convertit en un oxide blanc volatil, qui se cristallise, en se sublimant en prismes aiguillés et brillans comme l'oxide d'antimoine, connu sous le nom impropre de *fleurs argentines d'antimoine.* Cet oxide, poussé au feu jusqu'à la fusion, peut se convertir en verre comme l'oxide d'antimoine. *Pelletier*, dans son mémoire sur le molybdène, a très-bien établi les propriétés physiques et chimiques qui sont analogues entre ces deux métaux, en faisant remarquer les caractères qui les distinguent.

L'oxide de molybdène, surchargé d'oxigène, devient acide : c'est un produit dont on doit la connoissance à *Schéele.* On l'obtient par l'intermède de l'acide nitrique. Il nous reste à examiner le minéral qui nous donne le molybdène, désigné par tous les anciens auteurs sous les noms de *potelot* et *molybdène*, et que les chimistes modernes, qui distinguent très-bien un corps naturel simple de celui qui est dans l'état de combinaison, ont dénommé *sulfure de molybdène.* *Voyez* ce mot.

MOMIE ou MUMIE. Le mot momie est dérivé de *mumia*, mot arabe qui signifie *corps embaumé* et desséché.

L'art de l'embaumement fut imaginé par la vénération que les enfans portoient à leurs parens, les peuples à leurs chefs suprêmes, et les sociétés aux hommes qui avoient bien mérité de leurs pays par les services qu'ils leurs avoient rendus, ou pour raison de leurs vertus éminentes et de leur grand savoir.

Les premières momies ont été trouvées en Egypte.

Voyez Animaux conservés.

MOMORDIQUE. Ce nom vient du latin *momordica*, qui signifie pomme de merveille. C'est une plante de la monoécie syngénésie de *Linneus*. *Voyez* Pomme de merveille.

MONNOYERE. Plante de la tétradynamie siliculeuse de *Linneus*, et de la famille des crucifères de *Tournefort*, ainsi nommée à cause de la forme de sa semence, qui ressemble à une pièce de monnoie. *Voyez* Thlaspi.

MORAINE ou MORTAIN. Laine que les mégissiers et chamoiseurs ont fait tomber avec la chaux, de dessus les peaux de moutons morts de maladie. Cette sorte de laine est de la plus mauvaise qualité. Des règlemens particuliers en défendent l'usage aux ouvriers en bas au métier.

On s'en sert pour la trame de certaines étoffes.

MORELLE. *Solanum officinarum acinis nigricantibus.* (*Pl.* V, *fig.* 25.) Plante de la pentandrie monogynie de *Linneus*, et de la seconde classe de *Tournefort*.

Cette plante est fort commune: sa tige s'élève à la hauteur d'environ un pied et demi (488 millimètres); ses feuilles sont oblongues, pointues, un peu larges, molles, d'un vert foncé; les unes sont anguleuses, d'autres crénelées, d'autres entières, remplies de suc, et d'une odeur vireuse. Ses fleurs sont infundibuliformes, découpées en cinq parties, de couleur blanche, contenant intérieurement cinq étamines et un pistil. Ses fruits sont gros comme des bayes de genièvre, ronds, verts en naissant, mous et noirs en mûrissant; ils renferment quelques semences jaunes, aplaties. Les racines sont longues, déliées, fibrées, blanchâtres.

Cette plante croît dans les lieux incultes, dans les jardins.

Elle est narcotique, diurétique, résolutive.

On en prépare un extrait qui est somnifère, à la dose d'un grain jusqu'à six (58 à 328 milligrammes.)

On se sert beaucoup plus de cette plante extérieurement, appliquée sur les squirrhes, les ulcères, les phlegmons.

On en fait une eau distillée, une huile par infusion. Les feuilles entrent dans la composition du baume tranquille, de l'onguent populeum, de l'onguent mondificatif d'ache. Son suc exprimé entre dans la composition de l'onguent pompholix.

MORGELINA, ou MOURON DES PETITS OISEAUX. *Alsine media, petalis bipartitis, foliis ovato cordatis. Morsus gallinæ.* Plante de la pentandrie trigynie de *Linneus*, et de la sixième classe (rosacées) de *Tournefort*.

Cette plante pousse plusieurs petites tiges menues, rondes, nerveuses, rameuses, se couchant à terre: ses feuilles sont petites, oblongues, opposées deux à deux le long des tiges; ses fleurs sont petites, composées de plusieurs pétales, disposées en roses, blanches, soutenues par un calice pentaphylle; son fruit est petit, membraneux; il renferme des semences menues, presque rondes, rougeâtres ou brunes. Sa racine est fibreuse.

Cette plante croît partout, dans les jardins, dans les lieux ombragés, dans les vignobles. On lui donne le nom de mouron; on en nourrit les oiseaux.

Cette plante est vulnéraire, détersive; elle arrête le flux des hémorrhoïdes. On s'en sert en infusion, ou de son suc dépuré.

Alsine ab alsos, lucus, petit bois, parce que cette plante aime les lieux touffus, ombragés.

Morsus gallinæ, parce que les poules en sont friandes.

MORILLE. Espèce de champignon de la grosseur d'une noix, quelquefois davantage : sa substance est charnue, percée de petits trous, en sorte qu'elle ressemble assez à des rayons de miel. Sa couleur est d'un blanc un peu rougeâtre, ou fauve, ou noire; Elle est concave en dedans, blanche et comme enduite d'une fine poussière. Le pédicule qui la soutient est blanc et creux intérieurement. Il y a des personnes qui distinguent quatre espèces de morille, à raison de leur grosseur, de leur forme et de leur couleur?

On trouve les morilles au printems, dans les bois de Vencennes, dans la forêt de Saint-Germain, dans la vallée de Mont-Morency, etc.

On en fait usage dans les cuisines, soit fraîches, soit sèches.

MORINE. *Morina orientalis*; *carlinæ folio*. Plante de la diandrie monogynie de *Linneus*.

Cette plante croît à la hauteur de deux pieds et demi (812 millim.) : ses feuilles s'élèvent de la racine; elles sont longues environ comme la main, larges de deux doigts, pointues, vertes-luisantes; rudes, garnies en leurs bords de pointes ou épines piantes. Ses fleurs sont verticillées, de forme irrégulière, monopétales, blanches lorsqu'elles naissent, rougissant lorsqu'elles ont passé le terme de leur maturité, d'une odeur agréable comme celles de la vigne. Les verticilles sont soutenues par des feuilles bractées, dont la pointe est renversée, et dont la forme est pareille aux feuilles radicales, mais beaucoup plus petite. Cette fleur à deux calices, dont l'un soutient la fleur, et l'autre renferme un embrion ou fruit naissant : ce dernier calice est comme emboîté dans le premier. L'embrion devient en grossissant, une semence presque ronde, anguleuse. Sa racine est grosse comme celle de la mandragore; elle est charnue.

Cette plante est stimulante, stomacale, cordiale et alexitère.

On s'en sert en infusion, ou en conserve.

La morine croît en Perse, au près d'Hispahan : elle a reçu son nom du docteur *Morin*, de la faculté de Paris, et célèbre botaniste qui l'a apportée en France.

MORPHIL. Ce sont les dents conoïdes de l'éléphant. Elles portent ce nom tant qu'elles adhèrent à la mâchoire de l'animal, et aussi dans le commerce, tant qu'elles n'ont pas été parées. *Voyez* Dents d'éléphant.

MORS DU DIABLE. Plante de la tétrandrie monogynie de *Linneus*, et de la douzième classe de *Tournefort*. Elle a été ainsi nommée à cause de sa racine qui est comme rongée ou mordue. *Voyez* Succise.

MORT AU CHIEN. Plante de l'hexandrie trigynie de *Linneus*. C'est la même que le colchique. *Voyez* Colchique.

MORT AUX RATS. On connoît plusieurs substances propres à détruire les rats.

Parmi les minéraux on distingue l'arsenic blanc ou acide arsénieux.

La baryte carbonatée, ou carbonate de baryte.

Les espèces de sulfures arsénicaux, ou orpiment jaune et rouge.

Toutes les espèces de mines d'arsenic.

La mine de cobalt.

Parmi les végétaux, on connoît la noix vomique.

On mêle les uns ou les autres de ces poisons minéraux, soit avec du fromage de gruyère, soit avec des amandes grillées, ou avec de la graisse, du lard rance, ou seulement avec de la farine.

On mêle la noix vomique en poudre avec de la farine.

MOSCOUADE. C'est le premier produit de la purification du vezou ou suc médullaire de la canne à suc. C'est la même chose que *cassonnade*. On distingue la moscouade par sa couleur grise ou blanche. *Voyez* Cassonnade. *Voyez* aussi Mélasse.

MOUCHE A MIEL. Insecte tétraptère qui nous fournit par son industrie, le miel et la cire. *Voyez* Abeille.

MOUCHES CANTHARIDES. Insecte coléoptère que l'on rencontre assez communément en troupes, sur les frênes, et qui a la propriété de faire lever une vessie, étant appliqué sur la peau. *Voyez* Cantharides.

MOUETTE. Oiseau palmipède serrirostre.

Voyez Macreuse.

MOULE ou MOUCLE, ou CAYEU, *Musculus deltoïdes*. Vers mollusque acéphale, conchylifère ou testacé, dont on distingue deux espèces, l'une de mer, l'autre de rivière.

Ce testacé est équivalve, c'est-à-dire que ses deux valves sont égales. Il n'a point de tête distincte, et il manque des organes de l'œil et de la mastication : il produit sans accouplement. Ses tentacules sont chez lui les seuls organes de la sensation : il a la figure approchante de celle d'un petit muscle, d'où peut-être est venu son nom.

La moule de mer a les deux coquilles ovales, convexes en dehors, concaves en dedans, noires, bleuâtres, polies, luisantes; sa grosseur, dans l'intérieure des coquilles, est égale à celle d'une fève ; il nage dans une eau salée que retiennent ses deux coquilles : sa chair est blanche, tendre, délicate; c'est un fort bon manger.

La moule de rivière a la coquille ovale, jaunâtre; la chair en est dure, indigeste.

On trouve les moules de mer attachées à des rochers, à des morceaux de bois. Leur usage est destiné à celui de la table. On se servoit anciennement de la coquille porphyrisée, pour arrêter les cours de ventre; mais on sait aujourd'hui que c'est un carbonate calcaire uni à de la gélatine animale.

MOURON. *Anagallis phœniceo flore*, *cæruleo flore*. Plante de la pentandrie monogynie de *Linneus*, et de la seconde classe de *Tournefort*.

On en distingue deux espèces. La première pousse plusieurs petites tiges tendres, couchées à terre : ses feuilles sont petites, presque rondes, opposées deux à deux, d'une saveur âcre et amère. Ses fleurs sont en entonnoir, découpées en cinq parties, de couleur rouge, attachées à des pédicules longs, menus, qui s'élèvent de la base des feuilles. Ses fruits sont petits, sphériques, membraneux ; ils s'ouvrent en deux coques, comme des boîtes à savonette, et celles-ci sont remplies de semences menues, anguleuses. Sa racine est fibreuse et blanche.

La seconde sorte, appelée improprement, mouron femelle, diffère de la précédente, en ce que ses feuilles sont plus grandes, et la couleur de ses fleurs, bleue.

L'une et l'autre croissent dans les champs, dans les vignobles, dans les jardins. Elles sont détersives et vulnéraires, étant employées intérieurement et extérieurement.

Le mouron entre dans la composition de l'onguent mondificatif d'ache.

Ce que l'on nomme mouron des oiseaux, est la plante connue sous le nom de morgeline. *Voyez* Morgeline.

MOUSSES. Les mousses sont considérées avec raison comme des plantes incomplètes. Elles sont placées dans la classe des plantes apétales sans fleurs ni fruits, de la dix-septième classe de *Tournefort*, et de la vingt-quatrième de *Linneus*, sous l'acception de *cryptogamie*, en françois, *noces cachées*.

Les sentimens des naturalistes et des botanistes sur la nature exacte des mousses, sont partagés. Les uns veulent que ce soit des plantes d'un ordre particulier; d'autres disent au contraire que ce ne sont que des plantes avortées. Quand on examine la manière dont les mousses se présentent sur les tiges des arbres, on remarque qu'elles naissent constamment sur les surfaces des tiges qui sont les plus exposées à l'air humide, et qu'elles paroissent à la suite des pluies qui y ont été portées par les vents, et dont la vaporisation n'a pas été favorisée par un courant d'air suffisant. La partie de la tige qui lui est opposée, demeure saine, et ne montre aucune espèce de végétation. Tout porte à croire que les mousses sont des végétaux d'accidens, qui résultent d'un commencement de désorganisation de l'écorce même des tiges d'arbres, ou des portions de végétaux qui se trouvent disséminés sur la surface de la terre, particulièrement sur les terrains pierreux où la couche de l'humus végétal n'est pas assez épaisse pour opérer un développement complet du végétal. Encore une fois, je regarde les mousses comme des plantes avortées, et non comme des plantes parfaites. Je fonde mon opinion sur ce que la manière de propager les mousses n'a aucun rapport avec la multiplication habituelle des végétaux; que celle-ci s'opère par la section comme la multiplication des vers qui s'opère par leurs segmens. Point de sexe dans les mousses, conséquemment point de noces, point d'accouplemens. Chaque fibre capillaire augmente de volume par intus-susception, et telle mousse n'est pas perceptible dans un tems de sécheresse, qui, à la suite d'une pluie, laisse voir un très-beau tapis de verdure.

On divise les mousses en mousses d'arbres et mousses de terre. Les mousses d'arbres connues sont celles :

Du chêne.	Du pommier.	Du sapin.
Du bouleau.	Du poirier.	Du cèdre.
De l'orme.	Du picea.	Du larix.
Du peuplier.	Du pin.	

Elles participent des propriétés et de l'odeur des écorces de chacun des arbres sur lesquels elles naissent. Elles sont en général astringentes, propres pour les cours de ventre. On s'en sert en poudre et en décoction.

Parmi les mousses de terre, on compte la mousse commune, la mousse de Corse et la pérelle, dont nous allons citer les espèces, chacune en particulier.

Nous nous gardons bien de comprendre dans le genre des mousses, les espèces de capillaires qui croissent sur les murailles, qui sont réellement des plantes.

Mousse commune.

Plante avortée, dont la fibre est menue comme des cheveux bien fins, et qui tient lieu de feuilles. Elle est flexible, verte, et quelquefois jaunâtre. On la trouve sur les terrains arides, ou stériles, dans les forêts, dans les déserts. Cette mousse est astringente, prise en décoction. On s'en sert beaucoup plus pour la décoration des parterres et des grottes artificielles, parce qu'elle conserve sa couleur verte dans toutes les saisons. On l'arrose de tems en tems pour l'entretenir fraîche.

MOUSSE DE CORSE ou MARINE. Espece de mousse qui naît dans l'île de Corse, sur le terrain sableux du rivage de la mer. *Voyez* Helminthocorthon.

MOUSSE TERRESTRE. Plante de la cryptogamie des mousses de *Linneus*, plus généralement connue sous le nom de lycopodium. *Voyez* Lycopodium.

MOUSSERON. *Fungi verni odoranti et esculenti.* Petite espèce de champignon qui naît au printems, sur la mousse. On les reconnoît à leurs petits pédicules cylindriques, crépus, ridés à leur base, très-courts, qui soutiennent des petites têtes de la grosseur d'un pois. Toute la substance de ce champignon est blanche, tant à l'intérieur qu'à l'extérieur, d'une odeur et d'une saveur agréables. On s'en sert dans l'assaisonnement des cuisines.

Linneus place les mousserons dans la cryptogamie des fungus.

MOUT DE RAISINS, anciennement MOUST. *Mustum.* C'est le suc nouvellement exprimé du raisin.

Le moût de raisins varie non-seulement en raison de l'espèce de raisin dont il a été exprimé, mais dans le produit exprimé des raisins d'une même vigne, si l'on opère l'expression de ces fruits par fractions de la vendange. Cette différence dans les principes qui constituent le moût, tient presqu'autant à la qualité du raisin qui n'est pas la même, qu'à la maturité du fruit, qui n'est jamais égale dans la même vigne. Delà résultent ces différences insignes dans les qualités du vin, d'une année à l'autre.

On peut dire en thèse générale, que le moût de raisins est une liqueur douce, sucrée, plus ou moins liquide ou épaisse, obtenue par l'expression des raisins que l'on a laissé mûrir sur la vigne; que sa couleur participe de celle du raisin, dont la pellicule fournit le principe colorant; qu'il y en a de rouge, de couleur rosette, grise et blanche, que ses principes sont le corps muqueux sucré, le tartre, un peu d'extractif colorant, et quelquefois de l'acide malique, et un arome particulier.

Le moût de raisin est laxatif, pris intérieurement, et tonique, fortifiant, employé extérieurement.

On le fait servir d'excipient pour préparer la moutarde liquide.

On en fait une gelée de raisin, du vin cuit, du défrutum.

Le moût de raisins fermenté produit du vin.

MOUTARDE, ou SENEVÉ. *Sinapi siliqua latiuscula glabra, semine ruffo, sive vulgare. Sinapi siliqua hirsuta, semine albo vel ruffo. Sinapi erucœ folio.* Plante de la tétradynamie siliqueuse de *Linneus*, et de la cinquième classe (crucifères) de *Tournefort.*

On en distingue de trois espèces, désignées au titre latin ci-dessus

La première pousse des feuilles semblables à celles de la rave, mais plus petites et plus rudes; la tige s'élève à la hauteur de cinq pieds (1 mètre 624 millimètres); elle est ronde, velue, divisée en plusieurs rameaux, garnis de petites fleurs à quatre pétales jaunes, disposés en croix. Ses fruits sont des silicules anguleuses, pointues, remplies de semences presque rondes, rousses ou noirâtres, d'une saveur âcre mordicante. La racine est ligneuse, blanche, fibrée.

La seconde espèce pousse une tige à la hauteur de deux pieds (649 millimètres); elle est rameuse, velue, vide. Ses feuilles sont comme celles de le première; mais les feuilles radicales sont laciniées. Ses fleurs sont pareilles à celles de la précédente, mais elles sont soutenues sur des pédicules plus longs, et d'une odeur agréable. Ses silicules sont velues, pointues, remplies de semences presque rondes, blanchâtres ou noirâtres, âcres. Sa racine est simple, blanche, fibrée.

On cultive ces deux espèces dans les champs, dans les jardins.

La troisième espèce diffère des précédentes, en ce que sa tige est moins élevée, en ce que ses feuilles ressemblent à celles de la roquette, et en ce que sa semence est rougeâtre.

Elle croît dans les lieux pierreux, humides, et maritimes.

La semence de moutarde est stimulante, un peu émétique, diurétique et cathartique. Extérieurement, elle rougit la peau, et elle fait l'effet d'un vésicatoire : on en prépare des synapismes. On s'en sert extérieurement, dans les maladies herpétiques, dans les rhumatismes goutteux.

On obtient par l'expression de cette semence, une huile très-âcre.

On prépare avec la poudre de moutarde, le sel, le poivre, et le moût de raisins un peu épaissi, une pâte liquide que l'on sert sur les tables. Celle dont le vinaigre est l'excipient, est plus forte et moins agréable au goût.

La semence de moutarde blanche entre dans la composition du vin anti-scorbutique, de l'eau anti-scorbutique, de l'orviétan, et de l'onguent épispastique.

MOUTON, BÉLIER, AGNEAU, BREBIS. *Vervex.* Le mouton est un animal mammifère ruminant, qui a été privé des parties de la génération, par conséquent inhabile à la propagation de son espèce. Ce mammifère ruminant porte le nom de *bélier*, lorsqu'il jouit de la faculté de tous ses membres ; sa femelle porte le nom de *brebis*, et son petit nouveau né, jusqu'à l'âge de six semaines, celui d'*agneau* : c'est depuis l'âge de six semaines, jusqu'à trois mois au plus, qu'on lui coupe les testicules pour l'engraisser, rendre sa chair plus tendre, plus succulente, et en faire ce que l'on nomme un *mouton*.

Le bélier a des cornes simples dont le nombre des anneaux indique l'âge. La brebis, sa compagne, est privée de cette défense; l'agneau, fruit de leur union, est le symbole de la douceur et de la patience. Le mouton est timide et craintif, et pareillement sans défense sur la tête.

On désigne généralement sous le nom de mouton, un troupeau composé de brebis, de moutons et de quelques béliers.

Les produits de ces animaux sont la corne et les sabots des pieds, dont on tire parti dans les arts de la tabletterie, des fabricans de bleu de prusse, et de colle forte ; la laine, la peau, la chair, la graisse, du suif, les os.

La laine est de plusieurs qualités. *Voyez* Laine, pour en connoître les diverses sortes et les usages.

La peau s'apprête de diverses manières. *Voyez* Peaux d'animaux, où nous avons réunis les diverses espèces d'apprêts auxquels on soumet la peau des animaux.

On se nourrit avec la chair de l'agneau, qui est très-délicate; avec celle du mouton, qui est préférable à celle de la brebis. Les moutons les plus estimés, quant à leur chair, sont ceux de Berry, de Beauvais, du pays des Ardennes.

La graisse ou suif de mouton est du plus grand usage dans l'économie domestique, et dans les opérations de pharmacie.

Les os de moutons servent à préparer le noir d'os à l'usage des peintres : les chimistes en obtiennent l'acidule phosphorique calcaire, et par une opération ultérieure, le phosphore.

MOXA. Duvet cotonneux que l'on trouve sur une espèce d'armoise, et dont on forme des petits cônes ou cylindres plus ou moins serrés que l'on applique sur une partie, et que l'on y brûle pour y déterminer un mode d'inflammation et de suppuration. Ce duvet, nommé *moxa*, a donné son nom à une opération de chirurgie pratiquée très-fréquemment aujourd'hui.

MUFLE DE VEAU. *Antirrhinum vulgare. Nares vituli, sive os leonis vulgo. Cynocephalos.* Plante de la didynamie angiospermie de *Linneus*, et de la troisième classe (personnées) de *Tournefort.*

Cette plante pousse plusieurs tiges qui s'élèvent à la hauteur de 2 pieds (649 millim.) : ses feuilles ressemblent à celles du girofier jaune : ses fleurs sont en épis assez longs, monopétales, de forme oblongue, de couleur de chair, blanche ou jaunâtre, représentant un mufle de veau, ou celui d'un lion. Elles renferment des étamines, dont deux paroissent plus grandes que les autres. Son fruit est enveloppé dans deux membranes que l'on ne sépare pas de la semence : elles contiennent des semences noires, menues. La forme de ce fruit est assez semblable à la tête d'un chien, ou plutôt à celle d'un cochon. Sa racine est blanche, ligneuse.

On se sert peu de cette plante en médecine; cependant on lui attribue la propriété anti-hystérique.

Son nom lui vient de la forme de sa fleur, et celui de *cynocephalos* de *canis caput*, parce que son fruit ressemble à la tête d'un chien.

MUGE, ou MULET. *Mugil.* Poisson de mer du genre des poissons abdominaux, c'est-à-dire dont les nageoires inférieures sont situées derrière celles de la poitrine. Sa tête est fort grosse; son museau est gros et court; sa bouche est sans dents; son corps est oblong, couvert de larges écailles : il nage avec une vitesse extraordinaire : lorsqu'il est poursuivi par d'autres poissons, il s'élance hors de l'eau, et soutient sa natation dans l'air jusqu'à ce que ses nageoires soient flétries, ce qui l'a fait nommer poisson volant.

Ce poisson se trouve dans toutes nos mers : on le mange sur nos tables. Ses œufs servent à faire la boutarque des provençaux.

MUGUET, ou LYS DES VALLÉES. *Lilium convallium flore albo.* (*Pl.* VII, *fig.* 38.) Plante de l'hexandrie monogynie de *Linneus*, et de la première classe (campaniformes) de *Tournefort.*

Cette plante pousse de sa racine deux ou trois feuilles oblongues, assez larges, vertes, douces au toucher, lisses, ressemblant à celles du lys, mais plus petites. Il s'élève du milieu une petite tige menue, anguleuse, de la hauteur d'un demi-pied (163 millim.). Cette tige est nue jusqu'à la moitié de sa hauteur, et la moitié supérieure est garnie d'un grand nombre de petites fleurs monopétales, presque rondes, ayant la forme d'une petite cloche découpée en six parties, sans calice, blanches, et d'une odeur fort agréable, elles sont soutenues par des pédicules fort courts qui adhèrent à leurs tiges, et elles s'inclinent presque toutes d'un côté. Ses fruits sont des bayes presque rondes, rouges, ressemblant à celles de l'asperge. Ses racines sont longues, menues, blanches, traçantes. Cette plante croît dans les bois, dans les vallées, dans les lieux ombragés et humides; on la cultive dans les jardins.

La fleur de muguet est utile en médecine. On la fait sécher, et on en prépare une poudre sternutatoire.

On en fait une eau distillée, une conserve, une huile par infusion, un esprit alcoolique odorant.

La fleur du muguet est narcotique, anti-spasmodique, catarthique.

Il y a deux autres espèces de muguet, qui ne sont point d'usage en médecine.

MUGUET DES BOIS, ASPÉRULA. Plante de la tétrandrie monogynie de *Linneus*, et des campaniformes de *Tournefort*. On lui donne aussi le nom d'hépatique des bois. C'est une plante diurétique. *Voyez* Aspergule.

MULET. *Mulus seu Hinnus*. Mammifère solipède, c'est-à-dire dont le pied est d'une seule pièce, et à un seul sabot.

Le mulet est engendré de l'accouplement du cheval et de l'ânesse, ou par celui de l'âne et de la jument. Mais ceux qui participent du cheval et de l'ânesse, sont plus forts et d'un meilleur service.

On trouve dans les montagnes de Savoie et de l'Auvergne, une espèce de mulet qui est engendré par l'accouplement du taureau et de la jument. Il est à peu près haut comme un âne, mais beaucoup plus fort, et capable de porter une charge plus pesante que le mulet ordinaire. Son museau ressemble à celui d'un bœuf, et son corps est fait comme celui d'un mulet.

Les mulets sont mâles et femelles. Il n'est pas ordinaire de voir cette race engendrer; cependant cela n'est pas sans exemple.

MUMIE, du latin *momia*, momie.

Cadavres des animaux et corps humains conservés par l'art de l'embaumement. *Voyez* Momie; *Voyez* aussi animaux conservés.

MURES ET MURIER. *Morus nigra. Morus fructu albo minori, ex albo purpurascente.* (*Pl.* XVIII, *fig.* 100.) Les mûres sont des fruits à bayes dont on connoît deux sortes, savoir, les mûres noires et les mûres blanches, qui deviennent pourpre en mûrissant. Elles naissent, les premières, sur le mûrier noir, et les secondes, sur le mûrier blanc.

Le mûrier est un arbre de la monoécie tétrandrie de *Linneus*, et de la dix-neuvième classe (fleurs à chatons, ou amentacés) de *Tournefort.* Son tronc est assez gros, tortu, noueux; il est couvert d'une écorce épaisse, rude. Son bois est dur, fort, de couleur jaune vers le centre. Les feuilles du mûrier noir sont larges comme la main, oblongues, ou presque rondes, pointues, dentelées, un peu dures, et rudes au toucher.

Les feuilles du mûrier blanc sont oblongues, moins larges, plus tendres: elles sont meilleures pour la nourriture des vers à soie, que celles du mûrier noir.

Les chatons de l'une ou l'autre espèce sont verts, lanugineux, accompagnée de quatre feuilles bractées du milieu desquelles s'élèvent quatre étamines.

Les fruits naissent sur le même arbre, mais en des endroits séparés. Ceux du mûrier noir, sont d'abord verts, puis rouges, et enfin noirs. Ceux du mûrier blanc sont d'abord blancs et ensuite purpurins. Les uns et les autres ont une saveur acide, sucrée, et muqueuse. Elles contiennent des semences presque rondes.

Ses racines sont fortes et traçantes. On cultive les mûriers dans les jardins.

La seconde écorce des branches du mûrier est estimée propre pour guérir la fièvre, pour faire périr le ver solitaire ou tœnia.

Les feuilles de mûrier servent de nourriture aux vers à soie, appelés *phalènes* du mûrier. Elles servent en médecine comme astringentes.

Les mûres, ou fruits du mûrier qui sont encore rouges, c'est-à-dire non encore mûres, sont propres pour l'inflammation de la gorge. On prépare avec son suc, un sirop, un rob. Celles qui sont mûres se servent sur les tables.

Le bois jaune du mûrier sert aux tourneurs.

MURIACITE DE SALZBOURG. Cette matière nommée par M. *Haüy*, *soude muriatée gypsifère*, a été envoyée au Conseil des mines, par M. le baron de *Molt.* M. *Vauquelin* y a reconnu, comme M. *Klaproth*, la réunion du sulfate de chaux au muriate de soude, qui donne au premier la propriété de cristalliser en cube.

Ce minéral, analysé par M. *Klaproth*, lui a donné pour produit :

Muriate de soude.	31,2
Sulfate de chaux.	57,8
Carbonate de chaux.	11,0
	1000

Ce minéral n'est soluble que dans quatre mille trois cents fois son poids d'eau. Elle a une saveur très-foible de muriate de soude.

On trouve la muriacite dans le Tyrol. Les mineurs lui donnent le nom de *gyps écailleux*.

Cent grains (5 grammes) de cette substance, exposés au feu le plus violent pendant une demi-heure, n'ont pas perdu de leurs poids. Les fragmens sont seulement devenus opaques.

MURIATE D'AMMONIAQUE. Combinaison de l'acide muriatique avec l'ammoniaque.

Ce sel nous est apporté de l'Egypte où il se fabrique en grand. On le fabrique aussi en France, de toutes pièces ; on le distribue dans le commerce sous le nom de *sel ammoniac*, et par corruption, *armoniac*. *Voyez* Sel ammoniac.

Nota. Tous les sels qui participent de la combinaison de l'acide muriatique avec une base salifiable, et que l'on prépare en grand, et non dans les laboratoires des chimistes, sont indiqués sous leurs noms vulgaires plus connus dans le commerce. Tel est entre autres le muriate de soude ou sel marin.

MUSC. *Moschus*. Le musc est une matière demi fluide dans l'animal vivant, et d'une consistance sèche, grumeleuse, lorsqu'elle est introduite dans le commerce de la droguerie. Sa saveur est âcre, amère ; son odeur est forte, pénétrante, insupportable lorsqu'il est en masse, et d'un parfum extrêmement agréable lorsqu'il est en petite masse.

Le musc est dissoluble dans l'alcool, et présente tous les caractères d'une matière à l'état savoneux : il se rencontre dans une vessie de 60 à 90 millimètres de diamètre, située près du nombril de l'animal qui porte lui-même le nom de musc ou porte musc.

Le bon musc nous vient du royaume du Thibet. Il est d'une couleur grise-brunâtre ; il communique son odeur à tous les corps qu'il touche.

Cette matière entre dans la composition du baume de lectour, du baume apoplectique, de l'eau de miel, et de la teinture royale.

On se sert du musc dans les maladies convulsives, dans les spasmes, les affections nerveuses, dans l'hydrophobie ; mais il attaque les nerfs des personnes délicates. M. *Hufeland*, professeur de médecine à Jena, assure que le musc associé à l'acide succinique, est efficace contre la gangrène.

MUSCADE ou NOIX MUSCADE. *Moschata. Nux myristica aromatica.* La muscade est le fruit du muscadier, arbre que l'on cultive dans les Indes orientales.

Cet arbre appartient à la monoécie monandrie de *Linneus*. Il est grand comme un poirier. Ses feuilles ressemblent à celles du poirier, mais elles sont plus petites : sa fleur est formée en rose, et d'une odeur agréable : son fruit, qui est la muscade, est de forme ronde et oblongue. Il est renfermé dans deux enveloppes ou péricarpes, dont le premier est comme une sorte de brou qui se fendille à mesure que le fruit mûrit, et qui se sépare de lui-même en se séchant. L'enveloppe, qui est immédiatement au dessous, est ce que l'on nomme le macis. On l'incise pour en opérer la séparation, et la conserver à part. (*Voyez* Macis.) Paroît ensuite la muscade, qui est recouverte d'une membrane sèche, mince, cassante et brune. On détache cette membrane assez facilement quand la muscade est sèche. Celle-ci étant mondée, est ridée extérieurement, de couleur cendrée : elle est dure, fragile, marbrée intérieurement de veines jaunâtres, onctueuse, douce au toucher, d'une odeur suave, et d'une saveur âcre.

La muscade sert d'assaisonnement dans les cuisines. Les parfumeurs et les distillateurs liquoristes s'en servent chacun dans leur art. Les pharmaciens en tirent une huile mixte par expression. Elle entre dans une infinité de compositions de pharmacie.

Elle est stimulante, stomachique et carminative.

MUSCADE CONFITE. Ce sont des muscades naissantes que les Indiens confisent au sucre. Il nous en venoit autrefois de l'Inde, mais aujourd'hui il ne nous en arrive presque point.

On en faisoit usage pour réparer les forces abattues.

MUSCADE SAUVAGE, NOUASSE, ou AZERBE. C'est le fruit du muscadier non cultivé. Il est plus petit, moins odorant que la muscade cultivée, et il contient beaucoup moins d'huile mixte.

Ses propriétés sont dans des degrés inférieurs à la muscade cultivée.

MYRICA CERIFERA, GALE. Arbrisseau de la dioécie tétrandrie de *Linneus*.

Il y en a de deux espèces, le *myrica cerifera angustifolia* qui croît à la Louisiane, et le *myrica cerifera latifolia* de la Pensilvanie.

La semence du *myrica* fournit la cire que l'on connoissoit anciennement sous le nom de *cire végétale* ou *beurre de galé*.

Cette semence est une petite baye de la grosseur d'un grain de poivre. Sa surface est blanche, parsemée de petits points noirs. Si on la frotte entre les mains, elle les rend grasses et onctueuses. M. C. L. *Cadet* nous a donné un excellent mémoire sur l'art d'extraire la cire de cette semence. On peut consulter l'article *myrica* dans son Dictionnaire de Chimie.

On cultive cet arbrisseau en France, dans le village de Rambouillet, près Paris, où il paroît très-bien s'acclimater. On peut espérer qu'avec le temps on tirera un très-bon parti de la cire qu'il produira.

On fait usage en médecine de la semence en poudre, dans les maladies psoriques et pédiculaires.

MYROBOLANS. *Myrobolani*. Nom que l'on donne à des fruits secs qui nous viennent des Indes orientales. L'arbre qui les porte ressemble au prunier, et appartient à la décandrie pentagynie de *Linneus*. On en distingue de cinq espèces; savoir, les myrobolans citrins, chébules, indiens, bellérics et emblics.

Ces fruits diffèrent entre eux par la forme. Ce sont les myrobolans citrins qui sont les plus estimés : ils sont un peu plus gros que des olives. Les chébules sont gros comme des dattes : les bellérics sont arrondis, de la forme d'une muscade : les emblics sont des segmens de la pulpe desséchée de cette espèce, ils sont noirâtres : les indiens sont longs et gros comme des petits glands. Au total, ces fruits sont peu employés actuellement.

Les myrobolans citrins entrent dans la composition du sirop magistral, et de la confection hamec. Ils sont légèrement purgatifs.

MYRRHE. *Myrrha*. Substance plus résineuse que gommeuse, qui découle par incision d'un arbre épineux qui n'est pas bien connu, lequel croît dans l'Arabie, en Egypte, en Afrique, et dans le pays des Troglodites (1). La myrrhe est de deux qualités, l'une en morceaux assez gros, mammelonés, nets, et l'autre en petits grains un peu moins purs. Sa couleur est

(1) Habitans des cavernes. Les Troglodites sont les peuples les plus antiques de l'Arabie.

jaune, un peu transparente, sa saveur amère, son odeur à peine sensible. Elle nous est apportée dans de grosses balles de cuir du poids de quatre à cinq cents livres.

La myrrhe entre dans la composition de la thériaque, de la confection d'hyacinthe, etc. On en fait une teinture à l'alcool avec laquelle on anime les digestifs. On prépare avec la myrrhe en poudre enfermée dans du blanc d'œuf cuit dur, une liqueur savoneuse appelée improprement *huile de myrrhe.*

La myrrhe est propre pour l'asthme, pour exciter les règles, et lever les obstructions de la matrice.

MYRRHE LIQUIDE ou STACTÉ. La véritable myrrhe liquide est une liqueur résineuse que l'on ramassoit autrefois sur les jeunes arbres qui portent la myrrhe, et qui en exsudoit sans incision. Cette liqueur étoit fort estimée comme vulnéraire, intérieurement et extérieurement. Mais celle que l'on trouve dans le commerce n'est autre chose que de la myrrhe dissoute dans de l'huile d'olives.

MYRTHE. Arbre ou arbuste dont on distingue plusieurs espèces. *Voyez* Mirthe, et Bayes de mirthe.

MYRTILLE. (*Pl.* VII, *fig.* 42.) Fruit d'un arbuste connu sous le nom de *mirthe. Voyez* Bayes de mirthe.

N

NACRE DE PERLES, ou MÈRE DES PERLES. La nacre de perles est la coquille ou écaille parée d'un ver mollusque de la mer des Indes orientales, connu sous le nom de *moule margaritifère.* Elle est plate et orbiculaire Ses valves polies sont d'un brillant argentin resplendissant. C'est l'espèce de mollusque testacé qui fournit les perles fines.

La nacre est une chaux carbonatée dont l'adhérence des parties est due à de la gélatine animale très-consistante, qui la rend très-solide et cassante.

Pour applatir cette coquille et la rendre propre aux divers ouvrages de tabletterie, on la scie en rubans plus ou moins larges, et on la fixe avec de la ficelle sur des règles de bois bien lisses : alors on la trempe dans l'eau bouillante pour l'amollir; on serre progressivement la ficelle, jusqu'à ce que la coquille soit juxta-posée sur la surface de la règle; et elle reprend sa solidité par le refroidissement.

On fait avec la nacre de perles des manches de couteaux, de rasoirs, et autres instrumens tranchans; des étuis, des tabatières, et toutes sortes d'ouvrages de tabletterie, comme bois d'éventails, etc.

NAPEL. *Napellus. Aconitum cœruleum. Aconitum magnum purpureo flore.* Plante de la polyandrie tétragynie de *Linneus.*

Cette plante, qui est un véritable poison, est indispensable à faire connoître pour se mettre en garde contre son usage.

Elle pousse plusieurs tiges rondes, d'une texture ligneuse, difficiles à rompre, remplies de moëlle intérieurement. Ces tiges s'élèvent à la hauteur de trois pieds (1 mètre); elles sont garnies, depuis le haut jusqu'en bas, de feuilles simples presque rondes, découpées profondément, ou divisées et subdivisées en beaucoup de feuilles étroites, nerveuses, d'un vert obscur, luisant, adhérentes à des pétioles assez longs : ses fleurs sont disposées en manière d'épis aux sommités des tiges, portées chacune sur son pédicule, ayant la forme d'une tête couverte d'un casque, d'une couleur bleue rayée, garnies en dedans de plusieurs étamines et de quatre pistils : son fruit est siliqueux; il renferme des semences menues, chagrinées, noires : sa racine est napiforme, noirâtre en dehors, blanche en dedans, garnies d'un grand nombre de fibres entrelacées.

Cette plante croît en Suisse, dans la Bavière, en France, dans les lieux montagneux, dans les jardins.

Le suc de cette plante est très-vénéneux; les anciens en empoisonnoient leurs flèches. Le sûr contrepoison est le vinaigre, la limonade, l'usage de l'aconit salutifère, tous les stimulans, la thériaque.

NAPHTE. Bitume liquide dont on distingue trois sortes; savoir, le naphte blanc, légèrement ambré, et vert. C'est un véritable pétrole. *Voyez* Huile de pétrole.

NARCAPHTE, THYMIAMA, ou ÉCORCE DES JUIFS. *Narcaphtum.* Seconde écorce d'un petit arbre connu sous le nom de *thus* ou *arbor thurifera,* lequel croît dans la Terre sainte, dans l'Arabie heureuse, et particulièrement au pied du mont Liban.

Cette écorce est épaisse, résineuse, odorante, de couleur rougeâtre. Les Juifs s'en servent dans leurs parfums, dans leurs cérémonies religieuses. Son odeur est extrêmement agréable.

On l'employoit anciennement en médecine, en poudre et en infusion, dans les maladies de poitrine, et comme astringent. A présent, cette écorce n'est employée que dans les parfums, et en fumigation pour parfumer les appartemens et les églises.

On nous l'apporte de l'Arabie heureuse.

NARCISSE. *Narcissus juncifolius minor.* Plante de l'hexandrie monogynie de *Linneus*, et de la famille des liliacées de *Tournefort*.

Cette plante fait l'ornement des parterres : on la fait naître aussi dans l'intérieur des appartemens, dans des carafons à fleur et dans l'eau.

On en distingue deux sortes, l'une à fleurs simples, l'autre à fleurs doubles. Celles-ci sont ainsi nommées parce qu'elles sont composées d'un plus grand nombre de pétales; mais si elles sont plus belles à la vue, elles ont beaucoup moins d'odeur.

Cette plante est en tous points semblable à la jonquille, avec cette différence, qu'elle est plus petite en ses parties et qu'elle produit moins de fleurs.

NARD CELTIQUE. *Nardus celtica. Valeriana celtica.* Racine d'une plante, espèce de valériane, de la triandrie monogynie de *Linneus.*

Les feuilles de cette plante sont de forme oblongue, arrondie, entières : ses fleurs sont garnies de trois étamines et d'un pistil. La racine est la partie de la plante dont on fait usage en médecine, et qui est distribuée dans le commerce de la droguerie. Elle est noueuse, écailleuse, chevelue, d'un vert jaunâtre, d'une saveur âcre un peu aromatique, d'une odeur forte un peu désagréable, ayant presque la forme d'un épi.

La plante qui fournit cette racine croît sur le sommet des Alpes de Styrie, sur les montagnes du Tyrol. C'est de ces lieux qu'on nous apporte le nard celtique sec, en petits paquets. Il est apéritif et carminatif : il entre dans la composition de la thériaque et du mithridate.

NARD FAUX. *Pseudo nardus*, ou *nardus italica.* Espèce de lavande. *Voyez* Lavande grande.

NARD INDIEN, INDIQUE ou SPICANARD. *Nardus indica. Spica nardi. Spica trifolia.* Le nard indien ou spicanard est la racine d'une plante, espèce de mélilot très-bas qui se répand sur la terre, dont la fleur est grande, blanche, et dont la racine est traçante à fleur de terre. Cette plante appartient à la diadelphie décandrie de *Linneus.*

Le nard indien ou spicanard que nous voyons dans le commerce n'est pas à proprement parler une racine, c'est l'assemblage d'une infinité de fibres entortillées autour du collet de la racine du nard épi. Ce sont les filamens nerveux des feuilles fanées, dépouillées de leur parenchyme, et desséchés, rassemblés en petits paquets de la grosseur et de la longueur du doigt, de couleur brune rousseâtre, d'une saveur amère, âcre, d'une odeur aromatique, approchant de celle du souchet.

Le nard indien nous est apporté sec, attaché à la racine, de l'île de Java, où les habitans en font usage pour l'assaisonnement des poissons et des viandes. On nous l'apporte aussi de l'Arabie, de Constantinople, où il croît abondamment, et de l'île de Crète.

Le nard indien est alexitère, néphrétique et hystérique. Il entre dans la composition de la thériaque, du philon romain, de la confection hamec, de l'eau alcoolique générale, etc. On en fait une huile par infusion.

On doit le choisir sec, sain et très-odorant.

NARD SAUVAGE. Le nard sauvage est la racine d'une plante connue sous le nom d'*asaret* ou *cabaret*, en latin *asarum*.

Cette racine a quelque ressemblance avec le nard celtique, ce qui l'a fait nommer nard sauvage. *Voyez* Asaret.

NARWAL ou LICORNE DE MER. Mammifère du genre des cétacés, qui habite la mer du Nord, et principalement vers les côtes d'Islande et du Groenland.

Cet animal est remarquable par la longueur, la dureté et la blancheur de sa corne qu'il porte sur le nez. Cette corne est longue de six à huit pieds (2 mètres à 2 mètres et demi), formée en spirale, pointue à l'extrémité, et creuse en dedans : elle lui sert de défense, et d'une arme offensive pour attaquer les plus grosses baleines. On se sert de cette corne comme étant un très-bel ivoire.

NASITOR. Ce mot vient du latin *nasus*, nez, et du françois *tordre*, comme si l'on disoit herbe qui fait tordre le nez. Il est synonyme de cresson. *Voyez* Cresson alénois.

NATRON ou NATRUM. Carbonate et muriate de soude mêlés, que l'on trouve sur le sol du lac Memphis en Egypte. Tous les ans ce lac se dessèche pendant la saison de l'été, et il se remplit d'eau sur l'arrière saison.

Lorsque l'eau en est évaporée par l'ardeur des rayons du soleil, la terre se fendille; on l'enlève par masses plus ou moins volumineuses; on l'arrange par meules sur le sol voisin du lac lui-même, pour les faire sécher à l'air, de la même manière que l'on fait sécher la tourbe dans nos tourbières.

Ce sont ces masses salines sèches que l'on distribue maintenant en assez grande quantité.

Le natron est de couleur grisâtre, d'une saveur âcre un peu amère. Les Egyptiens peu fortunés s'en servoient dans les embaumemens des corps morts de leurs familles.

Les pharmaciens chimistes en retirent par la dissolution, la filtration, l'évaporation et la cristallisation, le muriate et le carbonate de soude séparément, ou bien ils en dégagent l'acide muriatique par l'intermède de l'acide sulfurique, et ils obtiennent du sulfate de soude.

NAVET. *Napus sive bunias. Brassica napus sativa.* Plante de la tétradynamie siliqueuse de *Linneus*, et de la cinquième classe (crucifères) de *Tournefort.*

La tige de cette plante s'élève à la hauteur de deux pieds ou environ (649 millim.); elle se divise en rameaux : ses feuilles sont oblongues, découpées profondément, rudes, vertes : sa fleur est composée de quatre pétales disposés en croix, de couleur jaune : ses fruits sont des silicules rondes, longues d'environ un pouce, se divisant en deux loges remplies de semences assez grosses, presque rondes, de couleur rougeâtre tirant sur le purpurin, d'un goût âcre et piquant : sa racine est oblongue, cylindrique, grosse dans le haut, charnue, plus menue vers le bas, de couleur blanche ou jaune, quelquefois noirâtre en dehors, blanche en dedans, d'une saveur douce, piquante, agréable.

On cultive cette plante dans les terres humides.

On fait usage de cette racine dans les cuisines. On choisit par préférence celle qui est jaune extérieurement; elle est plus tendre et d'une saveur douce sucrée.

On en fait un sirop par décoction, qui est souverain pour la poitrine.

NAVET SAUVAGE. *Napus silvestris, bunias silvestris.* Le navet sauvage est des mêmes classes que le navet cultivé; il n'en diffère que par sa racine, qui est beaucoup plus petite. Sa fleur est jaune, et quelquefois blanchâtre. Sa semence est préférée en médecine, à celle du navet cultivé.

Cette semence s'employe en poudre : elle est apéritive, incisive, anti-scorbutique et stimulante. On en fait usage dans la jaunisse, dans les maladies lymphatiques, dans les cas d'atonie des viscères. Elle entre dans la composition de la thériaque.

La racine est employée intérieurement et extérieurement. On en fait une décoction qui est propre dans l'asthme, la phthisie, la toux invétérée. On la rape pour l'appliquer extérieurement; elle est digestive, résolutive, et calme les douleurs.

C'est avec la semence de ce navet sauvage que l'on prépare l'huile de navette. *Voyez* Huile de navette.

On cultive le navet sauvage pour en avoir la graine, dans la Normandie, la Brie, la Hollande et la Flandre.

NAVETTE. C'est la semence du navet sauvage avec laquelle on prépare l'huile de ce nom. *Voyez* Navet sauvage.

NAUTILE. *Nautilus* Ver mollusque testacé, du genre des coquillages.

Le nautile a les circonvolutions spirales tournées dans le même sens, et les cavités partagées par des cloisons, en une multitude de chambres, dont l'animal n'occupe que la dernière.

L'espèce commune est le nautile *pompilius*, appelé vulgairement chambré : il a un bel éclat nacré.

On en fait des vases, que l'on grave, que l'on orne de dorures, et que l'on décore de différentes manières.

NÈFLE ET NÈFLIER. *Mespilus vulgaris folio laurino non serrato. Mespilus silvestris.* Les nèfles sont des fruits à noyaux d'un arbre de moyenne grandeur, appelé *néflier.*

Cet arbre appartient à l'icosandrie pentagynie de *Linneus*, et à la vingt-unième classe (légumineuses) de *Tournefort.*

Le tronc de cet arbre est ordinairement tortu, et les branches dures, difficiles à rompre. Ses feuilles sont grandes à peu près comme celles du laurier, mais ariculées et blanches en dessous. Ses fleurs sont grandes, légumineuses, de couleur blanche ou rouge, soutenues par un calice découpé en cinq parties. Ce calice devient un fruit gros comme une petite pomme, presque rond, rougeâtre lorsqu'il est mûr, charnu, terminé par une couronne formée des pointes du calice. Ce fruit appelé en latin *mespilum*, se nomme en françois, *nèfle.* Son péricarpe est tendre, sa pulpe est dure, blanche, d'une saveur acerbe : mais elle s'ammollit en mûrissant, et elle acquiert une saveur douce, vineuse, agréable. On cueille ce fruit en automne, et on le place sur des tablettes, dans un fruitier; c'est là, qu'avec le tems, il mûrit, et non pas sur l'arbre. Ce fruit est bon à manger. Le nèflier cultivé, produit de plus belles et de meilleures nèfles. Elles sont astringentes avant leur maturité : elles renferment dans leur intérieur, quatre ou cinq semences osseuses, oblongues, inégales, lesquelles contiennent une amande de la même forme.

On prépare avec les nèfles, une eau distillée : elles entrent dans la composition du sirop de mirthe.

La seconde écorce des branches de cet arbre, employée en décoction, est propre dans la dysenterie, dans les cours de ventre.

Ses feuilles servent dans les gargarismes, pour les inflammations de la gorge.

Mespilus à *mespilos*, nèflier.

NEIGE. Météore aqueux qui se forme dans la moyenne région de l'air, de vapeur d'eau condensée qui traverse un milieu dont la température est au moins à *zéro*, du thermomètre réaumurien.

C'est de l'eau chargée d'acide carbonique à l'état d'agrégation molle. *Voyez* Eau et sa suite.

NÉNUPHAR, ou LIS D'ÉTANG A FLEURS BLANCHES. *Nymphœa alba major*, *nenufar album*. *Nymphœa citrina*, *nenufar luteum*. (*Pl.* X, *fig.* 59). Plante de la polyandrie monogynie de *Linneus*, et de la sixième classe (rosacées) de *Tournefort*.

Cette plante pousse des feuilles grandes, larges, presque rondes, épaisses, charnues, cuiracées, flottant à la surface de l'eau : elles sont veineuses, de couleur verte-blanchâtre sur le dos, d'un vert-brun en dessous, ayant chacune deux petites oreilles obtuses, d'une saveur herbeuse fade : chacune de ces feuilles est soutenue sur un long pétiole, gros comme le doigt d'un enfant, rougeâtre, rond, tendre, fongueux, rempli de sucs. Ses fleurs sont grandes, belles, blanches comme celles du lys, sans odeur; elles sont composées de plusieurs pétales, disposés en roses, et contenues chacune dans un calice pentaphylle. Son fruit est rond, partagé dans sa longueur, en plusieurs loges remplies de semences oblongues, noirâtres, luisantes. Sa racine est longue et grosse comme le bras, ayant des nœuds sur son écorce; elle est brune en dehors, blanche en dedans, charnue, fongueuse, imprégnée d'un suc visqueux; elle adhère à la terre, dans le fond de l'eau, par plusieurs fibres.

La seconde espèce de nénuphar à fleurs jaunes, diffère de la première, en ce que ses feuilles sont un peu moins rondes, ou un peu oblongues, que ses fleurs sont jaunes, son fruit de forme conique, ses semences plus grandes, et sa racine de couleur verte en dehors.

L'une et l'autre naissent dans les marais, dans les étangs, dans les rivières.

On se sert de la racine de l'une et de l'autre espèce, dans les décoctions rafraîchissantes : on l'emploie récente ou sèche.

Les fleurs passent pour être propres contre les ardeurs de Vénus. On les emploie en infusion théiforme : on en fait une conserve, un sirop avec le miel, appelé miel de nénuphar, un autre sirop avec le sucre : on en fait une eau distillée, et une huile par infusion dans l'huile d'olives.

NÉOPÈTRE. Cette pierre est analogue au silex. On la trouve par veines et rognons, dans les montagnes de seconde formation, d'où on peut en conclure qu'elle a été formée secondairement.

NÉPHELINE. Substance minérale composée d'après l'analyse de M. *Vauquelin*, de :

Alumine	43
Silice	46
Chaux	2
Oxide de fer	1
Perte	2
	100

Cette matière est fusible, et se convertit en verre par un feu prolongé. Ses parties aigües rayent le verre, les autres laissent une trace de leurs propres molécules.

On trouve la néphline dans les laves du Vésuve, et sur la montagne de la Sommas, d'où quelques-uns l'ont nommée *sommite*.

Sa pesanteur spécifique est de 3,2741.

NÉRITE. Ver mollusque. Deux espèces, l'une de mer, l'autre fluviatile, ou de rivière.

Le nérite de mer est de plusieurs sortes ; il y en a dont la forme du test ressemble à un cornet ou au buccin ; d'autres qui ressemblent à un colimaçon : souvent la columelle transverse en est dentée.

Le nérite fluviatile qui se trouve dans le sable de nos rivières, est blanche ou grise, avec des écailles brunes.

On mange l'animal que renferme ce coquillage, comme nos colimaçons de vigne. On l'estime propre pour la foiblesse de poitrine.

NÉROLI. Le néroli est une huile volatile d'une odeur très-agréable de fleurs d'orangers que l'on obtient par la distillation des fleurs de cet arbuste. Elle est d'une couleur légèrement ambrée, lorsqu'elle est nouvelle, et elle se fonce en couleur en vieillissant. C'est principalement à Cette et à Montpellier qu'on la distille en grand, et d'où on la distribue dans le commerce.

Le néroli entre dans la composition des pastilles odorantes pour la fumigation ; et il est d'un grand usage dans les parfums, dans les essences odorantes à l'alcool ou esprit de vin.

NERPRUN, NOIR PRUN, ou BOURG-ÉPINE. *Rhamnus catharticus spina cervina*, *spina infectoria vulgaris*. Arbrisseau de la pentandrie monogynie de *Linneus*, et de la vingtième classe (fleurs monopétales) de *Tournefort*.

Cette arbrisseau croit quelquefois à la hauteur d'un arbre ; son tronc est d'une médiocre grosseur, couvert d'une écorce semblable à celle du cerisier ; son bois est jaunâtre, ses branches sont garnies de quelques épines pointues; ses feuilles sont vertes, plus petites que celles du pommier, garnies de petites dents très-menues en leurs bords; ses fleurs sont petites, monopétales, de couleur herbeuse, composées de cinq étamines et un pistil; ses fruits sont des petites bayes molles, de la grosseur des bayes de genièvre, vertes au commencement et qui deviennent noires en mûrissant, luisantes, remplies d'un suc noir tirant sur le vert, d'une saveur amère, et renfermant des semences arrondies sur le dos, dont l'enveloppe est comme cartilagineuse.

Cet arbrisseau croît dans les hayes, dans les bois, et dans les lieux humides.

On récolte les bayes de nerprun, dans le mois d'octobre; on doit les choisir bien noires, luisantes, et remplies de suc.

On prépare avec le suc exprimé de ce fruit, un sirop, un rob, ou extrait, une matière colorante appelée *vert de vessie*.

Le suc des bayes de nerprun est d'une saveur amère, et il évacue particulièrement les humeurs séreuses; c'est un purgatif drastique.

NEZ-COUPÉ, ou PISTACHES SAUVAGES. *Staphylodendron. Pistacia silvestris, nux vesicaria*. Petit arbre ou arbuste de la pentandrie trigynie de *Linneus*, et de la vingt-unième classe de *Tournefort*.

Le bois de cet arbuste est foible, rempli de moëlle blanche. Ses feuilles sont au nombre de cinq, et quelquefois de sept, soutenues sur un même pétiole; elles ressemblent à celles du sureau, mais un peu plus petites, dentelées à leurs bords. Ses fleurs sont attachées par grappes à des pédicules menus et longs; chacune d'elles est composée de cinq pétales disposés en roses, et soutenue sur un calice monophylle découpé en cinq parties. Son fruit est une espèce de vessie verdâtre divisée en deux loges, dans lesquelles se trouvent des semences qui ressemblent à des noisettes, couvertes d'une écorce ligneuse, mais mince, de couleur rougeâtre, facile à casser: la pulpe de cette semence est verdâtre, d'une saveur fade, nauséabonde.

Cet arbre croît dans les lieux incultes.

On tire de la semence, une huile par expression, qui est résolutive.

Son nom, *staphylodendron*, lui vient de deux mots grecs, dont un signifie en latin *uva*, raisin, et l'autre *arbor*, arbre, parce que ses fruits sont disposés par grappes, comme les raisins. Nez-coupé, parce que le fruit est divisé en deux loges.

NHANDIROBA. *Nhandiroba scandens foliis hederaceis angulosis, chandiroba. Fewillea scandens.* Plante de la dioécie pentandrie de *Linneus.* C'est une espèce de lianne ou plante sarmenteuse qui grimpe assez haut sur les arbres qui l'avoisinent. Ses sarmens sont souples, garnis de feuilles plus ou moins arrondies, de la longueur de la main, figurées en cœur, et d'un vert pâle : ses sarmens sont terminés par un bouquet de fleurs à étamines; les fleurs femelles naissent sur d'autres tiges dont les feuilles sont à trois lobes, semblables à celles du lierre, mais beaucoup plus grandes. Le fruit naît sur l'espèce qui porte les fleurs femelles; il est plus gros qu'une orange, charnu, et rempli intérieurement de plusieurs semences plates, arrondies, figurant comme une pièce de monnoie. Chaque semence est renfermée dans un noyau plat très-solide, et brun, recouvert d'une substance spongieuse, pulpeuse et jaunâtre. La semence qui est de nature émulsive, est d'une saveur amère.

Cette plante croît dans l'Inde occidentale.

On fait, au Brésil, de l'huile avec sa semence : on la regarde aux îles de l'Amérique, comme un antidote contre la morsure des serpens.

NICKEL. Le nickel est un métal d'une couleur blanche, brillante, tirant sur le rouge.

Ce métal a été rangé dans la seconde section de métaux oxidables et cassans. Cependant on remarque qu'il est très-difficile d'obtenir le nickel parfaitement pur, qu'il est le plus ordinairement uni à du cobalt, du fer et de l'arsenic, que lorsqu'il est uni au fer, il jouit d'une sorte de demi-ductibilité, et qu'il a la propriété de diminuer la disposition qu'a le fer à s'oxider, lorsqu'il lui est uni : mais il n'est pas moins certain que le nickel est oxidable, peut-être moins que les autres metaux de sa section, et qu'il est plus cassant que demi ductile.

Hyerne est le premier qui l'ait fait connoître sous le nom de kupfernickel, en 1694. *Cronstedt* lui a assigné un rang parmi les métaux, en 1751; mais il s'en falloit beaucoup qu'on pût le regarder alors comme un métal simple.

Le nickel jouit des propriétés magnétiques. M. *Haüy* s'en est assuré en soumettant aux expériences magnétiques, une aiguille de nickel obtenue d'une analyse exacte par M. *Vauquelin*, d'une mine de ce métal. Cette aiguille exerça des attractions et des répulsions très-marquées sur l'aiguille aimantée ordinaire, et, suspendue à un fil de soie très-fin, elle se dirigea aussi-tôt dans le plan du méridien magnétique.

Le nickel peut servir à colorer les verres. Il donne une couleur d'hyacinthe au verre ordinaire.

Le nickel oxidé, mêlé avec le borate de soude, et la soude carbonatée, soumis à la fusion, se convertit en un verre bleu.

Le nickel se trouve dans la nature sous quatre états.

1°. Le nickel naïf, rouge foncé.

2°. Le sulfure de nickel, contenant de l'arsenic, du cobalt et du fer. Cette mine est la plus difficile à réduire.

3°. Le nickel serré, feuilleté, d'un jaune pâle, noircissant à l'air, offrant dans sa cristallisation des lames rhomboïdales.

4°. L'oxide de nickel en efflorescence : c'est l'oxide de nickel qui colore en vert *la prase*.

Pour réduire la mine de nickel, on la grille, et on l'oxide par l'action du calorique : on la mêle ensuite avec deux ou trois parties de flux noir ; on place le mélange dans un creuset ; on le couvre de muriate de soude, et on pousse la fusion à un feu de forge très-violent.

NICOTIANE, HERBE DE LA REINE, DE SAINTE-CROIX, DE L'AMBASSADEUR, TABAC, PETUN. *Nicotiana major latifolia, petum Theveti latifolium. Tabaco latifolium. Hyosciamus Peruvianus* (*Pl.* IV, *fig.* 21.) Plante de la pentandrie monogynie de *Linneus*, et de la seconde classe (infundibuliformes) de *Tournefort*.

On distingue trois sortes de nicotiane : savoir, la grande nicotiane ou vrai tabac, la nicotiane à feuilles étroites, et la nicotiane mineure, ou faux tabac.

La première espèce pousse une tige qui s'élève à la hauteur de cinq à six pieds (2 mètres environ) grosse comme le pouce, ronde, velue, remplie de moëlle blanche : ses feuilles sont amples, plus grandes que celles de l'aunée, sessiles, velues, un peu pointues, nerveuses, de couleur verte-pâle, glutineuses au toucher, d'une saveur âcre brûlante. Le haut de sa tige se divise en plusieurs rameaux, qui soutiennent des fleurs monopétales, infundibuliformes, découpées en cinq parties, de couleur purpurine, rabatues d'ordinaire sur les côtés. Ses fruits sont membraneux, oblongs, partagés en deux loges, contenant beaucoup de petites semences rougeâtres. Sa racine est blanche, fibreuse, d'une saveur âcre. Toute la plante a une odeur forte.

La seconde espèce est le tabac, ou la nicotiane à feuilles étroites. Elle est appelée en latin, *nicotiana major angustifolia, sana sancta indorum*. Ses feuilles sont plus étroites que la précédente, et plus pointues et soutenues par des pétioles assez longs.

La troisième espèce est la *nicotiana minor, sive hyoscyamus luteus, priapeia*. Elle pousse une tige qui s'élève à la hauteur de deux pieds (649 millim.), ronde, dure, velue, quelquefois aussi grosse que le doigt, rameuse, glutineuse au toucher: elle porte des feuilles rangées alternativement, lesquelles sont oblongues, grosses, de couleur verte-brune, soutenues sur des pétioles courts: ses fleurs sont de couleur jaune, verdâtre, semblables à celles des précédentes; ses fruits sont de la même manière: sa racine est quelquefois simple, grosse comme le petit doigt, quelquefois divisée, fibrée et traçante.

La nicotiane croît dans les îles Antilles, dans plusieurs lieux de l'Amérique. On la cultive en France dans les terres fortes. Son nom lui vient de *Nicot*, ambassadeur de France en Portugal, qui en apporta la semence qu'il avoit reçue d'un flamand, arrivant de la Floride, en 1650.

Le tabac ou nicotiane en feuilles est diurétique, émétique, drastico-cathartique, stimulant, sternutatoire, propre pour les maladies pédiculaires, pour exciter la salivation, et désobstructif.

On s'en sert en fumigation, en lavement, en décoction pour les maladies psoriques.

La nicotiane en poudre, délayée dans l'alcool, et appliquée sur le poignet, guérit la fièvre intermittente, mais il faut auparavant, faire prendre un vomitif au malade.

On fait avec la nicotiane un extrait, une teinture à l'alcool, un vin de nicotiane; on en tire par la distillation, un esprit, une huile volatile; on en prépare une huile par infusion. On fait un sirop avec son suc exprimé. On fait un onguent dit de nicotiane.

Les feuilles de nicotiane entrent dans la composition de l'eau vulnéraire, du baume tranquille, de l'onguent mondificatif d'ache.

Enfin c'est avec la nicotiane que l'on prépare le tabac en poudre et en corde. *Voyez* Tabac.

NID D'ALCION. Deux substances bien différentes entre elles, sont présentées sous le nom de *nid d'alcion*.

La première, qui est véritablement un objet de matière médicale, est une substance gélatineuse que l'on trouve sur les rochers, sur les côtes de Coromandel. Cette matière est d'une consistance de colle sèche, d'une couleur blanche transparente, tirant un peu sur celle de l'ambre: elle est déposée sur les rochers par l'oiseau appelé alcion, espèce d'hirondelle de mer. On prétend que lorsque cet oiseau est dans la saison de ses amours, il sort de son bec une liqueur gluante et épaisse qu'il dépose, et qui se durcit à l'air. C'est cette substance gélatineuse que les Chinois nous envoyoient autrefois : ils l'estimoient beaucoup eux-mêmes, et la mangeoient avec du gingembre, ou bouillie avec des aromates, et la regardoient comme un excellent cordial et stomachique. En France, on vantoit ses propriétés à l'égal de celle de la colle de peau d'âne.

La seconde substance est le véritable nid d'alcyon, que cet oiseau prépare avec les feuilles du goémon, espèce d'algue marine, auquel il donne la forme d'une gondole couverte, et dans lequel la femelle pond ses œufs et fait éclore ses petits. Ce nid est un chef-d'œuvre de construction. L'oiseau se traîne sur le bord de la mer; aussitôt qu'il vient un vent de terre, il se met dedans, et ce nid lui sert de nacelle. Une de ses ailes qu'il soulève, lui sert de voile pour voguer sur l'eau.

NID D'HIRONDELLE. Les hirondelles font leurs nids avec du foin, de la paille et du chaume, qu'elles maçonnent avec de la boue; elles les arrondissent, et les unissent intérieurement, ensuite elles les garnissent de plumes et de duvet pour y déposer leurs œufs, les y couver, et y élever leurs petits.

On partage le nid d'hirondelle en deux, et on applique le côté du duvet sur la partie enflammée, dans les maux de gorge et l'esquinancie. La chaleur que ce nid entretient, et le principe astringent de la boue ferrugineuse, déterminent la résolution de l'humeur inflammatoire.

NIELLE, ou CUMIN FAUX. *Nigella, mela-spermum cuminum nigrum germanicum*. Plante de la polyandrie tétragynie de *Linneus*, et de la sixième classe (rosacées) de *Tournefort*.

Cette plante est de plusieurs espèces. La nielle cultivée pousse des tiges grèles, cannelées, qui s'élèvent à la hauteur d'un pied (325 millimètres); ses feuilles sont médiocrement larges, vertes, découpées menu : ses fleurs sont situées aux sommités de ses rameaux; elles sont grandes, séparées les unes des autres, composées chacune de cinq pétales, disposés en roses, de couleur blanche-pâle, et renfermant dans leur milieu, plusieurs étamines et quatre pistils. Ses fruits sont membraneux, assez gros, terminés par plusieurs prolongemens, et divisés en plusieurs loges, qui renferment des semences anguleuses, noires ou jaunes, d'une odeur aromatique, et d'une saveur piquante.

On cultive cette plante dans les jardins; elle croît aussi dans les blés.

On se sert particulièrement de la semence. Celle qui nous est apportée de l'Italie est la plus estimée.

On cultive dans quelques campagnes, une nielle qui est plus petite, dont les fleurs sont bleuâtres, et dont la semence a une odeur de cumin, ce qui la fait appeler *cumin faux*; c'est la *nigella cretica*.

La nielle des champs est nommée *nigella arvensis cornuta*.

La semence de nielle entre dans la composition du sirop d'armoise, de l'électuaire de bayes de laurier, de l'huile de scorpion composée.

Ses propriétés résident dans le principe huileux volatil et fixe qu'elle contient, dans son arome, dans sa saveur âcre, aromatique.

Cette semence est stimulante, fait venir le lait aux nourrices; elle est sternutatoire, elle excite les crachats, rappelle les règles supprimées; elle est anthelmintique.

NIGRICA. On appelle ainsi l'argille schisteuse graphique, connue sous le nom de *pierre noire*, ou crayon des charpentiers. *Voyez* Argille schisteuse graphique.

NIGRIN. Nom donné par les minéralogistes, au titane oxidé ferrifère.

NIHIL ALBUM. Oxide de zinc blanc que l'on obtient par la combustion de ce métal dans des vaisseaux, à l'air libre.

Voyez Oxide de zinc.

NINSI. *Sium ninsi, vulgò nisi.* Nom latin d'une plante de la Chine et du Japon, connue sous les noms de ninzin, ninzing, et genseng.

C'est particulièrement de la racine de cette plante dont on fait usage en médecine. *Voyez* Genseng.

NITRATE DE POTASSE, NITRE ou SALPÊTRE. *Nitrum, salpetra.* Nous n'avons pas le projet de parler ici du nitrate de potasse préparé dans les laboratoires particuliers des chimistes : celui dont il s'agit dans cet article, est le nitre ou salpêtre préparé en grand dans les salpêtreries particulières, et raffiné ensuite dans les raffineries centrales.

Ce sel amené à l'état de nitrate de potasse ou nitre raffiné, est le résultat de la combinaison de l'acide nitrique avec la potasse. Il doit son origine à la nature, et la perfection de sa combinaison à l'art. Si l'on peut faire du nitrate de potasse en combinant directement l'acide nitrique avec la base salifiable de ce nom, c'est parce que l'art chimique est, dans une infinité de circonstances, le rival de la nature; c'est cette dernière qui nous a donné les premiers indices de cette combinaison, et assurément, on ne préparera jamais ce sel en grand, par une combinaison chimique immédiate.

Il est peu de combinaisons salines qui soient plus généralement répandues dans la nature. On rencontre le nitrate de potasse tout formé dans une infinité de substances des trois règnes. Il y a des espèces de craies qui en contiennent jusqu'à une once (30 grammes) par livre ; un grand nombre de végétaux ; tels que les borraginées, la ciguë, etc., etc., en recèlent dans leurs parties organiques ; les animaux parvenus, simultanément avec les végétaux, à une désorganisation complète ; par la fermentation putride, forment une terre qui en donne une quantité considérable en la lessivant.

Mais on ne conçoit bien l'origine et la formation de ce sel, que depuis que la chimie moderne a appris ce que c'étoit que l'acide nitrique, et qu'elle est parvenue elle-même à le fabriquer à sa volonté. Convaincu par des expériences sans réplique, que l'azote est le radical de cet acide, et que l'oxigène en est le principe acidifiant ; on touche, pour ainsi dire du bout du doigt la formation de cet acide, lors des émanations des gaz aériformes qui se dégagent des matières végétales et animales, en putréfaction ; et la combinaison de l'acide qui en résulte, soit avec la terre calcaire du plâtre, dont sont enduits les édifices, soit avec la terre alcalino-calcaire, qui forment le sol des caves de ces mêmes édifices, n'est plus un problême.

En effet, nous avons tous été témoins de l'extraction du salpêtre contenu dans les terres des caves des maisons, sur tous les points de la France. Il y avoit, sans doute, bien du choix dans la qualité de ces terres ; un zèle ardent, souflé par le génie de la liberté, enfanta alors des prodiges ; mais une connoissance plus parfaite de la qualité des terrains que l'on exploitoit, auroit fait atteindre au même but, en épargnant bien des peines et des frais qui étoient bien souvent en pure perte.

Pour preparer le salpêtre en grand, on ramasse les platras des démolitions des vieux édifices, et par préférence ceux de ces platras qui recouvroient les murs des étables, des écuries, et généralement de tous les lieux où l'on a tenu enfermés des animaux. On bat ces platras grossièrement, et on en emplit des tonneaux percés à leurs fonds, et que l'on tient bouchés à volonté. On garnit l'intérieur des tonneaux, de bâtons disposés en croix, et de paille, pour servir comme d'un premier filtre, et empêcher que le platras pose immédiatement sur leurs fonds.

Alors on verse de l'eau dans chacun de ces tonneaux jusqu'à ce qu'elle surnage d'un travers de doigt. On laisse s'opérer la dissolution pendant trente-six ou quarante-huit heures. Au bout de ce tems, on débouche les tonneaux ; l'eau qui en découle est reçue dans une rigole commune qui communique à un récipient commun, où va se rendre l'eau saline de tous les tonneaux.

Cette première eau reçue est versée à fur à mesure dans d'autres tonneaux, placés en face des premiers, sur une file parallèle, et qui sont remplis de cendre de bois, en observant de garnir leurs fonds, pareillement de bâtons croisés, de paille, et d'une couche de gros gravier de platras. On maintient de même ces cendres immergées pendant trente-six ou quarante-huit heures; après lesquelles on coule cette nouvelle dissolution, que les salpétriers nomment *dégraissage*, et que les chimistes nomment combinaison à base d'alcali que fournit la cendre.

On essaie la liqueur avec l'aréomètre de Baumé, appelé *pèse-sels*. Si cette lessive ne marque que le degré cinq du pèse-sels, on la charge en la repassant sur de nouveaux platras, et sur de nouvelles cendres, jusqu'à ce qu'elle marque le degré *dix*. Alors on la transvase dans de grandes chaudières de cuivre, placées sur des fourneaux, que l'on nomme *évaporatoires*. On applique le feu, et l'*évaporation* se fait. Arrivée à un certain période, on voit s'élever une quantité considérable de matière extractive, et la liqueur se troubler; ce sont des sels étrangers au nitre qui se cristallisent dans la liqueur bouillante, parce qu'ils exigent une plus grande quantité d'eau que celui-ci, pour être tenus en dissolution; ce sont ordinairement des sulfates calcaires et de potasse, et des muriates de soude (1). On enlève ces sels avec un panier d'osier, à mesure qu'ils se cristallisent, et on rapproche la liqueur restante jusqu'à siccité; c'est ce que l'on nomme salpêtre de la première cuite.

Cette première opération ne donne qu'un sel de nitre impur et mêlé de sels étrangers. On le fait dissoudre dans de l'eau, et on le clarifie avec du sang de bœuf. On enlève soigneusement toutes les fécules qui se présentent en forme d'écume, à la surface; alors on continue l'évaporation jusqu'à ce qu'un œuf, plongé dans la liqueur, la surnage. Dans cet état, on la coule à clair dans des cristallisatoires, où, par le réfroidissement, le nitre se cristallise. C'est le nitre de la seconde cuite. Il est encore taché et mêlé de sels qui lui sont étrangers. On procède à une nouvelle dissolution dans l'eau, à la clarification et à l'évaporation. On ajoute du salin ou de la potasse, pour perfec-

(1) J'ai été chargé par M. *Périac*, salpétrier de Paris, de déterminer, par l'analyse, les quantités des différens sels qui existoient dans sa lessive de platras et de cendre. J'y ai trouvé, sur une livre d'une masse saline obtenue par l'évaporation, six onces muriate de soude, deux onces sulfate de potasse calcaire, six onces de nitrate de potasse, et deux onces de nitrate calcaire.

tionner la combinaison de l'acide nitrique avec l'alcali qui lui est propre, et lorsque la liqueur est au point de cristallisation, on la coule dans les cristallisatoires. Les portions du nitre qui touchent le fond et les parois des cristallisatoires sont cristallisées irrégulièrement, et présentent une masse assez solide, que l'on nomme *le pied*. Le centre superieur offre des cristaux alongés et réguliers, que l'on nomme nitre en baguette. Il est recherché par les pharmaciens, et rejetté des ouvriers qui fabriquent la poudre à canon, et des artificiers, parce qu'il contient plus d'eau de cristallisation. Ce qui a refusé de cristalliser, est ce que l'on nomme *eau mère*. Ce sont des nitrates calcaires et de magnésie, dont on préparoit autrefois la magnésie calcaire.

Nous ne croyons pas devoir passer sous silence la formation des nitrières artificielles sur le produit desquelles on a beaucoup trop compté, et qui ont entraîné les entrepreneurs et les capitalistes dans de grands frais, sans leur offrir d'autre avantage que d'avoir flatté pendant quelque-tems leur folle ambition.

L'excellent mémoire de M. *Thouvenel*, qui a remporté le prix de l'académie sur la formation du nitre, (sujet proposé par cette compagnie savante, qui existoit sous l'ancien gouvernement), secondé par les belles observations de M. *Cavendish* ; nous a bien appris que la formation de l'acide nitrique étoit due à la combinaison du gaz azote, qui se dégage des matières animales en putréfaction, avec le gaz oxigène, et que cet acide une fois formé se combinoit avec la terre calcaire, avec laquelle il formoit du nitrate calcaire ; que pour avoir du vrai nitrate de potasse, il falloit le concours des débris des matières végétales pour fournir la potasse à cet acide. Mais cette connoissance, toute precieuse qu'elle fût et qu'elle sera dans tous les tems, exalta les têtes au-delà des limites que prescrit une sage réflexion ; on se persuada qu'on formeroit du nitre à volonté, et en très-grande quantité, et on ne fit pas attention que la formation du nitre exigeoit beaucoup de tems, et que le premier que l'on auroit retiré de la lessive des terres nitrifiées, ne seroit pas remplacé par une prompte nitrification nouvelle ; ensorte que l'établissement d'une nitrière artificielle qui exige un grand emplacement, beaucoup de constructions en maçonnerie, des frais d'entretiens et de soins qui doivent se renouveller continuellement, ne peut jamais fournir assez de produits pour couvrir les avances indispensables, calculées seulement d'après l'intérêt de la mise de fonds, et celui de la valeur productive estimée du terrain.

Je ne rapporterai pas tous les tours de passe-passe qu'on a

imaginés pour accréditer les nitrières artificielles, jusqu'à les arroser avec du nitre dissous dans l'eau, pour en imposer à la bonne-foi des gens honnêtes qui ne croyent pas que l'on puisse être fourbe en fait de science.

Si malgré les certitudes qu'il y a, que les nitrières artificielles ne sont pas d'un rapport réel, quelques personnes, curieuses de faire de nouveaux essais, vouloient en établir, voici le plan sur lequel elles pourroient se régler :

On établit un grand hangar couvert, dans un terrain spacieux et très aéré ; sous cet hangar, on construit des murs de six pieds (2 mètres) de haut sur un pied (325 millimètres) d'épaisseur. Ces murs sont construits avec des pierres réunies par un ciment préparé avec de la terre et des matières animales et végétales dans un commencement de putréfaction, tel que du fumier des excrémens d'animaux, des fientes de volailles, des débris de végétaux. On multiplie les murs, en ménageant assez d'espace pour la libre circulation de l'air. Tout autour de ces murs, à peu de distance, on fait des fosses, dans lesquelles on met de semblables matières putrescibles, que l'on arrose souvent avec des eaux marécageuses, on arrose de même les murs, et la putréfaction ne manque pas d'avoir lieu après un certain tems : alors on l'essaie en petit, en lessivant un peu de ces terres ; si on les trouve assez chargées de sel, on lessive toute la matière. Mais il est bon de remarquer que ce produit de la nitrière ne se renouvelle qu'après un très-long tems. Ce que l'on nomme aphronatrum ou nitre de houssage, c'est du véritable nitre que l'on trouve tout formé sur les vieilles murailles, et que l'on ramasse avec des houssoirs.

C'est assez mal à propos que l'on donne le nom de salpêtre à cette matière dont on forme les terrasses des jardins. ; cette masse terreuse n'est autre chose que les platras lessivés qui restent dans les tonneaux des salpêtreries, et c'est un véritable sulfate calcaire.

Ce que l'on nomme nitre des anciens, est un nitrate de potasse natif quo l'on trouve en cristaux blancs sur certaines terres désertes, proche de Pégu. On n'a besoin que de le purifier pour le rendre semblable au nitrate de potasse rafiné.

Le salpêtre de houssage ou *aphronitrum* est celui que l'on trouve attaché contre les murailles, et sur les rochers. Il prend le nom de salpêtre de houssage, parce qu'on le détache avec des houssoirs ou balais,

Salpêtre, *sal petræ*, sel de pierre.

NITRE DES ANCIENS. Nitrate de potasse natif que l'on trouve en cristaux blancs sur les terres désertes et stériles proche de Pégu. Il paroît que c'est le même sel que le nitre ordinaire, et qu'il n'a besoin que d'être purifié pour être aussi bon. Mais ce sel est de pure curiosité.

NITRE DE HOUSSAGE. Nitrate de potasse natif que l'on ramasse sur les vieux murs et sur les rochers. *Voyez* Nitrate de potasse.

NOIR DE CERF. C'est la corne de cerf brûlée dans des creusets couverts, jusqu'à ce que ces creusets soient rouges de feu. On a soin de pratiquer un petit trou au couvercle, afin de donner une issue aux fluides élastiques qui se dégagent pendant la combustion. Lorsque les vases sont refroidis, on trouve dans leur intérieur un charbon noir que l'on réduit en poudre impalpable, et qui porte le nom de noir de cerf.

Ce noir est plus ou moins velouté, selon que la corne de cerf étoit plus ou moins solide, ou qu'elle contenoit plus de gélatine animale. C'est du phosphate calcaire noirci par du carbone.

Nous observerons que le charbon de cerf qui reste dans la cornue après l'analyse de la corne de cet animal, au degré de feu supérieur à celui de l'eau bouillante, est bien aussi du noir de cerf, mais que ce dernier n'est pas d'un noir aussi velouté, par la raison que le produit huileux qui se forme dans l'intérieur des vaisseaux s'est dégagé et a passé dans le récipient, tandis que dans la combustion plus immédiate de cette corne, cette huile médiate se brûle à mesure qu'elle se forme, et qu'il ne se dégage par le trou du couvercle, que de l'eau, du gaz hydrogène et de l'acide carbonique.

Les phénomènes du premier degré de combustion, ou de la conversion des corps organisés, végétaux et animaux, dans les vaisseaux fermés, sont absolument les mêmes à l'égard des os, du liége, de l'ivoire.

Toutes ces espèces de noirs sont à l'usage de la peinture : quelques-uns d'eux sont utiles à la médecine.

Si l'on brûle les charbons animaux à l'air libre, on obtient pour résidu de la combustion absolue, une matière blanche qui est un véritable phosphate calcaire, et qui étoit connu des anciens sous le nom de *spode*.

Voyez d'ailleurs *charbon* et *spode* séparément.

NOIR D'ESPAGNE. C'est le liége, autrement l'écorce du liége brûlée dans les vaisseaux fermés, pour être convertie en charbon.

Le noir d'Espagne est en usage dans la peinture.

Si on en mêle en poudre fine avec de l'huile jusqu'à consistance de liniment, il en résulte un médicament très-propre pour guérir les hémorrhoïdes, étant appliqué extérieurement.

NOIR DE FUMEE. Le noir de fumée n'est pas précisément un charbon ; c'est une matière charboneuse unie à une portion d'huile médiate, qui se sont volatilisées l'une et l'autre sous forme de suie, dans les cheminées pratiquées exprès pour opérer la combustion des espèces de poix, de résine de pin, galipot, qui sont de rebut, et que l'on ne peut pas distribuer dans le commerce sous leur état respectif.

On met ces matières résineuses de rebut dans des marmites de fer, on place celles-ci sous des cheminées dont on a bouché l'issue avec des toiles, et on met le feu à la résine ; la fumée qui se dégage se condense en une suie noire très-légère, qui adhère à la toile. Quelquefois la voie de dégagement de la cheminée communique à un petit cabinet qui est terminé par un cône de toile, et c'est dans ce cône que la fumée vient se condenser. On ramasse cette suie, et on la garde dans des barils.

Ce noir de fumée, qu'on appelle aussi *noir à noircir*, contient beaucoup d'huile qui le rend plus inflammable qu'un charbon proprêment dit, et qui le rend parfaitement miscible aux huiles grasses et volatiles. On en fait du cirage pour noircir les souliers ; on s'en sert dans la peinture à l'huile et à la détrempe.

NOIR A NOIRCIR. C'est la même chose que ce que l'on connoît sous le nom de noir de fumée. *Voyez* ce mot.

NOIR D'IVOIRE. Le noir d'ivoire se prépare de la même manière que le noir de cerf ; mais il est plus estimé, parce qu'il est d'un noir velouté plus fin, plus doux, et plus brillant.

Le noir d'ivoire doit sa supériorité sur le noir de cerf, à la gélatine animale que contient en plus l'ivoire comparativement à la corne de cerf, à volume égal. Du reste le produit est le même, et on l'emploie à la peinture.

C'est avec le noir d'ivoire et le blanc et jaune d'œuf que l'on prépare le vernis noir luisant, pour noircir les bottes et les souliers.

Le noir d'ivoire brûlé à l'air libre jusqu'à la blancheur, donne ce que l'on connoît sous le nom de *spode d'ivoire*.

NOIR D'OS. Le noir d'os se prépare avec les os de bœufs et de moutons. Sa préparation et les phénomènes qui se passent dans la combustion des os, dans les vaisseaux fermés, sont les mêmes que pour le noir de cerf.

Le noir d'os est d'un noir moins velouté que les noirs d'ivoire et de cerf. Ses usages sont les mêmes.

NOISETTE. Fruit émulsif du noisetier. On en distingue de plusieurs sortes, savoir la noisette des bois et la noisette cultivée. Celle qui est d'usage en pharmacie est la noisette appelée aveline. *Voyez* Aveline.

NOISETTE PURGATIVE. Fruit du médicinier d'Espagne, espèce de ricin.

Voyez Aveline purgative.

NOIX ET NOYER. *Nux juglans, sive regia. Fructu maximo; fructu tenero et fragili putamine; fructu bifera; fructu serotino.* La noix est le fruit du noyer, arbre de la monoécie polyandrie de *Linneus*, et de la dix-neuvième classe (amentacées) de *Tournefort*.

On distingue plusieurs espèces de noyers qui varient entre elles par la nature du fruit qu'elles portent, et par la force et l'élévation de la tige que chacune d'elles produit.

Cet arbre, qui reçoit son nom du latin *nocere*, nuire, parce que l'odeur qu'il répand excite des douleurs de tête aux personnes qui se mettent à couvert sous son ombrage, est cependant utile dans toutes ses parties.

C'est un arbre grand et beau, qui s'élève fort haut, dont les rameaux s'étendent fort au large, et qui résiste à la rigueur des hivers les plus froids. Il en est qui portent des fruits dont la grosseur égale celle d'un œuf de poule, et dans lesquelles on peut enfermer une paire de gants. La coque de ces espèces de noix est épaisse et solide; la substance pulpeuse ou émulsive qu'elle contient dans son intérieur, n'est presque pas plus volumineuse que celle de l'espèce de noix à coque tendre, et que l'on destine à faire l'huile de noix. Il est des noyers qui portent des petites noix à coques très-dures, et qui contiennent une très-petite amande. Enfin il est des noyers tardifs, c'est-à-dire, dont les fruits ne mûrissent que dans l'arrière saison. Nous ferons connoître les divers usages que l'on fait du fruit du noyer, après avoir fait l'histoire des produits distincts ou partiels de cet arbre.

Ses feuilles sont grandes, larges, nerveuses, vertes, d'une odeur forte, d'une saveur astringente : ses chatons sont longs, pendans, de la forme et de la grosseur des chenilles, de couleur jaunâtre, et composés de pétales rangés par écailles le long d'un pédicule. Le dessous de ces pétales est couvert d'étamines sessiles si petites, qu'on a de la peine à les apercevoir.

Ses fruits naissent sur les mêmes pieds qui portent ses chatons, mais dans des endroits séparés : ce sont les noix connues de tout le monde.

Ces fruits parcourent divers états depuis leur naissance jusqu'à leur maturité.

Le premier état, celui où le fruit commence à se nouer, est ce que l'on nomme noix verte. Les rudimens de la semence ne sont pas encore développés; ce n'est encore qu'un tissu tendre, spongieux ; plein, où tout est confondu et ne fait qu'un seul corps ; le brou, l'enveloppe qui doit devenir ligneuse, la semence qui sera un jour émulsive, ces trois parties n'en font qu'une qui est molle, aqueuse, d'une saveur acerbe, légèrement amère. C'est dans cet état de fruit naissant qu'on le cueille pour en faire des noix confites au sucre, à l'eau-de-vie, et l'excellente liqueur appelée *brou de noix.*

L'acte de la végétation, en se prolongeant, grossit peu à peu le fruit, toutes ses parties se développent ; la semence ou partie pulpeuse prend de la consistance, se divise en ses quatre lobes, devient blanche et aqueuse ; ses zestes, la pellicule qui recouvre les lobes, acquièrent de la ténacité, mais n'y adhèrent que foiblement ; la boîte qui renferme l'amande offre un peu de résistance, et la partie verte qui recouvre le fruit dans son entier, est ferme, d'une odeur vireuse, d'une saveur astringente. Celle-ci jouit de toutes ses propriétés physiques ; elle porte le nom de *brou.* Dans cet état, la noix prend le nom de *cerneau*, et se mange en vert, avec du verjus et du sel. On la fend en deux, et on cerne chaque moitié pour en retirer la partie pulpeuse : c'est de là qu'on lui a donné le nom de *cerneau.*

Enfin le troisième état de ce fruit est celui où il est arrivé à sa maturité. Son amande est ferme, divisée en quatre parties séparées par une membrane coriacée que l'on nomme *zeste.* La première enveloppe se fendille, la seconde est ligneuse. C'est le moment d'abattre les noix. On les fait tomber à coups de gaules ; on les écale, et on les fait sécher dans des greniers, au soleil, et où l'air circule librement, sur des planches, et non sur des carreaux.

C'est avec les noix à coques tendres que l'on fait l'huile de noix (*Voyez* Huile de noix.) Celles à coques dures sont réservées pour l'usage de la table. Lorsque l'on veut les servir comme noix fraîchement cueillies, on les met tremper dans l'eau cinq à six heures auparavant. Quelquefois on expose les noix sèches à la vapeur du soufre, pour blanchir extérieurement leurs coquilles, mais ce moyen n'est point avantageux, et prouve qu'il n'a été pratiqué que pour cacher l'altération qu'a subie ce fruit par une dessication trop lente ou imparfaite.

On prépare en pharmacie, avec les chatons du noyer, les noix vertes, et les noix arrivées à leur maturité, trois eaux distillées, à trois époques différentes, pour faire ce que l'on appelle l'eau des trois noix.

Avec les noix naissantes on prépare les noix confites, les noix à l'eau-de-vie, la liqueur dite brou de noix.

Les cerneaux sont servis au dessert. Ils se noircissent facilement à l'air ; mais on les conserve blancs dans une eau légèrement aluminée.

La partie verte de la noix, appelée *brou*, est astringente, précipite en noir la dissolution du sulfate de fer, et peut servir à faire de l'encre. On en fait un extrait qui est astringent. Si on fait sécher ce brou, et qu'on le réduise en poudre, cette poudre disséminée sur la tête, en détruit la vermine.

Avec les noix sèches à coques tendres, on prépare l'huile de noix. On les sert ainsi que les autres espèces, sur les tables pour les desserts.

La seconde écorce du noyer, séchée et réduite en poudre, arrête les vomissemens, à la dose de vingt-quatre à soixante-douze grains (1 grammes à 4 grammes).

Les feuilles et les chatons du noyer sont astringens, pris en décoction.

Le bois de noyer sert à faire des meubles d'appartemens.

Les racines noueuses du noyer servent à faire des ceintres de boiserie.

Le suc de cette racine appaise les douleurs de la goutte, étant appliqué sur la partie souffrante.

NOIX D'ACAJOU, ou ANACARDE ANTARCTIQUE. Fruit de l'arbre appelé acajou, lequel croît dans les Indes occidentales.

Ce fruit a la forme d'un rein de mouton : il est bon à manger. *Voyez* Acajou.

NOIX DE BEN. C'est le fruit d'un arbre appelé *ben*, qui croît dans l'Afrique et les Indes orientales : il est gros comme une noisette, oblong, triangulaire.

On prépare avec ce fruit, l'huile dite de *ben*.

Voyez Ben et l'huile de *ben*.

NOIX DE COCCOS. Fruit d'une espèce de palmier des Indes. *Voyez* Coccos des Indes.

NOIX DE COURBARIL. Fruit d'un arbre légumineux qui croît dans l'Amérique méridionale. *Voyez* Courbaril.

NOIX DE CYPRÈS. Fruit d'un arbre de la monoécie monadelphie de *Linneus*, et de la dix-neuvième classe de *Tournefort*.

Ce fruit est d'usage en pharmacie. *Voyez* Cyprès.

NOIX DE GALLE. Excrétion opérée sur les feuilles du chêne, par la piqûre d'un insecte appelé *cynips*, qui a une forme et une grosseur à peu près égales à celle d'une noix, d'où on lui a donné le nom de noix de galle.

Voyez Galle de chêne.

NOIX DE GÉROFLES. Fruit de l'arbre nommé *ravendsara*, lequel croît dans l'île de Saint-Laurent. Ce fruit est gros comme une noix de galle, rond, léger, d'une couleur obscure, ayant l'odeur et la saveur du gérofle, mais plus foible : c'est la raison pour laquelle on lui a donné le nom de noix de gérofles : il est aussi connu sous celui de noix de Madagascar, parce qu'il nous est apporté de ce pays.

Ce fruit est céphalique, stomachique et carminatif.

NOIX IGASUR DES PHILIPPINES. Surnom que l'on a donné à la fève de Saint-Ignace, parce que ce fruit a la forme d'une noix, et qu'il nous est apporté des îles Philippines.

Voyez Fève de Saint-Ignace.

NOIX DE MADAGASCAR. Surnom donné au fruit du ravendsara, parce qu'il nous est apporté de Madagascar.

Voyez Noix de gérofles.

NOIX MUSCADE. Fruit du muscadier, en latin, *myristica aromatica*. On lui a donné ce nom à cause de sa forme qui ressemble à celle d'une noix. *Voyez* Muscade.

NOIX DE PISTACHE. Fruit du pistachier, espèce de térébinthe. *Voyez* Pistache.

NOIX VOMIQUE. *Strychnos, nux vomica; nux vomica officinalis*. Ce fruit, d'après *Linneus*, appartient à une plante de la pentandrie monogynie. La tige de cette plante est foible, ses feuilles sont de forme ovale, à cinq nervures.

Le fruit est une petite amande plate, de la forme d'un bouton, d'une substance dure comme de la corne, de couleur grise, un peu lanugineuse, remarquable par une espèce de nombril qui est au centre.

La plante sur laquelle naît ce fruit, croît aux Indes orientales, d'où on nous l'envoie. Sa saveur est très-amère, son odeur vireuse.

On s'en sert dans les fièvres intermittentes, dans la dysenterie, la cardialgie, et contre le tœnia.

La noix vomique est émétique, emménagogue et anthelmintique, à la dose de cinq grains, jusqu'à quinze (265 milligram. jusqu'à 750), et de vingt-quatre (1 gram. 342 milligram.) dans le tœnia.

C'est un poison pour les quadrupèdes, les oiseaux, les souris et les rats.

NOMBRIL DE VÉNUS. *Cotyledon. Umbilicus veneris*. Plante de la décandrie pentagynie de *Linneus*, et de la première classe de *Tournefort*.

Cette plante pousse de sa racine des feuilles rondes, grasses, pleines de suc, tendres, creusées en bassin, d'une saveur muqueuse fade : ces feuilles sont portées par de longs pétioles. Il s'élève d'entre elles une tige à la hauteur d'un demi-pied (163 millimètres), qui se divise en plusieurs rameaux, lesquels sont revêtus de petites fleurs formées en cloches, de couleur blanche ou tirant sur le purpurin, et découpées en plusieurs pointes. Le pistil de la fleur devient un fruit membraneux, qui renferme des semences menues. Sa racine est tubéreuse, charnue, accompagnée de fibres qui sont les véritables organes suçoirs.

Cette plante conserve ses feuilles pendant l'hiver : elle croît dans les lieux pierreux et chauds, contre les murailles et près des vieux édifices Elle est raffraîchissante, détersive et résolutive : on s'en sert dans les maladies inflammatoires, en boisson, en lavement et en cataplasme.

NOPAL. Plante de l'icosandrie monogynie de *Linneus*, et de la sixième classe de *Tournefort*.

C'est sur cette plante que l'on cultive la cochenille.

Voyez Figuier d'Inde.

NOSTOC, TREMELLE, USNÉE-PLANTE, ou BYSSUS. *Nostoc paracelsi. Tremella terrestris sinuosa pinguis et fugax. Byssus gelatinosa fugax terrestris. Usnea plantarum.* Espèce de lichen de la cryptogamie des algues de *Linneus*.

Ce lichen est membraneux, doux au toucher, représente comme des espèces de filamens très-minces, de couleur de rouille lorsqu'il est sec, et de couleur verte-pâle lorsqu'il est mouillé. Il s'étend beaucoup le long des chemins et dans les prés ; on le trouve principalement entre l'équinoxe du printems et celle de l'automne ; parce que ce sont les deux saisons pluvieuses de l'année. Quelques botanistes lui donnent le nom d'usnée-plante.

Ce lichen paroît sur terre lorsque le tems est humide, et disparoît lorsqu'il est sec, ensorte qu'on le regardoit comme une plante éphémère.

Le nostoc contient beaucoup de mucilage. Si on le fait bouillir dans l'eau, il fournit un mucilage assez abondant pour donner à l'eau une consistance gélatineuse.

On en prépare une gelée à l'instar de celle du lichen d'Islande.

Cette substance végétale est émolliente, propre pour la toux, les maladies de poitrine.

C'est une espèce de Byssus.

NOUASSE. Nom synonyme de la muscade sauvage.

Voyez Muscade sauvage.

NOYER. (*Pl.* XVII, *fig.* 104). Gros et grand arbre dont toutes les parties sont utiles, tant aux arts qu'à la médecine.

Cet arbre appartient à la monoécie polyandrie de *Linneus*, et à la dix-neuvième classe (amentacées) de *Tournefort*. Ses fleurs sont des chatons, et son fruit, qui est la noix, vient sur le même pied, mais en des endroits séparés de la fleur.

Voyez Noix, pour plus ample instruction.

NUMMULAIRE. Plante ainsi nommée de la forme de sa feuille, qui représente une pièce de monnoie.

Voyez Herbe à cent maux.

NYMPHE. On donne le nom de *nymphe* au premier degré de métamorphose que subissent les insectes destinés par la nature à devenir ailés.

La nymphe tient le milieu entre l'état de *larve* et celui d'insecte parfait : quelquefois on exprime le même degré de métamorphose des insectes, par les noms de *chrysalide*, *fève*, ou *coque*.

Le nom de chrysalide s'applique ordinairement aux insectes dont ce premier genre offre à l'œil des couleurs comme dorées. La famille des lépidoptères en fournit les exemples : les noms de *fève* et *coque* sont dérivés de leur forme.

Nous observerons que c'est parmi les nymphes proprement dites, que l'on rencontre les insectes qui, sous cette forme intermédiaire, conservent les facultés du mouvement et de la nutrition, tandis que les chrysalides, fèves et coques semblent être privés de toute espèce de fonctions animales.

O

OBIER, ou SUREAU AQUATIQUE. *Opulus viburnum foliis lobatis, petiolis glandulosis. Sambucus aquatica flore simplici.* Arbrisseau de la pentandrie trigynie de *Linneus*, et de la vingtième classe (monopétales) de *Tournefort*.

Les rameaux de cet arbrisseau sont semblables à ceux du sureau. Ils sont noués par intervalles, couverts d'une écorce cendrée, remplis de moëlle blanche : ses feuilles sont larges, anguleuses, ayant de la ressemblance à celles de la vigne. Ses fleurs sont de deux sortes, un peu odorantes, et disposées en ombelles. Celles de la circonférence sont plus grandes que les autres, et d'une belle couleur blanche. Elles sont monopétales, découpées en cinq parties. Les secondes fleurs occupent le milieu et le centre de l'ombelle, elles sont plus petites, figurées en godet, découpées comme les précédentes : elles renferment cinq étamines et trois pistiles. Le calice devient une baye un peu plus grosse que celle du sureau ; cette baye est molle, et rougit en mûrissant ; sa saveur n'est point agréable ; elle renferme une semence aplatie, dure, échancrée, en cœur.

Cet arbrisseau croît dans les marais.

La semence de l'obier est purgative. La seconde écorce de sa tige est apéritive.

On en fait très-peu d'usage en médecine.

OBLIQUANGLE. Terme de cristallographie. Il s'applique aux cristaux composés de deux prismes qui se croisent sous un angle de 60 degrés.

M. *Haüy* a ainsi désigné la cristallisation de la staurotide.

OCHRES. On donne généralement le nom d'*ochres* aux substances métalliques oxidées, et unies à une terre argilleuse. Quelquefois les ochres sont mêlés de sable, et d'autres espèces de terres.

OCHRE DE CUIVRE. Espèce de terre argilleuse mêlée d'oxide et de carbonate de cuivre, qui lui donnent une couleur verte.

Il y en a que l'on nomme terre de montagne, terre verte, terre de Véronne, ou ochre verte. La terre ou cendre bleue des montagnes, est aussi un ochre de cuivre.

On s'en sert dans la grosse peinture.

OCHRE DE FER. Terre argilleuse mêlée d'oxide de fer, en plus ou moins grande quantité.

On les distingue en ochres jaune, rouge, ou rouge de montagne, en ochre brune, et ochre de rue ou des peintres.

L'ochre jaune fait la base des autres espèces d'ochres plus hautes en couleur. Autrefois les Anglois venoient chercher en France l'ochre jaune qu'ils convertissoient en ochres rouge, brune, et en ochre de rue ou des peintres, ils nous revendoient fort cher, ce qu'ils avoient acheté à un très-bas prix. Mais à présent on fabrique en France, ces espèces d'ochres.

La première opération consiste à préparer l'ochre jaune par la trituration dans l'eau, et la tamisation, pour la purger du sable qui lui est uni : ensuite on la broie sur un porphyre, si l'on veut la faire servir à la peinture en jaune.

Lorsqu'on veut la convertir en ochre rouge, on la soumet avant de la porphyriser, à l'action du calorique, lequel augmente l'intensité d'oxidation du fer, et en conséquence sa couleur devient rouge, brune et d'un brun foncé, successivement. Alors on broie ces diverses nuances d'ochres, et on les fait servir à la peinture.

Lorsqu'on veut avoir un rouge plus vif, on y ajoute un peu de cinabre.

On trouve beaucoup d'ochre jaune, et quelquefois de rouge, dans l'intérieur de la France, mais particulièrement dans la ci-devant Bourgogne.

OCHRE DE ZINC. C'est une argille dure de différentes couleurs, unis principalement à de l'oxide de zinc.

Cette espèce d'ochre se trouve dans les mines de plomb, surtout celle de Pompéan, en Bretagne, et dans les mines de cuivre de Saint-Bel, dans le Lyonnais.

OCTAÈDRE. Cristal à huit faces égales. Terme de cristallographie qu'il importe de connoître lorsqu'on veut étudier la minéralogie avec fruit.

On peut considérer l'octaèdre comme une forme secondaire, dont le cube est la primitive. En effet, si l'on abat également les angles d'un cube, on en forme un octaèdre.

ŒIL DE BŒUF. *Buphtalmum vulgare. Buphtalmum tanaceti minoris foliis. Chrisantemum verum cotulo lutea, sive tertia.* Plante de la syngénésie polygamie superflue de *Linneus*, et de la quatorzième classe (radiées) de *Tournefort.*

Cette plante pousse des tiges qui s'élèvent à la hauteur de deux pieds (649 millim.) : elles sont grêles, garnies d'un duvet blanchâtre ; ses feuilles sont découpées profondément en deux jusqu'au pétiole qui les porte ; elles sont velues, dentelées aux bords, semblables à celles de la petite tanaisie, ses fleurs naissent aux sommités des branches ; elles sont radiées comme celles de la camomille, mais plus grandes, de couleur jaune ; ses semences sont menues, anguleuses ; sa racine est dure, ligneuse.

Cette plante croît dans les champs, sur le bord des chemins. Elle est détersive et vulnéraire.

Buphtalmum, de *bos oculus*, parce qu'on croit trouver quelque ressemblance entre la fleur et l'œil de bœuf.

ŒIL DE CHAT, ou POIS NUD. *Bonduc vulgare, majus, polyphyllum. Guilandina aculeata, pinnis ovatis, foliolis aculeis solitariis.* Fruit de l'Amérique appelé par les Indiens, *pois nud*, et par le Portugais, *œil de chat.*

Ce fruit appartient à une plante-arbre de la décandrie monogynie de *Linneus*. Il est gros comme une aveline, presque orbiculaire, un peu aplati, dur comme de la corne, lisse, luisant, de couleur cendrée. Il naît dans une gousse grosse comme le pouce, rougeâtre, entourée d'épines assez longues et piquantes, lisse en dedans ; chaque gousse contient deux de ces fruits, et chaque fruit renferme une amande grosse comme une noisette, blanchâtre, émulsive, d'une saveur qui n'est point agréable. Cette amande, en se séchant dans la gousse, forme un vide qui lui fait faire la sonnette en l'agitant. La gousse est soutenue par un pédicule rougeâtre, gros à peu près comme une plume à écrire. L'arbre qui produit ce fruit, est fort commun dans les Indes.

Les Indiens font cuire son fruit vert et en mangent. Ils est astringent.

ŒIL DE CHAT. *Oculus cati.* Minéral luisant, transparent, de diverses couleurs, ressemblant à l'opal, formé de couches semi-sphériques, qui présentent l'aspect d'une prunelle de chat, d'où lui est venu le nom d'*œil de chat.*

On avait regardé cette pierre comme une variété du feld-spath; mais M. *Klaproth* en a fait l'analyse, et à reconnu qu'elle est presque entièrement composée de silice.

On en a fait des ouvrages de jouaillerie.

ŒIL DU MONDE. Nom donné au quartz résinite hydrophane. Cette substance terreuse est blanche, quelquefois jaunâtre ou rougeâtre : elle est légèrement transparente, et elle adhère fortement à la langue.

ŒIL DE PERDRIX. On nomme ainsi des morceaux de laves qui contiennent des amphigènes, c'est-à-dire qui sont de deux origines, lesquels sont altérés, devenus blancs et friables.

ŒIL DE POISSON. Feld-spath couleur gris de perle.

Voyez d'ailleurs feld-spath.

ŒILLET. *Caryophyllus hortensis. Tunica quibusdam. Caryophyllus maximus ruber et variegatus.* Plante de la décandrie digynie de *Linneus*, et de la huitième classe (caryophyllées) de *Tournefort.*

Cette plante pousse de sa racine, des feuilles longues, étroites, dures, épaisses, vertes : il s'élève de leur milieu beaucoup de tiges de hauteur différente, rondes, dures, unies, portant à leurs sommités des fleurs à plusieurs pétales, belles, disposées en rond, larges par le haut, étroites en bas; elles sont soutenues par un calice cylindrique, membraneux. Ce calice devient un fruit cylindrique rempli de semences plates et comme feuillées.

Les œillets sont de plusieurs couleurs et d'une odeur agréable de gérofle. On les cultive dans les jardins dont ils font l'ornement : la culture contribue pour beaucoup à rendre ces fleurs plus belles, à varier, à enrichir leurs couleurs. L'œillet se multiplie par la marcote.

Les œillets rouges à fleurs simples, sont ceux que l'on préfère pour l'usage de la médecine.

On conserve les œillets rouges, par la dessication. On en fait un sirop, une conserve, une eau distillée; on fait entrer les fleurs d'œillets rouges dans la composition de l'alcool général et de l'alcool prophylactique.

On doit monder les pétales de cette fleur, de leurs onglets, pour en faire usage.

ŒILLET FRANGÉ. *Diosanthos. Caryophyllus flore tenuissime dissecto.* Espèce d'œillet sauvage, dont les fleurs sont petites, et découpées menus comme de la frange ou de la plume: leur couleur est blanche ou incarnate.

On cultive cette espèce, à fleurs doubles, dans les jardins, à cause de la beauté de sa fleur.

Les fleurs d'œillet frangé sont comme les précédentes, cordiales, stimulantes, et pectorales.

ŒNANTHE ou FILIPENDULE AQUATIQUE. *Œnanthe, sive filipendula monspessulana apii folio. Œnanthe apii folio major.*

Plante de la pentandrie digynie de *Linneus*, et de la septième classe (ombellifères) de *Tournefort.*

Les feuilles radicales de cette plante ressemblent à celles du persil, mais plus épaisses, bipinnées, larges; les folioles sont en forme de coins, incisées, divisées: les feuilles caulinaires sont moins composées, à peine dentelées; les folioles sont linéaires, en forme de gouttières et très-longues: ses fleurs sont disposées en ombelles inégaux, composées chacune de cinq pétales blancs: ses semences sont unies deux à deux, canelées sur le dos, garnies à leur extrémité supérieure de plusieurs pointes: ses racines sont des navets noirs en dehors, blancs en dedans, garnis de fibres longues. La saveur de ces navets est douce, agréable, semblable à celle du panais.

Cette plante croît dans les lieux marécageux. On se sert principalement de sa racine en médecine. Elle est détersive, apéritive, carminative.

Nota. Il y a une autre espèce d'œnanthe à feuilles de cerfeuil, et ayant la forme de la ciguë, dont le suc est de couleur de safran, et vireux, qui est un poison dangereux.

ŒSIPE ou SUINT. Sorte de graisse de consistance moyenne, de couleur grise brune, d'une odeur fade et désagréable, que l'on tire de la laine grasse en suint.

Après avoir lavé la laine qui naît à la gorge et entre les cuisses des moutons et des brebis, on la fait bouillir pour pouvoir être employée dans les manufactures. On ramasse sur la décoction refroidie la graisse qui est figée, on la fait fondre de nouveau pour la purifier, et on la conserve pour l'usage.

On l'emploie pour graisser les roues des voitures. Les gens de la campagne s'en servent pour préparer leurs alimens.

ŒTITE ou PIERRE D'AIGLE. On donne aussi à ce minéral le nom d'*œtite*. C'est une mine de fer limoneuse très-pauvre en métal, qui s'y trouve à l'état d'oxide. *Voyez* Pierre d'aigle.

ŒUFS. Les œufs sont les parties des oiseaux femelles, qui, lorsqu'elles ont été fécondées, contiennent les organes propres à la reproduction de l'espèce. Chaque famille d'oiseaux produit des œufs qui ont une forme, un volume, une couleur qui lui est propre. Il y en a de petits, d'une grosseur moyenne, de gros et de très-gros: ceux de l'autruche sont les plus gros. Les œufs destinés à l'usage de nos tables sont ceux de la poule et de la canne. Les œufs de canne sont un peu plus gros, leur jaune est un peu plus foncé en couleur, et ils sont un peu moins délicats à manger. Les œufs de poule diffèrent aussi en grosseur; souvent la différence ne tient qu'à l'âge de la poule. Lorsqu'elles ne font que commencer à pondre, elles produisent des œufs plus petits. On a remarqué que ce ne sont pas les plus gros œufs qui donnent naissance aux plus belles poules: celles du Mans, du ci-devant pays de Caux, qui sont si belles, naissent d'œufs qui sont très-petits. Les fermiers des campagnes ont fait des observations relatives à la forme des œufs, qui sont devenues très-recommandables, puisqu'elles ont appris à avoir des poulettes ou des poulets à volonté. Tous les œufs qui sont de forme ronde alongée donnent des mâles, tandis que ceux qui sont plus arrondis donnent des femelles.

La reproduction des oiseaux s'opère par l'incubation des œufs. Le vœu de la nature qui tend à se reproduire, est plus ou moins ardent dans les espèces. On admire surtout la patience et l'attention soigneuse des mâles et des femelles de certains oiseaux, qui s'entr'aident pour couver et faire éclore leurs petits. La température convenable pour faire éclore un œuf, est de trente degrés. La coquille s'amincit peu à peu à la faveur du calorique et de la transpiration de l'animal; qui, humectant la coquille, dissout la substance calcaire, et met à nu la pellicule qui enveloppe les autres parties de l'œuf. Lorsque l'animal est devenu assez fort, il fait peu à peu une ouverture à la coquille avec son bec, et dès qu'il s'est fait un premier jour, il a bientôt achevé de se délivrer de sa prison. La poule est dix-huit à vingt jours à couver ses œufs pour les faire éclore.

On peut faire éclore un œuf en le tenant sous l'aisselle; mais on ne réussit que très-imparfaitement à faire éclore des œufs au moyen des étuves imaginées dans cette intention. Sur cinquante œufs que nous avons soumis à cette expérience, nous n'avons eu que deux œufs qui soient venus à bien.

On peut conserver les œufs long-tems frais, en les couvrant d'une couche d'huile ou d'un vernis gélatineux, et en les maintenant dans une température d'un ou deux degrés au dessus du zéro (1). C'est dans les mois d'octobre et de novembre que l'on ramasse les œufs pour les provisions d'hiver. Il faut les tenir sur des tablettes ou chassis de toile de crin, dans un lieu frais où l'air circule librement, et non posé sur la paille ou sur la cendre, comme on en a adopté mal à propos l'usage.

On compte six parties dans l'œuf; savoir, la coquille, la pellicule, le blanc, le jaune, les ligamens, et la cicatricule. Chacune de ces parties offre ses points d'utilité.

La coquille contient une matière gélatineuse et du phosphate calcaire. On en prépare une poudre sur le porphyre, après l'avoir bien lavée et séchée. On la calcine à blancheur, et on la porphyrise ensuite : c'est ce que l'on nomme coquille d'œuf calcinée. On l'emploie comme terre absorbante. La coquille d'œuf dissoute dans le vinaigre, et précipitée par un alcali, a toutes les propriétés du magistère de perles.

La pellicule est un tissu de matière fibreuse qui contient de la gélatine et de l'albumine ; elle guérit les coupures et les écorchures récentes.

Le blanc de l'œuf est de la nature du sérum du sang ; il contient de la gélatine, de l'albumine et du carbonate de soude. Si on fouette un blanc d'œuf avec de l'eau, l'albumine, qui est indissoluble, s'interpose d'air et d'eau, prend une forme de mousse; l'eau dissout une portion de la gélatine et le carbonate de soude. Si l'on filtre cette dissolution, l'albumine reste sur le filtre.

La chaleur coagule le blanc d'œuf, et cette propriété qu'il a de se rapprocher dans ses parties, le rend très-propre à la clarification des sirops. C'est à cette même propriété qu'est due le blanc matte qu'acquièrent les pâtes de guimauve et de réglisse blanches, et leur consistance qui se durcit avec le tems, au lieu de s'amollir, ce qui arriveroit infailliblement, si cet albumen ne protégeoit pas la gomme qui fait la base de ces pâtes, contre l'humidité de l'air.

Le blanc d'œuf étendu en couche très-mince sur un corps uni, se dessèche et fait fonction de vernis transparent. C'est avec le blanc d'œuf durcit dans l'eau, que l'on prépare cette

(1) M. *Parmentier* a remarqué que les œufs qui n'avoient pas été fécondés se conservoient plus long-tems sans être altérés.

liqueur dénommée improprement *huile de myrrhe*, et qui n'est autre chose qu'un savon liquide de myrrhe. Enfin, le blanc d'œuf mêlé avec de la chaux éteinte à l'air, et appliqué sur de la toile, forme un lut dont on se sert avantageusement pour luter les vaisseaux dans des opérations de chimie. Je ne parlerai pas des propriétés chimiques du blanc d'œuf, qui sont très-bien décrites dans les ouvrages de chimie.

Le jaune d'œuf est composé d'une très-grande partie d'albumine, d'une certaine quantité d'huile douce, et d'une petite portion de corps muqueux qui unit ces deux principes et les rend miscibles à l'eau. Le jaune d'œuf ainsi divisé et étendu dans l'eau, est une émulsion animale que l'on connoît sous le nom de *lait-de-poule*.

On a cherché à établir une sorte d'analogie entre le jaune d'œuf et les semences de certains végétaux, parce que l'un et les autres contenoient une huile de même nature. Mais si l'huile du jaune d'œuf est d'une nature semblable à celle des semences émulsives, il s'en faut bien qu'elles se rencontrent les unes et les autres engagées dans les mêmes principes : l'émulsion végétale abandonnée à la fermentation, ne fournit point d'ammoniaque, tandis que le lait-de-poule en fournit. Il n'y a donc tout au plus de l'analogie que dans les huiles, et non dans les matrices qui les fournissent. En effet, le jaune d'œuf contient une assez grande quantité d'albumine qui enchaîne son huile, de manière qu'on ne peut obtenir celle-ci, que lorsque, par un moyen quelconque, on est parvenu à la dégager de ce lien qui entrave sa séparation. Le procédé connu pour tirer l'huile du jaune d'œuf, consiste à soumettre le jaune d'œuf durci dans l'eau bouillante, à une légere torréfaction qui détruise la ténacité des parties de l'albumine, et mette l'huile à nu; mais ce procédé est manifestement préjudiciable aux propriétés de l'huile qui se trouve nécessairement colorée par le carbone qu'elle a dissout, et avoir acquis une qualité âcre, qui l'éloigne du caractère des huiles douces. J'ai pensé qu'il seroit plus avantageux de préparer l'huile d'œuf sans feu ; et mon procédé extrêmement simple est fondé sur la propriété qu'a l'albumine de se coaguler et de se précipiter lorsqu'on le met en contact avec l'alcool. Après avoir délayé un jaune d'œuf dans l'eau, je verse sur cette émulsion, de l'alcool qui précipite l'albumine, et l'huile qui se trouve dégagée, et sur laquelle l'alcool n'a point d'action, vient surnager le mélange ; on la lave dans de l'eau claire, et on la conserve pour l'usage. Elle est blanche, c'est-à-dire incolore, fluide, et d'une saveur douce, propre pour guérir les crevasses du sein, pour adoucir la peau, etc.

Le jaune d'œuf durcit dans l'eau bouillante ; mais sa consistance est moindre que celle du blanc d'œuf, parce qu'il contient de l'huile qui lui donne un peu de mollesse. On en fait des crêmes avec du lait, ou à l'eau, édulcorées avec le sucre, aromatisées, qui sont un manger très-délicat.

Le jaune d'œuf récent est d'un grand usage en pharmacie ; il sert à préparer l'espèce de looch, appelé *looch jaune* ; il sert d'intermède pour rendre miscible à l'eau les résines liquides ou sèches, *le camphre* et les corps huileux.

ŒUFS DE MORUES. On est dans l'usage de saler les œufs de morues, pour en faire un objet d'aliment et de commerce.

Les œufs de morues salés se préparent dans la Bretagne.

ŒUFS DE MUGE SALÉS. C'est la boutarque des Provençeaux. *Voyez* Boutarque.

ŒUFS DE OSSAR. C'est le fruit de l'apocyn, plante que les Egyptiens nomment *ossar*. Ce fruit est en effet oblong, et de la grosseur d'un œuf. *Voyez* Apocyn.

ŒUFS DE TORTUES SALÉS. C'est particulièrement dans les îles françoises, hollandoises, angloises, et celles de l'Amérique, que l'on s'occupe de la salaison des œufs de tortues. On en fait un objet d'aliment.

ŒUF DE PAON. C'est l'œuf de l'oiseau de ce nom. On assure que l'œuf de paon est propre pour la goutte sciatique, pour les rhumatismes, étant appliqué extérieurement.

OIE, ou OYE. *Anser.* L'oie est un oiseau palmipède, serrirostre, c'est-à-dire dont le bec est large et dentelé. On en distingue de deux sortes, l'une domestique, et l'autre sauvage. L'oie domestique n'est qu'une variété.

Ce palmipède est un peu moins gros que le cygne ; son plumage est d'un blanc cendré. Quoiqu'il vive partout, on ne l'élève bien que dans le voisinage des étangs et des rivières : il vit long-tems, et dort d'un sommeil très-léger. Il est naturellement le gardien des maisons, par la raison que dès qu'il entend le plus petit bruit, il agite ses ailes, et fait des cris à se faire entendre de loin. On assure que les oies furent jadis les gardiens du Capitole, à Rome, et que par leurs cris, elles empêchèrent qu'il fût surpris par les Gaulois. Ce qu'il y a de certain, c'est que cet oiseau est disciplinable.

Le mâle de l'oie s'appelle *jars* ; la femelle fait trois pontes par an, et chaque ponte est de dix à douze œufs.

Sa chair est succulente, mais lourde, et de difficile digestion. On parvient, par différens moyens, à faire acquérir un volume considérable à son foie ; c'est un mets délicat. *Voyez Chair musculaire, en ce qui concerne la manière d'engraisser la volaille.*

La graisse d'oie sert à la médecine, et dans les cuisines.

On fait des appeaux pour la chasse, avec ses os.

Les grosses plumes des ailes sont apprêtées pour écrire. Son duvet sert à faire des couchettes. On connoît qu'une oie est bonne à manger lorsqu'elle a les pattes noires.

OIGNON ou OGNON. *Cepa vulgaris alba et rubra.* Plante de l'hexandrie monogynie de *Linneus*, et de la neuvième classe (liliacées) de *Tournefort.*

Les feuilles de cette plante s'élèvent immédiatement de la racine; elles sont longues d'un pied (325 millimètres), étroites, fistuleuses, âcre au goût. Il s'élève de leur milieu une tige nue, droite, ronde, haute de trois pieds (1 mètre), creuse, grosse vers le bas, portant à sa sommité, une grosse tête qui soutient un bouquet de fleurs, composées chacune de six pétales blancs ou purpurins, disposés en lys. Ses fruits sont triangulaires, divisés chacun en trois loges remplies de semences presque rondes, noirâtres. Sa racine est une bulbe qui varie en grosseur, en forme, en couleur : elle est composée de tuniques rouges ou blanches, adhérentes, les unes aux autres, d'une odeur piquante qui irrite les yeux et excite les larmes, d'une saveur âcre, piquante. C'est l'espèce d'oignon dont on fait usage dans les cuisines : ce corps charnu ou bulbeux est garni en dessous, d'un chevelu fibreux, qui est la racine proprement dite. La bulbe est le corps de réserve qui contient les sucs propres destinés à développer et alimenter les autres parties de la plante.

On cultive l'oignon dans les jardins potagers. L'oignon blanc est plus petit et moins âcre que le rouge. On en fait un grand usage dans les cuisines.

On fait avec l'oignon cuit dans l'eau, un sirop qui est antiscorbutique, et propre pour l'asthme.

OIGNON COLCHIQUE. C'est la racine d'une plante de l'hexandrie monogynie de *Linneus*, et de la neuvième classe de *Tournefort*. *Voyez* Colchique.

OIGNON MUSQUÉ. *Muscari. Hyacinthus muscari. Hyacinthus racemosus moschatus.* Plante de l'hexandrie monogynie de *Linneus.*

Cette plante pousse de sa racine cinq à six feuilles, qui se répandent sur terre : elles sont longues de plus d'un demi-pied (163 millim.), étroites, canelées, épaisses, remplies de suc. Il s'élève d'entre elles une tige plus longue que la main, assez grosse, ronde, nue, garnie depuis presque sa moitié jusqu'en haut, de fleurs formées en grelot, dont le lymbe est découpé à six pans, de couleur qui passe successivement du vert au bleuâtre, au noirâtre, au pâle, au jaunâtre, et qui en se détériorant devient noirâtre. Leur odeur est aromatique : elle approche de celle du musc. Sa racine est une grosse bulbe composée de plusieurs tuniques blanchâtres, d'une saveur amère, garnie en dessous de quelques fibres longues et grosses.

Cette plante originaire de l'Asie, au delà du Bosphore, a été apporté en Europe en 1554, où on la cultive dans les jardins des fleuristes.

L'oignon musqué est vomitif, étant pris intérieurement : il est résolutif, appliqué extérieurement.

OIGNON DE SCILLE, ou SQUILLE. *Cepa scillæ. Scilla vulgaris radice rubrâ ornithogalum maritimum. Scilla radice albâ.* L'oignon de scille appartient à une plante de l'hexandrie monogynie de *Linneus*, et à la neuvième classe (liliacées) de *Tournefort*.

Cette plante est de deux sortes, l'une à oignon rouge, et l'autre à oignon blanc.

La première pousse des feuilles longues de plus d'un pied (325 millim.), larges presque comme la main, charnues, fort vertes, remplies d'un suc visqueux : il s'élève de leur milieu une tige qui croît à la hauteur d'environ un pied et demi (488 millim.), droite, portant à sa sommité des fleurs à six pétales blancs disposés en lys. Ses fruits sont presque ronds, divisés en trois loges remplies de semences noires.

La seconde sorte diffère de la précédente, en ce que ses feuilles sont moins grandes, sa racine bulbeuse moins grosse et blanche : elle est aussi moins commune.

Les oignons ne sont pas précisément des racines, quoiqu'on en ait fait un genre particulier ; ils contiennent seulement les rudimens propres au développement de la plante. L'oignon de scille est une bulbe, composée de tuniques, lames ou squammes appliquées les unes contre les autres. On en distingue deux espèces, l'une rouge et l'autre blanche. La première est la plus grosse ; elle offre à peu près le volume de la tête d'un enfant ; l'oignon de scille blanc est moins gros.

La plante qui fournit cette oignon, croît proche de la mer, en Espagne, en Portugal et en Sicile. La plupart de ceux que nous voyons dans le commerce, nous viennent des environs de Quillebœuf, dans la ci-devant Normandie ; on nous les apporte nouvellement arrachés de terre. Ils contiennent un suc résineux extrêmement âcre et brûlant. Les pharmaciens font sécher les squammes détachées de cet oignon, pour s'en servir dans leur art. La dessiccation de cet oignon exige certaines précautions qu'il importe de connoitre.

L'épiderme des squammes de cet oignon est très-mince, mais son tissu est résineux et très-serré. L'eau de végétation, contenue dans la pulpe, enfermée sous cet épiderme, ne s'échappe qu'avec lenteur et beaucoup de peine ; pour faciliter son évaporation, on fait aux squammes des scarifications, de chaque côté, ensuite on les enfile par la partie blanche, que l'on nomme l'*onglet*, et on les suspend en manière de chapelet, dans une étuve ou dans l'intérieur des cheminées où elles éprouvent une température de vingt-cinq à trente degrés. La dessiccation s'opère parfaitement bien.

On reconnoit que l'oignon de scille a été bien desséché lorsqu'il n'est pas marqué de taches noirâtres et qu'il est d'un beau rose. Comme il attire l'humidité de l'air, il faut le conserver dans des bocaux de verre bien fermés, et dans des lieux secs.

Cette substance médicale est bien recommandable en pharmacie, comme en médecine. C'est un puissant diurétique ; il est estimé propre pour l'hydropisie.

On s'en sert en poudre, on en fait des trochisques, un sirop avec la décoction et le miel, un vin médicinal avec le vin d'Espagne, un vinaigre, l'un et l'autre par infusion à froid ; il entre dans la composition de la thériaque ; on se sert indistinctement du blanc ou du rouge.

OISANITE. Synonyme d'anatase. On a donné à ce minéral le nom d'*oisanite*, parce qu'il se trouve sur les montagnes, près du bourg d'Oisans, dans le Dauphiné.

Voyez Anatase.

OISEAUX. Les oiseaux occupent la troisième place parmi les animaux, parce que, suivant les conditions admises d'après le nombre des organes, pour déterminer leur rang, ils n'ont que les mamelles de moins que les cétacés et les quadrupèdes.

Les oiseaux sont des animaux bipèdes, ovipares, couverts de plumes, dont le corps du milieu est arrondi, et les deux extrémités alongées ; qui se meuvent dans l'air plus ou moins légèrement, à la faveur de leurs ailes qui sont d'une très-grande mobilité, et de leurs queues disposées horizontalement, qui leur servent de gouvernail. La natation des oiseaux dans l'air est plus ou moins rapide et facile, suivant le volume ou la pesanteur spécifique du corps de l'oiseau, comparés à la mobilité et à l'envergure des ailes.

Ils sont armés d'un bec d'une substance cornée, qui acquiert avec le tems plus ou moins de solidité, dont la forme, la longeur, la couleur sont soumises à beaucoup de variétés, et qui leur tient lieu de dents, ou d'instrumens propres à diviser ou à déchirer les alimens dont ils veulent se nourrir. Les plumes qu'ils ont sur le ventre, sont courtes et prennent le nom de *duvet*. Ce duvet est assez ordinairement chaud et d'une très-grande finesse; celui qui est situé sous les ailes est d'une plus grande finesse encore. Les plumes qu'ils ont sur le dos, et celles qui constituent les ailes, sont précédées de tuyaux plus ou moins longs et gros, rangées les unes à côté des autres, de chaque côté du tuyau, et ne sont elles-mêmes que des tubes plus fins, dont chaque brin vu au microscope, présente une plume entière, comme la feuille d'une plante offre l'image de la plante elle-même.

On distingue les oiseaux en fissipèdes et palmipèdes. Les premiers sont ainsi nommés parce qu'ils ont les doigts des pieds nus et séparés les uns des autres; les seconds reçoivent leurs noms des membranes qui remplissent les intervalles des doigts, et qui les tiennent unis de manière à représenter les feuilles des palmiers. Les premières divisions des oiseaux ont été établies sur la différence des lieux qu'ils habitoient, ou bien encore sur le genre d'alimens dont ils se nourrissoient: delà les distinctions d'oiseaux de proie ou carnivores, et d'oiseaux granivores. Mais les naturalites, peu satisfaits de ces distinctions vagues et incorrectes, se sont frayés des routes plus méthodiques, pour ne point confondre les ordres et les espèces. Parmi ceux qui se sont occupés de la classification des oiseaux, on remarque *Linneus*, *Klein* et *Brisson*.

Linneus a établi ses divisions sur la forme de leurs becs, et les a distingués en six ordres. *Klein* les divise et huit familles, d'après la forme de leurs pieds; savoir, les *didactyles*, deux doigts aux pieds; les *tridactyles*, trois doigts; les *tetradactyles*, quatre doigts, deux devant et deux derrière; les *tetradactyles*, trois doigts devant, un derrière; les *tetradactyles palmipèdes*, trois doigts en avant réunis par une membrane, et celui en arrière, libre; les *tetradactyles palmipèdes*, entièrement les quatre doigts réunis par une membrane; les *tridactyles palmipèdes*, trois doigts palmés; les *tetradactyles*, à membranes frangées; on les nomme aussi *dactylobes*. Ces divisions ont paru incomplètes à *Brisson*, qui a fait usage de tous les caractères connus;

soit ceux du bec, soit ceux des pieds, auxquels il a joint ceux qu'il a cru pouvoir tirer des jambes garnies ou dépourvues de plumes, placées au milieu ou en arrière du corps, et aussi ceux qu'il a tirés des ailes trop petites pour servir au vol, et de celles assez grandes pour y servir. Il porte le nombre de ses ordres d'oiseaux à celui de vingt-six.

Le Ier	comprend		un genre,
Le II		2 sections	six genres.
Le III		2	cinq genres.
Le IV		2	six genres.
Le V		2	quatre genres.
Le VI			deux genres.
Le VII			deux genres.
Le VIII			deux genres.
Le IX		2	huit genres.
Le X		2	trois genres.
Le XI			un genre.
Le XII		2	trois genres.
Le XIII		5	neuf genres.
Le XIV		5	sept genres.
Le XV		3	quatre genres.
Le XVI		2	quatre genres.
Le XVII.		12	dix-huit genres.
Le XVIII		2	trois genres.
Le XIX			un genre.
Le XX		2	trois genres.
Le XXI		2	trois genres.
Le XXII			un genre.
Le XXIII		2	six genres.
Le XXIV		2	trois genres.
Le XXV		2	cinq genres.
Le XXVI		2	trois genres.

Voyez la méthode ornithologique établie d'après les divisions de *Brisson*.

OLAMPI. Résine jaunâtre grumeleuse, que l'on nous apporte de l'Amérique. Elle est distribuée dans le commerce sous le nom de gomme olampi. *Voyez* Gomme olampi.

OLIBAN. Surnom que l'on a donné à l'encens, du mot *olibanum*, *quasi oleum libani*, parce que cette résine découle comme une huile, d'un arbre qui croît au mont Liban.

Voyez Encens.

OLIVE. *Oliva.* Fruit de l'olivier : ce fruit est oblong ou ovale, vert tirant sur le jaune, plus ou moins gros suivant les lieux où naît l'arbre qui le porte. Il est composé d'une substance pulpeuse ou charnue extérieurement, et d'un noyau oblong, solide dans son intérieur; ce noyau renferme une semence ou amande de nature émulsive, et dont on tire une huile par expression. *Voyez* Huile d'olive.

L'olive est ou verte, ou mûre : celle qui est verte se confit dans la saumure; celle qui est mûre sert à faire de l'huile.

Voyez ci-après, *olive confite* et *olivier.*

OLIVES CONFITES. C'est avec les olives encore vertes, que l'on prépare celles qui nous viennent entières dans des petits barils.

On commence par les faire tremper dans une lessive de cendre et de chaux vive, pour enlever leur saveur âcre amère; ensuite on les plonge dans la saumure pour les confire au sel et pouvoir les conserver.

Lorsqu'on se propose de les servir sur les tables, on les fait tremper dans plusieurs eaux, pour leur enlever le sel dont elles sont imprégnées.

Les olives confites se servent en hors-d'œuvre et au dessert. C'est un manger assez agréable pour certaines personnes. On donne le nom d'*olives pochées*, à celles que l'on a portées dans la poche pendant un jour ou deux.

Les olives d'Espagne sont grosses comme des muscades oblongues: celles de Provence et du Languedoc, sont grosses comme des glands de chêne.

OLIVIER. *Olea sativa.* L'olivier est un arbre d'une moyenne grandeur, qui appartient à la diandrie monogynie de *Linneus*, et à la vingtième classe (fleurs monopétales) de *Tournefort.*

Le tronc de cet arbre est noueux, son écorce est lisse, de couleur cendrée : son bois est solide, de couleur jaunâtre, d'une saveur un peu amère : ses feuilles sont oblongues et étroites, presque semblables à celles du saule, pointues, épaisses, charnues, onctueuses, dures, de couleur verte pâle en dessus, blanchâtres en dessous, mais sans poil apparent; elles sont soutenues sur des pétioles très-courts, et opposées l'une à l'autre; ses fleurs sont monopétales, blanches, disposées en grappe, évasées dans le haut, fendues en quatre parties et se rétrécissant par le bas, en manière de tube; elles sont portées par des pédicules très-courts qui s'élèvent d'entre les aisselles des feuilles : son fruit, qui porte le nom d'*olive*, est oblong ou ovale, vert, charnu extérieurement, renfermant une semence ou amande oblongue qui est couverte d'un péricarpe ligneux. Le fruit de l'olivier diffère de grosseur suivant les lieux où il naît. Celui qui croît en Provence et dans le Languedoc, est gros comme un gland de chêne; celui qui croît en Espagne est gros comme une muscade oblongue : la saveur de ce fruit est âcre, amère, acerbe et désagréable. On le récolte lorsqu'il est encore vert, pour le confire dans la saumure, et lorsqu'il est mûr, pour en tirer une huile par expression.

On cultive l'olivier, en Italie, en Espagne, dans les états de Gênes, en Provence et dans le Languedoc.

Il est une autre espèce d'olivier qui n'est pas cultivé, qui diffère de celui dont nous venons de parler, en ce qu'il est plus petit en toutes ses parties : on ne se sert point de ses fruits.

Les feuilles de l'olivier sont astringentes; ses rameaux étoient autrefois des signes de paix.

Ses fruits verts sont confits dans la saumure.

Ses fruits mûrs et sa semence fournissent une huile par expression.

Le bois d'olivier sert à divers ouvrages de tour.

L'olivier sauvage, qui croît proche de la mer rouge, fournit par incision la gomme d'olivier.

OLIVINE. Variété du péridot. M. *Klaproth* a fait l'analyse de cette pierre et a trouvé qu'elle étoit composée de :

Silice	50,00
Magnésie	38,50
Alumine	12,00
Chaux	0,25
	100,75

ONGLE D'ÉLAN. C'est la substance cornée de l'animal appelé élan. On attribuoit à cette corne, la propriété anti-épileptique, et on recommandait l'usage de la corne du pied gauche. *Voyez* Elan.

ONIX. Variété du quartz agathe. L'onix est une pierre scintillante blanchâtre, un peu rosée, formée de différentes couches qui, coupées perpendiculairement, présentent des zônes rubanées.

Cette pierre est susceptible d'un beau poli; on la taille pour en faire des boîtes, des vases et des ornemens. C'est avec les agathes onix que l'on fait ces belles gravures en relief que l'on nomme *camées*.

Onix signifie ongle : on lui a donné ce nom à cause qu'elle a la couleur de l'ongle.

OOLITHES. Chaux carbonatée de forme ovoïde, que les anciens naturalistes prenaient pour des œufs de poissons pétrifiés. *Voyez* Méconites.

OPALE. Quartz résinite opalin. Cette matière minérale est laiteuse et répand de beaux reflets d'iris : plusieurs minéralogistes lui ont donné les noms de *calcédoine irisée*, de *girasol*.

L'opale sert à divers ouvrages de bijouterie.

OPALIN. Variété du feld-spath. On lui donne aussi le nom de *pierre de labrador*. *Voyez* Feld-spath.

OPHITE. L'ophite est un minéral d'une couleur noire-verdâtre, dure, ordinairement mélangée de feld-spath cristallisé ; c'est la même substance minérale que la roche cornéenne ou pierre de corne : elle est susceptible de poli, et elle imite alors la peau d'un serpent ; d'où on lui a donné le nom d'*ophite* ou *serpentin*.

On en fait des vases d'ornement.

OPIER. Espèce de sureau aquatique. *Voyez* Obier.

OPIUM ou MÉCONIUM. L'opium est un suc gommo-résineux dont on distingue deux sortes : l'une qui est le produit naturel des têtes de pavots blancs du *papaver somniferum* de la polyandrie polygamie superflue de *Linneus*. Cette première sorte s'obtient à l'aide des incisions que l'on fait aux capsules du fruit : cet opium est en petites larmes blanches un peu jaunâtre ; il est recherché avec un vif et jaloux empressement par les Orientaux, qui se l'approprient pour leur usage personnel : ils le font légèrement torréfier ; ils le mâchent par goût, ils en font leurs délices, et se le présentent entre eux comme nous nous présentons du tabac. Cet opium est extrêmement rare.

La seconde qualité d'opium est celui que l'on nous apporte en France ; il est aussi connu sous le nom de méconium, du mot grec *meconion*, qui signifie suc épaissi de pavot : c'est un véritable extrait obtenu par la décoction des feuilles, des tiges et des têtes du pavot *papaver somniferum*, qui croît dans plusieurs lieux du levant, tels que dans l'Abyssinie, à Thèbes, au Bengale, dans l'Egypte et en Turquie.

On coule cette décoction à travers un linge ; on la laisse reposer, on la décante, et on la fait évaporer jusqu'à consistance d'extrait ; alors on la laisse refroidir, on en forme des masses orbiculaires du poids d'une à deux livres (5 à 10 hectogrammes) que l'on interpose de feuilles de pavot même, et d'autres plantes narcotiques, et on fait sécher ces masses à l'étuve ou au soleil.

Cet opium est d'une couleur brune roussâtre ; il a une odeur vireuse, une saveur amère, âcre; il a besoin d'être purifié pour être employé en médecine.

Baumé et *Josse* ont cherché à purifier l'opium, et à lui enlever son odeur vireuse, en séparant le principe gommeux de celui résineux, qui le constituent l'un et l'autre. M. *Dubuc*, pharmacien à Rouen, a prouvé que l'odeur vireuse de l'opium du commerce, lui venoit des feuilles des plantes dont ses molécules étoient interposées. Mais M. *F. Derosne*, pharmacien de Paris, est celui qui a fait l'analyse la plus exacte de cet extrait : il y a reconnu de l'extractif proprement dit, un peu de résine, une substance particulière qu'il a nommée *sel essentiel*, du sulfate de chaux et de potasse, et une matière végétale qu'il présume être de l'extractif oxigéné. C'est en traitant le dépôt qui se forme dans la dissolution aqueuse de l'opium, par l'intermède de l'alcool bouillant, qu'il a obtenu ce qu'il nomme *sel essentiel d'opium*. M. *Proust* avoit trouvé avant M. *Derosne*, un acide particulier dans l'opium, auquel il avoit donné le nom d'*acide opique*. Les travaux de ces deux chimistes demandent à être répétés et examinés de nouveau : il importe beaucoup pour l'intérêt de la science et les progrès de l'histoire naturelle, de connoître les corps par leurs principes constituans.

On doit choisir l'opium, compact, pesant, sec, le plus pur possible, d'une couleur roussâtre, d'une odeur vireuse et d'une saveur amère.

L'opium est narcotique, sudorifique, stupéfiant; il devient stimulant et cardiaque, à plus grande dose. On s'en sert intérieurement et extérieurement.

On prépare avec l'opium, l'extrait gommeux à l'eau, l'extrait gommo-résineux au vin. Il entre dans la composition du laudanum liquide, de la thériaque, du diascordium, etc.

OPOPANAX. Ce mot est dérivé de *opos*, qui signifie *suc*, et de *panax*, qui signifie panais, comme si l'on disoit suc de panais. C'est une gomme-résine. *Voyez* Gomme opopanax.

OPPOSITE. Terme de cristallographie. On donne cette épithète au cristal, lorsqu'un décroissement se fait par une rangée, et qu'une autre est intermédiaire. Tel est l'oxide d'étain opposite. (*Haüy*).

OR. *Aurum*. L'or aussi appelé par les alchimistes *soleil* et *roi des métaux*, est un métal d'autant plus précieux, qu'il est plus difficilement altérable; il n'a ni odeur, ni saveur, et sa couleur est d'un jaune brillant, plus ou moins vive ou pâle, selon le degré de pureté ou d'alliage avec d'autres métaux, dans lequel il se rencontre. C'est après le platine, le corps le plus pesant de la nature, et il ne perd qu'entre un dix-neuvième et un vingtième de son poids dans l'eau ; sa pesanteur spécifique est, selon *Brisson*, de 192,581. Un pied cube (325 millim. cubes) de ce métal fondu et non forgé, pèse 1348 livres une once 48 grains (13 quintaux 24 kilog. 32 gram. et demi).

La dureté de l'or est moyenne entre celle des métaux durs et des métaux mous ; mais sa ductilité est telle, qu'une seule once (30 grammes 572 milligrammes) de ce métal, quoique présentant un très-petit volume, peut recouvrir et dorer très-exactement, un fil d'argent long de quatre cent quarante-quatre lieues (222 myriamètres). Sa ductilité n'est pas moins démontrée par l'art du batteur d'or, qui le réduit en feuilles si minces, qu'elles voltigent en l'air au moindre souffle, et ce qu'il y a de remarquable, c'est que cette extrême ténuité de ces feuilles sert à prouver en même-tems la très-grande opacité de ce métal, qui n'est point perméable à la lumière, tandis que les feuilles des autres métaux laissent apercevoir des petits intervalles, si on les place entre l'œil et la lumière.

La ténacité de l'or est encore la plus forte de celle de tous les métaux, puisqu'un fil d'or d'un dixième de pouce (3 millimètres) de diamètre, peut soutenir un poids de cinq cents livres (5 quintaux), sans se rompre ; mais il faut remarquer que toutes ces propriétés de l'or n'ont lieu qu'autant qu'il est allié à une vingt-quatrième partie de cuivre, car ce métal, dans son degré de pureté absolue, est mou et se laisse facilement sillonner par l'ongle.

Ce métal ne reçoit aucune altération de l'action de l'air ni de la lumière ; si sa surface se ternit, c'est à raison des corps étrangers qui s'y appliquent, et non par une oxidation du métal. Il est aussi d'une très-grande fixité ; mais celle-ci n'est pas absolue, car si l'on expose l'or à l'action du calorique, dont la température soit plus élevée que celle que l'on obtient dans les fourneaux de fusion ou de verrerie, telle que celui qui résulte des rayons d'un beau soleil, rassemblés au foyer de la lentille de *Trudaine*, comme l'a fait le célèbre *Macquer*, ce métal se volatilise, et on s'en assure, en plaçant au dessus une lame d'argent, dont la surface est parfaitement dorée.

L'or est assurément un metal difficilement oxidable : mais il se convertit en oxide vitreux de couleur violette, par l'action de la chaleur extrêmement forte des verres ardens, et avec une promptitude inconcevable, en exposant une feuille d'or placée entre deux cartes, à une forte commotion électrique ; l'oxide qui en résulte est de couleur pourpre, et fondu avec le cristal blanc, imite très-bien l'amétyste.

L'or est susceptible de prendre une forme régulière par le réfroidissement, après avoir été mis en fusion; il se cristallise en pyramides quadrangulaires courtes. On en peut voir un morceau au Musée d'histoire naturelle, qui a été très-bien cristallisé par *Brogniard*. Les usages de l'or travaillé par les orfèvres et les bijoutiers sont trop connus, pour les citer ici; je me contenterai de dire que l'acide nitro-muriatique (l'eau régale) et le sulfure de potasse (foie de soufre), sont les dissolvans de ce métal; qu'il est très-peu employé en médecine; que les prétendues gouttes d'or du général *Lamotte* ne contiennent point d'or; que l'or fulminant n'est qu'une opération de chimie purement physique et curieuse; qu'enfin, les pharmaciens ne font usage que des feuilles d'or pour dorer certaines pilules. Mais il importe de savoir sous quel état on rencontre l'or dans la nature, et comment on parvient à l'obtenir très-pur; c'est ce que nous allons faire connoître dans l'article qui suit.

Des divers états de l'or dans la nature, ou des mines d'or.

Il n'y a pas, à proprement parler, de mines d'or, parce que ce métal n'étant alliable directement ni avec le soufre ni avec l'arsenic, ne peut être considéré comme susceptible d'être minéralisé. On ne le rencontre pas non plus dans l'état salin, parce qu'il est peu d'acides minéraux qu'il puisse décomposer; non plus dans l'état d'oxide, parce qu'il ne s'oxide qu'à un feu extraordinairement violent, et parce qu'il ne se combine que très-difficilement avec l'oxigène; mais on le rencontre dans l'état natif, ou bien allié avec d'autres métaux, tel que l'argent, quelquefois avec le cuivre, le plomb, etc. Mais alors il n'est pas réputé mine d'or: d'autres fois il est minéralisé par le soufre à l'aide du fer; mais il est alors dans l'état de pyrite aurifère. *Voyez* ce mot.

Ce métal si précieux et si rare est, par un contraste qui semble frappant, à raison de sa rareté, extrêmement répandu dans la nature. On le rencontre dans les trois règnes. Le terreau, la terre de bruyère, celle de jardin, des potagers fumés tous les ans, les cendres des végétaux, contiennent de l'or. On en a retiré des étuis des ailes des cantharides. Il est bien vrai qu'il s'y rencontre en infiniment petit; mais il étoit curieux de s'en assurer, et les chimistes *Darcet*, *Berthollet* et *Deyeux*, depuis le fameux *Rouelle*, ont levé toutes les incertitudes à cet égard.

Celui qui se trouve seul se nomme or *natif* ou *vierge*; il est ordinairement incrusté ou enclavé dans du quartz: quelquefois on le trouve en masses irrégulières, et il porte le nom de *pepites d'or*, de *pepita*, terme de relation. Les habitans du Chili; après plusieurs lavages, trouvoient de ces masses d'or qu'ils nommoient *pepitas*. Ces masses sont quelquefois du poids de huit à dix marcs (2 à 3 kilogrammes); elles se rencontrent dans le Mexique et le Pérou.

Nous possédons en France plusieurs rivières qui roulent dans leur sable une assez grande quantité de paillettes d'or. Nous devons au célèbre *Réaumur* un mémoire qu'il a donné sur nos rivières aurifères, dont il porte le nombre à dix; savoir, le Rhin, le Rhône, le Doubs, la Ceze, l'Arriège, la Garonne, le Gardon; deux ruisseaux qui se déchargent dans l'Arriège, celui de Ferrier et celui de Benagues; enfin le Salat, qui prend sa source, comme l'Arriège, dans les Pyrénées. Cet or des rivières et en général l'or natif, n'est pas pur; il est ordinairement allié à de l'argent : il est depuis dix-huit jusqu'à vingt-deux karats. L'or de la rivière de Ceze est le plus bas, et celui de l'Arriége le plus fin.

Le procédé pour exploiter l'or natif est le même que nous avons indiqué pour l'argent natif. Si l'or est minéralisé par le soufre à l'aide des métaux qui ont déterminé sa minéralisation, on procède comme pour l'argent minéralisé. *Voyez* Exploitation des mines d'argent, à la suite de l'article *argent*.

Le titre de l'or est de vingt-trois karats; le karat est la vingt-quatrième partie d'un poids quelconque. On suppose que l'or le plus pur est à vingt-quatre karats, et on divise le karat en trente-deuxième de karats, pour faire l'essai avec plus de précision. Si après l'essai de l'or par la coupellation l'or n'a perdu qu'un trente-deuxième de son poids, c'est qu'il étoit à vingt-trois karats.

OR BLANC. Nom que l'on donne au platine, dont la couleur est à peu près blanche comme celle de l'argent, mais dont les propriétés physiques et chimiques sont très-analogues à celles de l'or. *Voyez* Platine.

Les minéralogistes appellent spécialement aujourd'hui, *or blanc*, le tellure natif ferrifère et aurifère de Fatzbay en Transilvanie. *Voyez* Or graphique.

OR DE CHAT. Mica jaune couleur d'or, que l'on met en poudre pour épandre sur l'écriture. *Voyez* Mica.

OR GRAPHIQUE. *Aurum problematicum*. Minéral métallique contenant de l'or allié à d'autres métaux, mais dans lequel le tellure est la partie qui domine.

La configuration de ses cristaux en aiguilles prismatiques, imite, par leur disposition, les caractères d'imprimerie, ce qui lui a fait donner le surnom de *graphique* : il est de couleur grise avec une teinte jaunâtre, flexible sans élasticité ; il tache légèrement le papier en noir.

Ce minéral n'est bien connu que depuis peu de tems. MM. *Klaproth*, *Muller*, et autres, en ont fait l'analyse, dont voici les résultats qui ont été publiés par M. *Hect*, fils.

La prétendue mine d'or de Fatzbay en Transilvanie, contient :

Tellure	925,5
Fer	72,0
Or	2,5
	1000,0

Or graphique d'Offenbanya :

Tellure	60
Or	30
Argent	10
	100

Mine jaune de Nagiag :

Tellure	45,0
Or	27,0
Plomb	19,4
Argent	8,5
Soufre	0,1
	100,0

Mine grise feuilletée de Nagiag :

Plomb	50,0
Tellure	33,0
Or	8,5
Soufre	7,5
Argent et cuivre	1,0
	100,0

On voit par ces divers résultats, que ce minéral se rencontre dans des proportions différentes à l'égard de ses composans, et que l'or s'y trouve allié à d'autres métaux, et non à l'état de mine proprement dite.

La pesanteur spécifique de ce minéral doit varier nécessairement. Celle de l'or graphique de Fatzbay est évaluée à 8,919.

OR DE MANHEIN. C'est un métal d'alliage qui provient de la fusion immédiate du cuivre et du zinc, dans des proportions convenables. C'est le même que le similor.

OR MUSIF NATIF. C'est un sulfure d'étain natif. Ce minéral contient un peu de cuivre : sa couleur est nuancée de gris pâle et de gris foncé ; elle ressembls à l'argent dans quelques endroits : sa cassure est grenue et a le brillant métallique. M. *Klaproth* en a fait l'analyse et y a trouvé :

Soufre	25
Etain	34
Cuivre.	36
Fer	2
Perte	3
	100

La pesanteur spécifique de l'or musif natif est 4,35.

L'or musif artificiel, est une combinaison du mercure, de l'étain et du soufre, dont on se sert pour donner au bois une couleur de bronze, et pour exciter les effets de la machine électrique. *Voyez* Or musif, dans mon Cours élémentaire de Pharmacie Chimique.

ORANGE ET ORANGER. *Aurantium*, *arantium*, *citrus aurantium* (*Pl.* XIV, *fig.* 80). L'orange est le fruit d'un arbre appelé oranger : cet arbre appartient à la polyadelphie icosandrie de *Linneus*, et à la vingt-unième classe (fleurs en roses) de *Tournefort*.

On cultive l'oranger dans tous les jardins, mais principalement dans les pays chauds, où il rapporte des fruits qui parviennent à leur maturité. On distingue deux espèces d'orangers qui portent, l'un des oranges douces, l'autre des oranges amères.

Toutes les parties de l'arbre oranger sont utiles : ses feuilles ressemblent à celles du laurier, mais elles sont plus grandes ; elles sont de mêmes persistantes, et demeurent toujours vertes, ses fleurs sont belles, blanches, d'une odeur agréable, composées de cinq pétales disposés en roses, renfermant des étamines rassemblées en plusieurs paquets, et soutenues par un calice : son fruit ressemble à une pomme ronde plus ou moins grosse ; il paroît vert en naissant, et il devient jaune à mesure qu'il approche de sa maturité : son écorce est plus ou moins fine ; elle recèle dans son tissu une quantité assez considérable d'huile volatile très-odorante, que l'on peut obtenir en l'exprimant sur une glace, ou bien par la distillation.

L'orange a été placée par les botanistes, au rang des fruits à bayes, parce que ses semences nagent dans un fluide pulpeux. Le suc de ce fruit est d'une acidité douce agréable, lorsqu'il est mûr, et est appelé *aurantium dulci medulla*, pour le distinguer de l'orange amère, qui est connue vulgairement sous le nom de bigarade. *Voyez* ce mot.

Le bois de l'oranger est d'une texture serrée, susceptible de poli, et est très-recherché dans les ouvrages de tour, par les tabletiers.

Les meilleures oranges nous viennent de Portugal, des îles d'Hyères en Provence, de Nice, de la Sioutat; il nous en vient même de l'Amérique.

L'orange douce est un fruit agréable, rafraîchissant, d'une saveur légèrement acide : on le mange sans sucre, avec du sucre, à l'eau de vie; on en fait une boisson tempérante que l'on nomme *orangeade*, de la même manière que l'on prépare la limonade.

On tire de l'écorce d'orange son huile volatile, par expression ou distillation.

On conserve cette écorce par la dessication. *Voyez* Écorce d'oranges.

Les feuilles d'oranger sont utiles en médecine; elles sont nervales, stimulantes, stomachiques, anti-spasmodiques.

On prépare avec la fleur une eau distillée, une huile volatile appelée *néroli*, une conserve molle, une conserve sèche appelée *tablette de fleurs d'oranges:* on fait sécher ces fleurs pour en faire des infusions théiformes, ou pour les réduire en poudre. On les recommande dans la foiblesse de l'estomac.

On nomme vulgairement ces fleurs, *fleurs d'oranges*, au lieu de *fleurs d'oranger*.

ORCANETTE. *Anchusa tinctoria. Buglossum radice rubrâ.* Racine d'une plante espèce de buglose, de la pentandrie monogynie de *Linneus*, et de la seconde classe de *Tournefort*.

La plante qui produit cette racine croît dans les environs de Montpellier, dans le Languedoc, dans la Provence. C'est de ces pays d'où on nous apporte cette racine sèche. On doit la choisir d'une grosseur moyenne, ligneuse, revêtue de son écorce, laquelle se détache assez facilement. C'est dans cette écorce que réside le principe extractif colorant dont on se propose l'usage. Ce principe est soluble dans l'alcool, dans les huiles, dans les graisses et dans les acides.

On se sert de l'orcanette pour colorer l'onguent et l'huile rosat, la pommade pour les lèvres.

La racine d'orcanette est astringente.

ORCHIDE. *Orchis.* (*Pl.* XVI, *fig.* 93.) Cette plante pousse à sa racine six ou sept feuilles, et quelquefois davantage, longues et médiocrement larges, semblables à celles du lys, mais plus petites, ordinairement marquées de taches brunes-rouges, ou quelquefois sans taches. Sa tige est haute d'environ un pied (325 millim.), ronde, rayée, revêtue et embrassé par une ou deux feuilles, et portant en sa sommité un long épi de fleurs agréables à la vue, purpurines, blanchâtres vers le fond, et parsemées de quelques points d'un purpurin foncé, odorantes. Chacune de ces fleurs est composée de six feuilles inégales, dont les cinq supérieures forment en se courbant une manière de coëffe; la feuille inférieure est plus grande que les autres. Lorsque cette fleur est passée, son calice devient un fruit semblable à une lenterne à trois côtes, contenant des semences semblables à la sciure de bois, ses racines sont deux tubercules, presque ronds, charnus, gros commes des noix de muscades; cette plante, dont il y a plusieurs espèces, croît dans les lieux humides, on fait usage de sa racine en médecine.

OREILLE D'HOMME. Nom que l'on a donné à la plante appelée cabaret ou asaret, parce que ses feuilles ont la figure qui approche de celle d'une oreille d'homme.

Voyez Asaret.

OREILLE DE JUDA. Excroissance fongueuse, ainsi nommée, parce qu'on prétend que ce fut à un sureau que *Juda* se pendit après avoir trahi Jésus. *Voyez* Agaric de sureau.

OREILLE DE LIÈVRE. *Auricula leporis umbella lutea. Buplevrum angusti folium.* Plante de la pentandrie digynie de *Linneus.*

C'est une espèce de perce-feuille, ou une plante qui pousse une tige grêle, ronde, lisse, nouée, vide en dedans, de couleur tantôt rougeâtre, tantôt verte, qui s'élève à la hauteur de deux pieds (649 millim.). Ses feuilles sont simples, alternes, longuettes, étroites, nerveuses, un peu plus larges en bas. Ses fleurs naissent aux sommets des tiges, en ombelles; elles sont de couleur jaune, disposées en roses. Ses semences sont oblongues, canelées, grises, âcres au goût. Sa racine est petite, verdâtre. Cette plante croît dans les lieux secs et montagneux.

On s'en sert en masticatoire pour exciter la salive.

Sa semence est sudorifique.

Son nom lui vient de la forme de ces feuilles, qui ressemblent aux oreilles d'un lièvre.

OREILLE D'OURS. *Auricula ursi myconi, sanicula alpina, foliis Boraginis, villosa. Verbascum myconi.* Plante de la pentandrie monogynie de *Linneus*, et de la seconde classe de *Tournefort*.

Cette plante est cultivée dans les jardins, à cause de la beauté de sa fleur. C'est une espèce de verbascum qui pousse de sa racine des feuilles éparses et penchées à terre; ces feuilles ressemblent à celles de la bourrache; elles sont un peu découpées dans les bords, épaisses, nerveuses, velues partout, rudes au toucher, principalement vers la racine. Il s'élève d'entre ses feuilles, deux ou trois tiges rondes, solides, rougeâtres, d'une saveur douce astringente, de six à huit pouces (162 à 216 millim.) de hauteur, lesquelles soutiennent à leur sommité des fleurs pourpres, monopétales, découpées en cinq parties, et qui renferment cinq étamines et un pistil. Son fruit est ovale, pointu comme un grain d'orge, mais plus gros: il est divisé en deux loges remplies de semences anguleuses. Ses racines sont fibreuses, capillaires, rougeâtres, d'une saveur astringente.

Cette plante croît sur les Pyrénées, sur le mont Ferrat. Elle est apéritive. Les Espagnols en font une eau distillée, dont ils font usage pour la toux.

OREILLE DE SOURIS. *Myosotis alpina latifolia. Caryophyllus holosteus alpinus latifolius.* Plante de la décandrie pentagynie de *Linneus*, et de la sixième classe (rosacées) de *Tournefort.*

Cette plante pousse plusieurs tiges qui se couchent à terre, et qui sont velues: elles sont garnies de petites feuilles arrondies, épaisses, velues. Sa fleur est composée de plusieurs pétales disposés en roses, assez grande, blanche, soutenue sur un pédicule qui sort des aisselles des feuilles. Son fruit est une capsule de forme conique, qui renferme plusieurs semences menues, presque rondes. Sa racine est fibreuse, blanchâtre.

Cette plante croît sur les Alpes, et autres montagnes. Elle est vulnéraire, astringente. Son nom lui vient de la forme de ses feuilles.

OREILLETTE. C'est la même plante que le cabaret, en latin, *asarum*, et en françois, *asaret*. *Voyez* Asaret.

ORGE. *Hordeum polysticum*, *hybernum vernum*. (*Pl.* II, *fig.* 10.) Plante graminée, de la famille des frumentacées, qui appartient à la triandrie digynie de *Linneus*, et à la quinzième classe (staminées) de *Tournefort*.

On distingue plusieurs espèces d'orge; mais on n'en cultive que deux espèces: savoir, l'orge dont le grain est long, pâle ou jaunâtre, pointu et renflé au milieu; l'autre que l'on nomme orge quarré,

La première espèce pousse une tige ou un tube plus bas que celui du seigle ; ses feuilles sont plus larges ; ses fleurs sont staminées ; ses graines naissent en épis ; elles sont attachées sur un pédicule rugueux ; elles sont soutenues sur un calice diphylle ou triphylle. Dans cette première espèce, l'orge a la forme que nous venons de décrire plus haut. Son enveloppe extérieure jaunit en mûrissant ; elle est d'une saveur amère : la substance qu'elle renferme est farineuse, d'une saveur douce sucrée, et contient les élémens propres à la fermentation vineuse et panaire.

La seconde espèce d'orge est l'*hordeum polystichum vernum*. Elle diffère de la précédente, en ce que ses épis sont plus courts, plus gros, et à six rangées de grains : elle porte le nom d'orge quarré.

L'orge réduit en farine fait seul du pain qui n'est pas très-bon ; mais mêlé avec de la farine de blé, il forme de très-bon pain.

C'est avec l'orge trempé dans l'eau, et torréfié ; que l'on prépare la drèche ou malt. *Voyez* Drèche. On prépare avec l'orge mondé, une boisson détersive et rafraîchissante.

ORGE PERLÉ. *Hordeum perlatum.* C'et de l'orge que l'on a passé sous la meule d'un moulin, qui a arrondi le grain en coupant les deux extrémités, et qui a enlevé en même-tems son écorce ; ensorte qu'il ressemble à des petites perles brillantes.

On en fait des boissons tempérantes en le faisant bouillir dans l'eau jusqu'à ce qu'il soit crevé. Si on extrait la pulpe de cet orge ainsi crevé, on en fait une crême d'office, que l'on édulcore avec du lait et du sucre.

L'orge perlé est préférable, pour l'usage de la médecine, à l'orge entier, par la raison qu'il est dépouillé de son écorce qui recèle un principe amer.

ORGE PETIT. C'est la semence d'une plante de la poligynie monoécie de *Linneus*, appelé en latin, *cevadilla* ou *sabadilla*. Elle naît à une plante qui porte un épi semblable à celui de l'orge, d'où lui est venu son nom. *Voyez* Cévadille.

ORIGAN. *Origanum vulgare.* (*Pl.* XI, *fig.* 65.) Plante de la didynamie gymnospermie de *Linneus*, et de la quatrième classe (labiées) de *Tournefort.*

Cette plante pousse plusieurs tiges dures, quarrées, velues, qui s'élèvent à la hauteur de trois pieds (1 mètre). Ses feuilles les plus grandes ressemblent à celles du calament, et les plus petites à celles de la majolaine ; elles sont velues, odorantes, d'une saveur âcre, aromatique. Ses fleurs naissent petites, aux sommités des tiges dans des épis grêles et écailleux qui forment de gros bouquets. Chaque fleur est composée d'un tube découpé par le haut en deux lèvres, de couleur incarnate, ou d'un rouge blanchâtre. Ses semences sont très-menues, presque rondes, enfermées dans une capsule oblongue qui a servi de calice à la fleur. Ses racines sont ligneuses et menues.

Cette plante croît dans les lieux secs, sur les montagnes. Elle contient de l'huile volatile; son odeur est agréable, sa saveur est aromatique, amère. Elle est stimulante, nervale, résolutive; on s'en sert dans la toux, dans la phthysie pulmonaire, en infusion théiforme. On l'emploie dans les bains. Elle entre dans la composition de l'orviétan, du sirop d'armoise, de l'eau vulnéraire, etc., etc.

ORME. *Ulmus campestris.* L'orme est un beau et grand arbre de la pentandrie digynie de *Linneus*, et de la vingtième classe (fleurs monopétales) de *Tournefort.*

Le tronc de cet arbre est gros, couvert d'une écorce crevassée. Son bois est dur, jaunâtre; ses feuilles sont assez larges, ridées, veineuses, oblongues, dentelées en leurs bords, terminées en pointe. Sa fleur est monopétale, infundibuliforme; elle renferme cinq étamines et deux pistils. Son fruit est membraneux, aplati, presqu'ovale, échancré ordinairement vers le haut, renflé vers le milieu, renfermant une capsule figurée en poire, laquelle contient une semence blanche, douce au goût. Sa racine est ligneuse, traçante.

Cet arbre croît dans les terrains plats et découverts, en terre humide et proche des rivières.

Ses feuilles sont un peu mucilagineuses et vulnéraires.

La seconde écorce des jeunes branches est astringente, diurétique, et fortifiante: on l'emploie dans les maladies cutanées, dans celles des jointures, dans l'hydropisie. La dose est d'une à deux onces (61 grammes) pour deux livres (1 kilogram.) d'eau, réduite à une livre (5 hectog.)

Le bois d'orme est employé comme bois de charronage.

ORMIN. *Horminum sativum. Horminum verum mathioli.* Plante de la diandrie monogynie de *Linneus*, et de la quatrième classe de *Tournefort.*

Cette plante est une espèce de sauge: ses tiges sont rougeâtres, quarrées, velues, rameuses; elles s'élèvent à la hauteur d'un pied (325 millim.): ses feuilles sont plus petites que celles de la sauge, moins sèches, plus nettes, très-velues: opposées l'une à l'autre, sans presque d'odeur, d'une saveur amère: les sommités de ses branches sont garnies d'un amas de feuilles purpurines tirant sur le violet : ses fleurs sont axillaires, labiées, plus petites que celles de la sauge, de couleur purpurine et blanche, soutenues par un calice fait en cornet qui devient un fruit en capsule renfermant des semences presque rondes ; sa racine est ligneuse. On cultive cette plante dans les jardins : elle est stimulante et stomacale.

ORNITHOLITES. Acception générique sous laquelle on comprend les pétrifications des oiseaux.

OROBANCHE. *Orobanche major garyophyllum olens rapum genistæ.* Plante de la didynamie angiospermie de *Linneus*.

Cette plante pousse une tige qui s'élève à la hauteur d'un pied et demi (487 millim.) ; elle est droite, ronde ou cylindrique, d'une couleur de rouille, velue, fistuleuse, fragile ; elle ne porte point de véritables feuilles, elle n'en produit que des rudimens qui ont la forme d'une languette étroite, spongieuse, qui se corrompent en peu de tems : ses fleurs naissent dans la partie supérieure de la tige, un peu distantes les unes des autres ; elles sont velues, de couleur jaunâtre ou verdâtre, odorantes : chacune d'elles est un tube fermé dans le fond, évasé et figuré en masque dans le haut ; la lèvre supérieure de cette fleur est en casque, et l'inférieure est coupée en trois quartiers. Son fruit est oblong et s'ouvre en deux coques remplies de semences très-menues, blanchâtres : ses racines sont bulbeuses, grosses comme le pouce, écailleuses, noires en dehors, blanchâtres ou jaunâtres en dedans, tendres, remplies d'un suc visqueux amer ; elles deviennent, en séchant, dures comme de la corne.

Cette plante croît dans les champs, dans les prés, entre les légumes, le lin, le chanvre, le fenugrec, proche les genets.

On mange l'orobanche comme l'asperge ; elle est estimée propre pour la colique venteuse, étant réduite en poudre. La dose est depuis vingt-quatre grains (12 décigrammes) jusqu'à une dragme (36 décigrammes).

Orobanche vient de deux mots grecs qui signifie en françois, *étrangle orobe*, parce qu'on prétend qu'elle fait mourir l'orobe et la vesse, proche desquelles elle croît.

Il y a une autre espèce d'orobanche, que l'on nomme en latin, *orobanche minor, purpureis floribus, sive ramosa*, qui diffère de la précédente en ce que ses tiges sont rameuses, ses fleurs plus petites, de couleur purpurine, et sa racine qui est tubéreuse, grosse comme une aveline.

OROBE SAUVAGE. *Orobus silvaticus foliis circà caulem auriculatis.* Plante de la diadelphie décandrie de *Linneus*, et de la dixième classe (légumineuses) de *Tournefort*.

Cette plante pousse plusieurs petites tiges longues d'un pied (325 millim.), s'inclinant à terre; ses feuilles sont oblongues comme celles de la pariétaire, rangées par paire sur un petit pétiole : ses fleurs naissent en épis; elles sont légumineuses: ses fruits sont des gousses grêles, presque rondes, noires, renflées, composées chacune de deux panneaux qui contiennent des semences presque ovales, plus menues que celles de la vesse. Ces semences sont souvent recommandées dans les opérations de pharmacie; mais on emploie par préférence celle de la plante appelée *ers* ou celle de la vesse.

L'orobe croît dans les champs et les lieux incultes.

ORPIMENT ou ORPIN. *Voyez* Sulfure d'arsenic jaune.

ORPIN, REPRISE, JOUBARBE DES VIGNES, FÈVE ÉPAISSE. *Anacampseros, vulgò faba crassa, telephium vulgare.* Plante de la décandrie-pentagynie de *Linneus*, et de la sixième classe (rosacées) de *Tournefort*.

Cette plante croît à la hauteur d'un pied et demi environ (487 millim.); ses tiges sont droites, rondes, revêtues de feuilles épaisses, remplies de suc comme celles du pourpier, mais plus longues, de couleur verte pâle, quelquefois mêlées de rouge; les unes sont crénelées en leurs bords, les autres sont entières, d'une saveur fade, visqueuse; ses fleurs naissent aux sommités des tiges, en gros bouquets : chaque fleur est disposée en rose en cinp pétales blancs : ses fruits sont siliqueux, remplis de semences menues; sa racine est glanduleuse, insipide au goût.

L'orpin croît dans les lieux incultes, dans les vignes, dans les jardins.

Toute la plante est résolutive, rafraîchissante, vulnéraire. Son suc exprimé est propre pour effacer les taches de la peau, dessécher les dartres.

L'orpin entre dans la composition de l'eau vulnéraire, du baume vulnéraire, de l'onguent de peuplier et du baume opodeltoch.

ORSEILLE. *Lichen roccella.* L'orseille est une matière colorante qui donne des nuances de couleur depuis la fleur de pêchers jusqu'au passe velours amarante. Cette pâte est de couleur pourpre tirant sur le violet. On la prépare dans les environs de Saint-Flour, à Lyon, en Corse, et dans les îles Canaries. On l'extrait du lichen *pocrellus* ou roccella, par l'intermède de l'urine putréfiée et de la chaux vive.

Mais on la prépare immédiatement avec le *licheno* ou tournesol en pain, auquel on ajoute une dissolution de sulfate acide d'alumine, ou l'acide sulfurique affoibli par l'eau. L'orseille est d'un grand usage dans la teinture.

ORTIE BLANCHE ou MORTE. *Lamium album, sive archangelica flore albo.* Plante de la didynamie gymnospermie de *Linneus*, et de la quatrième classe (labiées) de *Tournefort.*

Cette plante pousse des tiges carrées, plus grêles et plus foibles en bas qu'en haut, un peu velues, creuses, rameuses, de couleur purpurine vers leurs racines; ces tiges s'élèvent à la hauteur d'un pied et demi (487 millim.), et ont de la peine à se soutenir : ses feuilles sont semblables à celles de l'ortie, rangées par paires, velues, molles, attachées par des pétioles plus longs à celles d'en bas qu'à celles d'en haut : ses fleurs sont verticillées le long des tiges, blanches, de forme labiée : ses semences sont triangulaires : ses racines sont fibreuses, traçantes. Cette plante a une odeur moins forte que les autres espèces désignées sous les noms d'ortie rouge, ortie musquée ou piquante, ortie rouge annuelle des jardins, et ortie à figure de pariétaire, dont on ne fait point usage en médecine.

On se sert de la fleur d'ortie blanche sèche, en infusion, pour arrêter les cours de ventre et les flueurs blanches.

ORTIE GRANDE. *Urtica major, vulgaris urtica dioica* (*Pl.* XVIII, *fig.* 98). Plante de la monoécie tétrandrie de *Linneus*, et de la quinzième classe (staminées) de *Tournefort.*

Cette plante pousse des tiges carrées, roides, couvertes d'un poil piquant, creuses, rameuses, qui s'élèvent à la hauteur de trois pieds (1 mètre); ces tiges sont garnies de feuilles opposées, oblongues, larges, pointues, dentelées en leurs bords, couvertes de duvets piquans qui excitent sur la peau une sensation de brûlure : ses fleurs naissent aux sommités des tiges et des rameaux, dans les aisselles des feuilles, en manière de grappe; elles sont composées de quatre étamines soutenues par un calice tétraphylle : les fruits naissent sur un autre pied qui porte le nom d'*ortie femelle*; ce sont des capsules pointues, formées en fer de pique, brûlantes au toucher, contenant chacune une semence ovale et aplatie : ses racines sont fibreuses, traçantes.

Cette plante est quelquefois rougeâtre en ses tiges; on l'appelle alors *ortie rouge* : elle est utile à la médecine et aux arts.

On fait un sirop avec son suc exprimé et le sucre. Sa semence entre dans la composition de l'onguent *martiatum.*

On fait usage de l'ortie, extérieurement, dans la paralysie, l'asthénie. Son suc est employé intérieurement dans la phthysie, la jaunisse et les hémorrhoïdes.

Son écorce sert à la filature. *Voyez* Écorce d'ortie.

ORTIE GRIÈCHE ou ORTIE PETITE. *Urtica urens minor.* Plante de la monoécie tétrandrie de *Linneus*, et de la quinzième classe (staminées) de *Tournefort.*

Cette plante pousse des tiges assez grosses, quarrées, dures, rameuses, piquantes, moins droites que celles de l'ortie majeure, et qui s'élèvent à la hauteur d'un pied (325 millim.): ses feuilles naissent opposées, par paires; elles sont courtes, obtuses, dentelées, brûlantes au toucher, de couleur verte-brune, soutenues par des pétioles assez longs : ses fleurs et ses semences sont semblables à celles de l'ortie majeure : sa racine est simple, grosse, blanche, garnie de fibres.

On se sert des feuilles de l'ortie grièche, en décoction, pour les maux de gorge, pour les maladies des vers.

Le suc exprimé de ces feuilles, introduit dans les narines, arrête le saignement de nez.

Urtica ab urere, brûler, parce que l'ortie est couverte d'un duvet très-fin et piquant qui s'introduit dans la peau, lorsqu'on la touche, et qui excite la sensation égale à celle du feu.

ORTIE ROMAINE. *Urtica urens pilulifera.* Cette plante est une troisième espèce d'ortie; elle est des mêmes classes que celles de l'ortie majeure et mineure : sa tige s'élève à la hauteur de quatre à cinq pieds (1 mètre et demi environ); elle est ronde, vide, rameuse : ses feuilles sont larges, pointues, crénelées en leurs bords, couvertes d'un duvet rude, piquant et brûlant : ses fleurs sont petites : ses fruits sont des petits globules ronds, gros comme des pois, hérissés de petites pointes, composés de plusieurs capsules qui s'ouvrent en deux parties, et renferment une semence ovale, pointue, lisse comme celle du lin : sa racine est fibreuse, jaunâtre.

Ses propriétés sont les mêmes que celles de la grande ortie.

ORTOLAN ou HORTOLAN. *Hortulanus. Cynchramus.* Petit oiseau du genre des passereaux conirostres, c'est-à-dire dont le bec est conique.

L'ortolan, si renommé par les gourmands, a la mandibule supérieure du bec, plus étroite que l'inférieure. Il est gros comme une petite alouette ou comme une grive : son corps est roux, et ses pieds sont jaunâtres. Il vit de grains, d'avoine; il chante assez bien. On le recherche pour la délicatesse de sa chair. On fait la chasse de cet oiseau au filet; on l'engraisse dans des chambres où le jour ne pénètre pas, mais qui sont continuellement éclairées par des lumières. L'ortolan trompé par ce jour factice, ne se livre point au sommeil et mange sans cesse du millet, qu'on a soin de lui fournir en abondance.

Ce n'est bientôt plus qu'une petite pelotte de graisse d'un goût exquis.

On trouve l'ortolan en Italie, en Languedoc, en Provence, dans le Dauphiné.

Cynchramus, du mot grec qui se dit en latin *millium*, parce que cet oiseau se nourrit de millet.

ORVALE ou TOUTE-BONNE. *Salvia sclarea*, *sclarea hortensis*, *horminum sativum vulgare*. *Orvala*. Plante de la diandrie monogynie de *Linneus*, et de la quatrième classe (labiées) de *Tournefort*.

Cette plante pousse une tige qui s'élève à la hauteur de deux pieds (649 millim.); elle est grosse comme le petit doigt, carrée, velue, remplie de moëlle blanche, divisée en rameaux opposés les uns aux autres : ses feuilles sont grandes, larges, velues, blanchâtres, bosselées, ridées, rudes, plus larges en leur base, et s'étrécissant peu à peu jusqu'à une pointe obtuse; elles sont légèrement crénelées en leurs bords, attachées à de longs pétioles, principalement les feuilles radicales; les autres sont opposées deux à deux, le long de la tige et des branches : ses fleurs naissent à la sommité; elles sont verticillées, disposées en épis longs; chacune d'elles est un tuyau découpé par le haut en deux lèvres : sa couleur est bleue; elle est soutenue sur un calice divisé en cinq pointes : son fruit est une capsule qui a servi de calice à la fleur; elle renferme des semences assez grosses, presque rondes, lisses, polies, roussâtres : sa racine est ligneuse, fibrée, de couleur obscure, d'une saveur un peu brûlante, mais qui n'est point désagréable.

Toute la plante a une odeur forte et une saveur amère; elle est nervale, stomachique, emménagogue. On s'en sert en infusion, dans la colique, dans les maladies nerveuses hystériques.

La feuille de cette plante, réduite en poudre, est sternutatoire.

La fleur infusée dans du vin blanc et de la bière, donne à ces liqueurs une saveur qui approche de celle du muscat; mais elle enivre facilement.

Le suc de cette plante entre dans la composition de l'emplâtre diabotanum.

OS D'ANIMAUX. Les os sont les parties les plus dures du corps des animaux, et sont destinés à servir de point d'appui ou de support pour soutenir toutes les parties molles qui leur sont essentielles. C'est un composé de fibres solides entrelacées les unes dans les autres, et qui recèlent dans les interstices des lames qui les composent, une matière gélatineuse qui lie toutes les parties entre elles.

M. *Cadet Devaux* dit que les os sont des tablettes qu'a donné la nature, et il les a proposé pour en faire des bouillons économiques. Une livre (5 hectogrammes) d'os lui a donné quatre livres (2 kilogrammes) de gélatine animale d'une consistance demi-solide.

M. *Granet* a très-bien démontré que la gélatine des os de bœuf avoit plus de consistance que celle que l'on tire des parties molles des animaux, et il les a proposés pour la fabrication de la colle forte. *Voyez* Colle forte.

Les pharmaciens chimistes extraient des os du bœuf et du mouton, une gelée animale; ils en obtiennent par l'analyse au degré de feu supérieur à celui de l'eau bouillante, tous les produits que donnent les matières animales; ils préparent avec les os, le noir d'os, les os brûlés à blancheur. C'est avec ces os ainsi brûlés et lessivés à l'eau chaude, pour en séparer un peu de carbonate de soude et de sulfate calcaire qu'ils contiennent, que l'on prépare les coupelles pour l'affinage de l'or et de l'argent.

Les écarisseurs préparent ou extraient des os, une huile à l'usage des lampes et des réverbères.

Les tabletiers font toutes sortes de jolis ouvrages avec les os, par le moyen du tour et autres instrumens.

Les boutonniers en font des moules de boutons.

L'apprêt des os consiste à les laver dans plusieurs eaux, ensuite on les place les uns sur les autres, en ménageant des intervalles pour les faire sécher dans une situation telle, qu'ils soient exposés au Midi et au Levant. Alors on les fait macérer dans du lait de chaux, pour ce qu'on appelle les dégraisser; on les trempe dans une eau alumineuse, pour les rendre plus solides, et dans une eau de soude pour les blanchir. Ils deviennent en effet plus blancs que l'ivoire, mais ils jaunissent très-facilement à l'air.

On doit considérer les os des animaux comme un composé de gélatine, de phosphate calcaire d'un peu de sulfate calcaire et de carbonate de soude.

C'est avec les os de mouton, par préférence, que l'on prépare l'acidule phosphorique calcaire, pour en faire du phosphore.

OS DE SÈCHE, ou BISCUIT DE MER. *Os sepiæ.* C'est la charpente osseuse d'un ver mollusque céphalé nud, non articulé, à deux tentacules et huit bras verruqueux. On trouve ce mollusque sur les côtes de la Méditerannée et de l'Océan.

Cet os est si léger après la mort de l'animal, qu'il surnage l'eau; ce qui lui a fait donner le nom de biscuit de mer, ou écume de mer. Il est à peu près grand comme la main, épais d'un pouce (27 millimètres) au milieu, plus mince aux côtés, dur en dessus, friable et blanc en dessous. Il diffère des os des autres animaux, en ce qu'il est dans l'état de carbonate calcaire.

On en fait une poudre pour les dents. Les orfèvres en font des moules de cuillers et de fourchettes.

Les oiseleurs mettent des os de sèche dans les cages des oiseaux pour aiguiser leurs bec.

OSEILLE DES BUCHERONS, ALLELUIA, ou PAIN A COUCOU. *Oxalis acetosella, oxytriphyllum. Lujula, sive alleluia officinarum, panis cuculi.* Plante de la décandrie pentagynie de *Linneus*, et de la première classe de *Tournefort.*

C'est une petite plante qui pousse de sa racine, plusieurs pétioles longs comme la main, tendres, ronds, rougeâtres ou purpurins, soutenant chacun trois feuilles presque rondes, échancrées, ou ayant la figure d'un cœur, molles, succulentes, de couleur verte-jaunâtre, d'une saveur acide agréable. Il s'élève d'entre ces feuilles, des pétioles qui portent chacun une fleur campaniforme assez grande, ordinairement blanche; quelquefois purpurine, rarement jaune, découpée en cinq parties jusque vers le centre. Son fruit est membraneux, ayant la forme d'une lanterne, divisé en cinq loges, lesquelles renferment des semences roussâtres, enveloppées chacune d'un péricarpe particulier. Sa racine est courte, rougeâtre, garnie de beaucoup de fibres longues et blanches.

Cette plante a une odeur foible, mais agréable; elle croît dans les bois et dans les terrains sabloneux.

Elle est rafraîchissante. On applique ses feuilles écrasées, en manière de cataplasme, sur le poignet, pour guérir la fièvre, pour dissiper les glandes scrophuleuses, étant appliquées dessus. On en fait une conserve, un sirop; on en prépare le sel d'oseille, ou oxalate acidulé de potasse.

OSEILLE ORDINAIRE, ou SURELLE. *Acetosa rumex. Acetosa oxalis vulgaris oxylapathum.* Plante de l'hexandrie trigynie de *Linneus*, et de la quinzième classe (staminées) de *Tournefort.*

On distingue trois espèces d'oseille. La première est à feuilles longues, vertes, luisantes, remplies d'un suc acide. Sa tige s'élève à la hauteur d'un pied et demi (487 millimètres); elle porte à sa sommité, des fleurs staminées posées comme à double rang. Le calice devient un fruit à trois angles, qui renferme des petites semences rougeâtres. Sa racine est longue, rouge, fibreuse. On la cultive dans les jardins potagers.

La seconde espèce est l'oseille à feuilles rondes. Ses tiges s'élèvent à la hauteur d'un pied et demi (487 millimètres); elles sont menues, rampantes : ses feuilles sont presque rondes, quelquefois oblongues, pointues, de couleur verte-pâle : sa fleur et son fruit sont semblables à la précédente.

La troisième espèce est la petite oseille, ou oseille sauvage : elles n'est pas plus haute que la main; ses feuilles sont petites, et ont la forme d'une lance : ses fleurs et ses semences ont la forme des précédentes, mais elles sont plus menues, disposées par grapes. Elle paroît toute rouge sur la terre, quand ses semences sont mûres. Sa racine est ligneuse, rouge et fibreuse. Cette espèce croît dans les champs; elle est plus acide que les deux autres. Les brebis en mangent, et c'est ce qui l'a fait nommer *oxalis ovina, seu vervecina.*

Les féuiles d'oseille sont d'un grand usage dans les cuisines.

Elles sont anti-scorbutiques, propres pour les maladies de la peau. On en fait des bouillons rafraîchissans; on emploie intérieurement leùr suc exprimé; on les appliquent en cataplasme sur les ulcères scrophuleux. On en fait une eau distillée, une conserve, un sirop.

La racine d'oseille est employée en décoction, dans les maladies siphyllitiques, et dans les cas d'inflammation.

OSIER FRANC. *Salix vulgaris rubens. Salix pentandra.* Arbrisseau de la dioécie diandrie de *Linneus*, et de la dix-neuvième classe de *Tournefort.*

Cet arbrisseau est une espèce de saule. Il pousse des rameaux grèles, couverts d'une écorce rougeâtre : ses feuilles sont longues, étroites, lisses, crênelées en leurs bords, un peu blanches en dessous.

On cultive cet arbrisseau dans les prés, sur le bord des rivières, autour des jardins, dans les lieux humides. C'est un arbrisseau d'un bon rapport pour le propriétaire, en ce qu'il croît facilement, et qu'il se multiplie de bouture. Les jeunes rameaux servent aux jardiniers pour lier leurs plantes : les tonneliers les emploient pour lier leurs cerceaux; et les vanniers en font des paniers, des claies des corbeilles, etc. etc.

OSMONDE ou FOUGÈRE AQUATIQUE. *Osmunda regalis, filix florida.* Plante de la cryptogamie des fougères de *Linneus*, et de la seizième classe de *Tournefort.*

Cette plante pousse des tiges qui s'élèvent à la hauteur d'environ trois pieds (1 mètre) : elles sont vertes, rayées ou cannelées, rameuses; ses feuilles sont longues, étroites, rangées par paires, plusieurs sur une côte terminée par une seule feuille. Le haut des tiges se divise en quelques petits rejettons, qui soutiennent chacun plusieurs grappes, composées d'un amas de coques sphériques et membraneuses, lesquelles s'ouvrent en deux parties, et répandent quelques semences oblongues. Cette plante est apétale; ses racines sont longues, noires. Cette plante croît proche des ruisseaux, dans les fossés. On fait usage de sa racine en médecine. Elle est vulnéraire, apéritive, propre pour l'hydropisie. On s'en sert en décoction.

On peut s'en servir en poudre, en onguent, pour les hernies.

OSSAR. Fruit de l'apocyn, dont la forme est analogue à celle d'un œuf. *Voyez* Apocyn.

OSTEOCOLLE. C'est ainsi que l'on nommoit autrefois le dépôt pierreux qui s'opéroit sur des tiges de plantes, lesquelles se détruisant avec le tems, formoient des cavités sous ces couches déposées. On pensoit que cette concrétion avoit la propriété de souder les os fracturés : mais aujourd'hui on sait que ce n'est que du carbonate calcaire.

OSTEOLITES. Ce sont des os d'animaux pétrifiés. On y comprend aussi les dents également pétrifiés.

Ce genre de pétrification est à l'état de phosphate calcaire.

OSTRACITES. Coquilles d'huîtres pétrifiées. Dans quelques ouvrages de minéralogie, on donne aussi le nom d'*ostracite* à la tuthie, à cause de sa forme et de sa solidité, analogue à celle d'une coquille pétrifiée. *Voyez* Tuthie.

OTRUCHE. Plante plus connue sous le nom d'impératoire. Ce nom lui a été donné de celui d'*ostrutium*, qui est un des noms latins de cette plante. *Voyez* Impératoire.

OURS. *Ursus et ursa.* L'ours est un mammifère carnassier plantigrade, c'est-à-dire qu'il marche sur la plante des pieds. Sa femelle se nomme *ourse*, *ursa*, et ses petits, *oursons.*

Cet animal est ordinairement de la hauteur d'un âne : il a six incisives à chaque mâchoire, entre de grandes conoïdes : son museau est allongé, ses membres son courts, et son corps difforme est couvert d'un long poil floconé.

Cet animal habite la Pologne, l'Allemagne, la Lithuanie, la Norwège et les autres pays septentrionaux. On dit qu'il est très-libidineux, et dangereux principalement pour les femmes qu'il poursuit de préférence.

Le mâle et la femelle n'habitent point dans la même retraite; ils se retirent séparément dans un autre creux, où ils se pratiquent avec des branches d'arbre, un asile impénétrable à la neige et à la pluie.

L'ours se norrrit de fruits, de fourmis, et des animaux qu'il peut attraper. Pendant l'hiver, il lèche ses pattes, d'où exsude une humeur graisseuse, dont il se nourrit, aussi devient il très-maigre pendant cette saison. Tandis qu'il est jeune on lui apprend à danser, à faire plusieurs tours; mais à un certain âge, il n'est pas susceptible d'éducation.

On connoît plusieurs variétés de l'ours.

L'ours noir est le plus grand, le plus commun, il se nourrit de végétaux.

L'ours brun est féroce et carnassier.

L'ours blanc ne se trouve que dans les pays froids, sur les glaces polaires. Il attaque les phoques, les lamantins.

On voit au cap de Bonne Espérance, une espèce d'ours que l'on nomme le *rattel*, qui dévore le miel.

La peau de l'ours commun, garnie de son poils, et une de fourrures communes des plus estimées : on en fait des manchons, des tapis, des housses, etc.

On fait liquifier sa graisse, qui est demie liquide, et qui porte le nom d'huile d'ours. *Voyez* Huile d'ours.

Sa graisse plus solide est employée à la place du saindoux.

OUTARDE. *Otis.* L'outarde est du genre des gallinacés, plus gros qu'un coq ordinaire. Le mâle a sous la gorge une barbe double remarquable, en forme de moustache; son plumage est brun, avec des bandes noires, ondulées. On remarque dans la gorge, un sac dont l'ouverture est sous la langue, quelquefois long d'un pied (325 millim.), et qui s'étend jusqu'à la poitrine : ce sac contient environ un litre d'eau. Ce réservoir lui est d'autant plus précieux, que cet oiseau cherche les plaines arides. Le vol de l'outarde est pesant; sa course est rapide.

Cet oiseau est granivore et herbivore : sa chair est bonne à manger. On en voit qui pèse jusqu'à treize livres (12 kilog.). Il naît en Angleterre, en France, dans les départemens de la Meurthe, de la Haute-Marne, de la Côte d'Or.

OUTREMER. Bleu minéral de la plus grande beauté, inaltérable à l'air, très-recherché des peintres en miniature, et que l'on obtient de la lazulite ou pierre d'azur.

Pour préparer l'outremer, on fait rougir au feu la lazulite; on l'éteint dans du fort vinaigre, et on répète plusieurs fois l'incandescence de cette pierre et son immersion dans le vinaigre.

Alors on pile les morceaux, on les broie sur le porphyre, en les humectant avec du vinaigre. On lave cette poudre rendue impalpable, dans de l'eau, et on la fait sécher à l'abri de la poussière.

Dans cet état on prend de la cire neuve, et de la colophane, de chaque moitié en poids de la poudre ci-dessus : on fait liquéfier l'une et l'autre dans un vase de terre vernissée, on y jette peu à peu la poudre, on la mêle exactement; on verse le mélange ainsi liquéfié, dans de l'eau claire, et on l'y laisse pendant huit jours. Au bout de ce tems, on remplit, à quelques pouces près, de grands vases de verre ou de porcelaine, avec de l'eau chaude, à un tel degré que la main puisse la supporter; on met la masse dans un linge bien propre, on la pétrit dans cette eau chaude; lorsque cette première eau est colorée, on retire la masse pour la soumettre à la même action dans un autre vase dont l'eau est à la même température que la première, jusqu'à ce que toute la couleur ait traversé le linge.

La couleur qui est exprimée dans la première eau est la plus précieuse.

L'outremer est fort rare. On lui substitue aujourd'hui le phosphate de cobalt. *Voyez* ce mot.

OXIDE D'ANTIMOINE SULFURÉ DEMI VITREUX. Préparation du sulfure d'antimoine amené à l'état demi vitreux, par l'art chimique, dans les atelliers en grand.

Voyez Antimoine.

OXIDE D'ANTIMOINE SULFURÉ VITREUX. C'est le sulfure d'antimoine amené à l'état d'oxide d'antimoine vitreux contenant du soufre. *Voyez* Antimoine.

OXIDE BLANC D'ARSENIC. C'est l'arsenic métal, combiné avec l'oxigène. Il est reconnu maintenant que l'arsenic blanc du commerce, est dans l'état d'acide arsénieux, parce qu'il est soluble dans l'eau. *Voyez* Arsenic blanc.

OXIDE BLEU ET VITREUX DU COBALT. Terme technique des chimistes pour exprimer le dernier degré d'oxidation du cobalt. *Voyez* Azur.

OXIDE DE MANGANÈSE, MANGANÈSE DU COMMERCE, MAGNÉSIE NOIRE, SAVON DE VERRERIE, ou MINE DE MANGANÈSE. Ce minéral a été pendant long-tems mal connu des naturalistes. La plupart l'avoient pris pour une mine de fer pauvre, à raison de sa couleur, et d'une terre ferrugineuse dont sa surface est souvent recouverte. Les verriers lui donnoient le nom de savon du verre, parce qu'il a la propriété d'enlever la couleur verte ou jaune au verre qui est en fusion, et de le blanchir. C'est un minéral pesant, de couleur grise sombre, qui noircit par son exposition à l'air, et qui salit les doigts, à raison de son extrême friabilité.

Bergman soupçonnoit depuis long-tems que ce minéral contenoit un métal particulier, et ses soupçons étoient fondés sur sa pesanteur spécifique, comparée à celle des terres, sur la précipitation de sa dissolution dans les acides, par le prussiate de potasse, qui ne précipite que les métaux et non les terres, et il imprima en 1764 les soupçons qu'il avoit conçus, et les tentatives inutiles qu'il avoit faites, mais malheureusement sans succès, pour réduire ce minéral en métal.

M. *Gahn*, son élève, et docteur en médecine à Stockholm, qui n'avoit aucune connoissance de ses essais, réussit à en obtenir un métal, à l'aide du feu le plus violent ; mais avant que de parler de la réduction du manganèse, faisons connoître les diverses formes sous lesquelles il se présente dans son état de mine.

Il paroît que le manganèse est toujours à l'état d'oxide dans le sein de la terre, mais cet oxide présente plusieurs variétés. *La Peyrouse* a décrit treize variétés d'oxide de manganèse, trouvées dans les Pyrénées. (*Voyez* Journal de physique, janvier 1780, page 67.) Je ne citerai ici que les principales.

L'oxide de manganèse strié de Schombourg, est en prismes tétraèdres rhomboïdaux, terminés par des pyramides à quatre pans. Les cristaux partent souvent d'un centre, et vont en divergent vers la circonférence ; sa couleur est grise obscure, et a beaucoup de ressemblance à la mine d'antimoine. Quatre onces (122 gram.) de cette mine ont fourni à *Pelletier* neuf litres et demi d'oxigène.

Le plus souvent l'oxide de manganèse est noir, tel est celui qu'a découvert M. *Chaptal* à Saint-Jean de Gardonenque dans les Cévennes : il est très-léger ; c'est la plus belle mine et la plus pure que l'on connoisse. Il se présente par couches et en morceaux, dont la forme est presque toujours celle d'un prisme hexaèdre de 18 lignes (36 millim.) de long sur 15 à 14 (26 à 28 millim.) de large.

La mine de manganèse du Piémont a souvent une teinte d'un gris rougeâtre ; elle paroît composée de petits feuillets, et fait feu avec l'acier : elle contient de l'oxide de fer.

Celle de Mâcon est d'un gris plus foncé que celle du Piémont.

La pierre de Périgueux est une variété des mines de manganèse ; elle est compacte, informe, d'un gris noir, très-pesante, salit les doigts. On y trouve quelquefois des aiguilles brillantes.

Presque toutes les mines de fer, spathiques, blanches, contiennent du manganèse : ce métal se rencontre dans le spath calcaire, le gypse, le jaspe, les hématites, etc.

Schéele a prouvé que la cendre des végétaux contenoit du manganèse, et que la potasse lui devoit sa couleur verdâtre.

Pour réduire l'oxide de manganèse en métal, on brasque un creuset (1); on y met une certaine quantité d'oxide de ce métal, formée en boule avec de l'eau, on remplit les vides de poussière de charbon, on couvre avec un creuset renversé que l'on lutte, et l'on expose cet appareil au feu le plus violent, pendant l'espace d'une heure et même davantage s'il est nécessaire. Les vaisseaux réfroidis, on trouve un petit culot métallique, ou le plus souvent des globules métalliques qui étant rassemblés, vont quelquefois à 30,000 du poids de la mine. Si le feu a été trop foible, il n'y a point eu de réduction; si le creuset s'est renversé et que le métal ait touché les parois, tout est vitrifié.

Brongniart qui a répété cette expérience, a prouvé que pour réduire l'oxide de manganèse, il ne falloit que du charbon; et que les matières fusibles que l'on emploie dans sa réduction métallique, contribuent à le faire entrer en vitrification, et sont un obstacle à sa fusion métallique.

L'oxide de manganèse est infiniment utile en chimie, et dans l'art de la verrerie.

En chimie, on s'en sert pour préparer l'acide muriatique oxigéné, la potasse oxigénée qui sert de réactif pour reconnoître si la couleur du vin rouge est naturelle ou factice.

Dans les verreries, on l'emploie pour enlever au verre la teinte verte ou jaune qu'il peut offrir lors de la fusion, et aussi à le colorer, ainsi que les porcelaines, en violet. Ces différences de réaction dépendent des quantités d'oxide de manganèse que l'on ajoute au verre en fusion.

Les potiers de terre s'en servent pour vernir la poterie commune, en le mêlant avec une fritte vitreuse, du nitrate de potasse, qu'ils font entrer en fusion.

OXIDE DE PLOMB BLANC, ou BLANC DE PLOMB. L'oxide de plomb blanc est le premier degré d'oxigénation du plomb, par l'intermède de l'acide du vinaigre, dont ce métal s'empare de l'oxigène.

Ce fut d'abord à Venise que l'on prépara le blanc de plomb qui nous arrivoit en France. Les Anglois et les Hollandois s'em-

---

(1) Ce que l'on appelle *brasquer* un creuset, c'est couvrir le fond d'un creuset de poussière de charbon de l'épaisseur à peu près de six lignes (11 millimètres). On humecte cette poussière avec de l'eau chargée d'un peu d'argille, pour donner plus d'adhérence aux molécules de charbon avec le creuset. On enduit légèrement les parois du creuset. Le fond doit être concave pour recevoir le quintal fictif d'essai.

parèrent ensuite de cette branche de commerce, et ce n'est que depuis quelques années qu'on a établi en France, dans les environs de Montpellier, des fabriques de blanc de plomb.

Le procédé du blanc de plomb est extrêmement simple et facile. Il consiste à disposer du plomb laminé de l'épaisseur d'une demi-ligne (1 millim.), de quatre à cinq pouces (108 à 135 millimètre) de large, et de deux pieds (649 millim.) de longuer, auquel on donne une forme spirale, en ménageant assez d'espaces dans les circonvolutions, pour que les lames présentent le plus de surfaces possibles. On les place verticalement dans des pots des grès, au fond desquels on a mis du vinaigre, en ayant soin que ces lames de plomb ne touchent point au vinaigre. Les pots bien couverts, on les enfouit sous des hangars, dans du fumier; on en dispose plusieurs rangées à côté les uns des autres, et on en forme plusieurs lits. La chaleur du fumier fait vaporiser le vinaigre, qui dans cette état allèche les surfaces du plomb. Le métal s'empare de l'oxigène du vinaigre, et se convertit en oxide d'un très beau blanc mat. Au bout de trente ou quarante jours, on découvre les pots, et on enlève les surfaces des lames qui sont oxidées, et qui se présentent en écailles; c'est ce que l'on nomme *plomb blanc en écailles;* c'est celui qui est le plus estimé. On roule de nouveau les lames de plomb pour achever leur oxidation par le même procédé. Tout le blanc de plomb ainsi obtenu, on le réduit en poudre impalpable, en le faisant passer sous des meules, ou en les broyant avec de l'eau; ensuite on le coule en bouillie, dans des petits pots de terre de forme conique, pour le faire sécher à l'ombre; lorsqu'il est bien sec, on le retire des pots et on l'enveloppe de papier; c'est ce que l'on nomme autrement céruse pure. C'est cette espèce que les pharmaciens doivent employer pour faire l'onguent de céruse, dit *blanc-rhasis*, l'emplâtre de céruse, l'acétite de plomb en liqueur, improprement appelé vinaigre ou extrait de Saturne.

Le blanc de plomb est très-estimé dans la peinture à l'huile, quoiqu'il porte avec lui l'inconvénient de se jaunir par son contact avec les exhalaisons des matières animales; mais il est le seul blanc qui puisse se mêler à l'huile; l'oxide de zinc ne s'y mêle pas parfaitement.

La céruse diffère du blanc de plomb, parce qu'elle est altérée par un mélange de craie, souvent d'un quart, et quelquefois à parties égales.

Sa couleur est moins blanche que le blanc de plomb, et son poids est moindre, à volume égal. On peut la reconnoître en en mettant dans un petit creu pratiqué sur un charbon, et en y dirigeant la flamme de la lampe de l'émailleur. Le blanc de plomb jaunira et se ressuscitera en métal, tandis que la craie restera intacte, ou bien encore en versant dessus de l'acide du vinaigre, alors il y aura dégagement de l'acide carbonique de la craie, tandis que le blanc de plomb bien pur ne fera point d'effervescence.

Le pharmacien qui doit employer cet oxide blanc de plomb, doit être bien sûr de sa pureté; son mélange avec la craie en dénature les propriétés physiques et chimiques. Il n'en est pas de même du peintre qui l'emploie dans ses couleurs; la présence de la craie couvre bien mieux le sujet, et rend l'huile bien plus siccative.

OXIDE DE PLOMB GRIS. C'est le premier degré d'oxidation immédiate du plomb, par l'action combinée du calorique et de l'air.

Lorsque le plomb est en fusion à l'air libre, sa surface se couvre d'une pellicule grise que l'on nomme *cendrée* ou *potée* : on enlève cette pellicule métallique avec une cuiller de fer, et on la soumet de nouveau à l'action du calorique : sa couleur devient plus grise.

Cet oxide mêlé à celui de l'étain, entre dans la composition de l'émail.

OXIDE DE PLOMB JAUNE. Cet oxide est le second degré d'oxidation du plomb : il est plus connu dans le commerce et dans les arts, sous le nom de massicot. *Voyez* Massicot.

OXIDE DE PLOMB DEMI-VITREUX ROUGE. C'est le troisième degré d'oxidation du plomb que l'on obtient en grand dans l'affinage du plomb pour le convertir en plomb *d'œuvre*, ou par suite de l'affinage de l'or et de l'argent, par la coupellation.

Cet oxide est connu dans le commerce et dans les arts, sous le nom de litharge d'or. *Voyez* Litharge.

OXIDE DE PLOMB ROUGE. Cet oxide est le quatrième degré d'oxidation du plomb; il est d'une belle couleur rouge : mais l'action combinée du calorique et de l'air ne suffiroit pas pour faire passer l'oxide de plomb du troisième degré au quatrième. La belle couleur rouge de cet oxide est due à la décomposition de l'eau opérée par l'action du calorique.

Cet oxide porte dans le commerce et dans les arts, le nom de *minium*. *Voyez* Minium.

OXIDE DE TITANE NATIF. Le titane s'oxide facilement à l'air. La nature nous offre ce métal dans l'état d'oxide natif ou *schorl rouge*. Si l'on chauffe cet oxide natif dans un creuset, il perd son éclat et passe au brun. Au chalumeau, il perd sa transparence, et il devient d'un gris laiteux. Mis sur un charbon, il est plus opaque, et prend une couleur grise d'ardoise : traité avec le charbon, à un grand feu, il se réduit en grains agglutinés noirâtres, recouverts d'une pellicule métallique rougeâtre et brillante.

OXIDE D'URANE NATIF. M. *Klaproth*, qui a découvert l'urane dans la Pech-Blende, parle d'un oxide d'urane natif qui se trouve dans la mine de Wagsfort : il dit que cette substance minérale est noire, brillante, peu dure, accompagnée d'une terre jaunâtre, mêlée de lames quarrées vertes de *mica*.

OXIDE DE ZINC, FLEURS DE ZINC, LAINE PHILOSOPHIQUE, POMPHOLIX, CALAMINE BLANCHE. *Nihil album*. L'oxide de zinc est de deux sortes, l'un sublimé, et l'autre précipité. L'oxide de zinc sublimé a donné lieu à ses diverses dénominations, parce qu'il se présente à l'état lanugineux ou floconneux, voltigeant dans l'air, au moment de la combustion du métal zinc à l'air libre. On a soin de placer au dessus du creuset qui contient le métal, une cloche ou vase quelconque, qui retient les vapeurs métalliques qui se volatilisent et s'oxident par leur contact avec l'oxigène de l'air.

Il est bon de remarquer que cet oxide, qui semble si léger, présente tous les caractères des corps fixes, et n'est plus susceptible de se volatiliser.

La seconde sorte d'oxide de zinc s'obtient de la dissolution nitrique du zinc par la potasse ; il est au second degré d'oxidation, et n'a pas l'inconvénient de se noircir par le contact des gaz qu'exhalent les matières animales, comme l'oxide blanc de plomb.

L'oxide de zinc sublimé est employé en collyre et en pommade, dans les inflammations et fluxions des yeux. Ce même oxide a été très-vanté pour les maladies des nerfs et les convulsions. On lui donnoit le nom de *luna fixata ludemanni ;* il fait vomir, à petite dose.

OXIDULE DE FER OLYGISTE. Mine de fer de l'île d'Elbe, dans un premier degré d'oxidation. Cette mine est attirable à l'aimant, et paroît devoir sa cristallisation au calorique. *Voyez* Fer olygiste.

OXIDULES MÉTALLIQUES. On donne le nom d'*oxidule* aux métaux qui ont éprouvé un commencement d'oxidation, mais dans lesquels l'oxigène qui se trouve combiné avec eux, ne les a pas privés totalement de leurs propriétés métalliques. C'est ainsi, par exemple, que le fer en partie oxidé, mais qui est encore attirable à l'aimant, est nommé oxidule de fer :

tel est le fer oxidé dans la mine de l'île d'Elbe, le pyrocète et le fer olygiste.

OXIGÈNE. L'oxigène est une substance *sui generis*, que l'on ne connoît que par ses effets physiques et chimiques, et non par sa nature essentielle. Toute la puissance de l'art chimique n'a pu parvenir encore à se la procurer dans l'état isolé. Toujours il est combiné avec d'autres corps. Tantôt il est combiné et fondu dans le calorique, et alors il est à l'état de gaz ou fluide élastique; tantôt il est combiné avec des corps combustibles simples ou doubles, et il convertit ces radicaux soit en acides, soit en oxides, autrement en corps brûlés relatifs ou absolus, c'est-à-dire non totalement incombustibles, ou devenus parfaitement incombustibles, ce qui établit les différences entre les oxidules et les oxides à l'egard des métaux; et les acides en *eux* ou en *iques*, à l'égard des radicaux combustibles, *carbone*, *soufre*, *azote*, *phosphore*, *arsenic*, d'où il résulte des acides *carboneux*, *sulfureux*, *nitreux*, *phosphoreux*, *arsénieux*, lorsque ces bases ne sont point saturées d'oxigène; ou des acides *carbonique*, *sulfurique*, *nitrique*, *phosphorique* et *arsénique*, lorsque ces bases en sont saturées.

Voyez pour plus ample instruction, *gaz oxigène*, à la suite de gaz ou fluides élastiques, au mot *gaz*.

OXIMURIATIQUE THERMOXIGÉNÉ. Nom donné par M. *Brugnatelli* à l'acide muriatique oxigéné.

Ce mot n'a pas été adopté par les chimistes françois.

OXIPHORE. On donne ce nom aux substances qui contiennent plus ou moins d'oxigène et qui le cèdent très-facilement. Ainsi l'oxide de manganèse, l'oxide rouge de mercure, les muriates de potasse, de mercure oxigénés, les acides sulphurique et nitrique, sont des oxiphores.

OXISEPTONIQUE. Nom donné à l'acide nitrique, par M. *Brugnatelli*. Cette dénomination n'est point usitée en France.

OXYCÈDRE. Arbre de la dioécie monadelphie de *Linneus*. C'est la seconde espèce de genèvre. Nous en avons donné la description en parlant du bois d'oxycèdre.

OXYCRAT. On fait de l'oxycrat en mêlant une cuillerée de vinaigre avec huit onces (244 gramm. 576 milligr.) d'eau. Cette liqueur est tempérante. On s'en sert en lavemens, dans les gargarismes, les fomentations. On en trempe des linges que l'on applique sur le front, pour appaiser le douleur de tête.

OXYMEL, ou MELLITUM ACÉTEUX, suivant M. *Chaussier*. Espèce de sirop préparé avec le miel et le vinaigre. *Voyez* dans mon Cours élémentaire de pharmacie chimique, le mot *Oxymel*.

OYE. Palmipède serrirostre, généralement connu, que l'on élève dans le voisinage des étangs et des rivières.

Voyez Oie.

OYE NOUETTE ou CRAVANT. *Capricalla.* C'est une espèce d'oie sauvage. Cet oiseau est plus gros qu'un corbeau : son plumage est de couleur noire plombée, traversée par des lignes larges, obscures, en manière de bandelettes, sur le cou, sur la poitrine et sur le ventre. Sa queue est fort courte et noire. Il fait du bruit en volant.

Cet oiseau habite les marais. Sa chair est excellente à manger.

P

PACOS. Terme de relation, sous lequel on comprend la laine d'une espèce de brebis du Pérou, que l'on nomme alpagne.

Voyez Laine d'alpagne.

PAGURE. Ce mot est dérivé du latin *pagurus*, qui signifie écrevisse de mer. *Voyez* Grande écrevisse de mer.

PAIN. *Panis.* Le pain est le produit de la farine de blé ou de celle d'autres graines céréales, pétrie avec de l'eau, fermentée convenablement à l'aide d'un ferment approprié, et cuite à propos dans un four, pour servir de base à nos alimens.

Le blé ou froment n'est pas la seule substance que l'on puisse convertir en pain. On y comprend l'avoine, le blé locular ou épautre, le blé de mars, le blé méteil qui est un mélange de blé et de seigle, la graine de Canarie ou alpiste, le seigle, le sarrasin ou blé noir, l'orge, le mil ou millet, le maïs ou blé de Turquie, le ris, la vesse, l'orobe, etc. : les racines féculentes, les fruits qui contiennent le principe amilacé, etc. etc.

Je ne parlerai pas de la manière de faire le pain, cet art a été très-bien décrit par M. *Parmentier*, dans son ouvrage intitulé *le Parfait Boulanger*. Je ne cite le pain que comme pouvant servir à l'usage de la médecine.

On fait avec la mie de pain des cataplasmes émolliens, avec le lait, au safran, selon que le cas l'exige. On prépare une gelée de pain (*Voyez* mon Cours de Pharmacie chimique.) La mie de pain entre dans la décoction de Sydenham, dans les trochisques de minium ; elle sert d'excipient pour faire des pilules de panacée.

On fait sécher le pain coupé par tranches, pour les voyages de longs cours.

PAIN A COUCOU. Plante de la décandrie pentagynie de

Linneus, et de la première classe de *Tournefort*. C'est l'oseille des bucherons ou l'alléluia. On lui a donné ce nom, soit parce que le coucou en mange, soit parce qu'elle naît au printems, où l'on commence à entendre chanter cet oiseau.

Voyez Oseille des bucherons.

PAIN DE MADAGASCAR. Espèce de gâteau mince et long, préparé avec la fécule de la racine du manioc. *Voyez* Manioc.

PAIN DE POURCEAU. *Cyclamen orbiculato, circum roso folio, subtus rubente, odoratissimo flore carneo, Corcyræum. Panis porcinus, rapum terræ, et arthanita.* Plante de la pentandrie monogynie de *Linneus*, et de la seconde classe de *Tournefort*.

Cette plante pousse de sa racine de longs pétioles qui portent des feuilles presque rondes, larges, de couleur verte brune, marbrées de blanc en dessus, purpurines en dessous. Il s'élève d'entre elles des pédicules longs, tendres, qui soutiennent des petites fleurs purpurines d'une odeur agréable. Son fruit est sphérique, membraneux, s'ouvrant en plusieurs parties; il renferme des semences anguleuses : sa racine est grosse, large, ronde ou orbiculaire, de couleur obscure en dehors, blanche en dedans, garnie de fibres noirâtres.

Cette plante croît dans les bois, dans les lieux sombres, sous les arbres.

Sa racine est d'usage en médecine. Elle est purgative, propre pour résoudre les tumeurs. On s'en sert intérieurement, et on l'applique extérieurement. On la fait sécher, et on l'emploie en poudre intérieurement, et par le nez, comme sternutatoire.

La racine entre dans la composition de l'onguent *de arthanitâ*, de l'emplâtre diabotanum, de l'alcool général.

PALAIOPÈTRE. Variété du petrosilex. *Voyez* ce mot.

PALAIS DE LIÈVRE. *Sonchus*. Plante de la syngénésie polygamie égale de *Linneus*, et de la treizième classe, (sémi-flosculeuses) de *Tournefort*.

C'est la même plante que le laitron doux. On lui a donné le nom de *palais de lièvre*, parce que le lièvre en est fort friand.

Voyez Laitron doux.

PALIURE. *Paliurus. Rhamnus folio subrotundo, fructu compresso*. Arbrisseau de la pentandrie monogynie de *Linneus*, et de la vingt-unième classe (fleurs en roses) de *Tournefort*.

Cet arbrisseau s'élève quelquefois à la hauteur d'un arbre : ses rameaux sont longs, épineux; mais les épines qui sont proches des feuilles sont plus petites, et moins nuisibles que celles qui en sont plus éloignées : ses feuilles sont petites, presque rondes, pointues, de couleur verte obscure : ses fleurs sont petites, jaunes, disposées en roses, composées chacune de cinq pétales placés au milieu du calice : le pistil devient un fruit membraneux divisé en deux loges qui contiennent chacune une semence presque ronde, ayant la couleur et le poli de la graine de lin.

Cet arbrisseau croît dans la Provence et le Languedoc.

Ses feuilles et ses racines sont astringentes.

Sa semence adoucit les âcretés de la poitrine. On en fait usage en poudre et en décoction.

PALLADIUM. Métal d'alliage dont M. *Chenevix* a fait connoître le premier la composition. Il paroît, d'après ce savant chimiste, que le palladium est un composé de soixante et une parties de platine et trente-neuf parties de mercure.

Pour allier le mercure au platine, il faut que le premier lui soit présenté à l'état d'oxide.

Le palladium est blanc et malléable : il a l'aspect de l'argent ; il est soluble dans l'acide nitrique, et il donne une solution d'un rouge foncé.

Sa pesanteur spécifique est de 11,3 après avoir passé sous le marteau, et de 11,8 lorsqu'il a été laminé.

Ce métal est encore peu connu dans les arts et en chimie.

PALME MARINE, ou PANACHE DE MER. *Lytophyton reticulatum, planta marina retiformis.* Lytophyte ou production à polypiers ; qui a la forme d'un éventail, et qui est percée à jour comme les mailles d'un filet. Les anciens naturalistes ont pris cette production marine pour une plante marine ; mais *Peysonel* a fait connoître que cette matière étoit un produit secrétoire animal, et qu'elle étoit l'ouvrage des polypiers.

La palme marine est flexible et non cassante comme le corail : elle tient de la nature du carbonate calcaire, et d'une substance analogue à la corne des animaux.

C'est plutôt un objet de curiosité pour les cabinets d'histoire naturelle, que celui de la matière médicale.

Son nom de *panache de mer* lui vient de ce qu'elle semble être à l'égard des rochers sur lesquels elle est attachée, ce que sont les panaches sur la tête des acteurs.

On trouve la palme marine dans les mers de l'Amérique.

PALMIER DATTIER. *Dactyli. Palma dactylifera major vulgaris.* C'est l'arbre qui produit les dattes. Le tronc de cet arbre est gros, rond, droit, haut, recouvert d'écailles superposées, qui le rendent très-commode pour y monter : ses feuilles sont ailées et penniformes : ses fleurs naissent dans une enveloppe qui s'ouvre lorsqu'elle a atteint une certaine grosseur, et laisse paroître des fleurs à pétales blancs, disposés en grapes : ses fruits sont drupacés; le noyau en est long, sillonné. *Voyez* Dattes.

Le palmier est de la famille des monocotylédons de *Jussieu*, c'est-à dire, dont la semence n'a qu'un cotylédon, et à étamines périgynes, c'est-à-dire, dont les étamines sont autour du pistil.

On trouve le palmier dattier en Espagne, dans le Levant, et en Afrique. Son tronc sert à faire des pieux, ses spaths ou écailles à faire des vases, ses feuilles couvrent les maisons, ses branches appelées *spadix* servent à faire des balais, et on mange la moëlle de son tronc.

PANACHE DE MER. Litophyte, production à polypier. *Voyez* Palme marine.

PANAIS ou PASTENADE. *Pastinaca latifolia sativa*, *elaphoboscum sativum*. Plante de la pentandrie digynie de *Linneus*, et de la septième classe (ombellifères) de *Tournefort*.

On en distingue de deux espèces, l'une cultivée, l'autre sauvage.

Le panais cultivé pousse une tige qui s'élève à la hauteur de trois ou quatre pieds (1 mètre à 1 mètre et demi), grosse, droite, ferme, cannelée, vide, rameuse : ses feuilles sont amples, composées d'autres feuilles semblables à celles du térébinte, oblongues, larges de deux doigts, dentelées en leurs bords, velues, de couleur verte-brune, rangées comme par paires le long d'une cote, d'une saveur agréable, un peu aromatique. Ses sommités sont terminées par de belles ombelles qui soutiennent des petites fleurs à cinq pétales jaunes, disposés en roses. Ses semences sont unies deux à deux, grandes, ovales, minces, bordées d'un petit feuillet. Sa racine est longue, grosse, charnue, blanche ou jaunâtre, d'une saveur douce sucrée, garnie intérieurement d'un méditullium qui devient ligneux lorsqu'elle a plus de deux ans en terre. On se sert de cette racine dans les cuisines.

On cultive le panais dans les terres grasses et humides.

Le panais sauvage est plus petit dans ses parties : sa racine est plus menue, plus dure, et moins bonne à manger.

Pastinaca à pastu, parce qu'on la mange. *Elaphoboscum*, *elaphos*, *cervus*, *bosco*, *pasco*, parce que les cerfs en mangent.

PANAIS OPOPANAX. *Pastinaca opopanax*. Plante de la même classe que la précédente; mais qui s'élève beaucoup plus haut. Sa racine est vivace; on lui donne le nom de *costus adulterinus* : elle est purgative.

On fait des incisions au collet de sa racine, et il en exsude une gomme-résine, connue sous le nom d'*opopanax*.

Voyez Gomme opopanax.

Cette plante croît dans la Macédoine, la Béotie, la Phocide et l'Achaie.

PANICAUT. Plante de la pentandrie digynie de *Linneus*, et de la famille des ombellifères de *Tournefort*. C'est la même que le chardon à cent têtes, ou le chardon roland.

Voyez Chardon à cent têtes.

PANICAUT DE MER. *Eryngium maritimum*. Plante de la pentandrie digynie de *Linneus*, et de la septième classe (ombellifères) de *Tournefort*.

Cette plante a beaucoup de ressemblance avec le chardon, par ses fleurs et ses fruits; mais elle en diffère par ses tiges, qui sont courbées par terre, et ses feuilles qui sont rondes, entières, très-épineuses à leurs bords.

Ses racines sont charnues : on en fait une conserve qui est très-estimée pour la phthysie.

Cette plante croît sur les bords de la mer.

PANIS. *Panicum germanicum*, *sive panicula minor*. Plante graminée de la triandrie digynie de *Linneus*, et de la quinzième classe (staminées) de *Tournefort*.

Cette plante a beaucoup de ressemblance avec le millet; ses fleurs sont apétales, composées de trois étamines et deux pistils. Elles naissent en épis. Il y en a de beaucoup d'espèces qui portent toutes beaucoup de semences rondes, blanches ou jaunâtres. On en fait du pain qui est peu nourrissant; on en fait cuire dans du lait. Cette semence sert de nourriture aux oiseaux.

Son nom lui vient de *panis*, pain, parce qu'on en peut faire du pain.

PANNE. Graisse de porc, enfermée dans une membrane réticulaire qui adhère aux côtes internes et se répand jusque sur les intestins et l'épiploon du porc.

Voyez Graisse de porc.

PANTHÈRE. *Panthera*. Mammifère carnassier, qui a beaucoup de ressemblance avec le léopard.

La panthère est couverte d'une peau marquée d'anneaux noirs séparés, avec un point dans le centre.

Sa peau fait partie du commerce de la pelleterie.

PANTOGÈNE. Terme de cristallographie. C'est ainsi qu'on nomme un cristal dont chaque arrète et chaque angle solide subissent un décroissement.

PAON. *Pavo ; avis medica ; avis Junonis.* Oiseau du genre des gallinacés alectrides, c'est-à-dire propre au vol.

Le paon se distingue par la superbe aigrette de sa tête.

Le paon ordinaire est le plus bel oiseau des basses-cours : son plumage est d'un vert doré ; sa tête est surmontée d'une belle aigrette ; les longues plumes de sa queue, qu'il relève ou étale en éventail, ont à leur extrémité, une plaque appelée *œil* ou *miroir* ; sa femelle n'a ni cette longue queue, ni ces couleurs brillantes.

Le paon, orgueilleux de sa beauté, domine dans les bases-cours : il vole mal ; mais il aime à se percher pour dormir. Son cri est triste et désagréable. La durée de sa vie est assez longue ; il se nourrit de toutes sortes de grains.

La femelle se nomme *panesse*, et son petit, *paonneau*. La chair du paonneau est bonne à manger.

Les plumes du paon servent d'ornement ; on en fait des tapisseries.

C'étoit sur le paon, que les anciens chevaliers faisoient, dans leur expédition religieuse ou galante, ce que l'on appeloit le *vœu du paon*.

La fiente du paon étoit anciennement recueillie et séchée avec soin : on l'estimoit pour l'épilepsie et les convulsions ; mais elle est tombée en discrédit.

On estimoit de même ses œufs pour la goutte sciatique et les rhumatismes.

PAPAYER. *Papaya-carica, arbor melonifera : arbor platani folio, fructu peponis magnitudine eduli.* Arbre des Indes de la dioécie décandrie de *Linneus*.

Cet arbre est gros comme la cuisse d'un homme, haut de quinze à vingt pieds (5 à 6 mètres et demi), creux et spongieux dans son intérieur, et si tendre, qu'on peut le couper entièrement en travers, d'un seul coup de sabre : son écorce est lisse, de couleur cendrée : il croît presque nud, en peu de tems, jusqu'à la moitié de sa hauteur, et l'autre moitié se revêt, en croissant, de feuilles grandes à peu près comme celles du figuier, découpées en six ou sept parties, attachées à des pétioles longs, gros, ronds, creux, rougeâtres recourbés. Ses fleurs sont longues, composées chacune de cinq pétales recourbés, disposés en étoiles, de couleur jaune-pâle, sans odeur ; elles ne renferment que des étamines, au nombre de dix. Son fruit naît sur un autre pied qui porte les pistils, et que l'on nomme papayer femelle. Ce fruit qui porte le nom de *papaye*, est de la forme et de la grosseur d'un melon médiocre, de couleur verte avant sa maturité, et fournissant un suc laiteux, si on le coupe. Détaché de l'arbre, et placé sur du sable, ce fruit mûrit de lui-même, et il devient jaune extérieurement. Sa pulpe est jaune, et bonne à manger; mais moins délicieuse que celle du melon. Ce fruit renferme dans son intérieur, une grande quantité de semences grosses comme des grains de coriandre, de forme ovale, cannelées et rudes en leur surface, de couleur rougeâtre, renfermant chacune un petit grain visqueux, d'une saveur qui approche de celle de la semence du cresson d'eau. Si on veut conserver ce grain, il faut le dépouiller d'une membrane mince, luisante, et chacun de ces grains produit, en un an, un papayer portant fruit.

Le fruit du papayer fortifie l'estomac. Son suc exprimé est, dit-on, propre contre le ver solitaire.

Le suc de papaye desséché répand, en brûlant, une odeur animale, et donne une cendre assez abondante, phosphorescente à la flamme du chalumeau. Cette cendre est du phosphate de chaux.

Ce suc sec se délaye facilement dans l'eau; il lui donne une couleur laiteuse, qui est due à une substance insoluble, laquelle se précipite par le repos. Cette matière examinée par M. *Vauquelin*, lui a présenté tous les caractères de l'albumine animale.

Il seroit bien intéressant que l'on multipliât les expériences relatives à la propriété qu'on attribue au suc du papaye, de guérir du ver solitaire; on pourroit, d'après l'analogie de ses principes avec la lymphe et le sang, faire une utile application de ces fluides, pour guérir cette maladie qui tourmente d'une manière si fâcheuse, les personnes qui en sont incommodées; on pourroit même soupçonner que le sulfure ammoniacal seroit un puissant remède anthelmintique.

PAPIER. *Papyrus nilotica, sive AEgyptiaca. Cyperus niloticus vel syriacus maximus papyraceus.* Plante de la triandrie monogynie de *Linneus.*

Cette plante est une espèce de souchet qui croît dans la Calabre, dans la Sicile, dans la Syrie et dans l'Egypte: ses tiges s'élèvent à la hauteur de neuf à dix pieds (3 mètres environ); elles sont grosses, de couleur pâle ou cendrée: ses feuilles sont longues comme celles du roseau: ses fleurs sont apétales, composées de trois étamines et d'un pistil; elles naissent aux sommités des branches, en manière de bouquet: ses racines sont grosses, ligneuses, nouées, d'une odeur et d'une saveur foibles.

Les anciens prenoient la seconde écorce de cette plante; ils la polissoient et s'en servoient de papier à écrire.

Les feuilles de cette plante peuvent être employées pour faire suppurer et déterger les ulcères.

PAPIER DE LA CHINE. Le papier de la Chine est préparé avec la seconde écorce d'un roseau des Indes, nommé *bambou*, ou bien encore avec celle du mûrier blanc, ou avec du coton.

Leur papier fin et lustré, est préparé avec la soie de la phalène du mûrier, *vulgò* ver à soie.

PAPIER A ÉCRIRE. *Charta seu papyrus*. L'origine du papier à l'usage de l'écriture, vient des Chinois qui se servirent de la seconde écorce de certains arbres, tels que celle du mûrier blanc, de la plante appelée *papier*, en latin *papyrus*, pour y tracer leurs hyéroglyphes.

Les premiers papiers qui furent l'ouvrage de l'art, furent ensuite composés avec les secondes écorces d'une infinité d'arbres, d'où il résultoit des papiers de toute sorte de couleurs, qui participoient de celles des écorces employées. Aujourd'hui, tout le papier à écrire est fabriqué avec du vieux linge, pailles, drapeaux ou chiffons.

Les chiffoniers ramassent tous les chiffons qu'ils rencontrent dans les rues; ils en font le triage, en mettant les fins, les moyens et les plus gros séparément, et ils les portent dans les papeteries, où on leur fait subir les divers apprêts pour les convertir en papier.

On commence par les lessiver pour les blanchir; ensuite on les hache, on les brise dans un moulin jusqu'à ce qu'ils soient réduits en molécules très-fines, par l'intermède de l'eau, de manière qu'ils soient amenés comme à l'état de fécule amilacée. Alors on trouble la liqueur qui paroît comme laiteuse, on laisse déposer, on sépare l'eau qui surnage; on en lave les surfaces de la matière déposée, par couches; on l'étend sur des moules; on la laisse égouter; on l'encolle pour lui donner de la solidité et empêcher qu'elle se laisse pénétrer par l'encre; puis on la laisse sécher, et on la met à la presse pour en former des feuilles de papier.

Chaque fabricant a sa marque particulière, dont il timbre son papier.

La blancheur du papier, sa finesse, son imperméabilité, et ses surfaces plus ou moins lisses, établissent les différences dans ses qualités et son prix. Le papier diffère encore par la grandeur de ses feuilles.

Ce que l'on nomme papier gris, papier à filtrer, en latin, *charta bibula*, *charta emporetica*, est du papier sans colle, qui se laisse pénétrer par les liqueurs; le papier bis-blanc, celui qui est d'un gris jaunâtre, sert à filtrer les liqueurs.

Il est encore des papiers gris sans colle, plus communs, qui servent à envelopper des paquets.

D'autres, destinés à faire des sacs.

Du papier bleu de plusieurs grosseurs ou épaisseurs, destiné à envelopper des pains de sucre et autres marchandises.

Le papier sans colle, trempé dans l'eau de rivière, et appliqué sur les écorchures nouvelles, en arrête le sang et les guérit.

La fumée de papier brûlé est propre pour abattre les vapeurs histériques.

PAPIER RÉACTIF D'ESSAI. Le papier reactif d'essai, est du papier coloré soit avec le licheno, dit *tournesol.* Ce papier est bleu : il est rougi par les acides ; les alcalis ne changent point sa couleur.

Soit avec le terra mérita ou le fernambouc. On donne un peu de consistance à ces teintures, avec un peu de colle d'amidon, et on en allèche les surfaces du papier, avec un pinceau.

Les alcalis colorent en rouge ces deux sortes de papiers.

PAPIER FOSSILE. C'est une variété de l'asbeste tressé. Si l'on écrit sur ce papier et qu'on le jette au feu, l'écriture disparoît et on peut écrire de nouveau sur ce papier.

PAPILLON. *Papilio.* Insecte tétraptère et lepidoptère, c'est-à-dire qui a quatre ailes couvertes de petites écailles colorées ; ces écailles se recouvrent comme les tuiles d'un toit ; elles sont si fines qu'elles s'attachent aux doigts comme une poussière farineuse.

Les antennes de ces insectes sont en masse, c'est-à-dire terminées par un globule.

Les papillons ont le corps alongé, six pattes et quatre grandes ailes ; quelques-uns n'ont que quatre pattes, ou du moins les deux antérieures sont beaucoup plus courtes que les autres. Il sort de leur tête une trompe roulée en spirale, avec laquelle ils pompent le nectaire des fleurs. Le nombre des espèces s'élèvent à plus de mille ; pour les reconnoître, on les distribue par familles, d'après les angles formés par leurs ailes, le nombre et la position des taches ou des yeux qu'on y observe, le nombre des pointes de la chrysalide.

Les papilions les plus remarquables de notre pays, sont *le paon du jour*, qui porte des yeux peints sur ses ailes ; *la tortue*, dont les couleurs imitent celles de l'écaille ; *le nacré*, qui a des taches argentées semblables à la nacre ; le *damier*, marqué comme un échiquier ; l'*argus brun* et l'*argus bleu*, dont les ailes sont parsemées en dessous de petits yeux; le papillon du *chou*, qui a les ailes blanches et marquées de deux points noirs; *garé*, dont les ailes sont réticulaires; le *deuil*, marqué de teintes noires.

On nomme *porte-queue*, les papillons dont les ailes postérieures sont terminées par une queue : dans le nombre on distingue le *machaon*, dont les ailes sont bordées d'yeux magnifiques, et le *flambé*, dont les taches ressemblent à des flammes.

PAQUERETTE ou PASQUETTE. *Bellis minor silvestris, solidago consolidæ species.* Plante de la syngénésie polygamie superflue de *Linneus*, et de la quatorzième classe (fleurs radiées) de *Tournefort.*

C'est une petite plante basse, dont les feuilles sont petites, oblongues, lisses, arrondies vers leur extrémité, grosses, répandues à terre, les unes un peu crénelées, les autres entières : il s'élève d'entre elles plusieurs pédicules longs, menus, ronds, qui soutiennent chacun une fleur radiée, de couleur blanche ou diversifiée : ses racines sont fibreuses.

Cette plante a une saveur visqueuse fade ; elle croît dans les prés, dans les lieux humides.

La paquerette est vulnéraire et astringente. On l'emploie dans les maladies de poitrine.

Son nom lui vient de ce qu'elle fleurit au tems de Pâque.

PARADOXAL. Terme de cristallographie, que l'on applique à un cristal lorsque sa forme présente des résultats singuliers et inattendus, tel que le carbonate de chaux paradoxal (*Haüy*).

PARAGUARAN. Arbre qui croît à la Guyane.

Cet arbre, dont nous ignorons les caractères botaniques, produit un bois et des feuilles de couleurs différentes. La décoction de son bois avec l'alun, forme une espèce de laque qui résiste à l'action de la lumière du soleil, plus long-tems que la laque obtenue des bois de Brésil et de Campêche.

PARALLÉLIPIPÈDE. Prisme dont la base est un corps solide compris sous six parallélogrammes dont les opposés sont semblables, parallèles et égaux.

PARCHEMIM. Peau apprêtée avec la peau de bélier, de mouton, de brebis, et quelquefois de chèvres.

Le premier apprêt du parchemin se fait par le mégissier, et le second, qui l'achève, s'opère par le parcheminier.

Voyez Parchemin, dans la série des *peaux passées en mégie.*

PAREIRA BRAVA ou BUTUA. Racine qui nous est apporlée sèche du Brésil, par les Portugais, qui lui ont donné ce nom qui signifie, dans leur langue, *vigne sauvage* ou *bâtarde*, parce que la plante qui la fournit est sarmenteuse.

Cette racine est ligneuse, dure, tortueuse, brune en dehors, blanche en dedans, tirant un peu sur le jaune; elle est quelquefois de la grosseur du bras. Le nom de *butua* est un nom indien qui signie *bâton*, et qu'on lui donne à cause de sa forme.

Cette racine étoit estimée anciennement pour la colique néphrétique et la suppression d'urine; mais elle est peu usitée actuellement.

PARELLE. Plante de l'hexandrie trigynie de *Linneus*, et de la quinzième classe de *Tournefort*. C'est la même plante que la patience. *Voyez* Patience.

PARETURIER. Arbre de la dioécie décandrie de *Linneus*.

Cet arbre croît aux Indes Vers Goa, à Surinam et dans les forêts de la Jamaïque. Son nom de *pareturier* est un terme du pays : c'est le figuier des Indes. *Voyez* Figuier des Indes.

PARIÉTAIRE. *Parietaria officinarum*, *herba muralis*; *vitraria*; *helxine* (*Pl.* XIX, *fig.* 111). Plante de la poligynie monoécie de *Linneus*, et de la quinzième classe de *Tournefort*.

Cette plante pousse plusieurs tiges rondes, rougeâtres, fragiles, qui s'élèvent à la hauteur de deux pieds (687 millim.) ou environ : ses feuilles sont oblongues, pointues, velues, rudes, s'attachant facilement aux habits : ses fleurs sont apétales, composées d'étamines et de plusieurs pistils : ses semences sont oblongues, luisantes.

Cette plante croît principalement contre les murailles. On remarque que dans les années sèches, on voit peu de pariétaire sur les murailles; tandis qu'elle y est très-abondante dans les années humides.

Les étamines de cette plante sont susceptibles d'une très-grande contractilité. On remarque que pour peu qu'on touche leurs anthères, elles dardent leur poussière fécondante avec beaucoup de force.

La pariétaire est une plante nitreuse, très-apéritive, qui convient dans les maladies inflammatoires.

Cette plante est propre à nétoyer les verres, d'où lui vient son nom de *vitraria*

Celui d'*helxine*, de *traho*, parce qu'elle s'attache aux habits.

PARNASSE DES MARAIS. *Parnassia palustris*, *gramen parnassi albo simplici flore*. Plante de la pentandrie tétragynie de *Linneus*.

Cette plante pousse de sa racine des feuilles presque rondes, pointues, assez semblables à celles des violettes ou celles du lierre, mais plus petites, d'un vert plus blanchâtre, sans être anguleuses; elles sont soutenues par des pétioles longs, rougeâtres; il s'élève d'entre elles plusieurs petites tiges longues comme la main, menues, anguleuses, fermes, garnies par le bas d'une feuille amplexicaule : chaque tige porte à sa sommité une seule fleur composée de dix pétales blancs qui renferment cinq étamines et quatre pistils; cinq de ces pétales sont grands, et les cinq autres sont petits : ces derniers sont frangés. Son fruit est ovale, membraneux, rempli de semences oblongues : sa racine est médiocrement grosse, d'un blanc rougeâtre, d'une saveur astringente.

Cette plante croît dans les prés, dans les marais; elle est astringente et rafraîchissante.

Son nom lui vient de sa ressemblance avec une autre plante qui croît sur le mont Parnasse.

PARTIEL. M. *Haüy* a donné ce nom à un cristal lorsqu'il y a quelque partie qui reste sans décroissement, tandis que les autres parties, semblablement situées, en subissent.

Tel est le sulfure de cobalt partiel.

PAS D'ANE. Plante de la syngénésie polygamie superflue de *Linneus*, et de la quatorzième classe (fleurs radiées) de *Tournefort.*

On a donné à cette plante le nom de *pas d'âne*, parce qu'on a prétendu que cette plante avoit la figure du pied d'un âne : elle est connue sous le nom de tussilage. *Voyez* Tussilage.

PASSE FLEUR, COQUELOURDE DES JARDINIERS, ŒILLET DE DIEU. *Lychnis coronaria sativa ; agrostema sativa ; rosa mariana sativa ; flamma vel flammula Jovis.* Plante de la décandrie pentagynie de *Linneus*, et de la huitième classe (coryophyllées) de *Tournefort* (*Pl.* XI, *fig.* 49).

Cette plante pousse plusieurs tiges droites, rondes, rameuses, couvertes d'un duvet blanc, lesquelles s'élèvent à la hauteur de deux pieds (687 millim.) environ : ses feuilles sont longues de trois ou quatre doigts, larges d'un doigt et demi, plus grandes que celles de la sauge, pointues, cotonneuses, blanches, molles : ses fleurs naissent aux sommités des tiges ; elles sont belles, agréables à la vue, composées chacune de cinq pétales disposés en œillet, garnis au-delà de leur moitié de deux ou trois pointes qui, jointes à celles des autres pétales, forment une couronne au milieu de cette fleur : sa couleur est variée quelquefois d'un rouge enflammé, d'autrefois d'un rouge plus clair, d'autrefois blanches avec des points incarnats ; d'autrefois uniquement blanches : chaque fleur est soutenue sur un calice oblong, velu, et renferme dix étamines et cinq pistils Son fruit est de forme conique ; il s'ouvre par la pointe et offre la figure d'un pot ; il renferme des semences presque rondes : sa racine est fibreuse.

Il est une autre espèce de passe-fleur qui n'est pas cultivée, et qui croît naturellement dans les champs, contre les hayes, dont la fleur est blanche, et que l'on nomme en latin, *lychnis sylvestris alba* : ses fleurs sont soutenues par des pédicules courts qui partent des aisselles des feuilles ; elles sont semblables à celles de la précédente, mais blanches : ses fruits sont de la même forme : sa racine est longue de trois à quatre pieds (974 millim. à 1 mètre 299 millim.), grosse comme le poing, fendue et s'enfonçant profondément en terre.

Le suc exprimé des feuilles de l'une et l'autre espèce, étant aspiré par le nez, excite l'éternuement.

La semence de la passe-fleur ou *lychnis* sauvage, est purgative à la dose de deux dragmes.

Lychis a lychno, *luminare*, parce que la fleur semble jeter des rayons de lumière : c'est pour la même raison qu'elle est appelée *flammula*.

PASSE-PIERRE, PERCE-PIERRE, BACILE, CRISTE MARIN, FENOUIL MARIN MINEUR. *Crithmum foliis lanceolatis carnosis.* L. *Fœniculum maritimum minus empetrum. Calcifraga.* Plante de la pentandrie digynie de *Linneus*, et de la septième classe (ombélifères) de *Tournefort.*

Cette plante s'élève à la hauteur d'environ un pied (325 millimètres) : ses feuilles sont étroites, charnues, subdivisées trois à trois, de couleur verte-brune ; sa saveur est un peu salée ; ses fleurs naissent aux sommités ; elles sont disposées en ombelles jaunâtres. Elle croît sur les rochers, sur les rivages de l'Océan ; elle sort des fentes des pierres, d'où on lui a donné le nom de passe-pierre.

On confit cette plante au vinaigre pour l'usage de la table ou des cuisines.

PASSE-RAGE. *Lepidium iberis*, *raphanus silvestris officinarum.* Plante de la tétradynamie siliculeuse de *Linneus*, et de la cinquième classe (crucifères) de *Tournefort.*

Cette plante pousse plusieurs tiges rondes, lisses, remplies de moëlle, rameuses, lesquelles s'élèvent à la hauteur de deux à trois pieds (649 à 974 millim.). Ses feuilles sont longues et larges comme celles du citronnier, et quelquefois plus grandes ; elles sont pointues, grosses, d'un vert obscur, dentelées à leurs bords, alternes ; les feuilles d'en bas sont attachées à de longs pétioles.

Les sommités de ses tiges et de ses rameaux sont garnies d'un grand nombre de fleurs blanches, composées chacune de quatre pétales disposés en croix. Son fruit est une silicule divisée en deux loges remplies de semences oblongues menues : sa racine est longue, grosse comme le doigt, traçante.

Cette plante croît dans les lieux ombragés. Sa saveur est âcre : elle est diurétique, anti-scorbutique. On s'en sert, en suc exprimé, ou en infusion dans les fièvres intermittentes, dans la cachexie.

On lui a donné le nom de *passé-rage* parce qu'on la croyoit propre pour la rage.

PASSE-RAGE SAUVAGE, ou CRESSON SAUVAGE, CHASSE-RAGE. *Iberis latiore folio, lepidium iberis. Raphanus silvestris.* Plante de la tétradynamie siliculeuse de *Linneus*, et de la classe des crucifères de *Tournefort*.

Cette plante pousse des tiges qui s'élèvent à la hauteur d'un pied et demi (488 millim.); elles sont dures, et garnies de beaucoup de rameaux menus. Ses premières feuilles radicales sont longues, un peu larges, dentelées, précédées de longs pétioles : celles qui tiennent aux tiges et aux branches sont sessiles, petites, étroites, pointues, semblables à celle du chiendent, et non dentelées. Ses fruits sont des silicules qui renferment des semences oblongues : sa racine est longue, médiocrement grosse ; ligneuse, blanche en dehors et en dedans.

Toute la plante a une saveur âcre comme le cresson. Elle est diurétique, altérante.

On se sert des feuilles en infusion ; on en fait des sucs exprimés.

On emploie la racine en masticatoire pour la douleur des dents, et appliquée en cataplasme, étant rapée, pour guérir la gale.

On a donné à cette plante le nom de cresson sauvage, parce qu'elle a tous les caractères qui appartiennent au cresson ; celui de chasse-rage, parce qu'on la supposoit propre à chasser le venin de la morsure d'un chien enragé, et celui d'*iberis*, du latin *Iberia*, Espagne, où elle croît abondamment.

PASSEREAU, ou MOINEAU. *Passer*. Le moineau ordinaire est un oiseau du genre des conirostres, c'est-à-dire dont le bec est conique.

Cette oiseau est trop connu pour en faire la description. Son plumage est mélangé de gris et de noir, et il a sur l'aile, une raie blanche. Le mâle se reconnoît par sa cravate qui est tachetée de noir.

Le moineau est un oiseau parasite aussi vorace qu'incommode, et qui habite les villes par préférence aux campagnes. On a remarqué que chaque moineau consommoit annuellement le poids de trente-deux livres (16 kilogr.) de blé. On peut calculer combien de blé se trouve de moins pour la nourriture des hommes, d'après le nombre prodigieux de cette espèce d'oiseau qui fait deux ou trois couvées par an, et dont chaque couvée est de quatre à cinq petits nouveaux nés. Dans le département de la Côte-d'Or, la tête de cet oiseau est mise à prix à cinq centimes pour chaque tête.

Le passereau, ou moineau, fait l'amusement des enfans qui l'élèvent dès qu'il commence à se couvrir de plumes, et qui l'apprivoisent parfaitement bien.

PASSE-ROSE. Plante caryophillée de *Tournefort*. C'est la même que la passe-fleur. *Voyez* Passe-fleur.

PASSE-VELOURS. Nom que l'on donne à l'amarante, à cause de la belle couleur de sa fleur qui est comme veloutée. *Voyez* Amarante.

PASTÉ. Surnom donné à la plante nommée coq des jardins, parce que les pâtissiers et les cuisiniers en mettent une feuille ou deux pour donner du goût à leurs pâtés et aux mêts. *Voyez* Coq des jardins.

PASTEL GUEDE. *Isatis tinctoria*. Matière colorante bleue que l'on tire des feuilles d'une plante que l'on nomme *guède*, en françois, et *isatis tinctoria*, en latin.

Cette plante appartient à la tétradynamie siliqueuse de *Linneus*, et à la cinquième classe (crucifères) de *Tournefort*.

Les feuilles radicales de cette plante sont crénelées, les caulinaires sont en forme de flèches, et ses fruits sont des silicules.

La guède croît sur les bords de la mer Baltique, et sur ceux de l'Océan, en Europe, principalement dans les environs de Toulouse.

Pour préparer le pastel, on laisse un peu faner la feuille, ensuite on la pile et on en fait des petits pains que l'on appelle *coqs* ou *cocaignes*, que l'on fait sécher à l'ombre sur des claies, jusqu'à ce que l'on veuille les réduire en poudre, ce que l'on fait en les brisant avec des masses de bois. Alors on fait tremper ce pastel dans l'eau croupie pendant quatre mois, et on l'y remue environ quarante fois. Ensuite on le retire, et on le fait sécher pour l'emballer et en faire usage.

Le pastel guède est d'un bleu foncé. Les teinturiers en tirent toute sorte de nuances de couleurs, par une échelle de proportion.

Pastel vient de *pastillus*, pastilles ou tablettes.

PASTEL D'ÉCARLATE, ou DE CHERMÈS. C'est la pulpe rouge de ce gall-insecte, que l'on fait sécher pour l'usage de la teinture. Elle tenoit lieu anciennement de la cochenille.

PASTENADE. C'est la plante appelée par tout le monde *panais*. Ce mot est dérivé de *pastinus*, qui signifie une *houe des vignerons*, parce qu'il est nécessaire de bien remuer la terre, pour faire croître le panais.

Voyez Panais.

PASTEQUE. Plante cucurbitacée, que l'on a fait synonyme de citrouille. *Voyez* Citrouille.

PATELLE. *Lepas*. Vers mollusque, conchylifère, univalve.

La patelle est la plus simple de toutes les coquilles : elle ressemble à une petite écuelle ovale ; son sommet est pointu. L'animal s'attache aux rochers les plus lisses, et il faut assez d'efforts pour l'en séparer.

La patelle fournit aux habitans des côtes une nourriture assez abondante.

Les principales espèces du genre *patelle*, sont la *patelle commune*, à quatorze sillons mal marqués, la *patelle aplatie*, la *patelle cabochon*, la *patelle porcelaine*, l'*écaille de tortue*, le *bonnet de Neptune*.

PATE D'ITALIE. Sorte de préparations alimentaires faites de fines farines et d'eau, dans lesquelles on introduit quelquefois du safran, ou plutôt une infusion de safran. Ces pâtes qui ont été imaginées par les Italiens, sont très-bien préparées en France par nos vermicelliers. On leur donne plusieurs formes, ce qui a donné lieu à leurs divers noms. Leur usage est prescrit assez souvent en médecine, comme aliment pour les estomacs délicats. Il est bon de faire remarquer que ces farines réduites en pâte, ensuite extrêmement divisées, ont éprouvé par une forte dessiccation à l'étuve, un changement favorable qui les éloigne des qualités de la farine ordinaire en les rapprochant de celles du salep et du sagou.

Ces pâtes se mangent cuites dans du bouillon gras et dans du lait.

On comprend dans le nombre des pâtes, dites d'*Italie*, la *lagne*, la *lazagne*, le *macaroni*, les *pâtres*, la *semoule* et le *vermicel*. *Voyez* chacun de ces mots séparément.

Toutes ces pâtes, d'abord de consistance très-ferme, reçoivent leurs formes, en traversant, au moyen d'une forte pression, des instrumens qui sont disposés pour cet effet.

La préparation de la pâte de fine farine, appelée *fleurs de farine*, se fait à l'eau bouillante : il en résulte un commencement de dissolution de la fécule amilacée, qui rend la pâte plus liante, plus souple, et qui fait fonction de vernis, après la dessiccation.

PATIENCE, ou PARELLE. *Rumex patientia. Lapathum acutum, hortense latifolium.* Plante de l'hexandrie trigynie de *Linneus*, et de la quinzième classe (staminées) de *Tournefort.*

Cette Plante est fort commune; elle croît à la hauteur d'un pied et demi ou deux pieds (488 à 649 millimètres) : sa tige est rougeâtre; ses feuilles sont oblongues, fermes, étroites, pointues, d'une saveur âpre. Ses fleurs sont nombreuses, composées de six étamines et trois pistils. Chaque fleur produit une seule semence de forme triangulaire. Sa racine est longue, grosse comme le doigt, jaune, d'une saveur amère.

La patience croît partout, dans les terres incultes, dans les jardins.

On se sert particulièrement de sa racine, en décoction : elle est laxative; on l'emploie dans la jaunisse, dans les obstuctions.

On s'en sert aussi extérieurement, étant rapée, et appliquée sur les dartres, les ulcères.

Cette racine entre dans la composition de l'ongent pour la gale, de l'orviétan, dans la tisanne anti-scorbutique. On l'emploie récente ou sèche.

Il est une seconde sorte de patience qui est rouge, et qui porte le nom de sang-dragon. *Voyez* Sang-dragon.

PATINE. Le patine est un carbonate de cuivre, avec excès de base à l'état d'oxide : il est fort analogue au vert de montagne. C'est l'espèce de vernis minéral, ou cette enveloppe tant prisée des antiquaires, qui recouvre les médailles et les statues antiques.

PATRES. Pâte d'Italie, préparée par les vermicelliers, à laquelle on donne la forme de grains de chapelet.

PATTE DE LION. *Leontopodiam. Filago alpina. Gnaphalium flore magno, folio oblongo.* Plante de la syngénésie polygamie nécessaire de *Linneus.*

Cete plante croît sur le sommet des Alpes. Ses feuilles sont oblongues, cotonneuses. Ses tiges sont simples, et s'élèvent à trois ou quatre pouces (81 à 108 millimètres); elles sont garnies de feuilles pareilles à celles du pied de la plante, mais moins longues, et elles portent à leurs sommets, plusieurs feuiles disposées en roses, du centre desquelles sortent quatre à six têtes noires écailleuses, qui renferment chacune plusieurs fleurons soutenus par des graines menues et aigrettées.

Cette plante est dessicative et astringente. Elle a pris son nom de la forme de sa fleur.

PAVOT BLANC ou SOMNIFÈRE. *Papaver somniferum. Papaver sativum semine candido.* (*Pl.* X, *fig.* 58). Plante de la polyandrie monogynie de *Linneus*, et de la sixième classe (rosacées) de *Tournefort.*

Cette plante pousse une tige droite qui s'élève à la hauteur de trois ou quatre pieds (1 mètre à 1 mètre et demi), et qui est rameuse. Ses feuilles sont oblongues, larges, dentelées, crépées et blanchâtres. Ses fleurs naissent à ses sommités; elles sont grandes, composées de quatre pétales blancs, tirant sur le purpurin, disposés en roses, soutenus par un calice diphylle. Les feuilles du calice tombent à mesure que la fleur s'épanouit. Son fruit, que l'on nomme *tête de pavot* (*codion* des Grecs), est une capsule ovale, grosse comme un œuf de poule, couronnée d'un chapiteau, verdâtre au commencement, puis blanchissant à mesure que le fruit mûrit et se sèche. Ce fruit est garni, dans son intérieur, de feuillets qui en occupent la longueur et la circonférence, et qui renferment beaucoup de petites semences blanches qui ont la figure d'un petit rein.

Toutes les parties de cette plante sont utiles en médecine.

Les feuilles sont narcotiques; elles entrent dans la composition du baume tranquille.

Les têtes du pavot blanc sont narcotiques, somnifères, sudorifiques, stimulantes, selon la dose dont on en fait usage : elles contiennent un principe gommo-résineux : on en prépare un sirop calmant, appelé *sirop diacode;* on en fait un extrait que l'on substitue à l'opium avec avantage.

La semence est émulsive : on peut en tirer une huile par expression.

Le pavot blanc croît dans le Midi de la France, dans la Turquie, dans l'Abyssinie, dans plusieurs lieux du Levant, à Thèbes, au Bengale, dans l'Egypte. C'est sur les têtes de pavot qui croît dans le Levant, que l'on fait des incisions, et d'où découle l'opium en larmes. C'est de la décoction des feuilles, des tiges et des têtes des mêmes pavots, que l'on obtient l'opium du commerce, appelé *meconium*. *Voyez* Opium.

PAVOT CORNU. *Glaucium flore luteo, papaver cornutum, phœniceo flore. Papaver corniculatum, phœniceum, glabrum.*

Chelidonium corniculatum. Plante de la polyandrie monogynie de *Linneus*, et de la sixième classe (rosacées) de *Tournefort.*

On en distingue trois espèces. La première pousse de sa racine, des feuilles longues, charnues, épaisses, velues, découpées profondément, dentelées en leurs bords, et comme crépées, de couleur de vert de mer, attachées à de gros pétioles, s'épandant à terre, et résistant au froid de l'hiver. Sa tige ne s'élève que la seconde année; elle est forte, dure, nouée, lisse, se divisant en plusieurs rameaux, et poussant de ses nœuds, des feuilles plus petites que celles d'en bas, et moins découpées. Ses fleurs naissent à ses sommités; elles sont grandes comme celles du pavot cultivé, composées chacune de quatre pétales, de couleur jaune, disposés en roses. Son fruit est une silique plus longue que le petit doigt, grèle, rude au toucher, contenant des semences fort noires, rondes comme celles du pavot ordinaire. Sa racine est grosse comme le doigt, longue, noirâtre, d'une saveur amère et d'une odeur désagréable.

Cette plante croît dans les champs, dans les jardins : on se sert de ses feuilles extérieurement; elles sont résolutives.

Les deux autres espèces sont plus petites dans toutes leurs parties.

PAVOT NOIR. *Papaver nigrum sativum, semine atro.* Plante de la polyandrie monogynie de *Linneus*, et de la sixième classe (rosacées) de *Tournefort.*

Le pavot noir diffère du pavot blanc, en ce que sa fleur est rouge, tantôt simple, tantôt double, et de différentes couleurs, et que ses têtes ou capsules sont plus arrondies, et ses semences sont noirâtres.

C'est avec la semence de ce pavot noir que l'on tire, par expression, une huile dite *d'œillet. Voyez* Huile d'œillet.

Ses feuilles entrent dans la composition de l'onguent de *peuplier*, et du baume tranquille.

PAVOT ROUGE. Plante très-connue, qui croît habituellement dans les champs, parmi les blés, et qui est généralement appelée coquelicot. *Voyez* Coquelicot.

PAZAN ou PAZAR. Espèce de bouc ou de chevreuil qui a le poil court, et qui porte un bois semblable à celui du cerf. C'est du mot *pazan* que l'on a insensiblement formé celui de *pozar*, et par suite, celui de bezoard. *Voyez* Bezoard.

PEAUX D'ANIMAUX, ou LE DERME. La peau est aux animaux ce que l'écorce est à un végétal, et ses fonctions physiques sont absolument les mêmes, c'est-à-dire, que non-seulement elle sert d'enveloppe aux animaux, à les défendre contre les affections de l'air ou des autres corps, mais encore à recevoir par intus-susception, une portion de l'aliment qui contribue à l'entretien de la vie, en même-tems qu'elle sert de filtre ou de tamis, à travers lesquels pénètrent les secrétions qui sont destinées à être portées au dehors, telle que la transpiration, ou ce que l'on nomme la sueur, lorsque la première étant forcée par une impulsion plus forte que de coutume, devient plus précipitée et plus abondante : c'est une membrane fort étendue, composée de fibres tendineuses, membraneuses, nerveuses et vasculaires, susceptible de beaucoup d'élasticité, c'est-à-dire, qui se distend et reprend successivement son état primitif, dès que la cause de la distension n'existe plus ; enfin, qui se prête à tous les mouvemens du corps, sans éprouver aucune contraction sensible. La peau est aussi nécessaire à la vie d'un animal, que l'écorce l'est à celle d'un végétal. Si l'on écorchoit complètement un animal vivant, il ne tarderoit pas à périr. Elle est composée d'un épiderme ou surpeau, et de la peau proprement dite. Son nom lui vient de *pellis*, peau, et celui-ci de *pello*, je repousse. Tous les animaux ne sont pas couverts d'une peau uniforme ; les uns l'ont plus mince, les autres l'ont plus épaisse. L'homme a la peau tendre et délicate, douce, unie ; les animaux l'ont velue, couverte de poils, de laine ; les oiseaux, de plumes ; les poissons, d'écailles ; les éléphans, les cétacés, les crocodiles ont la peau si dure, si épaisse, qu'elle résiste aux instrumens aigus ou tranchans ; on ne peut la percer que sous le ventre.

En général, les peaux d'animaux ne sont pour quelque chose dans les usages pharmaceutiques, que parce qu'elles fournissent abondamment un principe mucilagineux plus ou moins consistant, que l'on extrait par l'intermède de l'eau bouillante, et dont on fait des tablettes, connues sous les noms de colle forte, colle de cerf, etc., dont nous avons fait mention en son lieu ; mais les services qu'elles offrent à l'économie domestique, sont, les uns d'une utilité devenue indispensable, relativement à nos besoins journaliers, les autres ajoutent aux agrémens, aux commodités de la vie, en même-tems qu'elles sont en parties des objets de luxe.

Nous avons donc à examiner les peaux, abstraction faite de leurs poils ; mais quel intérêt offriroit cet examen : si nous ne le rapportions aux différens états sous lesquels elles se rencontrent, soit qu'elles aient été apprêtées ou non ? Dans le commerce, on comprend toutes les peaux sous deux dénominations ; savoir, *cuir* et *peau*. Le mot cuir est réservé uniquement aux peaux naturellement épaisses ou rendues telles par l'art, et d'une consistance ferme et sèche. Par le mot peau, au contraire, on entend toutes celles qui sont naturellement molles et souples, ou pareillement rendues telles par l'art. Ces distinctions, très-justes en elles-mêmes, laissent beaucoup à desirer; il existe quatre différences de manière d'être parmi les cuirs; il en existe deux parmi les peaux; établissons les unes et les autres, et la connoissance que nous en prendrons sera plus exacte et plus complète.

Parmi les cuirs on distingue :

1°. Les cuirs d'abatis.
2°. Les cuirs secs.
3°. Les cuirs tannés.
4°. Les cuirs tannés et corroyés.

Parmi les peaux :

1°. Les peaux passées en mégie.
2°. Les peaux habillées et passées en huile.

§. PREMIER.

Cuir d'abatis.

On comprend sous cette acception, les cuirs ou peaux des animaux fraîchement tués par les bouchers, qui n'ont reçu aucun apprêt, et qui sont encore tels qu'ils ont été levés de dessus le corps de l'animal. On leur donne les noms de cuirs crus et frais; tels sont les cuirs de bœuf, de vache, de veau.

Cuir salé.

On donne ce nom aux cuirs d'abatis que l'on a en effet salés, soit avec du sel marin, soit avec de l'alun, pour empêcher qu'ils ne se corrompent par un trop long séjour dans les caves où on les met en dépôt, ou pendant le tems du transport dans les grandes chaleurs, lorsque les tanneries sont éloignées.

§. II.

Cuirs secs.

Les cuirs secs ne different des cuirs d'abatis que parce qu'ils ont été séchés pour être conservés, et pouvoir être transportés au loin sans se corrompre. On peut les distinguer en cuirs secs à poils, et cuirs secs sans poils, et encore en cuirs secs étrangers et cuirs secs de pays; mais en dénommant les espèces, nous entrons dans les détails relatifs aux noms des lieux et aux différences qu'ils présentent entre eux, en sorte qu'il est difficile de s'y tromper.

Cuir de buffle sec.

Le cuir de buffle sec en poil fait partie du négoce que les François font à Constantinople, à Smyrne, et sur les côtes d'Afrique. Les chamoiseurs lui donnent un apprêt pour le mettre en œuvre. Nous en parlerons dans la section des peaux passées en huile.

Cuirs secs à poil.

Ce sont pour l'ordinaire des peaux de bœufs, de vaches ou de buffles, soit privés, soit sauvages, qu'on a fait sécher sans ôter le poil, après qu'elles ont été levées de dessus le corps de ces différens animaux. Presque tous les cuirs secs à poil qui se voient en France sont des pays étrangers, d'où ils sont envoyés sans tête, sans jambes et sans queue, pliés en deux sur leur longueur, le poil en dehors.

Les endroits qui en fournissent le plus, sont le Pérou, l'île Saint-Domingue, la Barbarie, le cap Vert, le Sénégal, la Moscovie, l'Irlande, et l'île de Cuba en Amérique. Ces derniers se nomment cuirs de la Havane, du nom de la capitale de l'île, où on les porte pour les faire passer en Espagne, et de là dans les autres parties de l'Europe. Tous ces cuirs sont destinés à être passés en huile.

Peau de bouc en poil.

C'est la peau de l'animal de ce nom, qui est garnie de son poil. Elle retient dans le commerce le nom de *peau*. Les peaux de boucs se passent en mégie, en chamois, en maroquin. Il vient de Barbarie et du nord quantité de peaux de boucs en poil, propres pour la fabrique des maroquins. La France en fournit beaucoup aussi, particulièrement nos départemens qui avoisinent le midi de l'empire.

C'est avec la peau de bouc en poil, apprêtée et cousue, que l'on prépare ces outres qui servent comme de barils, pour renfermer et transporter des liqueurs. En Espagne, les outres sont d'un assez grand usage pour les vins, et on s'en sert très-souvent en France pour les huiles.

Peau d'hippopotame, ou cheval marin.

La peau de ce quadrupède est extraordinairement dure sur le dos, sur la croupe et le dehors des cuisses. Les balles de mousquet ne font que glisser dessus, et les flèches y rebroussent. On s'en sert pour faire des boucliers et des rondaches. Les Portugais emploient cette peau aux mêmes usages que celle du bœuf, et elle est infiniment meilleure lorsqu'elle est bien apprêtée.

Peau de chien de mer.

C'est là peau d'un poisson assez gros et assez long que l'on trouve en plusieurs parages, mais en plus grande quantité sur les côtes de Bayonne et d'Espagne. Cette peau est extrêmement dure et rude, et d'un grain semblable à celui du chagrin, mais moins rond. Les véritables peaux de chiens de mer doivent être grandes et larges, d'un grain rude, ni trop gros ni trop menu, et garnies de leurs oreilles et nageoires. Les ouvriers en bois s'en servent pour adoucir et polir leurs ouvrages; les gaîniers en font des boîtes et des étuis.

Peau de dante.

Cette peau, qui seroit plus justement appelée *cuir*, est celle d'un quadrupède appelé dante ou béori, qui est très-agile, que l'on trouve dans les Indes orientales, et dans la province de Vera-Crux. On en fait des cuirasses. Elle nous vient en France comme cuir sec.

Peau de loup marin.

C'est la peau d'un animal quadrupède qui vit sur terre et sur l'eau; sa tête est semblable à celle d'un loup. La peau est revêtue d'un poil fort raz, et sert aux malletiers et bahutiers pour couvrir des coffres de campagne. Les vaisseaux françois vont à la poursuite des loups marins. Ces animaux sont grands comme de gros mâtins; ceux du Pérou ont à peu près deux pieds de long (649 millimètres).

Peau de mulet.

On ne trouve dans le commerce des cuirs, que la peau du derrière du mulet, que l'on vend d'abord en cuir sec, pour lui donner ensuite une façon particulière qui la convertit en chagrin.

Peau de rhinocéros.

La peau de cet animal est si dure, que les Indiens et les Abyssins en font des cottes d'armes, des cuirasses, des boucliers, et même des socs de charrue. Ces cuirasses sont plus légères que les nôtres; elles sont à l'épreuve des pertuisannes et des armes à feu.

Peau de roussette, ou doucette.

C'est la peau d'un poisson à nageoires cartilagineuses, espèce de chien de mer, que l'on pêche sur les côtes de la Basse-Normandie. On la fait souvent passer pour de la peau du véritable chien de mer; mais la peau de ce dernier est extrêmement coriace, toujours brune, tandis que celle de roussette est de diverses couleurs, toujours garnies de petites étoiles sur le dos.

Les gaîniers s'en servent pour couvrir des étuis. Ces peaux, teintes en vert, sont ce que l'on nomme le *galluchat*.

Vaquettes.

Peaux de petites vaches dont il se fait un grand commerce à Smyrne. Elles font partie du commerce du Levant.

§. III.

Cuirs tannés.

On donne le nom de cuirs tannés à toutes les espèces de cuirs dont on a fait tomber le poil par le moyen de la chaux détrempée dans l'eau, et qui ont ensuite subi l'opération du tannage. Cette opération du tannage n'a été bien connue que depuis que la chimie a éclairé les tanneurs qui travailloient les cuirs par routine qui leur étoit indiquée de père en fils, ou qui passoit du maître à l'apprentif. On sait que cette opération, qui exigeoit un tems considérable pour être parfaite, consistoit à charger les cuirs qui avoient reçu le premier apprêt dont nous avons parlé ci-dessus, de poudre d'écorce de chêneau, et de les imbiber d'une certaine quantité d'eau pour faciliter l'infiltration de l'acide gallique de cette écorce dans le tissu du cuir. L'intention, ou plutôt le but de cette opération, étoit de donner de la consistance à ces cuirs, et de les rendre moins perméables à l'eau; mais les conséquences de cette opération ne doivent arriver nécessairement qu'après un très-long tems. Dans une fosse à tan, il n'y a que les surfaces supérieures des cuirs qui soient véritablement en contact avec l'acide gallique; et cet acide étant perpétuellement délayé dans l'eau, ne pouvoit réagir sur le tissu cellulaire du cuir que d'une manière bien foible. Tout cela a été bien senti par les chimistes françois. M. *Fourcroy*, non moins grand observateur qu'il est profond chimiste, a indiqué la nouvelle route à suivre pour tanner les cuirs en très-peu de tems; et M. *Séguin* a monté sa tannerie d'après le procédé chimique publié par M. *Fourcroy*. Ce procédé consiste à faire une forte décoction d'écorce de chêneau, et à tremper les cuirs dans cette décoction, à plusieurs reprises, en les faisant sécher au grand air, et en les trempant alternativement dans la même décoction. Ces immersions et dessications réitérées, en pénétrant les cuirs par les deux surfaces en même tems, donne lieu à l'acide gallique de réagir sur tous les points en même tems; le cuir se resserre sur lui-même, et acquiert une consistance plus ferme, plus solide en très-peu de tems. Il est à desirer que les tanneurs adoptent cette pratique; ils y gagneroient par la moindre perte du tems, et le cuir qu'ils débiteroient en seroit meilleur.

Cuir de bœuf tanné, ou cuir fort.

C'est le cuir de bœuf vert ou salé dont on a fait tomber le poil dans le plain, par le moyen de la chaux détrempée dans l'eau, et que l'on a mis ensuite dans la fosse au tan pour le tanner. Il doit y rester un an et même dix-huit mois, lorsque l'on suit l'ancien procédé. On lui donne le nom de cuir fort ou gros cuir, pour les distinguer des cuirs de vaches, chevaux et veaux qui sont plus foibles.

Les cuirs nerveux de Sédan, celui de Coulomiers, de la ci-devant Bourgogne, celui de Paris, servent à faire des semelles de souliers.

Cuir de cheval tanné.

Ce cuir se passé en coudrement et se tanne de la même manière que celui de la vache. Passer en coudrement un cuir, c'est l'étendre dans une cuve où l'on a jeté de l'eau chaude et du tan par dessus, pour le rougir et lui donner le grain. On lui donne cet apprêt après l'avoir passé par le plain, et avant que d'être mis dans la fosse au tan.

Le cuir de cheval tanné est employé par les selliers et bourreliers.

Cuir de vache tanné.

Ce cuir est plané, coudré, et, comme le cuir de cheval, il n'a besoin que d'être quatre ou cinq mois dans la fosse au tan pour être mis en œuvre. Il prend le nom de cuir en croûte, quand il a été séché au sortir de la fosse. On en fait des semelles de souliers et de bottes.

Cuir de veau tanné.

Ce cuir reçoit les mêmes façons ou apprêts que le cuir de cheval. Il est à l'usage des selliers et bourreliers.

Cuirs de Russie, vulgairement Roussi.

Ce cuir est très-estimé. C'est du cuir de vache qui nous vient tout apprêté de Russie, et dont l'apprêt est mystérieusement caché. *Richelet* dit que ce cuir est passé en rhédon, ensuite rougi avec la décoction du bois de Brésil et de la noix de galle, paré, foulé et travaillé pour le mettre en état de service. On en fait des semelles d'escarpin.

§. IV.

Cuirs tannés et corroyés.

Les cuirs tannés sont susceptibles de recevoir un nouvel apprêt qui leur est donné par les corroyeurs, et qui en change totalement l'emploi. Cet apprêt consiste à leur faire acquérir plus de souplesse et d'élasticité, en leur donnant le suif ou l'huile qui leur fait venir, du côté que l'on appelle la fleur, un grain semblable à celui du maroquin. Le cuir lissé qui n'a point de grain, et qui n'en est pas moins un cuir tanné et corroyé, semble faire une exception.

Tous les cuirs qui se corroient, sont ou vaches, ou veaux, ou moutons ; ceux de bœufs se corroient rarement.

Les couleurs que l'on donne aux cuirs, en les corroyant, sont de cinq sortes; savoir, le noir, le blanc, le rouge, le jaune, le vert.

Nota. Nous plaçons dans la même classe les espèces de cuirs passés en rédon, en galle ou en sumac, et mis en couleur, sans être passés au suif ni à l'huile ; tels sont le chagrin et le maroquin. Ils subissent un genre de tannage particulier, et leur souplesse naturelle leur ôte la nécessité d'être passés au suif ou à l'huile. Du reste, ils sont employés aux mêmes usages.

Dans le nombre de ces cuirs, *voyez* Basane mesquis et Chagrin, à leurs lettres respectives.

Les cuirs ci-après dénommés font partie de la même classe.

Cuir bouilli.

C'est du cuir fort que l'on a pénétré de cire et de poix-résine, pour lui donner plus de solidité et le rendre impénétrable à l'eau. Lorsqu'on veut employer le cuir bouilli, on le coupe de la grandeur qu'on juge nécessaire, ensuite on le trempe dans l'eau bouillante pour l'amollir, et il devient propre à recevoir l'empreinte des moules. On donne au cuir bouilli une couleur arbitraire. On en fait des bassins à barbe, des gobelets, des vases de toute espèce, qui sont d'un facile transport, non sujets à se casser.

Cuir de Hongrie.

C'est du cuir de bœuf apprêté à la façon de Hongrie, auquel on donne le suif pour l'assouplir. On s'en sert à faire les plus beaux harnois.

Cuir lissé.

C'est le nom que l'on donne au cuir qui n'a point de grains; il ne se fait que de cuir de bœuf ou de vache. Lorsque ce cuir a été foulé et tiré à la pommelle pour le rebrousser, on l'écharne sur le chevalet avec un boutoir tranchant, ensuite on lui donne le suif de fleur et de chair, le plus épais qu'il est possible. Cette première opération achevée, on le trempe en eau claire, on le foule, on le crépit, on lui donne un premier noir, puis un second, jusqu'à ce que la fleur soit tout-à-fait unie, après quoi on le presse entre deux tables pour le bien tenir droit. Ce cuir est employé par les bourreliers et les selliers-carrossiers.

Maroquin, ou cuir de Maroc.

C'est la peau des boucs et des chèvres, ou d'un autre animal à peu près semblable, appelé *menon*, dont il se trouve beaucoup dans le Levant, qui a été travaillée et passée en sumac ou en galle, et qu'on a mise en couleur. Il y a des maroquins du Levant, de Barbarie, d'Espagne, de Flandre et de France. Ces derniers se nomment maroquins façon de Barbarie.

Les maroquins sont noirs, rouges, jaunes, bleus, violets, verts, etc. Le beau maroquin noir vient de Barbarie. Le plus beau et le meilleur maroquin rouge vient du Levant. Les maroquins, de quelque couleur qu'ils soient, sont employés par les relieurs, les tapissiers, les cordonniers, les ceinturiers, les selliers, les gaîniers, les bahutiers, etc. Ils portent le nom de cuirs de Maroc, d'où l'on a formé celui de maroquins, parce que c'est du royaume de Maroc d'où l'on a tiré la manière d'apprêter ces peaux.

Peau de bouc passée en maroquin, ou maroquin façon de Barbarie.

C'est la peau de bouc passée en sumac ou en galle, et qu'on a mise en couleur noire, jaune, bleue, violette, verte, etc.

On passe en France quantité de peaux de boucs en maroquin, particulièrement à Paris, Lyon, Limoges et Rouen. Paris fournit le maroquin rouge, et Lyon, Limoges et Rouen fournissent le maroquin noir. L'usage est le même que ci-dessus.

Peau de chèvre maroquinée.

C'est là peau de cet animal passée en sumac ou en galle, et noire en couleur. Il s'en consomme beaucoup de noires pour les empeignes d'escarpins. Il y a bien du choix dans cette peau : on doit la choisir forte, souple, d'un beau grain, et non brûlée à la teinture.

Vache blanche.

Ce que l'on nomme vache blanche s'entend du cuir de vache que le corroyeur a passé au suif du côté de la fleur, et en huile du côté de la chair, après quoi il leur donne le corroi noir. Ce cuir s'emploie par les ceinturiers.

Vache dure.

C'est le même cuir passé au suif du côté de la fleur, et ni huile ni suif du côté de la chair. On lui donne le courroi noir du côté de la fleur, c'est-à-dire, qu'on le passe à la teinture en noir. Ce cuir est à l'usage des ceinturiers.

Vache grasse.

C'est le même cuir passé au suif des deux côtés, et qui a reçu le courroi noir. Il est à l'usage des ceinturiers.

Vache en grain.

Cuir de vache dont la superficie du côté de la fleur est devenue grenue par les différens apprêts qu'on lui a donnés. C'est l'ouvrage du corroyeur qui lui donne le courroi noir, et qui, lorsque le grain est assuré, lui donne sa dernière façon ou son dernier lustre avec une espèce de vernis fait avec la gomme arabique, l'ail, la bière, le vinaigre et la colle de Flandre, le tout bouilli ensemble. Ce cuir est à l'usage des ceinturiers, des bottiers et des cordonniers.

Veau d'Angleterre.

Cuir de veau qui se prépare en Angleterre, et que l'on imite assez bien en France. La qualité de ce cuir dépend de l'âge du veau et de la manière dont il a été nourri. Les veaux en Angleterre sont naturellement plus forts et tettent plus long-tems. Pour avoir de bonnes peaux de veaux, on ne devroit pas permettre de tuer les veaux qu'ils n'eussent au moins de sept mois à un an.

Veau à chair blanche.

Nom que l'on donne, chez les corroyeurs, au cuir de veau auquel on ne donne le suif que du côté de la fleur et seulement de l'huile du côté de la chair, et qu'on teint ensuite en noir ou autres couleurs. Ce cuir est à l'usage des cordonniers.

Veau à chair grasse.

C'est le même cuir de veau auquel on a donné le suif des deux côtés, et que l'on teint ensuite en noir ou autres couleurs, du côté de la fleur.

Veau passé en sumac.

C'est du veau corroyé en noir du côté de la fleur, auquel on a donné, avec le sumac, une couleur orangée du côté de la chair. Ce cuir est à l'usage des ceinturiers.

§. V.

Peaux passées en mégie.

Cette section comprend les espèces de peaux apprêtées par les mégissiers, dont les unes sont passées en blanc, d'autres seulement passées en mégie, c'est-à-dire, lissées avec des instrumens tranchans du côté de la fleur et de la chair, et achevées par le parcheminier. Dans le nombre passées en mégie, il y en a qui sont mises en couleurs par les peaussiers, et qu'ils font souvent passer pour de la basane. Nous les désignons sous le nom de basane fausse. Enfin, les peaux passées en mégie se distinguent facilement des peaux passées en huile, en ce qu'elles sont altérables par l'eau, beaucoup plus minces, ou quelles sont blanches ou teintes, et que quelques-unes sont apprêtées avec leurs poils, tandis que les peaux passées en huile ne sont point altérables par l'eau, qu'elles sont de couleur naturelle, plus fortes, d'un meilleur service, et qu'il n'en existe aucune dont on ait conservé le poil.

Basane fausse.

Ce sont les peaux de béliers, moutons, brebis, passées en mégie et mises en couleur. On s'en sert, ainsi que de celles qui sont simplement en blanc, à faire des culottes, des poches, des goussets, des sacs, des tabliers d'ouvriers, etc. Il s'apprête beaucoup de ces peaux à Paris; néanmoins on en tire de Limoges, de Lyon, de Nantes, de Dijon, de Châlons-sur-Saône,

Baudruche.

La baudruche n'est que la pellicule du boyau de bœuf bien dégraissée. Son plus grand usage est pour les batteurs d'or, qui en forment les deux derniers moules dans lesquels ils battent l'or et l'argent. Ce sont les mégissiers et les parcheminiers qui préparent la baudruche.

Cannepin, ou cuir de poule.

Peau très-mince, ou épiderme qu'on lève de dessus la peau du chevreau ou du mouton, qui a été passée en mégie. Paris est, après Rome, l'endroit où on sait mieux lever le cannepin. Celui de chevreau est le plus estimé pour la ganterie. On lui donne le nom de cuir de poule, parce qu'il est parsemé de petits grains, comme la peau d'une volaille déplumée. On en fait des gants de femme. Les chirurgiens s'en servent pour essayer leurs lancettes.

Parchemin.

Le parchemin se prépare avec la peau de bélier, de mouton, de brebis, et quelquefois de chèvre. Il se commence par le mégissier, et s'achève par le parcheminier. Au sortir de la main du mégissier, il prend le nom de parchemin en croûte. Celui-ci se débite en paquets de trente-six peaux, que l'on nomme bottes de parchemin. Celui qui est achevé par le parcheminier, est marqué de sa marque, se vend ou à la botte ou au cent, en nombre. La botte de parchemin équarrié, c'est-à-dire, dont les bords sont coupés, est pareillement de trente-six peaux; la botte en cahiers est de dix-huit cahiers, de quatre feuilles chacun, ce qui forme soixante-douze feuilles. Il y a encore une espèce de parchemin qui est très-mince, et que l'on nomme parchemin à éventail. Le parchemin en croûte se tire de plusieurs villes de France, telles que Issoudun, Bourges, Châteauroux, Vierzon, Aubigny, Orléans, Rouen, Argenton, Gisors, Coutance, Amiens, Abbeville, etc. etc.

Le parchemin sert à écrire, aux relieurs, à boucher des bouteilles, des poteries. Les rognures de parchemin servent à faire de la colle pour la peinture en détrempe, et pour la fabrication du papier.

Peau d'âne apprêtée.

La peau de cet animal, dont on a fait tomber le poil par le moyen de la chaux, et passée en mégie sans être mise au blanc, est, à raison de sa dureté et de son élasticité, propre à divers usages. On en fait des cribles, des tambours, des dessus et dessous de tamis de soie et de crin, du gros parchemin pour les tablettes de poches, que l'on enduit d'une couche légère de plâtre, pour les reliûres communes de livres, etc. C'est avec la peau d'âne que les Orientaux font le sagri, que nous nommons chagrin.

Peau blanche.

Ce sont les peaux d'agneaux et de moutons, passées en mégie et mises au blanc avec une pâte d'amidon, par les mégissiers. Il y en a de fines et de communes. Celles d'agneaux sont les plus fines. Souvent on les met en couleur, et on les fait passer pour de la basane. (*Voyez basane fausse*). On fait des gants avec les peaux blanches. Les pharmaciens s'en servent pour étendre des emplâtres.

Peau de bouc passée en mégie.

Cette peau passée en blanc, est mise en œuvre par les gantiers et les peaussiers.

Peau de castor sans poil.

C'est la peau de l'animal de ce nom, dont on a coupé le poil. Cette peau nue sert aux bahutiers, coffretiers et malletiers; les cordonniers en usent dans leurs pantoufles, et les boisseliers en font des cribles.

Peau de cerf passée en mégie.

Cette peau sert à faire des gants, des culottes, des chemisettes, des ceinturons, etc.

Peau de chamois passée en mégie.

On passe cette peau en blanc, pour la rendre propre à la peausserie et à la ganterie. Elle est très-estimée. La plupart de ces peaux nous viennent toutes apprêtées de Genève, de Chambéry et de Grenoble.

Peau de chèvre passée en mégie.

On lui donne les mêmes apprêts qu'à la peau de bouc, pour l'usage de la ganterie et de la peausserie.

Peau de chevreau passée en mégie.

On lui donne les mêmes apprêts, et elle sert aux mêmes usages.

Peau de chien passée en mégie.

On ne passe guère de peau de chien en mégie, que celles de ces animaux qui ont le poil trop court et pas assez fin pour servir de fourrure. On en fait tomber le poil, et les mégissiers les travaillent et les passent au blanc, pour les vendre aux gantiers qui les apprêtent en gras avec des huiles ou pommades, pour en faire des gants qui sont fort recherchés des femmes, pour entretenir la douceur de la peau des mains et des bras.

Peau de loup passée en mégie.

On fait avec la peau de cet animal, apprêtée par le mégissier, des gants de chasse et autres ouvrages de peausserie.

Peau de sanglier apprêtée.

Les mégissiers se contentent de bien laver dans l'eau de rivière, la peau de sanglier, revêtue de son poil, ensuite ils l'écharnent avec le couteau sur le chevalet, et la passent dans l'eau salée et alunée, sans y employer de pâte. Cette peau, ainsi apprêtée avec son poil, sert à couvrir des colliers de chevaux de harnois, des paniers d'armées et des coffres de campagne.

Peau de veau passée en mégie.

Les peaux de veaux passées en mégie, ne diffèrent des autres dans leur apprêt, qu'en ce que les mégissiers n'y emploient pas de pâte, et qu'ils se contentent de les faire passer dans l'eau salée et alunée. Ces peaux sont destinées à l'usage des bourreliers.

Vélin, ou francin.

Le vélin est ainsi nommé, parce qu'il est préparé avec la peau d'un veau mort-né, ou d'un veau de lait. C'est une espèce de parchemin, mais plus fin, plus blanc et plus uni que le parchemin ordinaire. Il est d'abord préparé par le mégissier, et ensuite achevé par le parcheminier. La seule différence dans l'apprêt, est qu'il ne passe pas à la chaux. Il se fait du vélin partout où il y a des parcheminiers; mais celui de Lille en Flandre, de Bayeux, de Coutance, est le plus estimé. Les Flamands lui donnent le nom de *francin*. On se sert du vélin pour écrire, pour dessiner, pour peindre en miniature, pour imprimer des ouvrages, et pour couvrir quelques livres dont on fait grand cas.

§ VI.

Peaux habillées et passées en huile.

C'est ainsi que l'on appelle les espèces de cuirs ou peaux que les chamoiseurs apprêtent, pour les rendre plus souples et d'un service plus facile. On appelle habiller une peau, la dépouiller de son poil, et cette opération se fait par le moyen de la chaux; la passer à l'huile, c'est jetter de l'huile sur chaque peau, et la fouler autant de tems et de fois qu'il est nécessaire, pour la rendre douce et souple. Une remarque essentielle à faire à l'égard de ces sortes de peaux, c'est qu'elles ne sont passées ni en tan, ni en sumac, ni en galle, ni en rédon, quand elles sont destinées à être passées ou en buffle, ou en chamois, c'est-à dire en huile. Cette observation tend à établir les différences qui existent entre les cuirs et les peaux. Un cuir sec, par exemple, prend le nom de *peau*, dès qu'il a été plané et passé en huile. Souvent il arrive que le chamoiseur, après avoir donné le confit à ses peaux, et les avoir fait tordre, n'a pas le tems de les envoyer au moulin, pour leur donner l'apprêt de l'huile, alors il les étend à l'air, sur des cordes, pour les faire sécher, afin qu'elles puissent se conserver sans se corrompre, et ces peaux sèches prennent le nom de *peaux en malut*.

Les peaux habillées passées en huile, sont d'un grand usage dans la ganterie, et pour certains habillemens, comme vestes et culotes. Les ceinturiers en font des bandoulières, des ceinturons et des gibecières.

Chamois contrefait.

L'on contrefait le véritable chamois avec des peaux de boucs, de chèvres, de chevreaux et de moutons. Les lieux de la France où il s'apprête le plus, sont Lyon, Grenoble, Niort, Poitiers, Orléans, Marseille, Nîmes, Toulouse et Maringue; mais c'est à Lyon, Grenoble, Niort et Poitiers qu'il se contrefait plus de peaux de chamois avec les peaux de boucs, de chèvres et de chevreaux. Ces faux chamois sont d'un très-bon service; on en fait des gants et des habillemens, comme vestes et culottes, etc. Les chamois contrefaits avec les peaux de moutons, sont d'un mauvais service: on les connoît facilement, en ce qu'ils s'écorchent, tandis que les autres ne s'écorchent point.

Peau de bufle passée en huile.

Les lieux de la France où l'on apprête cette peau, sont Corbeil près Paris, Niort, Lyon, Rouen, Etampes, Cône, etc.

Les manufactures de Corbeil sont les plus considérables, et les peaux qui s'y apprêtent sont les meilleures. On en fait des juste-aux-corps pour la cavalerie et la gendarmerie ; des bandoulières, des ceinturons, des gibecières, des gants, etc.

Peau de buffletier passée en huile.

Elle ne diffère de la précédente que parce qu'elle est plus petite.

Peau de bœuf passée en buffle.

Cette peau reçoit le même apprêt que celle du buffle ; mais elle est beaucoup moins estimée : on ne s'en sert que pour faire des bandoulières, des ceinturons et des gibecières.

Peau de cerf passée en buffle.

On lui donne les mêmes apprêts qu'au buffle : elle est d'un très-bon service.

On en fait des culottes, des chemisettes, des ceinturons, des gants etc.

Peau de chamois.

C'est la peau de l'animal de ce nom, qui est une espèce de chèvre sauvage, que l'on a passée en huile. Cette peau ainsi apprêtée est fort estimée ; elle sert à quantité d'ouvrages, et même de vêtemens. Les peaux de chamois nous viennent toutes apprêtées, de Genève, de Chambéry et de Grenoble. On peut savonner, sans qu'elles perdent de leurs qualités.

Nota. On donne les mêmes apprêts aux peaux d'élan, de loup, de rhennes et de vache.

La peau d'élan est est estimée l'égale de celle du buffle.

Avec celle du loup on fait des gants de chasse.

Les peaux de vieux rhennes servent, comme celles du cerf et du daim, à faire les plus beaux gants, les plus belles vestes et les plus beaux ceinturons.

La peau de vache est peu estimée ; on ne s'en sert que pour les ceinturons, les bandoulières et les gibecières.

Pour compléter l'histoire des peaux d'animaux, nous aurions encore à citer toutes celles qui sont apprêtés avec leurs poils, et qui sont désignées sous le nom de *fourrures* ou *peaux de pelleterie*. Mais il nous suffira de dire que l'apprêt de ces peaux consiste à les passer en mégie du côté de la chair, et que les façons que l'on donne aux poils dont elles sont revêtues, consistent à les laver, soit à l'eau pure, soit à l'eau de son, pour les rendre plus doux au toucher; à les sécher, les peigner et les chauffer pour les lustrer : qu'enfin, on les distingue en pelleteries de pays et pelleteries étrangères.

Les plus belles fourrures nous viennent de la Laponie, de la Moscovie, de la Suède, du Dannemark et du Canada.

PEAU DE ROUSSETTE, DOUCETTE, GALLUCHAT. C'est la peau d'un poisson chondroptérygien, c'est-à-dire dont les membranes des nageoires sont cartilagineuses.

Sa peau est rude, mouchetée; sa chair a une forte odeur de musc, et n'est mangeable qu'après avoir été macérée : son foie est regardé comme un poison; mais on en tire de l'huile. La peau sert à couvrir des étuis, des gaînes, des fourreaux, des tubes de lunettes, et pour polir le buis et l'ivoire, etc.

Cette peau teinte en vert, porte le nom de *galluchat*, du nom de celui qui le premier en fit usage.

On trouve ce poisson dans la Méditerranée, et quelquefois dans l'Océan.

PECH-BLENDE. C'est une mine de zinc à l'état de sulfure; elle est d'un noir plus ou moins foncé.

Sa pesanteur spécifique est de 6,33 à 6,37 : elle fait effervescence avec l'acide nitrique, et s'y dissout en grande partie.

On donne aussi le nom de *pech-blende* à l'urane oxidulé.

PÊCHER. *Amygdalus persica, persica molli carne et vulgaris*. Arbre de l'icosandrie monogynie de *Linneus*, et de la vingt-unième classe (fleurs en roses) de *Tournefort*.

Cet arbre, originaire de Perse, exige beaucoup de soins dans sa culture, pour porter des fruits bons à manger, dans nos climats. Il ne croît pas fort haut, et il pousse des rameaux qui s'étendent fort loin, ce qui fait qu'on les dirige très-avantageusement en espalier : ses feuilles sont longues, étroites, pointues comme celles du saule, dentelées à leurs bords et d'une saveur amère : ses fleurs sont ordinairement composées de cinq pétales disposés en roses, d'une couleur rouge incarnate, un peu odorantes, et d'une saveur d'amande amère; leur calice est en forme de godet découpé en cinq parties. Le fruit du pêcher est charnu, rond, gros comme une petite pomme, quelquefois comme une grosse pomme, sillonné d'un côté, couvert d'un duvet très court, et de couleur tantôt blanche-verdâtre, tantôt jaunâtre, tantôt blanche et rouge; c'est ce que l'on nomme la *pêche*, en latin *malum persicum*. Ce fruit est composé d'un péricarpe charnu, d'une odeur et d'une saveur vineuse sucrée, très-agréable, lorsqu'il est arrivé à sa maturité, et qu'il a été soigneusement cultivé dans une terre qui lui convienne, et dans une belle exposition au soleil du midi : ce péricarpe charnu renferme un noyau dont la boîte est ligneuse, de couleur rougeâtre, et comme ciselée ; elle renferme une amande oblongue, aplatie, d'une saveur amère, mais agréable.

Il y a plusieurs espèces de pêchers dont les variétés offrent des fruits qui sont plus ou moins recherchés pour leur bon goût. L'espèce que l'on nomme *pêcher de vigne*, produit des fruits dont la pulpe est rouge et d'une saveur vineuse extrêmement agréable. Cette espèce se cultive dans les vignes mêmes ; on les taille en pommes arrondies et non en espalier. Il faut beaucoup de chaleur pour la culture du pêcher, et beaucoup de terreau, mêlé d'argille, pour recevoir sa racine. Les beaux espaliers de Montmorency, sont remarquables par la disposition des murs qui les soutiennent, et de ceux qui, pratiqués en face, réverbèrent sur eux les rayons du soleil.

Les feuilles du pêcher sont apéritives, purgatives et propres contre les vers. On les emploie, vertes ou sèches, en décoction : on en fait un sirop avec du sucre.

Les fleurs ont les mêmes propriétés que les feuilles ; on en prépare le sirop *dit* de fleurs de pêchers.

Le fruit est servi sur les tables. On le conserve dans son état naturel ; on le confit à l'eau-de-vie et au sucre.

La boîte ligneuse du noyau est lisse et odorante dans son intérieur, et sert à faire un ratafiat de noyau très-agréable, si on y ajoute quelques-unes de ses amandes.

L'amande de la pêche donne une huile par expression, qui est légèrement amère, et qui convient dans les bruissemens d'oreilles.

PÊCHEUR, MARTIN, ou ALCYON. *Alcedo*. Oiseau ténuirostre. Son bec est trigone, droit, long et acuminé ; sa langue est plate, courte et charnue ; son corps est bleu en dessus, et d'un jaune ferrugineux en dessous. Cet oiseau se nourrit de poisson, qu'il prend avec une adresse extrême.

L'alcyon ou martin pêcheur, fournit à la médecine une matière gommeuse connue sous le nom de nid d'alcyon. *Voyez* ce mot.

PECHSTEIN DE MÉNIL-MONTANT, ou MÉLINITE. Variété du quartz résinite, que l'on trouve au Ménil-montant près de Paris. Les Allemands lui ont donné le nom de *pechstein*, parce qu'elle offre l'aspect de la poix dans sa cassure : quelques minéralogistes lui donnent le nom de *mélinite :* elle est en masse tuberculeuse, opaque, et légèrement luisante dans sa cassure, de couleur grisâtre. On la rencontre aussi à Saint-Ouen près Paris, et dans les environs du Mans. Sa pésanteur spécifique est de 2,183.

M. *Klaproth* en a fait l'analyse et y a trouvé :

Silice	85,5
Oxide de fer.	0,5
Alumine.	1,0
Chaux et magnésie.	0,5
Air, eau et matière évaporable.	11,0
Perte.	1,5
	100,0

PÉDANE. Plante de la syngénésie polygamie égale de *Linneus*, que l'on a ainsi nommée, parce que cette plante pette ou fait un petit bruit de décrépitation, lorsque l'âne mange sa feuille. C'est un spécifique contre les maladies chancreuses.

Voyez Chardon commun.

PÉDICULAIRE DES PRÉS. *Pedicularis partensis rubra elatior. Fistularia.* Plante de la didynamie angiospermie de *Linneus.*

Cette plante pousse des feuilles qui ressemblent à celles de la filipendule, mais plus petites, découpées plus menu et crêpées: ses tiges s'élèvent à la hauteur d'un demi-pied (162 millim.) elles sont anguleuses, creuses, foibles, les unes droites, le autres s'inclinant vers la terre; elles portent des fleurs représentant un mufle à deux mâchoires, de couleur purpurine, ou rouge, ou incarnate, ou blanche : ses fruits sont aplatis, presque ronds, pointus, se divisant en deux loges, lesquelles renferment des semences plates, noirâtres, bordées d'une aile membraneuse : sa racine est grosse comme le petit doigt, ridée, blanche, divisée en plusieurs grosses fibres, d'une saveur un peu amère.

Cette plante croît dans les prés, dans les forêts humides.

Elle est propre pour arrêter les hémorrhagies, les pertes de sang, les flux hémorrhoïdaux, étant prise en décoction. On l'estime vulnéraire et propre pour les fistules, étant employées extérieurement.

Pedicularia à pediculo, pou, parce qu'on a prétendu que les bestiaux qui mangeoient cette plante, étoient sujets à avoir des poux.

PÈGLE. Terme d'ouvriers. C'est un mélange de parties égales de colophane, de poix noire et de goudron. *Voyez* Brai gras.

PEIGNE DE VENUS ou AIGUILLE DE VENUS. *Scandix semine rostrato vulgaris. Pecten Veneris.* Plante de la pentandrie digynie de *Linneus*, et de la septième classe (ombellifères) de *Tournefort*.

Les feuilles de cette plante sont découpées menu à peu près comme celles de la coriandre; elles sont attachées à de longs pétioles, d'une saveur douçâtre un peu âcre; ses tiges s'élèvent à la hauteur d'un pied (325 millim.); elles sont grèles, rameuses, velues, vertes en haut, rougeâtres en bas : ses fleurs naissent en ombelles, à la sommité des tiges; elles sont composées de cinq pétales disposés en roses : son fruit est composé de deux semences longues, semblables à des aiguilles : sa racine est grosse comme le petit doigt, simple, blanche, d'une saveur douce.

Cette plante croît dans les champs, dans les vignobles : elle est dans sa pleine vigueur dans le mois de juin. Quelques personnes en mangent.

Elle est apéritive, vulnéraire et digestive; elle convient dans les catarrhes de la vessie. On l'emploie en décoction.

Pecten Veneris, parce que ses semences étant rapprochées, ressemblent à un peigne.

PEINTURE AU LAIT. M. *Cadet de Vaux* a proposé deux procédés pour la peinture d'impression, qui réunissent le double avantage d'être économiques et de ne pas avoir l'inconvénient d'une odeur fâcheuse et nuisible à la santé.

Le premier procédé consiste à faire un mélange de

Chaux éteinte à l'air	6 onces (183 gr. 434 mill.).
Lait	2 pintes ou littres.
Huile d'œillet, de lin ou de noix. .	4 onces (122 gr. 285 mill.).
Blanc d'Espagne ou craie.	5 livres (2 killogr. et demi).

On commence par délayer la chaux dans suffisante quantité de lait, pour en faire une bouillie claire; on ajoute l'huile que l'on mêle exactement, ensuite on y introduit le blanc d'Espagne avec le reste du lait. On colore ce mélange avec du charbon en poudre, broyé à l'eau, des ochres de la couleur que l'on desire.

On remarque que l'huile se combine avec la chaux, et forme un savon calcaire qui la rend miscible à l'eau.

Le second procédé est indiqué pour peindre les dehors.

On ajoute à la couleur ci-dessus :

Chaux éteinte	2 onces (61 gram. 145 milligr.).
Huile	2 onces.
Poix blanche.	2 onces.

Ce mélange prend le nom de peinture au lait résineuse.

On fait fondre la poix dans l'huile, à une douce chaleur, et on la mêle à la peinture détrempée : on la maintient un peu chaude, pour l'appliquer uniformément.

Cette dernière a quelqu'analogie avec l'encaustique des peintres.

PELICAN ou GRAND GOSIER. *Onocrotalus*. Le pélican onocrotale est un oiseau palmipède et pinnipède, qui naît en Egypte. Il a quatre doigts réunis par une seule membrane; son plumage est tout blanc; son bec est long d'un pied et demi (487 millim.), large de trois doigts, plat, solide, rougeâtre, finissant en une pointe recourbée en manière de crochet. Il a sous le bec un énorme sac où il fait une ample provision d'eau pour ses petits, dont le vaste nid est ordinairement sur une roche éloignée de la mer. Sa tête est grosse comme celle du cigne, ornée de plumes blanches ou noirâtres, et flexibles. Son col est long; il remplit sa panse de poissons qu'il vient dégorger sur le rivage, dès qu'elle est pleine. Les pêcheurs le font servir pour aller à la pêche. Sa chair est dure et d'un goût fade.

Son nom de *grand gosier* lui vient du sac qu'il a sous le bec, et celui d'*onocrotalus* vient de *onos*, âne, et *crotalon crepitaculum*, parce qu'en ouvrant le bec pour respirer l'air, il fait entendre comme le cri d'un âne.

Cet oiseau ne naît pas dans nos parages; il est en France un objet de curiosité.

PÉNIDES. C'est le sucre cuit en consistance d'électuaire solide, auquel on donne une forme cylindrique, unie ou torse, qui est de couleur blanche, et qui diffère du sucre d'orge par sa saveur et sa couleur.

C'est un produit pharmaceutique.

Voyez la manière de préparer les pénides, dans mon Cours élémentaire de Pharmacie Chimique, page 80, vol. II.

PENSÉE, HERBE, OU FLEUR DE LA TRINITÉ. *Herba vel flos Trinitatis. Viola tricolor hortensis repens, jacea tricolor.*

Espèce de violette que l'on cultive dans les jardins, pour faire l'ornement des plates bandes.

Cette plante appartient à la syngénésie monogamie de *Linneus*, et à la onzième classe (fleurs anomales) de *Tournefort*. Ses tiges sont rampantes, rameuses; ses feuilles sont, les unes rondes, les autres oblongues, dentelées autour : ses fleurs sont de trois couleurs, bleue, purpurine ou blanche, et jaune; sans odeur, composées de cinq pétales, garnies en dessous d'un nectaire en forme d'éperon, soutenues par un calice divisé jusqu'à sa base en cinq parties : son fruit est une coque qui contient des semences menues : sa racine est fibreuse.

Cette plante est peu usitée en médecine ; cependant elle est estimée vulnéraire, stimulante et propre pour les obstructions de la matrice.

PENTAPHILLON. Mot francisé qui dérive du grec *pentaphyllon*, en françois quinte-feuille. *Voyez* Quinte-feuille.

PÉPÉRINO. Minéral connu sous le nom de *tuf volcanique*. On l'emploie en Italie, dans la construction des édifices ; on en fait aussi des tables que l'on applique par une de leurs faces, et à l'aide d'un ciment, aux ouvrages qui doivent supporter un long voyage, pour les préserver d'accidens.

PEPINS DE COINGS. Ce sont les semences contenues dans la boîte capsulaire du fruit appelé *coing*. Les pharmaciens et les confiseurs les amassent et les font sécher.

Ces pepins sont très-mucilagineux. On estime beaucoup leur décoction, comme un puissant stomachique : la même décoction appliquée extérieurement, est souveraine pour la brûlure.

PEPITES D'OR. Le nom de *pepites* vient de *pepita*, terme de relation ; et on a nommé *pepites d'or*, l'or natif ou vierge, qui est incrusté ou enclavé dans du quartz, en masses irrégulières.

Les habitans du Chili, après plusieurs lavages, trouvoient de ces masses d'or qu'ils nommoient *pepitas :* ces masses sont quelquefois du poids de huit à dix marcs (2 kil. à 2 kil. 5 hect.); elles se rencontrent dans le Mexique et le Pérou.

PERCE BOSSE. Plante de la pentandrie monogynie de *Linneus*, et de la seconde classe de *Tournefort*. C'est la même que la plante appelée *corneille*. *Voyez* Corneille.

PERCE-FEUILLE. *Buplevrum perfoliatum*, *rotundifolium annuum*, *perfoliata vulgatissima*, *sive arvensis*. Plante de la pentandrie digynie de *Linneus*, et de la septième classe (ombellifères) de *Tournefort*.

La tige de cette plante s'élève à la hauteur d'un pied et demi (487 millim.) ; elle est nouée et se divise en plusieurs rameaux: ses feuilles sont alternes, oblongues, assez larges, d'une texture serrée, nerveuses, et se terminent en pointe ; leur forme approche de celle d'une oreille de lièvre : ses fleurs naissent aux sommités des rameaux ; ce sont des petites ombelles éparses ; chaque fleur est composée de cinq pétales jaunes, disposés en roses, posés à l'extrémité du calice : ce calice devient un fruit composé de deux semences oblongues, arrondies sur le dos et canelées.

Cette plante croît sur les colines en Languedoc, dans les terres grasses, argilleuses, aux bords des rivières, dans les lieux pierreux.

Elle est vulnéraire, détersive : sa semence est stimulante, carminative, lactifère.

Buplevrum, de *bos latus*, côte de bœuf; parce qu'on a prétendu que la feuille ressembloit à une côte de bœuf.

PERCE-FEUILLE VIVACE. C'est la même plante que l'oreille de lièvre. *Voyez* Oreille de lièvre.

PERCE-MOUSSE. *Muscus capillaceus major, pediculo et capitulo crassioribus: Polytricum aureum majus, adiantum aureum minus.* Plante de la cryptogamie des mousses de *Linneus*, et de la dix-septième classe de *Tournefort.*

C'est une petite plante longue environ comme le doigt, portant beaucoup de feuilles presque aussi déliées que des cheveux de couleur jaunâtre : ses tiges portent en leurs sommités des petites têtes longuettes ; ses racines sont très-menues, filamenteuses.

Cette plante croît dans les bois, contre les vieilles murailles crevassées et humides, entre la mousse des vieux arbres.

C'est un fort bon sudorifique; on s'en sert dans la pleurésie, dans les catarrhes, en infusion théïforme, à la dose d'une demi-once (15 gramm.) pour une livre (5 hectogram.) d'eau.

Son nom lui vient de sa ressemblance avec les capillaires, et de sa couleur qui approche de celle de l'or.

PERCE-NEIGE. *Leucoium bulbosum; vulgare narcisso leucoium.* Plante de l'hexandrie monogynie de *Linneus*, et de la famille des liliacées de *Tournefort.*

Cette plante pousse de sa racine, quatre à cinq feuilles semblables à celles du poireau, fortes, lisses, nettes, vertes, luisantes ; il s'élève d'entre elles une tige anguleuse, canelée, creuse, qui monte à la hauteur d'un demi-pied (162 millim.) et au-delà : elle est revêtue avec ses feuilles, jusqu'à la moitié, d'une enveloppe blanche ; elle ne porte qu'une seule fleur à sa sommité, rarement deux : cette fleur est composée de six pétales blancs avec une tache verdâtre, disposés en lys, et d'une odeur qui n'est point désagréable : son calice devient un fruit à trois angles, divisé intérieurement en trois loges remplies de semences presque rondes, dures, d'un blanc jaunâtre : sa racine est une bulbe composée de plusieurs tuniques blanches, garnie en dessous d'un chevelu fibreux, blanc, qui remplit les fonctions d'organe suçoire. La saveur de cette bulbe est visqueuse, sans acrimonie.

Cette plante croît dans les bois ombragés ; on la cultive dans les jardins.

On se sert en médecine de sa racine ou bulbe ; elle est digestive, résolutive, consolidante, appliquée extérieurement.

Narcisso leucoium, parce quelle tient du narcisse et du giroflier.

PERCE-OREILLE ou FORFICULE. *Forficula.* Insecte coléoptère dont les élytres ou étuis couvrent toutes les ailes et une partie du ventre : ses élytres sont coriaces ; son anus est armé de deux pinces arquées qui forment une espèce de tenaille ou de forceps, d'où on lui a donné le nom de forficule, en latin *forficula.* Cette arme, qui n'est pas même redoutable pour les insectes petits, ne sauroit être dangereuse pour l'homme. Il est faux que le perce-oreille puisse, à la faveur de ces pinces, s'introduire dans le canal auditif. C'est pourtant cette supposition qui l'a fait nommer très-improprement *perce-oreille.*

Dans les tems reculés, on attribuoit des propriétés médicinales à tous les corps de la nature, et l'on estimoit le perce-oreille, séché et réduit en poudre, propre pour guérir la surdité, étant mêlé avec de l'urine de lièvre, et introduit dans l'oreille. On peut apercevoir combien cette propriété étoit bien ou mal fondée.

PERCE-PIERRE. Plante de la pentandrie digynie de *Linneus*, et de la famille des ombellifères de *Tournefort.*

Voyez Passe-pierre.

PERCHE. *Perca.* Poisson de rivière de l'ordre des thorachiques, c'est-à-dire dont les nageoires ventrales sont placées sous les pectorales.

La perche a la tête non cuirassée, les rayons des nageoires épineux, deux nageoires dorsales : ses opercules sont garnies de piquans.

La perche de rivière est d'un vert doré, et marquée de raies noires ; elle a les nageoires d'un beau rouge ; elle se plait dans les eaux vives. Les femelles portent une grande quantité d'œufs. Ce poisson est bon à manger.

PERDRIX. *Perdrix.* La perdrix est un oiseau du genre des gallinacées alectrides. On en distingue en France deux espèces, savoir la perdrix grise et la perdrix rouge.

La perdrix ordinaire ou perdrix grise, a une tache rouge nue et caronculée au dessus de l'œil, les pattes grises. Cet oiseau se plaît dans les blés, et s'écarte peu du lieu où il est né. Le mâle et la femelle se recherchent vers la fin de l'hiver, et ne se séparent pas. Ils disposent un nid dans un creux à terre, au milieu des blés, où la femelle dépose quinze ou vingt œufs dans le mois d'avril et mai ; elle les couve seule, et le mâle se tient auprès du nid, pour l'accompagner quand elle va chercher sa nourriture. Dès que les petits sont éclos, ils soignent leur éducation. Ces petits se nomment *perdreaux* ; ils se nourrissent de larves de fourmis et autres insectes : lorsqu'ils sont plus forts, ils mangent de toutes sortes de graines.

La perdrix rouge a les pieds et le bec rouges, la poitrine cendrée avec une tache rousse ; la queue d'un gris roussâtre et le col blanc. Cet oiseau est plus gros que la perdrix ordinaire, et dépose sur la terre des œufs blancs, marqués de taches rouges.

La chair de la perdrix est délicieuse au goût.

Le francolin est un oiseau du genre des perdrix. Son plumage est noir, tacheté de blanc en dessus, et un beau collier orangé autour du col. On le trouve en Espagne, en Sicile, dans la Grèce. Sa chair est très-estimée.

PÉRÈLLE. Plante de la cryptogamie des algues de *Linneus*, sorte d'expansion végétale qui naît sur les rochers. Celle que l'on trouve à Saint-Flour, en Auvergne, naît sous la forme de petits écailles grises. *Voyez* Lichen.

PERIDOT. Minéral composé de silice, de magnésie et d'oxide de fer.

Dans le péridot granuliforme, la chaux y entre pour un vingt-cinq centième.

Le péridot raye le verre et est infusible au chalumeau.

Sa pesanteur spécifique varie en conséquence des proportions de ses composans. Le terme moyen de sa pesanteur est de 3,4285, comparée à 10,000.

M. *Klaproth* en a fait l'analyse qui lui a donné pour résultat :

Silice	39,0
Magnésie	43,5
Oxide de fer	19,0
	101,5

M. *Vauquelin* a trouvé dans le péridot ordinaire :

Silice	38,0
Magnésie	50,5
Oxide de fer	9,5
Perte	2,0
	100,0

Le péridot granuliforme a donné à M. *Klaproth* :

Silice.	50,00
Magnésie.	38,50
Oxide de fer.	12,00
Chaux	00,25
	100,75

PERIGORD ou PÉRIGUEUX. *Lapis petrocorius.* La pierre de périgueux est une variété des mines de manganèse ; elle est compacte, informe, d'une couleur grise-noire, très-pesante : et salit les doigts.

On trouve cette mine dans la Gascogne, le Dauphiné, en Angleterre. Les potiers de terre l'emploient pour vernir la poterie commune.

PERI-HEXAÈDRE, OCTAÈDRE, DÉCAÈDRE, DODECAÈDRE. Terme de cristallographie. M. *Haüy* nomme ainsi les cristaux dont la forme primitive étant un prisme à quatre pans, se change par l'effet des décroissemens, en un prisme hexaèdre, octaèdre, décaèdre, dodécaèdre, par l'effet du décroissement.

On nomme aussi *peri-dodécaèdre*, un cristal dont le noyau étant un prisme hexaèdre régulier, a ses six arètes longitudinales interceptées par autant de facettes, tels que le sulfate de cuivre péri-hexaèdre, péri-octaèdre, peri-décaèdre, et l'émeraude péri-dodécaèdre.

PERINET VIERGE. C'est une résine liquide qui découle naturellement et sans incision, des tiges du pin. Ce nom lui a été donné par les paysans : c'est la même chose que *bijon*.

Voyez Bijon.

PERI-POLYGONE. Terme de cristallographie. M. *Haüy* appelle ainsi un cristal dont le prisme a un grand nombre de pans; telle est la tourmaline péri-polygone.

PERLES FINES. Espèce de bezoard ou concrétions calcaires que l'on trouve disséminées dans toutes les parties de l'huître nacrée.

Voyez Perles fines, à l'article Bezoard.

PERLES DE PINNE-MARINE. Concrétions calcaires carbonatés, que l'on trouve dans l'intérieur d'un mollusque acéphale conchylifère équivalve, appelé *pinne-marine*.

Ce sont des perles fort grosses, barroques, opaques, de couleur rougeâtre ou brune.

PEROOLE. *Cyanus.* Nom que l'on donne en quelques lieux au bluet. *Voyez* Bluet.

PERROQUET ou PAPEGAY. *Psittacus* Oiseau grimpeur levirostre. Cet oiseau est ainsi nommé parce qu'il paroît conformé particulièrement pour grimper. Ses pieds sont garnis de trois doigts, un en avant et deux en arrière; chaque doigt est armé d'ongles crochus et forts; le doigt antérieur est tourné en arrière, comme le pouce: ses jambes sont courtes, son corps est aussi gros et même plus gros que celui d'une pie. Sa tête est grosse; ses yeux sont grands; sont bec est gros, court, fort, robuste, recourbé en crochet: sa mâchoire supérieure est mobile et articulée de manière que quoique la mâchoire inférieure soit beaucoup plus courte que la supérieure, il peut l'avancer jusqu'au bout du crochet de cette supérieure: sa langue est large, charnue.

L'habit du perroquet varie en couleur; il y en a de gris, de verts, de couleurs mélangée: sa queue est tantôt courte, tantôt longue et belle; sa démarche est lente.

La femelle du perroquet se nomme *perruche;* on la distingue du mâle parce qu'elle est plus petite. La plus commune est la perruche verte de Cayenne.

On donne le nom de perroquet, à un grand nombre d'espèces différentes.

Les *catatoués* sont les plus grands et les plus beaux; ils ont la tête ornée d'une huppe.

Les *amazones* ont une tache rouge au fouet de l'aile.

Les *aras* ont à chaque pied une grande tache dénuée de plumes; leur cri est désagréable, et ne parlent pas si bien que les autres espèces; mais ils sont dédommagés par la beauté de leur plumage.

Le perroquet mâle est disciplinable: on lui apprend à parler, à chanter et à exprimer tous les sons que l'on juge à propos.

Les lieux où naissent les espèces de perroquets, sont les deux Indes, le Malabar, l'île de Java, le Calécut, l'Ethyopie.

On les transporte en Europe, où ils vivent aussi bien que dans les Indes; mais ils ne s'y reproduisent que rarement. Le premier exemple qu'on ait vu de perroquets nés dans notre climat, est très-récent: deux perroquets sont nés à Rome en 1801.

La perruche apprend à parler, mais plus difficilement que le mâle: son cri est aigre et désagréable.

On nourrit les perroquets avec des grains, des fruits, du pain trempé dans du vin.

Le persil, les amèrs, sont un poison pour eux.

Lorsqu'ils sont malades, on leur fait prendre du sirop de grenade que l'on mêle avec l'eau.

On a remarqué que les perroquets mâles aimoient beaucoup plus les femmes que les hommes.

PERSICAIRE. *Persicaria mitis maculosa et non maculosa. Polygonum persicaria.* Plante de l'octandrie trigynie de *Linneus*, et de la quinzième classe (staminées) de *Tournefort.*

Cette plante pousse des tiges rondes, creuses, rougeâtres, rameuses, nouées, qui s'élèvent à la hauteur d'un pied (325 millim.); ces tiges portent des feuilles semblables à celles du pêcher ou du saule, marquées quelquefois au milieu d'une tache noire ou de couleur plombée, et quelquefois sans tache : ses fleurs sont staminées; elles s'élèvent en épi, des aisselles des feuilles d'en haut; elles sont composées de six étamines et deux pistils soutenus sur de longs pédicules, et supportés par un calice fendu jusqu'à sa base, en quatre ou cinq parties : ses semences sont ovales, aplaties, pointues, noires : ses racines sont fibreuse.

Cette plante croît dans les lieux aquatiques, dans les marais, les fossés, les étangs. Sa saveur est légèrement acide.

On emploie les feuilles en décoction intérieurement et extérieurement : elle est vulnéraire, astringente, rafraîchissante, propre pour arrêter les hémorrhagies.

PERSIL. *Petroselinum vulgare, apium petroselinum.* Plante de la pentandrie trigynie de *Linneus*, et de la septième classe (ombellifères) de *Tournefort.*

Cette plante pousse des tiges grosses comme le pouce, rondes, cannelées, creuses, rameuses, qui s'élèvent à la hauteur de trois ou quatre pieds (1 mètre à 1 mètre et demi). Ses feuilles sont découpées, attachées à de longs pétioles : Ses fleurs naissent aux sommets des branches, en ombelles; elle sont composées chacune de cinq pétales, disposés en roses, de couleur pâle : ses semences sont jointes deux à deux, cannelées, grises, arrondies sur le dos, d'une saveur un peu âcre. Sa racine est longue, grosse comme le doigt, blanchâtre, bonne à manger étant cuite.

On cultive cette plante dans les jardins potagers.

Les feuilles de persil servent dans l'assaisonnement des cuisines.

On les applique extérieurement sur les mammelles, pour faire passer le lait.

Les racines de persil sont apéritives, diurétiques, résolutives, lactifuges, anti-vermineuses.

On les emploie en infusion prolongée, dans la jaunisse, la

dysurie, les maladies laiteuses, les maladies pédiculaires, et extérieurement, dans les contusions.

Les semences de persil provoquent le lait des nourrices.

On prépare avec les semences, une eau distillée : elles entrent dans la composition du sirop d'armoise, du philon-romain, de l'électuaire béni laxatif, du hiera diacolocynthidos.

Les racines entrent dans la composition du sirop des cinq racines.

PERSIL D'ANE. Plante de la pentandrie digynie de *Linneus*, et de la famille des ombellifères de *Tournefort*.

Cette plante est la ciguë aquatique ou mineure. Ses feuilles ont beaucoup de ressemblance avec celles du persil. On lui a donné le nom de persil d'âne, parce que les ânes en mangent.

Voyez Ciguë aquatique.

PERSIL DE MACÉDOINE. *Petroselinum Macedonicum, bubon Macedonicum, apium Macedonicum.* Plante la pentandrie digynie de *Linneus*, et de la classe des ombellifères de *Tournefort.*

C'est une espèce de persil qui ressemble à celui de notre pays : la différence est que ses feuilles sont plus amples et un peu plus découpées, et que sa semence est plus menue, plus oblongue, pointue, et plus aromatique.

Cette plante croît en Macédoine : on la cultive dans les jardins.

La semence est apéritive et carminative ; on en fait usage dans les maladies syphillitiques.

Cette semence entre dans la composition du mithridat, de la thériaque, et des trochisques de myrrhe.

PERSIL DE MONTAGNE. *Oreoselinum apii folio majus. Athamanta oreoselinum. Daucus selinoides major. Saxifraga venetorum, libanotis theophrasti nigra.* Plante de la pentandrie digynie de *Linneus*, et de la septième classe (ombellifères) de *Tournefort.*

Cette plante pousse des tiges qui s'élèvent à la hauteur de trois ou cinq pieds (1 mèt. à 1 mèt. et demi), divisées en ailes. Ses feuilles sortent, les unes de sa racine, les autres de ses tiges ; elles sont grandes, amples, et ressemblent à celles du persil : elles sont soutenues par de longs pétioles : ses fleurs naissent en ombelles, au sommet des tiges et des branches ; elles sont petites, blanches, composées chacunes de cinq pétales, disposés en roses. Ses semences sont jointes deux à deux, larges, ovales, aplaties, rayées sur le dos, bordées d'une membrane, de couleur rougeâtre. Ses racines sont de grosses fibres, attachées à un centre commun, noires en dehors, blanches en dedans, d'une saveur résineuse, aromatique et agréable, approchant de celle du panais.

Cette plante croît en Allemagne, en France, en Angleterre, sur les montagnes.

On se sert principalement de sa semence et de sa racine. L'une et l'autre sont apéritives, et propres pour briser la pierre des reins et de la vessie.

PERSISTANT. Terme de cristallographie.

Il y a une variété de carbonate calcaire dans laquelle certaines faces se trouvent coupées par les faces voisines, de manière qu'elles conservent les mêmes mesures d'angles qu'elles auraient eues sans cela, excepté que ces angles ont d'autres positions respectives. Telle est la raison pour laquelle on lui donne le nom de *persistant*. Tel est le spath calcaire prismatique.

PERVENCHE. *Vinca, pervinca vulgaris latifolia, flore cœruleo. Clematis daphnoïdes. Pervinca vulgaris angusti folia.* Plante de la pentandrie monogynie de *Linneus*, et de la seconde classe (infundibuliformes) de *Tournefort.*

Cette plante est de deux sortes principales, l'une majeure, et l'autre mineure. La plus commune est la pervenche mineure; elle pousse plusieurs tiges sarmenteuses, menues, grêles, longues, rondes, vertes, nouées, se couchant à terre, ou s'attachant à ce qu'elles rencontrent Ses feuilles sont oblongues, lisses, de la couleur et de la résistance de celles du lierre, de la forme de celles du laurier, mais plus petites, opposées deux à deux le long de la tige, et attachées par des petits pétioles courts, d'une saveur amère. Sa fleur est en entonnoir, évasée dans le haut, découpée en cinq parties, de couleur ordinairement bleue, quelquefois blanche, rarement rouge, et sans odeur. Son fruit est à deux siliques, qui renferment des semences presque cylindriques, sillonnées d'un côté. Sa racine est fibreuse.

La pervenche majeure est beaucoup plus grande en toutes ses parties.

Cettte plante croît en France, à Narbonne, en Espagne, dans les bois, dans les lieux humides : ses feuilles restent toujours vertes.

On emploie, par préférence, les feuilles de la petite pervenche : elles sont vulnéraires, astringentes, propres dans les maladies de poitrine. On s'en sert en infusion; on en fait des gargarismes pour les maux de gorge. Les feuilles entrent dans la composition de l'eau vulnéraire, de l'onguent mondificatif d'ache, du baume opodeltoch.

PESANTEUR SPÉCIFIQUE. Tous les corps de la nature ont une pesanteur spécifique qui est propre à chacun d'eux en particulier ; et cette inégalité de pesanteur est un des moyens qui sert à distinguer les corps les uns des autres, et qui contribue le plus à assigner d'abord, l'ordre auquel ils semblent devoir appartenir de préférence, et ensuite à les signaler spécialement.

Pour évaluer d'une manière exacte et positive, la pesanteur spécifique d'un corps, quelque soit sa nature, il faut, 1°. que son volume soit déterminé, pour être comparé à un autre dont le volume soit parfaitement égal ; or, il est des circonstances où il n'est pas possible d'avoir pour objet de comparaison, un corps dont le volume soit parfaitement égal à celui dont on voudroit reconnoître la pesanteur spécifique ; et quand bien même la chose seroit possible, on ne reconnoîtroit que la pesanteur spécifique relative entre les deux volumes des deux corps comparés l'un à l'autre. Ainsi, par exemple, je suppose que l'on ait deux boules d'un volume parfaitement égal, l'une en ivoire, l'autre en plomb, et que l'on pèse chaque boule, séparément, dans une balance aérostatique ordinaire ; on pourra bien estimer la différence de pesanteur qui appartiendra à la boule de plomb, par comparaison à celle qui appartiendra à la boule d'ivoire, par la somme de poids que l'on aura ajouté au bassin qui portera la boule d'ivoire, pour établir l'équilibre avec le bassin de la même balance qui portera la boule de plomb : mais ce moyen de comparaison ne sera applicable qu'à l'égard de l'ivoire et du plomb, et n'établiroit pas une règle constante et uniforme à l'égard de tous les corps comparés les uns aux autres.

Archimède est le premier qui imagina de faire servir l'eau pour comparateur unique et invariable, pour reconnoître la pesanteur spécifique de tous les corps solides, soit qu'ils fussent spécifiquement plus pesans, ou spécifiquement plus légers que l'eau elle-même.

Ce savant physicien, chargé par le roi *Hyeron*, de prononcer sur l'identité du titre de l'or de deux couronnes, dont le poids étoit parfaitement égal, ne pouvant faire l'essai docimastique, ni de l'une, ni de l'autre, parce qu'il les auroit altérées, et s'occupant sans cesse, de la recherche d'un moyen qui le fit arriver à la solution que le roi attendoit de son savoir et de ses grands talens, remarqua, un jour qu'il se baignoit, qu'à mesure qu'il entroit dans l'eau, son corps déplaçoit un volume d'eau proportionnel à son immersion, et que cette eau venoit mouiller le rivage qui étoit sec auparavant. Cette remarque fut un trait de lumière pour lui. Rentré chez lui, il prit un vase qu'il plaça sur un autre; il remplit le vase supérieur avec de l'eau jusqu'à ses bords, et il plongea doucement l'une des deux couronnes dans cette eau, de manière qu'arrivée au fond du vase, elle fût surnagée par l'eau. La couronne déplaça un volume d'eau parfaitement égal à celui qui lui étoit propre : l'eau tomba dans le vase inférieur; il la recueillit avec soin, la pesa, et tint note de son poids.

Il répéta la même expérience avec la seconde couronne, et pesa de même l'eau qu'elle avoit déplacée. Les deux poids de l'eau comparés, il se trouva que l'un étoit plus fort que l'autre, et il en conclut que la couronne qui avoit déplacé un plus grand volume d'eau, avoit nécessairement plus de volume que celle qui en avoit déplacé moins, conséquemment que la spécificité de poids n'étoit pas la même dans les deux couronnes, et que bien qu'elles présentassent le même poids à la balance aérostatique, la valeur intrinsèque ne pouvoit pas être la même dans la matière métallique, attendu que l'or étant plus pesant que les autres métaux, à volume égal, celle des deux couronnes qui avoit déplacé un plus grand volume d'eau, devoit contenir plus de métal étranger à l'or, que celle qui en avoit déplacé un moindre volume.

Cette expérience, infiniment curieuse et concluante de la part d'*Archimède*, ne peut etre suffisante ni satisfaisante pour le naturaliste physicien qui desire connoître la spécificité de poids de chacun des corps en particulier. S'il en est qui sont plus pesans que l'eau, il en est aussi qui sont spécifiquement plus légers; il a donc fallu faire intervenir d'autres moyens physiques plus exacts, plus faciles, et soumis à des lois constantes et invariables.

L'idée du déplacement de l'eau présentée par *Archimède*, a été accueillie et parfaitement bien sentie par les physiciens : elle a donné lieu à l'invention des balances hydrostatiques. (*Voyez* Balance hydrostatique.) Cette balance convient pour déterminer la pesanteur spécifique des corps solides qui ne sont point solubles dans l'eau, et qui sont spécifiquement plus pesant que ce fluide. Nous expliquerons plus bas comment on apprécie les différences de pesanteur spécifique à l'égard des corps solides qui sont spécifiquement plus légers que l'eau, et comment on détermine celle des fluides. Il est pour ces derniers d'autres instrumens que nous ferons connoître.

Reprenons l'examen des corps solides spécifiquement plus pesans que l'eau, et qui peuvent être pesés dans l'eau sans y perdre de leur substance par leur solubilité dans ce fluide.

Les premiers physiciens qui ont fait connoître l'usage de la balance hydrostatique, n'en signaloient l'avantage qu'elle a sur la balance aérostatique, que par celui de faire connoître la pesanteur spécifique qui appartient à chacun des corps comparés les uns aux autres. Je citerai encore pour exemple une boule d'ivoire et une boule de plomb, mais dont le volume de chacune de ces deux boules soit inégal, et précisément à tel point, que chacune de ces deux boules placées dans l'un et l'autre des deux bassins de la balance aérostatique, offre un poids absolument égal, ou maintienne le balancier de la balance dans un parfait équilibre.

Si ces deux corps avoient une spécificité de poids pareille, leur volume seroit le même : il y a inégalité dans les volumes, donc il y a inégalité dans les pesanteurs spécifiques absolues. Que faisoient les physiciens pour évaluer et constater les différences de pesanteur absolue à l'égard de la boule d'ivoire et de la boule de plomb ? ils ajustoient chacune de ces boules à chacun des bassins, au moyen d'une chaîne fixée à la partie inférieure et extérieure de chaque bassin, et ils abaissoient la tige qui porte le fléau de la balance jusqu'à ce que les deux corps touchassent à l'eau. La boule de plomb déplaçant un moindre volume d'eau que la boule d'ivoire, se profondoit dans l'eau. Alors, pour rétablir l'équilibre entre les deux boules plongées dans l'eau, on chargeoit le bassin sous lequel étoit suspendu la boule d'ivoire, de poids de marc, et la somme de ce poids signaloit la différence de la pesanteur spécifique entre l'ivoire et le plomb.

Il étoit nécessaire de rappeler cette ancienne manière d'examiner la pesanteur spécifique des corps, pour conduire, comme pas à pas, celui qui n'est pas assez instruit en physique pour concevoir de prime abord le mode d'estimation qu'emploient les physiciens modernes; mode dans lequel l'eau est le comparateur unique qui donne la juste mesure des spécificités relatives entre tous les corps par le volume d'eau que chacun d'eux déplace, ou, en d'autres termes, par le poids que chaque corps perd dans l'eau, à raison de son volume par comparaison à celui de l'eau déplacée.

En effet, le volume d'eau déplacé par un corps quelconque, est nécessairement égal au volume du corps qui l'a déplacé : le poids de cette eau peut donc être justement réputé le même que celui qui appartient au volume du corps qui la déplace. Ainsi, par exemple, supposons qu'un corps solide pèse à la balance aérostatique une once (30 gram.), et que ce même corps, pesé dans l'eau, déplace un gros (4 gram.) d'eau seulement; ce gros d'eau est à diminuer sur le poids total qui est de huit gros (30 gram.), par la raison qu'il compte pour le poids de son volume égal à celui de l'eau, et les sept autres gros comptent pour la pesanteur spécifique qu'il aura de plus qu'un volume pareil d'eau. Alors on dira, ce corps pèse sept fois plus que son pareil volume d'eau, ou bien, il perd un huitième de son poids dans l'eau.

L'eau devient donc un comparateur unique pour reconnoître la pesanteur spécifique de tous les corps solides spécifiquement plus pesans qu'elle; mais il est d'autres considérations infiniment importantes à réunir pour ne pas s'écarter de la précision exigée dans l'estimation des pesanteurs spécifiques absolues. Il faut, 1°. que le corps que l'on se propose de peser dans l'eau n'ait point de cavité dans son intérieur, car alors son volume ne seroit pas le même que celui qui lui appartiendroit si ses molécules étoit pressées les unes contre les autres. Une boule creuse de métal déplaceroit un plus grand volume d'eau que ne le feroit le même poids du même métal qui auroit été fondu et coulé: de même encore: un metal fondu offre plus de volume qu'un métal qui a été forgé ou laminé. Dans l'un et l'autre cas, il faut donc tenir note de la capacité vide, comme ne devant pas faire partie du volume d'eau déplacée.

2°. Il faut, pour que l'évaluation soit uniforme, que l'eau soit pure, qu'elle marque dix degrés à l'aréomètre; et l'eau distillée est le comparateur le plus uniforme, en quelque lieu que l'on soit. Si la température est plus élevée que de dix degrés, il faut tenir note, et de sa température, et de son degré de pesanteur à l'aréomètre.

Les physiciens ont d'abord supposé le poids de l'eau à mille; mais dans bien des circonstances il arrivoit que l'estimation des pesanteurs spécifiques n'étoit qu'aproximative et non positive, parce qu'on ne pouvoit pas toujours tenir compte des fractions d'une certaine valeur. M. *Brisson*, en estimant le poids d'un volume d'eau à dix mille, a rendu les calculs de rapport beaucoup plus faciles. Il cite un exemple que nous allons transcrire textuellement, pour donner une juste idée du mode d'appréciation qu'il a adopté.

« Supposons, dit ce savant, un morceau d'acier du poids de
» 7391 grains $\frac{1}{2}$ ou $\frac{59132}{8}$ de grain, et que ce morceau déplace
» un volume d'eau pesant 943 grains $\frac{5}{8}$ ou $\frac{7549}{8}$ de grain, je fais
» cette proportion: 7549 est à 59132, comme 10,000 est à un
» quatrième terme que je trouve être 78330 $\frac{683}{754}$.

» Pour éviter les fractions dans l'énoncé des pesanteurs spé-
» cifiques, je donne à la fraction la valeur de l'unité, lorsque,
» comme dans cet exemple, son numérateur surpasse la moi-
» tié de son dénominateur, ce qui donne pour la pesanteur
» spécifique de cet acier 78331; mais je néglige la fraction
» comme nulle, lorsque son numérateur est moindre que la
» moitié de son dénominateur. »

On voit que dans cet exemple, en convertissant les grains en huitième de grains, on obtient des dix-millièmes au lieu de simples millièmes. Or, le poids spécifique du métal acier est 78331, moins un dix-millième qui est le poids de son volume égal au poids du volume d'eau qu'il a déplacé.

Les conditions accessoires indispensables pour peser les corps dans l'eau avec précision, sont, 1°. que leur surface soit bien propre, et que les particules d'air qui y adhèrent s'en détachent aisément, sans quoi ils déplaceroient un plus grand volume d'eau que le leur. Pour cela, il faut enduire leur surface de la même eau, et en détacher toutes les bulles d'air avec une petite brosse.

2°. Il faut que les corps plongent librement dans l'eau, et qu'ils ne touchent en aucune manière les parois intérieures du vase, autrement il s'exerceroit des frottemens qui nuiroient au parfait équilibre.

Mais il est des corps solides qui sont spécifiquement plus légers que l'eau, et qui conséquemment la surnagent. La balance hydrostatique peut-elle servir à faire reconnoître leur légèreté spécifique, et l'eau sera-t-elle pour eux un comparateur également juste? oui, sans doute, et cette expérience inverse tend à confirmer l'exacte précision de la première. Dans toutes les circonstances, c'est toujours le poids du volume d'eau déplacé qui est le terme de comparaison. Nous avons vu que les corps spécifiquement plus pesans que l'eau ne déplaçoient qu'un volume d'eau dont le poids étoit moindre que celui qui appartenoit à ces corps eux-mêmes : dans la seconde hypothèse, les corps plus légers doivent déplacer un volume d'eau dont le poids excédera celui de ces corps. Le point essentiel est de faire plonger ces corps en entier dans l'eau. Supposons qu'il soit question de déterminer la pesanteur spécifique d'un morceau de bois; on le fera plonger entièrement dans l'eau, en y ajoutant des poids suffisamment pour opérer cet effet. L'eau déplacée offrira un poids plus considérable que celui que pesoit le bois à la balance aérostatique, et on en fera la comparaison, en retranchant du compte total le poids du volume d'eau déplacé par le corps d'addition au bois pour opérer son entière immersion ; en sorte que le poids de l'eau en excès de celui du bois sera précisément celui de la pesanteur spécifique de l'eau comparée à celle du bois, ou celui de la légèreté spécifique du bois comparée à celle de l'eau.

Il est bien plus important qu'on ne l'imagine au premier abord, d'être initié dans cette partie de la physique qui nous apprend à connoître la différence des pesanteurs spécifiques qui appartiennent aux uns ou aux autres corps. Cette connoissance sert à distinguer leur nature, l'ordre auquel ils appartiennent ; elle donne une première idée de ce qu'ils sont, de leur pureté ou des altérations qu'ils ont éprouvées, de celles qu'on leur a fait subir par des alliages ou par des unions qui les éloignent de leur état naturel : cette connoissance est nécessaire pour déterminer le choix des substances entre elles, pour estimer leurs propriétés physiques, enfin pour donner une première présomption sur la nature des élémens qui les constituent.

Les fluides ne peuvent pas être pesés de la même manière que les solides : pour en connoître la pesanteur spécifique, on a imaginé d'autres instrumens auxquels on a donné le nom d'aréomètres. Ces instrumens varient entre eux, non-seulement quant à la forme, mais même quant à l'échelle de graduation. L'eau distillée est encore prise pour terme de comparaison. *Voyez* Aréomètre.

PÈSE-LIQUEURS. Instrument de physique destiné à faire connoître la légèreté ou la pesanteur spécifique des fluides, comparativement à l'eau. *Voyez* Aréomètre.

PESSE. *Picea major prima, sive abies rubra. Pinus picea.* Arbre de la monoécie monadelphie de *Linneus*, et de la dix-neuvième classe (amentacées) de *Tournefort.*

Cet arbre est une espèce de sapin ; mais il en diffère en ce que son écorce est plus brune, que ses feuilles sont plus menues, noirâtres, moins dures, moins piquantes, et que ses branches et ses fruits s'inclinent vers la terre.

Cet arbre croît fort haut, droit, en pyramide, et est toujours vert. Il fournit, à l'aide des incisions qu'on pratique à sa tige, une résine liquide connue sous le nom de *térébenthine*, une poix molle, blanche, et le brai sec.

Cet arbre croît dans les lieux pierreux et sur les montagnes.

Les feuilles de la pesse sont estimées propres contre le scorbut, étant prises en décoction : son écorce et son fruit sont astringens. Son bois est destiné aux ouvrages de menuiserie.

PETASITE ou HERBE AUX TEIGNEUX. *Petasites major vulgaris. Petasites minor flore albo. Tussilago petasites. Tus-*

silago alba. Plante dont on distingue deux espèces principales, l'une majeure et l'autre mineure : toutes deux appartiennent à la syngénésie polygamie superflue de *Linneus*; et à la douzième classe (flosculeuses) de *Tournefort.*

La petasite majeure pousse plusieurs tiges grosses, creuses, lanugineuses, qui s'élèvent à la hauteur d'un demi-pied (162 millimètres.) Ces tiges sont revêtues de quelques petites feuilles étroites, pointues, et portent à leurs sommités des fleurs à fleurons disposées en bouquets, de couleur purpurine. Ces fleurs paroissent avant les feuilles radicales; elles se flétrissent en peu de tems, et elles sont succédées par des semences garnies chacune d'une aigrette. Tout l'acte de la végétation étant rempli à l'égard de la fructification, la tige tombe, et il s'élève des feuilles fort grandes, amples, presque rondes, un peu dentelées en leurs bords, vertes brunes en dessus, attachées chacune à un pétiole gros, rond, charnu, long d'un pied et demi (487 millimètres) environ. Ces feuilles ont la forme d'un chapeau renversé, ou d'un grand champignon sur son pédicule : le suc propre qu'elles élaborent tourne au profit de la racine, par une oscillation descendante. Cette racine est grosse, longue, noire en dehors, blanche en dedans, d'une saveur amère, un peu âcre.

La seconde espèce est la petasite mineure ou petite, à fleur blanche. L'acte de la végétation se comporte de la même manière que pour la précédente. Ses feuilles radicales sont anguleuses, blanchâtres, cotonneuses principalement en dessous, et attachées à de longs pétioles blancs qui partent immédiatement de la racine. Cette racine est longue comme le pouce, traçante, nouée, couverte d'une écorce rougeâtre, d'une saveur aromatique, âcre, un peu amère.

L'une et l'autre espèce croissent dans les lieux humides, aux bords des rivières, des étangs.

La grande petasite est la plus commune : on se sert rarement de ses feuilles en médecine, mais on fait usage de sa racine en décoction. Elle est expectorante, diaphorétique : on l'emploie dans les maladies de poitrine.

Petasites de *petasus*, chapeau, parce que les feuilles de la grande petasite ressemblent à un chapeau.

PETIT GRIS D'AUTRUCHE. Ce sont les plumes grises que l'on arrache de dessous le ventre de l'oiseau de ce nom.

On peut les friser avec le couteau, et les employer à différentes garnitures. On en faisoit autrefois des palatines et des manchons.

PETIT HOUX. Plante de la dioécie syngénésie de *Linneus*,

et de la première classe (campaniformes) de *Tournefort.* C'est principalement de la racine de cette plante dont ont fait usage en médecine. Elle est apéritive. *Voyez* Houx frelon.

PETIT LAURIER ROSE. Nom que l'on a donné à la plante appelée herbe de Saint-Antoine, du grec *chamœnerion*, qui signifie laurier rose. *Voyez* Herbe de Saint-Antoine.

PETIT NOIR D'AUTRUCHE. Ce sont les plumes noires de dessous le ventre de cet oiseau : elles sont beaucoup plus recherchées que les grises, à cause de leur couleur.

PETIT TITIMALE. *Chamœsicé. Euphorbia chamœsice. Tithymalus exiguus glaber nummulariœ folio.* Plante de la dodécandrie trigynie *Linneus*, et de la première classe de *Tournefort.*

Cette plante pousse des petites tiges ou rameaux tendres rougâtres, couchées en rond par terre ; ses feuilles sont petites, presque rondes, crénelées, opposées l'une à l'autre sur la branche, vertes par dessus, et quelquefois marquetées au milieu de taches purpurines, rougeâtres en dessous : ses fleurs sortent d'entre les feuilles ; elles sont petites, solitaires, monopétales, formées en godet, découpées en quatre ou cinq parties, et de couleur purpurine : son fruit est petit, à trois angles, divisé en trois cellules qui renferment chacune une semence oblongue : sa racine est longue, menue, garnie de fibres filamenteuses. Toute la plante est remplie d'un suc laiteux, brûlant.

Cette plante croît dans les lieux secs et arides, sur les montagnes.

Son suc laiteux est purgatif drastique, sternutatoire, corrosif et vésicatoire. On s'en sert extérieurement pour consumer les verrues, pour guérir la galle, les dartres.

PETIT VIN. Liqueur vineuse obtenue par la fermention du marc de raisins dans l'eau. C'est une boisson de ressource pour l'habitant de la campagne. *Voyez* Piquette.

PETITE CAPUCINE. Plante de l'octandrie monogynie de *Linneus.* C'est une espèce de cresson. *Voyez* Capucine.

PETITE CENTAURÉE. Plante de la pentandrie digynie de *Linneus. Voyez* Centaurée petite.

PETRIFICATIONS ou FOSSILES. Les noms de pétrifications ou fossiles ont été pris, pendant fort long-tems, les uns pour les autres, assez mal à propos. Ils le sont même encore quelquefois à présent par des personnes très-instruites. Cependant il est bon de fixer les idées sur le compte de ces mots, pour avoir celles des choses qu'ils comportent, d'une manière invariable.

Par le mot de *fossiles*, on entend tout ce que l'on peut extraire du sein de la terre en la fouillant ; mais cette définition n'est-elle pas trop généralisée, surtout si on veut bien remarquer que tout ce que l'on rencontre dans l'intérieur de la terre, n'est pas constamment d'origine minérale? Les premiers naturalistes ont été forcés d'établir une distinction entre les fossiles d'origine purement minérale et les fossiles d'accident. Il est donc infiniment plus régulier de ne comprendre parmi les fossiles proprement dits, que les matières minerales dont nous avons constatés les genres et les espèces jusqu'à ce moment, et de comprendre sous le nom de *pétrifications* tous les fossiles d'accidens, c'est-à-dire, les matières organiques minéralisées.

Les pétrifications sont donc des corps organisés, soit végétaux, soit animaux, devenus terres ou pierres, en tout ou en partie, par des accidens de la nature, et que l'on trouve dans les différentes couches du globe sur lequel nous habitons.

Woodward, naturaliste anglais ; dans son histoire naturelle de la terre, publiée d'abord en anglais, traduite ensuite en latin par *Scheuscher*, professeur de mathématiques à Zurich, et imprimée en 1704, sous le titre de *Geographia physica*, écrite de nouveau en latin par l'auteur même, et imprimée en 1714 à Londres, sous le titre de *Naturalis historia telluris illustrata et aucta*, etc., donne une théorie des pétrifications, qui a été adoptée par les savans naturalistes qui lui ont succédé. Son sentiment est conforme avec les idées qu'a fait naître la grande catastrophe du monde, je veux dire le déluge, qui, baignant de ses eaux et imprégnant la terre, a dû nécessairement détruire sa première origine pour en former une terre de seconde origine.

Nécessairement, dit-il, les différentes couches de la matière terrestre qui nageoient dans un fluide, ont dû s'arranger les unes sur les autres, à peu près suivant leurs degrés de pesanteur spécifique, ensorte que les végétaux, les animaux, les poissons et les coquillages surtout qui n'étoient pas susceptibles d'une désorganisation complète, ont dû se déposer sur la couche qui leur convenoit, en suivant la même loi de gravité, et y ont été pénétrés et recouverts par les infiltrations minérales qui les ont conservés dans leur entier, ou du moins dans l'état apparent où ils s'y sont rencontrés avec très-peu de différence dans leur configuration. Il est certain que pour que l'on puisse donner le nom de pétrification à un corps, en déterminer la classe, le genre et même l'espèce, il faut que le tissu, la forme primitive et toutes les apparences qui constatoient originairement une sorte d'organisation, y soient encore reconnoissables.

Les pétrifications sont donc des fossiles d'accident, c'est-à-dire, étrangers à la terre. Elles sont pour la plupart silicées; elles font feu avec l'acier. Celles qui font effervescence avec les acides, sont dans l'état de carbonate calcaire; elles tirent communément leur origine du règne animal.

Toute pétrification, strictement parlant, n'est plus que le squelette du corps qui a eu vie végétale ou animale. Du bois pétrifié, par exemple, n'est plus le bois lui-même; ses principes constitutifs ont changé de manière d'être; les uns ont été détruits et remplacés par d'autres; les autres ont subi la loi générale des attractions de combinaison, et présentent de nouveaux combinés. Ce que nous dirons du bois, peut se rapporter à toutes les espèces de pétrifications possibles. La structure, la figure, la grandeur, tous les attributs extérieurs d'un corps organisé, paroissent être les mêmes; mais ses propriétés physiques naturelles sont changées par la pétrification; c'est absolument un nouvel être, jouissant de nouvelles propriétés acquises par accident.

Parmi les pétrifications des végétaux, on trouve des plantes, des mousses, des fougères, des tiges, des racines, des portions de tronc, des feuilles, quelques fruits. Il ne faut pas confondre les empreintes ni les incrustations avec les pétrifications, telles qu'on peut les remarquer sur les pierres qui portent l'empreinte de certains végétaux ou de certains animaux. Les premières portent le nom de *dendrites*, les secondes celui de *zoomorphites*.

Parmi les pétrifications d'animaux, on trouve des coquilles, des crustacées, des productions à polypiers, sous le nom générique *coralloïdes*, quelques vermisseaux, des parties de poissons, de quadrupèdes ovipares, d'oiseaux, de quadrupèdes vivipares, et même des portions de corps humains.

Nous citerons quelques espèces de pétrifications, pour démontrer, par l'exposé de chacune d'elles, que ce sont des corps organisés qui, du fond des mers ou de la surface de la terre, ont été enfouis à des profondeurs inégales dans celle-ci, et dénaturés par divers accidens, ou les lois de l'attractions de combinaison.

Mais avant les détails particuliers, nous devons des observations générales pour l'intelligence des étudians qui veulent rapprocher cette partie du règne minéral des connoissances qu'ils ont en chimie.

Les végétaux devenus fossiles ou pétrifiés, ont un caractère minéral bien distinct de celui qui appartient aux animaux pétrifiés, et ceux-ci offrent pareillement des différences bien essentielles à remarquer, que le naturaliste, qui est en même-tems chimiste, ne doit plus confondre.

Les premiers (les végétaux) sont de nature silicée, et ont pour caractère physique de faire feu avec l'acier. Les animaux pétrifiés, au contraire, sont dans l'état salin calcaire, mais avec différence d'acides. Tout ce qui tient à la nature des os, des dents, des cornes, des crustacées devenus fossiles, se rencontre dans l'état de phosphate calcaire, tandis que tout ce qui tient à la nature des testacées, des productions à polypiers, se rencontre dans l'état de carbonate calcaire, et forme ce que les naturalistes ont désigné sous le nom de substances crétacées. Ces matières minéralisées ont été rangées parmi les pierres, parce qu'elles n'ont ni saveur, ni dissolubilité apparentes; mais l'analyse chimique démontre que ce sont de véritables corps salins.

D'après ce qui vient d'être dit, on peu diviser les fossiles d'accidens ou pétrifications, d'abord sous deux genres; savoir, les pétrifications végétales et les pétrifications animales; celles-ci peuvent se subdiviser en deux sections.

Les pétrifications végétales sont de nature silicée; nous les avons indiqués plus haut.

Les pétrifications animales sont ou des carbonates calcaires, ou des phosphates calcaires.

Des pétrifications animales dans l'état de carbonate calcaire.

On comprend dans cette section toutes les pétrifications animales qui ont pour caractère chimique de faire effervescence avec les acides, et qui sont des combinés de terre calcaire et d'acide carbonique. De ce nombre sont les madréporites, les coralloïdes, les trochites, entroques, astroïtes, les encrinites, les oolites, pisolites, méconites, les fongites ou fongipores fossiles, les coquillages fossiles, les pierres judaïques, numismales, le bézoard fossile, le *ludus helmontii*, l'histérolite, le bélemnite, etc. Nous ferons connoître les uns et les autres, en donnant la définition du nom et de la chose.

Des pétrifications animales dans l'état de phosphate calcaire.

Cette section comprend les pétrifications animales dont la combinaison participe de la terre calcaire avec l'acide phosphorique; elles ont pour caractère chimique de ne point faire effervescence avec les acides, parce que l'acide phosphorique est d'une nature fixe. De ce nombre sont les gammarolites, les cancrites, les antomolites, les icthyolites, les amphybiolites, les zoolites, les antropolites et les ostéolites.

La nature a eu peu d'efforts à faire pour lapidifier ces matières animales; elles contiennent tous les matériaux qui sont necessaires à leur nouvelle manière d'être, elle n'a fait que les débarrasser du gluten qui les tenoit interposés, et à remplacer celui-ci par une infiltration saline terreuse, fluide d'abord et devenue solide par une évaporation lente et successive.

PÉTROLE. Ce mot est composé de *petra* et *oleum*, huile de pierre. C'est un bitume liquide que l'on nomme vulgairement huile de pétrole. *Voyez* Huile de pétrole.

PETUN. Ce mot vient de *petum a petas*, *extendo*, à cause de la grande espèce de nicotiane dont on en a fait le synonyme. *Voyez* Nicotiane.

PETUNZÉ. Feld-spath laminaire blanchâtre, qui sert en Chine à faire la porcelaine. *Voyez* Kaolin.

PEUCEDANE. Plante de la pentandrie digynie de *Linneus*. Le mot *peucédane* est dérivé du latin *peucedanum*, qui signifie en français *fenouil de porc*.

On se sert particulièrement de la racine.

Voyez Fenouil de porc.

PEUPLIER. *Populus alba majoribus foliis*, *farfarus antiquorum*. *Populus secunda*, *nigra*. *Populus tertia*, *tremula*. Arbre de la dioécie octandrie de *Linneus*, et de la dix-neuvième classe (fleurs à chatons) de *Tournefort*.

Cet arbre est de trois espèces, comme on peut le voir par ses dénominations latines. Il en est bien une quatrime sorte désignée sous le nom de *populus balsamifera*, dont nous réservons de parler à l'article *tacamahaca*.

La première espèce est le peuplier blanc. Cet arbre s'elève droit, prend son accroissement en peu de tems, et jette beaucoup de rameaux en hauteur : son écorce est lisse, unie, blanchâtre; son bois est blanc et facile à fendre; ses feuilles sont larges, découpées profondément, anguleuses, presque semblables à celles de la vigne, mais beaucoup plus petites, vertes, lisses, blanches, lanugineuses en dessous comme celles du thussilage; elles sont portées sur des pétioles assez longs : ses chatons sont longs, chargés d'anthères qui renferment la poussière fécondante : les pieds qui portent ces fleurs, ne portent point de fruits; ceux-ci naissent sur d'autres pieds : ce sont autant de capsules membraneuses qui s'ouvrent en deux parties égales et renferment des semences menues aigretées : ses racines sont traçantes, et n'offrent à la tige qu'un foible support.

La seconde espèce est le peuplier noir : son bois est plus dur, plus nerveux, plus difficile à fendre, moins blanc que le premier, et couvert d'une écorce unie ; il pousse, dans les premiers jours du printems, des germes, des bourgeons ou premiers rudimens de feuilles qui sont à l'usage de la pharmacie et de la médecine. *Voyez Bourgeons de peuplier.* Ces bourgeons sont quelquefois appelés *yeux de peuple;* ils se développent en feuilles larges, pointues comme les premières feuilles du lierre, moins épaisses, légèrement crénelées tout autour, lisses, unies, de couleur verte luisante et pétiolées : ses chatons naissent sur un pied, et ses fruits sur un autre de la même espèce. Ces fruits sont des capsules oblongues, membraneuses, vertes, disposées comme par grappes ; elles s'ouvrent en deux parties recourbées, en mûrissant, et elles contiennent des semences garnies chacune d'une aigrette : ses racines sont plus profondes en terre, et lui offrent un support plus solide que celles du peuplier blanc.

Le peuplier noir est ordinairement plus gros, plus grand, plus droit que le peuplier blanc.

La troisième espèce est le peuplier tremble, *populus tremula.* Cet arbre tient plus du peuplier noir que de la première espèce ; ses feuilles sont presque rondes, découpées aux bords, dures, noirâtres, soutenues sur des pétioles longs, tremblant presque toujours, même dans les tems calmes, d'où on lui a donné le nom de *tremble :* ses chatons sont plus noirs et plus longs que ceux des autres : ses racines descendent assez profondément en terre.

Les peupliers croissent dans les lieux humides, au bord des rivières, des étangs, de la mer.

L'écorce du peuplier blanc est détersive, apéritive, prise en décoction ; la même décoction appliquée extérieurement, est propre pour la brûlure.

Les bourgeons du peuplier noir entrent dans la composition de l'onguent de peuplier. *Voyez* ses propriétés au mot bourgeon.

Les feuilles de la même espèce sont estimées propres à appaiser les douleurs vagues, étant écrasées et appliquées sur la partie souffrante.

PHALÈNE DE MURIER ou VER A SOIE. Insecte lépidoptère dont les antennes décroissent de la base à la poitrine.

Il porte le surnom de l'arbre qui le nourrit : ses œufs sont ronds, de couleur cendrée, et éclosent à une température de douze degrés et demi. On peut en conséquence retarder ou avancer la naissance des larves qui doivent en provenir, en plaçant ces œufs dans une température au dessous de dix ou au dessus de douze degrés. Ces petites larves ressemblent à des vers, d'où leur est venu le nom de *ver-à-soie*. On les nourrit avec des feuilles de mûrier, et à leur défaut avec celles de la laitue ; mais celles-ci ne leur conviennent pas parfaitement, et les larves languissent jusqu'à ce qu'ils puissent rencontrer leur véritable nourriture dans les feuilles du mûrier ; et comme celles-ci sont un peu tardives, il est à propos de retarder la naissance des larves, en maintenant les œufs de la phalène dans une température froide.

Il faut beaucoup de soin et de propreté pour élever les vers à soie. Au bout de vingt-cinq à trente jours, il est d'un assez beau blanc ; on y distingue aisément les quatre croissant qui lui sont particuliers, et l'épine qu'il porte sur son dernier anneau. C'est alors qu'il dévore les grandes feuilles du mûrier : cette surabondance de nourriture se convertit en soie, et il la file sur des petites branches de bruyère qu'on dispose à cet effet, ou dans des cornets de papier. Il s'enferme dans sa coque et passe à l'état de chrysalide, dont la forme est habituellement ovale, alongée. C'est à ce terme moyen d'inertie apparente, que s'opère insensiblement et avec le tems, la métamorphose qui en fait un insecte parfait.

Les ailes de la phalène du mûrier sont courtes, épaisses, couvertes de petites écailles, en sorte que son vol est pesant et très-difficile.

Voyez, pour plus ample détail, *soie de ver-à-soie*.

PHASEOLE. Plante légumineuse qui a été nommée phaséole, du latin *phaselus* à *phaselo*, *navis*, parce qu'on a cru voir quelque ressemblance dans la forme de ce légume, avec celle d'un petit navire. *Voyez* Haricot.

PHELLANDRIE. *Phellandrium aquaticum*, *fœniculum aquaticum*. *Cicutaria palustris tenuifolia*. Plante de la pentandrie digynie de *Linneus*, et de la septième classe (ombellifères) de *Tournefort*.

Cette plante naît dans les marais ; elle s'élève au dessus de l'eau, à la hauteur d'environ trois pieds (1 mètre) : sa tige est ordinairement grosse comme le pouce, et quelquefois comme le poignet ; elle est cannelée, nouée, creuse ; elle se divise en rameaux qui s'étendent en ailes, vertes dans le commencement, puis jaunâtres ; ses feuilles sont grandes, amples, découpées comme celles du cerfeuil, d'un goût assez agréable, un peu âcre : ses fleurs naissent en ombelles ; elles sont de moyenne grandeur, situées à la sommité des branches, composées de cinq pétales blancs, disposés en roses. Ses semences sont jointes deux à deux, comme toutes celles des ombellifères, plus grosses que celles de l'anis, presque ovales, arrondies sur le dos, rayées, plates du côté opposé, noirâtres et odorantes. Ses racines sont fibreuses.

Cette plante a l'odeur et la saveur de la berle. Elle est stimulante, narcotique.

On se sert particulièrement de la semence, dans la dyspepsie ou difficile digestion, dans l'hypocondrie, les ulcères scrophuleux, l'atonie, les engorgemens lymphatiques.

On la prend en poudre, à la dose d'une demi-once (15 gram. 286 milligram.) dans un verre de lait, tous les matins ; ou à la dose d'une once (30 grammes 572 milligrammes) en infusion dans une livre (5 hectogrammes) d'eau, ou d'eau de chaux.

PHLOMIS, BOUILLON SAUVAGE, ou SAUGE EN ARBRE. *Phlomis fruticosa salviæ folio, flore luteo. Verbascum silvestre. Verbascum latis salviæ foliis.* Plante de la didynamie gymnospermie de *Linneus*, et de la quatrième classe (labiées) de *Tournefort*.

Cette plante pousse plusieurs tiges quarrées, ligneuses, rameuses, revêtues d'un duvet blanc : ses feuilles sont faites comme celles de la sauge, mais plus grandes, velues, blanches : ses fleurs sont labiées, jaunes, verticillées, et placées principalement aux sommités des branches. La lèvre supérieure est une espèce de casque qui tombe sur la lèvre inférieure, et celle-ci est divisée en trois parties, qui se rabattent. Son fruit est une capsule qui a servi de calice à la fleur, et qui renferme quatre semences oblongues. Sa racine est longue, ligneuse, entourée de fibres.

Cette plante croît dans les terrains secs et pierreux, dans nos pays méridionaux, dans la Sicile et dans l'Espagne.

Elle est d'une odeur douce qui n'est point désagréable. On se sert de ses fleurs et de ses feuilles en infusion théiforme, dans les flux de sang et hémorrhoïdaux.

Phlomis à phlego, uro, parce que les paysans brûloient autrefois ses tiges, et qu'ils les faisoient servir de mèches dans les lampes, pour s'éclairer.

PHŒNICOPTÈRE. Oiseau échassier brevirostre, connu vulgairement sous le nom de flamand. *Voyez* Flamand.

PHOLADE. *Pholas.* Ver mollusque testacé, qui a la forme et la grosseur d'une moule ordinaire : sa coquille est un peu moins lisse, de couleur rousse, quelquefois tachetée de rouge ou de noir. Il se trouve sur les rochers, vers le fond de la mer : il est bon à manger. On en trouve en Provence.

Ce testacé est du genre des acéphales : il est composé de deux grandes valves demi-ouvertes, et d'une ou plusieurs petites valves placées en dehors sur le ligament.

PHOSPHATE DE COBALT VITREUX. M. *Thenard* a découvert un bleu pour les peintres, qui est aussi beau que celui que l'on tire du *lapis lazuli*, et que l'on connoît sous le nom *d'outremer.*

Ce bleu est le produit de la combinaison de l'acide phosphorique avec l'oxide de cobalt, uni à l'alumine, et amené à l'état vitreux, par la fusion.

Ce bleu est un produit de l'art chimique. Le moyen de le préparer et de l'obtenir, est consigné dans les annales de chimie, dans les derniers numéros de l'an 12.

PHOSPHATE DE PLOMB NATIF. Le phosphate de plomb est très-abondant dans la ci-devant Bretagne.

Il n'est pas indifférent aux yeux du naturaliste, de connoître les diverses combinaisons chimiques qui s'opèrent dans le grand laboratoire de la nature.

La découverte du phosphate de plomb est due au chimiste *Gahn*, qui le trouva dans une mine de plomb verdâtre : il y en a aussi de jaune et de rougeâtre.

Ce chimiste a prouvé l'existence de l'acide phosphorique, en dissolvant cette mine dans l'acide nitrique ; ensuite il a précipité cette dissolution, par le moyen de l'acide sulfurique, qui a formé un sulfate de plomb. En faisant évaporer la liqueur surnageante, il a obtenu, pour résidu, l'acide phosphorique.

PHOSPHORE. Le phosphore est un combustible *sui generis*, qui n'a besoin que du simple contact de l'air pour s'enflammer. On peut le considérer comme un produit immédiat des animaux. Cependant il se rencontre dans quelques végétaux, notamment dans le sucre, dans lequel, s'il n'est pas précisément démontré, du moins y est-il fortement soupçonné, et dans l'ail.

Le phosphore n'est pas moins répandu parmi les corps minéraux ; il se rencontre particulièrement sous l'état de phosphate calcaire, dans tous les corps osseux pétrifiés. La présence de ce phosphate dans le système minéral, confirme de plus en plus que la masse du globe terrestre doit son origine, sa formation et son volume à la décomposition des animaux, et par suite à celle des végétaux. Si l'homme étoit assez raisonnable pour ne pas vouloir calculer avec le tems, il ne chercheroit pas à assigner une époque à l'origine du monde ; en reportant ses idées en arrière, il trouveroit peut-être qu'il est aussi éloigné des premiers instans qui ont précédé celui où il est, qu'il est loin des derniers du futur contingent.

PHOSPHORE DE BOULOGNE. C'est la pierre de Boulogne, connue aujourd'hui sous le nom de sulfate de baryte de Boulogne, qui a été calcinée, exposée un moment à la lumiere, et ensuite mise dans un lieu obscur. Il s'en dégage une lumière phosphorescente qui paroit d'abord très-vive, qui disparoît ensuite insensiblement.

On peut répéter ce jeu de phosphorescence, en portant de nouveau cette pierre calcinée à la lumière, et la plaçant ensuite à l'ombre.

PHYTOLAQUE, ou RAISIN D'AMÉRIQUE. *Phytolaca decandra, solanum racemosum Americanum.* Plante de la décandrie décagynie de *Linneus.*

Cette plante est originaire de la Virginie ; elle a été apportée en France, où on la cultive dans quelques jardins ; mais elle ne résiste pas toujours à la rigueur des hivers de notre climat. Elle pousse une tige grosse, ronde, ferme, rougeâtre, qui se divise en plusieurs rameaux, et qui s'élève à la hauteur de cinq à six pieds (environ 2 mètres). Ses feuilles sont simples, veinées, placées sans ordre, douces au toucher, de couleur vertepâle, quelquefois rougeâtre, figurée comme celle du solanum. Ses fleurs naissent au haut de la tige ; elles sont soutenues sur des pédicules disposés en grapes : chaque fleur est composée de plusieurs pétales rangés en roses, de couleur pâle, lesquels renferment dans leur intérieur, dix étamines et dix pistils. Son fruit est une baye presque ronde, molle, laquelle en mûrissant, prend une couleur rouge-brune, et renferme quelques semences presque rondes, noires, disposées en rond. Sa racine est longue d'un pied (325 millimètres), grosse comme la jambe d'un homme, blanche, vivace, durant plusieurs années.

Les feuilles naissantes de cette plante contiennent un suc aqueux ; lorsqu'elles sont arrivées à leur maturité, ce suc devient âcre, brûlant, corrosif, et propre pour brûler les ulcères chancreux ; on l'instille par goutte, sur les chancres.

PIE. *Pica.* Oiseau de l'ordre des passereaux brévirostres, c'est-à-dire, dont le bec est échancré par le bout.

La pie est d'un beau noir, avec des reflets bleus et rouges, une tache blanche sur les ailes, et le ventre blanc. Elle parle aussi bien que le geai, et s'apprivoise aisément. Sa familiarité devient même incommode. On la nourrit de chènevis.

Cet oiseau se plaît à enlever et à cacher les matières d'or, d'argent, les bijoux, et généralement tout ce qui est brillant. Sa chair est dure et coriace; mais elle fait un assez bon bouillon.

PIE AGASSE, ou PIE-GRIÈCHE. *Pica glandana. Pica græca.* Espèce de pie sauvage de couleur cendrée. Plusieurs pensent que c'est celle qu'on appeloit *pica-græca.*

PIED D'ALEXANDRE. *Pyrethrum ombelliferum.* Plante de la syngénésie polygamie superflue de *Linneus.*

Cette plante croît à la hauteur d'un pied (325 millimètres): ses feuilles sont découpées menu, petites, de couleur verte jaunâtre: ses fleurs naissent en ombelles, de couleur rouge pâle: sa racine est longue d'environ demi-pied (162 millim.), de couleur grise brune en dehors, blanchâtre en dedans, garnie de quelques fibres; sa saveur est âcre, brûlante, comme celle de la pyrètre. Quelques botanistes l'appellent *Pyrètre sauvage.* Elle est sternutatoire: on s'en sert en masticatoire pour brûler la carie des dents.

On nous l'apporte de la Hollande, en petites bottes.

PIED D'ALOUETTE. *Delphinium consolida regalis flore majore et simplici.* Plante de la polyandrie trigynie de *Linneus*, et de la onzième classe (anomales) de *Tournefort.*

Cette plante est haute, rameuse: ses feuilles sont découpées profondément en plusieurs parties, et presque aussi déliées que celles du fenouil. Ses sommités sont garnies de belles fleurs bleues, rangées par ordre en manière d'épi. Chaque fleur est composée de plusieurs pétales inégaux, dont cinq sont plus grands que les autres et disposés en rond. Le pétale supérieur s'allonge sur le derrière en manière d'éperon, et reçoit l'éperon d'un autre pétale. Son fruit est composé de trois siliques qui renferment des semences anguleuses, noires, d'une saveur amère désagréable.

On cultive cette plante dans les jardins, à cause de la beauté de sa fleur.

Elle est un peu astringente, vulnéraire, consolidante. Elle est peu employée en médecine.

Delphinium de *delphinus*, dauphin, parce que sa fleur ressemble au dauphin, tel que les peintres nous le représentent.

PIED DE CHAT. *Hispidula. Elichrysum montanum, flore rotundiore purpureo. Gnaphalium montanum. Pes cati. Pilosella.* Plante de la syngénésie polygamie superflue de *Linneus*, et de la douzième classe (radiées) de *Tournefort.*

Cette plante est basse, cotonneuse; elle pousse plusieurs petites tiges grêles, longues, de la hauteur d'un demi-pied (162 millimètres), ou environ, se répandant à terre : sa feuille est petite, oblongue : sa fleur est à fleurons renfermés dans un calice écailleux, arrondi, représentant, quand il est bien épanoui, le pied d'un chat.

Cette plante croît sans culture, sur les montagnes. Sa fleur est d'usage en médecine : elle est vulnéraire, adoucissante, pectorale. On en fait, en pharmacie, une conserve, un sirop.

PIED D'ÉLAN. Le pied gauche de l'élan garni de son sabot ou ongle, étoit anciennement en grande vénération. On faisoit usage de sa corne rapée pour guérir l'épilepsie.

Voyez Elan.

PIED-DE-GRIFFON. *Helleborastrum, veratrum nigrum. Helleborus niger fœtidus.* Plante de la polyandrie polygynie de *Linneus.*

C'est une espèce d'ellébore qui diffère du véritable par sa tige plus haute et plus garnie de feuilles et de fleurs, et par ses racines qui sont tout à fait blanches. Ses feuilles sont étroites, ses fleurs verdâtres. Cette plante est en fleur sur le milieu de février.

Ses racines servent à faire des sétons.

PIED-DE-LIÈVRE. *Trifolium arvense humile spicatum. Lagopus, sive pes leporinus.* Plante de la diadelphie décandrie de *Linneus.*

C'est une espèce de trèfle. Cette plante pousse plusieurs petites tiges qui s'élèvent à la hauteur d'un demi-pied (162 millimètres); elles sont droites, rameuses, couvertes d'un duvet blanc : ses feuilles naissent trois à trois sur un même pétiole; elles sont rondes, pointues, plus petites que celles du trèfle ordinaire, velues, blanchâtres : ses fleurs sont petites, blanches, attachées à des épis lanugineux, mollets, qui représentent en figure les pieds d'un lièvre : sa semence est petite, rougeâtre : sa racine est menue, ligneuse, tortue, fibreuse, blanche.

Cette plante croît dans les champs, parmi les blés.

Elle est astringente : on l'emploie en décoction, pour arrêter les cours de ventre, pour les maux de gorge.

PIED-DE-LION. *Alchimilla vulgaris. Pes leonis.* Plante de la tétrandrie monogynie de *Linneus*, et de la quinzième classe (staminées) de *Tournefort.*

Cette plante pousse de sa racine des feuilles attachées à de longs pétioles velus, courbés ou souvent couchés à terre. Ces feuilles sont semblables à celles de la mauve, mais plus fermes, plus crêpées, plus blanches, dentelées, partagées chacune en huit ou neuf angles. Du milieu de cette plante, il s'élève des tiges menues, rondes, velues, rameuses, hautes d'un pied (325 millimètres), portant à leurs sommets des fleurs à quatre étamines et un pistil, auxquelles succèdent des semences menues, rondes, jaunes, contenues dans des capsules qui ont servi de calices aux fleurs. Sa racine est longue, grosse comme le doigt, noire en dehors, entourée de fibres. Cette plante croît dans les prés, dans les terreins humides.

Elle est vulnéraire, astringente : on s'en sert en décoction pour les ulcères du poumon, pour la phthysie : on l'emploie extérieurement pour les ulcères.

Les feuilles entrent dans la composition du baume opodeltoch, et leur suc exprimé entre dans la composition de l'emplâtre du même nom.

PIED-DE-LIT, ou BASILIC SAUVAGE. *Clinopodium origano simile, ocymus. Calamintha prima.* Plante de la didynamie gymnospermie de *Linneus*, et de la quatrième classe de *Tournefort*.

On distingue plusieurs plantes de ce genre. La plus importante à connoître, celle que l'on désigne sous le nom de première espèce, pousse des tiges grêles, carrées, velues, qui s'élèvent à la hauteur d'un pied et demi (487 millim.) environ. Ses feuilles ressemblent à celles de la marjolaine sauvage, moins odorantes, opposées l'une à l'autre le long des tiges, velues, d'une saveur de sauge : ses fleurs sont verticillées, ou rangées par étages ou par anneaux épais ou touffus, autour des tiges et des branches ; chacune de ces fleurs est monopétale, labiée, de couleur purpurine : son fruit est une capsule qui a servi de calice à la fleur, et qui renferme quatre semences oblongues menues, rougeâtres : sa racine est fibreuse.

Cette plante croît dans les bois, le long des hayes. Elle est stomachique, emménagogue. On s'en sert peu en médecine.

Son nom lui vient de ce que ses tiges chargées de fleurs verticillées, représentent le pied d'un lit.

PIED-DE-LOUP. Nom donné au lycopodium, espèce de mousse, parce qu'on a cru trouver quelque ressemblance entre ses rameaux et les pieds d'un loup. *Voyez* Lycopodium.

PIED-D'OISEAU. *Ornithopodium majus. Ornithopus perpusillus.* Plante de la diadelphie décandrie de *Linneus*, et de la dixième classe (légumineuses) de *Tournefort*.

Cette plante pousse plusieurs tiges menues, foibles, rameuses, presque couchées à terre, rondes, velues : ses feuilles sont plus petites et plus menues que celles de la lentille ; elles sont opposées l'une à l'autre le long d'un côté : ses fleurs sont petites, légumineuses, jointes plusieurs ensemble au haut de ses branches, sur des pédicules courts de couleur jaune ; leur calice est un cornet dentelé : ses fruits sont des gousses courbées en faucilles. composées chacune de plusieurs pièces unies bout à bout : elles naissent deux ou trois ensemble, disposées comme les serres d'un oiseau ; chaque pièce de ces gousses renferme une semence presque ronde, semblable à celle du navet : sa racine est petite et blanche.

Cette plante croît dans les champs, dans les vallées, dans les lieux secs et incultes. Elle est apéritive.

PIED-D'OURS. Plante de la didynamie angiospermie de *Linneus*, et de la troisième classe de *Tournefort*. On lui a donné le nom de *pied-d'ours*, parce qu'on a prétendu qu'il y avoit de la ressemblance entre la forme de la feuille et celle d'un pied d'ours. C'est la même plante que la branc-ursine ou acanthe. *Voyez* Acanthe.

PIED-DE-POULE. *Gramen dactylon radice repente officinarum.* Plante de la triandrie trigynie de *Linneus*, et de la quinzième classe de *Tournefort*.

C'est une plante graminée dont la racine est pareille au chiendent ordinaire, mais qui en diffère par ses feuilles, qui sont plus larges, plus pointues, et par ses épis plus étroits, disposés, au nombre de quatre ou cinq ensemble au haut du chaume, en manière d'étoile ou d'un pied d'oiseau, d'où lui vient son nom.

La racine de cette plante est connue sous le nom de *chiendent. Voyez* ce mot.

PIED-DE-VEAU, GOUET, ARUM. *Arum maculatum, Arum non maculatum.* (*Pl.* XVI, *fig.* 96.) Plante de la gynandrie polyandrie de *Linneus*, et de la troisième classe (personnées ou fleurs en masques) de *Tournefort*.

Les deux principales variétés sont le pied-de-veau maculé et non maculé.

La première sorte pousse de sa racine des feuilles oblongues, larges, triangulaires, vertes, luisantes. Il s'élève d'entre elles une petite tige ronde, qui porte en son sommet une fleur monopétale figurant un mufle, coupée en cornet ou en capuchon. Ses fruits sont attachées comme en grappe à la base d'un pistil ; ce sont des petites bayes qui contiennent une ou deux semences presque rondes : sa racine est tubéreuse, plus grosse qu'une aveline, ronde, blanche, d'une saveur âcre, garnie d'un chevelu fibreux.

La seconde sorte diffère de la première en ce que ses feuilles sont marquetées de taches blanches.

L'une et l'autre croissent dans les lieux ombragés.

On se sert particulièrement de la racine de cette plante en médecine. Lorsque cette racine est récente, elle est corrosive et épispastique : lorsqu'elle est sèche, elle est âcre et brûlante. Elle est stimulante, sudorifique, expectorante. On en tire une fécule ; on en fait une poudre. Elle entre dans la composition de l'opiat mézentérique.

PIERRES. Les pierres sont des corps plus ou moins composés qui se présentent sous l'état d'agrégation solide. Elles constituent la substance solide du globe que nous habitons ; et leur agrégation moléculaire est le produit de deux puissances ; savoir, d'attraction entre les molécules de nature similaire, et de l'attraction de combinaison qui a lieu entre les molécules de nature dissimilaire. Mais l'exercice de chacune de ces deux puissances d'attraction n'a pu s'exécuter que par l'intermède d'une autre puissance qui a tenu les molécules qui constituent les pierres, quel que soit le nombre de leurs composans, dans l'état le plus ultime de disgrégation ; et cette troisième puissance se rencontre dans l'eau et dans le calorique, qui sont les deux fluides le plus universellement répandus dans la nature, et à l'aide desquels s'opèrent toutes les espèces d'agrégations et de combinaisons.

Les matériaux qui constituent les pierres sont tous préexistants dans les végétaux et dans les animaux. La différence des matières simples ou principes primitifs qui en forment des corps plus ou moins composés n'a plus rien qui étonne le naturaliste observateur, depuis que, secondé dans ses examens, dans ses recherches sur la composition des corps naturels par l'art puissant de l'analyse chimique, il reconnoît en effet chacun des élémens qui constituent les minéraux dans la composition des corps organisés.

Les pierres sont généralement des corps durs, indissolubles, dans l'eau, et, par cela même, insipides et incombustibles.

On remarque dans les pierres trois sortes de caractères qui servent à les reconnoître et à les distinguer les unes des autres ; savoir, les caractères physiques, géométriques et chimiques.

1°. Les caractères physiques comprennent huit propriétés distinctes, savoir :

1. La pesanteur spécifique.
2. La dureté.
3. La transparence ou l'opacité.

4. La réfraction simple ou double.
5. L'électricité.
6. Le magnétisme.
7. La couleur.
8. La saveur et l'odeur, qui sont nulles dans la plupart de ces substances.

2°. Les caractères géométriques. Ceux-ci comprennent quatre modifications, savoir :

1. La forme extérieure, ou cristallisation apparente qui se détermine par la mesure des angles.
2. La forme intérieure, ou forme du noyau.
3. La forme des molécules primitives intégrantes.
4. La cassure qui est tantôt vitreuse, écailleuse ou grenue, tantôt spathique, lamelleuse, ou enfin argilleuse.

3°. Les caractères chimiques. Ceux-ci se découvrent lorsque par un procédé chimique quelconque, on en dénature la forme et la combinaison. On peut employer trois procédés principaux.

1°. L'action du calorique seul, tel que celui que l'on applique par le moyen du chalumeau.

2°. L'action du calorique et des fondans simultanément, ou l'action du calorique unie à celles des matières salines.

3°. L'action des acides.

Les minérologistes ont divisé les pierres en quarante-six espèces, dans l'ordre qui suit.

1. Quartz.	17. Axinite.	33. Sommite.
2. Silex.	18. Tourmaline.	34. Andréolite.
3. Zircon.	19. Amphibole.	35. Péridot.
4. Télésie.	20. Actinote.	36. Mica.
5. Cymophane.	21. Pyroxène.	37. Cianite.
6. Rubis.	22. Staurotide.	38. Trémolite.
7. Topaze.	23. Thallite.	39. Leucolite.
8. Émeraude.	24. Smaragdite.	40. Dipyre.
9. Euclase.	25. Oisanite.	41. Asbeste.
10. Grenat.	26. Dioptase.	42. Talc.
11. Leucite.	27. Lazulite.	43. Chlorite.
12. Idocrase.	28. Zeolite.	44. Macle.
13. Feld-Spath.	29. Stilbite.	45. Argile.
14. Petrosilex.	30. Prehnite.	46. Yttarby.
15. Corindon.	31. Chabasie.	
16. Ceylanite.	32. Analcime.	

Nota. Le nombre n'est pas invariablement fixé.

Le célèbre *Haüy* a fait un tableau des pierres, qui facilite beaucoup leur étude, en donnant connoissance d'une partie de leurs propriétés. C'est rendre service aux étudians que de le leur offrir dans cet ouvrage, où ils trouveront d'ailleurs les caractères qui distinguent chacune de ces pierres en particulier, aux lettres qui leur est propre, conformément à la série des mots selon l'ordre d'un dictionnaire.

Substances pierreuses qui rayent le quartz.

Ces pierres sont de la plus grande dureté et scintillantes. Telles sont,

Le diamant.	Le rubis.	La tourmaline.
Le corindon.	La topaze.	Le pléonaste.
La télésie.	Le zircon.	L'émeraude.
La cymophane.	Le grenat.	

Substances pierreuses qui rayent le verre.

Celles-ci sont moins dures que les premières, et sont aussi scintillantes. Telles sont,

Le quartz.	L'axinite.	La Wernerite.
Le péridot.	Le feld-spath.	La magnésie boratée.
Lidocrase.	L'épidote.	La meïonite.
L'euclase.	La gadolinite.	La staurotide.

Substances pierreuses qui sont quelquefois scintillantes.

Le pycnite.	Le pyroxène.	L'actinote.
La sphène.	La prehnite.	La grammalite.
L'amphigène.	La macle.	La dipyre.
L'amphibole.	La disthène.	L'asbestoïde.

Substances pierreuses qui rayent la chaux carbonatée et qui ne sont point scintillantes.

La diallage.	La chaux phosphatée.
La larulite.	L'harmatome.
La Grammatite.	La chaux fluatée.
La nepheline.	La baryte sulfatée.
L'anatase.	La baryte carbonatée.
L'analcime.	La strontiane sulfatée.
La chabasie.	La strontiane carbonatée.
La mésotype.	L'alumine fluatée alcaline.
La stilbite.	

Substances pierreuses qui ne rayent point la chaux carbonatée, et qui ne sont point scintillantes.

La talc.
La chaux sulfatée.
La chaux arseniatée.
Le mica.

Substances qui ont la double réfraction.

Chaux carbonatée, forte.
Chaux sulfatée.
Baryte sulfatée.
Strontiane sulfatée.
Soude boratée.
Quartz.
Zircon, très-forte.
Cymophane.
Topaze.
Emeraude.
Corindon.
Euclase, forte.
Feld-spath.
Péridot, forte.
Mésotype.
Soufre, forte.
Mellite.
Plomb carbonaté.
Fer sulfaté, forte.
Arragonite.

Substances qui étant soumises à l'expérience, n'ont offert qu'une simple réfraction.

Chaux fluatée.
Chaux phosphatée.
Télésie.
Tourmaline.
Axinite.
Spinelle.
Grenat.
Amphigène.
Disthène.
Zinc sulfuré.

Substances électriques pour la simple chaleur.

Magnésie boratée.
Topaze du Brésil et de la Sibérie.
Tourmaline.
Mésotype.
Prehnite.
Zinc oxidé cristallisé.
Sibérite de l'hermina.
Lépidolithe cristallisé d'Estener et de Lenz.
Koupholite.

Substances phosphorescentes par la projection de leur poussière sur un charbon allumé.

Une partie de chaux cristallisée, carbonatée.
Chaux phosphatée.
Chaux fluatée.
Baryte carbonatée.
Strontiane carbonatée.
Harmotome.
Dipyre.
Grammatite arragonite.

PIERRE-ACIDE. *Oxipetra romanorum.* Cette prétendue pierre, ainsi nommée par *Pharisiani*, qui fut premier médecin du Pape, est une pierre schisteuse à l'état de sulfate acide d'alumine. Sa couleur est blanche tirant sur le jaune, et sa saveur est acide styptique. On la trouve dans le territoire de Rome. Elle donne par la lixiviation, la filtration et l'évaporation, des cristaux de sulfate acide d'alumine.

PIERRE D'AIGLE, ÆTITE, ou ŒTITE. Mine de fer limoneuse à l'état d'oxide.

Ce minéral est formé de couches concentriques, disposées autour d'un noyau qui a servi de premier point d'appui.

La forme de cette pierre est ronde ou ovale. C'est à l'isolement du noyau occasionné par la retraite de l'argille, qu'est dû le petit bruit qu'on entend lorsqu'on secoue une de ces pierres.

Le nom de pierre d'aigle lui a été donné parce qu'on a cru que les aigles en déposoient dans leurs nids, pour faciliter la ponte de leurs œufs. Les empyriques ont mis à profit cette supposition pour leur attribuer la propriété merveilleuse d'accélérer les accouchemens ; mais ce prétendu remède est tombé totalement en désuétude.

OEtite d'un mot grec qui signifie en latin *aquila*, et en françois *aigle*.

PIERRE A AIGUISER DE TURQUIE, ou QUEUX A AIGUISER. *Cos, sive lapis naxius.* Ce sont des espèces de quartz en fragmens agglutinés, dont les uns sont à gros grains, les autres à grains fins. Il est quelques-unes de ces pierres qui sont poreuses, dont la cassure est grenue. Ces pierres sont de seconde formation.

Les unes servent aux coutelliers de pierre à aiguiser les couteaux ; d'autres dont le grain est fin et serré, servent de pierres à repasser les rasoirs ; quelques-unes servent à faire des meules de moulins à broyer le grain : enfin, celles qui sont poreuses, servent à faire les fontaines dépuratoires ou filtrantes.

Le limon que l'on trouve dans les auges des coutelliers, est un mélange de fer et de pierre à aiguiser qui ont été réduits en molécules très-fines, par suite du frottement.

Les pierres à aiguiser sont scintillantes.

PIERRE ALUMINEUSE DE LA TOLFA. C'est ce que les anciens minéralogistes ont désigné anciennement sous le nom de mine d'alun ; et que *Pharisiani*, médecin du pape, avoit nommé *pierre acide*. Cette pierre est un débris des schistes ardésiens. On en obtient par la lixiviation, du sulfate acide d'alumine.

PIERRE DES AMAZONES. Cette pierre est une espèce de jade : elle est verdâtre, transparente, et scintillante par le choc avec l'acier : sa dureté est telle qu'elle a la propriété de rayer le verre. Elle est très-difficile à tailler et polir. Les bijoutiers en font divers ouvrages de bijouterie. Son caractère chimique est d'être fusible au chalumeau.

On en trouve de blanchâtre et quelquefois de lilas. *Saussure* lui a donné le nom de *jade tenace*, parce qu'il se brise difficilement.

Son nom lui vient de ce qu'on la trouve sur les bords de la rivière des amazones.

PIERRE AMPÉLITE, CRAYON DES CHARPENTIERS, ou PIERRE NOIRE. *Ampelitis.* Argile chisteuse graphique, vulgairement appelée *crayon des charpentiers*. Elle est tendre, friable, noire ; elle devient rouge au feu parce qu'elle contient du fer : elle contient souvent du sulfure de fer en assez grande quantité ; alors elle est sujette à s'effleurir à l'air.

On trouve cette pierre dans les ardésières ; on lui a donné le nom d'ampelite, ou terre à vigne, parce qu'on croyoit que celle qui se trouvoit dans les vignes, tuait les vers qui rongent la vigne.

Les ouvriers en bâtiment, tels que les maçons, les menuisiers, les charpentiers, s'en servent comme de crayon.

PIERRE ARMÉNIENNE. Carbonate calcaire, quelquefois c'est du sulfate calcaire coloré par de l'oxide de cuivre.

Cette pierre broyée, lavée, pour la séparer de sa gangue, et séchée en suite, est distribuée dans le commerce sous le nom de *cendre verte*, ou *vert d'eau*. Mais les nuances de cette couleur, n'étant pas constamment les mêmes, on prépare la cendre verte, en décomposant le sulfate de cuivre en dissolution, par le moyen de la chaux vive.

La pierre d'arménie a été ainsi nommée, parce qu'elle nous venoit d'Arménie ; mais il nous en vient actuellement de l'Allemagne.

PIERRES ATRAMENTAIRES. On donne ce nom aux espèces de sulfates de fer altérés, soit par l'eau, soit par le feu, et qui sont propres à faire de l'encre en mêlant leur dissolution avec l'infusion de noix de galle. Tels sont, le sory, le missy, le colcothar ou chalcite naturel, et le mélantérie.

Ce ne sont pas des pierres proprement dites : ce sont des sels avec excès d'oxide de fer.

PIERRE D'AZUR. Pierre ainsi nommée, à cause de sa belle couleur bleue d'azur. *Voyez* Lazulite.

PIERRE A BATIR. Pierre à chaux ou carbonate de chaux à gros grains, dont on construit les murs des maisons, et dont on fait la chaux vive. *Voyez* Carbonate calcaire.

PIERRE DE BOULOGNE. C'est une variété de sulfate de baryte que l'on trouve à Boulogne, où il est connu sous le nom de *pierre de Boulogne*. Il est formé en filets convergens, appliqués les uns sur les autres. Sa couleur est brunâtre, comme marbrée.

Si on calcine cette pierre entre des charbons ardens, elle acquiert la propriété phosphorique.

PIERRE CALAMINAIRE. Espèce de mine de zinc à l'état d'oxide. *Voyez* Calamine.

PIERRE CALCAIRE ou A CHAUX. Terme générique, sous lequel on comprend les diverses espèces de carbonate calcaire dans l'état d'agrégation solide. Cependant, lorsqu'on se sert de l'expression particulière de *pierre à chaux*, on a l'intention de désigner l'espèce de pierre de moëllon, ou pierre à bâtir, dont on fait usage pour la construction des maisons, ou pour faire la chaux. *Voyez* Carbonate calcaire.

PIERRE DE CARABINE. Nom que l'on donnoit anciennement aux espèces de pyrites, parce qu'elles ont la propriété de faire feu par le choc avec l'acier, et qu'on les employoit pour les carabines ou fusils, au lieu des pierres à fusil.

Voyez Sulfures métalliques natifs.

PIERRE DE CARPE. Concrétion osseuse calcaire que l'on trouve à la base du crâne de la carpe, et qui concours à l'ouïe. Elle n'est d'aucun usage actuellement en pharmacie.

PIERRES CHATOYANTES. Terme générique dont on se sert pour exprimer la propriété qu'ont certaines pierres, de réfléchir les rayons de la lumière de diverses couleurs. Dans le nombre de ces pierres, on comprend, la cornaline, l'onix, la calcédoine, le girasol, la sardoine, le jade, l'opal, le cachalon, et généralement les espèces d'agate.

PIERRE A CHAUX. La pierre à chaux est un véritable carbonate calcaire. Les chimistes ont rangé cette substance minérale au rang des sels, parce qu'elle est le résultat de la combinaison d'un acide avec une base subalcaline : mais elle conserve son nom de pierre à chaux, et elle porte aussi celui de pierre à bâtir, dans l'art de l'architecture et dans la construction des édifices.

Le carbonate calcaire se rencontre dans la nature, sous plus de cent vingt-trois formes différentes. Tous les spaths calcaires, les craies, les marbres, les albâtres, les concrétions calcaires, les pierres à bâtir, les coquilles fossiles, sont autant de carbonates calcaires. Le plus pur est le spath rhomboïdal d'Islande, encore contient-il quelquefois un peu d'oxide de manganèse.

Mais il importe de faire connoître la pierre à chaux en particulier, comme pouvant offrir des services d'un genre qui lui est propre.

La pierre à chaux commune, ou à gros grains, se rencontre dans des carrières dont la masse est plus ou moins considérable. On exploite ces carrières le plus habituellement à tranchées ouvertes; les pierres que l'on en extrait, sont destinées à la construction des édifices, lorsqu'elles sont belles, grandes, et d'un volume marquant : celles qui sont plus petites, servent à faire la chaux vive.

Souvent la pierre à chaux contient de la silice, de l'argile et de l'oxide de fer. *Voyez* Carbonate calcaire.

PIERRE CONTRE LES RATS. Cette pierre est un carbonate de baryte. On lui a donné le nom de pierre contre les rats, parce qu'elle est en effet un poison infaillible pour faire perir les rats et les souris. *Voyez* Carbonate de baryte.

PIERRE DE CIRCONCISION. Variété du jade taillé par les Sauvages, auquel ils ont donné le nom de pierre de circoncision *Voyez* Jade.

PIERRE DE COLOPHANE. Quartz résinite ainsi nommé, parce que, dans sa cassure, il ressemble à de la poix.

Voyez Pechstein.

PIERRES COQUILLIÈRES. Ce sont des blancs calcaires formés par les débris d'une immense quantité de coquilles ou de madrepores. *Voyez* Falun.

PIERRE CORNÉENNE. Substance minérale que l'on trouve dans les Alpes dauphinoises, dans le Drac. Sa cassure est terne et terreuse, et elle répand une odeur argilleuse quand elle est humectée. L'agrégation de ses parties est telle, qu'elle se brise difficilement : cependant elle ne fait point feu par le choc avec l'acier; quelquefois elle est attirable à l'aimant, et elle se fond au chalumeau, en un verre noir.

M. Alexandre-Frédéric *Humbold* a reconnu que cette pierre contenoit du carbone, et dégageoit de l'acide carbonique, lorsqu'on la mettoit en contact avec l'air, dont elle s'emparoit de l'oxigène, surtout à l'aide de la lumière, qui la blanchit à sa surface. C'est ce carbone, ajoute *Humbold*, qui lui donne la faculté étonnante d'exciter les contractions galvaniques.

M. *Haüy* en distingue quatre variétés.

PIERRE DE CROIX. Minéral composé de silice, d'oxide de fer, de manganèse oxidé, de sulfate de chaux et d'alumine.

Cette pierre se trouve aux environs de Quimper, dans le département du Morbihan. *Voyez* Staurotide.

PIERRE DIVINE. Les anciens minéralogistes donnoient au jade, le nom de *pierre divine*, parce qu'ils lui attribuoient la propriété de faire passer la colique néphrétique, lorsqu'on la portoit en amulette. Mais on ne croit pas aujourd'hui aux prodiges de ce genre.

On nomme encore *pierre divine*, un produit de l'art pharmaceutique, que l'on obtient en faisant un mélange à parties égales, de sulfate de cuivre cristallisé, de nitrate de potasse, et de sulfate acide d'alumine, et en faisant liquéfier ce mélange dans l'eau même de cristallisation de ces sels. On y ajoute, lorsque ce mélange est en fusion aqueuse, un peu de camphre en poudre, et il en résulte une masse que l'on coule sur une plaque d'airain chauffée. Ce sel triple acquiert, en refroidissant, une consistance solide, qui lui a fait donner improprement le nom de *pierre*.

Ce remède est en effet divin pour les maladies des yeux.

PIERRE D'ECREVISSE. Espèce de bézoard ou calcul que l'on trouve au nombre de deux, situé entre les deux membranes du ventricule de l'écrevisse. *Voyez* à la suite des bézoards.

PIERRE D'EMERIL. Fer oxidé quartzifère, composé d'alumine, de silice et de fer. *Voyez* Emeril.

PIERRE ÉTOILÉE. *Asteria.* Sorte de pétrification à l'état de carbonate calcaire, et qui a une configuration étoilée.

C'est le produit d'un zoophite, nommé *palmier marin*, qui a été pétrifié.

La pierre étoilée n'est pas d'usage en médecine. Ses propriétés sont analogues à celles des coraux.

PIERRE A FEU. Pierre siliceuse demi-transparente, qui a la propriété de faire feu avec l'acier, et dont on se sert pour faire prendre feu à l'amadou. On choisit les plus minces, et les plus transparentes.

PIERRE A FILTRER. C'est le quartz agate molaire, connue sous le nom de pierre meulière des architectes; elle est blanche ou jaune, en masse, caverneuse, ou comme cariée. On la regarde généralement comme une espèce de grès à gros grains de seconde origine, ou de seconde formation.

On en fait des fontaines filtrantes.

PIERRE DE FLORENCE. Espèce de marbre que l'on trouve à Florence. Sa couleur est jaune, quelquefois verdâtre, relevée par un dessin de couleur brunâtre, qui semble représenter des ruines.

PIERRE DE FOUDRE. *Ceraunias.* Depuis long-tems on a parlé de la pierre de foudre : *Lémery* cite dans son Dictionnaire des drogues simples, une pierre, qu'il nomme en latin *ceraunias*, et en françois, *pierre de foudre*, et dont la description qu'il en donne, feroit penser qu'il la regarde comme une pierre de nature quartzeuse. Mais l'évènement des pierres tombées de l'atmosphère, a donné l'éveil aux savans de tous les genres, pour en connoître la nature, et fixer, s'il est possible, l'opinion sur leur nature.

Voyez Pierres tombées de l'atmosphère.

PIERRE A FUSIL. Pierre siliceuse, demi-transparente, d'une couleur blanche, tirant sur le jaune, que l'on taille pour les faire servir à l'usage des armes à feu.

PIERRE DE GALLINACE. Cette pierre est connue sous les noms de *lave obsidienne*, ou laitier des volcans : elle a l'aspect d'un verre noir, bleu ou verdâtre. C'est un vrai produit de la vitrification des matières minérales, opérée par l'action d'un feu volcanique.

PIERRE DE GOA. Composition qui paroît être formée de bezoard vrai, et d'écailles d'huîtres calcinées *Voyez* Bezoard.

PIERRE GRAPHIQUE. C'est la roche de feld-spath, mélangée de quartz gris, dont les angles forment des figures assez semblables à des caractères d'écriture.

Cette pierre est la même que le granit graphique. On la trouve en Sybérie, en Ecosse et en France.

PIERRE HEMATITE. Mine de fer très-riche en métal, mais dont le fer est cassant, et contient du phosphate de fer.

Voyez Hématites.

PIERRES D'HIRONDELLES. Petite pierre de forme lenticulaire, que l'on trouve dans l'estomac des hirondelles nouvellement nées. *Voyez* Hirondelles.

PIERRE DE HACHE. Espèce de jade taillé par les sauvages, et qui est de la classe du jade tenace, ou difficile à briser.

PIERRE D'HYACINTHE. Cette pierre étoit placée autrefois au rang des pierres précieuses. Aujourd'hui elle est mieux connue : on sait que c'est une variété du zircon.

Voyez Hyacinthe.

PIERRE DES INCAS. C'est un sulfure d'arsenic pyriteux.

Voyez Marcassite.

PIERRE JUDAIQUE. Cette pierre ainsi nommée parce qu'elle nous est apportée de la Judée est de forme cylindrique, ou de celle d'une olive. Il y en a de rayées dans toute la longueur, à des distances égales ; d'autres qui ne le sont point. On les regarde comme des pointes d'oursins pétrifiées.

PIERRE DE LARD. C'est une variété du talc, autrement *talc compact. Voyez* Talc.

PIERRE DE LAIT. *Morocthus lapis galaxias.* Pierre tendre de couleur verte, noire, ou jaune, que l'on trouve dans les carrières de Saxe en Allemagne. Les Allemands lui donnent le nom de *milchtein.* Il paroît qu'elle est du genre des pierres smectites ou ollaires. On s'en servoit autrefois comme du savon, pour blanchir le linge. Quelques artistes l'emploient comme un crayon pour écrire ou pour tracer des lignes, d'où on l'a appelée *graphida.*

Galaxias de *gala*, lac, parce que cette pierre transude une liqueur blanche laiteuse.

PIERRE LEGÈRE. C'est le quartz nectique. On lui a donné le nom de pierre légère parce qu'elle surnage l'eau tant qu'elle n'en est pas imbibée.

Cette pierre est tuberculeuse, de couleur grise, et composée de :

Silice	98
Chaux carbonatée	2
	100

PIERRE DE LIAIS. Carbonate calcaire à grain fin, dont on fait divers ouvrages de sculpture. *Voyez* Carbonate calcaire.

PIERRE DE LUNE. Pierre scintillante composée de silice, d'alumine, de chaux et de potasse. Elle est blanche, opaque, et réfléchit la lumière. C'est le feld-spath. *Voyez* ce mot.

PIERRE DE LYDIE. Nom sous lequel les anciens désignoient la pierre de touche. *Voyez* Pierre de touche.

PIERRE DE LA MATRICE. Pétrification d'un mollusque testacé qui a la forme des parties génitales d'une femme.

Voyez Hystérolite.

PIERRE DE MEISSEN. Espèce de quartz-agate ou de quartz-jaspe.

Cette pierre est plus connue sous le nom de pétro-silex.

Voyez Pétro-silex.

PIERRE DE MIEL. Minéral de couleur jaune, mou, éclatant, que l'on trouve à Arten dans le Weimar, parmi du charbon brun. *Voyez* Honigstein.

PIERRE DE MOCHE. C'est une variété de quartz-agate. La pierre de moche est le quartz-agate herborisé ou arborisé. On lui donne ce nom lorsqu'il laisse apercevoir des petits grains qui semblent y former des ramifications.

PIERRE NÉPHRETIQUE. Espèce de jade auquel on a

donné le surnom de néphrétique, parce qu'on lui attribuoit la propriété de guérir la colique néphrétique, lorsqu'on le portoit en amulette.

PIERRE NOIRE. Argille schisteuse graphique, connue sous le nom de crayon des charpentiers. Cette pierre est noire, tendre, friable, et devient rouge par l'action du feu.

PIERRES NUMISMALES, ou LIARD DE ST.-PIERRE. Ces pierres, qui ressemblent à des pièces de monnoie, d'où elles ont pris leur nom, paroissent être des petites cornes d'Ammon appliquées les unes sur les autres, et pétrifiées.

PIERRE OLLAIRE, ou DE COLUBRINE. Variété du talc, autrement appelé *talc ollaire*.

On lui a donné le nom de talc et celui de pierre ollaire, parce qu'on le travaille au tour pour en faire des marmites, en latin *ollæ*.

Cette pierre est composée de silice, d'alumine, de magnésie. Elle est onctueuse, douce au toucher. On la trouve, proche de Venise, en Allemagne, aux Alpes et aux Pyrenées.

PIERRE DE PERIGUEUX. Variété des mines de manganèse. Elle est connue sous le nom de Périgord ou Périgueux. *Voyez* Périgord.

PIERRE PESANTE. Cette pierre appelée spath pesant, est ce que les chimistes nomment aujourd'hui sulfate de baryte ou baryte sulfaté. *Voyez* Sulfate de baryte.

PIERRE PHILOSOPHALE. La pierre philosophale est un être de déraison des alchimistes, qui croient que l'or étoit un corps composé, que l'art pouvoit créer aussi bien que la nature.

Je ne rappellerai pas ici tous les travaux des alchimistes de bonne foi, qui croient à la transmutation des métaux, ou à la prétendue possibilité de les rendre, ce qu'ils appelloient, *plus parfaits*; je ne citerai pas non plus le procédé indiqué dans un petit opuscule que l'on attribue au grand *Albert*, non pas précisément pour faire de l'or ni de l'argent, mais pour en augmenter le volume, en convertissant l'oxide de mercure, en l'un et l'autre de ces métaux; je citerai encore moins les secrets bien merveilleux et bien mystérieux d'un M. *de Saint-Germain*, nom fameux à la Cour de France, sous le règne de Louis XV, mais qui ne connoissoit de chimie que ce que lui avoient appris des adeptes ignorans ou de mauvaise foi; je voudrois que l'on ensevelit dans l'éternelle nuit du silence, toutes les friponneries qu'emploient ces faux adeptes pour faire des dupes, et leur attrapper du bon or pour du mauvais, qu'ils leur apprennent à fabriquer. Il me suffira de dire que l'or est un corps simple, *sui generis*, extrêmement répandu dans la nature, qui existe dans les trois ordres de corps connus, et que toute la puissance de l'art chimique se borne à celle de l'extraire, de l'isoler des corps qui le recélent, et non à le former.

Bailly compare la pierre philosophale à une coquette qui attire tout le monde par ses appas, et qui cependant n'accorde ses faveurs à personne. Il définit l'alchimie, un art sans règles et sans principes, qui donne beaucoup d'envie de le savoir dans son commencement, qui apprend à mentir dans son milieu, et qui à la fin conduit à l'hôpital, on apprend à devenir fripon.

PIERRE A PLATRE. Sel naturel qui participe de la combinaison de l'acide sulfurique avec la terre calcaire.

La nature nous présente cette combinaison en grande masse, sur les montagnes. C'est ce que l'on nomme autrement carrière à plâtre. *Voyez* Sulfate calcaire.

PIERRE DE POIX. Quartz résinite, ainsi nommé parce que dans sa cassure, il ressemble à de la poix.

Voyez Pechstein.

PIERRE PONCE. *Pumex.* La pierre ponce est un produit volcanique : c'est une lave boursoufflée et poreuse extrêmement légère, au point qu'elle surnage l'eau : c'est une véritable combinaison de diverses substances fondues par le feu des volcans ; elle offre à l'œil comme une assemblage de filets vitreux, roulés sur eux-mêmes, en sorte qu'elle laisse apercevoir une infinité de petits intervalles à peu près semblables à ceux d'une éponge fine et sèche.

La pierre ponce est rude au toucher, d'une odeur marécageuse, d'une saveur styptique ; elle ne fait point feu avec l'acier, ni effervescence avec les acides ; mais elle entre en fusion en la traitant avec des matières fusibles. On la trouve dans les environs du mont Vésuve, de l'Etna ou mont Gibel, et de l'Hecla. Les voyageurs s'accordent à dire qu'on en voit souvent flotter sur la mer, près de l'île Saint-Nicolas, des îles Moluques et de la Sonde.

On en distingue de blanche, de colorée, de cellulaire légère, de cellulaire compacte.

La pierre ponce se brise facilement : on la scie avec une lame très-fine pour la diviser et l'obtenir offrant des surfaces unies.

Les parcheminiers, les corroyeurs, les chapelliers, marbriers, menuisiers, doreurs et poitiers d'étain, s'en servent pour polir leurs ouvrages. On en fait à Naples, un ciment avec la chaux, pour la construction des terrasses.

Elle entre dans la composition de la poudre dentifrique.

M. *Darrack* a fait connoître que la pierre ponce en poudre mêlée avec un seizième d'oxide de manganèse, réduite en pâte et appliquée sur la poterie, donne un vernis infiniment plus durable et plus beau que les vernis au plomb. Ce nouveau vernis a l'avantage de ne pas être nuisible à la santé.

PIERRE DE PORC, ou PIERRE PUANTE. Chaux carbonatée ou carbonate de chaux fétide qui exhale une odeur d'œuf pourri, quand on la frotte.

Cette odeur est due à la présence de l'hydrogène sulfuré, et démontre que ce carbonate contient aussi du sulfure. C'est cette odeur qui a fait donner à cette pierre, le nom de pierre de porc, ou pierre puante.

Plusieurs monumens de sculpture du moyen âge, sont faits avec cette chaux carbonatée, qui prend quelquefois le poli du marbre.

PIERRES PRÉCIEUSES. Les anciens minéralogistes ont réunis dans une même série ou classe, un certain nombre de pierres qu'ils regardoient comme plus précieuses que les autres, parce qu'elles étoient plus dures, transparentes, cristallines, susceptibles d'être taillées, et de prendre un poli vif, plus ou moins brillant, et qui avoient surtout la propriété de bien réfranger la lumière : les bijoutiers avoient adopté cette classification, et l'admettent encore même aujourd'hui; mais les connoissances actuelles ne permettent plus une réunion particulière de substances qui diffèrent entre elles par leurs caractères physiques, géométriques et chimiques, et chaque pierre est renvoyée à son examen particulier.

Cependant comme cet ouvrage peut être entre les mains de tout le monde, nous dirons que l'on rangeoit au nombre des pierres précieuses,

Le diamant.
L'émeraude.
La topaze.
L'améthyste.
Le rubis.
Le grenat.
La chrysoprase.
Le jade.
L'aventurine.
La calcédoine.
La chrysolite.
Le saphir.
L'aigue marine.
L'hyacinthe.
L'opale.
Le péridot.
Le girasol.
L'agate.
Le jaspe.
Le lapis lazuli.
La turquoise.
Le béril, etc.

Telles sont les pierres dites *précieuses*, les plus généralement connues pour telles.

PIERRE PUANTE. Chaux carbonatée fétide. *Voyez* Pierre de porc.

PIERRE A RASOIR. C'est l'argille schisteuse novaculaire. Elle est composée de deux couches, l'une noirâtre, et l'autre jaunâtre.

PIERRE RUDE. Argille schisteuse tabulaire. Ce sont ces belles ardoises noires et dures dont on fait des tableaux pour les mathématiciens, ou des tables à écrire. On la trouve en Suisse.

PIERRE DE RUINES. On donne ce nom au marbre ruiniforme, vulgairement appelé marbre de Florence, parce qu'il paroît offrir des dessins de ruines d'édifices.

Ce sont des carbonates calcaires argillo-ferrifères, polissables, ou marbres secondaires.

On en emploie beaucoup dans la Mosaïque.

PIERRE SANGUINE. Nom que l'on donne à la pierre hématite, parce qu'elle est rouge comme du sang, *Voyez* Hématite.

PIERRE DE SASSENAGE. Petite pierre de forme lenticulaire, dure, polie, unie, douce au toucher, de couleur grise ou blanche, brune ou rougeâtre, que l'on trouve sur la montagne de Sassenage, près de la ville de Grenoble. C'est une espèce de quartz-agate roulé.

Ces pierres ont beaucoup de ressemblance, pour la forme, à la pierre d'hirondelle.

On en introduit une dans le globe de l'œil, lorsqu'il y est entré quelqu'ordure. L'ordure, dit-on, s'attache à ses surfaces unies, et tombe avec elle.

PIERRES SCINTILLANTES, ou ÉTINCELANTES. Terme générique sous lequel on comprend les diverses espèces de pierres qui ont la propriété de donner des étincelles par le choc avec l'acier.

PIERRE SERPENTINE. *Ophites.* Pierre ainsi nommée parce que les taches ou marbrures dont elle est marquée, approchent en figure de celle de la peau d'un serpent.

Cette pierre est un mélange de quartz, de talc, d'argille, de magnésie, de chaux, et d'oxide de fer. Sa pesanteur spécifique est de 2, 26 à 3. Sa poussière est grise, et douce au toucher. M. *Chenevix* en a fait l'analyse et y a trouvé :

Silice.	28,0
Alumine.	22,0
Magnésie.	34,5
Chaux.	00,5
Oxide de fer.	04,5
Eau dissipée au feu.	10,5
	100,0

On fait avec la serpentine des vases; des mortiers. On peut en séparer la magnésie.

PIERRE DU SOLEIL. Nom que les anciens minéralogistes donnoient au girasol. *Voyez* Girasol.

PIERRE SPECULAIRE. C'est le gypse ou sulfate calcaire cristallisé en lames. *Voyez* Sulfate calcaire.

PIERRE EN TIGES. Pierre ainsi appelée à cause de sa forme cristalline qui est en prisme aciculaire (aiguillée). C'est la même que la scapolite. *Voyez* Scapolite.

PIERRES TOMBÉES DU CIEL. Il ne paroît point douteux qu'il soit tombé du ciel, à différentes époques, et dans des lieux très-éloignés les uns des autres, des pierres, ou masses solides, qui ont tous les caractères des pierres; mais les savans qui se sont occupés de la chûte de ces pierres, des phénomènes météoriques qui ont précédé leur chûte, sont encore dans l'indécision pour fixer leur opinion sur l'origine de leur formation, sur le véritable lieu de leur origine. Pendant long-tems, on a traité de fables, les récits de masses pierreuses, d'un poids considérable, tombées des nuages, rapportés par *Tite-Live*, *Pline*, *Gassendi*, *Muschenbroeck*; mais les savans modernes recueillant les faits cités par ces auteurs, rassemblant surtout les pierres prétendues tombées du ciel, et les analysant, ont trouvé entre elles une identité si parfaite, et ont reconnu un mélange dans leur composition, si différent de tous les composés minéraux du globe, qu'ils croyent maintenant que ces substances sont véritablement tombées du ciel.

Des géomètres, tels que MM. *Delaplace*, *Biot*, *Chladni*, *Poisson*, etc., regardent ces pierres comme des masses étrangères à notre globe, et ils croyent qu'il est possible qu'elles soient tombées de la lune. Comparant la masse et la densité de la lune avec celle de la terre, et calculant la distance qui sépare notre planète de son satellite, ils ont établi qu'une force de projection quelconque, telle qu'une éruption volcanique, peut élever dans la lune, un corps à une hauteur suffisante pour qu'il obéisse de préférence à l'attraction de la terre. Ce qui donne quelque probabilité à leur opinion, c'est que la lune n'a point d'atmosphère dont la résistance puisse s'opposer à l'élévation des pierres.

D'autres savans, tels que *Gassendi*, *Muschenbroeck*, *Barthole*, *Deluc* et *Delalande*, persistent à croire qu'elles ont été lancées dans l'atmosphère par les volcans, soutenues et portées au loin par les ouragans; mais ni les minéralogistes, ni les chimistes qui ont écrit sur cette matière, n'ont adopté cette opinion.

Quelques autres, dont l'autorité ne serait pas moins recommandable, tels que *Descartes*, *Lesser*, *Soldani*, sir *Williams-Hamilton*, *Edward-King*, *Isarn*, *Eusèbe-Salverte*, pensent que ces pierres sont des concrétions formées dans l'atmosphère. Ce dernier, entre autres, a publié un mémoire, dans le n°. 133 des Annales de chimie, qui a été lu avec intérêt, et que j'invite mes lecteurs à consulter. Ce savant rapporte la cause de la formation de ces pierres, à la dissolution de leurs matériaux immédiats, par le gaz hydrogène, et à la combustion de celui-ci par l'étincelle électrique, d'où il résulte ressuscitation du métal, réunion de matières composant ces pierres, et oxidation des couches extérieures métalliques, en traversant l'atmosphère.

Mais laissons de côté les causes et la théorie; contentons-nous de rapporter les faits.

Le 13 décembre 1803, entre onze heures et midi, les habitans du village de Saint-Nicolas, près de la petite ville de Mésing, à quinze lieues de Munich, furent effrayés par un bruit qui ressembloit à une suite de coups de canon : un paysan sortit de sa maison, et regardant les nuages qui s'obscurcissoient, il entendit un sifflement dans l'air, et vit tomber quelque chose sur sa grange, avec un grand bruit : il y entra aussitôt, et il trouva une pierre qui avoit brisé les planches du toit par sa chûte ; il s'aperçut, en la ramassant, qu'elle avoit une odeur de soufre, et qu'elle étoit d'une chaleur plus que tempérée. Son poids s'est trouvé de trois livres un quart (35 hectogr.)

Il y a eu plusieurs exemples en Bavière et en Autriche, de chûtes de pierres pareilles à celle-ci. Le 20 novembre 1768, il en tomba une à Manerkirchen, du poids de trente-huit livres (19 kilogrammes), de forme triangulaire ; elle avoit seulement huit pouces (180 millimètres) d'épaisseur ; elle fut accompagnée des mêmes phénomènes dans l'atmosphère ; seulement l'air étoit tellement obscurci, qu'il faisoit presque nuit : cette pierre, par sa chûte, avoit fait un trou en terre de deux pieds et demi (820 millimètres) de profondeur.

Dans les environs de la ville d'Eichstet, il tomba une pierre pareille, il y a plusieurs années, au mois de janvier, pendant un froid excessif, la terre étoit alors couverte de neige.

La pierre tombée dernièrement avoit, comme les autres, une croûte noirâtre, qui paroissoit bitumineuse. Sa couleur, dans sa cassure, est d'un gris de cendre, terreux, ressemblant à de l'argile endurcie, mais n'en ayant pas l'odeur. A l'analyse, elle montre du fer natif à l'état métallique, qui paroît en forme de petits points brillans, et du sulfure de fer pyriteux en très-petits grains luisans, qui, étant pilés, donnent une poudre noire. On y voit encore différentes petites masses aplaties, de couleur noire, et d'un brun foncé, qui se distinguent par leur dureté, et sont fort luisantes; on y aperçoit quelques petits grains de forme cubique, et des petites lames jaunâtres, transparentes, avec une matière qui a l'apparence du quartz, mais qui n'est pas aussi dure. Examinée au microscope, on découvre des points d'un métal blanc-jaunâtre, que l'on soupçonne être du nickel.

L'analyse chimique de 10,000 grains a produit :

Fer à l'état métallique	18,00
Oxide brun de fer	25,40
Nickel	13,10
Terre magnésienne.	32,50
Silice.	10,00
Soufre.	100
	10,000

L'Académie des sciences a reçu le rapport suivant, d'un de ses membres, qui est à Catherineubourg.

Le 13 décembre 1803, vers huit heures du soir, on aperçut dans la partie du Sud-Est, un globe de feu qui descendoit perpendiculairement vers la terre : sa grandeur apparente étoit celle d'une assiette, et sa lumière semblable à celle de la lune; il avoit aussi une queue rougeâtre, très-longue, qui se dissipa en vapeurs avec un bruit sourd, avant que le globe eût atteint l'horison. Ce dernier se divisa ensuite en deux parties, et disparut presque au même moment. Le 24 du même mois, le thermomètre de *Réaumur* descendit à 37 degrés au dessous de zéro; le lendemain, il étoit à 40 degrés.

Il est assez remarquable que ce météore ait paru le même jour que celui qui a été observé en Bavière. La différence des tems de l'apparition, et les circonstances du phénomène, ne permettent pas de l'attribuer à un seul bolide ou météore.

Le dimanche, 15 avril, à neuf heures trois quarts du soir, toutes les personnes qui se trouvoient hors de leurs maisons, ont vu, les uns une lumière subite, égalant celle de la lune en son plein, les autres le météore qui la produisoit. Ce corps se mouvoit avec une extrême vitesse dans la direction du Sud au Nord, en déclinant à l'Est d'un petit nombre de degrés, et il passa fort près du Zénith de Genève : sa lumière étoit rougeâtre; il étoit suivi de quelques points lumineux, et il se divisa tout à coup, d'abord, après avoir passé le Zénith, en un certain nombre de fragmens qui disparurent à la fois.

Environ une minute après cette extinction, on entendit un roulement ressemblant à celui d'un tonnerre lointain : ce bruit fut répété quelques momens après, mais plus foiblement, sans doute par les échos des montagnes.

D'après la direction de ce météore, il doit avoir été vu dans toute la Suisse occidentale. Il est possible, et même probable, que son explosion aura été accompagnée de la chûte de quelques pierres ; mais à l'heure où elles seroient tombées, et ayant perdu leur lumière, il eût été difficile de les apercevoir.

Il résulte des différens faits énoncés, que la chûte de ces corps solides n'est jamais précédée ni accompagnée d'orage, mais qu'il paroît dans l'atmosphère, un globe lumineux et incandescent qui se meut avec une rapidité plus ou moins grande, dans une direction peu inclinée à l'horison, et qui après s'être approché de la terre, détonne avec fracas, se brise comme une bombe, et laisse tomber plusieurs corps solides de formes variées, mais plus ordinairement arrondies, sans arrête, et présentant une surface lisse, très-compacte, de couleur plus ou moins foncée, et donnant à l'analyse les mêmes produits.

Nous ne pouvons trop réunir de faits de ce genre, pour justifier la chûte des pierres du haut de l'atmosphère sur notre globe, et l'identité de leur composition.

Le comte de *Bristol* a recueilli à Sienne en Toscane, douze pierres tombées en juillet 1794.

John-Soyd Williams observa une pluie de pierres à Bénarès, dans les Indes orientales, le 19 décembre 1798.

M. *de Born* a conservé des pierres tombées à Planne, près Tabor en Bohême, le 3 juillet 1753.

Le capitaine *Tophame* assure, que le 13 septembre 1795, il tomba des nuages, une grosse pierre pesant cinquante-six livres (27 kilogrammes), à Wood-Cottage, dans le Comté d'Yorch.

M. *de Born* et M. *de Greville* ayant recueillis les échantillons de ces quatre pierres, M. *Hoüard* les examina séparément ; mais comme il n'employa pas de quintaux docimastiques, les nombres n'expriment pas des centièmes, mais seulement des fractions du total. Voici quels sont les résultats de l'analyse de ces quatre pierres.

Pierre de Bénarès.

Silice	50
Magnésie	15
Oxide de fer	34
Oxide de nickel	2
	101

Pierre de Sienne.

Silice	70
Magnésie	34
Oxide de fer.	52
Oxide de nickel	3
	159

Pierre de Bohême.

Silice	25
Magnésie	9 ½
Oxide de fer.	23 ½
Oxide de nickel	1 ½
	59 ½

Pierre d'Yorck-Shire.

Silice	75
Magnésie	37
Oxide de fer	48
Oxide de nickel	2
	162

M. *Vauquelin* a répété l'analyse de la pierre de Bénarès, faite par M. *Hoüard*, et y a trouvé :

Silice	48
Fer oxidé	38
Magnésie.	13
Nickel.	3
Soufre, quantité indéterminée.	
	102

En voilà assez pour démontrer que ces pierres sont composées des mêmes matériaux.

PIERRE DE TOUCHE. Roche cornéenne noire ; il y en a aussi de verdâtre. On se sert de cette pierre comme d'une pierre de touche ; c'est-à-dire que les métaux y laissent une trace. Celle de l'or résiste seule à l'action de l'acide nitrique.

PIERRE DE TRASS. Tuf volcanique que les Hollandois font entrer dans la composition du ciment qui leur sert pour la construction des digues.

PIERRE DE TRIPPES. Variété du sulfate de baryte, dont les concrétions ont une forme contournée comme celle des intestins. *Voyez* Sulfate de baryte.

PIERRES VITRIFIABLES ou SCINTILLANTES. Le caractère particulier de ces pierres est d'être fusible au feu et de se convertir en verre sans addition ou avec addition de matière fondante, d'être inattaquable par les acides, excepté l'acide fluorique, et de faire feu par le choc avec l'acier.

Elles sont aujourd'hui désignées avec plus de précision, sous le nom de *pierres scintillantes* ou *étincelantes*. La silice est la matière principale dont sont composées les pierres vitrifiables ou scintillantes. Elles sont opaques, ou demi-transparentes, ou transparentes. Ces différences établissent celles qu'elles présentent dans leur composition, lorsqu'on en fait l'analyse chimique. Elles sont aussi incolores ou colorées ; et cette diversité dans la couleur, est due à la présence des divers oxides métalliques.

On peut établir en principe général, que plus une pierre dite scintillante ou vitrifiable est opaque, plus elle est fusible au chalumeau, sans addition ; mais elle ne se convertit pas pour cela en un verre translucide ; sa transparence au contraire est troublée par la présence des autres terres, telles que l'alumine, la magnésie, qui étant naturellement infusibles, se trouvent interposées dans les molécules de la matière siliceuse qui est de nature fusible. Plus ces pierres s'éloignent de l'opacité absolue, plus elles ont besoin d'addition de matière fondante pour les faire entrer en fusion.

La formation des pierres vitrifiables paroît due à l'eau, et non au calorique. Leur origine appartient à la décomposition des végétaux beaucoup plus qu'à celle des animaux.

PIERRE DE VOLVIC. C'est une espèce de lave, désignée par M. *Haüy* sous le nom de laves lithoïdes basaltiques poreuses. Elles contiennent des cristaux de feld-spath, de pyroxène, d'amphibole, de grenat, de péridot. On les trouve en masses énormes auprès des volcans.

PIERRE DE VULPINO. Sulfate de chaux mêlé de silice. On la trouve dans le Bergamasque. M. *Vauquelin*, qui en a fait l'analyse, y a trouvé :

Sulfate de chaux	92
Silice	8
	100

PIC NOIR, PIC VERT, PIEUMART. *Picus martis*. Oiseau du genre des grimpeurs, à bec cunéirostre.

Le pic noir est une des principales espèces ; le sommet de sa tête est rouge. Il attaque les arbres morts ou malades ; il les déchire. Il s'attache aussi quelquefois à des arbres sains : il introduit son bec conique et pointu entre l'écorce, et il en retire avec sa langue dure et en forme de dard, les larves des insectes, et les insectes eux-mêmes qui les rongent et les détruisent.

Le pic vert ressemble au noir par sa forme et par ses mœurs, mais son corps est d'un vert jaunâtre : le sommet de sa tête est cramoisi. Il aime beaucoup les abeilles et les bourdons.

On appelle *pic varié* ou *épeiche*, un pic blanc et noir qui a l'occiput rouge.

Les jambes des pics sont courtes, ses pieds sont garnis d'ongles forts et pointus. Sa queue est droite et dure.

Ces oiseaux habitent les pays chauds ; ils ne sont bons qu'à faire du bouillon. Son nom de pieumart vient du latin *picus martis*.

PIGEON. *Columba.* Le pigeon est un oiseau du genre des gallinacés alectrides, c'est-à-dire dont les ailes sont propres au vol. La femelle se nomme *colombe*, et leurs petits *pigeonneaux*.

Cet oiseau, généralement connu, offre un assez grand nombre de variétés qui ont des différences très-sensibles. Le pigeon vulgaire, que l'on peut regarder comme la souche des pigeons domestiques, se nomme *biset*. Ses narines sont à demi-couvertes d'une membrane molle et gonflée ; son plumage est ordinairement cendré ; sa queue blanche est rayée de noir à son extrémité ; le bec est grèle, renflé à son extrémité ; ses pieds sont digités, et les doigts sont séparés presque à leur origine.

Le pigeon est l'oiseau chéri des femmes sensibles et aimantes ; elles aiment à lui rendre des soins, sans doute parce qu'il lui présente le modèle de l'amitié, de l'amour fidèle et d'une constance à toute épreuve. En effet, cet oiseau aime la société ; il vit au milieu d'un grand nombre de pigeons et de colombes réunis, sans chercher à troubler la tendre réunion des ménages. Dès que le pigeon a fixé son choix, il reste fidèle à l'objet de sa préférence, et il reçoit de sa compagne chérie tous les soins d'une tendresse exclusive. Le pigeon qui n'a point de compagne, est triste, et soupire jusqu'à ce qu'il ait rencontré la moitié qu'il desire, mais il respecte celle de ses semblables.

La femelle pont deux œufs qu'elle couve pendant le jour ; le mâle vient prendre sa place vers le soir, pour lui donner quelque repos. Si le retour de l'un d'eux est trop tardif, l'autre, alarmé par sa tendresse, va le chercher et le ramène sans plaintes et sans reproches. Lorsque les petits sont éclos, le mâle dégorge la nourriture qu'il apporte, dans le bec de la femelle, et celle-ci la transmet aux petits nouveaux nés.

On élève les pigeons dans des volières fermées appelées colombiers. Un instinct particulier les attache d'une manière extraordinaire au lieu de leur naissance. Ils portent si loin l'amour de leur pays natal, que si l'on transporte un pigeon devenu assez grand pour voler de ses propres ailes, dans un lieu même éloigné de cent lieues, il revient à l'endroit où il a pris naissance, dès qu'on lui a laissé recouvrer sa liberté. La connoissance de ce fait historique a fait naître l'idée de le faire servir de messager.

La chair du pigeon est recherchée sur les tables.

Son sang est extrêmement chaud. On applique le pigeon ouvert encore vivant, soit sur la tête, après en avoir rasé les cheveux, soit aux pieds, dans les maladies aiguës, pour exciter la transpiration.

La fiente de pigeon, appelée *colombine*, a été regardée autrefois comme résolutive et fortifiante. C'est la partie blanche de cet excrément que l'on fait sécher à part, et dont on fait usage. Les marchands de vin en mettent quelquefois dans leur vin pour en corriger l'acidité et lui donner une saveur agréable.

Cette fiente agit dans cette occasion, comme une terre à l'état de carbonate calcaire.

Le pigeon ramier est un oiseau du même genre; il a le bec et l'iris des yeux jaunâtres. Le plumage de sa poitrine est d'un violet chatoyant, qu'on nomme *gorge de pigeon*. C'est un oiseau de passage: il niche sur les rameaux des grands arbres, où il roucoule plus fortement que l'espèce précédente. Ses mœurs sont semblables à celles du pigeon.

La tourterelle est une espèce du genre du pigeon; elle a les plumes de la queue blanches à l'extrémité, et un collier dont la couleur varie selon les espèces: son dos est gris et sa poitrine incarnate. Ses mœurs sont semblables à celles du ramier; mais elle est moins sauvage.

Le nom de pigeon est dérivé du latin *pipio*, en françois *pipion*, dont on a fait *pigeon*.

PIGNEROLE. Plante de la syngénésie polygamie vaine de *Linneus*. C'es la plante connue sous le nom de chardon étoilé. *Voyez* Chardon étoilé.

PIGNONS DE BARBARIE. Fruit du palma-christi. *Voyez* Graine de ricinoïde.

PIGNONS DOUX. *Nuclei pinei*. Fruit de l'arbre appelé *pin*, en latin *pinus sativus*.

Ce fruit est conique, on l'appelle improprement *pomme de pin*; il est gros, arrondi, rougeâtre. *Voyez* Pin. Il renferme des amandes blanches, douces, pectorales et rafraîchissantes, qu'on nomme *pignons*.

On fait usage des pignons doux dans les boissons pectorales, dans les bouillons médicinaux. On en fait des émulsions; ils entrent dans la composition du sirop de tortue. On en tire une huile par expression.

Le marc qui reste après l'extraction de l'huile, étant réduit en poudre, sert à laver les mains.

Les confiseurs habillent de sucre les pignons, pour en faire des petites dragées; ils les laissent quelque tems auparavant dans du son un peu chaud, pour enlever une portion de leur huile.

PIGNONS D'INDE. C'est un fruit purgatif que l'on recueille sur le palma-christi. *Voyez* Graine de ricinoïde.

PILE DES CHARTREUX. Ce sont des laines primes d'Espagnes, qui, avec la pile des Jésuites, passent pour les meilleurs de toutes les laines d'Espagne.

On appelle *piles* des monceaux de laine que l'on forme de celle que l'on coupe à mesure qu'on les abat de dessus l'animal. On fait ordinairement autant de piles qu'il y a de qualités de laine. La pile des Chartreux peut aller de pair, pour la qualité, avec la prime de Ségovie.

PILULES PERPETUELLES. Ce sont des espèces de balles de la grosseur des pilules de six grains, ordinaires, que l'on préparoit anciennement avec le métal antimoine en fusion et coulé dans des petits moules.

On avaloit ces pilules, et on les rendoit dans les évacuations alvines, sans avoir été déformées. On les lavoit et on les essuyoit pour les faire servir de nouveau. Ces pilules étoient en effet perpétuelles, et pouvoient servir à toute une famille, de génération en génération. Mais les effets étoient ou purgatifs ou vomitifs, tantôt foibles, tantôt violens, jamais constans, et presque toujours dangereux. On a cessé heureusement leur usage.

PIMENT. Fruit d'une plante de la pentandrie monogynie de *Linneus*, et de la deuxième classe de *Tournefort*.

Ce fruit, connu vulgairement sous le nom de *piment*, est une espèce de poivre d'Inde. *Voyez* Poivre d'Inde.

PIMENT DES ANGLOIS. Nom que les Anglois ont donné à un fruit aromatique, espèce de poivre.

Voyez Poivre de la Jamaïque.

PIMENT ROYAL. Plante de la dioécie tétrandrie de *Linneus*, connue sous le nom de myrica, dont le fruit ou la semence fournit une cire végétale anciennement connue sous le nom de *beurre de galé*.

Les feuilles de cette plante sont narcotiques ; on les emploie dans les maladies psoriques et pédiculaires. *Voyez* Myrica.

PIMPRENELLE. *Pimpinella hortensis. Sanguisorba hortensis minor.* Plante de la tétrandrie monogynie de *Linneus*, et de la seconde classe de *Tournefort.*

Cette plante pousse plusieurs tiges rouges, anguleuses, rameuses, qui s'élèvent à la hauteur d'un pied et demi (487 millimètres) : ses feuilles sont oblongues ou presque rondes, dentelées, rangées comme par paires le long d'une côte grêle, rougeâtre, velue : ses tiges soutiennent en leurs sommités des calices ronds qui donnent naissance à des fleurs disposées en rosettes à quatre échancrures, monopétales, infundibuliformes, de couleur purpurine, lesquelles renferment chacune quatre étamines et un pistil : le calice devient un fruit à quatre angles, de couleur cendrée, renfermant quelques semences menues. Cette plante a une odeur et une saveur fort agréable. Sa racine est longue, menue, divisée en plusieurs branches rougeâtres, entre lesquelles on trouve des petits tubercules rouges que l'on nomme *cochenille silvestre*, et qui sont à l'usage des teinturiers.

La pimprenelle croît sur les montagnes, dans les prés. On la cultive dans les jardins pour l'usage des cuisines. Elle est vulnéraire, propre pour arrêter les hémorrhagies, étant prise en infusion ou en suc exprimé.

Ses feuilles entrent dans la composition du sirop de guimauve composé, du sirop de grande consoude, de l'onguent mondificatif d'ache.

Sanguisorba, parce qu'elle arrête le sang.

PIMPRENELLE NOIRE ET BLANCHE. Plante de la même classe que la précédente, mais qui est connue sous le nom de *boucage*. *Voyez* Boucage grand.

PIN. *Pinus sativa. Pinus ossiculis duris, foliis longis.* Arbre de la monoécie monadelphie de *Linneus*, et de la dix-neuvième classe de *Tournefort.*

Le tronc de cet arbre est grand, élevé, droit, gros, nu en bas, rameux dans le haut, couvert d'une écorce dure, rougeâtre : son bois est ferme, jaunâtre, odorant : ses rameaux sont disposés en rond : ses feuilles naissent deux à deux, longues, menues comme de grosses fibres, dures, toujours vertes, pointues et piquantes à l'extrémité, enveloppées par le bas d'une espèce de fourreau membraneux : ses chatons sont à plusieurs sommets ou bourses membraneuses qui, en s'ouvrant, laissent voir deux loges remplies d'étamines. Les fruits naissent sur les mêmes pieds, mais en des endroits séparés des chatons. Ces fruits représentent un cône écailleux, un peu arrondi, de couleur rougeâtre; les écailles dont ils sont formés sont dures, ligneuses, plus épaisses à la pointe qu'à la base, creusées dans leur longueur de deux cavités, dans chacune desquelles est placée une coque osseuse, oblongue, bordée d'une pellicule mince, légère, rougeâtre.

Les fruits du pin se nomment en latin *strobuli;* ses coques, appelées *pignons*, sont nommées en latin *nuces pineæ*, ou *cocculi pinei.*

Cet arbre croît en Italie, en Espagne, et en France, dans nos pays méridionaux.

L'écorce et les feuilles du pin sont astringentes.

On nous envoie les pignons doux de la Catalogne, du Languedoc, de la Provence. Pour retirer les pignons de ces fruits écailleux, on les fait chauffer dans un four; les écailles s'ouvrent, on en tire les coques que l'on casse pour avoir l'amande. *Voyez* Pignons doux.

Lorsque les pins sont arrivés à l'âge de trente ans, on en tire, à l'aide des incisions, une résine liquide appelée *térébenthine*. *Voyez* Térébenthine.

Il est plusieurs autres espèces de pins. L'une, qui est appelée pin sauvage, *pinus silvestris genevensis*, qui s'élève moins haut que le pin cultivé.

Une troisième espèce, également sauvage, en latin, *pinaster conis erectis*, dont la tige ne surpasse pas la hauteur d'un homme. Ses fruits ne sont pas plus gros que ceux du larix.

Une quatrième espèce est appelée *pinus silvestris maritima, conis firmiter ramis adhærentibus.* C'est un petit arbre dont le bois est blanc, et les fruits beaucoup plus petits que ceux du pin cultivé.

PINCHEBEC. Alliage du zinc et du cuivre par la fusion immédiate de ces deux métaux.

On fait avec cet alliage des boutons d'habits de toutes sortes de formes et de grandeurs.

PINNE MARINE. *Pinna marina.* Mollusque testacé, bivalve, de forme conique, de couleur obscure en dehors, mais brillant, nacré en dedans. On en voit qui ont jusqu'à deux pieds de longueur. Ce mollusque se trouve sur le rivage de la mer, dans les boues ou dans le sable; il renferme quelquefois des perles fort grosses, barroques, opaques, de couleur rougeâtre ou brune.

Il sort de la partie supérieure de la coquille un flocon de soie brune que l'on a pensé être une espèce de bissus, et qui sert à ce mollusque à s'attacher sur les rochers. On sépare cette soie, et on la file pour en faire des bas et autres ouvrages.

PIQUETTE ou PETIT VIN. *Lora.* Boisson vineuse que l'on prépare avec le marc du raisin nouvellement exprimé, et que l'on fait fermenter avec de l'eau. Cette liqueur vineuse est foible en saveur et en alcool; mais elle est une boisson de ressource et d'économie pour le vigneron et l'habitant de la campagne.

On se sert avantageusement de la piquette pour arroser les couches ou lits de marc de raisins, au milieu desquels on a placé des lames de cuivre pour le convertir en oxide vert de cuivre ou vert de gris.

PISSASPHALTE, ou POIX MINÉRALE. Bitume mollasse dont la consistance est moyenne entre le pétrole et le bitume solide. C'est de l'asphalte qui n'est pas encore arrivé à sa solidité parfaite.

On trouve le pissasphalte dans la Norwège, et en France dans la ci-devant province d'Auvergne.

On s'en sert pour les plaies des chevaux.

On peut obtenir de l'asphalte lui-même, par la distillation à la cornue, une huile noire et épaisse que l'on peut substituer au pissasphalte naturel. On en obtient aussi de la tourbe analysée à la cornue.

PISSENLIT. (*Pl.* XV, *fig.* 85.) Plante de la syngénésie polygamie de *Linneus*, et de la treizième classe de *Tournefort.*

On mange sa racine en salade. *Voyez* Dent de lion.

PISTACHE. *Pistacia vera.* Fruit du pistachier, espèce de térébinthe.

L'arbre qui produit ce fruit appartient à la dioécie pentandrie de *Linneus.*

La pistache est une petite noix de la grosseur et de la forme d'une olive. Son amande est enfermée dans deux coques. La première est tendre, de couleur verdâtre, mêlée de rouge; la seconde est dure, ligneuse, blanche, et renferme une amande d'un vert pâle, grasse, huileuse, assez agréable au goût, couverte d'une pellicule roussâtre.

C'est avec les pistaches que les pharmaciens préparent les loochs verts. On en fait des crêmes. Les confiseurs les habillent de sucre.

On nous apporte les pistaches sèches de Perse, d'Arabie, de Syrie, des Indes, et de Sicile.

Les pistaches sont nutritives, huileuses et émulsives.

PISTACHE SAUVAGE. Nom que l'on a donné au fruit de l'arbuste appelé nez coupé, en latin *staphyllodendron*, parce que ce fruit, qui a la forme d'une noisette, a sa substance pulpeuse, émulsive, de couleur verte, comme la pistache.

Voyez Nez coupé.

PISTACHE DE TERRE. Fruit d'une plante hypocarpogée, de la diadelphie décandrie de *Linneus*, et de la famille des légumineuses de *Tournefort*.

La plante qui produit ce fruit est appelée arachide on arachine. *Voyez* Arachide.

PIVOINE. *pœonia officinalis.* (*Pl.* II, *fig.* 61.) Plante de la polyandrie digynie de *Linneus*, et de la sixième classe (rosacées) de *Tournefort*.

On distingue deux sortes de pivoine. L'une appelée en latin *pœonia folio nigricante splendido, quœ mas.*

L'autre, *pœonia flore pleno rubro majore, quœ feminea.*

Mais ces distinctions de pivoine *mâle* et *femelle* ne sont plus admises en botanique, puisque l'une et l'autre espèce rapportent des fruits. Ce sont deux plantes du même genre, mais différentes entre elles.

La première espèce, désignée vulgairement sous le nom de *pivoine mâle*, pousse des tiges un peu rougeâtres, divisées en quelques rameaux, lesquelles s'élèvent à la hauteur de trois pieds (1 mètre) : ses feuilles sont larges, découpées profondément, divisées en lobes de forme ovoïde ; elles sont épaisses, vertes brunes, luisantes, couvertes sur le dos d'un peu de duvet, attachées à des pétioles rougeâtres : ses fleurs naissent aux sommités des tiges ; elles sont grandes, amples, composées de plusieurs pétales disposés en roses, de couleur purpurine ou incarnate, et soutenues par un calice pentaphyle : son fruit est composé de plusieurs pièces blanches, velues, luisantes, s'inclinant vers la terre, lesquelles s'ouvrent en mûrissant, et laissent apercevoir des semences grosses, presque rondes, rouges au commencement, puis d'un bleu obscur, enfin noires : ses racines sont napiformes, médiocrement grosses, rougeâtres en dehors, blanches en dedans.

La seconde espèce de pivoine, appelée vulgairement *femelle*, se reconnoît par ses tiges qui ne rougissent point, par ses feuilles qui sont découpées inégalement, dont la couleur est verte-pâle en dessus, blanchâtre en dessous : ses fleurs sont moins grandes que celles de la précédente, de couleur rouge : ses semences sont lisses, luisantes, oblongues, au lieu d'être rondes : ses racines sont tuberculeuses et fibreuses.

L'une et l'autre espèce croissent dans les bois plantés sur les montagnes : on les cultive dans les jardins.

On fait usage de la racine, des fleurs et des feuilles de la pivoine de la première espèce.

La racine récente a une odeur fétide, désagréable : lorsqu'elle est sèche, sa saveur est farineuse, un peu astringente. Elle est narcotique, anti-spasmodique. On s'en sert dans les convulsions, dans les fièvres intermittentes.

Le suc de la racine récente et de ses feuilles, mérite d'être tenté à grandes doses dans l'épilepsie.

On fait avec sa semence, des coliers pour faciliter la dentition des enfans.

On prépare une conserve, une eau distillée, avec les fleurs des deux espèces de pivoine.

La racine de la pivoine dite *mâle*, entre dans la composition de l'alcool épileptique, du sirop d'armoise. On prépare des tablettes avec sa poudre.

La racine et la semence entrent dens la composition de la poudre de guttète, de la poudre anti-spasmodique.

La semence entre dans la composition du sirop de stœcas.

PLANTAIN. *Plantago major media lanceolata.* (*Pl.* III, *fig.* 13.) Plante de la tétrandrie monogynie de *Linneus*, et de la seconde classe (infundibuliformes) de *Tournefort.*

On en distingue trois espèces, la grande, la moyenne, et la petite.

La première pousse des feuilles larges, luisantes, marquées chacune de sept nerfs ; et soutenues par des pétioles qui s'étendent sur terre : il s'élève d'entre elles des tiges à la hauteur d'environ un pied (325 millim.), rondes, difficiles à rompre, quelquefois rougeâtres, portant à leurs sommités une manière d'épi long qui soutient des petites fleurs blanchâtres ou purpurines, monopétales, infundibuliformes, découpées en quatre parties, et renfermant quatre étamines et un pistil. Son fruit est une coque membraneuse ovale, pointue ou conique qui s'ouvre en travers comme une boite à savonette, et qui renferme des semences menues de forme ovale ou oblongue, de couleur rougeâtre. Sa racine est courte, grosse comme le doigt et garnie de fibres. Cette plante croît dans les jardins, et dans les terrains incultes.

Le plantain moyen diffère du précédent en ce que ses feuilles, ses tiges et son épi sont couverts d'un duvet blanc et mou, et que sa racine est plus grosse.

Le plantain étroit a ses feuilles longues, étroites, pointues, velues.

La saveur du plantain est un peu styptique, cette plante est astringente. Les oiseaux mangent sa graine sur l'épi même.

On en prépare une eau distillée qui est très-employée pour les maladies des yeux. Ses feuilles séchées et brûlées fournissent par la lixiviation un sel analogue à la potasse.

Les feuilles entrent dans la composition de l'eau vulnéraire, de la décoction astringente, des sirops de guimauve composés, de grande consoude, de la poudre contre la rage, du baume vulnéraire, de l'onguent mondificatif d'ache, de l'emplâtre de bétoine.

Sa semence entre dans la composition de la poudre diarrhodon, de la poudre astringente, de la pommade astringente de la comtesse.

On fait usage du grand plantain par préférence.

PLANTAIN ARGENTÉ. *Holosteum hirsutum albicans majus. Plantago angustifolia albidâ.* Plante de la tétrandrie monogynie de *Linneus*, et de la seconde classe de *Tournefort.*

Cette plante pousse des feuilles longues, étroites, nerveuses, dures, velues, cotonneuses, blanchâtres, s'épendant à terre, d'une saveur styptique. Ses tiges s'élèvent à la hauteur d'un pied (325 millim.) ; elles sont velues et portent des fleurs et des semences semblables à celles du plantain ordinaire. Sa racine est longue, grosse, noirâtre, ligneuse.

Cette plante croît dans les champs, dans les olivettes, dans le Languedoc, aux environs de Montpellier, et en Espagne.

Elle est vulnéraire, astringente, consolidante.

PLANTAIN DES MONTAGNES. Espèce de doronique de la famille des radiées de *Tournefort.* Elle est plus connue sous le nom d'arnique ou *arnica.* *Voyez* Arnique.

PLATANE. *Platanus orientalis verus, foliis palmatis. Platanus occidentalis, foliis lobatis.* Le platane est un grand arbre étranger de la monoécie polyandrie de *Linneus*, et de la dix-neuvième classe de *Tournefort.*

Les rameaux du platane s'étendent au large comme ceux du noyer, et forment un grand ombrage. Son bois est fort et d'une texture semblable à celle du chêne ou du hêtre : son tronc est couvert d'une écorce unie et semblable à celle du guayac ; mais elle se dépouille tous les mois de certaines tuniques extérieures et rudes dont il paroît toujours quelques-unes de tems à autre : ses feuilles sont grandes, fort larges, amples, dures, fermes et comme palmées, attachées à de longs et fort pétioles. Ses chatons sont des pelotons chargés de plusieurs étamines remplies de poussière fécondante ; ses fruits naissent sur le même pied, mais en des endroits séparés : ils sont ronds comme des fraises, velus, composés de plusieurs semences petites, oblongues, rudes et jaunes.

Cet arbre croît proche des rivières, dans l'Asie, la Macédoine, dans les îles de Crète, et de Lemnos.

La seconde espèce est le platane occidental. Ses feuilles ne sont pas découpées si profondément, ses semences sont moins rudes. Il naît dans l'Amérique septentrionale.

On cultive le platane dans plusieurs jardins de la France et de l'Europe.

On pourrait faire usage de ses feuilles en décoction, pour les inflammations des yeux, et de son écorce pour la douleur des dents. Mais ni l'une ni l'autre ne sont mises en usage.

PLATINE. *Platina.* Le platine est un métal, *sui generis*, dont les propriétés chimiques ont beaucoup d'analogie avec celles de l'or. Sa couleur est d'un blanc tirant sur celle de l'argent, mais moins brillante. Le nom de *platine* en latin *platina* est un diminutif de *plata*, nom espagnol qui signifie *argent*; en sorte que c'est comme si l'on disait *petit argent.* Ce nom lui convient d'autant moins qu'il n'a de commun avec l'argent que sa couleur qui en approche un peu, que d'ailleurs il en diffère essentiellement par sa pesanteur spécifique, par la ténacité de ses parties, par la difficulté qu'il a d'entrer en fusion, par sa fixité, et par son insolubilité dans les acides minéraux lorsqu'ils sont seuls; tandis que ses propriétés chimiques et physiques, excepté sa couleur, présentent beaucoup d'analogie avec celles qui appartiennent à l'or; aussi lui a-t-on donné le surnom d'*or blanc.*

Le platine ne s'allie point avec le soufre, ni avec l'arsenic; et on a pensé pendant long-tems qu'il devait être considéré comme un métal natif: suivant M. *Proust*, ce métal ne peut pas être réputé natif puisqu'il se rencontre constamment dans la nature, uni à des sables pierreux métalliques, à du fer dans l'état pyriteux et à de l'or. En effet c'est dans les mines d'or de l'Amérique espagnole où l'on trouve ce métal, particulièrement dans celles de Santa-Fé, près de Carthagène, et du baillage de Choco au Pérou.

M. *Jeannetty*, orfèvre de Paris, a fait connoître le procédé à l'aide duquel il est parvenu à rendre ce métal malléable et ductile; il fait servir d'intermède l'oxide d'arsenic ou acide arsénieux et la potasse, pour le faire entrer en fusion; ensuite il lui enlève ce métal par sa volatilisation favorisée par l'huile commune et une température très-haute.

M. *Guyton* a substitué l'arséniate de potasse à l'oxide d'arsenic ou acide arsénieux, avec avantage. Je l'avois proposé, il y a long-tems, dans mes cours, comme un moyen qui me sembloit devoir réunir toutes les conditions les plus propres à atteindre le but que l'on se proposoit dans la fusion de ce métal ; mes moyens ne me permettoient pas de tenter cette expérience ; mais j'ai appris depuis avec plaisir que mes idées se trouvoient d'accord avec celles de ce chimiste célèbre qui avoit exécuté ce que je n'avois pu que proposer.

Le même chimiste estime la pesanteur spécifique du platine de 20,847, comparée à 10,000 ; sa ténacité ou adhérence dans ses molécules de 124,690 ; sa fusibilité évaluée à 160 — +, c'est-à-dire à un degré inconnu ou supérieur à la dernière limite du pyromètre de *Wedgwood*.

Le platine est dissoluble dans 16 parties d'acide nitro-muriatique fait à parties égales. Ce métal, quoique très-difficilement oxidable, est cependant susceptible d'oxidation par le nitrate de potasse, et le muriate suroxigéné de potasse mis en contact avec lui, après l'avoir fortement chauffé.

Ce métal n'est d'aucune utilité à la médecine. On en fait des creusets, des cueillers, des spatules.

On le réduit en feuilles aussi minces que celles de l'or ; on le tire à la filière.

M. *Conté* a tiré parti de son oxide pour colorer des émaux.

Il s'en faut de beaucoup que l'histoire naturelle et minéralogique du platine, soit complète. Déjà l'art chimique a découvert dans le platine métal, trois métaux particuliers qui lui sont étrangers, et dont les propriétés physiques et chimiques sont très-distinctes ; et MM. *Vauquelin* et *Fourcroy* nous en annoncent un quatrième, auquel ils n'ont pas encore donné de nom : ces chimistes préviennent que les phénomènes extraordinaires du nouveau métal se multiplient tellement qu'ils exigeront des détails très-considérables. Les autres savans et amateurs des arts espèrent beaucoup du travail de MM. *Vauquelin* et *Fourcroy*.

Les trois premiers métaux que l'on a découverts dans le platine, sont l'*éridium*, le *palladium* et le *rhodium*.

Le docteur *Wollaston* a découvert le métal, auquel il a donné le nom de *rhodium*, d'après les couleurs qu'il donne à ses solutions, dans la solution même du platine dans l'acide nitro-muriatique.

Nous devons les premières connoissances qui nous ont été données sur le *palladium* à M. *Chenevix*. Selon ce chimiste, le platine dissous dans l'acide nitro-muriatique, précipité par l'ammoniaque, ce précipité séché, mêlé avec de l'oxide de mercure, et soumis à la fusion, donne le nouveau métal appelé *palladium*. Cette belle expérience de M. *Chenevix* demande à être examinée et répétée de nouveau, avant de prononcer affirmativement sur le compte de cet alliage.

M. *Tennant* a découvert l'*éridium* dans cette partie du platine brut qui résiste à l'action de l'acide nitro-muriatique.

Les découvertes peuvent devenir précieuses pour les progrès de l'art et de la science; mais attendons les mémoires de MM. *Fourcroy* et *Vauquelin*.

M. *Klaproth* a proposé l'emploi du platine, dans la peinture en porcelaine, comme celui de l'or.

Il dissout le platine brut dans l'acide nitro-muriatique; il précipite la dissolution par l'eau saturée de muriate d'ammoniaque. Alors il fait sécher ce précipité cristallin, rouge; et il le réduit en poudre fine; il le fait chauffer lentement dans une cornue jusqu'à rougir; le sel neutre volatil se sublime; la partie métallique demeure au fond de la cornue, sous l'état d'une poudre grise, douce au toucher.

On mêle cette poudre avec le même flux qu'on emploie pour l'or; on la broie avec l'huile d'aspic, et on l'applique avec un pinceau sur la porcelaine: on met le tout sous la moufle d'un fourneau d'émailleur, et on polit au brunissoir.

La couleur du platine ainsi traité, est d'un blanc d'argent, tirant sur la couleur de l'acier.

PLATRE. *Gypsum*. On donne le nom de plâtre à la combinaison naturelle de l'acide sulfurique avec la terre calcaire.

Lorsque le plâtre est tel qu'il a été exploité de sa carrière, il porte le nom de *pierre à plâtre*, ou *plâtre crud*; lorsqu'au contraire il a été privé de son eau de cristallisation, par l'action du calorique, alors il prend le nom de *plâtre cuit*.

Voyez Sulfate calcaire.

PLATRE-CIMENT. Sorte de galets qui garnissent les côtes de la mer, aux environs de Boulogne, et qui étant calcinés à un degré de chaleur semblable à celui qui est nécessaire pour la calcination de la chaux, deviennent propre à faire un ciment inaltérable à l'air et à l'eau.

La pesanteur spécique de ces galets est de 2,04 à 2,19. Il y en a qui présentent à leur surface une croûte d'un rouge rose, foible, qui vient manifestement de l'oxidation plus avancée du fer qui fait partie des corps dont ils sont composés. Ceux qui sont privés de cette couleur, sont d'une autre nature. Quelques-uns de ces galets présentent dans leur cassure, de petits cristaux brillans de carbonate de chaux, placés comme dans une fissure; d'autres offrent des fragmens de coquilles ou de matières différentes de la masse, comme des amigdaloïdes; presque tous donnent une légère odeur argileuse, et font un peu d'effervescence avec l'acide nitrique. Il s'en trouve qui, réduits en poudre fine et tenus dans l'eau bouillante, y laissent assez de sel marin ou muriate de soude pour précipiter sensiblement la dissolution du nitrate d'argent.

La propriété qu'ont ces galets calcinés de se durcir sur-le-champ avec l'eau, pouvoit y faire soupçonner la présence du sulfate de chaux, et faisoit desirer de s'en assurer par l'analyse. Celle-ci a démontré que sur cent parties de galets de Boulogne, il y a :

Chaux.	40,3
Acide carbonique.	33,0
Silice	9,9
Alumine	4,4
Oxide de fer.	11,3
Perte.	1,1
	100,0

La solidité que prend la poudre des galets de Boulogne calcinés, mêlée avec de l'eau, n'est donc pas la même que celle qu'acquiert le sulfate de chaux calciné, ni commandée par la même puissance chimique ; elle est analogue à l'action de la chaux vive éteinte par l'eau, et mêlée avec du sable, d'où il résulte ce que l'on connoit sous le nom de mortier, et l'alumine qui se trouve de plus, ainsi que l'oxide de fer, dans ce mélange, ajoute à sa solidité et son inaltérabilité à l'air et à l'eau, en absorbant plus d'eau sous un petit volume.

PLÉONASTE. Minéral que l'on trouve dans l'île de Ceylan, d'où on lui a donné le nom de *ceylanite*; on lui donne encore le nom de *schorl* ou *grenat brun*.

Ce minéral raye légèrement le quartz et est difficile à briser sous le marteau : il est infusible. Sa pesanteur spécifique est de 3,7647 à 3,7931.

M. *Collet-des-Cotils* en a fait l'analyse et y a trouvé :

Alumine	68
Magnésie	12
Silice.	2
Oxide de fer	16
Perte	2
	100

PLOMB ou SATURNE. Le plomb est un métal malléable, ductile, facilement oxidable, d'un blanc sombre tirant un peu sur le bleu. Les anciens lui ont donné le nom de Saturne, et il conserve encore ce nom dans plusieurs opérations de pharmacie et de chimie. Il est le plus mou, le moins ductile, le moins sonore, et le moins élastique de tous les métaux; c'est aussi celui qui offre le moins de ténacité dans ses parties. Un fil de plomb, d'un dixième de pouce (3 millim.) de diamètre, ne peu soutenir qu'un poids de 29 livres un quart (14 kilogr.) sans se rompre.

Sa pesanteur spécifique est de 115,523 à 10,000 : il est le plus pesant des métaux après le platine, l'or et le mercure.

Le plomb a, comme les autres métaux, son odeur et sa saveur qui lui sont particulières. Il se laisse couper facilement, et sa tranche paroît très-lisse et très-brillante, mais elle s'obscurcit assez promptement à l'air; on remarque cependant qu'il est moins oxidable par la seule action combinée de l'air et de l'eau, que le fer et même que le cuivre.

Ce métal offre de précieux avantages dans les arts; mais il porte avec lui une qualité délétère qui le rend d'un usage bien dangereux, lorsque par un accident ou une imprudence quelconque, il est pris intérieurement soit dans l'état d'oxide, soit dans l'état salin.

La fusibilité du plomb est à peu près égale à celle de l'étain, c'est-à-dire qu'il entre en fusion bien avant que d'être rouge.

Il s'unit facilement avec tous les métaux, excepté avec le fer avec lequel il refuse opiniâtrement toute espèce d'alliage, à moins que l'un et l'autre ne soient à l'état d'oxide : c'est ce qui fait que le plomb peut servir à purifier l'or et l'argent de leur alliage avec le fer, comme avec tous les métaux oxidables, à raison de la propriété qu'il a de les vitrifier en se vitrifiant très-facilement lui-même.

L'alliage du plomb avec le mercure rend ce dernier moins fluide. Ce métal allié avec l'étain, forme la soudure des plombiers. Cet alliage du plomb et de l'étain soumis à l'action du calorique dont la température est assez haute pour la faire rougir et fumer, se convertit en un oxide blanc qui est la base des émaux blancs, et des couvertes de faïence; on le nomme *calcine*.

Margraff a trouvé le moyen de former un alliage de deux parties de bismuth, une d'étain fin, et une de plomb qui a la propriété d'entrer en fusion à la température de l'eau bouillante : cet alliage a été annoncé en 1699 par *Homberg*, dans les Mémoires de l'Académie, pour le faire servir aux injections anatomiques.

Darcet a travaillé sur le même objet et a fait un alliage connu sous le nom d'*alliage de Darcet*, qui a la propriété d'entrer en fusion à une température inférieure à celle de l'eau bouillante. Cet alliage consiste dans l'union de 8 parties de bismuth, 5 de plomb et 3 d'étain. M. *Chaussier* y ajoute un seizième de mercure, ce qui augmente sa fusibilité. On l'a proposé pour mouler, pour imprimer en polytype, et prendre des empreintes.

Le plomb se rencontre dans la nature sous trois états ; savoir, dans l'état d'oxide, de sel neutre, et dans celui de sulfure de plomb ou galène. La galène à petites facettes et à petits grains contient de l'argent : nous possédons de cette sorte de mine de plomb, à Pompéan, dans la ci-devant Bretagne ; il s'en trouve aussi à Ramelzberg en Saxe.

Pour exploiter la mine de plomb dite *galène*, à l'effet d'en obtenir le métal, on bocarde le minerai, on lave sur des tables légèrement inclinées pour en séparer la gangue qui est plus légère, ensuite on grille ce minerai dans des fourneaux de réverbère, on l'agite pour en renouveler les surfaces : lorsque celles-ci commencent à devenir pâteuses, on les recouvre de charbon ; on remue le mélange, on augmente le feu ; le plomb ruisselle de tous côtés et va se rendre dans un bassin pratiqué à un des côtés du fourneau. Ce plomb obtenu contient de l'argent ; on le sépare par la coupellation. Lorsqu'on en a séparé l'argent, on fait fondre le plomb oxidé, à travers des charbons, et on le coule en saumons du poids de 2, 3 et même 500 livres (2, 3 et 5 quintaux). Il porte le nom de plomb d'œuvre.

Les diverses opérations que l'on fait avec le plomb, sont :

L'oxide de plomb gris, ou cendre de plomb.
L'oxide de plomb jaune, ou massicot.
L'oxide de plomb demi-vitreux, ou litharge.
L'oxide de plomb rouge, ou minium.
L'oxide de plomb vitreux, ou verre de plomb.
L'oxide de plomb blanc et céruse.
Le sulfure de plomb.
L'acétate de plomb en liqueur.
L'acétate de plomb cristallisé.

On prépare avec ces divers produits, des pommades, des onguents, des emplâtres et autres médicamens qui en dérivent. Nous observerons que de tous ces oxides, il n'est que le premier, qui est l'oxide gris, ou cendrée de plomb, que l'on prépare dans les laboratoires de pharmacie.

On fait liquéfier du plomb dans une cuiller de fer ; on l'agite avec une spatule jusqu'à ce qu'il soit converti en oxide gris. C'est le premier degré d'oxidation du plomb.

Cet oxide est dessicatif; mêlé avec de l'oxide d'étain, il sert à préparer l'émail.

Les autres oxides se préparent dans les grands ateliers.

Pour préparer le sulfure de plomb, on fait fondre trois parties de plomb dans une cuiller de fer, on y ajoute une partie de soufre en poudre, il en résulte une poudre noire un peu écailleuse : si l'on fait fondre cette matière, on obtient une masse noire, aigre, cassante, disposée à facette : c'est la galène artificielle.

Quant aux deux espèces d'acétate de plomb. *Voyez* pages 175 et 177 de mon Cours de Pharmacie Chimique, vol. 3.

PLOMB BLANC. Premier degré d'oxidation du plomb que l'on opère par l'intermède du vinaigre.

Le plomb blanc en écailles est le plus estimé.

Voyez Oxide de plomb blanc.

PLOMB BRULÉ. *Plumbum ustum*. C'est un sulfure de plomb artificiel. On le prépare, en prenant deux parties de plomb et une de soufre ; on fait liquéfier ce mélange, et on agite jusqu'à ce que le tout soit réduit en une poudre noire.

Si l'on faisoit entrer cette matière en fusion, on obtiendroit une galène artificielle.

Le plomb brûlé est dessicatif, astringent. On l'emploie en pommade et dans les emplâtres.

PLOMB ROUGE. Oxide de plomb au quatrième degré d'oxidation. *Voyez* Minium.

PLOMB ROUGE DE SIBÉRIE. Mine de plomb à l'état d'arseniate, et de chromate de fer.

Voyez Arseniate de plomb natif.

PLOMB SPATHIQUE. Variété de la mine de plomp à l'état de carbonate. Il y en a de blanche, de noire, de brune, de jaune ou verte, suivant l'état du fer qui l'altère. On lui donne le nom de plomb spathique, parce qu'elle a le tissu et la cristallisation de certains spaths.

Le plomb spathique fait effervescence avec l'acide nitrique, qui en dégage l'acide carbonique.

PLOMBAGINE. Mine de fer dans l'état de carbure.

On a pris long-tems cette mine pour du molybdène ; mais cette matière est actuellement bien connue.

Voyez Carbure de fer.

PLUMES. Les plumes sont un genre de duvet animal qui sert de vêtement aux oiseaux, et à favoriser leur vol, ou natation dans l'air.

On les distingue en plumes et pennes. Par le mot *plumes*,

on comprend le duvet le plus fin, et sous celui de *pennes*, les espèces de plumes qui sont composées d'un tube ou tuyau garni d'un duvet plus ou moins gros, et qui constituent les ailes. Cette distinction n'est rélative qu'au volume, et non à la forme.

Les plumes sont composées d'une infinité de tubes plus ou moins capillaires, qui contiennent de l'air et de l'humidité, d'où procède leur dilatation ou augmentation de volume, par la présence du calorique.

Les plumes sont les corps de la nature les plus spécifiquement légers : ils fournissent pour produits immédiats, de la gélatine, de l'albumine ; et pour produits médiats, tous ceux que donnent les matières animales.

Les plumes sont en France, un objet de commerce très-important. La variété, la beaute de leurs couleurs, leur texture, leur volume ou leur finessse, les rendent tributaires de plusieurs arts.

Les pelletiers les apprêtent pour en faire des fourures ; les plumassiers les font servir d'ornemens dans les habillemens et dans les décorations ; les tapissiers en font des tapisseries et des tableaux ; les fripiers en font des carreaux, des coussins, des oreillers, des lits de plumes ; les papetiers apprêtent celles qui sont destinées pour écrire ; enfin, jusqu'aux chapeliers qui se servent du duvet d'autruche dans leur feutre.

PLUMES A ÉCRIRE. Ce sont des plumes d'oies, de cygnes, de corbeaux, et de quelques autres oiseaux. On en distingue deux sortes, les grosses plumes et les bouts d'ailes. Les plus grosses sont les plus estimées. Les plumes hollandées sont passées sous la cendre, pour les dégraisser.

Les papetiers tirent les plumes de Guyenne, de Normandie et du Nivernois ; il nous en vient aussi de Hollande, qu'on estime les meilleures.

PLUVIER. *Pluvialis.* Oiseau du genre des échassiers longirostres, c'est-à-dire, dont le bec est long et foible. Ses pieds n'ont que trois doigts

Ce genre est très-nombreux : on y distingue le pluvier doré, ainsi nommé, parce que son plumage est pointillé de jaune. Sa chair est excellente.

Le pluvier *à collier*, a une tache noire sur la tête.

Le pluvier guynard est gros.

Le pluvier se trouve fréquemment en France, proche des rivières.

PLYE, ou PLIE. *Passer lœvis.* Poisson de mer, large et plat, dont la forme approche de celle de la limande : elle est parsemée de taches orangées.

La plie s'enfonce dans le sable ; mais au tems du frai, elle remonte dans les rivières.

On pêche beaucoup de plie dans la Loire.

POILS. Filets creux, rudes ou soyeux, courts ou longs, qui revêtent la plupart des animaux, en même tems qu'ils leur servent d'ornemens.

Ce sont de véritables émonctoires, à l'aide desquels la peau qui en est revêtue, se débarrasse de ses humeurs superflues.

Le commerce des poils, en général, est assez considérable. Il en est de courts qui servent à rembourer des meubles, d'autres servent dans les fabriques d'étoffes, après avoir été filés ; d'autres encore, servent aux brossiers, vergettiers, et même aux perruquiers, qui font usage du crin et des barbes de bouc.

POINCILLADE. *Poinciana flore pulcherrimo. Frutex pavonius, crista pavonis.* Arbrisseau des Indes de la décandrie monogynie de *Linneus*, que l'on cultive dans plusieurs jardins de l'Europe, à cause de la beauté de sa fleur.

Cet arbrisseau s'élève à la hauteur de six à sept pieds (2 à 2 mètres 325 millim.) ; son écorce est unie et purpurine, tandis qu'il est encore jeune : ses feuilles sont oblongues, de couleur purpurine, au nombre de plusieurs attachées sur un même pétiole ; chacune de ces feuilles est armée dans le haut, d'une épine crochue, figurée en hameçon. Ses fleurs sont d'une grande beauté, d'une couleur purpurine tirant sur le rouge, brillante, attachées à des pédicules purpurins, et rangées jusqu'à cinquante, sur un long épi qui naît au sommet des branches. Chaque fleur est composée de cinq pétales, disposés en rond, renfermant dans leur milieu, dix étamines longues, courbes, purpurines, et un seul pistil, et soutenus sur un calice pentaphylle. Son fruit est une silique plate, dure, de couleur obscure en dehors, blanchâtre en dedans, formée de deux panneaux qui renferment des semences presque rondes, rougeâtres, logées chacune dans une cavité séparée.

Le bois de cet arbrisseau est une espèce de brésillet propre à la teinture.

Son nom lui vient de *Pointi*, gouverneur des îles Antilles.

POIRE. Fruit à pepins et à péricarpe charnu, dont on distingue quatre-vingt espèces, lesquelles diffèrent entre elles par leur forme, leur grosseur, leur couleur, leur saveur et leur odeur.

On les distingue d'abord en poires sauvages et cultivées.

Les premières sont ordinairement moins grosses que les secondes, et d'une saveur plus austère.

Les secondes ont une saveur douce, sucrée lorsqu'elles sont arrivées à leur maturité; et elles sont pourvues d'un arome qui est propre à chacune d'elles.

La nature a beaucoup favorisé nos jouissances, en déterminant ses productions à des époques variées, dans le cours de l'année. Il est des poires hâtives qui naissent dans le printems, et sont bonnes à manger dans les premiers jours de l'été. On remarque que ces premières poires sont petites, et ne sont pas destinées à être conservées pour une saison plus avancées.

Les poires qui mûrissent dans le cours de l'été, sont d'une grosseur moyenne, et doivent être consommées au plus tard, dans les premiers tems de l'automne.

Enfin, les poires de l'arrière-saison, celles que l'on nomme *bons-chrétiens* d'hiver, sont plus grosses que toutes celles qui les ont précédées : elles ne mûrissent pas sur l'arbre : on les récolte lorsqu'elles sont encore fermes, et leur suc s'élabore dans les fruitiers où on les dépose.

Les poires sauvages servent à faire du poiré.

POIRÉ. Liqueur vineuse préparé avec le suc exprimé et fermenté des poires sauvages.

On prépare une boisson appelée *petit poiré*, avec des poires sauvages coupées par morceaux, ou écrasées, auxquelles on ajoute de l'eau, et que l'on fait fermenter.

Le poiré contient les mêmes principes que le cidre; sa saveur et son arome sont moins prononcés.

C'est avec le poiré que les marchands de vin allongent leur vin.

POIRES TAPÉES. C'est surtout aux environs de Reims et de Tours, que l'on prépare ces sortes de poires. On prend celles de rousselet par préférence; on les fait cuire dans l'eau jusqu'à ce qu'elles soient amollies; ensuite on les pèle; on les range sur des claies, la queue en haut; elles jettent un sirop que l'on conserve. On les porte sur les mêmes claies, dans un four médiocrement chaud, où on les laisse pendant douze heures. Alors on les trempe dans le sirop qu'elles ont rendu, et auquel on a ajouté un peu de sucre, un peu de canelle, de gérofles et un peu d'eau-de-vie. On les porte de nouveau au four et on réitère deux fois cette opération.

Lorsqu'elles sont suffisamment séchées et refroidies, on les arrange, en les entassant, dans des boîtes oblongues, de sapin, garnies de papier blanc, et on les conserve dans un lieu sec.

POIRES-DE TERRE. Nom improprement donné à la racine d'une plante de la polyandrie monogynie de *Linneus*, et de la famille des rosacées de *Tournefort*.

Cette plante est généralement connue sous le nom de topinambours. *Voyez* Topinambours.

POIRÉE. Terme vulgaire que l'on donne à la plante appelée par les botanistes *beta alba*, en françois bète.

Voyez Bète.

POIRIER. *Pyrus*. Le poirier est un arbre de l'icosandrie pentagynie de *Linneus*, et de la vingt-unième classe (rosacées) de *Tournefort*.

On distingue deux espèces générales de poirier, l'une sauvage, l'autre cultivée.

La première espèce naît sans culture; le poirier de cette sorte est plus petit, et le fruit qu'il rapporte est d'une saveur âpre, austère; il est réservé pour faire une boisson connue sous le nom de *poiré*.

L'écorce de son tronc est rude, crevassée; son bois est jaune et dur; ses rameaux sont garnis d'épines dures et piquantes; ses feuilles sont oblongues ou arrondies, épaisses, garnies de duvet, et se terminent en pointe. Ses fruits sont oblongs ou ronds, plus petits que ceux du poirier cultivé.

Le poirier cultivé a une tige qui devient plus haute, plus forte; son bois est d'un tissu plus fin, plus serré, plus dur, d'une couleur jaunâtre, et il est propre aux ouvrages du tour, et de la tabletterie. Il sert même à imiter les bois de placage. Ses feuilles sont assez larges, arrondies, ou un peu oblongues, se terminant en pointes, vertes, mais blanchâtres à l'extrémité inférieure. Sa fleur est composée de cinq pétales disposés en roses, lesquels renferment plus de douze étamines et cinq pistils. Ses fruits sont oblongs, menus vers le pédicule, arrondis et terminés par les découpures du calice, à l'autre extrémité. Ces fruits sont à péricarpes charnus; ils renferment dans leur intérieur, une boîte membraneuse divisée en cinq loges remplies de quelques semences ou pepins noirâtres en dehors, blancs en dedans.

On nomme le fruit du poirier, *poire* en françois, et *pyrum* ou *pyra* en latin. On en compte jusqu'à quatre-vingt espèces. *Voyez* Poire.

POIRIER BERGAMOTE. Arbre que l'on cultive en Italie, et qui tient de la nature du poirier et du citronier.

Cet arbre porte un fruit connu sous le nom de bergamote.

Voyez Bergamote.

POIRIER DES INDES. Arbre des Indes généralement connu sous le nom de guayavier.

Voyez Guayave ou guayavier.

POIS. *Pisum.* Fruit légumineux d'une plante de la diadelphie décandrie de *Linneus*, et de la dixième classe de *Tournefort.*

On connoît un grand nombre d'espèce de pois : nous citerons les principales.

Parmi les pois hatifs, le pois *michaux* tient le premier rang. Il prend son nom de son premier cultivateur. Viennent ensuite le pois lorrain qui est gros et sucré ; le pois suisse ou la grosse cosse hâtive ; le pois quarré qui est tendre, moëlleux, plus sucré que les autres ; le pois qu'on nomme *culnoir* qui est bon à laisser mûrir et à conserver sec ; enfin le pois sans parchemin qu'on mange avec la cosse, comme les haricots verts.

Les pois poussent des tiges longues, creuses, fragiles, de couleur verte, blanchâtre, rameuses, et s'épendant à terre, si on ne les soutient avec des bâtons.

Les feuilles du pois quarré sont oblongues ; les unes sont disposées autour de leur tige, les autres naissent comme par paires sur des côtes terminées par des vrilles. Ses fleurs sont légumineuses, blanches, marquées d'une tache purpurine : ses fruits sont des gousses longues, cylindriques, composées chacune de deux cosses ou panneaux qui renferment des semences assez connues, vertes avant leur maturité, et blanches ou jaunâtres lorsqu'elles sont mûres et sèches.

On conserve les pois en vert ; on fait une farine avec les pois secs. On en fait des purées, on les fait cuire pour les servir assaisonnés, sur les tables.

POIS CHICHE, ou POIS BÉCU. *Cicer sativum rubrum et album. Cicer nigrum. Cicer arietinum.* Fruit d'une plante de la diadelphie décandrie de *Linneus*, et de la dixième classe de *Tournefort.*

Cette plante pousse plusieurs tiges grèles, ligneuses, dures, rameuses, un peu velues, s'inclinant de côté. Ses feuilles sont petites, velues, dentelées en leurs bords, rangées comme par paires le long d'une côte. Ses fleurs sont petites, légumineuses, blanches ou purpurines, soutenues par un calice figuré en cornet. Ses fruits sont des gousses courtes qui ressemblent à des vessies ; elles renferment des pois dont la forme approche de celle de la tête d'un bélier, d'où on l'a nommé *cicer arietinum.* Le nom *bécu* lui vient de ce que le pois est relevé d'une petite bosse qui a la forme d'un bec. La couleur de ce pois est rouge, rousse ou noire.

On cultive cette plante comme les autres espèces de pois. On préfère les pois chiches, rouges, en médecine : ils entrent dans la composition du sirop de guimauve composé. Quelques personnes en mangent ; mais pour les faire cuire, on les fait macérer dans une lessive de cendre de bois neuf, qui les amollit et leur enlève leur saveur âcre.

Les pois chiches d'Espagne sont de tous les grains lègumineux, ceux qui approchent le plus de la saveur du café, lorsqu'ils ont été brûlés comme ce dernier.

POIS A GRATTER, ou POIS POUILLEUX. *Mucuna. Dolichos urens.* Fruit légumineux d'une plante de la diadelphie décandrie de *Linneus*, laquelle croît dans les Indes orientales, et l'Amérique méridionale.

Ce fruit appartient à une espèce d'haricot de l'Amérique : ou plante sarmenteuse. C'est une gousse longue d'un doigt, ridée, noire, lorsqu'elle est mûre, chargée de petits poils ou duvet fort déliés et légers, mais pointus, qui s'attachent à la peau et qui y excitent un prurit d'autant plus incommode qu'il devient plus fort, plus poignant à mesure que l'on se gratte.

Le pois à gratter est estimé antelmintique ; on l'emploie à la dose d'un gros jusqu'à quatre (3 à 15 gram.), dans du sirop ou du mucilage.

POIS DE MERVEILLE. *Corindum ampliore folio, fructu maximo. Cardiospermum foliis lœvibus. Halicacabum peregrinum. Corindum folio et fructu minore.* Plante originaire des Indes, et que l'on cultive dans les jardins à cause de la beauté de sa semence.

Cette plante appartient à l'octandrie trigynie de *Linneus*. On en distingue deux espèces, l'une majeure, l'autre mineure.

La première pousse des tiges menues et branchues, et qui s'élèvent à la hauteur de trois ou quatre pieds (1 mètre 325 millimètres) ; elles sont cannelées, foibles, et ont besoin d'être soutenues : ses feuilles sont divisées à peu près comme celles de l'ache, d'une belle couleur verte, d'une saveur visqueuse ; il sort de leurs aisselles des pédicules chargés de fleurs, composées chacune de huit pétales blancs, dont quatre grands et quatre petits, disposés en croix, et soutenus par un calice tétraphylle : ses fruits sont des capsules divisées en trois loges, lesquelles renferment des semences semblables à des petits pois en partie noirs en partie blancs, et marqués ordinairement d'un cœur : sa racine est grosse comme le doigt, courte, ligneuse et fibreuse.

La seconde espèce n'en diffère que parce que ses feuilles et ses fruits sont plus petits.

On ne s'en sert point en médecine.

Halicacabum, parce que son fruit ressemble à celui de l'alkékenge.

Pois de merveille, à cause de la beauté de sa semence.

POIS NU. Fruit légumineux des Indes, appelé œil-de-chat. *Voyez* Œil-de-chat.

POIS POUILLEUX. Fruit à gousse d'une plante de la diadelphie décandrie de *Linneus*, laquelle croît dans l'Amérique méridionale. *Voyez* Pois à gratter.

POISSONS. Les poissons forment le sixième ordre des animaux (1), et le dernier des ovipares qui ont les sens de l'odorat et de l'ouïe, le cœur composé d'un seul ventricule, et le sang presque froid. L'eau est le milieu ou le fluide dans lequel ils vivent ; et l'on ne sera pas surpris qu'ils soient des animaux à sang presque froid, lorsqu'on remarquera que dans cet ordre, l'organe de la respiration est tout autre que dans les animaux des ordres précédens ; qu'ils n'inspirent pas l'air directement ; mais qu'ils le reçoivent par la pression de l'eau qui s'opère en passant à travers les ouïes ou branchies, qui sont pour eux les véritables organes de la respiration.

Les poissons se reconnoissent par des caractères extérieurs qui n'appartiennent qu'à eux. Les plus apparens sont les écailles qui les recouvrent, et les nageoires qui leur tiennent lieu de pieds pour aller en avant, de côté, et partout où ils sont attirés dans le fluide dans lequel ils nagent. Cependant les poissons ne sont pas tous pourvus de nageoires, telle est l'anguille et quatre autres espèces ; ce qui les a fait désigner par le célèbre *Linneus*, sous le nom de poissons *apodes*, c'est-à-dire, sans pieds, parce que ce naturaliste compare les nageoires des poissons aux pieds des animaux.

Le corps des poissons peut être divisé en trois parties ; savoir, la tête, le tronc et les nageoires. Chacune de ces parties présente des variétés qui servent à faire reconnoître les individus. La position des nageoires, leur consistance, ont donné occasion à *Artedi* d'établir des distinctions dont M. *Gouan*, célèbre professeur de Montpellier, a tiré parti pour former ses classes parmi les poissons.

On distingue cinq espèces de nageoires, relativement à leur situation ; savoir, la dorsale, les pectorales, les abdominales,

---

(1) D'après la classification de *Daubenton*, et le cinquième ordre des animaux d'après celle du professeur *Cuvier*. *Voyez* l'introduction de ce dictionnaire.

celles de l'anus et celles de la queue. Elles sont formées de membranes soutenues sur de petits rayons, dont les uns sont durs, osseux et terminés en pointe épineuse, ce qui constituent les poissons appelés par *Artedi*, *acanthoptérigiens*; les autres sont flexibles, mous, obtus, cartilagineux, ce qui caractérise les poissons *malacoptérigiens*.

M. *Gouan* a réuni dans sa méthode icthyologique, les caractères annoncés par *Linneus* et *Artedi*. Il considère d'abord les poissons comme ayant les ouïes complètes ou incomplètes. Les poissons dont les ouïes sont complètes lui fournissent deux classes. La première embrasse les *acanthoptérigiens*, c'est-à-dire, les poissons dont les nageoires sont soutenues par des osselets. Cette première classe est divisée en quatre ordre; savoir : les *apodes*, les nageoires du ventre manquant; les *jugulaires*, les nageoires du ventre placées sur le cou; les *thorachiques*, les nageoires du ventre placées sous la poitrine; les *abdominaux*, les nageoires du ventre placées sous le ventre.

La seconde classe embrasse les *malacoptérigiens*, c'est-à-dire, les poissons dont les nageoires sont molles et sans osselets; elle donne également les quatre ordres ci-dessus dénommés.

La troisième classe embrasse les *branchiostèges*, c'est-à-dire, les poissons dont les ouïes sont incomplètes. Elle donne pareillement les quatre ordres ci-dessus dénommés.

Nota. Nous ne sommes point entrés dans les détails qui se rapportent à la structure, tant interne qu'externe, ni dans les moyens de multiplication que la nature a assignés aux poissons. Ces descriptions nous auroient conduit beaucoup trop loin. Cependant nous ne pouvons nous refuser de confirmer une observation qui justifie l'intelligence des poissons que l'on élève dans les étangs, et la faculté qu'ils ont d'entendre. Ils se rendent à la voix qui les appelle, ou au son d'une cloche que l'on fait entendre à une heure accoutumée. Si on les a habitués à venir recevoir quelque aliment à une heure détermiée, ils calculent si bien les instans, qu'ils se rendent à la minute près au lieu du rendez-vous, sans qu'on soit obligé de les appeler.

On a pensé qu'il y avoit des poissons volans. On a vu le muge poursuivi par le dauphin, s'élancer au dessus de l'eau, et parcourir un assez long espace en faisant mouvoir ses nageoires dans l'air; mais ce prétendu vol n'est qu'une natation continuée, laquelle se prolonge tant que les nageoires abdominales sont imprégnées d'eau.

On a aussi tenté sur les femelles de certains poissons, notamment sur les carpes, une opération analogue à celle que l'on fait aux jeunes poules, c'est-à dire, de leur enlever la grappe des œufs, dans l'intention de les engraisser et de rendre leur chair plus délicate ; mais cette opération n'a réussi que sur quelques-unes ; le plus grand nombre n'a pu y survivre.

POIVRE. *Piper nigrum*. Petit fruit d'une plante sarmenteuse qui croît dans les Indes, et que *Linneus* a placée dans sa diandrie trigynie.

Les feuilles de cette plante sont ovales, grandes, larges, lisses, nerveuses, pétiolées : le fruit est disposé en grappes. Les grains de poivre sont attachés à un long nerf ; ils sont verts dans leur naissance, et ils noircissent en mûrissant.

On cultive le poivre avec beaucoup de soin dans les îles de Java, de Malaca et de Sumatra. On plante des échalas à chaque sarment de poivre, comme on le fait en France pour la vigne, et on y attache les brins sarmenteux pour faciliter la maturation de la plante.

Le poivre noir est appelé par quelques-uns, *melanopiper*. Sa couleur noire est due à son écorce ; le grain proprement dit est blanc.

Le poivre noir a une saveur âcre, brûlante, aromatique ; on s'en sert sur les tables, et dans l'assaisonnement des cuisines. Le poivre blanc est le plus recherché, et est préféré pour l'usage de la médecine.

POIVRE BLANC. Le poivre blanc est le poivre noir auquel on a enlevé l'écorce noire extérieure.

On fait tremper ce dernier dans une eau salée : cette eau fait gonfler le grain, l'écorce s'amollit, se détache : on frotte les grains, on les vanne ou on les crible : on fait sécher le grain qui est blanc, et on achève de le monder de toute son écorce noirâtre.

Le poivre blanc est préféré sur les tables.

C'est un puissant stomachique. Il est stimulant, irritant, propre pour les maladies pédiculaires.

On en obtient une huile par distillation. Il entre dans la composition de la thériaque, de l'électuaire diaphœnic, de celui de bayes de laurier, du *hiera diacolocynthidos*, du mithridat, du philon-romain.

POIVRE DU BRESIL. Fruit d'une plante de la pentandrie digynie de *Linneus*, et de la deuxième classe de *Tournefort*.

Voyez Poivre d'Inde.

POIVRE D'EAU. Plante de l'octandrie trigynie de *Linneus*, et de la quinzième classe de *Tournefort*.

Cette plante est aquatique, et a beaucoup de ressemblance avec la persicaire. Elle est connue sous le nom de *curage*.

Voyez Curage.

POIVRE D'ETHIOPIE ou GRAINS DE ZÉLIM. Espèce de poivre long qui naît d'une plante sarmenteuse de la diandrie trigynie de *Linneus*, et que l'on cultive en Ethiopie. C'est une gousse longue comme le petit doigt, grosse comme une plume à écrire, brune en dessus, jaunâtre en dedans, divisée par nœuds qui contiennent chacun une petite féve noire en dehors, jaunâtre en dedans, qui n'a presque aucun goût ni odeur. Ce poivre est fort rare en France. On l'emploie avec succès pour guérir les maux de dents.

POIVRE DE GUINÉE Espèce de poivre originaire des Indes, que l'on cultive actuellement dans les pays chauds de la France et en Europe. *Voyez* Poivre d'Inde.

POIVRE DE LA JAMAIQUE, DE THEVET, AMOMI, PIMENT DES ANGLOIS, TOUTES ÉPICES, COQUES D'INDE AROMATIQUES, TÊTES DE CLOUS, et GRAINS DE GÉROFLE. Fruit desséché avant sa maturité, d'une espèce de myrte à feuille de laurier, qui croît dans les îles de la Jamaïque, de Campêche, et de Sainte-Croix en Amérique.

Ce fruit est rond, plus gros et plus léger que le poivre ordinaire. Son écorce est brune, peu ridée; il est garni en haut d'une petite couronne partagée en quatre, d'une couleur jaunâtre. C'est un des meilleurs aromates connus, il a la saveur de la canelle, du gérofle et du poivre. Il nous vient de la Jamaïque. La plupart de ces surnoms lui ont été donnés, soit à raison de sa forme, soit à cause de son odeur, et quelques-uns d'eux ont été adoptés par les Anglois.

POIVRE D'INDE ou DES JARDINS, DE GUINÉE, DE BRÉSIL: PIMENT, CORAIL DES JARDINS. *Capsicum annuum*. Fruit d'une plante de la pentandrie monogynie de *Linneus*, et de la deuxième classe (infundibuliformes) de *Tournefort*.

La plante qui fournit ce fruit est originaire des Indes, et est actuellement cultivée en France avec succès. Elle pousse une tige anguleuse, dure, velue, rameuse, qui s'élève à la hauteur d'un pied et demi (487 millimètres). Ses feuilles sont longues, pointues comme celles de la persicaire, mais plus larges, assez épaisses, de couleur verte brune, portées sur des pétioles: sa fleur est monopétale, infundibuliforme, découpée, de couleur blanche, soutenue par un pédicule charnu et rouge: son fruit est une capsule longue et grosse comme le pouce, droite, formée par une peau un peu charnue, unie, luisante, verte au commencement, puis jaune, et enfin rouge ou purpurine quand elle est mûre. Cette capsule est divisée intérieurement en deux ou trois loges qui renferment beaucoup de semences plates, réniformes, de couleur jaunâtre tirant sur le rouge : sa racine est mince, fibreuse, traçante.

La belle couleur rouge de sa capsule lui a fait donner le nom de corail des jardins. Ses autres noms lui viennent de sa saveur âcre, qui est analogue à celle du poivre.

On confit son fruit au vinaigre. Sa semence mûrie, séchée et pulvérisée, sert à allonger le poivre. Les vinaigriers en mettent dans le vinaigre pour lui donner de la force.

POIVRE D'INDE CONFIT. On confit le poivre d'Inde encore vert, au sucre, pour s'en servir dans les voyages sur mer.

C'est un stimulant propre pour fortifier l'estomac, pour chasser les vents.

POIVRE LONG DES JARDINS. Fruit d'une plante de la pentandrie monogynie de *Linneus*, et de la deuxième classe de *Tournefort*.

Cette plante, originaire des Indes, est cultivée partout en France. *Voyez* Poivre d'Inde.

POIVRE LONG DES INDES. *Macropiper*, *piper longum orientale*. Fruit desséché avant sa maturité, d'une plante basse rempante de la diandrie trigynie de *Linneus*.

La plante qui produit ce fruit croît au Bengale, dans les Indes orientales.

Le poivre long est de couleur grise, gros comme une plume de cygne, long d'un pouce et demi (40 millim.), soutenu sur un pédicule assez long qui adhère à la tige; il ressemble aux chatons du bouleau; il est cannelé, chagriné, formé de petits grains unis les uns aux autres, chaque grain contenant une petite amande qui se sèche et se réduit en poudre. Sa saveur est âcre, piquante, d'une odeur agréable. Plusieurs nations s'en servent pour assaisonner leurs viandes; mais en France il est réservé pour la médecine.

Il est stomachique, sudorifique, stimulant. Il entre dans la composition de la thériaque, du mithridat, du diascordium, du béni-laxatif, de l'onguent d'arthanita et épispastique.

POIVRE A QUEUE. Nom que l'on donne à un petit fruit rond de la grosseur du poivre, et qui est garni d'une petite queue. *Voyez* Cubebes.

POIVRE SAUVAGE. Surnom que l'on donne à la semence de l'*agnus castus*, parce qu'elle a la forme et une saveur analogue à celle du poivre. *Voyez* Semence d'*agnus castus*.

POIVRE DE THEVET. Fruit aromatique d'une espèce de myrte à feuilles de laurier.

Voyez Poivre de la Jamaïque.

POIVRIER DU PEROU, MOLLE ou MOLY. *Lentiscus Peruviana. Schinus molle, molle, moly.* Arbre du Pérou, de la dioécie décandrie de *Linneus.*

Cet arbre est grand, étendu; ses feuilles ressemblent à celles du lentisque, mais elles sont plus longues, plus étroites, pointues, lisses, dentelées en leurs bords, pourvues d'un suc laiteux, gluant, qui a l'odeur et la saveur du fenouil : ses fleurs sont petites, très-nombreuses, attachées à des rameaux particuliers, composées chacune de cinq pétales pointus, de couleur jaune blanchâtre et contenant dix étamines; les fleurs femelles naissent sur des individus séparés : ces dernières portent aussi des étamines; mais elles sont stériles. Les fruits sont des bayes semblables à celles de l'asperge, disposées en grappes comme le raisin, couvertes d'une pellicule rougeâtre oléagineuse, et contenant chacune un petit noyau osseux. Ces bayes ont l'odeur et la saveur des bayes de genièvre. On les fait bouillir dans l'eau, et on en obtient par la fermentation, une liqueur vineuse très-bonne : c'étoit le *moly* des anciens, liqueur très-vantée pour guérir les maladies des reins; on l'offroit aux étrangers comme un présent précieux.

Il découle de cet arbre, à l'aide des incisions que l'on fait à son écorce, une résine analogue à la résine élémi.

L'écorce et les feuilles s'emploient en fomentation pour les enflures cutanées.

POIX. *Pix.* Résine liquide d'une consistance un peu plus épaisse, que l'on ramasse sur les pins et sapins.

Voyez Galipot.

POIX BATARDE. C'est un mélange de poix noire, de goudron et de colophane : celle-ci y entre en plus d'égalité que le poids des deux autres.

POIX BLANCHE ou JAUNE. Résine demi-liquide que l'on obtient par incision, des pins et sapins. *Voyez* Galipot.

POIX DE BOURGOGNE. C'est le galipot ou poix blanche que l'on a préparée, pour la première fois, à ce que l'on prétend, dans la Bourgogne. *Voyez* Galipot.

POIX GRASSE. Ce qu'on appelle *poix grasse*, est du galipot sec que l'on a fait liquéfier avec de la térébenthine commune.

POIX JAUNE. La poix jaune est du galipot qui a été coloré, par son contact avec la lumière. *Voyez* Galipot.

POIX MINERALE. Matière bitumineuse d'une consistance demi-fluide, que l'on a ainsi nommée à cause de sa couleur et de ses propriétés analogues à la poix, et parce qu'on la trouve parmi les minéraux. *Voyez* Pissasphalte.

POIX DE MONTAGNE. Bitume ainsi nommé à cause de sa couleur analogue à celle de la poix noire, et que l'on trouve dans l'intérieur de certaines montagnes. *Voyez* Asphalte.

POIX NOIRE ou NAVALE. La poix noire se prépare avec les matières résineuses qui sont restées sur les filtres qui ont servi à purifier la térébenthine et le galipot, et avec les copeaux des arbres *pins* et *sapins*, que l'on a incisés pour avoir cette résine liquide.

On emplit de ces matières, un four de six à huit pieds (2 mètres à 2 mètres et demi) de circonférence, sur huit à dix (2 mètres et demi à 3 mètres) de haut. On met le feu au sommet, de manière que le bois et la paille, en se consumant, forcent la matière résineuse à descendre, à mesure que la chaleur la liquéfie, sur l'aire du four, et à se porter par une pente inclinée, dans un canal qui la conduit au dehors dans une cuve à demi-pleine d'eau : elle est de couleur rousse foncée, qui lui vient du charbon dont elle a été salie; elle laisse surnager une liqueur huileuse que l'on ramasse et qui porte le nom d'huile ou baume de poix.

Pour rendre cette poix marchande, on la fait cuire dans une chaudière de fonte, pour lui donner de la consistance, et on la coule dans des moules formés dans de la terre noire, où on la laisse refroidir.

On s'en sert pour les cordages de navire, en la mêlant avec du brai gras, du goudron et de l'huile de poisson ; alors elle prend le nom de poix navale.

La poix noire se prépare dans nos pays méridionaux, à la tête du Buck, à dix lieues de Bordeaux.

POIX-RÉSINE ou RÉSINE DE PIN. *Resina pinea, sive resina alba.* La poix-résine peut être considérée de deux sortes; savoir, l'une naturelle, et l'autre le produit de l'art.

La poix-résine naturelle est celle que l'on trouve adhérente sur les tiges des pins et sapins que l'on a incisés pour en faire découler la térébenthine; elle s'est desséchée sur l'arbre, et elle se présente en larmes en forme de stalactites plus ou moins volumineuses. Mais cette qualité de résine est trop peu abondante pour la consommation qu'il s'en fait.

La seconde sorte, qui est un produit de l'art, se prépare immédiatement avec la térébenthine dont on fait évaporer l'huile volatile pour la convertir d'abord en galipot.

Voyez Galipot.

On prend ce galipot, on le met dans une grande chaudière; on le fait cuire à petit feu, en remuant souvent la matière pour l'empêcher de brûler. Lorsqu'elle a acquis assez de consistance, on la coule à travers un filtre de paille, tandis qu'elle est bien chaude, pour la clarifier. On se sert pour cet effet d'une cuiller à pot en cuivre, garnie d'un manche assez long pour ne pas être exposé à se brûler.

Cette résine ainsi dépurée est brune-noirâtre : on lui donne la belle couleur jaune si desirée, en y ajoutant peu à peu huit à dix litres d'eau bouillante. On agite sans cesse jusqu'à ce que la matière soit presque refroidie. Alors on la fait fluer dans des barriques du poids de deux cent cinquante livres (2 quintaux et demi.

La poix-résine est un excellent maturatif, employée extérieurement ; elle est d'un grand usage dans les arts et dans la pharmacie.

Les ferblantiers, les chaudronniers, les plombiers et les potiers d'étain, en consomment beaucoup dans les soudures et l'étamage.

Les pharmaciens la font entrer dans la composition de l'onguent de guimauve, de l'onguent mondificatif, basilicum, de la mère sans litharge, et dans celui *dit* des Apôtres.

Elle entre encore dans la composition des emplâtres de mélilot, de mucilage, de ciroine, de cigüe, d'André de Lacroix, de bétoine, de diachylon gommé, et dans l'emplâtre odontalgique.

POIX SÈCHE. *Palimpissa*. Ce que l'on entend par poix sèche, n'est autre chose que la colophane ou résidu de la térébenthine, dont on a obtenu l'huile volatile ou essence, par la distillation. *Voyez* Colophane.

Palimpissa est dérivé de deux mots grecs, dont l'un signifie en latin *rursus*, de rechef, et l'autre *pix*, poix : on sous entend *cocta*, deux fois cuite.

POLIUM DES MONTAGNES ou THIM BLANC DES MONTAGNES. *Polium montanum. Teucrium polium. Polium montanum luteum*, *album*. Plante de la didynamie gymnospermie de *Linneus*, et de la quatrième classe (labiées) de *Tournefort*.

Cette plante est de deux sortes ; l'une à fleur jaune, l'autre à fleur blanche. La premiere pousse de sa racine beaucoup de tiges grêles, dures, ligneuses, velues, qui s'élèvent à la hauteur d'un demi-pied (162 millim.) : ses feuilles sont petites ; oblongues, épaisses, dentelées, garnies en dessus et en dessous d'un duvet jaune : ses fleurs sont labiées, petites, réunies plusieurs ensemble, de couleur jaune comme de l'or, d'une odeur aromatique, d'une saveur amère ; chacune de ces fleurs est un tuyau évasé par le haut et prolongé en une lèvre découpée en cinq parties : son fruit est une capsule qui a servi de calice à la fleur, et qui renferme des semences menues presque rondes.

Cette plante croît en Italie, en Espagne, dans la Lusitanie, à Narbonne, sur les montagnes en Languedoc, en Provence, dans le Dauphiné.

La seconde espèce diffère de la première en ce que ses tiges sont couchées à terre, et que ses fleurs sont blanches.

Le polium jaune est le plus estimé; il est vulnéraire, stimulant; il entre dans la composition de la thériaque, du mithridat, de l'eau prophylactique.

POLYPES. Les polypes sont des animaux d'un genre particulier, que les naturalistes ont associés aux vers.

Ces animaux ont le corps mou, gélatineux, dépourvus d'yeux et de tête, sans organes respiratoires apparens, ni systêmes de circulation; ils sont tous aquatiques, et ils multiplient par la scission de leurs corps.

M. *Lamarck* les divise en quatre ordres qu'il appelle :

1 Polypes à rayons.
2 Polypes coralligènes.
3 Polypes rotifères.
4 Polypes amorphes.

POLYPES AMORPHES, (4e. ordre). Ces polypes ainsi nommés, parce qu'ils n'ont point de configuration déterminée, sont gélatineux, contractiles, et échappent à la vue.

Quelques-uns n'ont point d'organes extérieurs saillans. Le *protée* paroît composé de molécules homogènes, qui forment un corps elliptique avec un long col, terminé par un nœud; mais sa forme varie sous l'œil même de l'observateur; il habite dans l'eau long-tems conservée.

Le *volvox* est arrondi; on le trouve dans l'eau où on a mis des plantes à infuser; il est blanchâtre ou orange.

Le *vibrion* a le corps filiforme. Les petits vers qu'on trouve dans la colle de farine, dans le sédiment de plusieurs végétaux, dans le vinaigre, sont de ce genre.

La *monade*, dont le corps est transparent, en forme de point; c'est le plus petit et le plus simple des animaux.

Il est des polypes amorphes dont les organes extérieurs sont saillans. Tel est :

Le *trichode*. Son corps est garni de cils ou d'espèces de petites cornes. Le *trichode grandinelle* ressemble à un grain de grêle.

POLYPES CORALLIGÈNES. (2e. ordre). Ces polypes sont contenus dans des cellules calcaires carbonatées, cornées, coriaces ou fibreuses, qui constituent par leur réunion, des masses informes, ou des tiges branchues, ordinairement fixées par leur base, et composées d'une ou deux substances différentes. Ces animaux, en étendant leurs tentacules, ressemblent à des fleurs. On les regardoit autrefois comme des végétaux; mais on sait aujourd'hui que ce sont des animaux, et on les a nommés *zoophytes* et *litophytes*, conformément à leurs habitations, qui sont ou solides, ou flexibles, et qu'on nomme en général polypiers.

Les polypiers solides sont entièrement calcaires.

On y comprend le tubipore, le madrépore, le méandre, le millepore.

Les polypiers flexibles ne sont pas entièrement calcaires.

On y comprend le corail, la coraline, le flustre ou eschare, l'alcyon, l'éponge.

POLYPES A RAYONS (1er. ordre.) Ces polypes sont réguliers, et fixés communément à leur base : ils ont autour de leur bouche, plusieurs tentacules articulés ou disposés en rayons : ces espèces de bras servent dans quelques espèces, à amener leur proie. Ces polypes sont nuds : ils vivent dans la mer, dans les eaux douces et stagnantes : ils peuvent se déplacer spontanément ; chaque partie coupée repousse aussitôt. Si on coupe un de ces animaux en deux, chaque moitié devient un polype entier.

On compte deux espèces de ce genre, 1°. l'actinie, et l'hydre.

L'actinie a le corps charnu, cylindrique et coriace ; sa bouche est bordée de plusieurs rangs de tentacules en rayons. L'actinie rousse est une des espèces principales.

2°. L'hydre. Ce polype est appelé polype à bras, à cause des tentacules dont sa bouche est garnie ; c'est celui qui a éminemment la faculté de se régénérer.

POLYPES ROTIFERES. (3e. ordre). Les polypes rotifères ont la bouche munie de cils qui communiquent à l'eau un tourbillonnement rapide, et attirent les molécules dont ils se nourrissent. Ils multiplient par scission. Ainsi coupés, ils se dessèchent promptement ; et conservés dans cet état dans un lieu sec, ils peuvent se régénérer même après plusieurs années.

Les polypes rotifères sont communs dans les eaux dormantes. On compte parmi eux, la vorticelle *pyriforme*, *muguet* et *trompète*, l'urcéolaire renaissante, que *Spallanzani* a nommée *rotifère*, et sur laquelle il a fait ses belles expériences.

POLYPODE. *Polypodium quernum, aut quercinum vulgare.* (*Pl.* XX, *fig.* 115). Plante de la cryptogamie des fougères de *Linneus*, et de la seizième classe (apétales) de *Tournefort.*

Cette plante a les feuilles semblables à celles de la fougère mâle, mais plus petites, découpées profondément, en parties longues et étroites. Ces feuilles sont couvertes sur le dos, de coques sphériques rougeâtres, qui contiennent les organes propres à la reproduction de l'espèce. Sa racine est longue et grosse comme le doigt d'un enfant, nouée, garnie de fibres, de couleur roussâtre lorsqu'elle est sèche, et verdâtre en dedans. Sa saveur est douce, sucrée, un peu amère.

Cette plante croît sur les troncs des vieux arbres, et sur les vieilles murailles. On se sert de sa racine en médecine : on préfère celle qui naît sur les chênes.

La racine de polypode est légèrement purgative : on en fait une boisson par décoction, après avoir rejetté l'eau de la première ébullition.

Les feuilles de polypode entrent dans la composition de la poudre contre la rage.

La racine entre dans la composition de la confection hamec, du catholicon double, du lénitif, du diaprun, de l'onguent *de arthanitâ*.

POMME, ou POMMIER. *Pyrus malus. Pomma, malus.* La pomme est le fruit du pommier. Le pommier est un arbre de l'icosandrie pentagynie de *Linneus*, et de la vingt-unième classe (fleurs en roses) de *Tournefort.*

On distingue deux espèces générales de pommier, l'une sauvage, et l'autre cultivée.

Le pommier cultivé peut encore être distingué en pommier à haute et basse tige.

Il en est des pommiers comme des poiriers ; leur variété est très-nombreuse, et leurs fruits diffèrent en grosseur, en couleur, en saveur, et naissent à des époques différentes, dans le cours de l'été.

Le pommier à haute tige s'élève à une hauteur médiocre; celui qui est à basse tige ressemble plutôt à un arbuste qu'à un arbre.

Le tronc des pommiers est d'une grosseur proportionnée à sa hauteur; il est couvert extérieurement, d'une écorce cendrée en dehors, jaunâtre en dedans, et assez unie. Son bois est dur, blanc ou blanchâtre, et propre à faire plusieurs instrumens. Ses rameaux sont longs, et se répandent au large ; ses feuilles sont longues ou presque rondes, les unes pointues, les autres obtuses, légèrement crénelées en leurs bords, un peu velues en dessous quand elles sont jeunes. Ses fleurs sont composées de cinq pétales, disposés en roses : elles renferment vingt étamines et cinq pistils.

Son fruit est à péricarpe charnu, divisé intérieurement en

cinq loges cartilagineuses, renfermant chacune deux semences, appelées *pepins*. Les racines des pommiers sont longues, ligneuses, les unes pivotantes, les autres traçantes.

Il y a un grand nombre de variétés du pommier, et ses fruits prennent différens noms, selon leur forme, leur couleur et leur largeur ou grosseur. Les pommes les plus estimées, sont le rambour, le fenouillet, la rainette.

Les pommes sauvages servent de nourriture aux animaux; elles servent aussi à préparer une boisson vineuse, connue sous le nom de cidre.

Les pommes cultivées servent d'alimens sur les tables.

La pomme de rainette est très-recherchée; c'est celle qui est employée en médecine : on en fait des boissons rafraîchissantes; on en tire une fécule, on en prépare une gelée, un sirop; on en fait une pommade pour le teint; on en fait des cataplasmes pour l'inflammation des yeux.

POMME D'ADAM. *Pomum adami. Malus adami. Malus assyria.* Fruit d'une espèce de limonier qui croît dans l'Assyrie, dans la Perse, et que l'on cultive dans les pays chauds.

L'arbre qui produit ce fruit appartient à la polyadelphie icosandrie de *Linneus*. Son fruit est fait comme une orange, mais beaucoup plus gros, d'un jaune plus foncé, et d'une odeur moins forte : son écorce est médiocrement épaisse, inégale, et crevassée; sa pulpe est semblable à celle du citron, remplie de suc, d'un goût approchant de celui de l'orange, mais qui n'est point agréable.

La pomme d'adam n'est point employée en médecine à cause de sa rareté. Ses propriétés sont analogues à celles de la bigarade : on le place au rang des anti-scorbutiques.

POMME D'AMOUR, ou POMME DORÉE, TOMATE. *Poma amoris major, fructu rubro. Lycopersicon galeni. Solanum pomiferum. Mala insana.* Plante de la pentandrie monogynie de *Linneus*, et de la seconde classe de *Tournefort*.

Cette plante pousse des tiges longues de quatre ou cinq pieds (1 mètre et demi environ), velues, foibles, creuses en dedans, rameuses, se couchant à terre; elles sont revêtues de beaucoup de feuilles découpées à-peu-près comme celles de l'aigremoine, dentelées à leurs bords, pointues, tendres, un peu velues, d'un vert pâle : ses fleurs naissent entre les feuilles des rameaux; elles sont petites, réunis dix ou douze ensemble, jaunes, portées sur de pédicules qui ont chacun un nœud près de la fleur. Ces fleurs sont des rosettes infundibuliformes, découpées en cinq parties dans le haut, et soutenues par un calice pentaphylle. Son fruit est gros comme une petite pomme, rond, uni, luisant, doux au toucher, mou, charnu, de couleur rouge, d'une saveur aigrelette, bon à manger, divisé intérieurement en plusieurs loges qui renferment des semences applaties, jaunâtres. Sa racine est fibreuse.

Cette plante a une odeur vireuse, désagréable; on la cultive dans les jardins. Les italiens mangent son fruit en salade. Les feuilles sont narcotiques, assoupissantes, on les fait cuire dans l'eau, et on les applique extérieurement pour appaiser les douleurs, pour arrêter les fluxions.

On prépare avec son fruit, une huile par infusion En France, on exprime le suc de ce fruit, et on y ajoute un peu de sel et de vinaigre : il en résulte une sauce qui est d'un très-bon goût, et que l'on mange avec le bouilli.

On connoît le suc de ce fruit sous le nom de suc ou jus de tomate.

POMME DE COLOQUINTE. C'est le fruit entier de la plante de ce nom. *Voyez* Coloquinte.

POMME EPINEUSE, ou ENDORMIE COMMUN. *Stramonium fructu spinoso oblongo, solanum maniacum, datura, hippomanes.* Plante de la pentandrie monogynie de *Linneus*, et de la seconde classe (fleurs infundibuliformes) de *Tournefort.*

Cette plante originaire d'Amérique, particulièrement en Malabar, croît actuellement en France, dans les lieux déserts et sableux, et aussi dans les jardins : elle s'élève à la hauteur de cinq à six pieds (1 mètre et demi à 2 mètres). Sa tige est grosse, rameuse; ses feuilles sont semblables à celle de l'épinar, moins épaisses, mais plus larges, dentelées, d'une odeur fétide; sa fleur est grande, monopétale, de couleur blanche, ou purpurine violette, d'une odeur assez désagréable, ayant la forme d'un verre à patte. Elle renferme cinq étamines et un pistil. A ces fleurs succède un fruit gros comme une petite pomme, de couleur verte, environné d'épines molles qui ne piquent point. Ce fruit est divisé en quatre loges remplies de semences réniformes, de la grosseur d'une lentille, noires en dehors, blanches en dedans, d'une saveur désagréable. La racine est fibreuse, blanche, d'une odeur de raifort.

Les habitans de Malabar nomment cette plante *unmata caya*, et ceux de Canarie lui donnent le nom de *datiro*, d'où est venu celui de *datura.*

On prépare en pharmacie une huile par infusion avec les feuilles de cette plante, et celles-ci entrent dans la composition du baume tranquille.

Cette plante est vénéneuse, narcotique, d'une odeur vireuse, d'une saveur nauséabonde, amère.

Sa semence, quoique de saveur insipide, étant prise en poudre à la dose d'un demi gros (1 gram. et demi), excite le délire ou le sommeil létargique, et la mort à une plus forte dose.

Le suc de ses feuilles rapproché par l'évaporation, jusqu'à consistance d'extrait, est propre pour guérir la manie qui succède à la fièvre de lait.

C'est avec la semence de cette plante que des malfaiteurs ont endormi d'une manière si coupable des personnes qu'ils vouloient voler impunément. L'antidote le plus sûr de ce poison végétal, est le vinaigre ou le suc de citron.

Il est une seconde espèce de plante appelée pomme épineuse, en latin *stramonium fructu spinoso rotundo, semine nigricante, sive nux methel flore albo*, qui ne diffère de l'espèce ci-dessus décrite, que par la forme de son fruit qui est presque ronde, et la couleur de sa semence qui est noirâtre. Son usage n'est pas moins dangereux.

POMME DE MANCELINIER. Fruit du mancelinier, dont la forme est analogue à celle d'une petite pomme.

Voyez Manceline, ou Mancenilier.

POMME DE MERVEILLE, ou MOMORDIQUE. *Momordica balsamina pomis angularis tuberculatis, foliis glabris patenti palmatis. Balsamina rotundi folia sive mas. Charantia.* Plante de la monoécie syngénésie de *Linneus*, et de la première classe de *Tournefort*.

Cette plante pousse des tiges menues, sarmenteuses, anguleuses, longues de trois pieds (1 mètre), s'attachant par des vrilles, à des échalas que l'on place à côté pour les soutenir, ses feuilles ressemblent à celles de la vigne; mais elles sont plus petites, d'un vert agréable, pétiolées, et d'une saveur légèrement amère. Ses fleurs sont campaniformes, découpées en cinq parties jusqu'à leur centre; de couleur jaune blanchâtre. Son fruit a la forme d'un concombre, renflé dans son milieu, de couleur jaune rougeâtre, ou rouge lorsqu'il est mûr, et parsemé à sa surface de tubercules épineux.

Ce fruit n'est point pulpeux, il s'ouvre de lui-même en séchant, et il fait voir une cavité qui contient beaucoup de semences grandes comme celles de la citrouille, oblongues, rougeâtres, légèrement crénelées et enveloppées d'une coëffe. Sa racine est petite, fibreuse. Cette plante croît en Italie, et dans nos pays méridionaux. On se sert de ses feuilles et de son fruit; on en fait une huile par infusion. Elle est tempérante, propre pour la brûlure, les hémorrhoïdes.

POMME DE PIN. Fruit de l'arbre de ce nom, auquel on

a donné le nom de pomme parce qu'il représente un cône presque arrondi. *Voyez* Pin.

POMME-POIRE. Fruit qui tient de la pomme et de la poire en même-tems. Ce fruit naît lorsqu'on a greffé un poirier sur un pommier, et *vice versâ*.

POMMES DE SAUGE. Espèce de gall-insectes qui naissent sur les feuilles de la sauge, dans le Levant.

Cette galle à neuf à dix lignes (20 à 22 millim.) de diamètre, et est d'une saveur douce et agréable.

Ce gall-insecte ne naît point en France.

POMMES TAPÉES. Les pommes tapées sont des pommes conservées sèches. On les prépare de la même manière que les poires tapées. *Voyez* Poires tapées. C'est particulièrement à Tours qu'on les prépare, et d'où on les envoie à Paris et ailleurs.

Lorsqu'on veut les servir, on les fait macérer dans l'eau, ensuite on achève de les cuire, et on en fait des compotes avec du sucre.

POMME DE TERRE, ou BATTATE DE VIRGINIE. *Solanum tuberosum esculentum*. La plante qui fournit cette racine, est originaire de la Virginie; elle appartient à la pentandrie monogynie de *Linneus*, et à la seconde classe (infundibuliformes) de *Tournefort*.

Sa tige est foible, herbacée; ses feuilles sont pinnées, très-entières, lanugineuses, et distinctes. Ses fleurs sont monopétales, infundibuliformes, de couleur gris de lin. Sa racine est tubéreuse, charnue, pleine, accompagnée de fibres radicales qui contiennent les organes suçoirs.

On cultive cette plante dans tous les pays de la France, mais avec plus de succès dans nos pays du Midi, et dans les terres mobiles.

On en distingue deux espèces, l'une dont la racine est compacte, pesante, et dont l'épiderme est rouge; l'autre qui est plus volumineuse, mais moins pesante, plus spongieuse, et dont l'épiderme est gris.

Les pommes de terre rouge sont les meilleures; elles contiennent plus de fécule et ne se réduisent pas en bouillie comme celles de la seconde sorte, par la coction dans l'eau.

L'automne est le tems le plus favorable pour les arracher de terre: c'est alors qu'elles ont reçu de la nature, toute l'élaboration qui leur convient.

Les pommes de terre sont devenues un aliment de grande consommation sur la table du riche comme sur celle du pauvre. M. *Parmentier* a fait connoître tous les avantages que l'on pouvoit tirer de cette racine. Il l'a convertie en pain. On en tire une fécule blanche alimentaire ; on la fait servir en Allemagne, en Prusse, en Lithuanie pour en retirer de l'eau de vie : mais malgré les mémoires que l'on a publiés pour affirmer qu'on tiroit de l'eau de vie des pommes de terre, il est bon de faire remarquer qu'elles n'en fourniroient point si on ne les mêloit avec une certaine quantité de grains germés.

On peut conserver les pommes de terre, par le dessication ; et c'est une provision de ressource dans les voyages de longs cours, ou dans les tems de disette.

Pour les faire sécher, on les monde de leur épiderme ; on coupe les plus grosses, par rouelles, on laisse entières les plus petites ; on les enfile en manière de chapelets. Alors on les plonge dans l'eau chaude, pendant deux ou trois minutes seulement, et on les suspend dans une étuve.

La fécule de premières couches a été dissoute par l'eau, et en se séchant, elle fait fonction de vernis qui protége l'intérieur.

Lorsqu'on veut les faire cuire, on les fait macérer auparavant dans l'eau.

POMMETTE. Arbre ; espèce de néflier de l'icosandrie digynie de *Linneus*, et de la vingt-unième classe de *Tournefort*.
Voyez Azérolier.

POMMIER. *Pyrus malus*. Arbre de l'icosandrie pentagynie de *Linneus*, et de la vingt-unième classe de *Tournefort*.
Voyez Pomme.

POMPHOLYX. Terme de commerce adopté par les droguistes. C'est l'oxide blanc du zinc que l'on trouve attaché au couvercle du creuzet dans lequel on a fait fondre du cuivre avec la pierre calaminaire, pour faire du laiton.

Le pompholix est un peu moins blanc que l'oxide de zinc.
Voyez Oxide de zinc.

PORC. Mammifère pachyderme, c'est-à-dire qui a plusieurs sabots.

Cet animal est généralement connu sous le nom de *cochon*.
Voyez Cochon.

PORC-ÉPIC. *Hystrix*. Ce mammifère rongeur a été nommé ainsi, à cause du prolongement de son museau, et à cause des piquans dont son corps est hérissé. Il a les dents incisives, fendues obliquement. Ses piquans ont la consistance d'un tuyau de plume, et paroissent de la même nature ; ils sont annelés de blanc et de roux. L'animal les dresse à volonté, mais il ne peut s'en servir que pour se défendre et non pour attaquer.

Quand il est attaqué lui-même, il se roule en boule et présente un rempart de pointes acérées qui le rendent inexpugnable.

On trouve le porc-épic en Afrique et en Asie; il y en a aussi en Espagne et en Italie, et même en France. Cet animal se creuse un terrier partagé en plusieurs chambre, avec une seule ouverture. Il cherche sa nourriture pendant la nuit; il vit de fruits, de racines et surtout de buis.

On trouve dans sa tête, dans son estomac, dans la vésicule du fiel, mais assez rarement, une concrétion pierreuse à laquelle on a donné le nom de bezoard du porc-épic; on l'appeloit *pierre de Malaca*. Ce bezoard étoit très-rare, très-cher et très-vanté pour chasser les humeurs par transpiration; mais aujourd'hui il est totalement rejeté de la médecine.

PORC SAUVAGE. Mammifère pachyderme qui habite les bois et les campagnes, et qui est connu plus généralement sous le nom de sanglier. *Voyez* Sanglier.

PORCELAINE. Mollusque céphalé conchylifère univalve.

L'ouverture de sa coquille est longitudinale : ses bords sont roulés en dedans, sa spire est presque nulle; ses lèvres sont dentées, son dos est bombé.

Ce coquillage est susceptible d'un très-beau poli; il fait l'ornement des cabinets d'histoire naturelle : les tablettiers en font de jolis ouvrages de tabletteries.

PORCELETS DE SAINT-ANTOINE. *Porcelliones.* On a donné ce nom à un petit insecte vivipare connu sous le nom de mille-pieds ou cloporte, parce qu'on s'est imaginé que la figure de cet insecte avoit quelque rapport avec celle du cochon. *Voyez* Cloportes.

PORPHYRE. Le porphyre est une pierre composée ou roche pétro-siliceuse, qui paroît parsemée de taches plus ou moins grandes, lesquelles sont dues à des molécules pierreuses de plusieurs nature, qui s'y trouvent interposées.

Cette pierre paroît formée de feld-spath et de schorl, réunis par un ciment quartzeux.

Il y a des porphyres de différentes couleurs : le porphyre noir se rencontre au mont de Brada, dans les Pyrénées; le porphyre rouge est une roche cornéenne dure, avec feld-spath granuliforme, et souvent des parcelles d'amphibole.

Cette pierre est scintillante, et donne au chalumeau un verre coloré.

Le porphyre est susceptible d'un vif poli; on en fait des tables, des mortiers, des vases, des pierres à broyer.

PORREAU ou POIREAU. *Allium porrum, porrum commune capitatum, sativum latifolium.* Plante de l'hexandrie monogynie de *Linneus*, et de la neuvième classe (liliacées) de *Tournefort.*

Cette plante est potagère : sa racine proprement dite, est chevelu ou fibreuse ; mais ce que le vulgaire nomme *racine*, que les botanistes nomme *corps moyen* de la racine, ou *corculum*, est un corps presque cylindrique, long de quatre ou cinq doigts, gros d'un ou deux pouces, composé de plusieurs tuniques blanches, lisses, luisantes, jointes les unes aux autres, croissant, s'élevant, se développant, sortant de terre à l'état de feuilles qui deviennent longues d'un pied (325 millimètres), larges, plates ou roulées en goutière, d'un vert pâle ; il s'élève d'entre elles une tige à la hauteur de quatre ou cinq pieds (1 mètre et demi environ), grosse comme le doigt, ferme, solide, remplie de suc, portant à sa sommité un gros bouquet de petites fleurs blanches tirant sur le purpurin, composées chacune de six pétales disposés en lys et attachés à un pédicule : ses fruits sont triangulaires, noirs, divisés intérieurement en trois loges remplies de semences oblongues. Cette plante a une odeur d'oignon ; on la cultive dans les jardins.

Le porreau n'est pas seulement d'usage dans les cuisines ; on s'en sert aussi en médecine, intérieurement et extérieurement.

On en fait des boissons, un sirop, des cataplasmes.

Employé intérieurement, il est cordial, incisif, propre pour exciter l'expectoration.

Employé extérieurement, il est maturatif, il aide à la suppuration, il guérit la brûlure, les hémorrhoïdes.

PORTE-MUSC. Petit mammifère dont les cornes sont recourbées et annelées, qui est pourvu, au bas de l'abdomen, d'une petite poche ou vessie qui contient du musc.

Voyez Gazelle.

POTASSE DU COMMERCE ou VEDASSE. *Potassa impura.* La potasse du commerce est un mélange de plusieurs sels neutres, et de bases salifiables terreuses, subalcalines et alcalines, non saturées d'acide et de terres insolubles. On en distingue de plusieurs espèces, qu'il importe de bien faire connoître pour ne pas se tromper sur l'acception de ce mot, qui a été admis par les chimistes pour désigner la base salifiable alcaline connue sous le nom de *potasse pure* ou *caustique*, et la même base combinée avec l'acide carbonique, sans en être saturée, et qui prend le nom de *potasse carbonatée.* Lorsque la potasse est saturée d'acide carbonique, alors elle est à l'état de sel neutre, et elle prend le nom de *carbonate de potasse*.

Voyez Potasse, dans mon Cours élémentaire de Pharmacie Chimique, pag. 41, vol. 3.

Ce que l'on entend par potasse ou védasse, telle qu'elle se distribue dans le commerce pour le service des verreries, des savoneries, des blanchisseries, à l'usage des teinturiers, etc., est une matière saline qui résulte de la combustion de toutes sortes de bois, à peu près de la même manière que l'on brûle les plantes marines pour fabriquer la soude.

On fabrique des trous en terre, de la profondeur de quatre pieds (1 mètre 299 millim.), sur autant de diamètre, en observant que l'orifice de ce trou soit un peu moins large. On met dans le fond du trou, une couche de combustible allumé, et par dessus, les plantes et les bois tendres, les écorces d'arbres, et les enveloppes des fruits destinés à être brûlés pour être convertis en potasse. A mesure qu'une première couche de ces matières végétales est consumée, on en ajoute une nouvelle, et successivement, jusqu'à ce que toute la capacité du trou soit remplie. De tems en tems on arrose les cendres avec de l'eau, ou une lessive de cendres ordinaires, afin que ces cendres en se calcinant, se rassemblent en masses et forment des morceaux durs et compacts. L'action du calorique qu'elles éprouvent, leur donne un commencement de fusion ignée qui leur communique cet état d'agrégation solide.

Les lieux où l'on fabrique la potasse de cette manière, sont particulièrement la Russie, la Pologne, l'Allemagne : la plus estimée est celle qui nous vient de Dantzick.

Cette espèce de potasse est en masse d'agrégation assez solide ; elle est blanche, d'une saveur âcre, amère ; elle attire peu l'humidité de l'air, parce qu'elle contient beaucoup de sulfate de potasse, de la chaux carbonatée, et de la potasse carbonatée en tres-petite quantité. Cette qualité de potasse n'est pas moins propre à servir de fondant dans les verreries ; mais on ne l'emploie guère dans les blanchisseries, parce qu'elle contient de la potasse caustique, et qu'alors elle brûle le linge.

La potasse d'Amérique est de couleur roussâtre, et est beaucoup plus riche en potasse carbonatée ; elle attire puissamment l'humidité de l'air, et se résout en liqueur ; elle contient peu de matière insoluble.

On distribue dans le commerce une autre qualité de potasse qui est de couleur grise tirant sur le vert, d'une saveur très-âcre, d'une agrégation peu solide, d'une pesanteur spécifique moindre que la première, et qui attire fortement l'humidité de l'air: celle-ci est de très-bonne qualité; elle contient néanmoins des sels neutres.

On a encore compris sous le nom de *potasse*, la lie de vin desséchée et brûlée, et on lui a donné le nom de cendre gravelée. *Voyez* ce mot. *Voyez* aussi salin, qui est une espèce de potasse carbonatée.

Le moyen de séparer la potasse carbonatée des sels neutres qu'elle contient, consiste à humecter la potasse carbonatée avec le moins d'eau possible à froid. L'eau ne dissout que la potasse carbonatée qui est facilement soluble et les autres sels neutres demeurent intacts. On filtre la liqueur, et on la fait évaporer jusqu'à siccité. On obtient la potasse carbonatée des pharmaciens; mais il est bon de consulter cet article dans mon Cours élémentaire de Pharmacie Chimique.

Les peintres préparent avec la potasse une liqueur qu'ils nomment *eau seconde*. *Voyez* Eau seconde des peintres.

Le nom de *potasse* vient de deux mots allemands qui signifient *cendre de pot*, parce qu'on la calcinoit dans des pots.

POTÉE D'ETAIN. Oxide d'étain à son second degré d'oxidation. On s'en sert pour polir le verre. *Voyez* Etain.

POTELOT. Nom que l'on donnoit anciennement à une matière minérale noire que l'on a long-tems prise pour une mine de plomb noire, et que l'on reconnoît aujourd'hui pour être un sulfure de molybdène. *Voyez* Sulfure de molybdène.

POTIRON. *Cucurbita melopepo. Melopepo clypei-formis.* Fruit de terre, ou curbitacé qui appartient à une plante de la monoécie syngénésie de *Linneus*, et à la première classe (campaniformes) de *Tournefort*.

Les feuilles de cette plante sont épaisses, spongieuses, figurées en lobes; sa tige est droite; et son fruit part des nœuds qui s'élèvent du milieu de la tige: leur pesanteur les oblige à prendre leur point d'appui sur terre.

Le potiron a une forme ronde; son volume est considérable: son écorce extérieure est épaisse, d'une couleur jaune foncée lorsqu'il est mûr: son péricarpe est charnu, spongieux, assez ferme, mais rempli de suc. Il contient dans son intérieur des semences émulsives, renfermées dans un péricarpe coriacé, garni tout autour d'une espèce de bourrelet ou bord saillant.

On récolte ce fruit avant sa maturité absolue, et il se mûrit de lui-même en l'exposant à l'air, à une température moyenne.

Il est une seconde sorte de potiron que l'on nomme *cucurbita verrucosa*, parce que son fruit est parsemé extérieurement de petits tubercules semblables à des verrues. Ce fruit est oblong, charnu, spongieux, divisé intérieurement en cinq quartiers dans lesquels on trouve des semences aplaties, oblongues, comme dans le précédent. Ces semences font partie des quatre semences froides. Le fruit sert dans les cuisines.

POUDINGUE. Mélange de débris de pierres quartzeuses, réunis, sous forme d'agrégat solide, par un ciment siliceux.

La formation des poudingues est due à l'eau. On les trouve sur les bords de la mer ou dans des lieux qui ont été recouverts par les eaux, et qu'elles ont abandonnés.

Les plus beaux se trouvent en Angleterre, et en France dans la forêt de Chantilly.

POUDRE DU CARDINAL DE LUGO. On a conservé ce nom à la poudre de quinquina, pour rappeler l'époque où le cardinal de *Lugo* fit connoître cette poudre dans toute l'Europe, conjointement avec quelques pères jésuites venus de l'Amérique. Ce fut en 1649. Cette poudre fut une précieuse découverte pour les malades tourmentés par la fièvre, à qui elle fut administrée, et pour les pauvres jésuites, qu'elle rendit fort riches par tout l'or qu'elle leur procura.

POUDRE DES JESUITES. C'est la même poudre que celle du cardinal de *Lugo*.

POUDRE A MOUCHES. On a donné ce nom à l'arsenic natif amorphe.

Dans le commerce de la droguerie, on distribue pour poudre à mouches, la mine de cobalt en poudre.

Toutes les matières qui recèlent de l'arsenic à l'état de sulfure ont la propriété de faire périr les mouches.

On met de la poudre de mine de cobalt ou de sulfure d'arsenic jaune ou rouge dans un vase, on ajoute de l'eau légèrement sucrée ou miélée : non-seulement cette eau est un poison pour les mouches qui en gouttent, mais encore on a pensé que ce mélange fournissoit un gaz hydrogène sulfuré arsenique, qui tue les mouches qui traversent cette atmosphère.

POUDRE D'OR C'est le mica jaune en poudre que l'on épand sur l'écriture pour la sécher. *Voyez* Mica.

POUDRE A VERS. Semence d'une plante de la syngenésie polygamie superflue de *Linneus*, connue vulgairement sous le nom de barbotine ou barbontine, en latin *arthemisia santonica*, et dont la propriété a été reconnue anthelmintique.

Voyez Barbotine et *semen contra*.

POUDRETTE INODORE VEGETATIVE DE BRIDET. Engrai pulvérulent de couleur rousseâtre, que l'on obtient des matières extraites des fosses d'aisance, et que l'on a fait fermenter, sécher, et pulvériser.

M. *Bridet* a imaginé de faire servir les matières fécales à l'engrai des terres, en faisant subir à ces matières l'action de la fermentation putride, à l'aide de laquelle tous les effluves d'infection se dégagent sous l'état gazeux. Il a obtenu du gouvernement un privilège pour établir dans tous les départemens de la France, des réservoirs ou il dépose les matières fécales extraites des fosses d'aisance. Ces matières subissent, à l'air libre, toutes les lois de la fermentation putride. Les gaz hydrogènes sulfurés, carbonés et phosphorés, se perdent dans l'atmosphère, ainsi que le gaz ammoniacal; et le produit qui reste de cette fermentation putride, est une terre végéto-animale dont il étoit curieux de connoître toutes les espèces de terres qui la composent.

Lorsque cette matière a fermenté suffisamment, on l'exploite en meule à l'instar de la tourbe, et on la fait sécher en plaçant ces meules ou briques sur la terre même qui avoisine le lieu de l'entreprise. Lorsque ces meules sont parfaitement sèches, on les réduit en poudre grossière que l'on enferme dans des sacs, pour la conserver pour l'usage.

On répand cette poudre sur les terres, pour les fertiliser et les rendre plus propres à l'acte de la végétation.

M. *Sage* en a fait l'analyse mécanique, et l'a trouvée composée de :

Terre végéto-animale..........	32
Sulfate de chaux...............	2
Carbonate de chaux.............	36
Quartz..................	12
Oxide de fer...............	1
Perte...................	17
	100

POULE. *Galla*. Oiseau de la famille des gallinacés alectrides. C'est la femelle du coq. *Voyez* Coq.

POULE D'EAU. Oiseau échassier pressirostre, c'est-à-dire, haut monté sur son tarse, et dont le bec est comprimé sur les côtés.

La poule d'eau est un oiseau aquatique noir partout, et principalement à la tête et au cou, ce qui la distingue de la foulque, qui a une tache blanche sur le front. Ses doigts ne sont pas palmés, mais ils sont bordés d'une membrane, ce qui la rapproche un peu des palmipèdes.

La chair de la poule d'eau est très-délicate ; elle est réputée aliment maigre, parce qu'elle se nourrit de poissons. C'est en hiver que l'on va à la chasse de la poule d'eau.

POULE D'EAU. Oiseau palmipède serrirostre. C'est le même que la macreuse. *Voyez* Macreuse.

POULE GRASSE. C'est la plante potagère généralement connue sous le nom de *mâche*. *Voyez* Mâche.

POULET. Oiseau de la famille des gallinacés alectrides, c'est-à dire, propre au vol. C'est le petit du coq et de la poule. *Voyez* Coq.

POULIOT. *Pulegium*, *mentha pulegium latifolium vulgare*, *angustifolium*. Plante de la didynamie gymnospermie de *Linneus*, et de la quatrième classe de *Tournefort*.

On connoît deux espèces de pouliot, l'une qui est le pouliot à larges feuilles, et l'autre à feuilles étroites.

La première pousse des tiges quarrées, velues, les unes élevées, les autres courbées, s'épendant à terre, et y prenant racine par des fibriles qui sortent de leurs nœuds. Ses feuilles sont presque rondes comme celles de la marjolaine, mais plus douces au toucher, et plus noirâtres : il sort de leurs aisselles d'autres petites feuilles très-menues, ou des petites branches : ses fleurs sont verticillées ou disposées par anneaux autour des tiges; elles sont de couleur bleuâtre ou purpurine, de forme labiée; ses semences sont menues, au nombre de quatre : sa racine est fibreuse. Toute la plante a une odeur aromatique, une saveur âcre, un peu brûlante.

La seconde espèce de pouliot a ses feuilles oblongues, très-étroites, et ses tiges grêles, rondes et rougeâtres.

On se sert des feuilles et des fleurs du pouliot, dans les convulsions hystériques, dans la toux et l'enrouement, en infusion théiforme.

POUMON DU RENARD. On préparoit anciennement le poumon du renard, en le lavant dans du vin blanc; on le faisoit sécher ensuite, et on le réduisoit en poudre, pour l'usage de la médecine. On lui attribuoit la propriété détersive pectorale; celle de guérir l'asthme, mais on n'en fait plus d'usage à présent.

POURCEAU. Mammifère pachiderme, c'est-à-dire, qui a la peau épaisse, *crassipellis*.

Le nom de pourceau a été donné au cochon, du latin *porcus*, *quasi spurcus*, sale, vilain, parce que cet animal se plaît à se vautrer dans les eaux fangeuses. *Voyez* Cochon.

POURPIER. *Portulaca hortensis latifolia*, *seu sativa oleracea : portulaca angustifolia silvestris*. Plante de la dodécandrie monogynie de *Linneus*, et de la sixième classe (rosacées) de *Tournefort*.

On en distingue deux sortes, une cultivée, à feuilles larges, et une sauvage, à feuilles étroites.

La première pousse des tiges grosses, rondes, droites, tendres, remplies de suc, lisses, rougeâtres, se divisant en quelques rameaux, et s'élevant à la hauteur d'environ un pied (325 millimètres). Ses feuilles sont alternes, oblongues, ou presque rondes, assez larges, épaisses, charnues polies, luisantes, de couleur blanchâtre ou jaunâtre, d'un goût visqueux acescent. Ses fleurs sont petites, composées chacune de cinq pétales, disposés en roses, de couleur pâle, soutenus par un calice monophylle. Sont fruit est petit, de couleur herbeuse, et a le figure d'une urne; il s'ouvre en deux parties, qui contiennent des semences menues, noirâtres. Ces semences servent à la reproduction de l'espèce; elles font partie des quatre semences froides mineures. Sa racine est simple, garnie de fibres.

On cultive le pourpier dans les jardins potagers.

Le pourpier sauvage pousse des tiges petites, rougeâtres, se couchant à terre : ses feuilles sont plus petites, plus étroites : il croît sans culture, dans les jardins, dans les vignobles.

Le pourpier est rafraîchissant; on en fait une eau distillée, un sirop avec son suc. On en fait usage dans les cuisines.

POURPIER DE MER, ou SOUTENELLE. *Portulaca marina latifolia flore suave rubente, halimus indicus. Attriplex maritima fruticosa.* Petit arbrisseau de l'icosandrie pentagynie de *Linneus*, et de la quinzième classe de *Tournefort*.

Cet arbrisseau est une espèce d'arroche ou un petit arbrisseau qui pousse des rameaux longs d'environ un pied et demi (488 millimètres), grêles, plians, se couchant la plupart à terre, de couleur bleue ou purpurine blanchâtre : ses feuilles sont oblongues, charnues, lisses, douces au toucher, semblables à celles du pourpier, mais plus fermes, plus blanches, d'une saveur salée. Ses fleurs naissent aux sommités des branches; elles sont composées de plusieurs étamines, de couleur purpurine, et soutenues par un calice pentaphylle. Ses fruits sont des semences en grand nombre, menues, presque rondes, aplaties comme dans l'arroche ordinaire. Sa racine est ligneuse.

Cette plante croît aux lieux maritimes, dans les Indes, dans la Zélande, la Flandre, l'Angleterre.

Ses feuilles sont persistantes pendant l'hiver. On les confit dans la saumure, dans le vinaigre, on les mange en salade.

Sa racine est lactifère.

POURPRE. *Murex.* Mollusque céphalé, conchylifère, univalve.

La pourpre est épineuse, tuberculée; sa columelle est pointue; son ouverture est terminée par un canal très court, et par une petite échancrure oblique. La couleur pourpre des anciennes toges romaines, étoit tirée de ce mollusque, qui étoit pourvue d'une liqueur secrétoire du plus beau rouge. On se doute bien que cette liqueur étoit bien rare et fort chère.

Les espèces principales de ce genre de mollusque, sont la *pourpre persique*, qui a des stries et des raies élevées, noires et blanches, dans la direction des tours; la *mure*, la *double spire*.

Ce coquillage figure dans les cabinets d'histoire naturelle.

POZZOLANE, ou POUZZOLANE. Produit volcanique, qui a reçu son nom de la ville de Pouzzole en Italie, où elle a été employée très-anciennement avec la chaux vive, pour préparer un ciment qui se durcit dans l'eau.

On lui a donné improprement le nom de sable de pouzzolane, parce que c'est un produit d'accident dans l'état de demi-vitrification opérée par le feu des volcans.

Bergman a trouvé sur cent parties de pozzolane rousse :

Silice	55
Alumine et fer, de chaque, 20	40
Chaux.	5
	100

Dolomieu regarde les pozzolanes comme des terres et des pierres argileuses calcinées, cuites dans l'intérieur du volcan, et rejettées en fragmens irréguliers : elles ne sont que rarement boursouflées, et n'ont jamais de pores aussi grands, ni aussi nombreux que les scories.

La pozzolane mêlée avec la chaux vive éteinte dans l'eau, fait un ciment très-utile pour les constructions dans l'eau.

M. *Chaptal*, qui s'occupe beaucoup des arts, dans tous les genres, a prouvé que nos ochres calcinés pouvoient remplacer avantageusement la pozzolane : il en forme des boules, dont il emplit les fours de poterie, et on les cuit en même-tems que la poterie, ou de la même manière.

PRASE. Variété du quartz agate. *Voyez* Quartz agate.

PREHNITE. Cette pierre ainsi nommée, parce qu'elle a été apportée du Cap par le colonel *Prehn*, est verdâtre, un peu nacrée : elle diffère de la zéolithe, parce qu'elle contient beaucoup moins d'eau.

Quelques minéralogistes l'appellent chryolithe du Cap : elle raye légèrement le verre ; elle se fond au chalumeau en écume blanche remplie de bulles, et finit par se convertir en émail d'un jaune noirâtre. Sa pesanteur spécifique est de 2,6097 à 2,6969.

M. *Hassenfratz* qui en a fait l'analyse, y a trouvé :

Silice	50,0
Alumine	20,4
Chaux	23,3
Fer	4,9
Eau	0,9
Magnésie	0,5
	1000

M. *Klaproth*, qui a analysé la même pierre, y a trouvé :

Silice	44
Alumine	30
Chaux	18
Oxide de fer	5
Eau et gaz	1
Perte	2
	100

PRÊLE ou QUEUE DE RENARD. *Cauda equina. Equisetum palustre longioribus setis. Equisetum arvense longioribus setis.* Plante de la cryptogamie des fougères de *Linneus*, et de la quinzième classe (staminées) de Tournefort.

Cette plante est de plusieurs espèces. Nous ne citerons que celle appelée *prêle vraie.* Elle pousse des tiges qui s'élèvent à la hauteur d'un pied et demi ou deux pieds (488 à 649 millim.); ces tiges sont rondes, rudes, vides, composées de plusieurs tubes les uns dans les autres, et formant des nœuds d'espace en espace, desquels sortent des feuilles composées de plusieurs tubes articulés et assemblés bout à bout ; les sommités des tiges se terminent en manière d'asperge ou de colonne enflée par le milieu, formée par un grand nombre d'étamines rougeâtres tirant sur le blanc : ces fleurs staminées ne laissent aucuns fruits après elles : les semences naissent sur des pieds qui ne portent point de fleurs ; ce sont des grains très-petits et noirs : ses racines sont fibreuses, menues.

Cette plante croît dans les prés, dans les marais, le long des ruisseaux.

Elle est diurétique, astringente. On en fait usage dans les écoulemens blancs des femmes, dans la phthysie et les foiblesses de poitrine.

C'est avec la tige de cette plante que les fabricans de rouge végétal, réduisent en poudre la craie de Briançon, pour l'obtenir très-fine.

Equisetum, de *equus*, cheval, et *seta*, soie ou crin.

PRÉSURE. C'est du lait aigri que l'on trouve dans le quatrième ventricule des jeunes veaux qui tettent, et que l'on a tués avant que leur digestion soit faite.

La présure est d'une odeur et d'une saveur aigre, d'une couleur blanchâtre, et d'une consistance molle lorsqu'elle sort de l'animal. On la fait sécher pour la conserver, et plus elle est ancienne, plus elle réagit sur la partie caseuse du lait; elle la rassemble, elle la coagule, elle en presse en quelque sorte les parties, d'où on lui a donné le nom de *présure*. On lui a aussi donné le nom de *caillette*, de celui du ventricule qui la contient.

La présure sert aux laitières et crémières à faire leurs fromages; les pharmaciens l'emploient pour faire leur petit lait: si on la mêle avec des corps fermentessibles, elle en accélère la fermentation.

PRIME D'AMETHYSTE. On a donné ce nom aux parties sans couleur, ou légèrement colorées du quartz hyalin violet, et quelquefois à la chaux fluatée violette.

PRIME D'EMERAUDE. C'est ainsi que l'on nomme la chaux fluatée verte.

Quelques minéralogistes ont désigné sous ce nom, la diallage, et le *quartz hyalin* rose, sous celui de *prime de rubis*.

PRIMEVÈRE ou PRIMEROLE. *Primula veris odorata*, *flore luteo simplici. Verbasculum pratense odoratum. Flores paralyseos* (*Pl.* III, *fig.* 15). Plante de la pentandrie monogynie de *Linneus*, et de la seconde classe de *Tournefort*.

Cette plante pousse au commencement du printems, des feuilles oblongues, larges, ridées, se répandant à terre: il s'élève d'entre elles une ou plusieurs tiges à la hauteur de six à huit pouces (135 à 189 millim.) rondes, un peu velues, nues ou sans feuilles, portant en leurs sommets des bouquets de fleurs simples, mais belles, jaunes, odorantes, infundibuliformes: ses fruits sont des coques ovales qui renferment des semences menues, rondes, noires: sa racine est grosse, écailleuse, rougeâtre, d'une saveur astringente, d'une odeur agréable aromatique, garnie de longues fibres blanches.

Cette plante croît dans les champs, dans les prés, dans les bois, près des ruisseaux.

Primula veris, parce qu'elle fleurit au printems.

On fait usage des feuilles, des fleurs et de la racine.

Les feuilles et les fleurs sont nervales et narcotiques.

Les racines sont sternutatoires.

On prépare avec les fleurs une conserve; on en fait une eau distillée.

PRISMATIQUE. Terme de cristallographie.

Un cristal est prismatique, lorsqu'il a la forme d'un prisme droit ou oblique, dont les pans sont inclinés entre eux de 120°, tels que le carbonate de chaux prismatique, le feld-spath prismatique (*Haüy*).

PRISMÉ. Terme de cristallographie.

M. *Haüy* appelle ainsi les cristaux, lorsque la forme primitive étant composée de deux pyramides réunies base à base, ces pyramides sont séparées par un prisme. Tels sont la zircone prismée, le quartz prismé.

PRODUITS VOLCANIQUES. On ne doit comprendre parmi les produits volcaniques, que les matières qui ont été vomies par les volcans, que l'on rencontre dans leur voisinage, ou dans les lieux qui ont été autrefois volcanisés; de ce nombre sont les cendres de volcans, les laves et basaltes, la pierre ponce, la pierre obsidienne ou de gallinace, et le verre de volcan.

PROGRESSIF. Terme de cristallographie.

On appelle ainsi un cristal lorsque les exposans forment un commencement de progression arithmétique, comme 1, 2, 3. Telle est la tourmaline progressive (*Haüy*).

PROMINULE. Terme de cristallographie.

On nomme ainsi un cristal lorsqu'il a des arètes qui forment une très-légère saillie. Tel est le sulfate de chaux prominule (*Haüy*).

PROPOLIS. Substance de nature extractive et résineuse, que les abeilles vont ramasser sur les bourgeons des arbres, particulièrement sur les espèces de peupliers : elles élaborent cette matière, et elles s'en servent pour boucher les fentes et les trous de leurs ruches, afin d'empêcher l'air et le froid d'y entrer, et en défendre aussi l'entrée aux autres insectes.

La propolis est une matière *sui generis*, insoluble dans l'eau, dans l'acool, qui se liquéfie par la chaleur, comme la cire, et qui cependant n'est point inflammable. M. *Vauquelin* en a fait l'analyse, et a trouvé qu'elle étoit composée d'extractif, d'un peu de résine; de débris de végétaux et de débris d'insecte.

La propolis est de couleur rouge, ou d'un jaune foncé. On s'en sert pour faire mûrir les abcès, et en fumigation pour la toux invétérée.

On la coule en moule pour faire des figures ou des modèles.

Son nom vient de deux mots grecs, *pro* et *polis*, qui signifient avant la ville, parce que les abeilles s'en servent pour fermer les fentes de leurs ruches.

PRUDES FEMMES. Surnom que l'on a donné à une plante de la pentandrie digynie de *Linneus*, et de la quinzième classe de *Tournefort*. *Voyez* Arroche.

PRUNE ET PRUNIER. *Prunus domestica. Prunus sativa, fructu parvo, dulci, atro cœruleo.* La prune est le fruit du prunier, arbre généralement connu, d'une moyenne hauteur, qui appartient à l'icosandrie monogynie de *Linneus*, et à la vingt-unième classe (rosacée) de *Tournefort*.

Le prunier doit d'abord être distingué en prunier sauvage et cultivé.

Les fruits que les pruniers cultivés produisent, varient en figure, en grosseur, en couleur et en saveur, selon la différence, à raison des lieux où ils naissent, et des espèces particulières.

Il existe un grand nombre de variétés parmi les espèces de pruniers cultivés, conséquemment parmi les espèces de fruits qu'ils rapportent.

Les pruniers ont des feuilles oblongues, arrondies, d'une moyenne largeur, légèrement dentelées en leurs bords; leurs fleurs sont disposées en roses, composées de cinq pétales de couleur blanche; leurs tiges s'élèvent à une hauteur moyenne, et jettent des rameaux qui s'étendent de droite et de gauche, et soutiennent les feuilles, les fleurs et les fruits. Le tronc du prunier offre un bois d'un tissu fin, serré, susceptible de poli, qui le rend très-propre aux usages du tour et de l'ébénisterie. Les fruits du prunier sont plus ou moins estimés à raison de leur saveur; ces fruits sont à noyaux et à péricarpe charnus plus ou moins succulens, dont on tire un très-bon parti comme fruits comestibles, et dont on fait des confitures ou marmelades, des prunes à l'eau-de-vie, etc. etc.

Les prunes les plus estimées, sont la reine claude, la prune de damas, la prune de monsieur, la mirabelle et la brignole; cette dernière est grosse comme une petite pêche, d'une couleur jaune pourprée, et d'une saveur très-agréable.

Il s'exsude naturellement et à l'aide des incisions que l'on fait aux troncs des pruniers, une gomme qui se colore par son contact avec la lumière, et qui porte le nom de gomme de prunier. Cette gomme est appelée gomme de pays ; elle est employée par les chapeliers, dans leur teinture en noir.

L'espèce de prunes dont on se sert en médecine, est la prune de damas, sous le nom de pruneaux noirs.

On fait aussi usage de la prune sauvage.

Voyez Pruneaux noirs et prunelle, séparément.

PRUNE D'ACAJA. Fruit d'une espèce de prunier de l'Amérique méridionale, qui est plus connu dans le commerce de la droguerie sous le nom de prune de Montbain.

Voyez Prune de Montbain.

PRUNE DE MONBAIN. *Acaja. Ibametara brasiliensibus spondias lutea. Monbin arbor folio fraxini racemoso.* Fruit d'une espèce de prunier d'Amérique, appelé acaja et monbain, lequel appartient à la décandrie pentagynie de *Linneus.*

Les feuilles de cet arbre sont longues, médiocrement larges et pointues : ses fleurs sont petites, mais abondantes, disposées en rameaux jaunâtres : ses fruits ont la forme de nos prunes ; elles sont jaunes, pleines de suc, d'une saveur et d'une odeur agréable. On en exprime le suc dans le pays, et on en fait une boisson vineuse.

On fait sécher ces prunes au soleil, et on nous les envoie en France et dans les autres lieux de l'Europe, pour l'usage de la médecine.

Les prunes de monbain sont estimées propres pour arrêter les cours de ventre, les vomissemens et pour la dysenterie.

PRUNEAUX NOIRS. Ce sont des prunes de damas noir que l'on fait sécher au four. Il s'en prépare un grande quantité à Tours et à Bordeaux.

Les pruneaux noirs sont légèrement purgatifs et anti-putrides. On les fait cuire dans l'eau, et on fait prendre la décoction comme boisson laxative et anti-alcaline.

On prépare avec les pruneaux noirs, une pulpe qui fait la base du diaprun solutif; cette pulpe entre dans la composition de la confection hamec, de l'électuaire lénitif.

PRUNEAUX SECS. Les pruneaux secs que l'on sert sur les tables, se préparent à Tours, avec l'espèce de prune dite de *Sainte-Catherine.*

PRUNELLE, ou BRUNELLE. Petit fruit noirâtre du prunellier, ou prunier épineux qui croît naturellement dans les campagnes, et qui forme ordinairement les haies qui séparent les terres cultivées des chemins.

Ce fruit est à noyau ; son péricarpe est charnu, peu épais, sa pulpe est ferme, d'une saveur âpre, astringente.

On les emploie en décoction, dans les fièvres bilieuses, putrides, dans la diarrhée.

On prépare avec leur suc exprimé, un suc épaissi connu sous le nom d'*acacia nostras*, ou des allemands. *Voyez Acacia nostras.*

PRUNIER. Arbre de l'icosandrie monogynie de *Linneus*, et de la vingt-unième classe (rosacées) de *Tournefort.*

Le prunier est cultivé ou sauvage. Il en existe un très-grand nombre de variétés. *Voyez* Prune.

PRUSSIATE DE FER NATIF. Variété de mine de fer, dont l'acide prussique est le minéralisateur.

La prussiate de fer natif est un produit de la désorganisation des feuilles des végétaux.

Voyez Bleu de prusse natif.

PSEUDO-ACACIA. Suc épaissi du suc du fruit du prunellier sauvage.

Ce nom lui a été donné du grec *pseudos*, *falsum* en françois, *faux*, parce que ce suc épaissi n'est pas le véritable suc d'acacia. *Voyez* Acacia nostras.

PSEUDO-GALÈNE. Fausse galène : variété du zinc sulfuré. *Voyez* sulfure de zinc.

PSEUDO-MORPHOSES. Terme générique, sous lequel on comprend les concrétions calcaires siliceuses ou argilleuses, dont la configuration représente des corps organisés végétaux ou animaux ; tels sont les bois pétrifiés, les coquilles fossilles, les pisolithes, cunolithes, priapolithes, etc.

PSYLLIUM, ou HERBE AUX PUCES. *Psyllium. Plantago psyllium. Psyllium indicum foliis crenatis.* Plante de la tétrandrie monogynie de *Linneus*, et de la seconde classe de *Tournefort.*

Cette plante est de trois espèces. Nous les ferons connoître successivement.

La première est celle désignée au titre. Elle pousse une tige ronde, un peu rude, ligneuse et rougeâtre vers sa racine, divisée en beaucoup de petits rameaux, et qui s'élève à la hauteur d'environ un pied (325 millim.). Ses feuilles sont oblongues, étroites, pointues, velues, crénelées, nerveuses, et un peu dentelées : les sommités des tiges portent des épis courts auxquels sont attachés des petites fleurs lanugineuses d'un jaune pâle, luisant. Chaque fleur est monopétale, infundibuliforme, découpée dans le haut en quatre parties. Son fruit est une coque membraneuse qui renferme des semences menues, oblongues, noirâtres, lisses, douces au toucher et qui ressemblent à des puces. Sa racine est longue, menue et fibreuse.

La seconde espèce est le *psyllium majus simper virens.* Elle pousse des tiges sarmenteuses, ligneuses, rameuses, traînantes à terre, et chargées de beaucoup de feuilles qui ressemblent à celles de la précédente, mais qui sont velues et d'un vert blanchâtre. Ses fleurs, ses fruits et semences sont comme dans la première espèce.

La troisième espèce pousse plusieurs tiges qui s'élèvent à la hauteur d'environ un pied (325 millim.); elle est appelée en latin *psyllium majus erectum.* Ses tiges sont droites, rondes, velues, dures, rameuses, garnies de feuilles opposées deux à deux, figurées à peu près comme celles de l'hysope, mais plus étroites, velues, nerveuses comme celles du plantain : il sort des aisselles de ces feuilles des pédicules longs, grêles, portant en leur sommet des épis courts, composés de plusieurs petites fleurs pâles, semblables à celles des espèces précédentes. Ses fruits sont des coques membraneuses qui renferment des semences qui ressemblent à des puces. Sa racine est simple et fibreuse.

Cette dernière espèce est la plus commune. Ses sommités sont quelquefois glutineuses au toucher.

Les espèces de psyllium croissent naturellement dans les lieux incultes, dans les champs, aux bords des vignes. On les cultive aussi dans les jardins pour en avoir la semence.

On fait particulièrement usage de la semence de psyllium. Elle est mucilagineuse. On s'en sert dans le crachement de sang, dans le rhume et l'enrouement, dans les maladies des yeux.

PULMONAIRE DE CHÊNE, ou HERBE AUX POUMONS. *Lichen pulmonarius. Pulmonaria arborea fungosa.* Espèce de lichen ou de mousse de la cryptogamie des algues de *Linneus.*

Ce lichen naît sur les troncs des chênes et des hêtres, dans les bois, et quelquefois sur les pierres. C'est un produit incomplet de la végétation.

La pulmonaire de chêne est celle que l'on préfère; elle a la forme de l'hépatique des puits ou des fontaines, mais elle est plus grande. Ce que l'on considère comme des feuilles, sont des espèces d'écailles rudes, dures, sèches, de couleur cendrée, marquées de taches, lanugineuses du côté où elles sont attachées à l'arbre, blanches, difficiles à rompre.

La pulmonaire de chêne est estimée propre pour la toux, les maladies du poumon, l'asthme. On s'en sert intérieurement et extérieurement, en décoction, comme vulnéraire et astringent.

On lui donne le nom de lichen, parce que cette espèce de

plante est propre pour guérir les maladies de la peau qu'on appelle *lichènes*.

PULSATILLE. Plante de la polyandrie polygynie de *Linneus*, et de la sixième classe de *Tournefort*.

Son nom lui vient de *pulsare*, pousser, parce qu'elle est agitée continuellement par le vent. *Voyez* Coquelourde.

PUNAISE. Insecte hemiptère, dont les antennes sont en forme de soie à cinq articles. Son corps est applati.

Les punaises portent à l'extrémité de la tête un dard qu'elles replient sous leur corps, et qu'elles dressent pour piquer les animaux : c'est une espèce de trompe ou de pompe aspirante.

On distingue la punaise rayée de noir et de rouge; la punaise hémorrhoïdale, verte en dessus, rouge en dessous; la punaise du chou, d'un bleu brillant : toutes répandent au moment où on les touche, une odeur extrêmement désagréable : on chasse cette mauvaise odeur, en soufflant sur le corps qui en est imprégné.

Cet insecte subit les métamorphoses des insectes ailés. Il passe de l'état de larve à celui de nymphe, et de celui-ci à l'état d'insecte parfait. Mais on remarque qu'il est doué du principe de vie, dans son état de nymphe, qu'il se meut, qu'ils s'alimente comme corps vivant.

Les punaises sont des animaux bien incommodes, et contre lesquels on a tenté toute sorte de moyens pour s'en garantir.

Le gaz acide muriatique oxigèné est assurément un moyen infaillible pour les détruire; mais ce moyen n'est pas praticable dans les appartemens meublés, parce qu'il change la couleur des étoffes. On ne peut en faire usage que dans les appartemens vides.

On détruit les œufs de punaise avec l'acide nitrique. On chasse les punaises avec l'essence de térébenthine, le camphre, toutes les odeurs fortes. On les suffoque en faisant des fumigations avec du tabac en corde.

PUTOIRE, ou PUTOIS. Mammifère carnassier carnivore, dont chaque mâchoire est garnie de six dents incisives placées entre de grandes conoïdes.

Le putois est une espèce de belette. Il doit son nom à l'odeur désagréable que répand une humeur secrétoire qui se trouve renfermée dans une poche qu'il porte sous l'anus. Son corps grèle et allongé passe à travers les trous d'une muraille. C'est ainsi qu'il pénètre dans les basses cours, dont il égorge la volaille. Quand l'issue de la muraille est trop étroite, il n'emporte que les têtes de ces oiseaux gallinacés qu'il aime à sucer.

Sa chair est si mauvaise que les chiens mêmes refusent de la manger.

Cet animal habite les vieux déserts, les forêts, les bords de la mer et des rivières. Sa fourrure est assez belle, mais elle a une odeur désagréable qui la fait reconnoître. On en fait des ouvrages de pelleterie. Les poils de l'extrémité de sa queue servent à faire des pinceaux.

PYCNITE. C'est un minéral composé de silice et d'alumine. Les minéralogistes lui donnent quelquefois les noms de *leucolithe* et *schorlithe.*

Ce minéral raye légèrement les quartz, et très-sensiblement le verre : il est infusible. Sa pesanteur spécifique est de 3,5145. M. *Klaproth* l'a analysé, et y a trouvé :

Silice.	50
Alumine.	50
	100

M. *Vauquelin* qui l'a de même analysé, y a trouvé :

Silice.	36,8
Alumine	52,6
Chaux.	3,3
Eau.	1,5
Perte.	5,8
	100,0

PYRAMYDÉ. Terme de cristallographie.

M. *Haüy* appelle ainsi les cristaux, lorsque la forme primitive étant un prisme, le cristal porte sur chacune de ses bases une pyramide qui a autant de faces que le prisme a de pans. Tel est le phosphate de chaux pyramidé.

PYRÈTRE, ou RACINE SALIVAIRE. *Pyrethrum verum; anthemis pyrethrum : pyrethrum flore bellidis.* Racine d'une plante de la syngénésie polygamie superflue de *Linneus.*

Ses feuilles sont découpées à peu près comme celles du fenouil, mais plus petites, vertes, ressemblant à celles de la carote : il s'élève d'entre elles des petites tiges qui soutiennent en leurs sommets, des fleurs amples, larges, radiées, de couleur d'incarnat, ayant la figure de celle du bellis ou paquerette. Ses semences sont menues et oblongues : sa racine est en morceaux longs et gros environ comme le petit doigt, ronds, ridés, de couleur grisâtre en dehors, blanchâtre en dedans, d'une saveur fort âcre, brûlante.

La plante qui produit cette racine, naît dans l'Arabie, la Syrie, la Crète, l'Apulie, la Bohême, à Tunis, à Montpellier, sur le mont Apennin.

Elle nous est apportée de Tunis. On s'en sert en masticatoire pour exciter la salive, dans la maladie des dents, dans la paralysie de la langue, dans la tumeur des glandes salivaires.

PYRITES. Les pyrites sont des sulfures métalliques natifs dont la forme est régulière, et ont une solidité remarquable dans leur état d'agrégation, telle qu'ils donnent plus ou moins d'étincelles, en les frappant avec l'acier. C'est à cette propriété qu'elles ont de faire feu par le choc avec l'acier, que ces sulfures doivent leur nom de *pyrites*. Les anciens naturalistes faisoient dériver ce mot du grec, *pyrites*, en latin, *igneus* ou *ignifer*. Leur premier usage fût pour les armes à feu, et on les nommoit en conséquence, *pierres de carabine*.

Un des caractères essentiels qui appartient aux sulfures métalliques pyriteux, outre celui qu'ils ont de faire feu avec l'acier, c'est qu'ils ont l'éclat métallique, avec une forme régulière, dont la masse paroîtra entière, formant un tout, et non pas un fragment d'un autre tout.

Le nom de pyrites n'a pas paru aux minéralogistes modernes, présenter une idée suffisamment explicative de la nature ou plutôt des composans des minéraux de ce genre, et ils ont pensé que le mot de sulfure, avec le nom du métal dominant, leur convenoit mieux. Mais cette dénomination, quoique plus exacte, n'est pas encore suffisante, puisqu'il est des métaux minéralisés par le soufre, conséquemment à l'état de sulfures, et qui ne sont point pyriteux. Nous avons pensé que pour éviter toutes espèce d'équivoques, nous pouvions donner le nom de sulfures pyriteux à toutes les espèces de pyrites connues par les anciens naturalistes et minéralogistes.

C'est ainsi, par exemple, que nous désignons les pyrites arsenicales, cuivreuses, sulfureuses, martiales et aurifères, sous les noms de *sulfure d'arsenic pyriteux*, *sulfure de cuivre pyriteux*, *sulfure de fer pyriteux*, *sulfure de fer aurifère pyriteux*. *Voyez* Sulfures métalliques pyriteux.

PYRITE AURIFÈRE. Sulfure de fer pyriteux, que les anciens minéralogistes ont appelé improprement *mine d'or*, parce que ce sulfure contient de l'or.

Voyez Sulfure de fer pyriteux aurifère.

PYROCÈTE (FER). Substance minérale en lames toujours minces, très-fragiles, et d'un beau poli. Ses surfaces brillantes l'ont fait nommer *fer spéculaire*.

M. *Delarbre* a prouvé que les variétés du fer pyrocète étoient un produit de la volatilisation opérée par le feu des volcans.

PYROLE, OU VERDURE D'HIVER. *Pyrola rotundifolia major*.

Pyrola rotundifolia minor. On compte au moins six espèces de pyrole ; mais nous ne décrirons que celles qui sont d'usage en médecine, savoir, la pyrole majeure et mineure.

L'une et l'autre espèces appartiennent à la décandrie monogynie de *Linneus*, et à la sixième classe (rosacées) de *Tournefort.*

La première espèce, qui est la pyrole majeure, pousse de sa racine, cinq ou six feuilles presque rondes, semblables à celles du poirier. Elles sont charnues, lisses, nettes, ayant la couleur des feuilles de bete ; elles sont attachées à des pétioles qui se répandent à terre, et elles conservent leur verdeur pendant l'hiver. Il s'élève d'entre elles une tige à la hauteur d'un pied (325 millimètres), laquelle est anguleuse, et garnie de quelques petites feuilles pointues : cette tige porte à sa sommité, des fleurs agréables à la vue, odorantes, composées chacune de plusieurs pétales, disposés en roses, de couleur blanche ; elle renferme dans sa corole, dix étamines qui se soutiennent dans l'état perpendiculaire, et un pistil qui se courbe du côté du calice. Ce pistil devient un fruit anguleux, divisé intérieurement en cinq loges, remplies de semences menues presque comme de la poussière. Sa racine est fibreuse, traçante.

La seconde espèce, ou pyrole mineure, ne diffère de la première, qu'en ce qu'elle est plus petite en ses parties.

Les pyroles croissent dans les pays septentrionaux, dans la Virginie, dans le Brésil. On la trouve actuellement dans tout l'intérieur de la France.

Cette plante a une saveur styptique, astringente, légèrement amère. Elle est astringente.

Le suc exprimé de la pyrole, entre dans la composition de l'emplâtre opodeltoch.

PYROP. M. *Werner* a donné ce nom au grenat granuliforme de Bohême, qu'il regarde comme une espèce particulière.

PYROPHANE. C'est une pierre qui change de couleur et devient transparente, dès qu'elle ressent l'impression d'un corps chaud, et elle reprend sa couleur et son opacité en se refroidissant.

M. *de Born*, qui l'a décrite dans les Annales de Crell, de l'année 1791, dit qu'elle est d'un gris-jaune, demi-opale : elle ressemble au pechstein.

Cette pierre n'a point encore été analysée.

PYROXÈNE. Ce nom signifie *étranger au feu* ; il a été donné à une pierre très-composée, qui n'est point un produit de volcan, quoiqu'elle se trouve souvent parmi des matières volcanisées.

La pyroxène raye à peine le verre : elle est verte, avec une teinte plus ou moins foncée; elle est difficilement fusible au chalumeau, et seulement lorsqu'elle est en petits fragmens. Sa pesanteur spécifique est de 3,2265.

M. *Vauquelin*, qui en a fait l'analyse, l'a trouvée composée de :

Silice	52,00
Chaux	13,00
Alumine	3,33
Magnésie	10,00
Oxide de fer	14,66
Oxide de manganèse	2,00
Perte	4,81
	10,000

Q

QUADRUPÈDES. Les quadrupèdes sont des animaux à quatre pieds. On les distingue des quadrupèdes ovipares, d'abord parce qu'ils engendrent leurs petits vivans, et ensuite parce qu'ils ont des mamelles qui manquent aux ovipares. Ils ont une tête, un cerveau, les sens de l'odorat et de l'ouïe, deux ventricules dans le cœur, le sang chaud, une respiration fréquente. Ils occupent le premier rang parmi les animaux, parce que leurs membres sont plus développés que ceux des autres animaux, et singulièrement de ceux des cétacés, avec qui ils ont beaucoup d'analogie, du moins quant aux organes.

Ces caractères généraux qui appartiennent aux quadrupèdes, et présentés par M. *Daubenton*, n'ont pas paru suffisans aux autres naturalistes pour reconnoître et distinguer les familles de cet ordre. *Klein* les a divisés en deux grands ordres. Dans le premier, il a compris les quadrupèdes qui ont les pieds ongulés; et dans le second, ceux qui ont les pieds digités. Le premier ordre est divisé en cinq familles, dont le caractère est tiré de la division des pieds ongulés en plusieurs pièces. La première famille est nommée *monochela*, solipèdes; elle comprend le genre du cheval. La seconde, appelée *dichela*, comprend tous ceux qui ont les pieds fourchus ou les bifurques : les uns ont des cornes, d'autres sont sans cornes. La troisième, appelée *trichela*, comprend les animaux dont le pied ongulé est divisé en trois; il n'y a que le rhinocéros. La quatrième, appelée *tetrachela*, comprend les animaux dont le pied est divisé en quatre pièces; il n'y a que l'hippopotame. La cinquième, appelée *pentachela*, comprend les animaux dont le pied est divisé en cinq parties ; elle ne renferme que l'éléphant.

Le second ordre, dont le caractère est tiré des pieds digités, comprend aussi cinq familles. La première, nommée *didactyla*, se rapporte aux animaux qui ont deux doigts aux pieds ; tels sont le chameau et le silène, ou le paresseux de Ceylan. La seconde, appelée *tridactyla*, comprend les animaux qui ont trois doigts aux pieds ; tels sont les paresseux et les fourmiliers. La troisième, nommée *tetradactyla*, comprend les animaux à quatre doigts aux pieds, tels sont les tatous ou armadilles, et les cavias qui paroissent être des espèces de lapins. La quatrième famille, qui a pour caractères cinq doigts aux pieds, et qui est nommée *pentadactyla*, est la plus nombreuse de toutes. Elle comprend le lapin, l'écureuil, le loir, le rat et la souris, le philandre, la taupe, la chauve-souris, la belette, le porc-épic, le chien, le loup, le renard, le coati, le chat, le tigre, le lion, l'ours, etc. Il faut observer que *Klein*, dans tous ces caractères pris de la forme des pieds, ne considère que les pieds de devant pour la distinction des familles. Enfin, la cinquième famille des digités est formée par les animaux dont les pieds sont irréguliers, et elle est appelée *anomalopada*, tels sont la loutre, le castor, la vache marine, et le phocas.

Les premières divisions de *Klein* sont bien tranchées ; mais elles ne sont pas toutes aussi précises qu'on pourroit le desirer pour distinguer les genres suivant sa méthode, surtout ceux de la quatrième famille des digités.

Brisson a réuni dans sa méthode tous les caractères qui ont été indiqués par les naturalistes qui l'ont précédé, et en les combinant avec ceux qu'il a tiré du nombre des dents, de leur nature ou espèce, de leur présence ou absence, de la forme des pieds, de celle de la queue, de la nature des appendices, comme les cornes, les écailles, les piquans, il a composé une méthode correcte, facile, simple, et infiniment plus complète.

J'invite mes lecteurs à consulter le tableau des quadrupèdes par *Brisson*. Je l'ai consigné dans mon ouvrage intitulé *Cours élémentaire d'Histoire naturelle.*

QUADRUPÈDES OVIPARES. Animaux à quatre pieds qui naissent des œufs par le moyen de l'insolation.

Les animaux de cet ordre n'ont qu'un seul ventricule au cœur : ils sont doués de l'organe du poumon, mais leur inspiration et expiration de l'air n'a lieu que par longs intervalles, en sorte qu'ils ont le sang presque froid. Par la raison même que ces animaux sont ovipares, ils n'ont point de mamelles.

Les anciens naturalistes les considéroient comme des animaux amphibies, c'est-à-dire, vivant également sur terre et dans l'eau ; mais le savant *Daubenton* a fait apercevoir combien cette dénomination est inexacte. Les quadrupèdes ovipares recevant l'air par les poumons, n'ont pas le pouvoir de demeurer à volonté plongés dans l'eau ; ils sont obligés de se montrer à sa surface autant de fois qu'il est nécessaire pour renouveler leur inspiration, qui à la vérité ne s'opérant qu'à de longs intervalles, a pu faire croire que le séjour de ces animaux dans l'eau étoit dépendant de leur volonté.

Daubenton divise les quadrupèdes ovipares en trois classes : il fait remarquer qu'ils ont les quatre pieds sans poils.

La première comprend les quadrupèdes ovipares dont le corps est couvert d'écailles (les tortues).

La seconde ceux de ces animaux dont le corps est nu, avec une queue. Il les divise en cinq genres. Le sixième genre comprend le lézard ailé, le dragon.

La troisième classe comprend ceux de ces animaux dont le corps est nu et sans queue. Il établit trois genres, savoir : les crapauds, les grenouilles et les raines. *Voyez* le tableau des quadrupèdes ovipares par *Daubenton*.

Nous invitons nos lecteurs à consulter le beau travail de M. *Lacépède*, célèbre naturaliste : ce travail, postérieur à celui de *Daubenton*, est intitulé *Table méthodique des quadrupèdes ovipares.*

M. *Lamarck* comprend les quadrupèdes ovipares dans la classe des reptiles : nous en avons fait mention dans l'introduction générale, en parlant de la classification des animaux.

QUARRELET. *Passer lævis.* Poisson de mer de l'ordre des thorachiques, c'est-à-dire, dont les nageoires ventrales sont placées sous les pectorales; c'est une espèce de plie dont la forme est quarrée. Il a les deux yeux du côté droit.

Ce poisson est bon à manger, et se sert sur les tables.

QUARTATION. Ce mot signifie *réduction au quart.* Cette opération se pratique lorsqu'on a une masse d'or et d'argent alliés ensemble, et que l'on veut faire le départ de l'or. Alors on ajoute de l'argent à cet alliage, jusqu'à ce qu'il s'y trouve dans les proportions de trois quarts sur un quart d'or. Dans cet état, l'acide nitrique dissout plus aisément l'argent, et met l'or à nu.

QUARTZ. Pierre dure siliceuse plus ou moins transparente, faisant feu par le choc avec l'acier, et dont la formation paroît due à l'eau.

Le noyau de la cristallisation du quartz est un rhomboïde légèrement obtus.

Cette substance pierreuse raye le verre, est infusible au chalumeau; devient fusible par l'addition des terres alcalines, et se convertit en un verre plus ou moins blanc et transparent. Plusieurs espèces de quartz frotées l'une contre l'autre, produisent une lumière phosphorescente.

Le quartz fait la base de plusieurs variétés de pierres scintillantes dont nous allons signaler les espèces.

QUARTZ AGATE. Pierre siliceuse dont la pâte est si fine, qu'on ne peut en distinguer le grain. Sa cassure est plus ou moins terne. Elle est d'une grande dureté, et susceptible d'un beau poli.

Sa pesanteur spécifique est de 2,4835, à 2,667.

Cette pierre est recherchée et taillée par les bijoutiers.

QUARTZ AGATE CACHOLONG. Cette variété est d'un blanc mat, légèrement translucide aux bords, happant à la langue. Elle sert souvent d'enveloppe au quartz agate calcédoine, et paroît devoir sa couleur blanche à un mélange d'argille semblable à l'argille kaolin.

QUARTZ AGATE CALCEDOINE. Sa transparence est nébuleuse, bleue, ou d'un blanc mat: sa pâte est fine: ses couleurs sont vives et belles, après le poli.

QUARTZ AGATE CALCIFÈRE. Variété du quartz que l'on trouve dans les Alpes. C'est un mélange du quartz *pyromaque*, c'est-à-dire, faisant feu, et de chaux carbonatée.

QUARTZ AGATE CHATOYANT. Œil-de-chat, formé presque entièrement de silice. Il doit ses reflets à la disposition de ses lames.

QUARTZ AGATE CORNALINE. Variété du quartz agate dont la couleur rouge imite la demi-transparence de la cerise. Quelquefois sa couleur approche de la belle couleur de chair.

C'est la pierre la plus employée pour graver des armoiries. On appelle cornaline d'ancienne roche, celle dont la transparence est la plus pure.

QUARTZ AGATE CHRYSOPASE. Ce quartz est demi-transparent, d'un vert clair et tendre. Il doit cette couleur à de l'oxide de nickel.

QUARTZ AGATE MOLAIRE. C'est le quartz agate grossier, ou la pierre meulière des architectes. Il se présente en masses caverneuses et comme cariées.

—Cette variété se trouve dans des carrières de marne blanche, où elle forme des espèces de bancs placés les uns au dessus des autres à des intervalles à peu près égaux, ainsi qu'on l'observe dans les départemens de la ci-devant Normandie.

QUARTZ AGATE ONIX. Ce quartz offre des bandes parallèles de différentes couleurs, dont les bords sont nettement tranchés. On le nomme *onix*, à cause de la ressemblance de la bande blanchâtre avec celle de la base de l'ongle, appelée en grec *onyx*.

On en fait des vases, des camées ou bas-relifs précieux.

La forme de ces taches ou bandes sur le quartz agate onix, lui a fait donner differens noms, tels que l'onix *rubanée*, *cailloux d'Egypte*, *panachée*, *ponctuée*, *héliotrope*, *herborisée* ou *arborisée* et *mousseuse*.

La sardonix est la plus belle variété du quartz agate.

QUARTZ AGATE PYROMAQUE. Pyromaque signifie faisant feu. C'est la pierre à fusil ou silex.

Cette pierre est noire, grise ou blonde : elle est divisée en fragmens convexes, à bords tranchans; elle donne de vives étincelles par le choc avec l'acier.

QUARTZ AGATE ROULÉ. C'est celui qui, porté par les eaux, a pris une figure ovale et aplatie. On l'appelle alors *galet*. La Loire, le Rhin en charrient une grande quantité.

QUARTZ AGATE SARDOINE. Cette pierre est de couleur orangée mêlée de brun ou de noir.

QUARTZ HYALIN. Nom que l'on donne au quarts qui a une apparence vitreuse, une cassure ondulée brillante. Il est souvent cristallisé en rhombes, en prismes, en dodécaèdres : quelquefois sa figure est indéterminée.

Le cristal de roche est le quartz hyalin le plus dur et le plus net; il porte le nom de quartz hyalin limpide.

QUARTZ HYALIN-AERO-HYDRE. C'est du cristal de roche qui renferme des gouttes d'eau et des bulles d'air qui se trouvent l'une et l'autre mobiles, en sorte que l'une et l'autre s'élèvent et s'abaissent comme dans les niveaux d'eau.

QUARTZ HYALIN-ARÉNACÉ. C'est le sable ou sablon : ses grains sont arrondis et ont une surface vitreuse.

On lui donne le nom de *mobile* ou *mouvant*, quand le vent le fait voltiger.

Il sert à faire du verre, à nétoyer les vases de métal.

Le quartz hyalin *anguleux* ou *gravier*, est celui dont les grains sont grossiers : c'est le sable des jardins.

Le sable mêlé à la chaux éteinte dans l'eau, forme le mortier; avec de la brique en poudre, forme un ciment imperméable à l'eau.

QUARTZ HYALIN COLORÉ. Le quartz hyalin bleu se nomme *saphir d'eau*, *faux saphir* ou *saphir occidental*.

Le jaune est la *fausse topaze* ou *topaze occidentale* ou *de Bohême*. Il prend le nom de *topaze enfumée*, quand sa couleur tire sur le brun foncé.

Le rose est le *rubis de Bohême*, *faux rubis* ou *rubis occidental*.

Le rouge plus ou moins foncé est l'*hyacinthe de compostelle*, l'*hyacinthe occidentale*.

Le vert obscure est la *prase*.

QUARTZ HYALIN CONCRETIONNÉ. Ce genre de quartz est, d'après l'analyse qu'en a faite *Bergman*, composé de :

Silice	93
Alumine.	6
Chaux.	1
	100

Il se trouve en mamelons ou en rameaux, dans les environs de Santafiora et de la Solfatare.

QUARTZ HYALIN GRAS. C'est celui qui a un aspect onctueux.

QUARTZ HYALIN IRISÉ. On nomme *irisé*, le quartz hyalin dont les plans inclinés entre eux décomposent les rayons solaires, et présentent les couleurs de l'arc en ciel.

QUARTZ HYALIN LAMINAIRE. Cette variété considérée aux jeux de la lumière, est un quartz gras.

QUARTZ HYALIN LIMPIDE. C'est le cristal de roche dont la transparence est d'une belle eau. On lui donne le nom de cristal de roche, parce que les crevasses des rochers de la Tarentaise, du Mont-Blanc, des Alpes Dauphinoises, des montagnes de Madagascar, en sont hérissées.

Il s'y présente en aiguilles formées d'un prisme à six pans, avec une pyramide à six faces. Sa très-grande dureté le rend usceptible d'un beau poli. Sa pesanteur spécifique est 2,5813 à 2,6710.

On en fait des vases, des tabatières ; on en garnit des lustres ; on en fait des cachets, et toute sorte d'ouvrages de jouaillerie.

QUARTZ HYALIN ROULÉ. Ce sont des cailloux transparens, en petites masses arrondies par le frottement : on les nomme cailloux du Rhin, de Cayenne, de Médoc, de Beauce, etc., selon les lieux d'où on les tire.

QUARTZ HYALIN VIOLET. Pierre zirconienne connue sous le nom d'*améthyste*. *Voyez* Améthyste.

QUARTZ JASPE. Ce minéral est composé de quartz agate

empâté d'argille ferrugineuse. Sa pesanteur spécifique est 2,3587 à 2,816.

Le quartz jaspe mis en communication avec un conducteur électrisé, étincelle souvent à l'approche du doigt.

On divise le quartz jaspe comme le quartz agate, en panaché, blanc, rouge, vert, jaune, bleu, violet, noir.

QUARTZ NECTIQUE. Ce quartz a l'aspect entièrement terreux; il est en masses tuberculeuses, ordinairement grises: sa poussière est aride au touché. Placé sur l'eau, il la surnage plus ou moins long-tems, et se précipite ensuite lorsqu'il est imprégné de ce fluide.

M. *Vauquelin*, qui en a fait l'analyse, y a trouvé:

Silice	98
Chaux carbonatée	2
	100

QUARTZ PSEUDO-MORPHIQUE. C'est celui dont la forme est trompeuse: tel est le quartz en *crête de coq*, qui se trouve à Passy.

Lorsque sa substance s'est moulée sur quelques matières végétales ou animales, et qu'elle en a pris la forme, alors le quartz prend le nom de la substance organique. C'est ainsi que l'on donne le nom de *quartz agate conchyloïde*, à celui qui a pris la forme des oursins, forme que présente souvent le silex ou pierre à fusil. Celui d'*ammonite*, au quartz qui a la forme de la corne d'Ammon; on nomme *quartz agate xyloïde*, c'est-à-dire *ligneux*, celui qui s'est moulé dans les fibres d'un bois. C'est ce qu'on appelle vulgairement *bois agatifié*, *bois pétrifié*, *dendrolithe*. *Voyez* Pétrification.

QUARTZ RÉSINITE. Cette substance minérale est d'un brillant semblable à celui de la résine nouvellement cassée; elle fait feu difficilement avec l'acier.

Sa pesanteur spécifique est 2,0499 à 2,6695.

QUARTZ RESINITE COMMUN. Minéral de nature siliceuse qui offre dans sa cassure, l'aspect de la poix.

Voyez Pechstein.

QUARTZ RESINITE GIRASOL. Ce minéral, de nature siliceuse, présente de beaux reflets dorés. Quelques minéralogistes lui ont donné le nom d'*astéric* ou pierre du soleil.

On le taille et on en fait des bijoux.

QUARTZ RESINITE HYDROPHANE. Ce minéral est ainsi nommé, parce qu'il devient transparent par imbibition:

il est blanc, quelquefois jaunâtre ou rougeâtre ; il est legèrement translucide, et il adhère fortement à la langue.

QUARTZ RESINITE OPALIN. C'est la brillante opale des lapidaires.

QUASSI ou QUASSIA AMARA. Arbre de la décandrie monogynie de *Linneus*.

Cet arbre croît à Surinam et à Cayenne. Il n'est connu en Europe que par les propriétés médicinales du bois de sa racine.

On nous apporte en France le bois de cette racine revêtue de son écorce. Ce bois est de la grosseur du pouce, un peu noueux, blanc dans son intérieur, sans saveur sensible : l'écorce qui le recouvre est de couleur de gris cendré, peu épaisse, presque unie, d'une saveur purement amère, et très-adhérente au bois. C'est dans cette écorce que résident ses propriétés médicinales.

Le quassi ou quassia, est stomachique et anti-septique.

On en fait usage en infusion à l'eau ou au vin, et en poudre. On l'emploie dans la dyspepsie (1), les fièvres intermittentes, les maladies des jointures.

La dose en infusion est de deux à quatre drachmes (8 à 16 grammes) dans une livre (5 hectogram.) d'eau ou de vin rouge généreux : on prend trois cuillerées de cette infusion par jour.

La dose en poudre est de dix grains (560 milligrammes) dans la soupe.

QUERCITRON. Ecorce d'un chêne jaune de la Nouvelle Angleterre.

M. *Barncrost* a proposé de substituer à la gaude le quercitron, pour l'impression des toiles. Cette substance corticale est plus riche en principe colorant que la gaude ; une partie de cette écorce est à l'égard de la plante, comme un pour dix.

On fait infuser le quercitron dans l'eau tiède, et on en fixe la couleur sur la laine, avec l'alun ou le muriate d'étain. Ce dernier donne beaucoup plus d'éclat.

Voyez l'excellent ouvrage de *Dambourney*, sur les matières propres à la teinture.

QUEUE DE POURCEAU. Plante de la pentandrie digynie de *Linneus*, et de la septième classe (ombellifères) de *Tournefort*.

Le nom de *queue de pourceau* lui a été donné, parce que ses feuilles sont longues, laciniées, et qu'elles ressemblent à

---

(1) Digestion laborieuse.

de longs poils attachés à une queue. C'est une espèce de fenouil. *Voyez* Fenouil de porc.

QUEUE DE RENARD ou DE CHEVAL. Plante de la cryptogamie des fougères de *Linneus*, et de la quinzième classe (staminées de *Tournefort*. *Voyez* Prêle.

QUEUE DE SOURIS. *Myosurus*, *myosuros*. *Holosteo affinis*, *cauda muris*. *Coronopus silvestris*. Plante de la pentandrie polygynie de *Linneus*.

C'est une petite plante basse qui pousse de sa racine des feuilles fort étroites, épaisses, s'élargissant un peu à leur extrémité. Il s'élève d'entre elles, des petites tiges grèles, rondes, ou cylindriques, nues, portant à leurs sommités des petites fleurs à cinq pétales, de couleur herbeuse : il leur succède un épi oblong, grèle, fait à peu près comme celui du plantain, pointu, doux au toucher, ayant la figure d'une queue de souris, mais plus court, contenant des semences très-menues. Sa racine est composée de fibres de la finesse des cheveux.

Cette plante a une saveur âcre : elle croît dans les champs, dans les prés, entre les blés, dans les jardins.

Elle est astringente. On s'en sert en décoction pour les cours de ventre, et en gargarisme, pour des maux de gorge.

QUEUX. Argille schisteuse novaculaire. Elle est composée de deux couches, une jaune, et l'autre noire. C'est la même pierre que celle à rasoir. Son nom lui vient du latin *cos*, dont on a fait le mot françois *queux*.

QUINQUINA, KINA-KINA, ECORCE DU PÉROU. *Kina-kina*. *China-China*. *Quinquina*. *Cinchona*. Arbre de la pentandrie monogynie de *Linneus*.

Cet arbre croît au Pérou et à Santafé : son nom botanique, systématique est *cinchona*, et il appartient à la famille des rubiacées.

Joseph-Célestin Mutis, né à Cadix, directeur de l'expédition botanique de Santa-Fé, où il établit son domicile en 1760, n'a cessé, d'observer pendant trente-sept années de sa vie, qui fut extrêmement laborieuse, les diverses espèces de quinquina, et de soumettre à l'expérience, leurs propriétés médicinales.

M. *Zea*, non moins savant que modeste, disciple et digne collaborateur du célèbre botaniste de Santa-Fé, nous a communiqué les détails que nous allons donner, d'après les observations mêmes de M. *Mutis*.

Le quinquina ou *cinchona*, genre très-naturel de la famille des rubiacées, n'admet jusqu'à ce jour que sept espèces, dont quatre seulement sont officinales, d'après l'opinion de monsieur *Mutis*.

Ruiz et *Pavon*, auteurs de la flore péruvienne, en ont décrit quelques autres que l'on regarde comme douteuses : M. *Zea* les considère comme des variétés. Suivant ce dernier, le quinquina est très-commun à Fusaga, à douze ou seize lieues de Santa-Fé. La première des espèces, qui est le quinquina orangé, habite le sommet des montagnes ; le quinquina jaune vient dans des endroits moins élevés : le quinquina blanc, dont les fleurs sont si odorantes, se tient dans des lieux plus bas encore, et le quinquina rouge se rencontre principalement dans les profondeurs.

Dans un dictionnaire de matière médicale, on doit consigner toutes les subtances dont l'usage est sanctionné par une fréquente et ancienne expérience, et nous pensons qu'on nous saura gré d'avoir fait connoître toutes les espèces de quinquinas connus tant anciens que modernes. Nous écarterons de cette réunion, le quinquina d'Europe, connu sous le nom de *chacrille*, et l'*augustura*, que l'on a confondu mal-à-propos avec les espèces de quinquina. On peut consulter chacune de ces deux substances à la place qu'elles occupent, conformément à l'ordre alphabétique.

QUINQUINA ORANGÉ. (Première espèce officinale.) *Cinchona lancifolia*. (Mutis.) *Cinchona officinalis*. (Linneus.) *Cinchona nitida*. (Ruitz et Pavon.)

Cette espèce est hybride, ou de deux espèces, extrêmement rare, tant à Santa-Fé de Bogota qu'au Pérou. On confond aisément son écorce avec celle du *cinchona cordifolia*.

L'écorce de quinquina orangé se reconnoît aux caractères suivans :

1°. Couleur intérieure d'un jaune foncé, et tirant sur le fauve.

2°. Si on la mouille, la couleur devient plus intense, et proprement fauve.

3°. Réduite en poudre, la couleur augmente d'intensité, et s'altère difficilement à l'air.

4°. La poudre infusé à froid dans l'eau pendant vingt-quatre heures, produit une teinture foible, presque sans écume, et a beaucoup d'amertume.

5°. Infusée à chaud, et même soumise à l'ébullition, la teinture est plus chargée et d'une couleur plus vive ; sa saveur est plus amère.

6°. La poudre macérée dans l'alcool, donne une teinture analogue à la précédente.

7°. Cette écorce mâchée produit non-seulement une amertume propre à tous les quinquina, mais encore une saveur aromatique propre à son espèce.

8°. La salive prend une teinte fauve; elle devient déliée et écumeuse.

9°. L'écorce ne cause point d'astriction sur la langue, le palais et les lèvres.

10°. La cassure de ce quinquina, examinée à la loupe, laisse apercevoir des fibres longitudinales, parallèles en forme d'aiguilles.

11°. La couleur intérieure est d'un jaune pâle.

12°. On aperçoit dans les interstices du bois la poudre aglomérée sèche, et de couleur fauve.

Propriétés médicinales. D'après l'opinion de M. *Mutis*, le quinquina orangé a la propriété fébrifuge par excellence; il est éminemment balsamique, et pour ainsi dire infaillible dans les fièvres ataxiques (1). Il est à présumer que c'est à ce principe balsamique du quinquina orangé, qui, agissant d'une manière spéciale sur le système nerveux, que les grands Médecins regardent comme le principal siége des fièvres de ce genre, que l'on doit attribuer ses qualités fébrifuges si importantes.

Quinquina rouge. (Deuxième espèce officinale.) *Cinchona oblongifolia.* (Mutis.) *Cinchona magnifolia.* (Ruiz et Pavon.)

L'arbre qui donne ce quinquina est d'une grande hauteur, la sommité en est très-touffue.

Son tronc est unique, droit, rond; son écorce extérieure d'un brun cendré; l'intérieur est jaune; sa saveur est amère, légèrement acide, non-désagréable.

Cette espèce est extrêmement abondante dans les forêts de Santafé de Bogota.

Les auteurs de la flore péruvienne disent qu'elle habite de préférence au voisinage des torrens, près de Chinchao, Cuchero et Chacaguasi. Ses fleurs ont une odeur très-suave, analogue à la fleur de l'oranger.

L'écorce, bien sèche et saine, est rougeâtre dans son intérieur.

Mouillée, la couleur est plus intense.

En poudre, la couleur reste uniforme.

Infusée à froid dans l'eau, la teinture est de couleur rouge,

(1) Malignes, c'est-à-dire, avec ataxie, ou de désordre nerveux.

semblable à celle de cette écorce mouillée, sans écume, d'une amertume particulière.

Infusée à chaud, la teinture est couleur de sang, d'une amertume plus considérable, et sans écume.

Infusée dans l'alcool, la teinture est analogue à la précédente.

Cette écorce mâchée a une saveur amère, propre à son espèce, et qui a quelque chose d'austère.

La salive devient rougeâtre, déliée, et offre peu d'écume.

Cette écorce cause une astriction et une sorte d'aspérité sur la langue et le palais, et plus sensible sur les lèvres.

Sa cassure, examinée à la loupe, présente des fibres longitudinales parallèles, en forme d'aiguilles, beaucoup plus rapprochées que celles du quinquina orangé.

Sa couleur est pâle rougeâtre.

Sa poudre, aglomérée dans les interstices du bois, est d'un rouge plus vif.

Propriétés. Aux qualités des autres quinquina, celui-ci réunit la propriété éminemment astringente; c'est un des plus puissans anti-septiques; il est propre à arrêter les progrès de la gangrène. On l'emploie dans les fièvres adynamiques (1), intermittentes et continues. M. *Mutis* croit avoir observé que l'usage long-tems continué de cette espèce de quinquina dispose le plus ordinairement aux obstructions des viscères, à la jaunisse, à l'hydropisie, par la raison qu'en imprimant beaucoup de ton à la fibre, elle la desseche et la prive de son élasticité; en sorte que ce quinquina peut devenir dans plusieurs cas un remède pernicieux, notamment dans les fièvres angioteniques (1).

QUINQUINA JAUNE, (Troisième espèce officinale.) *Cinchona cordifolia.* (Mutis.) *Cinchona pubescens.* (Valh.) *Cinchona micrantha. Cinchona hirsuta. Cinchona ovata.* (Ruitz et Pavon.)

Son usage a été introduit dans la Médecine en 1740: sa ressemblance avec le quinquina orangé fit long-tems croire que c'étoit la même espèce; mais l'écorce de cette troisième sorte n'offre pas la même activité; c'est celle des quatre espèces qui agit avec le moins d'énergie. On parviendra à la distinguer par les caractères suivans :

L'écorce, bien sèche, présente dans son intérieur une couleur d'un jaune de paille.

(1) Qui procèdent de foiblesse.
(2) Qui procèdent de la tension des vaisseaux.

Mouillée dans l'eau, et comparée à l'écorce sèche, sa couleur est plus intense.

Réduite en poudre, sa couleur est plus pâle ; mise en contact avec l'air, elle reprend la couleur naturelle à l'écorce.

Son infusion à froid fournit une teinture foible, presque sans écume, d'une couleur de paille, plus pâle que celle de l'écorce même, d'une amertume qui lui est particulière.

L'infusion à l'alcool donne une teinture semblable.

Cette écorce mâchée donne une saveur amère particulière ; la salive est d'un jaune paille, déliée, et a peu d'écume ; elle ne cause aucun sentiment d'astriction ni d'âpreté sur la langue ou au palais.

Sa cassure offre à la loupe des fibrilles longitudinales, comme dans le quinquina orangé ; mais sa couleur, d'un jaune paille, est plus pâle.

Les propriétés médicinales de cette espèce de quinquina sont, d'après M. *Mutis*, d'autant plus intéressantes, qu'elle peut arrêter plus efficacement qu'une autre la tendance qu'ont les humeurs à la décomposition ; que dans quelques circonstances elle est laxative ; qu'elle n'offre pas les dangers, dans son usage, que l'on a à redouter dans celui du quinquina rouge ; qu'enfin on peut la substituer avec avantage au quinquina orangé.

QUINQUINA BLANC. (Quatrième espèce officinale.) *Cinchona ovali folia.* (Mutis.) *Cinchona macro carpa foliis oblongis subtùs pubescentibus costatis.* (Valh.)

Cette espèce est nouvelle en Médecine. Elle a été accréditée et discréditée alternativement par les Savans. On ne l'a point trouvée au Pérou. On la reconnoît aux caractères suivans :

L'écorce bien sèche et saine offre, dans son intérieur, une couleur blanchâtre et presque basanée.

Plongée dans l'eau, et exposée ensuite à l'air, sa couleur devient plus basanée.

Réduite en poudre, elle semble plus blanchâtre.

Son infusion à froid dans l'eau est plus forte que celle des autres espèces ; elle est couverte d'écume sur toute sa surface ; elle a un principe amer assez actif.

Son infusion à chaud est plus chargée, et a beaucoup d'écume, qui se dissipe facilement.

La teinture à l'alcool est moins forte qu'à l'eau froide, et donne moins d'écume.

Cette écorce mâchée manifeste une amertume très-active,

plus acerbe et plus désagréable que celle des autres espèces. Elle ne cause ni astriction ni âpreté sur la langue, elle communique au contraire une sorte de relâchement aux solides.

M. *Mutis* regarde cette espèce comme douée d'une propriété savoneuse. Il l'estime propre dans les fièvres intermittentes, et il observe que sa foible astringence doit lui mériter la préférence dans les fièvres inflammatoires (1).

QUINQUINA DU PÉROU. *Cortex peruvianus. Chinchina, cortex chinæ quina. Cascarilla de loxa. Cinchona officinalis.* L'arbre qui fournit cette écorce, est le *cinchona oblongi folia*, de la pentandrie monogynie de *Linneus*. Il croît au Pérou, sur des montagnes proche de la ville de Loxa, dans la province de Quitto. Cet arbre acquiert la grosseur et la hauteur d'un cerisier; ses feuilles sont rondes, dentelées; sa fleur est légumineuse, de couleur rougeâtre; et son fruit est une gousse qui contient une amande blanche, enveloppée d'une cosse très-mince, roussâtre.

Les habitans du pays donnent à cet arbre, le nom de *ganapéride*, et les Espagnols, celui de *palo de calenturas*, c'est-à-dire *bois de fièvre*.

On distingue l'arbre quinquina, en sauvage et cultivé; l'on conçoit que la différence entre ces deux états, en apporte une bien essentielle dans la qualité de l'écorce, que l'on sépare de ses rameaux, pour la distribuer sous le nom de *quinquina*, ou *écorce du Pérou*. L'âge de l'arbre, celui des rameaux, n'offre pas moins de différences très-essentielles, dans les espèces de quinquina que l'on trouve dans le commerce de la droguerie: delà, cette multitude d'écorces décorées du nom de quinquina, qui ne sont que des faux quinquinas dont les effets sont incertains et toujours imparfaits.

Ce n'est que depuis 1640, que le quinquina du Pérou est connu en Europe. Les Jésuites de Rome lui donnèrent beaucoup de crédit en Italie et en Espagne, où ils en firent faire usage, en 1649, sous le nom de *poudre des Jésuites*. Le cardinal *de Lugo* en apporta en France, en 1650, et lui donna le nom de *poudre des Jésuites*, et celui de *poudre du cardinal de Lugo*, parce qu'on ne le distribuoit qu'en poudre. Les Jésuites tinrent long-tems sous le secret, le nom de l'écorce qui fournissoit cette poudre, et le quinquina ne nous est parvenu en France, en substance, que lorsque Louis XIV eut fait l'acquisition de ce secret, pour le rendre public, à l'avantage des François.

(1) L'arbre qui la fournit croît à Santafé.

Le quinquina de choix, est la seconde écorce des rameaux de l'arbre quinquina cultivé; il ne doit être ni trop mince, ni trop épais, d'une couleur grisâtre en dessus, tachetée d'une mousse blanche, espèce de *lichen*, connu sous le nom de *stéréocaulon*, d'un rouge brun et lisse dans l'intérieur, d'une odeur fade de moisi, et d'une saveur amère résineuse astringente, ne laissant rien de visqueux dans la bouche lorsqu'on la mâche, et se cassant net, sans laisser apercevoir de prolongement fibreux.

Le type le plus certain, par l'examen à l'œil, est la présence bien caractérisée du lichen disséminé sur sa surface extérieure.

Le quinquina dont l'écorce est trop épaisse, et qui paroît filamenteux dans sa cassure, a une saveur amère, visqueuse, et annonce qu'il a été recolté sur des arbres trop âgés.

On doit encore choisir le quinquina en morceaux entiers, autant que possible : celui qui est brisé et mêlé de poudre de quinquina, prend le nom de quinquina en grabeau; il contient beaucoup de parties ligneuses et de poussière, en sorte qu'il est d'une qualité inférieure.

Le bon quinquina donne à l'eau, par l'infusion à chaud, une teinture rougeâtre, qui étant refroidie, est jaunâtre, mêlée de résine divisée et suspendue, et présentant des reflets irisés à la lumière.

Le quinquina contient de la gomme et de la résine, et un principe astringent, qu'on a reconnu pour être du tanin.

Le quinquina dit *femelle*, est l'écorce connue sous le nom de *koddagapalla*. *Voyez* ce mot.

Le quinquina dit *amer*, appartient à un autre arbre : on le reconnoît par sa couleur, qui est d'un brun foncé, sa saveur, qui est d'une amertume insupportable, et l'épaiseur de l'écorce.

Le quinquina du Pérou est anti-septique, stimulant, astringent, stomachique. On s'en sert intérieurement et extérieurement, en poudre, en infusion à l'eau, en décoction à l'eau, en macération au vin, à l'alcool, sous les noms de vin de quinquina, teinture ou alcool de quinquina, dans l'eau de chaux, en opiat ou électuaire.

On s'en sert en fomentation, en cataplasme, en lavement, en injection dans les plaies.

On fait usage de sa poudre, en friction avec la salive, sur l'abdomen, pour les enfans, toutes les deux ou trois heures, dans le moment de la rémission ou de l'intermission.

Le quinquina s'emploie dans les fièvres adynamiques, putrides, intermittentes, remittentes; dans l'asténie, l'ataxie, les spasmes, la toux, les engorgemens lymphatiques, la diarrhée, les maladies scrophuleuses, la gangrène, le sphacèle, les ulcères phagédéniques, la foiblesse dans les articulations.

On prépare, en pharmacie, avec le quinquina, un extrait au vin, à l'eau, un extrait sec, gommeux, un vin fébrifuge, un sirop au vin, à l'eau, et les deux sirops réunis, des opiats.

QUINQUINA DES CHARYBES OU DE SAINT-DOMINGUE. *Cinchona Chariboea. Cortex Sancta-Lucia. Cinchona Jamaïcensis.* L'écorce de cette espèce est moins haute en couleur intérieurement, d'une saveur plus amère que l'espèce de quinquina du Pérou, et ne cause presque point d'astriction sur la langue, sur le palais et sur les lèvres.

Ce quinquina est stomachique et anthelmintique.

QUINQUINA PITON. *Cinchona floribunda.* (*Vahl.*) L'arbre qui fournit cette espèce de quinquina, croît sur le sommet des montagnes, des quartiers du Vauclain et du Carbet. Ce mot *piton* est un terme usité à la Martinique et à la Guadeloupe, pour exprimer les sommets des montagnes, et on donne le nom de *mornes* aux montagnes elles-mêmes.

Ce fut M. *Badier*, habitant de la Guadeloupe, qui le premier nous apporta ce quinquina. C'étoit en 1777. Le docteur *Mallet* en publia l'analyse en 1779.

Cette écorce est large, mince, fibreuse, légère, d'une couleur grisâtre tirant sur le brun foncé, d'une saveur extrêmement amère. Elle est vomitive et cathartique, à la dose de deux gros (8 grammes) en décoction dans l'eau; et en poudre, à la dose de douze grains (6 décigrammes) incorporée dans du sirop, en consistance pillulaire.

Extrait d'une notice sur la bière de quinquina, par M. CADET-GASSICOURT.

Les notes que l'on vient de lire sur les diverses espèces de quinquina, seroient incomplètes si nous n'y ajoutions une notice, par extrait, d'un très-beau travail de M. *Cadet-Gassicourt*, sur la bière de quinquina. Ce pharmacien, dont les relations avec les savans étrangers sont très-nombreuses, tient de M. *Zea*, botaniste espagnol, le procédé de M. *Mutis* pour préparer cette boisson analogue à la bière.

M. *Mutis*, en variant les proportions, les espèces de quinquina, et en ajoutant à ces derniers quelques substances particulières, prépare trois espèces de bières différentes. Il nomme la première *bière simple*.

Voici quel est son procédé :

Prenez	Quinquina concassé.	1 liv.
	Sucre.	8 liv.
	Eau.	100 liv.

Maintenez ce mélange à une température de 18 degrés, jusqu'à ce que la fermentation vineuse soit achevée.

DEUXIÈME PROCÉDÉ.

Bière polychreste, ainsi nommée par M. *Mutis*.

Prenez	Quinquina rouge.	4 onces.
	Salsepareille.	demi-liv.
	Sucre.	8 liv.
	Eau.	100 liv.

Cette bière est destinée aux malades.

TROISIÈME PROCÉDÉ.

Bière prophylactique. Mutis.

Prenez	Quinquina rouge.	4 onces.
	Quinquina blanc.	4 onces.
	Quinquina jaune.	8 onces.
	Canelle.	4 gros.
	Muscade.	N°. 1.
	Sucre.	8 liv.
	Eau.	100 liv.

Cette bierre est destinée aux convalescens, à la suite des maladies aiguës.

C'est en suivant les procédés tels qu'ils sont consignés sous les yeux même de M. *Zéa*, que le chimiste françois a fait remarquer que, pour obtenir une fermentation aventageuse de laquelle il dût résulter une boisson supportable, il manquoit un principe essentiel au mélange, et un mode de pratique qui n'étoit pas indiqué. Les Anglois, en suivant exactement le procédé de M. *Mutis*, n'ont obtenu qu'une boisson d'une amertume insupportable. M. *Cadet* a écarté les obstacles qui s'opposoient au succès du produit de la fermentation vineuse de ces divers mélanges ; il a bientôt reconnu qu'il leur manquoit le principe muqueux, qu'il falloit agir sur de plus grandes masses, et favoriser la fermentation par un ferment convenable ; en conséquence, il a fait ses expériences en grand, dans la brasserie de M. *Blanche*, ami des arts, et il a obtenu une liqueur très-agréable et très-vineuse. L'amertume du quinquina suppléoit avantageusement celle du houblon, et offroit tout à la fois une boisson alimenteuse et médicamenteuse.

Cette boisson, dont l'invention appartient à M. *Mutis*, et que M. *Cadet* a perfectionnée, peut être d'un service important dans les voyages sur mer, comme un puissant anti-scorbutique. Elle ne seroit pas moins avantageuse dans les hôpitaux, dans les lazarets, etc.

Pour compléter son travail sur la bière de quinquina, M. *Cadet* en a fait l'analyse, et il a reconnu qu'un litre de cette boisson contenoit douze grains (636 milligr.) d'extrait de quinquina, qu'il rapporte à deux gros (7 gramm. 643 milligram.) de quinquina.

QUINTEFEUILLE ou PENTAPHYLLON. *Quinque folium majus repens. Pentaphyllum vulgatissimum potentilla reptans.* Plante de l'icosandrie polygynie de *Linneus*, et de la sixième classe (rosacées) de *Tournefort.*

Cette plante pousse plusieurs tiges qui s'élèvent à la hauteur d'un pied et demi (487 millimètres); elles sont rondes, grêles, velues, rampantes; ses feuilles sont digitées, au nombre de cinq, portées sur un pétiole : les fleurs naissent aux sommités des tiges; elles sont composées chacune de cinq pétales jaunes, disposés en roses, et de peu de durée : son fruit est presque rond, composé de plusieurs semences ramassées en manière de tête, enveloppées par le calice de la fleur : sa racine est longue, grosse comme le petit doigt, noirâtre en dehors, rouge en dedans, d'une saveur astringente.

Cette plante croît dans les prés, dans les champs, dans les lieux sablonneux.

Les feuilles de la quintefeuille sont vulnéraires, astringentes; mais on s'en sert peu en médecine. On fait particulièrement usage de la seconde écorce de la racine.

On expose cette racine à la vapeur de l'eau bouillante, pour lui enlever sa première écorce; ensuite on trace des lignes spirales avec le tranchant d'une lame sur cette seconde mise à découvert; elle se sépare de la partie ligneuse en séchant : on la déroule de dessus la racine, et on la roule sur un bâton pour la faire sécher.

Cette écorce est astringente. On l'emploie en décoction dans la diarrhée, et sur la fin de la dysenterie.

Elle entre dans la composition de la thériaque.

R

RACCOURCI. Terme de cristallographie.

M. *Haüy* donne ce nom à un cristal, lorsque sa forme primitive étant un prisme à bases rhombes, les arrêtes longitudinales contiguës à la grande diagonale sont interceptées par deux facettes, qui la font paroître diminuée dans sa longueur. Tel est le sulfate de baryte raccourci.

RACINE (DES). Les racines sont les supports des plantes; elles contiennent les organes suçoires, à la faveur desquels la tige reçoit de la terre, par aspiration, le suc séveux qui lui sert d'aliment, et qui doit contribuer à son accroissement.

Le plus généralement, les racines sont fixées en terre; mais il en est quelques-unes qui sont fixées sur d'autres plantes, tel que le gui, dont la racine adhère à la tige du chêne, du pommier, et l'hypociste, qui adhère surtout aux racines du ciste. Les plantes de ce genre sont appelées parasites, parce qu'elles s'alimentent aux dépens des autres.

Pour faciliter l'étude des plantes, on est dans l'usage de distinguer les racines en pivotantes, traçantes, fibreuses, tubéreuses et bulbeuses.

Les racines pivotantes se profondent verticalement en terre: exemple, *la carotte.*

Les traçantes sont celles qui s'alongent horisontalement, tels sont *la réglisse*, *le chiendent*, etc.

Les fibreuses sont formées de fibres attachées à un centre commun plus ou moins solide: *le fraisier.*

Les tubéreuses sont charnues, et reçoivent leur étymologie du mot latin *tuber*, en françois truffe: elles sont plus ou moins volumineuses: *la pomme de terre.*

Les racines bulbeuses se divisent en écailleuses, le *lys*; en solides, composées d'une substance charnue, la *tulipe;* en tuniquées, formées de couches ou tuniques qui s'enveloppent les unes dans les autres, l'*oignon;* enfin, en articulées, qui sont composées de lamelles attachées les unes aux autres, *le fruit cornu.*

Les racines sont composées de trois parties; savoir, de l'extrémité inférieure, du corps ou milieu et de la partie supérieure appelée le *collet*, qui la sépare de la tige.

Quelque distinction que l'on ait faite parmi les racines, soit à raison de leur direction en terre, soit à raison de leur texture, il n'existe qu'un seul genre de racines. C'est dans la partie fibreuse plus ou moins forte, que résident les organes doués de la force de succion.

Les racines ont beaucoup d'analogie avec les tiges des plantes : comme celles-ci, elles sont composées d'une écorce, d'une matière pulpeuse ou charnue, et d'un méditullium qui devient ligneux avec le tems. Dans le nombre des racines, il en est dont la texture est naturellement presque sèche ou solide. Cette observation conduit à une autre, qui se rapporte au tems où il est le plus avantageux de récolter les racines.

Toutes celles qui sont de nature charnue, mucilagineuse, qui contiennent beaucoup d'eau de végétation, doivent être récoltées par préférence en automne, par la raison qu'elles se sont dégagées de l'abondance des sucs qu'elles ont aspiré au profit de la plante, et que leur principe extractif est alors bien plus rapproché, ou si l'on veut, moins délayé.

Les racines d'une texture sèche doivent, au contraire, être récoltées dans le printems, parce qu'elles sont imprégnées de la sève naturelle qu'elles aspirent, et qu'elles ont réparé par le repos, les pertes qu'elles ont faites en faveur des plantes, pour les faire arriver à leur maturité. La plupart des racines de ce genre sont résineuses, odorantes, ou recouvertes d'une écorce, dans laquelle résident leurs propriétés, soit médicinales, soit colorantes. Il est donc essentiel pour le pharmacien, de bien établir ses divisions, relativement aux racines.

Elles sont ou inodores, ou odorantes, ou pulpeuses, ou sucrées, ou solides. Ces divisions bien conçues, on distingue facilement celles dont on doit rejetter l'écorce extérieure et employer le corps du milieu. La nature protège les racines mucilagineuses et celles qui sont sucrées, contre les attaques des insectes, en les couvrant d'un épiderme âcre ou amer, tandis que les racines sèches, inodores, fournissent leurs propriétés par leurs écorces, et les racines odorantes et sèches dans toutes leurs substances, à quelques exceptions près.

Les racines sont ou indigènes, ou exotiques ; les premières sont ou récentes, ou distribuées dans le commerce sous forme sèche ; les secondes, qui nous viennent de l'étranger, sont toujours distribuées dans l'état sec.

Les racines indigènes récentes sont soumises à deux opérations en pharmacie ; savoir, l'infusion ou la décoction. Le pharmacien doit savoir employer l'une ou l'autre de ces opérations avec connoissance de cause.

L'infusion doit s'exercer sur les racines mucilagineuses ou sucrées, mondées de leur écorce, et sur les racines odorantes, sauf à prolonger plus ou moins long-tems l'infusion.

La décoction ne doit s'exercer que sur les racines inodores de nature sèche.

La préparation des racines consiste à les monder de leurs fibres les plus tenues, de leurs extrémités, de leurs écorces, quant aux racines charnues, de leurs corps terreux ou étrangers, et les déchirer ou couper par tranches.

Les racines sucrées, dont on ne peut pas séparer facilement l'écorce, tels sont le chiendent, le polipode, doivent être soumises à une première infusion, pour leur enlever l'extractif âcre et amer qui réside dans l'écorce : on rejette cette première infusion comme inutile, et on procède avec de nouvelle eau, à l'extraction du principe sucré.

La dessication des racines est relative à leur texture. Nous ne présenterons ici que les moyens généraux.

Plus une racine contient d'eau de végétation, plus on doit lui faire présenter de surface; on l'expose à une température graduellement élevée, jusqu'à 25 degrés du thermomètre de *Réaumur*. Les racines d'une texture sèche n'exigent qu'une température de 15 à 20 degrés, et un courant d'air ou un espace suffisant pour absorber l'humidité.

On doit les conserver dans un lieu sec, et les examiner souvent, parce que celles qui sont mucilagineuses attirent l'humidité de l'air.

RACINE D'ACHE. Cette racine apppartient à une plante appelée *hache des marais*, de la pentandrie trigynie de *Linneus*, et de la famille des ombellifères de *Tournefort*. Elle est longue, grosse, droite, blanche et odorante. C'est une des cinq racines apéritives. *Voyez* Ache des marais.

RACINE D'ANGELIQUE. Cette racine appartient à la plante de ce nom. *Voyez* Angélique. C'est une tête assez grosse, à laquelle adhèrent plusieurs fibres longues d'un demi-pied, (163 millimètres), noirâtre en dehors, blanche en dedans, et d'une odeur agréable.

On en prépare une conserve, un extrait.

Elle entre dans la composition de plusieurs eaux alcooliques, notamment dans l'alcool de mélisse, impérial, etc.

Cette racine est stimulante, carminative et sudorifique.

RACINE D'ARMENIE, ou RONAS. Cette racine reçoit son nom du lieu de son origine; elle croît en Arménie, en Turcomanie. La plante qu'elle produit est inconnue.

Cette racine est plus grosse que celle de réglisse; elle donne une forte teinture rouge à l'eau, en peu de tems. On s'en sert au Mogol, pour teindre les toiles. Elle nous vient, sèche, de la Perse.

RACINE D'ARISTOLOCHE. On distingue quatre sortes de racines d'aristoloche ; savoir :

Ire. La racine d'aristoloche ronde. Celle-ci est assez grosse, charnue, garnie de fibres, grise en dehors, jaunâtre en dedans, d'une saveur très-amère. C'est la racine de cette sorte qui est d'usage en pharmacie et en médecine.

Elle est stimulante, emménagogue, stomachique et résolutive.

IIe. La racine d'aristoloche longue. Elle est longue d'environ un pied (325 millimètres), quelquefois grosse comme le poignet, habituellement comme le pouce, ayant la couleur, l'odeur, la saveur de l'aristoloche ronde. Elle est moins estimée que la précédente.

IIIe. La racine de l'aristoloche clématite. Celle-ci est menue, fibrée, grise, d'une odeur qui n'est point agréable, d'une saveur âcre, amère. Elle est très-employée en médecine ; elle est stimulante, stomachique, emménagogue, résolutive. On l'emploie dans les pâles couleurs, dans la cachexie, dans la fistule, le sarcome.

IVe. La racine de l'aristoloche petite. Ce sont des filamens déliés, adhérens à un centre commun, en forme de chevelure ou de barbe longue d'un demi-pied (163 millimètres), de couleur grise tirant sur le jaune, d'une odeur aromatique agréable, d'une saveur amère et âcre.

Elle excite la transpiration et elle aide à la respiration. C'est celle que l'on préfère pour la composition de la thériaque.

Voyez Aristoloche.

RACINE D'ARRÊTE-BŒUF. Cette racine appartient à la plante de ce nom, de la diadelphie décandrie de *Linneus*, et de la dixième classe de *Tournefort*.

Cette racine est de la grosseur d'une plume de cygne, longue, ligneuse, blanche, pleine, flexible.

On l'emploie sèche, en poudre, ou en décoction, dans les tumeurs dures des testicules, dans l'hydrocèle, la jaunisse, la rétention d'urine.

La dose en poudre est d'un gros (4 grammes) ; et en décoction, de quatre gros (16 grammes).

Voyez Arrête-bœuf.

RACINE D'ARUM. Cette racine appartient à la plante connue en françois sous le nom de *pied-de-veau*, et en latin, *arum*.

Elle est tubéreuse, plus grosse qu'une aveline, ronde, blanche, d'une saveur âcre, garnie d'un chevelu fibreux.

Lorsque cette racine est nouvellement arrachée de terre,

elle est corrosive et épispastique. Lorsqu'elle est sèche, elle est âcre, brûlante.

La racine d'arum est stimulante, sudorifique, expectorante. On en tire une fécule; on en fait une poudre.

Voyez Pied-de-veau.

RACINE D'ASARUM ou D'ASARET. Racine d'une plante nommée en françois *asaret* ou *cabaret*. *Voyez* Asaret.

On nous apporte la racine d'asarum, sèche, de nos départemens méridionaux. On doit la choisir grise, d'une odeur pénétrante agréable, d'une saveur âcre, un peu amère, bien nourrie, bien entière, mondée de ses fibres radicales, et de la grosseur d'une plume de cigne.

Cette racine est émétique, purgative, sternutatoire, emménagogue. La dose est en poudre, depuis dix jusqu'à trente grains (560 milligrammes à 1 gramme 120 milligrammes).

RACINE D'ASPERGE. Cette racine appartient à la plante connue sous le nom d'*asperge*, de l'hexandrie monogynie de *Linneus*, et des rosacées de *Tournefort*.

Cette racine est fibreuse, menue, composée d'un grand nombre de fibres adhérentes à un centre commun, grises en dehors, blanches en dedans, d'une saveur douce, glutineuse.

La racine d'asperge est une des cinq apéritives.

RACINE DE BARDANE. Racine de la plante bardane, de la syngénésie polygamie égale de *Linneus*, et de la douzième classe de *Tournefort*.

Cette racine est longue, grosse, noire en dehors, blanche en dedans, d'une saveur douceâtre.

Elle est diurétique, altérante. On s'en sert dans les maladies cutanées, syphillitiques, arthritiques.

RACINE DE BISTORTE ou BITORSE. Racine d'une plante de l'octandrie trigynie de *Linneus*, et de la quinzième classe de *Tournefort*. *Voyez* Bistorte.

RACINE DU BRÉSIL. Racine d'une espèce de violier qui croît dans le Brésil, et qui est connue sous le nom d'ipécacuanha.

Voyez Ipécacuanha.

RACINE DE BRYONE. Cette racine appartient à la bryone, plante de la monoécie syngénésie de *Linneus*, et de la première classe de *Tournefort*.

La racine de bryone est longue, plus grosse que la cuisse d'un enfant, blanche, jaunâtre, charnue, pleine de suc, d'une saveur âcre amère. Elle contient une fécule blanche, analogue à l'amidon.

Cette racine sèche est drastique, diurétique, anthelmintique, emménagogue.

Employée extérieurement, elle est rubéfiante, résolutive.

Voyez Bryone.

RACINE DE CABARET. Cette racine appartient à une plante appelée en latin *asarum*, et en françois *cabaret* ou *asaret*. *Voyez* Racine d'asarum ou Asaret.

RACINE DE CALAMUS AROMATICUS. Racine grosse comme le doigt, noueuse, genouillée. Sa saveur est âcre, son odeur aromatique, agréable. C'est un puissant stomachique.

Voyez Acorus vrai.

RACINE DE CANNE. Racine d'une plante arundinacée, connue sous le nom de *balisier*, lequel croît dans l'Amérique. On cultive aussi ce roseau dans nos jardins, mais on préfère celle qui nous vient des Indes. Cette racine est estimée propre pour faire passer le lait des femmes en couches et des nourrices.

Voyez Balisier.

RACINE DE CARLINE. Racine pivotante, grosse comme le pouce, de couleur obscure en dehors, blanche en dedans, d'une odeur forte, aromatique, d'une saveur assez agréable.

Cette racine appartient à une plante que l'on nomme *carline*, laquel croît sur les Alpes et les Pyrénées.

Elle est stomachique, sudorifique, apéritive et carminative.

Voyez Carline.

RACINE DE CHARCIS. Racine d'une plante de la tétrandrie monogynie de *Linneus*, laquelle est connue sous le nom de *contrayerva*.

On lui a donné le nom de *racine de charcis*, parce qu'elle nous est apportée de Charcis, province du Pérou.

Voyez Contrayerva.

RACINE DE CHAUSSETRAPE. Racine longue d'un pied (325 millimètres), grosse comme le pouce, blanchâtre, d'une saveur amère, qui appartient à une plante de la syngénésie polygamie vaine de *Linneus*, et de la douzième classe de *Tournefort*.

Cette racine est apéritive, propre pour le calcul du rein, pour lever les obstructions, pour exciter la transpiration, pour dépurer le sang. *Voyez* Centaurée étoilée.

RACINE DE CHELIDOINE PETITE. Les racines de la chélidoine petite sont des tubercules oblongs, auxquels adhèrent des petites fibres qui renferment les organes suçoirs. Ces tubercules sont gros environ comme des petits pignons.

On les applique écrasées sur les hémorrhoïdes. *Voyez* Chélidoine petite.

RACINE DE CHIENDENT. Racine d'une plante graminée de la triandrie trigynie de *Linneus*, et de la quinzième classe de *Tournefort*.

Il y a deux qualités ou deux sortes de racines de chiendent, dont l'une a les fibres plus fines, et l'autre plus grosses.

Voyez Chiendent.

RACINE DE CINOGLOSSE. Racine de la plante de ce nom. Elle est longue, grosse, droite, noirâtre ou brune en dehors, blanche en dedans, d'une odeur forte, d'une saveur fade.

Cette racine est narcotique. *Voyez* Cinoglosse.

RACINE DE COLOMBO. *Radix columbo... colombæ... columbæ.* L'arbre qui produit cette racine n'est pas connu.

On nous apporte la racine de colombo des Indes, en morceaux de la grosseur du pouce. Elle a la dureté de la zédoaire. Sa couleur est jaune, sa saveur d'une grande amertume.

Cette racine eut une vogue étonnante en 1780, et peu après elle est tombée dans l'oubli. Cependant en rendant justice à ses propriétés médicinales, on doit la regarder comme un très-bon stomachique. On s'en sert en poudre, à la dose de vingt à trente grains (1 gr. à 1 gr. 592 milligr.), dans la dyspepsie, la diarrhée, la dysenterie; et extérieurement, pour guérir les ulcères.

Josse en a fait l'analyse, et a fait connoître qu'elle contenoit de la gomme et de la résine; mais il n'a pas signalé les quantités de chacun de ces principes.

RACINE DE COSTUS D'ARABIE. C'est la racine d'un arbrisseau qui ressemble beaucoup au sureau, et qui croît dans les deux Indes, particulièrement dans l'Arabie heureuse.

Voyez Costus d'Arabie.

RACINE DE DENTELAIRE. C'est la racine de la plante de ce nom, qui appartient à la pentandrie monogynie de *Linneus*, et à la seconde classe de *Tournefort*.

Cette racine est longue, grosse, fibreuse, charnue, odorante, d'une saveur brûlante.

On se sert de cette racine en masticatoire, pour la carie des dents. *Voyez* Dentelaire.

RACINE DE DICTAME BLANC. Racine d'une plante de la décandrie monogynie de *Linneus*, et de la onzième classe de *Tournefort*. Cette racine est connue sous le nom de dictame blanc ou fraxinelle. *Voyez* Dictame blanc.

RACINE DE DORONIC. Les racines de doronic sont des tubercules blancs attachés à des fibres qui serpentent comme le chiendent. Chacune de ces racines représentent la figure d'un scorpion.

On nous les apporte de Genève, de l'Allemagne, de la Provence, du Languedoc, sèches, et mondées de leurs fibres. On les choisit grosses comme de petites noisettes, charnues, jaunâtres en dehors, blanches en dedans, d'une saveur douce astringente.

Ces racines sont excitantes, propres contre les vertiges. *Voyez* Doronic.

RACINES FÉCULENTES. On comprend sous cette acception les espèces de racines qui contiennent, outre leurs sucs propres, un principe immédiat connu sous le nom de *fécule.*

On doit à M. *Parmentier* une entière et parfaite reconnoissance, pour le beau travail qu'il a publié sur l'art d'extraire la fécule d'un grand nombre de végétaux qui n'offroient qu'un usage repoussant et dangereux, et dont il a su séparer la substance alimentaire, la plus importante surtout dans le cas de disette. Tout en rendant hommage à ce savant, c'est rendre service en même tems aux hommes de tous les pays, de tous les rangs, que de leur offrir dans un cadre très-rapproché, la série des racines qui contiennent de la fécule. On compte parmi elles, les racines

D'arum ou de pied-de-veau.
De bryone.
De chiendent. (Celle-ci donne une matière muqueuse sucrée.)
L'oignon colchique ou tue-chien.
Les racines De filipendule.
De glayeul.
De flambe ou iris nostras.
D'hellébore.
D'hermodacte.
De mandragore.
De pomme de terre.
De serpentaire.

On peut consulter chacun de ces noms aux lieux qui leur appartiennent dans ce dictionnaire.

RACINE DE FENOUIL. La racine de fenouil est longue, droite, blanche, grosse comme le doigt, odorante, et d'une saveur aromatique.

Elle est apéritive, et lactifère : on s'en sert en poudre et en infusion.

RACINE DE FILIPENDULE. La racine de filipendule est fibreuse, chevelue, garnie de petits tubercules qui ont la forme d'une olive, mais plus longs, de couleur noirâtre en dehors, blanche en dedans, d'une saveur amère, astringente.

Elle est diurétique, astringente, propre pour guérir les hémorrhoïdes, étant appliquée extérieurement. *Voyez* Filipendûle.

RACINE DE FLAMBE. C'est la racine d'une plante appelée *flambe*, à cause de la forme de sa feuille qui s'élève comme une flamme. *Voyez* Iris de Florence.

RACINE DE FOUGÈRE MALE. Cette racine est un assemblage de grosses fibres charnues, jointes les unes aux autres, de couleur noire.

La racine de fougère mâle est employée en poudre dans les maladies des vers, pour chasser le lait, et dans la suppression des règles.

La dose est depuis un demi-gros jusqu'à trois gros (2 à 12 grammes) : elle fait la base du remède contre le *tœnia*.

Voyez Fougère mâle.

RACINE DE FRAISIER. La racine de fraisier est fibreuse, de couleur brune ou noirâtre. Elle donne une couleur rouge à l'eau dans laquel on la fait bouillir.

On l'emploie en décoction, dans les maladies syphillitiques ; elle est apéritive.

RACINE DE GALANGA. Racine d'une plante de la monandrie monogynie de *Linneus*, que l'on nous apporte sèche des Indes.

On en distingue deux espèces, l'une majeure, et l'autre mineure. *Voyez* Galanga officinal.

RACINE DE GENTIANE. La racine de gentiane appartient à une plante du même nom, de la pentandrie digynie de *Linneus*, et de la première classe de *Tournefort*. Elle est grosse comme le poignet, longue, divisée en plusieurs branches, de couleur jaune, et d'une saveur très-amère. On nous l'apporte sèche des Alpes, des Pyrénées, de la Bourgogne.

Elle est stomachique, anti-septique, anthelmintique, fébrifuge.

On la mâche pour ronger la carie des dents. C'est une racine salivaire. *Voyez* Gentiane.

RACINE DE GLAYEUL. Racine d'une plante de la triandrie monogynie de *Linneus*, et de la neuvième classe de *Tournefort*.

Cette racine est tubéreuse, charnue, garnie de fibres menues, blanches ; elle a une odeur légère de violette. Elle est apéritive. On en tire une fécule en la rapant, en l'exprimant, et en l'étendant dans l'eau, pour la faire passer au travers d'un tamis de soie. *Voyez* Glayeul.

RACINE DE GUIMAUVE ou ALTHÆA. Cette racine est longue, grosse comme le pouce, ronde, bien nourrie, mucilagineuse, blanche en dedans, divisée en plusieurs branches, couvertes d'un épiderme jaunâtre de saveur amère.

Elle est émolliente, propre pour la toux, l'enrouement, la strangurie. On l'emploie aussi extérieurement.

Voyez Guimauve.

RACINE D'HELLEBORE ou D'ELLÉBORE. Racine dont on distingue deux espèces, une blanche et l'autre noire.

Ces deux racines appartiennent à deux plantes différentes.

La première espèce (la racine d'hellébore blanc) appartient à une plante de la polygynie monoécie de *Linneus*. Elle est blanche; elle présente un corps central assez gros, auquel adhèrent des fibres longues. C'est cette sorte qui est particulièrement employée en médecine.

Elle est purgative, drastique, émétique, emménagogue, sternutatoire, propre pour les maladies pédiculaires.

Voyez Ellébore blanc.

La seconde espèce (la racine d'hellébore noir) appartient à une plante de la polyandrie polygynie de *Linneus*.

Cette racine est garnie de beaucoup de fibres; elle est de couleur noire en dehors, grise en dedans.

Ses propriétés sont les mêmes que celles de la racine d'hellébore blanc. *Voyez* Ellébore noir.

RACINE DE JALAP. Racine d'une plante de la pentandrie monogynie de *Linneus*. C'est une espèce de *convolvulus americanus*, ou belle-de-nuit, *Voyez* Jalap.

RACINE DE JEAN LOPEZ. Cette racine appartient à une plante qui croît en Afrique, mais dont la texture, le port, le genre et l'espèce ne sont pas connus.

Jean *Lopez* importa le premier cette racine en Europe. Elle nous est apportée des Indes orientales. On la reconnoît aux signes suivans.

La racine est droite, solide, cylindrique, de la grosseur du petit doigt, couverte d'une écorce jaune tachetée de brun; la substance ligneuse interne est de couleur légèrement citrine. Sa saveur est douce, mucilagineuse, un peu styptique.

On s'en sert en poudre, en décoction, à la dose de dix-huit à vingt-quatre grains (1 gramme à 1 gramme 3 décigr.) par prise dans les cours de ventre chronique.

RACINE INDIENNE. On a donné le nom de *racine indienne* à une racine qui nous est apportée de l'Amérique, et particulièrement de la province de Méchoacan. Les Espagnols lui ont donné le nom de racine de Saint-Charles. *Voyez* Racine de Saint-Charles.

RACINE D'IPECACUANHA. On distingue quatre sortes de racines d'ipécacuanha : c'est l'ipécacuanha gris qu'on préfère. Nous avons fait connoître les quatre sortes d'ipécacuanha, et les différences qui existent entre elles, au mot ipécacuanha. *Voyez* ce mot.

RACINE D'IRIS DE FLORENCE. Racine d'une plante de la triandrie monogynie de *Linneus*, appelée *iris*, qui croît à Florence. *Voyez* Iris de Florence.

RACINE D'IRIS NOSTRAS. C'est la racine de la plante connue en France sous le nom de Glayeul. *Voyez* Glayeul.

RACINE DE MANDRAGORE. Cette racine appartient à une plante de la pentandrie monogynie de *Linneus*, et à la première classe de *Tournefort*.

La racine de mandragore est longue, grosse, blanchâtre, divisée en deux branches très-forte, représentant les parties inférieures d'un homme, ce qui l'a fait appeler par quelques-uns *antropomorphon*. Elle est entourée de fibres qui remplissent les fonctions d'organes suçoirs.

C'est particulièrement de l'écorce de cette racine dont on fait usage. Cette écorce est catarthique, emménagogue.

La racine est narcotique et anti-spasmodique.

Voyez Mandragore.

RACINE DE MECHOACAN. Racine ainsi nommée de la province de Méchoacan en Amérique, d'où elle a pris son nom. Elle appartient à une espèce de convolvulus de la pentandrie monogynie de *Linneus*. *Voyez* Méchoacan.

RACINE D'OREILLE D'HOMME. C'est la racine de la plante appelée en latin *asarum*, et en françois, *cabaret*, *oreille d'homme* ou *asaret*. *Voyez* Racine d'asarum, Asaret.

RACINE DE PATIENCE. Racine d'une plante de l'hexandrie trigynie de *Linneus*, et de la quinzième classe de *Tournefort*.

La racine de patience est longue, grosse comme le doigt, jaune, d'une saveur amère.

Elle est laxative : on l'emploie dans la jaunisse, dans les obstructions.

On s'en sert aussi extérieurement, étant rapée, et appliquée sur les dartres et les ulcères. *Voyez* Patience.

RACINE DE PERSIL. La racine de persil est longue, grosse comme le doigt, blanchâtre, bonne à manger, étant cuite.

Cette racine est une des cinq apéritives : elle est diurétique, résolutive, lactifuge, anti-vermineuse.

On l'emploie en infusion prolongée, comme étant odorante, dans la jaunisse, la dysurie, les maladies laiteuses, les maladies pédiculaires ; et extérieurement, dans les contusions.

Voyez Persil.

RACINE DE PIED-DE-VEAU. Racine tubéreuse plus grosse qu'une aveline ronde, blanche, d'une saveur âcre, et contenant un principe féculant. *Voyez* Racine d'arum, Pied-de-veau.

RACINE DE QUINTEFEUILLE. Cette racine appartient à une plante de l'icosandrie polygynie de *Linneus*, et de la sixième classe de *Tournefort*. Elle est longue, grosse comme le doigt, noirâtre en dehors, rouge en dedans, d'une saveur astringente.

C'est particulièrement de la seconde écorce de cette racine dont on fait usage : elle est astringente. *Voyez* Quintefeuille.

RACINE DE REGLISSE. Cette racine est celle d'un arbrisseau appelé réglisse, qui appartient à la diadelphie décandrie de *Linneus*, et à la dixième classe de *Tournefort*.

On nous apporte la racine de réglisse sèche, de l'Italie, de l'Espagne, de l'Allemagne, et de nos pays méridionaux, où on la cultive avec soin.

Sa couleur est grise extérieurement, jaune en dedans. Elle est formée de fibres longitudinales appliquées les unes sur les autres. Sa saveur est douce, sucrée, lorsqu'elle a été ratissée. On en fait des infusions, des décoctions, un extrait doux, peu coloré, un autre connu sous le nom de suc de réglisse noir. On en fait une poudre, en la coupant auparavant en lames transversales minces, afin que la poudre ne soit pas filamenteuse.

La racine de réglisse est apéritive, et propre pour la toux.

Voyez Réglisse.

RACINE DE RHODES. *Rhodia radix. Rhodiola rosea. Telephium luteum minus, radice rosam redolente. Anacampseros radice rosam spirante.* Cette racine, ainsi nommée parce qu'elle a l'odeur de la rose, appartient à une plante, espèce d'orpin, de la dioécie ennéandrie de *Linneus*, et de la sixième classe (rosacées) de *Tournefort*.

Cette racine nous est apportée sèche, des montagnes des Alpes, des Pyrénées, où croît la plante qui la produit. Elle est grosse, raboteuse, inégale, blanche, charnue. On la réduit en poudre et on l'humecte avec du vinaigre rosat, pour l'appliquer sur le front et sur les tempes, pour les maux de tête.

Prise intérieurement, elle est vulnéraire, astringente.

RACINE DE RHUBARBE. La rhubarbe est une racine dont on distingue plusieurs espèces ; savoir, 1.° Indigène et exotique.

2°. Parmi les espèces de rhubarbes exotiques, on distingue la rhubarbe palmée, ondulée, et compacte. *Voyez* Rhubarbe.

RACINE DE SAINT-CHARLES ou INDIENNE. La plante qui fournit cette racine croît dans les lieux tempérés de l'Amérique. Les propriétés de la racine résident dans son écorce, qui a une odeur aromatique et une saveur amère. Elle est de couleur blanche, et de la grosseur du pouce. On nous l'apporte sèche, de la province de Méchoacan. Les Espagnols lui ont donné le nom de *racine de Saint-Charles*, à cause de ses grandes propriétés.

Elle est sudorifique et anti-scorbutique ; elle fortifie les gencives, et donne bonne bouche étant mâchée.

RACINE DE SAINTE-HELÈNE. Cette racine a été ainsi nommée, parce qu'elle nous vient du port de Sainte-Hélène dans la Floride. *Voyez* Souchet d'Amérique.

RACINE SALIVAIRE. Surnom que l'on donne à la racine de pyrètre, parce qu'étant mâchée, elle excite la salivation.

Voyez Pyrèthre.

RACINE DE SALSEPAREILLE. Racine fibreuse de la grosseur d'une plume à écrire, ridée, cannelée, de couleur grise en dehors; blanche en dedans.

Cette racine a été mise au rang des quatre bois sudorifiques.

Voyez Salsepareille.

RACINE DE SASSAFRAS. La racine de sassafras n'est point d'usage en médecine. C'est vraisemblablement par erreur qu'elle a été comprise dans le Formulaire pharmaceutique à l'usage des hôpitaux militaires, dans la série des racines ; on aura voulu dire, *bois de sassafras*.

RACINE DE SERPENTAIRE La racine de serpentaire est bulbeuse ; elle appartient à une plante du même nom, de la troisième classe de *Tournefort*.

Cette racine est de forme arrondie ; elle est imprégnée d'un suc âcre, brûlant ; elle contient une fécule analogue à celle de la bryone, que l'on peut obtenir par le même procédé que pour celle de cette dernière.

La racine de serpentaire est purgative drastique : on l'emploie en poudre ou en extrait.

RACINE DE SCILLE. La racine de scille est cette partie chevelue qui adhère à la bulbe de la plante de ce nom, et qui contient les organes suçoirs : c'est la racine proprement dite. Mais la bulbe est le corps moyen de la racine, qui sert de réceptacle, de réservoir au suc aspiré par les racines, pour les transmettre à la tige et aux autres parties de la plante. C'est cette bulbe qui est d'usage en médecine et en pharmacie : elle est connue sous le nom d'ognon ou oignon de scille.

Voyez Oignon de scille.

RACINE DE SQUINE. On distingue deux sortes principales de racine de squine ; l'une rougeâtre, dure, résineuse, que l'on nous apporte des Indes orientales ; l'autre blanche, peu résineuse, et se coupant facilement. Cette racine est mise au rang des quatre bois sudorifiques. *Voyez* Esquine.

RACINE DE THYMÉLÉE. C'est la racine d'une plante appelée thymélée, en françois, *thymelœa, sive daphne gnidium,* en latin, et qui appartient à l'octandrie monogynie de *Linneus.*

Cette racine nous est apportée sèche du Languedoc ; elle est ligneuse, longue, grosse, grise ou rougeâtre en dehors, blanche en dedans.

On s'en sert extérieurement, pour les catarrhes, les fluxions qui tombent sur les yeux : on perce l'oreille, et on y introduit quelques fibres qui font l'effet d'un vésicatoire.

RACINE DE TORMENTILLE. Racine d'une plante nommée tormentille, qui appartient à l'icosandrie pentagynie de *Linneus*, et à la sixième classe (rosacées) de *Tournefort.*

On en distingue de deux sortes, l'une sauvage ou vulgaire, qui est plus petite, et qui croît dans les lieux sableux, et aussi dans les lieux humides ; l'autre qui croît sur les Alpes, sur les Pyrénées, et qui est plus grosse, est préférée pour l'usage de la médecine.

Cette racine est un tubercule presque aussi gros que le pouce, raboteux, inégal, de couleur brune obscure en dehors, rougeâtre en dedans, d'une saveur astringente.

Elle est fortifiante, astringente, vulnéraire. On s'en sert dans les cours de ventre, les hémorrhagies, les vomissemens, les écoulemens blancs, la diarrhée.

Mêlée avec la gentiane, elle convient dans les fièvres intermittentes.

On l'emploie en poudre, depuis un demi-gros jusqu'à deux gros (2 à 8 grammes) ; ou en décoction, depuis un gros jusqu'à quatre (4 à 16 grammes) pour une livre (5 hectogram.) d'eau.

On prépare, avec cette racine, un extrait : on la fait entrer dans la composition du diascordium, de la poudre astringente, des pilules astringentes, de l'emplâtre styptique.

RACK. Liqueur alcoolique que l'on obtient par suite de la fermentation du lait de jument, ou de la partie séreuse du lait, et par la distillation. Ses degrés de légèreté les plus ordinaires, sont de dix-huit à vingt degrés à l'aréomètre.

La saveur du rack est un peu animale. Il paroît que celui que l'on débite chez les liquoristes, n'est autre chose que du rhum ou eau-de-vie de sucre.

RADIS, RAIFORT CULTIVÉ, RAVE PETITE. *Raphanus sativus. Raphanus major orbicularis vel rotundus. Raphanus minor oblongus.* Plante de la tétradynamie siliqueuse de *Linneus*, et de la cinquième classe (crucifères) de *Tournefort.*

Cette plante, que l'on cultive dans les jardins, pour l'usage alimentaire, est de plusieurs sortes. Les deux principales sont les radis à racine ronde, et à racine longue. Elles prennent les noms de radis majeur et mineur.

La première pousse des feuilles grandes, larges, rudes, vertes, découpées profondément, ressemblant à celles de la rave, mais un peu plus sinueuses : il s'élève d'entre elles des tiges qui montent à la hauteur d'environ deux pieds (649 millimètres), rondes, rameuses, portant des fleurs purpurines à quatre pétales, disposés en croix. Ses fruits sont des silicules qui renferment des semences presque rondes, rouges, d'une saveur âcre. Sa racine est tortue, de couleur brune ou noirâtre en dehors, ayant d'abord la figure d'un petit navet ; mais il grossit beaucoup en vieillissant ; il devient charnu, d'un goût piquant et agréable ; c'est ce que l'on nomme *radis noir.*

La seconde espèce, appelée radis mineur et petite rave, a les feuilles, les fleurs et les fruits pareils à ceux de la précédente ; mais les racines sont tantôt rondes, tantôt longues, rouges en dehors, blanches en dedans, quelquefois toutes blanches. Elles doivent être cultivées dans un terrain qui ne soit pas trop compact, et récoltées dans le printems, lorsqu'elles sont encore jeunes, pour être tendre et d'une saveur d'un piquant agréable. Lorsqu'elles vieillissent en terre, elles deviennent spongieuses, fibreuses, dans l'intérieur, et d'un goût âcre. Celles qui sont cultivées dans un terrain fort, compact, deviennent promptement ligneuses.

Les espèces de radis ou raifort cultivés, sont stimulantes, diurétiques, résolutives, rubéfiantes.

On fait usage de leur suc exprimé ; il est anti-scorbutique, propre pour l'asthme, l'enrouement, les rétentions d'urine.

RAIE, ou RÉE. *Raja, piscis.* Poisson de mer du genre des chondroptérygiens, c'est-à-dire dont les nageoires sont cartilagineuses.

Il y a beaucoup d'espèces de raies. Les deux principales sont la raie ordinaire et la raie bouclée.

La raie ordinaire a le corps plat et large, bordé par les nageoires, et terminé par une queue mince et allongée. Sa tête est aplatie, ses yeux sont placés en dessus, et sa gueule, qui est extrêmement fendue, est placée en dessous : elle est entourée de dix ouvertures qui lui tiennent lieu d'ouïes. La raie est très-vorace; ses mâchoires sont garnies de trois ou quatre rangs de petits os durs, qui sont autant de petites dents avec lesquelles elle broye les alimens dont elle se nourrit.

La raie bouclée, en latin, *roja clavata*, est beaucoup plus petite : elle est ainsi nommée, parce que son corps est hérissé d'aiguillons recourbés, qui ressemblent assez à l'ardillon d'une boucle. On la pêche abondamment dans l'Océan. Les jeunes raies s'appellent *raions* ou *raitons*, mais ne peuvent supporter le transport.

Toutes les espèces de raies sont servies sur les tables. Le foie de ce poisson est un manger très-délicat.

RAIFORT SAUVAGE, GRAND RAIFORT, ou CRAM. *Raphanus rusticanus*, *silvestris*. *Raphanus major*. *Cochlearia folio cubitali*. (*Pl.* XII, *fig.* 67). Plante de la tétradynamie siliqueuse de *Linneus*, et de la cinquième classe de *Tournefort*.

Cette plante pousse de sa racine, de grandes feuilles longues, larges, pointues, d'un beau vert, ressemblant à celles de la rhubarbe des moines, mais plus grandes et plus rudes. Sa tige est haute d'un pied et demi (187 millimètres), droite, ferme, cannelée, creuse; elle porte des petites fleurs à quatre pétales blancs, disposés en croix : ses fruits sont des silicules presque rondes, renflées, qui renferment quelques semences. Sa racine est longue, grosse comme le pouce, traçante, d'une saveur fort âcre et brûlante, d'une odeur très-pénétrante, analogue à celle de l'ammoniaque.

Cette plante croît dans les jardins, dans les terrains incultes.

C'est principalement de la racine dont on fait usage. On la mange rapée, en guise de moutarde.

On s'en sert en médecine. C'est un puissant anti-scorbutique : elle est stimulante, diurétique, résolutive.

On en fait, en pharmacie, une eau distillée : on la fait entrer dans la composition du vin anti-scorbutique, du sirop anti scorbutique, de l'alcool général, de l'alcool anti-scorbutique, de l'emplâtre diabotanum.

RAISINS. *Uvæ*. Fruits de la vigne. Plante de la pentandrie monogynie de *Linneus*.

Les raisins sont des fruits à bayes, dont la couleur, la

grosseur de la grape, celle du grain du raisin lui-même, la saveur et les principes qui les constituent, varient autant qu'il y a d'espèces de vignes, de manières de les cultiver, et de lieux où on les cultive.

La différence de leur saveur, de leurs qualités, tient encore à celle de leur maturité, qui est ou moyenne, ou positive.

On voit qu'il seroit difficile d'établir, sur le compte des raisins, des principes qui convinssent également à toutes les espèces.

Les raisins qui ne sont pas encore mûrs donnent, par l'expression, un suc acerbe acide, connu sous le nom de verjus.

Les raisins mûrs donnent, par la même expression, un suc muqueux sucré, qui prend le nom de *moût de raisins*, ou *vin doux*.

C'est avec ce suc exprimé que l'on prépare le *defrutum*, autrement, *vin cuit*, le *sapa*, qui est une espèce de gelée de raisins, le *raisiné*, qui est le suc de raisins évaporé jusqu'à consistance d'extrait mou. Mais il est bon de faire remarquer que ce que l'on distribue sous le nom de *raisiné*, est le suc de raisins épaissi avec d'autres fruits, tels que coings, poires, pommes, etc.

On conserve les raisins par la dessication. Nous citerons ceux qui sont les plus usités. *Voyez* d'ailleurs Vin et Vigne.

RAISIN D'AMERIQUE. Plante de la décandrie décagynie de *Linneus*, laquelle est originaire d'Amérique.

Cette plante a été nommée *raisin d'Amérique*, parce que ses fruits sont des bayes presque rondes, comme celles du raisin. Elle est connue en France sous le nom de *phytolaque*.

Voyez Phytolaque.

RAISIN D'ARCK ET AU SOLEIL. Ces raisins, que l'on nomme aussi *sol* ou *sor*, sont égrainés, de couleur rougeâtre, bleuâtre ou violette. Ils sont très-bons à manger. On les tire d'Espagne, en barils du poids de quarante à cinquante livres (20 à 25 kilogrammes).

RAISINS DE CAISSE, ou JUBIS, ou PASSÉS. Ce sont des raisins qui nous viennent de nos pays méridionaux. On les trempe avec leurs rafles dans une lessive de barille, et on les fait sécher au soleil sur des claies : quand ils sont secs, on les enferme dans des caisses de sapin plus longues que larges. Celles qui sont du poids de dix-sept à dix-huit livres (8 à 9 kilogr.), se nomment *caissetins*, les autres, du poids de quarante livres (20 kilogr.), se nomment *quarts*.

Ces raisins sont d'un goût sucré. On s'en sert en médecine,

en boissons pectorales. Ils entrent dans la composition du sirop d'érysimum, de celui de guimauve composé, et du lénitif.

RAISINS DE CALABRE. Ce sont des raisins d'un très-bon goût, un peu visqueux, qui nous viennent de la Calabre, par barils de quatre-vingt-dix à cent livres (45 kilogr. à 1 quintal). Les grappes sont enfilées de menues ficelles, à peu près comme des morilles.

RAISINS DE CORINTHE. Ce sont des raisins noirs séchés au soleil, en grains détachés, séparés de leurs rafles. Ils nous viennent de l'isthme de Corinthe, dans des balles du poids de trois cent livres (3 quintaux).

Ils entrent dans la composition du sirop de rossolis, et de celui de tortue.

RAISINS DE DAMAS. Les raisins de Damas ont le grain plus gros que celui des raisins de Corinthe. Ils nous viennent de Damas, capitale de la Syrie, dans des boîtes de sapin du poids de quinze jusqu'à soixante livres (7 à 29 kilogr.)

Ils entrent dans la composition du sirop de rossolis, et de celui de tortue.

RAISINS MUSCATS SECS. Ces raisins nous viennent de Frontignan, en petites boîtes de sapin presque rondes, du poids de cinq à quinze livres (25 hectogr. à 8 kilogr.) Ils sont en grappes, et de moyenne grosseur.

RAISIN D'OURS, BOUSSEROLE, ARBOUSIER TRAINANT. *Arbutus uva ursi. Vitis idæa, foliis carnosis, et veluti punctatis.* Petit arbrisseau de la décandrie monogynie de *Linneus*.

Cet arbrisseau ressemble à l'airelle ou mirtille: mais ses feuilles sont plus épaisses: elles sont oblongues, arrondies, à peu près semblables à celles du buis, plus étroites, rayées des deux côtés, nerveuses, d'une saveur astringente, un peu amère.

Ces feuilles sont attachées à des rameaux ligneux, longs d'un pied (325 millimètres), couverts d'une écorce mince et facile à séparer. Ses fleurs naissent en grappes, aux sommités des branches; elles sont disposées en grelots, de couleur rouge: ses fruits sont des bayes presque rondes, renfermant chacune cinq osselets rangés ordinairement en côtes de melon, arrondis sur le dos, applatis sur les autres surfaces. Ces bayes ont une saveur styptique.

Cet arbrisseau croît en Espagne, en Italie, d'où on nous apporte les feuilles sèches.

Les feuilles du raisin d'ours sont diurétiques astringentes. On s'en sert dans le calcul urinaire, les ulcères des reins et de la vessie.

On en fait usage en decoction, depuis vingt grains jusqu'à un gros (1 gramme à 4 grammes) pour une livre (5 hectogrammes) d'eau.

RAISINS PICARDANS. Ces raisins ressemblent à ceux de caisse; mais ils sont plus petits et plus secs. Ils viennent de nos pays méridionaux, dans de grandes caisses de sapin, du poids de quatre-vingt à cent livres (40 kilogr. à 1 quintal.)

RAISIN DE RENARD. *Herba paris. Paris quadrifolia. Solanum quadrifolium bacciferum. Aconitum salutiferum.* Plante de l'octandrie tétragynie de *Linneus*, et de la cinquième classe, (crucifères) de *Tournefort.*

Cette plante pousse une tige unique qui s'élève à la hauteur d'un demi-pied (162 millimètres); elle est médiocrement grosse, ronde, ferme, solide, verte en haut, rougeâtre en bas, portant quatre feuilles disposées en croix, oblongues, larges, ridées, un peu pointues, noirâtres. Il naît à sa sommité une petite fleur à quatre pétales verts, cruciforme, soutenue par un calice tétraphylle: son fruit est mou, gros comme un grain de raisin, de couleur obscure, de mauvaise odeur, divisé en quatre cellules remplies de semences menues, ovales, blanches: sa racine est longue, menue, noueuse, traçante.

Cette plante croît dans les lieux ombragés.

Les feuilles et les fruits sont rafraîchissans et résolutifs. On applique les feuilles extérieurement sur les bubons.

RAPIDOLITHE D'ABILDGAARD. Pierre en tiges, synonyme de scapolite. *Voyez* Scapolite.

RAPONTIC. *Rhaponticum. Rheum rhaponticum.* La rapontic est une espèce de rhubarbe; c'est la racine d'une plante originaire du royaume de Pont, d'où elle a reçu son nom.

La plante qui fournit cette racine est de l'ennéandrie trigynie de *Linneus*, et de la première classe de *Tournefort.* Il sort de sa racine des feuilles fort grandes, amples, larges, presque rondes, épaisses, d'un vert obscur, d'une saveur acerbe. Il s'élève d'entre elles une tige grosse, forte, revêtue de feuilles plus petites que les feuilles radicales, mais de la même forme. Les fleurs naissent à la sommité de cette tige; elles sont campaniformes, blanches, petites, découpées en six parties. Ses semences sont triangulaires, grandes, pleines d'un suc rouge et douceâtre. Sa racine devient grosse avec le tems, se divisant en plusieurs branches; sa couleur est d'un rouge brun, obscur; son odeur est moins forte que celle de la rhubarbe, et sa saveur est plus styptique.

On nous apporte le rapontic sec de nos pays méridionaux,

où on le cultive à présent : autrefois il nous venoit de la Thrace, de la Scythie, du mont d'Or.

Le rapontic est astringent et non purgatif ; il entre dans la composition de la thériaque.

Rapontic, *racine de Pont*, parce qu'on nous l'apportoit anciennement du royaume de Pont.

RAPONTIC DES MONTAGNES, ou RHUBARBE DES MOINES. *Rumex alpinus. Rhabarbarum monachorum. Hippolapathum. Lapathum rotundifolium.* Racine d'une plante de l'hexandrie trigynie de *Linneus*, et de la quinzième classe (staminées) de *Tournefort.*

La plante qui produit cette racine est une espèce de patience plus grande que les autres, dont la tige s'élève quelquefois à la hauteur d'un homme. Cette tige est canelée, rougeâtre ; elle se divise dans le haut en plusieurs rameaux. Ses feuilles sont grandes, longues d'un pied, larges, pointues, quelquefois arrondies, molles, d'un vert obscur, attachées à de longs pétioles rougeâtres : ses fleurs sont apétales, composées de six étamines et trois pistils attachés au fond d'un calice hexaphylle : ses fruits sont des capsules membraneuses qui renferment des semences anguleuses : sa racine est grande, grosse, brune en dehors, jaune en dedans. On lui a donné le nom de rhubarbe des moines, parce qu'étant moins chère que la véritable rhubarbe, les moines en firent usage par économie.

Elle est un peu purgative et astringente. Cette racine nous est apportée sèche, de l'Auvergne, des Alpes, des Pyrénées.

On doit la choisir en beaux morceaux bien sains, bien secs, d'une belle couleur jaune, et d'une saveur amère.

On ne doit pas la confondre avec le rapontic.

RAPONTIC VULGAIRE. *Centaurea rhapontica. Rhaponticum folio helenii incano.* C'est la racine de la grande centaurée, plante de la syngénésie polygamie vaine de *Linneus.*

Cette plante croît sur les Alpes. La racine est longue, grosse, droite, charnue, facile à rompre, noirâtre en dehors, rougeâtre en dedans, d'une saveur légèrement âcre mêlée d'astriction.

On nous apporte cette racine sèche, des montagnes de la Suisse. On estime ses propriétés médicinales analogues à celles de la rhubarbe ; mais elle est peu usitée en médecine actuellement.

RAPURE DE CORNE DE CERF. C'est la corne de cerf réduite en petits copeaux très-minces, soit à l'aide d'une espèce de limes à angles saillans et rentrans que l'on nomme *escouenne*, soit par les instrumens tranchans à l'usage des tourneurs.

La corne de cerf rapée est préférable à celle qui est réduite en poudre grossière par l'action de la lime, par la raison qu'elle contient moins de poussière et de limaille de fer.

Il est nécessaire que la corne de cerf soit rapée pour en extraire la gélatine, et préparer ces décoctions médicamentaires gélatineuses qui sont recommandées dans les dévoiemens et les pertes blanche et rouge.

RAQUETTE. Plante de l'icosandrie monogynie de *Linneus*, et de la sixième classe de *Tournefort*.

C'est sur les feuilles de cette plante que l'on cultive la cochenille. *Voyez* Figuier d'Inde.

RAT MUSQUÉ. *Piloris*. Animal du Canada qui est de la grosseur d'un petit lapin, et de la forme d'un rat. Son véritable nom est *ondatra*. Il a tout l'instinct et le naturel du castor, quoiqu'il en diffère par la taille et la forme de la queue.

Cet animal porte une vessie ou petite poche située près des parties de la génération, qui renferme une matière secrétoire d'une odeur agréable de musc. *Voyez* Follécules de rat musqué.

RAVE. *Brassica rapa. Rapa sativa, rotunda oblonga. Rapum majus... minus.* Racine potagère de la tétradynamie siliqueuse de *Linneus*, et de la cinquième classe de *Tournefort*.

Cette plante se distingue en sauvage et cultivée.

La rave sauvage est celle qui croît naturellement.

La rave cultivée est celle qui croît à l'aide des soins et des façons que l'on donne à la terre, ainsi que du choix de la terre elle-même pour favoriser sa crue.

On en distingue de deux espèces, une ronde et l'autre longue. La première est la rave majeure; la seconde est la rave mineure.

La rave majeure pousse des feuilles oblongues, grandes, amples, se répandant sur la terre, découpées profondément jusqu'à leur côte, rudes au toucher, de couleur verte-brune, d'une saveur d'herbe potagère. Il s'élève d'entre elles une tige rameuse à la hauteur de deux pieds (649 millimètres), laquelle porte des petites fleurs jaunes composées chacune de quatre pétales disposés en croix, soutenues par un calice attaché sur un pédicule long et grêle: ses fruits sont des silicules qui renferment des semences presque rondes et rougeâtres: sa racine, qui porte le nom de *rave*, est tubéreuse, charnue, renflée, ronde, quelquefois prodigieusement grosse, de couleur verte ou blanche, ou rouge, ou noirâtre en dehors, blanche en dedans, d'une saveur douce, sucrée, quelquefois un peu piquante.

La rave mineure ne diffère de la première que par la forme

de sa racine, qui est oblongue au lieu d'être ronde. Du reste elle n'est pas moins grosse.

On cultive la rave dans les terres humides, dans les champs, en France, en Angleterre, dans la Belgique.

Cette seconde espèce a quelque rapport avec le navet, mais elle en diffère par la grosseur de la racine, par sa consistance, sa couleur et sa saveur.

On fait un grand usage de l'une et l'autre espèce de rave dans les cuisines. On les mange cuites, assaisonnées de plusieurs manières. C'est un aliment un peu venteux, mais d'ailleurs assez agréable et nourrissant.

On en fait usage en médecine : c'est un très-bon diurétique. Le suc exprimé de la rave convient dans les maladies de poitrine, l'asthme, la strangurie.

La racine, rapée et appliquée en forme de cataplasme, guérit les engelures des talons, appaise les douleurs de la goutte. Son suc exprimé, introduit dans l'oreille avec du coton, en dissipe les bruissemens : il dessèche les aphtes de la gorge.

On prépare avec le suc exprimé de la rave et le sucre, un sirop à froid, qui est souverain dans les maladies de poitrine, la toux, l'enrouement.

RAVENDSARA. Nom que les Indiens donnent à une espèce de laurier qui croît dans l'île de Madagascar.

Cet arbre fournit à la droguerie et à la médecine deux substances différentes ; savoir, la seconde écorce de ses rameaux, laquelle est connue sous le nom de *canelle géroflée* ou *bois de crabe* (*voyez* Bois de crabe) ; et un fruit connu sous le nom de *noix de gérofle*. *Voyez* Noix de gérofle.

Le ravendsara croît aussi dans le Brésil. On soupçonne que c'est l'espèce de laurier appelé en latin *laurus pécurim* (*Swédiaur*).

RAUHKALK. Chaux rude que l'on trouve dans le voisinage de Scharzfels, au pied du Hartz.

Cette substance terreuse est d'un blanc sale et d'un grain fin. Sa pesanteur spécifique est d'environ 2,547. Elle donne à l'analyse, de la terre calcaire pure, une substance insoluble dans l'eau, un peu de fer et de magnésie.

RAYNE. Reptile batracien du genre des grenouilles, dont le ventre est effilé, les pieds de derrière très-allongés, des palettes visqueuses au bas de chaque doigt.

RAYONNANTE. Cette substance minérale est la même que l'actinote. *Voyez* Actinote.

REALGAL, REALGAR, RIZIGAL. Il est peu de substances qui aient autant de dénominations que ce minéral.

Le réalgal est ou natif ou artificiel : c'est le résultat de la combinaison de l'arsenic avec le soufre.

La couleur du réalgal est rouge, ce qui le distingue de l'orpiment minéral, ou sulfure d'arsenic jaune. *Voyez* Sulfure d'arsenic rouge.

RECISE. Nom synonyme de la plante appelée *benoite*. *Voyez* Benoite.

RECTANGULAIRE. Terme de cristallographie. Un cristal est rectangulaire, lorsqu'il est formé de deux prismes qui se croisent à angles droits. (*Haüy.*)

RECURRENT. Terme de cristallographie. On donne ce nom à un cristal, lorsqu'en prenant ses faces par rangées annulaires, depuis une extrémité jusqu'à l'autre, on a deux nombres qui se succèdent plusieurs fois, comme 4, 8, 4, 8, 4.

REDUCTION. Terme de métallurgie, sous lequel on comprend l'art de ramener les oxides métalliques à l'état métallique proprement dit.

Le charbon, les graisses, les résines, les flux réductifs, sont les intermèdes à l'aide desquels on enlève l'oxigène aux oxides métalliques.

C'est ainsi, par exemple, qu'en mêlant de l'oxide de plomb demi-vitreux rouge, autrement *litharge*, avec du charbon, et faisant traverser ce mélange dans un fourneau qui contient du charbon allumé, on réduit cet oxide à son état métallique. L'oxigène de l'oxide se porte sur le charbon, et se convertit en acide carbonique. *Voyez* Métallurgie.

REFRACTION. Déviation de la ligne droite que trace un rayon de lumière. Cette déviation a lieu lorsque ce rayon traverse un milieu d'une densité plus considérable que celle de l'air atmosphérique.

C'est ainsi, par exemple, qu'un bâton plongé dans l'eau perpendiculairement, est réfléchi du fond de cette eau par déviation. C'est ce que l'on nomme *réfraction simple*.

La réfraction est double, lorsqu'une substance a la propriété de solliciter le rayon qui la pénètre à se diviser en deux parties qui suivent deux routes différentes dans sa réflexion ; tel est le cristal d'Islande, qui fait voir les objets doubles.

REGLISSE. *Glycyrrhiza glabra. Glycyrrhiza siliquosa ; vel germanica. Liquiritia. Dulcis radix.* (*Pl.* XIII, *fig.* 78.) Plante de la diadelphie décandrie de *Linneus*, et de la dixième classe (légumineuses) de *Tournefort*.

Cette plante pousse plusieurs tiges qui s'élèvent à la hauteur de trois à quatre pieds (1 mètre à 1 mètre 325 millimètres) :

ses feuilles sont oblongues, visqueuses, vertes, luisantes, rangées par paires le long d'une côte terminée par une seule feuille, d'une saveur acerbe; ses fleurs sont légumineuses, rouges-purpurines : ses fruits sont des gousses courtes, relevées, aplaties, rousses, renfermant des semences réniformes : ses racines sont grandes, longues, traçantes, se divisant en plusieurs branches, les unes plus grosses que le pouce, les autres seulement grosses comme le doigt. L'épiderme qui la recouvre est de couleur grise cendrée ou rougeâtre, et d'une saveur amère. Cet épiderme protège la substance qu'il renferme contre la voracité des insectes. L'intérieur de cette racine est jaune, filamenteux, imprégné d'un mucilage sucré, d'une saveur douce très-agréable.

Cette plante croît principalement dans les pays chauds, comme en Espagne, en Italie, dans nos pays méridionaux. C'est de ces divers pays qu'on nous apporte sa racine sèche, pour les usages de la médecine.

La réglisse qui naît dans l'intérieur de la France n'est pas suffisamment élaborée par la nature, et ne contient pas autant d'extractif sucré. On ne l'emploie qu'à défaut de la première.

La réglisse est pectorale, adoucissante : on l'emploie en infusion, en poudre.

On prépare avec la réglisse plusieurs boissons ou tisannes : elle entre dans la composition de plusieurs sirops composés, de plusieurs électuaires, plusieurs poudres officinales, plusieurs masses de pilules composées.

On fait avec la réglisse, un extrait par infusion et évaporation, un suc ou extrait épaissi, par décoction et évaporation, connu sous le nom de réglisse noir ou suc de réglisse.

Voyez Suc de réglisse. Racine de réglisse.

RÉGLISSE FAUSSE. *Glycyrrhiza capite echinato*. Cette plante est de la même classe que la précédente; mais elle pousse des tiges qui s'élèvent à la hauteur d'un homme. Ces tiges sont rameuses; elles portent des feuilles oblongues, pointues, faites comme celles du lentisque, vertes, un peu glutineuses et rangées par paires, terminées par une seule feuille : ses fleurs sont petites, de couleur bleue : ses fruits sont composés de plusieurs gousses, oblongues, hérissées de pointes, assemblées l'une contre l'autre, et réunies ensemble par le bas : ses racines sont longues et grosses comme le bras, pivotantes, de couleur de buis et d'une saveur moins douce que celle de la précédente.

Cette plante croît principalement en Italie : elle n'est point d'usage en médecine, parce qu'on lui préfère la première.

RÉGLISSE NOIR. Suc épaissi, ou plutôt extrait de la racine de réglisse obtenu par la décoction et l'évaporation.

Le réglisse noir nous est envoyé de l'Espagne, de la Hollande, et à présent de Marseille, où on le prépare en grand. Son nom lui vient de sa couleur qui est noire. *Voyez* Suc de réglisse.

REGULE MEDICINAL. Nom improprement donné au verre noir d'antimoine. *Voyez* Antimoine.

REINE DES PRÉS. *Ulmaria. Spiræa ulmaria. Barba caprina. Barba capræ floribus compactis.* Plante de l'icosandrie pentagynie de *Linneus*, et de la sixième classe de *Tournefort*.

Cette plante pousse une tige droite; anguleuse, ferme, rameuse, creuse, de couleur rougeâtre tirant sur le purpurin, laquelle s'élève à la hauteur de 3 pieds (1 mètre): ses feuilles sont pinnées, dentelées en leurs bords, et terminées par une feuille plus grande, impaire: ses fleurs sont petites, ramassées en grappes au sommet de la tige, composées chacune de plusieurs pétales blancs disposés en roses, et d'une odeur agréable: son fruit est composé de quelques pièces torses, et ramassées en manière de tête: on trouve dans chaque pièce une semence assez menue: sa racine est longue comme le doigt, odorante, noirâtre en dehors, rouge-brune en dedans, garnie de beaucoup de fibres rougeâtres.

Cette plante croît dans les lieux humides, dans les prés, dans les fossés. Elle est sudorifique, astringente. On s'en sert dans la dysenterie, dans les cours de ventre: on l'applique extérieurement sur les hernies. On monde ses feuilles, et on les fait cuire dans l'eau.

RENARD. *Vulpes.* Mammifère carnassier. C'est un quadrupède sauvage, fin et rusé, qui a beaucoup de ressemblance avec le chien. Ses oreilles sont plus petites; sa queue est touffue, garnie de beaucoup de poils: ses mâchoires sont armées de six dents incisives, placées entre des dents conoïdes.

Cet animal se tient pendant le jour dans son terrier, qui lui sert de retraite, et d'où on ne peut le faire sortir que par la fumée et la poursuite de quelques bassets. La nuit, il se met en marche pour exercer ses brigandages. Guidé par le chant du coq, il pénètre dans les basses cours, où il égorge toutes les volailles et les emporte. Il se nourrit de miel, de fromage, de raisins, d'insectes.

On estimoit anciennement en médecine, le poumon, le foie, le sang, la graisse du renard; mais aujourd'hui on n'en fait plus d'usage.

On mange la chair du renard dans le tems de la vendange: sa peau fait d'assez bonnes fourrures. *Voyez* Poumon de renard.

RENONCULE. *Ranunculus.* (*Pl.* XI, *fig.* 62). Plante de

la polyandrie polygynie de *Linneus*, et de la sixième classe (rosacées) de *Tournefort.*

Ce genre de plante renferme jusqu'à trente-huit espèces.

Les renoncules font l'ornement des campagnes, et celui des parterres, dans les jardins : leurs fleurs sont polypétales, à étamines hypogynes, c'est-à-dire sous le pistil ; leurs semences sont dicotylédones.

Toutes les espèces de renoncules contiennent un suc âcre, corrosif. On ne doit jamais s'en servir intérieurement. On s'en sert extérieurement, pour consumer les excroissances de chair. Leurs racines sèches et réduites en poudre, sont sternutatoires.

RENOUÉE. Plante de la diadelphie octandrie de *Linneus*, et de la quinzième classe (fleurs staminées) de *Tournefort.*

C'est la même plante que la centinode *Voyez* Centinode.

RENOUÉE ARGENTÉE, ou HERBE AU PANARIS. *Paronychia hispanica illicebrum ; paronychia polygonum minus candicans.* Plante de la pentandrie monogynie de *Linneus*, et de la quinzième classe (staminées) de *Tournefort.*

Cette plante pousse des tiges nouées, éparses et couchées à terre. Ces tiges sont longues d'environ demi-pied (163 millimètres). Ses feuilles sont semblables à celles de la centinode, mais plus petites et plus courtes : sa fleur est composée de cinq étamines et un pistil ; elle est soutenue par un calice découpé et terminé par une manière de capuchon. Ce calice devient un fruit à capsule à cinq faces, renfermant une semence. Sa racine est longue, de grosseur moyenne, ligneuse, blanche, divisée en plusieurs branches.

Cette plante est d'un aspect agréable, blanche, de couleur argentine. Elle croît en Espagne, à Narbonne, à Montpellier, dans les lieux pierreux.

Elle est vulnéraire, astringente. On l'emploie en Espagne, dans le crachement de sang.

RÉPONSE ou RAIPONCE. *Rapunculus esculentus. Campanula rapunculus.* Plante de la pentandrie monogynie de *Linneus*, et de la première classe (campaniformes) de *Tournefort.*

Cette plante, espèce de campanule, pousse une ou plusieurs tiges qui s'élèvent à la hauteur de deux pieds (649 millimètres). Ces tiges sont grèles, anguleuses, cannelées, velues, revêtues de feuilles étroites, pointues, sessiles, empreintes d'un suc laiteux. Ses fleurs naissent aux sommités des tiges, sur des petits rameaux, attachées à des pédicules grèles ; ce sont des fleurs monopétales, campaniformes, de couleur bleue ou purpurine, quelquefois blanche, dont le limbe est découpé en cinq parties : elles sont soutenues sur des calices fendus en cinq parties. Son fruit est membraneux, divisé en trois loges, qui renferment des semences menues, luisantes. Ses racines sont longues et grosses comme le petit doigt, blanches, et bonnes à manger.

On cultive cette plante dans les jardins.

La racine est apéritive ; on la mange en salade.

REPRISE. Surnom que l'on a donné à la plante orpin, parce que la feuille de cette plante étant appliquée sur une coupure, a la propriété de faire reprendre les parties coupées. *Voyez* Orpin.

REPTILES. Les reptiles présentent un ordre parmi les animaux, dont les caractères sont assez saillans pour leur mériter une distinction.

Les plus célèbres naturalistes, parmi lesquels nous pouvons citer *Buffon*, *Daubenton*, ne comprenoient au rang des reptiles proprement dits, que les animaux apodes qui rampoient sur terre ; et pour ne pas confondre tous les animaux apodes dont l'organisation et les moyens de réproductions ne sont pas à beaucoup près les mêmes, ils avoient établis, sous le nom de *reptiles*, l'ordre particulier des serpens, qui sont des animaux ovipares et sans pieds.

Aujourd'hui, on donne une plus grande étendue à la signification du mot *reptile*, et on l'applique, en général, aux animaux quadrupèdes ovipares, et aux animaux apodes ovipares, sauf à les signaler au moyen de divisions classiques.

M. *Brogniard* divise les reptiles en quatre ordres ; savoir, les reptiles chéloniens, sauriens, batraciens, ophidiens.

Les trois premiers sont pourvus de pieds ; et le quatrième comprend les reptiles apodes, ou sans pieds.

1°. Les chéloniens sont des quadrupèdes ovipares, couverts d'une carapace : ils ont le corps court, ovale et bombé ; la tête petite, la mâchoire armée de gencives cornées et coupantes : leur estomac est volumineux, ainsi que leur cœcum ; ils ont deux oreillettes au cœur, et ils pondent des œufs à coquille calcaire solide.

L'absence des dents les distingue particulièrement des autres reptiles.

Cet ordre comprend les espèces de tortues.

2°. Les sauriens ont des dents enchassées, et le corps couvert d'écailles ; ils ont les pattes assez hautes et assez fortes pour tenir leur corps au dessus de la terre : leurs doigts sont ongulés ; leur queue est souvent fort longue ; leurs os ont à peu près la solidité de ceux des mammifères : les dents sont droites, et sortent hors des gencives.

Les animaux de cet ordre s'accouplent réellement : la verge du mâle est simple ; les œufs sont enveloppés d'une coquille solide.

Ces reptiles sont plus actifs que les autres, et vivent plus sur la terre que dans l'eau.

On y comprend les espèces de crocodiles, de lézards, parmi lesquels on compte le scinque marin et le dragon volant.

3°. Les reptiles batraciens qui ont la peau nue. Ils ont une tête aplatie, des doigts réunis par une membrane, souvent point d'ongles, une peau fine, enduite d'une liqueur visqueuse : leurs os sont cartilagineux ; leur bouche est très-large, leurs dents sont à peine visibles, et plusieurs n'en ont pas ; leur langue est charnue, enduite de mucosité ; ils n'ont point de trachée artère ; le cœur n'a qu'une oreillette : le mâle n'offre aucun organe extérieur de la génération ; il n'y a pas d'accouplement réel ; les œufs sont fécondés hors de l'animal ; ils sont sans coquille ; l'animal vivant qui naît des œufs, diffère de celui qui l'a engendré, et est soumis à une métamorphose avant d'être animal parfait.

Cet ordre comprend les crapaux, les grenouilles.

4°. Les reptiles ophidiens. Ceux-ci sont apodes, c'est-à-dire sans pieds : leur corps est long, cylindrique ; la tête est attachée immédiatement à leur tronc, sans étranglement qui marque un cou : leur peau est couverte d'écailles mobiles, dont la disposition, la forme et le nombre, servent à différencier les espèces, leurs os sont moins solides que ceux des autres reptiles.

Ces animaux, quoique dépourvus de pieds, se traînent souvent avec assez de vitesse, en s'appuyant d'abord sur le devant, en relevant le milieu, et en rapprochant les parties postérieures de leur corps : ils se dressent aussi sur leur queue, et s'écartent à quelque distance pour saisir leur proie.

Cet ordre comprend toute la famille des serpens.

REQUIN, ou REQUIEM. *Carcharias.* Poisson de l'ordre des chondroptérygiens, ou à nageoires cartilagineuses.

Le requin est une espèce de chien de mer ; c'est le plus redoutable de tous les poissons ; il devient quelquefois si gros, qu'on en a vu qui pesoit jusqu'à quatre mille.

Son corps allongé a, près des yeux, cinq ouvertures qui remplissent les fonctions des ouïes : son énorme gueule est garnie de plusieurs rangées de dents triangulaires, en forme de pointes de flèche, et dentelées elles-mêmes sur leurs bords.

La position de sa gueule relativement à son corps, le force à se retourner pour saisir sa proie; mais il s'en empare avec beaucoup d'agilité. Ce poisson est vorace, cruel, furieux; il dévore les poissons qu'il rencontre; mais il est plus avide encore de la chair humaine. Il suit les vaisseaux pendant une assez longue route, et si un matelot tombe à la mer, il est aussitôt dévoré. On le pêche avec des lignes amorcées avec de gros morceaux de viande. Un coup de sa queue est aussi à craindre que sa morsure.

Sa chair n'est point recherchée; cependant on mange celle du ventre, quand elle a été séchée pendant un an, et qu'elle est privée de sa graisse.

On fait bouillir le foie pour en retirer la graisse.

On trouve des dents de requin pétrifiées, que l'on a nommées *glossopètres*, parce qu'on les a prises long-tems pour des langues de serpens pétrifiées.

RESEDA, ou HERBE MAURE MINEURE. *Reseda alba, sive lutea minor.* (*Pl.* IX, *fig.* 53). Plante de la dodécandrie trigynie de *Linneus*, et de la onzième classe (anomales) de *Tournefort.*

Cette plante pousse plusieurs tiges à la hauteur d'un pied et demi (487 millimètres), cannelées, creuses, velues, rameuses, courbées, revêtues de feuilles rangées alternativement, découpées profondément, crépées ou ondées, de couleur verte-obscure, d'une saveur d'herbe potagère. Ses fleurs naissent aux sommités des tiges et des rameaux, composées de plusieurs pétales irréguliers jaunes ou blancs. Ses fruits sont des capsules membraneuses, à trois angles, longues d'un doigt, remplies de semences presque rondes, noires. Sa racine est longue, grêle, ligneuse, blanche, âcre au goût.

Cette plante croît dans les champs, contre les murailles. On la cultive dans les jardins : elle est adoucissante. La racine est détersive, apéritive, résolutive.

Reseda à sedare, appaiser.

RESINES (DES). Les résines sont des produits immediats des végétaux qui ont des caractères particuliers qui les distinguent des autres produits que peut offrir cet ordre de corps organisés.

Quelques chimistes considèrent les résines comme des huiles volatiles résinifiées; mais cette opinion est tout au moins hasardée : les savans qui l'ont émise n'ont assis leur assertion que sur des apparences d'analogie, et non sur un examen bien approfondi. Il y a des différences sensiblement remarquables entre les résines elles-mêmes, qui ne permettent pas qu'on leur attribue une origine commune entre elles.

Les résines sont de deux sortes, liquides et solides. Les premières, qui semblent se rapprocher des huiles volatiles, du moins sous le rapport de la fluidité, ne sont pas, ou presque pas solubles dans l'alcool, tandis que les huiles volatiles qui sont devenues plus consistantes avec le tems, ont au contraire acquis plus de solubilité dans ce même fluide. Mais ce n'est pas ici la place de discuter le plus ou le moins de ressemblance qui existe entre les huiles volatiles et les résines. La nature a ses procédés, et elle les exécute d'une manière constante et uniforme. Il faut que les végétaux soient organisés de telle ou telle manière pour produire des résines; et l'état de fluidité dans lequel elles se trouvent originairement, ne peut pas être comparé à celui qui appartient aux huiles volatiles.

Les caractères qui appartiennent aux résines proprement dites, sont la friabilité, la solubilité dans l'alcool, dans les huiles fixes et volatiles, dans les graisses; plus l'inflammabilité, qui est plus ou moins énergique, et l'odeur, qui est plus ou moins prononcée; enfin, l'insolubilité dans l'eau : elles sont en outre électriques par le frottement.

On doit les distinguer en résines naturelles, et en résines obtenues par l'art.

RESINE ALOUCHI. Cette résine découle d'un arbre appelé *fimpi*, à Madagascar, et *canellier blanc* dans les terres magellaniques. Elle est friable, de couleur grise-roussâtre, d'une odeur agréable. On s'en sert dans les parfums.

RESINE ANIMÉE. Produit excrétoire qui a tous les caractères qui appartiennent aux résines.

La résine animée découle d'un arbre appelé, par *Linneus*, *hymenæa*, *courbaril*. Elle est connue sous le nom de *gomme* animée. *Voyez* Gomme animée.

Nota Nous prévenons nos lecteurs qu'il est beaucoup de résines désignées sous le nom impropre de *gommes*; mais nous n'avons pu nous défendre de leur conserver la dénomination vulgaire de *gommes*, parce que le dictionnaire est fait pour être entre les mains de tout le monde; et que nous avons préféré de citer les noms de toutes les résines proprement dites, sauf à les faire connoître par des renvois.

RESINE BLANCHE. Nom que l'on donne à la térébenthine épaissie par l'évaporation de son huile volatile.

Voyez Galipot.

RESINE DE CACHIBOU. Résine un peu gommeuse, qui

découle par incision des gommes d'Amérique. *Voyez* Gomme de cochon.

RESINE DE CARAGNE. Cette résine découle par incision d'une espèce d'aspalath, que *Linneus* a nommé *caragana Sibirica*, et qu'il a placé dans sa diadelphie décandrie.

Voyez Gomme de caragne.

RESINE DE CÈDRE. Cette résine découle du cèdre du mont Liban. *Voyez* Cèdre. *Voyez* aussi Gomme de cèdre.

RESINE COPAL. Substance *sui generis*, qui n'est ni une gomme, ni une résine; mais qui a toutes les propriétés chimiques d'un extractif saturé d'oxigène. *Voyez* Copal.

RESINE DE COURBARIL. La résine de courbaril découle par incision d'un arbre de l'Amérique méridionale, que *Linneus* a nommé *hymenœa courbaril*, et qu'il a placé dans sa décandrie monogynie.

Cette résine est d'un blanc citrin, d'une odeur très-agréable. Elle est plus connue dans le commerce de la droguerie, sous le nom de gomme ou résine élémi, dont elle est la seconde qualité. *Voyez* Gomme élémi.

RESINE DE CYPRÈS. Résine qui découle du cyprès, grand arbre droit et rameux, qui croît en Italie et dans nos pays méridionaux. Elle ressemble à celle du pistachier; et elle est belle, transparente, jaune, friable, d'une odeur douce de térébenthine. Sa rareté fait qu'on lui substitue la résine de pin, dont elle a les propriétés.

RESINE ÉLASTIQUE. Substance *sui generis*, que l'on ne doit pas regarder comme une gomme, ni comme une résine.

C'est un suc laiteux qui découle par incision d'un arbre connu sous le nom de *jatropha elastica*, de la monoécie monadelphie de *Linneus*. *Voyez* Cahoutchouc.

RESINE ÉLÉMI. La résine élémi est de deux sortes. L'une, qui est de première qualité, d'une couleur jaunâtre tirant sur le vert, sèche en dehors, mollasse en dedans, découle par incision de l'*amyris elemifera*, de l'octandrie monogynie de *Linneus*. Elle nous est apportée d'Egypte. L'autre, qui est blanche-jaunâtre, et que l'on nous apporte d'Amérique, découle de l'*hymenœa courbaril*, de la décandrie monogynie de *Linneus*. *Voyez* Gomme élémi.

RESINE D'ELTALCH. Cette résine découle d'un arbre de ce nom, qui croît en Numidie, dans la Lybie et l'Ethiopie. Elle est en petites larmes blanches, semblables à celles du mastic. On s'en sert principalement dans les vernis à l'alcool et à l'essence.

RESINE DE GAYAC. Cette résine est un produit de l'art chimique. On l'obtient du gayac par l'intermède de l'alcool. *Voyez* Gomme de gayac.

RESINE GUTTE. Cette résine découle par incision d'un arbre nommé *gambogia gutta*, de la polyandrie monogynie de *Linneus* *Voyez* Gomme gutte.

RESINE DE JALAP. La résine de jalap est un produit de l'art chimique.

Prenez du jalap le plus sec et le plus résineux possible ; réduisez-le en poudre grossière ; mettez-le dans un matras ; versez par dessus de l'alcool à 36 ou 37 degrés ; bouchez le matras avec une fiole renversée, ou un second matras que l'on introduit dans le premier, et que l'on lute soigneusement avec du papier collé. Laissez macérer pendant plusieurs jours, en agitant le vase de tems en tems, pour renouveller les surfaces. Lorsque l'alcool paroît bien chargé de la substance résineuse, ce qui se reconnoît à la couleur ambrée de la teinture, on décante la liqueur qui s'est dépurée par le repos ; on verse de nouvel alcool sur le marc, afin de dissoudre toute la résine contenue dans le jalap ; et lorsque celui-ci ne fournit plus de teinture à l'alcool, on réunit tous les produits de la macération ; on les filtre, et on procède à la distillation au bain-marie, jusqu'à ce qu'on ait obtenu les deux tiers du volume de la teinture. Alors on laisse refroidir les vaisseaux distillatoires, jusqu'à ce qu'on puisse les démonter sans se brûler. On trouve dans l'intérieur de la cucurbite, la résine du jalap, divisée ou étendue dans la portion d'alcool qui n'a pas été distillée. On ajoute à cette teinture rapprochée, de l'eau bien limpide. Au moment du mélange, la teinture se trouble, et devient laiteuse : la chaleur qui existe dans les deux liqueurs, détermine l'agglomération de la résine : elle se pelotonne, et va occuper la place du fond : on la rassemble avec les mains ; on la lave dans l'eau tiède, et ensuite dans plusieurs eaux froides, jusqu'à ce que toute la gomme en soit parfaitement séparée (1). Cette première opération faite, on donne à la résine une forme quelconque, ou on la coule dans des moules, et on la porte dans une étuve où on la fait sécher à une température de 20 à 25 degrés, jusqu'à ce qu'elle soit cassante.

On prépare, de la même manière, toutes les résines artificielles. Celles que l'on est dans l'habitude de préparer dans les

(1) Quelque rectifié et déphlegmé que soit l'alcool, il dissout toujours un peu de gomme ; et cette gomme doit être bien enlevée par les lotions, autrement la résine attireroit l'humidité de l'air.

laboratoires de pharmacie, sont les résines de coloquinte, de gayac, de scammonée, de turbith végétal, etc., etc.

Toutes ces résines, excepté celle de gayac, sont de violens purgatifs drastiques. On ne doit les employer qu'à très-petite dose, depuis 6 grains jusqu'à 20 (3 décigr. jusqu'à 8 et 10). On les divise dans du sucre, dans du jaune d'œuf, dans de l'alcool, dans de l'éther, et on en fait ou des poudres, ou des potions, ou des pilules.

RÉSINE LAQUE. La résine laque est le produit de l'ouvrage d'une espèce de fourmis volantes du Pégu, du Bengale, et du Malabar.

Cette résine fait la base de la cire à cacheter. On en fait une teinture à l'alcool. Elle est peu employée en médecine.

Voyez Gomme laque.

RÉSINE DE LARIX ou DE MÉLÈSE. *Resina larigna.* Résine liquide; espèce de térébenthine qui découle par incision du mélèse appelé en latin, *larix, sive pinus larix*, et qui est de la monoécie monadelphie de *Linneus*.

Cette résine a toutes les propriétés de la térébenthine liquide.

RÉSINE DE LIERRE. Cette résine découle par incision du lierre, arbre de la pentandrie monogynie de *Linneus*.

Elle nous vient de la Perse et des pays orientaux.

Voyez Gomme de lierre.

RÉSINES LIQUIDES. Les résines liquides sont des produits excrétoires des végétaux, de nature inflammable, et dont la consistance est moyenne entre les huiles volatiles, et les résines sèches. Ce sont des produits immédiats, qui exsudent naturellement et par incision.

Les caractères chimiques qui appartiennent aux résines liquides, ne sont pas parfaitement identiques avec ceux qui signalent les résines sèches proprement dites. Toutes ces résines ne sont pas également solubles dans l'alcool, et leur solubilité dans ce fluide n'est pas aussi absolue que celle des résines proprement dites. Les principes qui constituent les unes et les autres espèces de résines sont bien les mêmes; mais ils ne s'y rencontrent pas dans des proportions égales : de là naissent les différences que l'on remarque dans leurs propriétés physiques et chimiques.

Parmi les résines liquides, on en compte plusieurs qui portent le nom de *baume*, et les connoissances actuelles ne permettent pas cette confusion de noms et de choses.

Les résines liquides ou sèches ne contiennent point d'acide benzoïque; tandis que les baumes proprement dits, recèlent ce principe immédiat. *Voyez* Baumes.

Les résines liquides les plus connues sont :

Le baume du Canada.
——— de copahu ou de Brésil.
——— de Judée ou de la Mecque.
——— de poix.
Le bijou ou périnet vierge.
La résine liquide de larix ou du mélèse.
Le stacté ou myrrhe liquide.
La térébenthine de Chio.
La térébenthine dite de Venise.

Voyez chacun de ces articles séparément.

RESINE DE MÉLÈSE. Résine liquide qui découle par incision du mélèse. Elle est connue sous le nom de résine de larix. *Voyez* Résine de larix.

RESINE DE MOLLE. *Resina molle.* Cette résine découle par incision du tronc d'un grand arbre appelé, par *Linneus*, *schinus molle*, lequel appartient à la dioécie décandrie.

L'arbre, qui fournit cette résine, est une espèce de lentisc, qui croît dans le Pérou et dans l'Afrique. *Voyez* Poivrier du Pérou.

Cette résine, dissoute dans du lait, est estimée propre pour enlever les taches et les cataractes des yeux.

RESINE DE PIN. La résine de pin est ainsi nommée, parce qu'elle est un produit excrétoire de l'arbre appelé pin.

Cette résine est ou naturelle, ou le produit de l'huile volatile qui donne de la fluidité à la térébenthine liquide.

Voyez Poix résine.

RESINE DE PISTACHIER. Résine liquide qui découle du pistachier ; espèce de térébinthe qui croît dans l'île de Chio.

Cette même résine acquiert une consistance friable avec le tems, et porte alors le nom de résine de pistachier ; tandis que celle qui est liquide porte le nom de térébenthine de Chio.

Voyez Térébenthine de Chio.

RESINE DE SCAMMONÉE. La résine de scammonée est un produit de l'art. On l'obtient de la scammonée qui est une substance résino-extractive, par l'intermède de l'alcool, et par un procédé semblable à celui que j'ai décrit à l'article *résine de jalap*.

La résine de scammonée est un purgatif drastique.

RESINE DE SUMAC DE VIRGINIE. Cette résine découle par incision d'une espèce de sumac qui croît dans la Virginie, et que *Linneus* a désigné sous le nom de *rhus vernix*.

On la substitue au vernis de la Chine.

RESINE TACAMAHACA. Cette résine est de deux sortes : l'une en coques, appelée *sublime*; et l'autre en masse, appelée résine tacamahaca en sorte.

Elle découle d'une espèce de peuplier nommé en latin, *populus balsamifera*, de la dioécie octandrie de *Linneus*.

Jacquin pense que cette résine découle du *fagara octandra* de la tétandrie monogynie de *Linneus*. *Voyez* Gomme tacamahaca.

RESINE DE TÉRÉBINTHE. C'est la résine liquide connue sous le nom de térébenthine de Chio. *Voyez* Térébenthine de Chio.

RESINE DE TURBIT. La résine de turbit est un produit de l'art. Elle s'obtient de la racine du turbit végétal, appelé en latin, *convolvulus turpethusa*, de la pentandrie monogynie de *Linneus*.

Le procédé chimique, pour l'obtenir, est le même que celui décrit pour la résine de jalap.

La résine de turbit est violemment purgative hydragogue.

RESINE DE VERNIS. Substance résineuse ainsi nommée du latin *vernix*, en françois *sandarac*. *Voyez* Sandarac.

RESSUAGE. Terme de métallurgie qu'il importe de connoître pour avoir une juste idée de l'exploitation de la mine de cuivre, amenée à l'état de *matte* de cuivre. *Voyez* Exploitation des mines de cuivre.

Les mines de cuivre contenant de l'or et de l'argent, on est intéressé à séparer ces deux métaux : on y parvient en formant des pains de liquation, en faisant fondre trois parties de plomb sur une de cuivre noir. On fait entrer ces pains de liquation, en fusion, à l'aide d'une chaleur qui suffise pour faire fondre le plomb, et non le cuivre : le plomb, en fondant, entraîne avec lui l'or et l'argent. Les pains de liquation paroissent tout déformés. Alors on les soumet à l'action du calorique, dont la température est assez élevée pour que le cuivre commence à fondre : le plomb, qui s'est emparé de l'or et de l'argent, se sépare entièrement du cuivre. C'est cette opération qui porte le nom de ressuage.

RETRECI. Terme de cristallographie.

M. *Haüy* nomme ainsi un cristal, lorsque sa forme primitive étant un prisme à bases rhombes, les arrêtes longitudinales contiguës à la petite diagonale, sont interceptées par deux facettes qui la font paroître diminuée dans le sens de sa largeur.

Tel est le sulfate de baryte rétréci.

RETROGRADE. Terme de cristallographie.

On appelle ainsi une variété de carbonate de chaux, dont

l'expression renferme deux décroissemens mixtes, qui sont tels que les faces qui en résultent semblent *rétrograder*, en se rejettant en arrière, du côté de l'axe opposé à celui qui regarde la face sur laquelle ils naissent.

RHINOCÉROS. Mammifère pachiderme, grand et gros comme un taureau, dont les pieds ont trois doigts et trois sabots. C'est le seul quadrupède qui ait une corne sur le nez, et c'est ce qui lui a fait donner le nom de rhinocéros, qui signifie *nez cornu*. Sa peau dure et plissée est impénétrable aux traits, et même aux armes à feu.

On en connoît deux espèces : le rhinocéros *unicorne*, qui se trouve en Asie ; le rhinocéros *bicorne*, qui habite l'Afrique.

Cet animal est assez doux quand on ne lui fait point de mal ; on parvient même à l'apprivoiser quand il est jeune ; mais il est fort à craindre quand on l'a irrité.

On avoit anciennement une grande confiance dans l'usage de sa corne : on en portoit un morceau dans sa poche, et on prétendoit qu'elle transudoit un fluide, à l'approche d'un poison : on s'en servoit en médecine comme dépuratif du sang. Mais aujourd'hui on ne croit pas à ces propriétés merveilleuses : on ne se sert de cette corne que pour les ouvrages du tour et de la tabletterie.

RHOMBE. Terme de cristallographie. Parallèlogramme, dont les côtés sont égaux, mais dont les angles sont inégaux, deux des angles opposés étant obtus, et les deux autres aigus.

RHOMBIFERE. Terme de cristallographie.

M. *Haüy* donne ce nom à un cristal lorsque certaines facettes sont de vrais rhombes, quoique d'après la manière dont elles sont coupées par les faces voisines, elles ne paroissent pas au premier coup-d'œil devoir être d'une forme symétrique : tel est le quartz rhombifère.

RHUBARBE. *Rhabarbarum*, *Rheum palmatum* ; *rheum compactum* ; *rheum undulatum*. (*Pl.* VIII, *fig.* 45.) La rhubarbe est la racine d'une plante de l'ennéandrie trigynie de *Linneus*, et de la première classe (campaniformes) de *Tournefort*.

Cette plante est actuellement bien connue depuis qu'on est parvenu à la cultiver en France.

On distingue cinq espèces de rhubarbe qui appartiennent au même genre, mais qui présentent des différences dans la configuration des feuilles, et dans la forme de la racine.

La première espèce est le *rheum rhaponticum*, en françois rapontic. Nous en avons donné la description au mot *rapontic*. *Voyez* ce mot.

La seconde espèce est le *rheum undulatum*. Cette espèce se fait remarquer par ses feuilles qui sont ondulées, et couvertes d'un duvet très-fin. La forme des feuilles est oblongue, frisée, et les pétioles qui les soutiennent, sont égaux. Les racines de cette espèce sont longues, d'une grosseur moyenne, d'une couleur jaune, pâle, peu résineuse, et d'une pesanteur spécifique, moindre que celle du *rheum palmatum*, et du *rheum compactum*. Elle croît dans la Chine et la Sibérie.

La troisième espèce est le *rheum palmatum*. Celle-ci se distingue par ses feuilles qui sont palmées et terminées en pointes. Sa racine est longue, grosse, charnue, très-volumineuse : elle s'enfonce verticalement en terre : sa couleur est d'un jaune plus foncé que celle de la précédente ; et lorsqu'elle a été préparée et séchée convenablement, elle présente dans sa cassure une couleur jaune, tirant sur le rouge, comme marbrée, présentant des reflets de lumière, blancs, brillans, cristallins, qui sont dûs à la présence de l'oxalate calcaire. Sa saveur est légèrement amère, astringente : elle colore la salive en jaune : elle donne à l'eau bouillante une teinture jaune qui devient rouge par la présence d'un alcali : sa pesanteur spécifique tient le milieu entre celle de la rhubarbe ondulée et compacte. Cette sorte est celle qui est préférée pour les usages de la médecine. Elle croît en Chine, autour des murs, où on la cultive avec soin, comme faisant partie de la richesse du pays.

La quatrième espèce est le *rheum compactum*, dont les feuilles sont dures, rudes, veinées, partagées en lobes très-arrondis et très-lisses, finement dentelées autour. La racine est grosse, volumineuse, compacte, pesante, jaune extérieurement, marbrée intérieurement, lorsqu'elle a été bien séchée, et qu'elle s'est conservée saine ; mais sujette à être cariée ou gâtée dans son intérieur, par la raison que les parties du centre n'ont pas été privées de leur humidité, aussi complètement que les parties extérieures. Cette espèce croît dans la Tartarie et dans la Chine.

La cinquième espèce est le *rheum ribes arabum*. Ses feuilles sont amples, grandes, presque rondes, ayant la forme d'un champignon : elles sont portées sur des pétioles égaux. Cette espèce est peu connue. Elle croît en Perse, sur le mont Liban, et sur le mont Carmel.

La rhubarbe que l'on nomme, dans le commerce, rhubarbe plate ou de Moscovie, n'est point une espèce particulière, ni même originaire de la Moscovie : elle n'a reçu ce nom que parce que c'est de ce pays qu'on la distribue par la voie du commerce, et qu'on lui a donné une forme plate en la coupant dans sa longueur, au lieu de la couper transversalement. La rhubarbe dite de Moscovie, est l'espèce qui appartient au *rheum palmatum* : c'est celle qui est la plus estimée en médecine et en pharmacie : elle est d'une belle couleur citrine en dehors, marbrée dans l'intérieur, percée de plusieurs trous qui ont facilité sa dessiccation, en multipliant les surfaces à l'air, tant au centre qu'à ses parties extérieures.

Nous ferons remarquer que le choix de la rhubarbe se rapporte à deux considérations très-importantes. La première est relative à la perfection que cette racine a reçue par le travail de la nature. La seconde se rapporte à sa parfaite exsication et à sa saineté, tant interne qu'externe.

Il est bien certain que la racine de rhubarbe qui n'a eu que trois ans de séjour en terre, pour remplir l'acte de la végétation, n'a pas reçu de la nature toute l'élaboration qui doit perfectionner ses principes. L'âge que doit avoir cette racine en terre, avant de l'en arracher, doit être de sept à neuf ans.

On remarque que les morceaux de rhubarbe que l'on distribue dans le commerce, sont lisses. Mais ces surfaces unies qu'on leur donne, ne font que prouver le soin qu'on a pris dans leur préparation. Tous les corps qui ont été séchés, sont ridés extérieurement. Pour les rendre lisses, on use les surfaces inégales avec une lime douce, pour leur donner ce poli que l'on desire, mais qui n'ajoute rien aux propriétés.

J'invite le lecteur à consulter mon mémoire sur la rhubarbe, inséré dans le recueil périodique de la société de médecine.

La rhubarbe est stomachique, légèrement purgative, vermifuge, propre pour les cours de ventre.

La dose en poudre est de 10 grains à 1 gros (560 milligr. à 4 grammes); et en infusion, d'un gros pour six à huit onces (4 grammes pour 183 à 244 grammes) d'eau.

On en prépare une teinture à l'alcool, un sirop, un extrait : On en fait des tablettes avec le sucre : elle entre dans la composition du catholicon double, et de plusieurs autres électuaires, pilules, etc.

RHUBARBE INDIGÈNE ou DE FRANCE. La première culture de la rhubarbe en France, s'est faite d'abord à Gros-Bois : elle a été ensuite portée à Clay, près Paris. La compagnie qui avoit entrepris cette culture, avoit semé de la graine du véritable *rheum palmatum*, et on concevoit de belles espérances sur les produits, en racine, de cette plante, lorsqu'après avoir déjà réalisé ces espérances par quelques succès, elles ont tout à coup été détruites par l'interruption de cette culture.

M. *Genthon*, ancien pharmacien de l'amirauté à Lorient,

cultive depuis vingt-cinq ans, dans son terrain, le *rheum undulatum*. Il a distribué son plan de manière à la laisser huit à dix ans, sa racine en terre, et cependant à faire une récolte annuelle de douze à quinze cents livres. C'est cette espèce de rhubarbe que l'on trouve aujourd'hui dans le commerce. Elle est en morceaux plus ou moins gros, ridés, jaunes extérieurement, d'une marbrure pâle intérieurement; d'une pesanteur spécifique, beaucoup moins grande que la rhubarbe de la Chine; d'une saveur moins amère, moins astringente: elle contient plus d'extrait muqueux, moins de résine: elle ne recèle point d'oxalate calcaire. Ses propriétés médicinales sont un peu moins actives que celles de la rhubarbe de la Chine; mais elles en approchent beaucoup. Elle est propre à la teinture.

RHUBARBE DES MOINES. Racine d'une plante de l'hexandrie trigynie de *Linneus*, et de la quinzième classe (staminées) de *Tournefort*.

La plante qui produit cette racine est une espèce de patience plus grande que les autres, et n'a nul rapport avec les espèces de rhubarbes proprement dites. *Voyez* Rapontic des moines.

RHUE DES MURAILLES, ou SAUVE-VIE. *Ruta muraria sive salvia. Asplenium ruta muraria, adiantum candidum.* Plante de la cryptogamie des fougères de *Linneus*, et de la septième classe de *Tournefort*.

Cette plante est une espèce de fougère ou plante capillaire: elle pousse plusieurs petites tiges menues, rondes, garnies de petites feuilles crénelées en leurs bords, semblables à celles de la rhue, ou à celles du capillaire, mais plus petites. Ses fruits naissent sur le dos des feuilles. Ce sont des capsules sphériques, garnies d'un cordon contractile qui, en se détachant, les fait crever; elles répandent des semences presque rondes. Sa racine est fibreuse et noire.

Cette plante croît contre les murailles, dans les fentes des vieux édifices, proche des puits et des fontaines: elle résiste au froid des hivers.

Elle est béchique, pectorale, incisive, propre pour la toux. On s'en sert en infusion. On lui donne le nom de *sauve-vie*, parce qu'elle conserve la vie.

RHUM ou TAFFIA. Liqueur alcoolique que l'on obtient du sirop de sucre ou mélasse fermenté, par l'intermède de la distillation.

C'est une espèce d'eau-de-vie, dite de mélasse, dont la saveur est piquante, et qui produit de la sècheresse dans la bouche: elle a un goût légèrement empyreumatique, parce qu'elle tient un peu d'huile médiate, qui se forme dans l'intérieur des vaisseaux pendant la distillation.

On lui donne aussi le nom de *taffia*. C'est dans cette liqueur que l'on fait dissoudre la gomme de gayac, pour préparer la liqueur anti-podagre, ou contre la goutte.

Le rhum est d'un grand usage dans nos îles françoises : on lui attribue de grandes propriétés prophilactiques. Son usage est actuellement beaucoup répandu en France.

On a beaucoup distillé d'esprit de mélasse, anciennement en France, auquel on donnoit les degrés de légèreté de l'alcool, et on vendoit ce produit distillé, comme esprit de vin.

RICIN. *Ricinus. Palma-christi.* Le ricin est une plante qui a la figure d'un petit arbre, et qui appartient à la monoécie monadelphie de *Linneus.*

Son fruit est à trois côtés arrondis, et composé de trois capsules, qui renferment chacune une semence ovale ou oblongue, assez grosse, de couleur livide, et tachée en dehors. Cette semence est remplie d'une substance médullaire, blanche et tendre, de nature émulsive ou huileuse. L'enveloppe de cette semence est âcre et brûlante.

Le ricin purge violemment : l'huile qu'on en tire par l'expression, est beaucoup moins purgative : elle porte le nom d'huile de *palma-christi*. *Voyez* Huile de *palma-christi*.

RIÈBLE. Surnom que l'on donne au grateron.

Voyez Grateron.

RIS ou RIZ. *Oriza sativa.* Le ris est la semence d'une plante de l'hexandrie digynie de *Linneus*, et de la quinzième classse (staminées) de *Tournefort.*

On cultive le ris dans les Indes orientales, dans des terrains humides et marécageux. Celui que nous voyons dans le commerce, nous est apporté du Piémont, de l'Espagne et de la Caroline.

Le ris de Piémont, quoique moins blanc, est de meilleur goût et le plus nourrissant. Cette semence contient les principes propres à la panification ; mais le pain que l'on en feroit, ne seroit pas, à beaucoup près, aussi nourrissant que celui fait avec le froment.

Les Indiens préparent avec le ris fermenté, une liqueur alcoolique, à laquelle ils donnent le nom d'*arach*.

On fait usage du ris, dans les cuisines, de toutes les manières, au gras, au lait, en gâteaux, etc. ; mais si on le mange entier, il faut qu'il soit bien crevé. On en fait des purées ; on en prépare une farine ; mais il faut qu'il soit mouillé pour être réduit en poudre.

On se sert du ris en décoction, comme boisson mucilagineuse, dans la diarrhée, dans la dysenterie.

RISIGAL. Surnom donné au réalgar, et que les naturalistes modernes connoissent aujourd'hui sous le nom de sulfure rouge d'arsenic.

ROBRE. *Robur.* Espèce de chêne que l'on nomme chêne rouvre. Cet arbre est plus petit que le chêne ordinaire, mais il est plus gros et tortu : son bois est fort dur ; il porte des galles.

Voyez Chêne.

ROCAILLE. Pierre scintillante et transparente, plus connue sous le nom de cristal de roche. *Voyez* Cristal de roche.

ROCHES. Nom que l'on donne à des pierres de différentes couleurs et duretés, et dont la pâte varie, ainsi que les propriétés physiques.

Les roches, quelles qu'elles soient, sont des corps aggrégés de première formation.

Le porphyre, le granit sont des roches feld-spathiques.

La roche amphibolique est noire, mêlée de quartz blanchâtre : elle a quelquefois une teinte verdâtre.

La roche argilleuse est un schiste mêlé de feld-spath et d'axinite.

La roche calcaire comprend les espèces de marbres.

La roche cornéenne est un mélange de quartz et de feld-spath.

La roche jadienne avec diallage verte, se trouve en Corse.

La roche micacée est composée de quartz, de mica et de feld-spath.

La roche pétrosiliceuse est le porphyre noir de Corse et des Vosges, ou le porphyre rouge mâle d'actinote. On le trouve en Suède.

La roche quartzeuse est du quartz micacé.

La roche serpentineuse est un mélange de quartz, de talc, d'argile de fer, etc.

La roche talqueuse avec mica, disthène et staurotide, quelquefois avec grenat et tourmaline.

ROCOURT, ou ROCOU. *Urucu. Bixa orellana.* Matière colorante d'un beau rouge de vermillon, qui nous vient des îles Antilles et de l'Amérique. On la tire du fruit d'un arbuste, que les habitans du Bresil appellent *urucu* : Cet arbuste est le *bixa orellana* de la polygamie monogynie de *Linneus*.

Le fruit de cet arbuste est à silique, et chaque silique contient trente ou quarante grains, de la grosseur d'un pois : ces grains arrivés à leur maturité, sont recouverts d'une matière molle, gluante, couleur de vermillon.

On rassemble ces fruits, on les lave dans de l'eau tiède; la matière colorante se détache; on fait évaporer l'eau jusqu'à consistance de miel épais, et on forme de cette espèce d'extrait, des tablettes ou des boules.

Les peintres et les teinturiers en font usage. Cette matière est brune en dehors, et rouge en dedans : elle est soluble dans l'alcool.

On fait, avec le rocourt, des vernis. Les teinturiers l'emploient avec un peu de potasse, pour le rendre soluble dans l'eau.

ROGNONS DE MUSC. Ce sont les petites poches ou vessies du porte-musc, remplies de cette matière sécrétoire odorante, connue dans le commerce de la droguerie, sous le nom de musc. *Voyez* Musc.

ROMARIN. *Rosmarinus officinalis. Libanotis coronaria.* Plante de la diandrie monogynie de *Linneus*, et de la quatrième classe (labiées) de *Tournefort.*

Cette plante est une espèce d'arbrisseau, dont la tige est ligneuse, quarrée, et s'élève à la hauteur de trois ou quatre pieds (1 mètre à 1 mètre 325 millimètres) : elle pousse plusieurs rameaux, longs, grêles, cendrés, chargés de feuilles étroites, dures, roides, d'un vert-brun en dessus, blanches en dessous, d'une texture serrée, d'une odeur forte, aromatique, agréable, d'une saveur âcre. Ses fleurs sont petites, de couleur bleue tirant sur le blanc, découpées par le haut en deux lèvres : elles renferment dix étamines et un pistil. Ses semences sont menues, presque rondes, jointes quatre ensemble, et enfermées dans une capsule qui a servi de calice à la fleur. Ses racines sont menues, fibreuses, d'une texture sèche.

On cultive le romarin dans les jardins; mais il naît sans culture, dans les pays chauds, comme en Espagne, en Italie, en Languedoc, près de Narbonne. Sa fleur est appelée *anthos*, qui signifie fleur par excellence.

Le romarin est stimulant, nerval, antispasmodique, emménagogue, stomachique : employé extérieurement, il est résolutif. On s'en sert en infusion, à l'eau, au vin, à l'alcool, au vinaigre. On en prépare une eau distillée, une huile volatile, un esprit aromatique, un miel syrupeux, une conserve, etc.

RONCE. *Rubus fructu nigro morus.* (*Pl.* X, *fig.* 57). Arbrisseau de l'icosandrie polygynie de *Linneus*, et de la vingt-unième classe (fleurs en roses) de *Tournefort.*

Cet arbrisseau est généralement connu; il pousse des branches longues, foibles, pliantes, vertes, moelleuses, garnies d'épines fort piquantes : ses feuilles sont oblongues, pointues, dentelées en leurs bords, dures et rudes au toucher, vertes en dessus, blanches en dessous, attachées plusieurs ensemble sur un même pétiole. Ses fleurs naissent aux sommités des branches; elles son petites, composées de cinq pétales, rougeâtres, disposés en roses. Son fruit est rond, ou ovale, composé de plusieurs petites bayes, rouges avant sa maturité, et noires lorsqu'il est mûr. On lui donne le nom de *mûre de renard*, et en latin, *baccœ norlandicœ*. Ce fruit est bon à manger; il a une saveur acidule. La racine est menue, traçante.

Cet arbrisseau croît dans les haies, le long des chemins, borde les terres.

Les feuilles de ronce sont vulnéraires, astringentes. On s'en sert principalement en gargarismes, pour les inflammations de la gorge.

Les feuilles de ronce entrent dans la composition de l'onguent *populeum*.

RONCE SANS EPINES. *Chamœ batus. Rubus idœus non spinosus. Chamœ morus.* Petit arbrisseau de l'icosandrie polygynie de *Linneus*, et de la vingt-unième classe de *Tournefort*.

C'est une espèce de ronce ou de framboisier qui pousse plusieurs tiges qui s'élèvent à la hauteur de deux ou trois pieds (649 millimètres à 1 mètre), garnies de feuilles semblables à celles du framboisier, blanchâtres et cotonneuses en dessous. Ses fleurs sont composées de cinq pétales, disposés en roses. Son fruit est gros comme une framboise, ovale, rouge, et composé de plusieurs petites bayes rondes, renfermant chacune une semence oblongue.

Les fruits sont rafraîchissans. Les feuiles sont employées en gargarismes.

Chamœ batus, *humilis rubus*, ronce basse.

Chamœ morus, petite mûre.

RONDELLE. C'est un des noms que l'on donne à la plante appelée *cabaret*, et dont le nom systématique est asaret.

Voyez Asaret.

RONDELLES ou CAMION. Ce sont les bosses ou têtes de chardon, les plus petites. On ne s'en sert guère que dans les moyennes manufactures, pour tirer la laine des étoffes les plus communes, telles que les sommiers, les revêches, etc.

ROQUEMBOLLES. Les roquembolles, qu'on appelle échalottes d'Espagne, sont des tubercules qui naissent sur les têtes d'une espèce d'ail que l'on cultive en Espagne, et dans nos jardins.

ROQUETTE. *Eruca latifolia, alba sativa. Brassica eruca. Eruca tenuifolia perennis flore luteo* Plante de la tétradynamie siliqueuse de *Linneus*, et de la cinquième classe (crucifères) de *Tournefort*.

On en distingue deux sortes, l'une cultivée, et l'autre sauvage.

La première pousse des tiges qui s'élèvent à la hauteur d'environ deux pieds (649 millimètres); elles sont un peu velues: ses feuilles ressemblent à celles de la moutarde blanche, mais elles sont plus petites, tendres, sans duvet. Ses fleurs sont composées de quatre pétales, disposés en croix, de couleur bleue tirant sur le blanc, rayés de noir, soutenus par des calices velus. Ses fruits sont des silicules longues, qui se divisent en deux loges remplies de quelques semences presque rondes, jaunes. Sa racine est menue, ligneuse, blanche.

On cultive cette plante dans les champs.

La seconde sorte est la roquette sauvage: elle pousse des tiges divisées en beaucoup de rameaux un peu velus, portant des feuilles plus découpées que celles de la dent de lion, de couleur verte brune: ses fleurs sont de couleur jaune, odorantes, disposées en croix: ses fruits sont des silicules anguleuses, qui renferment des semences comme les précédentes.

Les feuilles et les semences de ces deux sortes, sont anti-scorbutiques. La semence entre dans la composition de l'eau anti-scorbutique.

ROQUETTE SAUVAGE. *Erucago. Eruca Monspeliaca siliqua, quadrangula echinata.* Cette plante est une epèce qui diffère de la précédente. Elle appartient de même à la tétradynamie siliqueuse de *Linneus*, et à la famille des crucifères de *Tournefort*.

Elle pousse plusieurs tiges qui sont d'abord purpurines, et qui s'élèvent à la hauteur d'un pied ou d'un pied et demi (325 à 487 millimètres), rondes, cannelées, rudes, s'élevant en gros rameaux. Ses feuilles d'en bas s'épandent à terre; elles sont oblongues, étroites, velues, rudes; celles des tiges sont jointes deux à deux, ou trois à trois. Ses fleurs sont jaunes, petites, cruciformes. Ses fruits sont des silicules hérissées de pointes fortes, contenant chacune trois ou quatre loges, qui renferment chacune une semence ronde, rousse, garnie ordinairement d'un petit prolongement. Sa racine est longue d'un pied, grosse, blanchâtre, et fibrée.

Cette plante croît aux environs de Montpellier, entre les blés.

Elle est incisive, dépurative, anti-scorbutique, et sternutatoire. On fait usage de ses feuilles et de ses semences.

ROSE. *Rosa centifolia*. Fleur d'un arbrisseau appelé rosier, lequel appartient à l'icosandrie polygynie de *Linneus*, et à la vingt-unième classe (rosacées) de *Tournefort*.

On en distingue deux espèces; l'une cultivée, l'autre sauvage. Les fleurs en sont simples ou doubles. Ces dernières sont composées d'un plus grand nombre de pétales qui naissent aux dépens des étamines.

La rose est une des plus belles fleurs connues, tant par la beauté de sa couleur qui est douce et tendre, que par le parfum délicat qu'elle répand autour d'elle. L'arbrisseau qui la porte, et la fleur elle-même, sont assez connus pour se dispenser d'en faire la description. Le calice qui soutient la fleur est pentaphyle, et devient par suite un fruit ovale de la forme d'une olive. Son péricarpe est un peu charnu. Il renferme des semences anguleuses, velues, blanchâtres. Ses racines sont longues, dures et ligneuses.

Les roses que l'on emploie en médecine sont les roses pâles ou incarnates, les roses muscates, les roses blanches ordinaires, et les roses rouges.

Les roses pâles ou incarnates simples sont très-odorantes : on en fait usage avec les roses blanches, simultanément, pour en obtenir, par distillation, l'eau essentielle de rose, l'eau de rose double et simple, l'huile volatile de rose, l'alcool de rose.

On en fait un sirop simple et composé : on les fait entrer dans la composition de l'onguent rosat.

On doit les récolter lorsqu'elles sont presque épanouies.

Les roses sont légèrement astringentes; elles contiennent de l'acide gallique.

On prépare avec l'infusion de rose, un extrait qui est légèrement purgatif et astringent.

ROSE DE CHIEN. Fleurs du rosier sauvage, arbrisseau épineux dont on forme les hayes vives qui retiennent et séparent les terres dans les campagnes. Cet arbrisseau est de l'icosandrie polygynie de *Linneus*. C'est le même arbrisseau qui nous fournit le fruit plus généralement connu sous le nom de chinorrodon. *Voyez* ce mot.

Les roses de chien sont astringentes. On en obtient, par la distillation et par l'intermède de l'eau, une eau distillée qu'on estime propre pour les maladies des yeux.

ROSE DE DAMAS. C'est la même fleur que la rose muscate. *Voyez* Rose muscate.

ROSE DE LA GUELDRE. *Opulus flore globoso. Sambucus aquatica flore globoso pleno*. Arbrisseau de la pentandrie trigynie de *Linneus*, et de la vingtième classe de *Tournefort*.

Cet arbrisseau est une espèce d'obier dont toutes les parties sont les mêmes, et qui n'en diffère qu'en ce que ses fleurs sont ramassées en rond ou globe épais, au lieu d'être divergées en ombelles. Il croît, de même que l'obier, dans les marais humides.

Son fruit est purgatif, et sa seconde écorce est apéritive.

ROSE MUSCATE, ou DE DAMAS. Ce sont des petites roses simples, blanches, qui n'éclosent qu'en automne. Elles ont une odeur fort douce et fort agréable.

Les meilleures et les plus purgatives sont celles qui naissent dans nos pays du midi.

ROSE D'OUTREMER. Fleur d'une espèce de mauve à feuille presque ronde, que l'on cultive dans les jardins, sous le nom de rose trénière. *Voyez* Rose trénière.

ROSE DE JERICO. *Rosa hierochuntea. Anastatica hierochuntica.* C'est la fleur d'une espèce de thlaspi de la tétradynamie siliculeuse de *Linneus.*

La plante qui produit cette fleur croît sur le rivage de la mer rouge, sur les sables de la Palestine, d'où on nous l'apporte sèche.

Quoique cette fleur porte le nom de rose de Jérico, on n'en trouve point autour de ce pays.

Cette plante est plus curieuse qu'utile; elle peut servir d'*hygromètre.* On nous apporte ce thlaspi sec, tout entier, c'est-à-dire, sa tige, ses feuilles, ses fleurs, telles que la nature les a fait naître.

Tant que cette plante est en vigueur, elle offre l'aspect d'un bouquet; mais à mesure qu'elle se sèche, ses rameaux s'entrelacent les uns dans les autres, les extrémités des branches se courbent en dedans, se réunissent en un centre commun, et forment une espèce de petit globe. Si on trempe ce petit globe dans l'eau, toutes ses parties se déploient, et on voit paroître ses fleurs. Lorsqu'on la retire de l'eau, elle se sèche, et elle se replie de nouveau sur elle même.

ROSE ROUGE ou DE PROVINS. *Rosæ rubræ, seu rosæ provinciales.* Ces roses sont des mêmes classes que les roses à cent feuilles: elles sont plus petites et d'une plus belle couleur rouge, n'ayant presque point d'odeur.

Ce qu'il y a de bien digne de remarque, c'est que ces mêmes fleurs qui n'ont point d'odeur sensible tant qu'elles sont sur pied, soit en boutons, soit épanouies, en acquièrent une très-agréable lorsqu'on les a récoltées en boutons, qu'on les a mondées de leurs calices, de leurs onglets, et qu'on les a fait sécher rapidement dans une étuve, à l'abri du contact de la lumière.

Les roses rouges offrent une exception à la règle générale établie pour le moment convenable de récolter les fleurs. Toutes doivent être récoltées au moment qu'elles commencent à s'épanouir; les roses rouges au contraire doivent être récoltées lorsqu'elles sont encore en boutons.

Les roses rouges s'emploient avec beaucoup plus d'avantages lorsqu'elles sont sèches. Elles sont légèrement astringentes. On les emploie extérieurement en infusion dans l'eau, l'alcool, les huiles grasses, la graisse de porc.

On en fait une eau distillée, une conserve molle, sèche, un vinaigre rosat, un miel, un sirop, une huile, une teinture à l'alcool : on les fait entrer dans la composition d'un grand nombre de préparations de pharmacie.

ROSE TRENIÈRE, ROSE D'OUTREMER, ou MAUVE DES JARDINS. *Malva major hortensis. Alcœa malva.* Plante de la monadelphie polyandrie de *Linneus*, espèce de mauve dont la tige s'élève à la hauteur d'un homme. Ses feuilles sont larges, presque rondes, dentelées, vertes en dessus, blanchâtres en dessous, velues des deux côtés : ses fleurs sont belles, grandes comme des roses, tantôt simples, tantôt doubles : ses fruits ont la forme d'une petite pastille : sa racine est longue, blanche, mucilagineuse.

On cultive cette plante dans les jardins, dont elle fait l'ornement. Les feuilles et les fleurs sont émollientes.

ROSEAU. Plante de la triandrie digynie de *Linneus*, et de la quinzième classe (staminées) de *Tournefort*. Nous l'avons désignée sous le nom de *canne*. *Voyez* Canne.

ROSEAU AROMATIQUE. Plante de l'hexandrie monogynie de *Linneus*. Elle est reconnue aujourd'hui pour être l'*acorus vrai*. *Voyez* Acorus vrai.

ROSÉE DU SOLEIL, ou ROSSOLIS. Nom que l'on donne à l'herbe de la goutte, parce qu'on trouve des gouttes d'eau dans le creux de ses feuilles, même pendant la plus grande ardeur du soleil, comme si elles étoient mouillées par la rosée. *Voyez* Herbe de la goutte.

ROSICLAIRE ou ROSSICLAIRE. Argent minéralisé par le soufre et l'arsenic, simultanément. *Voyez* Mine d'argent rouge, à la suite de l'article *argent*.

ROSIER. (*Pl.* X, *fig.* 56.) Arbrisseau qui produit les espèces de roses. *Voyez* Rose.

ROSIER SAUVAGE. Arbrisseau épineux qui forme les hayes vives qui entourent les terres dans les campagnes.

Cet arbrisseau est de l'icosandrie polygynie de *Linneus*. Il donné pour fleur, la rose de chien ou sauvage; et pour fruit, le chinorrodon. *Voyez* Chinorrodon.

ROSSIGNOL ou PHILOMÈLE. *Luscinia.* Oiseau du genre des passereaux subulirostres, c'est-à-dire, dont le bec est grêle, en poinçon ou en alêne.

Le rossignol a le corps petit, et le bec allongé : son plumage est d'un gris fauve. Il est devenu célèbre par la beauté de son ramage. C'est au printems que cet oiseau chante avec plus de mélodie. Sa femelle se fait un nid dans les broussailles : dès que ses petits sont éclos, le mâle interrompt ses chants, et partage avec elle le soin de les nourrir. C'est surtout la nuit, dans les bois sombres et solitaires, que le rossignol fait entendre ses chants mélodieux. On le prend au miroir et au filet. Sa chair est bonne à manger.

Le rossignol qu'on élève en cage, se nourrit de tourteau ou marc de semence de pavot noir, dont on a tiré, par expression, l'huile dite d'œillet.

Philomela de *philei melon*, qui aime le chant.

ROUGE-BRUN D'ANGLETERRE. C'est une espèce d'ocre rouge, dont on a augmenté l'intensité de la couleur par l'action du feu. *Voyez* Ocre rouge.

ROUGE A POLIR. C'est de l'oxide noir de fer, dont on a augmenté le degré d'oxidation par l'action combinée de l'air et du calorique.

M. *Cuvier* (Frédéric), à qui l'on doit la connoissance de ce rouge, et du procédé pour le préparer, s'est assuré que lorsque cet oxide est arrivé au rouge violet, c'est le degré où il est le plus propre à polir l'acier trempé.

ROUGE VEGETAL. Matière colorante rouge, extraite de la fleur de carthane, par l'intermède de la potasse carbonatée, dissoute dans l'eau.

On précipite cette matière colorante par l'addition d'une dissolution de sulfate d'alumine, qui forme un précipité, lequel va se déposer sur du coton que l'on a imprégné de la première dissolution. Et par un travail ultérieur, on sépare la matière colorante rouge, que l'on mêle ensuite avec de la poudre extrêmement fine de craie de Briançon.

ROUVRE. Espèce de chêne appelé *rouvre*, à cause de la dureté de son bois. Il est moins élevé que le chêne ordinaire; mais il est gros et tortu. Cette espèce de chêne porte les galles. *Voyez* Chêne.

RUBAN D'EAU. *Sparganium erectum ramosum. Platanaria sive butomon. Sparganium natans non ramosum minus.* Plante de la monoécie triandrie de *Linneus.*

On distingue deux espèces principales de ruban d'eau : l'une qui est rameuse ; et l'autre qui ne l'est pas.

La première pousse des feuilles longues d'environ deux pieds (649 millimèt.), étroites, pointues, rudes, coupantes, ayant le dos élevé, et d'une saveur douceâtre. Il s'élève d'entre elles des tiges à la hauteur de trois pieds (1 mètre) : ces tiges sont rondes, lisses, tortueuses, remplies de moelle blanche. Elles se divisent en plusieurs branches. Ses fleurs sont composées de trois étamines sessiles, attachées aux nœuds des rameaux, en façon d'asperges : elles sont blanches et rougeâtres, et ne laissent après elles, aucuns fruits ni semences ; mais il naît séparément aux sommets des tiges, des fruits presque ronds ou ovales, disposés en manière de tête épineuse, gros comme des grains d'orge, de couleur herbeuse, et remplis d'une substance farineuse. Ses racines sont fibreuses, noires, traçantes.

La seconde espèce est le ruban d'eau non rameux. Elle diffère de la première, en ce qu'elle est moins grande, en ce qu'elle ne pousse aucuns rameaux, et en ce que ses feuilles sont un peu plus larges.

L'une et l'autre espèce croissent dans les marais, sur le bord des rivières, le long des ruisseaux : elles portent leurs fruits dans les mois de juillet et août.

Il est une troisième espèce de ruban d'eau beaucoup plus rare, que l'on nomme *sparganium minimum*. C'est une petite plante basse, qui pousse une tige, au haut de laquelle naît un ou deux fruits presque ronds ou ovales, comme au grand *sparganium*. Cette tige est entourée de quatre ou cinq feuilles étroites, qui la surpassent en hauteur. Elle croît dans les fossés vaseux, où l'eau a été vaporisée pendant l'été.

On estime les racines de la première espèce de ruban d'eau, comme stimulante, propre pour exciter la transpiration. On s'en sert en décoction à la dose de quatre gros (15 grammes) pour une livre (5 hectogramm.) d'eau ; et en poudre, depuis vingt grains (1 gramme) jusqu'à un gros (4 grammes).

Sparganium du grec *sparganion fasciola*, parce que ses feuilles ressemblent à des bandelettes.

Platanaria, parce que ses fruits ressemblent à ceux du platane.

RUBASSE. Quartz coloré artificiellement par les lapidaires. Ils introduisent un cristal fortement chauffé, dans une liqueur colorée (elle est ordinairement rouge) ; la couleur pénètre sous la forme de veines, dans les sissures occasionnées par un refroidissement subit.

RUBINE D'ANTIMOINE. Masse vitreuse, d'un brun peu foncé, que l'on prépare avec le sulfure d'antimoine.

Voyez Antimoine.

RUBIS. On a donné le nom de rubis à plusieurs pierres qui diffèrent beaucoup les unes des autres par les matières qui les composent; tels sont :

Le rubis de Barbarie, qui est un grenat ;
Le rubis d'Orient, qui est la télésie rouge ;
Le rubis de Bohême, qui est le quartz rose ;
Le rubis de roche, qui est un grenat violet ;
Le faux rubis, qui est le fluate de chaux rouge ;
Le rubis de soufre et d'arsenic, qui sont des sulfures ;
Les rubis factices des lapidaires, qui sont des topazes colorées par le feu.

Mais aujourd'hui les minéralogistes, qui se sont étayés des connoissances chimiques, n'admettent plus que des dénominations qui donnent une idée exacte des choses, du moins autant qu'il est possible, et ils entendent par *rubis* une pierre gemme, dont la forme primitive est un octaèdre régulier. Les formes secondaires sont l'octaèdre, dont les arêtes sont remplacées par des facettes : on nomme cette sorte *rubis émarginé* : la macle, ou les deux moitiés d'octaèdre retournées, prend le nom de *rubis hémitrope*.

La couleur la plus ordinaire du rubis, est le rouge foncé. Il se nomme dans le commerce, *rubis spinelle* : le rubis rouge foible est appelé *rubis balais*. Il est assez dur pour enlever quatre grains (212 milligrammes) sur cent (5 grammes), au mortier de silex, dans lequel on le pile.

M. *Klaproth* avoit fait l'analyse de cette pierre, et y avoit trouvé :

Alumine	76
Silice	1,5
Magnésie	8
Oxide de fer	15
	100,5

M. *Vauquelin* a répété cette analyse sur la variété appelée *rubis spinelle* : il l'a trouvée composée de

Alumine	94,8
Acide chromique	4,7
	99,5

Il conclut que le rubis est une combinaison saline d'acide chromique et d'alumine, dans laquelle la base surabonde de beaucoup.

RUBIS ARSENICAL ou DE SOUFRE. Ce rubis est un produit de la combinaison du soufre avec l'arsenic : c'est le sulfure rouge d'arsenic, connu, dans le commerce, sous le nom de *réalgar*.

L'arsenic combiné avec le soufre, perd un peu de sa volatilité, en sorte que si l'on fait fondre du sulfure rouge d'arsenic, ou réalgar, à une douce chaleur, il acquiert par le refroidissement une agrégation moléculaire assez solide, pour être susceptible de poli ; et il prend le nom de rubis arsenical ou de soufre.

Les joailliers le taillent et en font des bagues et autres bijouteries.

RUBIS FAUX. On nomme rubis faux, ou faux rubis, le fluate de chaux rouge, qui est une combinaison naturelle de l'acide fluorique, avec la terre calcaire, unie à des oxides métalliques qui lui donnent une couleur rouge.

On comprend encore sous le nom de *rubis faux*, les cristaux colorés artificiellement, soit par des oxides, soit en les faisant rougir au feu, et en les trempant dans un bain de cochenille et de santal rouge.

RUBIS DE SOUFRE. Sulfure d'arsenic rouge liquéfié, et qui acquiert de la dureté par le refroidissement. *Voyez* Rubis arsenical.

RUE. *Ruta graveolens. Hortensis latifolia.* (*Pl.* VIII, *fig.* 47.) La rue est une plante de la décandrie monogynie de *Linneus*, et de la sixième classe (rosacées) de *Tournefort.*

On en distingue deux sortes : l'une cultivée, et l'autre sauvage.

La première, celle qui est cultivée, et dont l'usage est préféré, tant en médecine qu'en pharmacie, est une plante qui croît en manière d'arbrisseau : elle s'élève à la hauteur de cinq à six pieds (1 mètre 649 millim. à 2 mètres) : ses tiges sont grosses comme le doigt, ligneuses, rameuses, couvertes d'une écorce blanchâtre : ses feuilles sont divisées en plusieurs pièces ; elles sont petites, oblongues, charnues, épaisses, lisses ; de couleur de vert de mer ; rangées par paires sur une côte terminée par une seule feuille : ses fleurs naissent aux sommités des branches ; elles sont petites, composées ordinairement de quatre pétales jaunes, disposés en rose ; elles renferment dix étamines et un pistil : son fruit est composé de quatre pièces ou capsules réunies ; chaque capsule renferme plusieurs semences, ordinairement réniformes, quelquefois anguleuses : sa racine est ligneuse, jaune, et garnie de plusieurs fibres. Toute la plante a une odeur désagréable, une saveur nauséabonde, âcre et un peu amère.

On cultive la rue dans les jardins, à l'exposition du soleil.

Les propriétés de cette plante résident dans ses principes volatils. Elle est sudorifique, carminative, antiseptique, antispasmodique, emménagogue, anthelmintique, pédiculaire, résolutive, rubéfiante. On s'en sert intérieurement en infusion à l'eau ou au vin, dans la suppression des règles, dans les spasmes, la céphalalgie, le hocquet, la difficulté de respirer. On l'emploie extérieurement en infusion vineuse avec le miel, dans les ulcères putrides des gencives, dans la carie des dents. On s'en sert en fomentation et en cataplasme dans la gangrène, les ulcères putrides.

L'infusion chaude, ou plutôt la vapeur de la décoction chaude de la rue, dirigée dans l'œil par le moyen d'un entonnoir, fortifie la vue qu'une lecture continuée et fatigante a affoiblie.

On prépare avec la rue, feuilles et fleurs, une eau distillée odorante, une huile volatile, une huile par macération, un vinaigre, une conserve, un alcool de rue.

Les feuilles et les semences de rue, entrent dans un grand nombre de compositions de pharmacie, tels que les électuaires, poudres, trochisques, baumes huileux, et sirops.

On emploie la rue verte ou sèche.

RUE SAUVAGE. *Ruta silvestris major, minor. Ruta montana.* Plante des mêmes classe et ordre que la rue des jardins.

On en distingue deux espèces : une majeure, et une mineure.

La première diffère de la rue des jardins, parce qu'elle est plus petite, et que ses feuilles sont divisées en parties plus longues, plus étroites, qu'elles sont d'un vert plus obscur, d'une odeur plus forte, et d'une saveur plus âcre.

La seconde pousse des feuilles qui se couchent à terre : elles sont divisées fort menues, de couleur verte-pâle, d'une odeur très-forte, et d'une saveur âcre. Il s'élève d'entre elles, deux ou trois tiges, divisées en rameaux qui soutiennent des fleurs de couleur jaune-pâle, plus petites que celles des précédentes. Ses fruits sont des capsules qui renferment des semences menues, noires, âcres : sa racine est longue, grosse comme le petit doigt, ligneuse, blanche. Cette plante ne soutient pas le froid.

Les rues sauvages croissent dans nos départemens du Midi, dans les endroits pierreux, et sur les montagnes.

Leurs propriétés médicinales sont à peu près les mêmes que celles de la rue des jardins.

Ruta, du grec qui signifie en latin *servo*, je conserve; parce que cette plante conserve la santé.

RUE DES MURAILLES. *Voyez* Rhue.

S

SABINE ou SAVINIER. *Sabina myricæ folio sterilis. Sabina folio cupressi fructifera. Juniperus sabina.* La sabine, ou savinier, est un arbrisseau de la dioécie monadelphie de *Linneus*, et de la dix-neuvième classe (amentacées) de *Tournefort*.

On en distingue deux espèces: l'une stérile, et l'autre qui porte fruit.

La première espèce est la sabine stérile. C'est un arbrisseau peu élevé, toujours vert, dont les feuilles ressemblent à celles du tamarix, mais plus dures, un peu épineuses, d'une odeur forte, d'une saveur piquante et brûlante.

On cultive cet arbrisseau dans les jardins: il ne porte point de fruit.

La seconde espèce est la sabine vraie, à feuilles de cyprès. Cet arbre s'élève beaucoup plus haut que la précédente espèce: sa tige est plus grosse; son bois est rougeâtre en dedans: il est couvert d'une écorce roussâtre, d'une épaisseur moyenne: ses feuilles ont une saveur amère, aromatique résineuse: ses fleurs sont des chatons: ses fruits naissent sur le même pied, mais en des endroits séparés des chatons; ce sont des bayes grosses comme celles du genièvre, rondes, vertes en naissant, de couleur bleue, noirâtre, lorsqu'elles sont mûres.

Cet arbrisseau croît sur les montagnes, dans les bois et autres lieux incultes.

On fait usage des feuilles de cette seconde espèce de sabine, intérieurement et extérieurement en médecine. Ces feuilles sont stimulantes, corrosives, emménagogues, antispasmodiques, diurétiques, dépilatoires, anthelmintiques. On les emploie dans les cas d'atonie, dans la suppression des règles, en infusion. On en fait usage en poudre, extérieurement, pour consumer les chairs des plaies; et en infusion et décoction, pour les maladies psoriques, la carie, la teigne, les ulcères fongueux, les verrues, les condylomes, la carie des dents.

On prépare en pharmacie, avec les feuilles de sabine, une eau distillée. On retire de cette plante sèche, une huile par distillation.

Les feuilles entrent dans la composition de l'alcool hystérique, des trochisques hystériques, du sirop d'armoise, de l'onguent martiatum, de la poudre chalybée.

SABLE. *Arena*. Le sable est, en général, un amas de petits fragmens de pierres, de nature siliceuse ou quartzeuse, lesquels se sont arrondis par le frottement, en roulant dans les eaux; tel est, en général, le sable des rivières ou de la mer. On nomme *sablon*, les mêmes fragmens, dont les molécules arrondies sont fines et comme pulvérulentes. Le sablon est le grès en poudre.

Le sable quartzeux ou siliceux, est d'une grande utilité: il sert dans la construction des édifices, en le mêlant avec de la chaux éteinte dans l'eau, et avec laquelle il fait un mortier qui acquiert la dureté de la pierre.

Le sable des rivières sert à sabler les fontaines domestiques les allées des jardins.

Le sablon fin et blanc sert à la fabrication du verre, du cristal. Les pharmaciens l'emploient pour servir de bains dans leurs opérations.

Quelquefois on donne le nom de sable à des matières minérales pulvérulentes, d'une solidité d'agrégation assez considérable pour se laisser traverser par l'eau, sans s'en imprégner, et qui cependant ne sont véritablement pas du sable; tels sont le sable doré ou mica pulvérulent; le sable vert du Pérou, ou mica vert de *dans*, qui est un muriate de cuivre argilleux; les sables volcaniques, telles que les pouzzolanes, la thermanite pulvérulente.

On nomme sable mouvant, le quartz hyalin arénacé, dont les grains sont fins et voltigent au gré des vents; et sable gravier, celui des rivières.

SABOT. Plante de la gynandrie diandrie de *Linneus*.

On lui a donné le nom de sabot, à cause que la fleur de cette plante ressemble en quelque manière à un sabot.

Voyez Soulier-notre-dame.

SAFRAN. *Crocus verus sativus autumnalis. Crocus austriacus, sive orientalis. Stigmata pistilli croci.* Plante de la triandrie monogynie de *Linneus*, et de la neuvième classe de *Tournefort*.

Le safran, que l'on distribue dans le commerce de la droguerie, est le stigmate d'une plante bulbeuse, appelée *safran*, et non la corolle de la fleur. Il portoit anciennement le nom de safran du Levant, parce qu'on nous l'apportoit de ce pays; mais depuis qu'on le cultive en France, nous ne voyons plus dans le commerce que le safran de notre pays.

La plante safran est de la famille des liliacées, et se multiplie de cayeux. Ceux-ci sont de la grosseur d'une aveline, quelquefois d'une noix. On en distingue deux espèces : l'une qui fleurit au printems, et fait l'ornement des parterres ; l'autre qui ne fleurit qu'en automne : c'est cette seconde espèce qui donne le safran dont on se sert en médecine et dans les arts.

Sur la fin de l'été, il s'élève un pédicule bas qui soutient une petite fleur en lys, de couleur bleue mêlée de rouge, du milieu de laquelle s'élève une manière de houpe divisée en trois filets, d'une belle couleur rouge, et d'une odeur agréable : ces filets sont ce que nous appelons *le safran*. La corolle ne dure qu'un ou deux jours après qu'elle est épanouie : c'est alors que les femmes s'occupent jour et nuit à cueillir ces filets ou stigmates, avant que la corolle ne soit tout-à-fait épanouie. Ce qu'il y a de remarquable, c'est que pendant l'été, les champs, où l'on cultive le safran, ressemblent à une jachère ; et sur la fin de l'automne et au commencement de l'hiver, ils offrent le spectacle de la plus intéressante verdure parce que les feuilles se prolongent et deviennent plus grandes après que la fleur est passée. On a soin de choisir ces stigmates ni trop longs, ni trop courts. On en envoie des charretées dans les villages voisins, pour les éplucher.

Pour conserver le safran, on le fait sécher en le mettant dans des tamis de crin suspendus sur la braise. Cinq livres (25 hectogrammes) de safran récent ne rendent qu'une livre (5 hectogrammes) de safran sec.

La bulbe de cette plante est sujette à trois maladies, que l'on nomme le *tacon*, le *fausset*, et le *mors*.

Le *tacon*, mot celtique, qui signifie *tout rapide*, est une espèce d'ulcère qui ronge en peu de tems l'intérieur de la racine : il n'y a pas d'autre moyen que d'enlever l'endroit ulcéré.

Le *fausset* est une excroissance en forme de navet, qui feroit périr l'oignon : on a soin de l'extirper.

Le *mors* est une maladie occasionnée par des petites racines de plantes parasites, qui ne s'élèvent jamais hors de terre. Ces racines vont s'implanter dans l'oignon, et occasionnent la destruction de plusieurs plans, en se communiquant de l'un à l'autre. On s'oppose à cette contagion en faisant une fosse circulaire autour de l'endroit infecté, et on rejette au loin toute cette terre, crainte qu'une petite partie ne propage la contagion. Si on plantoit des oignons dans cet endroit pestiféré, même quinze ans après, ils y seroient attaqués de la même maladie. On cultive le safran dans la Guiane, les ci-devant Languedoc et Normandie, et dans le ci-devant Gatinois, particulièrement dans la commune de Boine.

On doit choisir le safran d'une belle couleur rouge, en filamens longs; ni trop sec, ni trop humide; sans mélange de safranum, et d'une odeur agréable. Il est carminatif, emménagogue, cordial et alexitère. On s'en sert en poudre pour les maladies des yeux, à la suite de la petite vérole. Il entre dans la composition de la thériaque, de la confection d'hyacinthe, du laudanum liquide : on en fait une teinture à l'alcool, etc. On en fait aussi des liqueurs de table : il est la base de l'usquebac ou escubac. On le fait entrer dans les crêmes, les pastilles, mais on remarque qu'il excite le rire immodéré, et des maux de tête aux personnes qui ne sont pas habituées à son usage.

Le safran est d'un grand usage dans l'art de la teinture : on avive son principe colorant, qui est de nature extractive, par le moyen de l'acide du citron.

SAFRAN BATARD, SAFRAN BOURG, SAFRANUM, OU FLEUR DE CARTAME. Le safran bâtard est la fleur d'une plante appelée *cartame*, qui appartient à la syngénésie polygamie égale de *Linneus*, et à la douzième classe (flosculeuses) de *Tournefort*.

Cette fleur nous est apportée sèche, et toute apprêtée pour l'usage de la teinture. C'est avec cette matière sèche que l'on prépare le rouge végétal. *Voyez* Rouge végétal. *Voyez* aussi *cartame*, pour connoître le port de cette plante, les produits qu'elle fournit aux arts, et l'apprêt que l'on fait subir à cette fleur.

Le safran bâtard nous est apporté de l'Alsace et de nos pays méridionaux.

SAFRAN DES INDES. Racine d'une plante appelée en latin *curcuma*, et qui appartient à la monandrie monogynie de *Linneus*.

On en distingue deux sortes : une ronde, et l'autre longue. On lui a donné le nom de safran des Indes, parce que la plante qui produit cette racine, croît dans les Indes, et que sa couleur approche celle du safran. *Voyez* Terre mérite.

SAFRE. Le safre est le produit résultant du grillage des mines de cobalt, dont on a eu l'attention de séparer l'arsenic, auquel ce métal étoit uni dans sa mine. Ce produit résidu, d'après le grillage, est un véritable oxide de cobalt. Il est d'une couleur grise-cendrée.

Le safre, qui est distribué dans le commerce sous ce nom, n'est pas de l'oxide pur de cobalt; il est ordinairement mêlé avec deux ou trois parties de quartz arénacé ou sable fin, pour former la matière prête à être convertie en smalth ou bleu d'azur, en le faisant entrer en fusion, à l'aide de l'addition d'une partie de potasse, et par l'intermède du calorique.

Le safre est beaucoup employé dans les fabriques des émaux et de la porcelaine. C'est avec le safre que l'on prépare le bleu d'azur.

SAGAPENUM. Gomme-résine qui découle d'une plante férulacée, qui croît dans la Médie. *Voyez* Gomme séraphique.

SAGENITE. Substance minérale, de couleur rouge plus ou moins foncé, claire et brillante, qui jouit d'une sorte de demi-transparence sur ses bords amincis.

Ce minéral raie le verre, quelquefois le quartz, et produit des étincelles par le choc avec l'acier, sur une partie de ses cristaux; tandis que d'autres se réduisent facilement en petits fragmens. Cette double propriété physique prouve que cette pierre est agrégat, partie siliceuse, partie formée d'autre terre.

La sagénite est médiocrement électrique par communication. Sa pesanteur spécifique est de 4,1025 à 4,2469. M. *de Saussure* lui a donné le nom de *sagénite*, à cause de la forme de ses cristaux en rézeaux ou filets.

C'est une espèce de schorl.

SAGOU, ou GRAIN DE SAGOU. Substance médullaire granulée, que l'on tire d'une espèce de palmier à feuilles pinnées, parfaitement régulières, que *Linneus* a nommé *circas circinalis*, *arbor zagoe amboinensis*, *todda pana*, *sive monta-panna*, en françois, *landan* des Moluques.

Le sagou nous est apporté des îles Moluques, des îles Célèbes et de Java, par les Hollandois. Il y en a dont la grosseur du grain est semblable à celle des grains de coriandre, et d'autres à celle du millet. Il est d'une couleur fauve à l'extérieur, blanchâtre en dedans, sans odeur, et d'une saveur d'orge.

On a long-tems pris le sagou pour une semence, d'où on lui avoit donné le nom de *grain de sagou*; mais il est certain que sa forme granulée, qui n'est pas toujours égale, est l'ouvrage de l'art.

On réduit la moelle de ce palmier en pâte, et on la fait passer à travers des cribles, de la même manière que nos vermicelliers préparent la semoule.

Ce sagou jaunit extérieurement par son contact avec la lumière, en séchant à l'air. On le réduit en poudre, et il forme une farine mucilagineuse, qui est nutritive. On en fait des potages au gras avec du bouillon, et au lait : ou bien on le fait cuire à l'eau; on l'édulcore avec du sucre, et on l'aromatise avec de la canelle, ou de l'écorce de citron.

Le sagou convient dans la fièvre hectique, la phthisie, la dysenterie.

SAGRI. Peau très-dure et très-serrée, parsemée de petits grains ronds, qui est à l'usage des gaîniers et des relieurs de livres. *Voyez* Chagrin.

SAHLITE DE DRANDA. Ce minéral est une pierre composée de silice, de chaux, de magnésie, d'alumine, de fer et de manganèse. Elle est plus connue sous le nom de malacolithe.

Voyez Malacolithe.

SAIN-BOIS. Ce bois appartient à un arbrisseau, espèce de lauréole, connu sous le nom de *daphne mezereon.*

Voyez Bois-gentil.

SAIN-DOUX. Graisse de porc purifiée.

Voyez Graisse de porc.

SAIN-FOIN D'ESPAGNE. *Hedysarum coronarium. Onobrychis, semine clypeato aspero, major.* Plante de la diadelphie décandrie de *Linneus*, et de la dixième classe (légumineuses) de *Tournefort.*

Cette plante pousse des tiges assez grosses, qui se répandent sur terre : ses feuilles sont pinnées, attachées plusieurs sur une côte qui se termine par une seule feuille : elles approchent en figure, de celles de la réglisse, mais elles sont plus courtes, plus larges, sans duvets, excepté à leurs bords, où il y en a quelques-uns : ses fleurs naissent en épis, sur des pédicules particuliers qui partent des aisselles des feuilles ; elles sont d'une belle couleur rouge, ressemblant, quant à la forme, à celle du genêt, et soutenues chacune par un calice dentelé : son fruit est une gousse rude, composée de trois ou quatre pieces presque rondes, attachées successivement l'une à l'autre, et renfermant chacune une semence réniforme, ou qui a la figure d'un petit bouclier.

Cette plante a une odeur agréable : elle croît sur les montagnes des Alpes, dans l'Italie ; on la cultive dans les jardins. Elle est vulnéraire, détersive, apéritive. On s'en sert intérieurement et extérieurement, en infusion.

SAIN-FOIN ORDINAIRE. *Onobrychis foliis viciæ, fructu echinato major. Astragolus onobrychis.* Plante de la diadelphie décandrie de *Linneus*, et de la dixième classe (légumineuses) de *Tournefort.*

Cette plante pousse plusieurs tiges rougeâtres, longues d'environ un pied (325 millimètres), se répendant à terre : ses feuilles sont semblables à celles de la vesse ou du galega, mais plus petites, vertes en dessus, blanches en dessous, velues, pointues, attachées par paires, sur une côte terminée par une seule feuille : ses fleurs sont disposées en épis longs et fort serrés, qui sortent des aisselles des feuilles; elles sont légumineuses, rouges, soutenues par des calices velus : ses fruits sont des petites gousses coupées en crête de coq, hérissées de pointes rudes, et renfermant chacune une semence qui a la forme d'un petit rein : sa racine est longue, d'une grosseur moyenne, noire en dehors, blanche en dedans.

Il est une seconde espèce de sain-foin, qui est plus petite en toutes ses parties, excepté en ses fruits.

On cultive le sain-foin dans les champs, pour la nourriture des bestiaux. Le sain-foin de Bourgogne est en grande réputation.

Cette plante est peu employée en médecine; cependant on l'employoit autrefois intérieurement et extérieurement en infusion, comme stimulant.

Onobrygis de *onos*, *âne*, et de *broseo mordeo*, parce que les ânes en sont friands.

SALADE DE CHANOINE. Plante de la triandrie monogynie de *Linneus*. Elle est ainsi nommée, à cause de sa feuille qui est assez épaisse ou grasse. *Voyez* Mâche.

SALAMANDRE. *Salamandra*. Animal du genre des reptiles batraciens. On en distingue deux sortes, l'une terrestre, l'autre aquatique.

Les salamandres ont le corps dépourvu d'écailles, trois doigs, sans pieds de devant, et point d'ongles.

La salamandre terrestre ressemble au lézard; son corps est tacheté de noir et de jaune; sa tête et son ventre sont plus gros que ceux du lézard; mais sa queue est plus courte. Elle habite les lieux sombres et humides. Quand on la touche, son corps se couvre aussitôt d'une liqueur visqueuse, qui lui donne une grande souplesse : c'est cette liqueur qui la protège pendant quelque tems, contre l'action immédiate du feu; ce qui a donné lieu à cette fable, que la salamandre peut vivre dans les flammes; mais elle s'y consume comme tous les corps organisés.

La salamandre aquatique a la queue aplatie par les côtés, et une crête membraneuse sur le dos : cette crête est dentelée dans le mâle; ses pattes coupées se reproduisent.

SALEP ou SALOP. *Radix orchis mascula*, — *militaris*, — *morio*. *Radix salep*, *salap*. Racine tubéreuse d'une plante, espèce d'orchis, de la gynandrie diandrie de *Linneus*.

Cette plante croît sur les confins de la Perse et de la Chine.

La racine d'orchis ressemble à deux testicules adhérens l'une à l'autre. Albert *Séba* et Jean-Hartus *Degnerus*, sont les premiers qui en aient parlé d'une manière un peu détaillée. Ces racines ne présentent pas toujours la même forme ; les unes sont oblongues, les autres sont rondes. Les Orientaux, qui en font un très-grand usage, ont une manière de la préparer qui est infiniment avantageuse : ils trempent ces racines dans l'eau bouillante, pour leur enlever l'écorce ; ensuite ils les enfilent à la manière des grains de chapelets ; et ils les font sécher au soleil le plus rapidement possible.

Cette racine séchée, a à peu près la transparence d'une gomme ; elle est plus ou moins jaunâtre : on la réduit en poudre pour en faire usage.

Le salep est de nature mucilagineuse, ayant une légère odeur animale : il se dissout facilement dans l'eau, le bouillon, le lait et le vin. On en prépare une manière de gelée, que l'on édulcore avec le sucre, et que l'on aromatise avec l'eau rose ou de fleurs d'orange. C'est un excellent remède pour la dysenterie, la diarrhée, les coliques, les maladies de poitrine, et la foiblesse des organes principaux.

La dose est de deux gros (8 grammes) en poudre, pour une livre (5 hectogrammes) de bouillon.

SALICAIRE. *Salicaria. Lithrum salicaria. Lysimachia purpurea.* (*Pl.* IX, *fig.* 52.) Plante de la dodécandrie monogynie de *Linneus*, et de la sixième classe (rosacées) de *Tournefort.*

Cette plante croît quelquefois jusqu'à la hauteur d'un homme. Ses tiges sont rudes, anguleuses, rameuses, rougeâtres : ses feuilles sont oblongues, pointues, semblables à celles du *lysimachia*, mais plus étroites, d'un vert plus foncé, amplexicaules, sortant de chaque nœud des tiges deux à deux, quelquefois trois à trois : ses fleurs sont petites, verticillées, disposées en épis, d'une belle couleur purpurine, composées de plusieurs pétales disposés en rose : son fruit est une coque divisée en deux loges remplies de semences menues : ses racines sont grosses comme le doigt, ligneuses, blanches.

Cette plante croît dans les lieux humides, sur le bord des rivières.

On fait usage en médecine des feuilles et de la racine : l'une et l'autre sont astringentes. On les emploie en décoction, dans la diarrhée, la dysenterie, dans le crachement de sang.

SALICOQUE. Ver crustacé pédiocle, espèce d'écrevisse connue plus généralement sous le nom de *crevette* ou *chevrette.* *Voyez* Crevette.

SALICOR ou SALICORNIN. *Salicornia fruticosa, semper virens. Kali geniculatum majus.* Petit arbrisseau de la monandrie monogynie de *Linneus.*

Ce petit arbrisseau croît à la hauteur de deux pieds (649 millimètres). Il pousse beaucoup de rameaux ligneux, toujours verts, articulés par un grand nombre de nœuds qui deviennent rougeâtres, sans feuilles. Sa racine est fibrée.

Il en est une seconde espèce qui est herbacée, annuelle, et que l'on nomme en latin *salicornia herbacea*, qui s'élève à la hauteur d'un pied (325 millimètres). On confit celle-ci au vinaigre, comme les capres. On la nomme improprement *perce-pierre.*

Ces deux plantes croissent sans culture sur les bords de la mer. On les brûle pour en obtenir la cendre, qui est une espèce de soude d'une qualité inférieure à la soude de kali, et qui porte le nom de *salicor* ou de *cendre de salicor.*

SALICORE ou SALICOTE. Nom que l'on donnoit anciennement à la soude en pierre.

Il paroît que cette dénomination tire son étymologie de la plante appelée salicore, que l'on brûle pour en avoir la cendre qui est une espèce de soude.

SALIGOT. Nom que l'on donne à la plante nommée *chataigne d'eau*. *Voyez* Chataigne d'eau.

SALIN. Le salin, dit de *Bourgogne*, est une espèce de potasse carbonatée que l'on prépare dans cette partie de la France appelée aujourd'hui *Côte-d'Or*, en lessivant les cendres qui résultent de la combustion des lies de vin desséchées, et en faisant évaporer cette lessive dépurée jusqu'à siccité.

Le salin est blanc; c'est une des meilleures qualités de potasse du commerce : il est d'un grand usage dans les fabriques de salpêtre ou nitrate de potasse, dans les fabriques de verres verts ou communs, et dans les ateliers des teinturiers.

SALPÊTRE. Il y en a de trois espèces; savoir, de première, de seconde, et de troisième cuite. *Voyez* Nitrate de potasse.

SALSEPAREILLE ou SARCEPAREILLE. *Smilax sarsaparilla. Sarsaparilla*, *salsaparilla.* Racine d'une plante de la dioécie hexandrie de *Linneus*, laquelle croît dans le Pérou, dans le Mexique, et dans le Brésil.

Cette racine est composée de plusieurs fibres attachées à un centre commun, longues de six pieds (2 mètres) ou environ, grosses comme une plume à écrire, ridées, cannelées, de couleur grise en dehors, blanche en dedans, d'une saveur mucilagineuse amère.

On forme des espèces de pelotes avec cette racine, du poids de trois à quatre livres (15 à 20 hectogr.). C'est ainsi qu'elle nous arrive du Pérou, du Brésil, de la Nouvelle-Espagne.

La salsepareille est placée au rang des quatre bois sudorifiques, quoique ce soit une racine. Pour la préparer de manière à être employée avec avantage, on la fend longitudinalement, et on la coupe par morceaux. On remarque, en la fendant ainsi, une canelure d'un côté, et une petite éminence de l'autre, qui servent à la distinguer de la racine d'arrête-bœuf, que des gens de mauvaise foi lui substituent.

Cette racine est diurétique, diaphorétique et stimulante : on l'emploie avec succès dans les maladies syphillitiques, dans la cachexie, dans les maladies des jointures, dans les engorgemens lymphatiques, et dans les maladies de la peau.

La dose est depuis deux gros jusqu'à une once (8 à 30 grammes), dans deux livres (1 kilogr.) d'eau, réduite à une once (30 grammes).

La racine de salsepareille est la base du sirop de *Cuisinier*, du rob de l'*Affecteur*. On en prépare un sirop simple par décoction; elle entre dans la composition du sirop de vipères, de la poudre arthritique.

SALSIFI ou CERSIFI. (*Pl.* XIV, *fig* 84.) *Voy.* Scorsonnère.

SANDARAC, RESINE DE VERNIX, GOMME DE GENEVRIER ou D'OXICÈDRE. *Vernix. Sandaracha arabum.* Cette résine, connue dans le commerce sous ces différens noms, découle, par incision, de l'oxicèdre et du grand genevrier qui croît en Afrique, d'où on nous l'apporte. Celle de l'oxicèdre est très-rare.

On choisit le sandarac en larmes claires, luisantes, de couleur blanche tirant sur le citrin.

Il entre dans la composition de l'emplâtre styptique, des pilules de *Beccher*, de *Stalh*, etc. Son plus grand usage est pour les vernis à l'essence et à l'alcool. On le réduit en poudre pour l'étendre sur le papier que l'on a gratté, et le rendre imperméable à l'encre.

Le sandarac est incisif, résolutif. Son nom de résine de vernix lui vient du latin *vernix*.

SANG, *Sanguis*. Le sang est un fluide animal que l'on peut justement regarder comme le principe le plus essentiel à la vie. La découverte de la circulation du sang par le célèbre *Harvey*, a répandu une lumière bien importante sur la cause et l'entretien de notre vie animale, d'abord naissante, et ensuite prolongée jusqu'au terme qui est assigné par la nature à chacun des animaux vivans.

Hippocrate, et de nos jours le médecin *Bordeu*, regardoient le sang comme une espèce de chair coulante, comme un composé de toutes les humeurs animales. Ce sentiment, qui paroît assez vraisemblable, n'étoit pas suffisamment démontré; d'ailleurs il paroissoit utile de connoître les parties constituantes de ce fluide si essentiel à la vie.

Les premières observations ont été faites sur la différence de sa consistance, sur celles de sa couleur. On a remarqué que les enfans qui naissent ont le sang très-fluide, et d'une couleur rouge très-foible; qu'à mesure qu'ils croissoient en âge, la couleur et la consistance devenoient beaucoup plus sensibles. On a vu que les femmes avoient généralement le sang d'une couleur et d'une consistance plus délicate que les hommes, et que parmi ceux-ci il y avoit des nuances qui dépendoient de leur constitution particulière; que les hommes robustes et bien portans avoient un sang épais, d'un rouge foncé presque noir, et d'une saveur beaucoup plus salée; que les hommes pituiteux, au contraire, l'avoient d'une couleur pâle et d'une consistance moyenne. De là, on calculoit les degrés de forces relatives entre les individus animaux. A ces premières observations, on a ajouté celles qui naissoient naturellement de la température du fluide dans lequel les animaux vivoient. L'homme, les quadrupèdes, les oiseaux ont nécessairement un sang plus chaud que le milieu qu'ils habitent; et on les appelle, pour cette raison, animaux à sang chaud. Les poissons, qui habitent un milieu dont la température est inférieure à celle de l'atmosphère, ont un sang d'une température à peu près égale à celle du fluide dans lequel ils vivent; et on les a nommés animaux à sang froid. Une des propriétés physiques du sang, qui est bien remarquable, c'est que tant qu'il est chaud et en mouvement, il reste constamment fluide et rouge, et lorsqu'il se refroidit et qu'il est en repos, il se sépare en deux parties dont l'une est consistante et rouge, et porte le nom de *caillot;* l'autre est d'un jaune verdâtre, collante et fluide; on la nomme *serum* ou lymphe.

Les physiciens-chimistes, *Leuwenhoek* et *Boerrhaave* entre autres, après avoir découverts, à la faveur d'un microscope, que le sang étoit composé d'une infinité de globules appliqués les uns sur les autres, ont prétendu expliquer la raison de sa couleur rouge par le nombre de ces globules mêmes qui faisoient pirouetter les rayons de la lumière; et ils appuyoient leur sentiment sur ce que ces globules, en traversant des filières plus petites, perdent leur couleur rouge, deviennent jaunes, et enfin blancs; mais les chimistes modernes, en remontant depuis *Rouelle* le jeune et *Bucquet*, et après eux MM. *Fourcroy*, *Déyeux*, *Parmentier*, qui se sont beaucoup occupés de l'analyse du sang, les deux derniers surtout, qui ont enrichi la science chimique d'un excellent mémoire sur cette humeur alimentaire, ont pensé qu'on pouvoit attribuer justement la couleur rouge du sang à la présence du fer qui s'y rencontroit en plus ou moins grande quantité dans l'état de combinaison avec différentes matières salines. M. *Vauquelin* a fixé l'opinion de ces célèbres chimistes, en prouvant que le fer existe dans le sang, dans l'état de phosphate avec excès d'acide. Ce phosphate de fer du sang est insoluble dans les acides à nu; mais le même chimiste, pour prouver que la couleur rouge du sang est due au phosphate de fer, a fait une expérience qui est très-concluante. Il a pris du phosphate de soude, du sulfate de fer, de l'albumen et de la potasse dans l'état de carbonate, et la liqueur est devenue rouge comme du sang. On conçoit que dans ce mélange, les attractions électives doubles ont joué réciproquement leurs rôles. Le carbonate de potasse s'est uni à l'acide du phosphate de soude, et a formé d'une part du carbonate de soude, de l'autre du phosphate de potasse; celui-ci, à son tour, a été décomposé par le sulfate de fer; c'est-à-dire, que l'acide sulfurique, en s'emparant de la base du phosphate de potasse, a mis le fer en état d'oxide, lequel s'est combiné avec l'acide phosphorique et a formé du phosphate de fer. Le carbonate de soude, en dissolvant l'albumen, l'a mis en état de dissoudre les deux nouveaux sels neutres, et il n'est résulté de ce mélange qu'un seul tout homogène d'une belle couleur rouge.

Mais revenons sur les conclusions de MM. *Déyeux* et *Parmentier*, à l'égard de leur analyse du sang. Ils ont fait connoître que le sang est un composé de neuf parties bien distinctes; savoir, d'un principe odorant, d'une partie fibreuse, d'albumen, de soufre, de gélatine, de la partie rouge, d'une petite portion de fer, qui, d'après la remarque de M. *Vauquelin*, est dans l'état de phosphate avec excès d'acide, de soude et d'eau.

Le sang de certains animaux avoit été regardé comme un objet de matière médicale très-important dans l'art de guérir; on l'estimoit comme un puissant alexitère ou chasse-venin: peut-être n'avoit-on pas tort, mais ces remèdes sont tombés dans un grand discrédit, sans doute parce que les connoissances sur les matières naturelles médicamenteuses s'étant accrues, nous possédons des substances dont les propriétés alexitères sont plus énergiques et plus constantes. Quoiqu'il en soit, un pharmacien ne doit pas méconnoître les propriétés du sang de bœuf, dont on fait un grand usage dans les arts.

Sang de bœuf.

Ce que nous venons de dire du sang en général, doit paroître suffisant. Il est question du sang de bœuf, parce que cet animal en fournit plus abondamment que les autres animaux que l'on tue dans les boucheries. Le sang du mouton, du veau, est quelquefois ramassé pour faire du boudin, mais ce ne peut être qu'au défaut du sang de porc ; et on peut dire que ce genre d'aliment, préparé avec toutes sortes de sangs, n'est bon à manger qu'à raison des autres matières animales avec lesquelles on l'assaisonne. Mais le sang de bœuf est vraiment utile dans les arts ; et lorsqu'il est ou liquide ou desséché, il devient un objet de commerce. Le sang de bœuf liquide est employé dans les raffineries de sucre et de salpêtre, pour la clarification de l'un et de l'autre. Il fait fonction de blanc d'œuf, par rapport à ces liqueurs, avec cette différence, qu'au lieu de les clarifier de bas en haut comme fait le blanc d'œuf, il les clarifie de haut en bas. L'albumen du sang se coagule, comprime dans ses cellules les corps qui flottent dans la liqueur et la troublent; et en se précipitant, il les entraîne avec lui dans le fond des vaisseaux évaporatoires.

Le sang de bœuf desséché sert à la fabrication du prussiate de potasse, que les anciens chimistes avoient nommé *alcali phlogistiqué*, et avec lequel on prépare le bleu de Prusse.

SANG DE BOUC-ESTAIN ou BOUQUETIN. C'est le sang desséché d'une espèce de bouc sauvage qui habite les montagnes de la Suisse.

On fait sécher ce sang, et on lui donne la forme d'un petit saucisson.

Le sang de bouc-estain étoit très-estimé dans le traitement des maladies aiguës, dans la pleurésie. On le faisoit prendre en poudre, depuis un demi-gros jusqu'à deux gros (2 à 8 grammes). Mais il n'est plus employé en médecine.

SANG-DRAGON, ou PATIENCE ROUGE. *Rumex sanguineus. Lapatum folio acuto rubente.* Plante de l'hexandrie trigynie de *Linneus*, et de la quinzième classe (staminées) de *Tournefort.*

Cette plante est une espèce de patience. Ses feuilles sont plus courtes, traversées de quantité de veines rouges, desquelles il sort, quand on les rompt, un suc rouge comme du sang, d'où lui vient son nom.

Sa racine est un peu laxative. Sa semence est propre pour arrêter les pertes de sang, étant prise en poudre. La dose en est depuis un demi-gros jusqu'à un gros (2 à 4 grammes).

SANG-DRAGON (résine). *Sanguis draconis. Draco arbor sanguifera. Arbor draco sanguifera.* Le sang-dragon est une résine sèche, friable, inflammable, d'un rouge foncé couleur obscure lorsqu'il est en masse, et de couleur de sang lorsqu'il est en poudre. Il découle par incision d'un arbre appelé *draco arbor sanguifera*, qui appartient à l'hexandrie monogynie de *Linneus*, et qui croît dans les Indes orientales.

Le sang-dragon est de plusieurs sortes : l'une, en petites larmes détachées, transparentes, d'une belle couleur rouge; cette qualité est très-rare. La seconde sorte, qui est la plus estimée dans le commerce de la droguerie, est celle qui est en petites masses ovales, de la grosseur d'une aveline, et enveloppées dans des feuilles de roseaux; elle est ordinairement disposée en manière de chapelet. Ce sang-dragon porte le nom de *sang-dragon en larmes*, quoique non transparent et de forme ovoïde. Une troisième sorte nous vient en masses quatre fois plus grosses, lesquelles sont enveloppées dans des feuilles de l'arbre qui le produit. La quatrième sorte nous est apportée en masses informes : elle est mollasse et tenace, mais elle durcit avec le tems; sa couleur rouge est moins vive, et son odeur moins agréable lorsqu'on la brûle.

On fait principalement usage du sang-dragon ayant la forme d'olive, et que l'on nomme *sang-dragon en roseau*. Il nous est apporté de la Hollande.

Le sang-dragon est astringent; on en fait usage dans les hémorrhagies, le crachement de sang. Il entre dans la composition de l'emplâtre styptique, des pilules astringentes, de l'alun teint, des potions astringentes, à la dose de douze à soixante grains (676 milligr. à 3 grammes).

On prépare avec cette résine un vernis rouge à l'essence et à l'alcool.

SANG-DRAGON FAUX. C'est un mélange de toutes sortes de gommes ramollies et colorées avec du bois de Brésil ou du sang-dragon lui-même.

On reconnoît la fraude en en mettant un peu sur des charbons ardens; ce mélange ne brûle que difficilement.

SANGLIER. *Aper*. Mammifère pachiderme, c'est-à-dire à la peau dure et épaisse.

Le sanglier est le porc libre et sauvage, et par conséquent supérieur en force et en courage, au porc domestique. Ses dents conoïdes inférieures sont longues et robustes; elles s'appellent *défenses*; elles lui servent à percer ses ennemis. Son corps est ordinairement noir; son poil est dur et hérissé.

La femelle du sanglier se nomme *laie*; et ses petits sont appelés *marcassins*.

Le sanglier habite les bois, les endroits les plus sombres et les plus solitaires. Il est recherché pour sa chair, qui est d'un bon goût, et pour son poil, dont on fait des brosses, des vergettes, des balais.

La chasse du sanglier n'est pas sans danger ; sa peau résiste à la balle du fusil ; et cet animal irrité, court sur son ennemi, au lieu de l'éviter.

SANGUINE. Espèce de mine de fer rouge, tendre, dont on fait des crayons pour dessiner. *Voyez* Hématithe.

SANG-SUE. *Hirudo. Sanguisuga.* Ver externe dont l'organisation est plus composée que celle des vers intestins.

Ce ver a le corps cylindrique, tronqué, dilatable à chaque extrémité, lisse et sans organe extérieur apparent. On en distingue de plusieurs espèces ; il en est une espèce, entre autres, qui a le dos noir et le ventre blanc, rayé, qui ne prend pas sur les vaisseaux sanguins, et n'en aspire pas le sang.

Les sang-sues que l'on doit choisir, doivent être de moyenne grosseur, avoir la tête petite, le dos rayé de couleurs verte et jaune, et le ventre rougeâtre. La tête de ces vers est armée de trois petites lances, qui font trois petites ouvertures à la fois : ces espèces de lances ou dents de scie, sont assez fortes pour percer la peau d'un homme et même celle d'un cheval ou d'un bœuf. La bouche est le corps de la pompe, et la langue ou mamelon charnu, en est le piston. C'est par le jeu de cette mécanique que le sang s'élève jusques dans le canal de l'estomac de l'animal. Cet estomac est une poche membraneuse, divisée en vingt-quatre petites cellules.

Les sang-sues habitent les ruisseaux, les étangs, les eaux dormantes : elles sont hermaphrodites ; elles ont les organes de la génération conformés comme ceux du limaçon. Il paroît que les organes de la respiration sont autres que des stigmates ; car une sang-sue plongée dans l'huile, y vit plusieurs jours.

Les sang-sues sont des baromètres vivans : elles sont hors de l'eau quand il fait beau, et au fond de l'eau quand il doit pleuvoir.

On applique les sang-sues à la vulve, à l'anus, au bras, au col, aux yeux, et dans toutes les parties où l'on se propose d'exciter une évacuation locale. Lorsqu'elles sont gorgées de sang, elles tombent ; le sang continue de couler, et on l'arrête avec une compresse imprégnée d'eau-de-vie, ou d'une eau légerement alumineuse.

Si une sang-sue s'étoit introduite dans l'œsophage, dans l'anus, ou dans la matrice, on l'empêcheroit d'exercer ses ravages avec de l'eau salée, en boisson ou en injection.

SANICLE. *Sanicula Europœa. Sanicula officinarum dia-*

pensia. Plante de la pentandrie digynie de *Linneus*, et de la septième classe (ombellifères) de *Tournefort.*

Cette plante pousse de sa racine plusieurs feuilles larges, presque rondes, dures, divisées en cinq parties, dentelées, lisses, d'une belle couleur verte-luisante, quelquefois rougeâtre à leurs bords, et portées sur de longs pétioles. Il s'élève d'entre elles des tiges rougeâtres, près de la racine, de la hauteur d'un pied (325 millimètres), et qui soutiennent à leurs sommités des petites fleurs composées chacune de cinq pétales rouges ou blancs, disposés en roses. Les calices de ces fleurs deviennent des fruits ronds, composés chacun de deux graines plates d'un côté, convexes de l'autre, hérissées de pointes qui s'attachent aux habits. Sa racine est grosse dans le haut, et fibrée en bas, noirâtre en dehors, blanche en dedans.

Cette plante croît dans les forêts ombragées. Elle est vulnéraire, astringente; on l'emploie en décoction.

On fait avec la sanicle, une eau distillée. Les feuilles entrent dans la composition de l'eau vulnéraire, du baume vulneraire, du baume opodeltoch.

Le suc exprimé entre dans la composition de l'emplâtre opodeltoch.

SANTAL ou SANTAUX. On distingue trois sortes de santaux, savoir, le blanc, le citrin et le rouge. Les deux premiers appartiennent au même arbre, que *Linneus* a placé dans son octandrie monogynie.

Le santal rouge est le bois d'une autre espèce d'arbre, que *Swédiaur* a nommé *pterocarpus santalinus*, et qu'il place dans la diadelphie décandrie de *Linneus;* mais *Linneus* dit que l'arbre qui donne le bois de santal rouge, est le *cœsalpinia*, autrement le *pseudo santalum croceum*, qui appartient à la décandrie monogynie. *Voyez* bois de Santal.

SANTOLINE. Plante, espèce d'armoise, plus connue sous le nom de barbotine. *Voyez* Barbotine.

SAPAJOU. Mammifère quadrumane, c'est-à-dire, qui a le pouce écarté à chaque extrémité.

C'est une espèce de petit singe, fort joli, de la taille à peu près d'un écureuil, couvert d'un poil roux ou jaunâtre : sa face est ordinairement blanche, et son menton noir : ses yeux sont gros; il est alerte, agréable, caressant, de bonne amitié; mais voleur.

On trouve le sapajou dans l'île de Cayenne, en la Nouvelle-France, et en plusieurs autres lieux de l'Amérique.

SAPHIR. M. *Haüy* a donné à ce minéral, le nom de *télésie*, c'est-à-dire *corps parfait*; mais dans les arts, on lui a conservé le nom de *saphir*. On en distingue quatre espèces.

Ire. Le saphir oriental. Il est d'une belle couleur bleue céleste; c'est le plus précieux. On le trouve dans l'île de Ceylan, et dans les montagnes de Capelan.

IIe. Le saphir occidental. Sa couleur est d'un blanc clair, mêlé d'un bleu céleste. On le trouve en Silésie, en Bohême.

IIIe. Le saphir couleur d'eau. Moins ce saphir est coloré plus il est agréable. Il nous vient de Ceylan.

IVe. Le saphir verdâtre. On distingue au travers de sa couleur bleue, une teinte verdâtre agréablement distribuée et chatoyante. On le trouve dans la Perse.

Les saphirs sont très-recherchés pour faire ces beaux vases qui décorent les appartemens.

On imite les saphirs avec les cristaux de roches rougis au feu, et trempés dans des bains de teinture.

SAPIN VRAI. *Abies foliis solitariis apice acuminatis. Pinus abies.* Le sapin est un grand arbre toujours vert, qui appartient à la monoécie monadelphie de *Linneus*.

Le bois de sapin est blanc, couvert d'une écorce blanchâtre résineuse, principalement dans les pays froids. Ses branches sont disposées en ailes; elles sont garnies de feuilles semblables à celles de l'if, oblongues, étroites, dures, un peu aigües, solitaires : ses chatons naissent sur les branches, et les fruits naissent sur le même pied, mais en des endroits séparés. Ce sont des fruits en cône comme ceux du pin. On trouve ordinairement sous chacune de leurs écailles, deux semences.

Le bois de sapin sert à faire des planches à l'usage des menuisiers, des layetiers, des tonneliers.

On tire par incision, de son tronc, une résine liquide, connue sous le nom de térébenthine.

Les feuilles du sapin sont bonnes contre les affections scorbutiques, étant prises en décoction.

L'écorce et les fruits sont astringens. Le sapin croît principalement sur les montagnes et dans les lieux pierreux, dans tous les pays de la France, mais surtout dans les départemens du Nord.

SAPONAIRE ou SAVONIÈRE. *Saponaria officinalis. Lychnis saponaria dicta* (*Pl.* IX, *fig.* 49). Plante de la décandrie digynie de *Linneus*, et de la huitième classe (caryophyllées) de *Tournefort*.

C'est une espèce de lychnis, ou une plante qui pousse plusieurs tiges à la hauteur de deux pieds (649 millimètres). Ces tiges sont grêles, rondes, nouées, rougeâtres, foibles : ses feuilles sont larges, nerveuses, semblables à celles du plantain, plus petites, et opposées l'une à l'autre : ses fleurs naissent aux sommités des tiges; elles sont composées de cinq pétales, disposés en œillets, d'une belle couleur pourprée, quelquefois rosée ou blanche, odorantes, renfermant dix étamines et deux pistils; elles sont soutenues par des calices oblongs : son fruit est enveloppé dans le calice; il contient beaucoup de semences menues, rouges, presque rondes : ses racines sont longues, rougeâtres, nouées, traçantes, garnies de quelques fibres.

Cette plante croît près des rivières, des étangs, le long des ruisseaux; on la cultive aussi dans les jardins.

Les feuilles ont une saveur nitreuse, mais peu employées en médecine. On se sert particulièrement de la racine; sa saveur est légèrement piquante et amère. Elle est diurétique, anthelminthique; on l'emploie dans les maladies cutanées, dans la blénorrhagie, la jaunisse, les maladies syphillitiques.

On en fait un extrait, en pharmacie, qui est souverain dans les engorgemens lymphatiques.

SAPOTILLE. C'est le fruit, ou plutôt la graine du fruit du *sapota fructu ovato majore*. *Voyez* Graine de sapotille.

SAPPARE. Minéral anciennement connu sous le nom de *sappare*, et que les minéralogistes modernes nomment aujourd'hui disthène. *Voyez* Disthène.

SARCEPAREILLE. Racine fibreuse qui fait partie des quatre bois sudorifiques, et qui appartient à une espèce de smilax. *Voyez* Salsepareille.

SARDINE. *Sarda*. Poisson de mer de l'ordre des abdominaux, c'est-à-dire dont les nageoires inférieures sont placées sous le ventre.

Ce poisson, dont le dos est bleuâtre et le ventre blanc, ressemble au hareng par sa forme; mais il est plus petit. Il est fort estimé et recherché sur les tables. Il est très-commun dans le département du Finistère, sur les côtes de Brest.

SARDOINE. Variété du quartz de couleur orangée mêlée de brun.

Cette pierre est transparente, insoluble dans les acides, excepté dans l'acide fluorique. Elle fait feu par le choc avec l'acier. On la trouve en morceaux isolés, dans le sable.

SARRASIN, ou BLÉ NOIR. *Fagopyrum. Polygonum fagopyrum. Crysimum cereale. Ocymum cereale. Frumentum sarraceniceum*. Espèce de grain qui appartient à une plante de l'octandrie trigynie de *Linneus*, et de la quinzième classe de *Tournefort*.

Le sarrasin n'est pas de la même famille que les frumentacées.

Sa tige est ronde, mollasse, creuse, rougeâtre, poussant plusieurs branches garnies de feuilles presque rondes quand elles naissent, et qui prennent, à mesure qu'elles croissent, une forme anguleuse : elles sont petites, molles; ses fleurs sont petites, blanches, disposées en grappes, composées de huit étamines et trois pistils.

La graine ou semence du sarrasin est triangulaire, noire en dehors, blanche en dedans.

Le sarrasin est originaire de l'Asie et de l'Afrique; mais on le cultive en tous pays. Il est très-abondant dans la Basse-Bretagne, où l'on en fait une très-grande consommation, non pas en pain, mais en bouillie avec du lait. On fait servir sa graine à la nourriture de la volaille. Sa farine employée en cataplasme, est résolutive.

SARRETTE. *Serratula tinctoria. Jacea nemorensis.* Plante de la syngénésie polygamie égale de *Linneus*, et de la douzième classe (fleurs à fleurons) de *Tournefort*.

C'est une espèce de jacée qui pousse de sa racine des feuilles oblongues, larges, plus grandes que celles de la bétoine, dentelées ou crénelées à leurs bords, de couleur verte obscure : sa tige s'élève à la hauteur de trois pieds (1 mètre); elle est droite, ferme, canelée, rougeâtre, se divisant près de sa sommité en plusieurs rameaux, portant des feuilles découpées comme la scabieuse, et qui diffèrent de celles d'en bas : ses fleurs naissent aux sommets des branches, à de petites têtes oblongues, écailleuses, formant chacune un bouquet de fleurons purpurins, évasés par le haut, et découpés en lanières : ses semences sont aigretées : sa racine est fibreuse, d'un goût un peu amer.

Cette plante croît dans les bois, dans les prés. Elle est vulnéraire. On s'en sert en décoction dans le cas d'une chute.

Son plus grand usage est pour la teinture. Elle donne une couleur jaune solide, lorsqu'on a ajouté de l'alun à sa décoction.

Serratula, de *serra parva*, parce que ses feuilles sont dentelées.

SARRIETTE, SADRÉE, SAVORÉE. *Satureia sativa hortensis.* Plante de la didynamie gymnospermie de *Linneus*, et de la quatrième classe (labiées) de *Tournefort*.

Cette plante pousse des tiges rondes, rougeâtres, un peu velues, qui s'élèvent à la hauteur de quinze à dix-huit pouces (605 à 686 millimètres). Ses feuilles sont petites, oblongues, semblables à celles de l'hysope, un peu velues, percées de beaucoup de petits trous, en apparence, d'une odeur approchante de celle du thym, mais plus foible, d'une saveur aromatique : ses fleurs sont petites, labiées, clair-semées dans les aisselles des feuilles, de couleur blanche, tirant sur le purpurin : ses fruits sont des capsules qui ont servi de calices aux fleurs; elles renferment des semences menues, presque rondes, au nombre de quatre : sa racine est petite, simple, ligneuse.

On cultive cette plante dans les jardins. Elle est employée dans l'assaisonnement des cuisines, comme aromate.

Elle est nervale, stimulante, emménagogue, stomachique, aphrodisiaque. On en fait usage dans le défaut d'appétit, dans la foiblesse des organes de la génération, en infusion théiforme.

SASSAFRAS. Bois jaunâtre odorant, d'un arbre connu sous le nom de *laurier des Iroquois*, et sous celui de *pavame*, par les Indiens.

Le sassafras est un des quatre bois sudorifiques. *Voyez* Bois de sassafras.

SATYRION, ou TESTICULE DE CHIEN. *Satyrium. Orchis mas latifolia. Cynosorchis latifolia, hiante cucullo minor.* Plante de la gynandrie diandrie de *Linneus*, et de la onzième classe (anomales) de *Tournefort*.

Cette plante est une espèce d'orchis. Ses feuilles sont larges, épaisses, presque semblables à celles du lys : sa tige est anguleuse, et s'élève à la hauteur de plus d'un pied (325 millim.); elle porte en sa sommité beaucoup de fleurs disposées en épis, de couleur rouge purpurine, marquetées de taches purpurines : ses racines sont tubéreuses; ce sont comme deux espèces de bulbes pendantes, en forme de testicules, dont l'une est grosse et bien nourrie, et l'autre est petite, molle ou flasque, et ridée, qu'on rejette comme n'ayant point de propriétés.

Cette plante croît dans les champs, dans les prés, partout dans l'intérieur de la France.

C'est principalement de la racine de cette plante dont on fait usage en médecine. On lui fait subir la même préparation qu'au salep, dont elle a toutes les propriétés. *Voyez* Salep.

On lui a donné le nom de *satyrium*, d'un mot grc qui signifie en latin *membrum virile.* Et celui de *cynosorchis*, de *canis testiculus*, parce que la racine ressemble aux testicules d'un chien.

SAUGE. *Salvia officinalis.* (*Pl.* Ire., *fig.* 6.) Plante de la diandrie monogynie de *Linneus*, et de la quatrième classe (labiées) de *Tournefort*.

On distingue un grand nombre d'espèces de sauges; mais les deux principales que l'on cultive dans les jardins, pour l'usage de la médecine, sont la grande et la petite sauge.

La première, appelée *salvia major latifolia*, pousse des tiges ligneuses, rameuses, velues, d'un vert blanchâtre, garnies de feuilles oblongues, larges, obtuses, ridées, rudes, blanchâtres, épaisses, cotonneuses, d'une texture sèche, d'une odeur forte, aromatique, d'une saveur un peu amère et un peu styptique : ses fleurs naissent comme en épis aux sommités de ses rameaux, verticillées, de forme labiée, odorante, de couleur bleue, tirant sur le purpurin, soutenues sur un calice ample, découpé en cinq parties : son fruit est une capsule, qui a servi de calice, et qui renferme quatre semences presque rondes, noirâtres : sa racine est dure, ligneuse.

On se sert des feuilles de sauge, dans les cuisines, comme aromate. On en fait usage en médecine, en infusion théiforme : elle est stimulante, nervale, stomachique, emménagogue, et extérieurement résolutive.

On en prépare une eau distillée, une huile volatile, une huile par infusion, une conserve avec les fleurs.

La sauge entre dans un grand nombre de compositions de pharmacie.

SAUGE PETITE ou DE PROVENCE. *Salvia minor auriculata. Sphacelus verus theophrasti.* Plante des classe et ordre de la précédente.

La sauge petite ou de Provence, pousse des tiges qui ressemblent en tout à la précédente ; mais ses feuilles sont plus petites, moins larges, plus blanches, ridées, rudes, d'une odeur et d'une saveur plus fortes et plus aromatiques que la grande sauge : elles sont ordinairement accompagnées, dans le bas de la tige, de deux petites feuilles qui ont la forme d'une oreille. Ses fleurs, ses semences, sa racine, sont semblables à celles de la grande sauge.

On préfère, pour l'usage de la médecine, la petite sauge à la grande, et surtout celle qui est cultivée dans nos pays méridionaux.

Les propriétés médicinales sont telles que nous les avons mentionnées dans l'article précédent.

Ses usages en pharmacie sont les mêmes.

SAUGE SAUVAGE ou DES BOIS. *Scorodonia. Teucrium scorodonia. Salvia silvestris. Scordium alterum.* Plante de la didynamie gymnospermie de *Linneus*.

Cette plante est une espèce de germandrée : elle pousse plusieurs tiges carrées, velues, noirâtres, ou tirant sur le purpurin, remplies d'une moelle blanche. Ces tiges s'élèvent à la hauteur de trois pieds (1 mètre). Ses feuilles ressemblent à celles de la petite sauge ; mais elles sont plus larges et plus molles, à peu près comme celles de la mélisse ; elles sont velues, de couleur verte-brune, dentelées, d'une saveur amère : ses fleurs sont labiées, disposées comme celles du scordium, de la même forme, et d'un blanc pâle : son fruit est une capsule qui a servi de calice à la fleur ; elle renferme quatre semences noirâtres, presque rondes : sa racine est ligneuse, flexible, fibrée.

Cette plante a une odeur aromatique, tirant sur celle de l'ail. Elle croît dans les bois, sur les montagnes, dans les lieux incultes.

Elle est stimulante, vulnéraire, et incisive. On s'en sert intérieurement et extérieurement.

Scordonia, du grec *scorodon*, *allium*, parce qu'elle a une odeur d'ail.

SAVINIER. Arbrisseau de la dioécie monadelphie de *Linneus*, et de la dix-neuvième classe de *Tournefort*.

Il y en a deux espèces : l'une stérile, et l'autre qui porte fruit.

Cet arbrisseau est généralement connu sous le nom de *sabine*. *Voyez* Sabine.

SAULE. *Salix vulgaris alba arborescens. Salix angustifolia purpurea. Salix caprea latifolia.* La saule appartient à la dioécie diandrie de *Linneus*, et à la dix-neuvième classe (fleurs à chatons) de *Tournefort*.

Il y a plusieurs espèces de saules : les unes grandes, d'autres petites, et quelques autres à branches flexibles, qu'on emploie comme l'osier.

Le saule blanc est un arbre assez grand, médiocrement gros, couvert d'une écorce unie, douce au toucher, pliante, flexible ; celle de ses rameaux est purpurine ou blanche : son bois est blanc, pliant, difficile à rompre : ses feuilles sont longues, étroites, velues, blanches, molles, et de peu de durée.

On le distingue en mâle ou femelle, ou stérile, ou fertile.

Le saule mâle porte des chatons ; le saule femelle porte des fruits.

Les chatons sont des épis longs qui portent les étamines.

Les fruits sont des capsules membraneuses, oblongues, contenant des semences fort déliées et aigrettées.

Le bois de cet arbre sert à faire des pieux, des perches, des échalas, des claies, des liens pour les cercles et les cerceaux, des paniers et autres ouvrages de vannerie.

La seconde écorce est d'une saveur amère styptique. Elle est stomachique et astringente : on la substitue assez avantageusement au quinquina.

La seconde espèce de saule est connue sous le nom d'*osier*. *Voyez* Osier.

La troisième espèce est le saule marceau. Sa tige monte en arbre : ses feuilles sont arrondies, d'un vert foncé en dessus, blanchâtre en dessous : son bois est léger. On en fait du charbon pour la poudre à canon.

SAUMON. *Salmo*. Poisson du genre des abdominaux, c'est-à-dire, dont les nageoires abdominales sont placées sous le ventre.

Le saumon est un poisson de mer commun dans l'Océan, et rare dans la Méditerranée. C'est un des poissons des plus gros, des plus abondans, et dont la chair est des plus estimées pour son bon goût. Son corps est épais et allongé ; sa tête est petite et conique ; sa peau est épaisse. Il acquiert promptement une grosseur assez considérable : on en voit qui pèse jusqu'à trente-six livres (18 kilogrammes). Sa bouche est grande, garnie de dents : ses yeux sont grands : sa chair est rouge en dedans, friable et de bon suc, un peu indigeste, et facile à se corrompre. Il remonte les fleuves et les rivières pour y frayer, et c'est dans les eaux douces qu'on le pêche.

On mange le saumon frais ou salé. Le mâle du saumon a, au mois de juin, un crochet à la mâchoire inférieure. On le nomme alors *bécard*.

SAVON. *Sapo*. Le savon est un produit de l'art, et non celui de la nature ; mais il fait partie du commerce de la droguerie, et il n'est pas déplacé dans un dictionnaire général de drogues.

Je ne rapporterai dans cet article que l'histoire du savon du commerce, renvoyant le lecteur au troisième volume de mon ouvrage intitulé *Cours de pharmacie chimique*.

Les savons sont de véritables produits de la combinaison des bases alcalines salifiables avec les huiles fixes végétales ou animales.

Quelques auteurs font dériver le mot *savon* de *sapo*, vieux mot françois qui a été conservé en latin, et que l'on a traduit ensuite par celui de *savon*. D'autres pensent que ce nom est un vieux mot celtique et bas-breton. Il paroît plus certain que le nom de *savon* vient de celui de *Savone*, ville de l'état de Gênes, en Italie, où la femme d'un patron de barque fit la découverte de cette combinaison, dont l'utilité est devenue si précieuse pour le blanchissage du linge fin, et, par suite, pour le dégraissement et le décrûment des laines et soies, pour la désoxidation de certains métaux, et pour l'art de guérir.

C'est le plus souvent au hasard que sont dues les découvertes les plus utiles. Les femmes, en Espagne, faisoient usage d'une lessive de soude d'Alicante, pour blanchir leur linge ; la femme du patron de barque, dont j'ai parlé plus haut, en avoit fait l'essai : son linge étoit effectivement devenu fort blanc ; mais elle s'étoit aperçue qu'il s'usoit rapidement, et qu'après trois ou quatre lessives, il ne pouvoit plus servir. Elle révoit continuellement au moyen d'empêcher que cette lessive brûlât son linge, mais inutilement.

Savone est un pays où l'on recueille une assez grande quantité d'olives, dont on tire l'huile par expression. Dans une année d'abondance, ne sachant où placer les dernières huiles qu'on lui avoit apportées du moulin, cette femme en fit mettre dans un pot, sans s'apercevoir qu'il étoit à moitié plein d'une vieille lessive de soude, dont elle s'étoit anciennement servie. Cette huile surnageant, elle ne vit pas la liqueur qui occupoit la place du fond. Un jour elle eut besoin de faire chauffer de l'huile pour panser un cheval qui s'étoit fait du mal au pied ; elle mit précisément sur le feu le pot qui contenoit l'huile et sa vieille lessive de soude. Quelle fut sa surprise de voir que cette huile s'épaississoit à mesure qu'elle s'échauffoit. Elle continua de la faire bouillir, espérant que cette huile se convertiroit en un onguent plus solide. Ce mélange acquit une odeur qui lui parut désagréable. Elle remit le pot où elle l'avoit pris, et l'abandonna. Se rappelant ensuite qu'elle avoit mis de la lessive de soude dans un pot, et voulant s'en servir pour décrasser les sacs qui avoient servi à exprimer l'huile des olives, elle chercha ce pot, le reconnut pour être celui où elle avoit mis de l'huile d'olives, et qu'elle avoit mise sur le feu pour la faire chauffer : elle demeura bien plus surprise lorsqu'elle vit que cette huile et cette lessive avoient acquis une consistance solide. Elle cassa le pot, et elle trouva au fond un peu de fluide alcalin, mêlé avec de la soude grossière, qui s'étoit déposée dans le fond du vase. Elle coupa cette masse en quatre, et elle essuya son couteau sur une serviette sale, qu'elle jetta aussitôt dans l'eau. En frottant cette serviette, elle vit paroître une mousse abondante, et la place qu'avoit touchée le savon, devenir très-blanche. Cette mousse lui parut douce au toucher. Elle essaya de blanchir du linge plus fin ; et, enchantée du succès, elle communiqua son secret à son mari : tous deux travaillèrent de concert à perfectionner le produit de cette opération. Ils en vendirent à Gênes, d'où on en transporta, par la voie du commerce, dans tous les endroits de l'Europe. On donna à ce produit le nom de *savon*, parce que l'invention en avoit été trouvée à Savone.

Cette origine du savon, qui ne nous offre qu'un produit informe lors de sa découverte, nous montre jusqu'à quel point le savant et l'artiste peuvent porter la perfection d'un procédé, lorsque celui-ci est dirigé par une main habile que conduit le génie de l'observation. Pendant fort long-tems on a fait du savon sans savoir précisément comment, ni pourquoi l'huile et l'alcali réunis opéroient entre eux une combinaison aussi intime, et dans quelques circonstances, au contraire, il arrivoit que cette combinaison n'étoit pas aussi parfaite. Les différences que l'on remarque dans les espèces de savons, ne procèdent pas seulement de la nature de l'alcali, ou des bases salifiables que l'on combine avec les huiles ; la qualité des huiles elles-mêmes, ou des corps gras en général, auxquelles on réunit ces bases alcalines, offrent des modifications dans les combinaisons savonneuses, qui ont besoin d'être bien connues.

On distingue les savons en mous et solides ; et cette différence dans la consistance tient à des causes qui n'avoient pas encore été expliquées. En France, on fait du savon de toute sorte de qualités et de consistances ; tantôt avec la potasse ; tantôt avec la soude ; habituellement avec des huiles d'olives et d'amandes douces ; d'autrefois avec des huiles destinées à l'usage de la lampe, et encore avec des huiles animales.

En Hongrie, le savon se prépare avec le natron et le suif.

En quelques pays de la Russie et de l'Allemagne, il se prépare de la même manière, c'est-à-dire, avec les mêmes ingrédiens.

Les Anglois préparent leur savon avec la soude, le suif et l'huile de poisson.

Weigleb a fait du savon avec la cire jaune et blanche, et ce savon, qui devient très-solide, a une odeur d'amandes.

Les peintres d'impression préparent leur encaustique avec la potasse, la cire jaune, et l'eau.

Savon du commerce.

On le distingue en savon blanc et marbré.

Le savon se fait à chaud dans les manufactures où on le fabrique en grand, pour l'usage des arts.

Un pharmacien doit s'appliquer à connoître tous les procédés, autant qu'il est possible, pour mieux juger du mérite des uns ou des autres.

Dans presque tous les ateliers, on prépare la lessive à froid. On prend pour cela un poids égal de soude d'Alicante, réduite en poudre, et de chaux vive, que l'on a imprégnée d'eau, pour la réduire en une masse pulvérulente. On fait le mélange de ces deux substances, et on verse par dessus une première quantité d'eau à peu près double du poids du mélange : cette eau passe à travers, se filtre, et va se rendre dans un baquet destiné à lui servir de récipient. On met à part cette première lessive qui est très-alcaline ; on verse de nouvelle eau sur ce mélange, qui filtre à travers comme la première, et que l'on conserve pareillement à part. On ajoute de l'eau pour la troisième fois, afin d'épuiser toute la soude. Cette troisième lessive est presque insipide ; et c'est par elle que l'on commence la saponification, par son union avec l'huile.

La première lessive sert de régulateur pour la quantité d'huiles d'olives que l'on doit employer. On fait évaporer cette lessive jusqu'à ce qu'une fiole, qui contient une once (32 grammes), contienne onze gros (44 grammes) de cette lessive. On pèse en conséquence le double de son poids d'huile d'olives, et quelque peu de plus, pour saturer la portion d'alcali qui se trouve dans les deux dernières lessives.

On ajoute l'huile à la troisième lessive, et on fait évaporer l'eau de cette lessive ainsi unie à l'huile, dans une chaudière de fer, à l'aide d'un feu modéré, et en agitant le mélange. A mesure que l'évaporation se fait, on ajoute successivement la seconde lessive, et insensiblement la première, toujours par petites portions à la fois, afin de mieux favoriser la combinaison. On continue d'évaporer jusqu'à ce que le mélange ait acquis une consistance telle qu'en en prenant avec une spatule, il se détache et se coagule promptement, et qu'il soit ferme étant refroidi.

Remarques.

L'union de la lessive caustique et de l'huile d'olives est bien plus intime, par ce procédé, que lorsqu'on opère cette combinaison avec la lessive rapprochée convenablement, en mêlant cette dernière à froid avec l'huile. Personne n'ignore que plus les molécules des corps sont divisées, plus elles ont de tendance à s'unir à d'autres molécules. Le calorique contribue beaucoup aussi à favoriser cette combinaison.

On remarque que le savon fait par ce procédé, est beaucoup plus promptement en état de service, que celui qui est fait à froid. Lorsque ce savon est encore chaud, on le coule dans des moules, où, par le refroidissement et avec le tems, il prend une consistance solide, et sa combinaison acquiert le degré de perfection qui n'imprime plus sur l'organe du goût, de sensation distincte qui appartienne ou à la soude, ou à l'huile. La saveur du savon doit être douce, un tant soit peu amère.

Ce que l'on nomme savon marbré, est cette même pâte de savon, à laquelle on ajoute de la soude d'Alicante en poudre, du sulfate de fer, et du cinabre pareillement en poudre. On ne fait qu'interposer ces poudres sans les mêler intimement.

Ce qui constitue un savon de bonne qualité, c'est sa consistance ferme, lorsqu'étant exposé à l'air, il n'en attire point l'humidité; lorsqu'étant dissous dans l'eau pure, il s'y mêle en entier en lui communiquant un état lactescent, sans qu'il surnage aucune goutte d'huile à sa surface.

L'eau-de-vie est le véritable dissolvant du savon. On le coupe en lames minces, on l'introduit dans un flacon, et on verse par dessus de l'eau-de-vie à 21 degrés : on ajoute du savon jusqu'à ce que l'eau-de-vie en soit parfaitement saturée. Alors on filtre cette dissolution, et c'est ce que l'on connoît sous le nom d'*essence royale.* Cette essence sert pour la barbe : on peut la rendre odorante en y ajoutant quelques gouttes d'une huile volatile quelconque.

On prépare avec le savon des boîtes de savon, des savonnettes à l'usage de la barbe. Ces produits font partie du commerce des parfumeurs.

Le savon sert de réactif pour reconnoître si l'eau est crue ou potable. Il est décomposé par l'eau qui contient des sulfate et carbonate calcaire, etc. Il se dissout, ou plutôt il est miscible à l'eau qui ne contient point ou presque point de sels étrangers en dissolution.

Sa plus grande consommation est pour le blanchissage du linge.

Le savon vert ou mou se prépare avec la potasse et le flambart, ou des huiles vieilles.

Il sert au dégraissage des laines, aux bonnetiers.

Savon propre à blanchir le fil de coton.

Prenez lessive de potasse caustique rapprochée jusqu'à ce qu'un œuf la surnage, une livre et demie (750 grammes); suif de mouton, deux livres (1 kilogramme); graisse de porc purifiée, une livre (5 hectogrammes) : mettez le tout dans un vase convenable, sur un feu très-doux; agitez le mélange, et faites évaporer jusqu'à consistance de savon. Si la graisse surnage après avoir retiré le vase du feu, c'est que la combinaison n'en est pas opérée. Alors ajoutez de nouvelle lessive de potasse caustique; continuez l'évaporation jusqu'à ce que le savon soit cuit. Sur la fin on ajoute douze livres (6 kilogr.) de muriate de soude en poudre, et l'on fait bouillir le tout ensemble pendant une heure, sans cesser d'agiter le mélange. Dans cet état, on le verse dans un vase convenable pour le faire refroidir et lui laisser prendre de la consistance. Le lendemain, on le coupe par tranches minces, et on le fait bouillir dans un chaudron avec sept ou huit litres de bière forte, pendant environ une heure, et on reverse le tout dans une caisse de bois faite en carré long, et on l'y laisse refroidir. Lorsqu'il est suffisamment dur, on le coupe par morceaux carrés longs, plus ou moins épais, et on le fait sécher au soleil, ou dans une étuve dont la température soit élevée de 20 à 30 degrés.

Pour blanchir le fil de coton, on prend deux onces et demie (80 grammes) de ce fil, et une once (32 grammes) du savon ci-dessus ; on le fait bouillir, dans deux litres d'eau, pendant une heure et demie ; on retire le fil de la dissolution de savon, on le tend sur un arc, et on l'expose au soleil. A mesure qu'il se sèche, on l'arrose légèrement avec de l'eau. On doit éviter de l'exposer à la pluie. Quand la saison est belle, le fil est blanchi en cinq ou six jours. Lorsqu'il est bien blanc, on le nettoie avec du savon ordinaire, et on le rince avec de l'eau salée. (*Collect. acad.*, *part. Etr.*, tom. XI, pag. 425.)

SAVON DE VERRERIE. Nom que les verriers ont donné à l'oxide de manganèse, parce qu'il a la propriété d'enlever la couleur verte ou jaune, au verre qui est en fusion, et de le blanchir. *Voyez* Oxide de manganèse.

SAUVE-VIE. Plante de la cryptogamie des fougères de *Linneus*, et de la seizième classe de *Tournefort*.

Elle est plus connue sous le nom de *rhue des murailles*. *Voyez* Rhue des murailles.

SAXIFRAGE, ou CASSEPIERRE. *Saxifraga granulata*. *Saxifraga rotundifolia alba*. Plante de la décandrie dyginie de *Linneus*, et de la sixième classe (fleurs en roses) de *Tournefort*.

Cette plante pousse des feuilles presque rondes, dentelées en leurs bords, ayant quelque ressemblance avec celles du lierre terrestre, mais plus épaisses, plus blanches, attachées à des pétioles d'une moyenne longueur et velues. Il s'élève d'entre elles des petites tiges rondes, tendres, velues, purpurines, rameuses, portant à leurs sommets des petites fleurs à cinq pétales disposées en roses, de couleur blanche. Son fruit est presque rond ; il contient, dans deux loges, des semences très-menues, longuettes, rousses : sa racine pousse plusieurs fibres, au haut desquels sont attachés de petits tubercules, gros à peu près comme des grains de coriandre, de couleur partie rougeâtre, partie blanche, d'une saveur tirant sur l'amer. Ces tubercules sont nommés vulgairement *semences de saxifrage.*

Cette plante croît dans les lieux incultes, sur les montagnes, dans les bois, à travers les fentes des rochers, d'où est venu son nom de saxifrage ou cassepierre.

On se sert particulièrement des tubercules de sa racine. Ils sont très-apéritifs : ils entrent dans la composition de l'électuaire béni-laxatif.

SAXIFRAGE DORÉE. *Chrysoplenium foliis amplioribus auriculatis. Saxifraga aurea rotundifolia.* Plante de la décandrie digynie de *Linnéus*, et de la seconde classe de *Tournefort.*

Cette plante pousse de sa racine plusieurs feuilles semblables à celles du lierre terrestre, dentelées, velues, succulentes, d'une saveur amère-styptique. Il s'élève d'entre elles des petites tiges à la hauteur de la main, divisées ordinairement en deux ou trois petits rameaux anguleux, qui portent à leurs sommets des petites fleurs infundibuliformes, d'une belle couleur jaune, brillante. Ses fruits sont des capsules dures, sèches, qui renferment des semences menues, rouges-brunes ou noires : ses racines sont longues, grosses, noueuses, traçantes, faciles à rompre, de couleur blanche-rougeâtre, garnies de fibres menues.

Cette plante croît dans les marais, le long des ruisseaux, et sur les montagnes ombragées.

La saxifrage dorée a la saveur et les propriétés de l'hépatique : elle est apéritive ; on s'en sert en décoction.

SCABIEUSE ORDINAIRE. *Scabiosa arvensis.* (*Pl.* II, *fig.* 11.) Plante de la tétrandrie monogynie de *Linneus*, et de la douzième classe de *Tournefort.*

Cette plante pousse de sa racine des feuilles oblongues, velues, laciniées par les côtés, comme celles de la roquette, mais plus larges. Il s'élève d'entre elles des tiges hautes de trois pieds (1 mètre), rondes, velues, creuses, revêtues de quelques feuilles semblables à celles d'en bas, mais plus petites. Ces tiges soutiennent à leurs sommités des fleurs disposées en bouquets ronds, composées de fleurons inégaux, de couleur bleue, tendre. Ses fruits sont des capsules ramassées en manière de tête verdâtre, qui renferment chacune une semence oblongue, surmontée d'une couronne : sa racine est longue.

Cette plante croît dans les blés, dans les champs, dans les prés.

On fait usage de ses feuilles, de ses fleurs et de sa racine.

On prépare avec les feuilles une eau distillée. Les feuilles entrent dans la composition de l'eau alexitère.

Les feuilles, les fleurs et la racine sont employées en décoction dans les maladies cutanées, psoriques, et dans la variole.

SCAMMONÉE D'ALEP, ou DIAGRÈDE. *Scammonium Alepense. Convolvulus scammonia.* La scammonée est un suc concret résino-gommeux qui découle par incision de la racine d'une plante, espèce de *convolvulus* de la pentandrie monogynie de *Linneus*, et de la première classe (campaniformes) de *Tournefort.*

La plante qui fournit ce suc concret, croît dans les environs d'Alep. On fait sécher le suc qui découle par les incisions faites à sa racine, dans des peaux de moutons, où il prend une consistance solide, friable.

Quelquefois la scammonée est le produit de l'expression de la plante ou de sa décoction, rendu concret par l'évaporation; mais cette qualité de scammonée est de beaucoup inférieure à la première.

La belle scammonée est d'un gris-brunâtre, d'une saveur âcre, amère, et d'une odeur vireuse nauséabonde.

Elle entre dans la composition des tablettes diacarthami : on en fait une teinture à l'alcool, une résine : elle entre dans la composition de plusieurs électuaires, de poudres et de pilules purgatives.

La scammonée est un purgatif drastique. Elle prend le nom de *diagrède* lorsqu'elle est en poudre.

La dose est depuis six jusqu'à vingt grains (3 décigram. jusqu'à 10), divisée dans du sucre.

SCAMMONÉE DE SMYRNE. Suc concret résino-gommeux qui nous est apporté de Smyrne, d'où il a pris le nom de *scammonée de Smyrne.*

Cette qualité de scammonée est de beaucoup inférieure à celle qui nous est apportée d'Alep. Sa couleur est d'un gris-noirâtre ; elle est compacte, pesante, et n'a presque point d'odeur. Elle purge, à la dose d'un gros (4 grammes) ; mais on s'en sert rarement en médecine et en pharmacie.

SCAPOLITE. Ce mot veut dire *pierre en tiges.* On lui donne aussi le nom de *rapidolithe* d'Abildgaard.

Cette pierre est fusible au chalumeau : elle est quelquefois recouverte de mica argentin ; elle cristallise en prismes aciculaires (aiguillés) gris ou blancs, transparens, rayant le verre. Sa pesanteur spécifique est de 3,68 à 3,708. Ses caractères ne sont pas assez connus pour qu'on ait pu les classer.

SCARABÉE STERCORAIRE, ESCARBOT, FOUILLE-MERDE. *Scarabeus stercorum. Cantharus.* Insecte coléoptère sans cornes, qui se tient ordinairement sur les excrémens, et qui en tire sa nourriture. Cet insecte cache ordinairement ses œufs dans les excrémens : c'est là qu'ils éclosent, qu'ils passent à l'état de larves, et ensuite à l'état d'insecte parfait.

On prépare les scarabées en les lavant dans plusieurs eaux ; ensuite on les fait sécher pour les réduire en poudre, ou on les fait macérer entiers dans l'huile d'olives ou de noix, pour en faire l'huile de ce nom.

SCARIOLE, *vulgò*, ESCAROLE. Plante potagère de la syngénésie polygamie de *Linneus*. C'est une espèce de chicorée. *Voyez* Endive.

SCEAU DE NOTRE-DAME, ou RACINE VIERGE. *Tamnus communis. Bryonia lœvis. Bryonia nigra sylvestris. Vitis sylvestris sigillum beatæ mariæ.* Plante de la dioécie hexandrie de *Linneus*, et de la première classe de *Tournefort*.

On en distingue deux sortes ; la première est appelée *tamnus racemosà flore minore luteo pallescente.* Elle pousse des sarmens menus sans vrilles, qui s'élèvent en serpentant et en s'entortillant autour des plantes voisines : ses feuilles sont portées par de longs pétioles, et rangées alternativement ; elles ressemblent presque à celles du cyclamen, mais elles sont deux ou trois fois plus grandes, et souvent pointues davantage, d'une belle couleur verte-luisante, tendres, d'une saveur visqueuse : ses fleurs sortent des aisselles des feuilles ; elles sont disposées en grappes, figurées en cloches, découpées en six parties, et de couleur jaune-pâle : son fruit est une baye rouge ou noirâtre, qui renferme une coëffe membraneuse, remplie de quelques semences : sa racines est grosse, grande, tubéreuse, presque ronde, noire en dehors, blanche en dedans, d'une saveur âcre.

La seconde espèce est appelée *tamnus baccifera flore majore alba.* Celle-ci pousse, comme la vigne, des sarmens longs, ligneux, anguleux, qui s'attachent par plusieurs circonvolutions aux arbres voisins : ses feuilles sont semblables à celles du liseron, mais sinueuses, luisantes, nerveuses, attachées à de longs pétioles : ses fleurs sont comme celles de la première espèce, mais plus grandes, de couleur blanche : ses bayes naissent séparées, une à une, attachées chacune à un pédicule court qui sort de l'aisselle des feuilles ; chaque baye est de la grosseur d'une cerise, verte en naissant, rouge lorsqu'elle est mûre : elle renferme quatre semences assez grosses, rondes, noires ; sa racine est longue, grosse, imprégnée d'un suc gluant.

Ces plantes croissent dans les bois ; on les cultive dans les jardins, dans les cours, pour garnir les murs de feuillages.

Les racines de ces plantes sont apéritives et un peu purgatives, hydragogues. On en fait usage en poudre ou en décoction.

Les mêmes racines récentes, rapées et appliquées extérieurement sur les tumeurs, les résolvent et les amènent à suppuration.

La racine de sceau de Notre-Dame entre dans la composition de l'emplâtre diabotanum.

SCEAU DE SALOMON *Polygonatum latifolium sigillum Salomonis. Convallaria polygonatum.* Plante de l'hexandrie monogynie de *Linneus*, et de la première classe de *Tournefort*.

Cette plante pousse des tiges qui s'élèvent à la hauteur de deux pieds (649 millimètres); elles sont rondes, lisses, sans rameaux, un peu courbées à leurs sommités, revêtues de plusieurs feuilles placées alternativement, oblongues, larges, assez semblables à celles du muguet, nerveuses, de couleur verte-brune, luisante en dessus, et d'un vert de mer en dessous : ses fleurs naissent le long d'une côte ou du dessous des tiges, attachées et suspendues par des pédicules courts, une à une, ou deux à deux, ou trois à trois : chacune d'elles est une cloche allongée en tuyau et découpée en six parties, sans calice, de couleur blanche : son fruit est une baye grosse comme celle du lierre, ou un peu plus grosse, presque ronde, un peu molle, verte ou brune, ou purpurine, contenant ordinairement trois semences grosses comme celles de la vesse, ovales, dures, blanches : sa racine est longue, grosse comme le doigt, articulée d'espace en espace, par de gros nœuds ou tubercules d'un blanc de marbre, garnie de beaucoup de fibres, d'une saveur douceâtre.

Cette plante croît dans les bois, dans les lieux ombragés.

Sa racine est vulnéraire, astringente. C'est une racine recherchée par les femmes. Elles en prennent la décoction pour arrêter les écoulemens blancs, et elles s'en frottent la peau pour la blanchir et l'animer.

SCELERI. Plante potagère de la pentandrie trigynie de *Linneus*, et de la septième classe (ombellifères) de *Tournefort*.

On cultive cette plante dans les jardins potagers, et on la mange cuite, ou en salade. *Voyez* Céleri.

SCHÉELIN FERRUGINÉ. M. *Haüy* entend par le mot *schéelin*, la même chose que ce que les minéralogistes entendent par celui de tungstène, ensorte que le schéelin ferruginé est une espèce de wolfram.

SCHÉNANTE. Plante graminée de la polygamie monoécie de *Linneus*.

On nous apporte sa tige et ses feuilles de Nabathée et du Mont-Liban. *Voyez* Jonc odorant.

SCHITES ou SCHISTES. Les schistes sont des variétés de l'argile schisteuse ; et on nomme argile ou pierres schisteuses, toutes celles qui sont formées de lames ou feuillets appliqués les uns sur les autres ; telles sont les ardoises ou pierres ardésiennes.

Les schistes ne se délayent point dans l'eau comme l'argile ordinaire.

On distingue plusieurs variétés de schistes ou ardoises ; savoir, les schistes *tabulaire*, *tégulaire*, *graphique*, *novaculaire* ou *pierre à rasoir*.

SCHŒNANTE. Ce mot dérive de deux mots grecs, dont l'un signifie *jonc*, et l'autre *fleur* ; c'est-à-dire *fleur de jonc*. C'est la partie de la plante appelée *jonc odorant*, qui est la plus estimée. *Voyez* Jonc odorant.

SCHLOT. Terme des ouvriers qui procèdent à l'évaporation de l'eau des fontaines salées, pour obtenir le sel blanc ou muriate de soude, comme cela se pratique à Lons-le-Saunier et dans la Bretagne.

Le schlot est un mélange de sulfate de chaux, de sulfate de soude et de muriate de soude. Ce sel triple est poussé dans les auges de tôle placées sur les bords des chaudières où l'on fait évaporer l'eau des fontaines salées.

On trouve aussi du schlot figuré en stalactite, sur les épines des fagots qui constituent les chambres de graduation où l'on élève l'eau des fontaines salées, à l'aide des pompes à chapelets, pour opérer un commencement de vaporisation par les courants d'air. *Voyez* Muriate de soude.

Le schlot sert à faire le sel d'epsom ou sulfate de soude du commerce. On le sépare des autres sels avec lesquels il est uni, par le moyen des dissolution, filtration et cristallisation.

SCHORLS. Ce mot a été trop généralisé par les minéralogistes pour donner une idée exacte de ce qu'il donne à entendre. Il suffisoit qu'un minéral fût cristallisé en rhomboïdes ou en prismes très-alongés, chargés de canelures, et réunis par fascicules, pour qu'on lui donnât le nom de *schorls*. M. *Haüy* ne l'a point adopté ; il a préféré les dénominations particulières et propres à chaque minéral.

On comprenoit anciennement sous le nom de *schorl*, l'axinite, la ceylanite, l'amphibole, la cyanite, la lémolithe, la pyroxène, la staurotite, la thallithe, le titane, et l'oxide de titane, *Voyez* chacun de ces mots séparement.

SCHORL OPAQUE RHOMBOIDAL. Minéral de la nature des cailloux opaques, et dont la transparence est troublée par l'alumine, la chaux, la magnésie et le fer.

Voyez Horn-blende.

SCILLE. (*Pl.* VI, *fig.* 35.) Plante de l'hexandrie monogynie de *Linneus*, dont l'oignon est d'usage en médecine.

Voyez Oignon de scille.

SCINC ou SCINQUE. *Lacerta scincus. Scincus.* Reptile saurien que l'on trouve en Lybie, en Egypte et en Italie. C'est une espèce de lézard. Son abdomen est couvert d'écailles embriquées; il a la langue entière, la queue comprimée à son extrémité, les doigts dépourvus d'ongles, mais garnis d'un rebord; son dos est traversé par de petites bandes brunes, et sa tête n'est pas plus grosses que son cou. Cet animal est ovipare; il naît dans le Nil en Egypte, et se nourrit de plantes aromatiques. On prétend que les Egyptiens en font usage pour s'exciter à l'amour.

Pour conserver le scinc et pouvoir nous l'envoyer, on lui ouvre le ventre, on enlève les entrailles, et on le remplit de plantes aromatiques. On l'enveloppe de feuilles d'abinthe sèches pour le faire passer dans le commerce.

Le scinc a passé pour un puissant aphrodisiaque. Il entre dans la composition du mithridat.

SCOLOPENDRE, ou LANGUE DE CERF. *Scolopendria vulgaris. Lingua cervina. Phyllitis vulgaris.* Plante de la cryptogamie des fougères de *Linneus*, et de la seizième classe (apétales) de *Tournefort.*

Cette plante pousse de sa racine huit à dix feuilles longues d'un demi-pied (162 millim.), larges d'environ deux doigts, pointues en façon de langue, roides, vertes, lisses et luisantes en dessus, d'une odeur de capillaire, et d'une saveur astringente: elles sont précédées d'un pedicule qui se prolonge le long du milieu de la feuille, jusqu'à l'extrémité: le dos des feuilles est garni de proéminences parallèles, rougeâtres, lesquelles renferment plusieurs coques entassées les unes sur les autres. Chaque coque est presqu'ovale, entourée dans sa moitié d'un cordon, par la contraction duquel les coques se déchirent et répandent quelques semences. Sa racine est fibreuse, noirâtre.

Cette plante croit dans les lieux pierreux, humides et ombragés. Elle est pactorale, vulnéraire, astringente. Elle entre dans la composition du sirop de chicorée, de l'électuaire catholicon et lénitif.

Lingua cervina, parce que la feuille a la forme d'une langue de cerf.

Phyllitis, de *phyllon folium*, parce qu'elle est en feuilles sans tige distincte.

Scolopendre, parce qu'elle ressemble à l'insecte de ce nom.

SCORDIUM, ou GERMANDRÉE D'EAU. *Scordium. Teucrium-scordium. Chamœdris palustris canescens.* Plante, espèce de germandrée ou petit chêne, de la didynamie gymnospermie de *Linneus*, et de la quatrième classe (labiées) de *Tournefort.*

Cette plante pousse plusieurs tiges carrées, velues, rameuses, inclinées vers la terre et serpentantes. Ses feuilles sont rangées deux à deux le long des branches; elles sont oblongues, plus grandes que celles du chamœdris, dentelées en leurs bords, molles, velues, blanchâtres : ses fleurs sont petites, labiées : elles naissent dans les aisselles des feuilles, le long des tiges et des branches. Chacune d'elles est un tube évasé par le haut, prolongé en lèvres, découpé en cinq parties, de couleur rouge. Ses semences sont au nombre de quatre, menues, presque rondes, enfermées dans une capsule qui a servi de calice : sa racine est fibreuse, traçante.

Toute la plante a une odeur d'ail, et une saveur amère, astringente. Elle est antiseptique, stomachique, sudorifique, anthelmintique. On s'en sert aussi extérieurement, en infusion, dans du vin ou du vinaigre, dans les cas d'échymose, de gangrène et d'ulcère.

Le scordium donne son nom à l'électuaire diascordium. On en fait une poudre, une teinture à l'alcool, un extrait.

SCORPION. *Scorpio niger.* Animal invertébré du genre des arachnides palpistes, c'est-à-dire, qui n'ont point d'antennes, mais seulement des palpes ou antennules.

Le scorpion a les pattes antérieures armées de pinces, et le ventre terminé par une queue longue et noueuse, dont le dernier anneau renferme un aiguillon venimeux. Sa tête est confondue avec son corcelet, et son corps est muni de huit pattes.

Le venin du scorpion est dangereux : son antidote est l'animal lui-même écrasé sur la piqûre récente. Lorsqu'elle est faite depuis quelque tems, il faut avoir recours à l'ammoniaque prise intérieurement, et appliquée extérieurement.

Le scorpion dont on fait usage en médecine; est celui que l'on trouve dans les pays chauds.

On prépare avec le scorpion une huile simple et une huile composée.

SCORSONÈRE ou CERCIFI D'ESPAGNE. *Scorzonera hispanica. Tragopogan hispanicus. Viperaria hispanica.* Plante de la syngénésie polygamie égale de *Linneus*, et de la treizième classe (semi-flosculeuses) de *Tournefort*.

Cette plante pousse une tige qui s'élève à la hauteur de deux pieds (649 millimètres); elle est ronde, canelée, creuse, se divisant en rameaux longs, couverts d'un léger duvet : ses feuilles sont longues, assez larges, semblables à celles de la barbe de bouc, lisses, amplexicaules, quelquefois un peu sinueuses et crépées, nerveuses, finissant par une pointe longue et étroite, d'un vert obscur : ses fleurs naissent aux sommités de ses branches; chacune d'elles est formée en bouquets à demi-fleurons jaunes, portés sur un calice un peu long, grêle, composé de feuilles en écailles. Cette fleur est succédée par des semences longues, déliées, blanches, garnies chacune d'une aigrette. Sa racine est longue d'un pied (324 millimètres), simple, grosse comme le pouce, noire en dehors, blanche en dedans, tendre, facile à rompre, charnue, succulente, douce au goût, bonne à manger quand elle est cuite.

Cette racine est d'un grand usage dans les cuisines. Elle contient un principe analogue au sucre. On la cultive dans les jardins potagers.

Elle est estimée en médecine, diurétique, stimulante et sudorifique. On en fait une décoction pour boisson, dans la variole : on en prépare, en pharmacie, une eau distillée.

SCROPHULAIRE MAJEURE, HERBE DU SIEGE, ou BÉTOINE D'EAU. *Scrophularia aquatica major. Iquetaja brasiliensium. Betonica aquatica.* Plante de la didynamie angiospermie de *Linneus*, et de la troisième classe (personnées) de *Tournefort*.

Cette plante pousse des tiges à la hauteur de deux ou trois pieds (649 millim. ou 1 mètre), grosses comme le petit doigt, carrées, rougeâtres en certains endroits, et vertes en d'autres, tendres et remplies de suc. Ses feuilles sont précédées de forts pétioles figurés en gouttières, de couleur de vert de mer, et opposées l'une à l'autre à des distances de cinq doigts. Ces feuilles sont semblables à celles de la scrophulaire commune, longues d'environ quatre pouces (108 millim.), et larges de près de deux pouces (54 millim.); elles sont charnues, crénelées tout autour, nerveuses sur le dos, de couleur vertebrune en dedans, de vert clair en dehors, d'une odeur et d'une saveur désagréables, lorsqu'elles sont vertes ou fraîchement cueillies. Il s'élève de l'aisselle du pétiole un petit rameau qui soutient plusieurs petites feuilles de la même forme que les premières. Ses fleurs sont personnées, de couleur de rouille ou rougeâtre : ses fruits sont ronds, terminés en pointe ; ils renferment, en deux loges, des semences très-menues, de couleur brune : sa racine est fibreuse.

Cette plante croît dans les lieux aquatiques. Sa fleur paroît au printems.

La grande scrophulaire est stomachique, carminative. On la fait sécher pour s'en servir en infusion ou décoction.

Ses feuilles sèches, employées à poids égal avec le séné, corrigent l'odeur et la saveur nauséabondent de ce dernier, et rendent une médecine, par exemple, moins désagréable à prendre.

SCROPHULAIRE PETITE. Nom que l'on donne à la petite chélidoine, à cause de la forme de ses racines qui approchent, en figure, de celle des scrophules. *Voyez* Chélidoine petite.

SÉBESTE. *Sebestena domestica. Seu mixa. Cordia sebestena.* Fruit d'un arbre appelé *sébeste*, espece de prunier des Indes, de la pentandrie monogynie de *Linneus*.

Les sébestes ressemblent à nos petites prunes. Leur matière pulpeuse est rougeâtre, leur noyau est gros et contient une amande qui a le goût de la noisette.

On nous les envoie secs de la Syrie et de l'Egypte. Il faut les choisir les plus nouveaux possibles.

On emploie les sébestes en décoction comme laxatifs. Ils entrent dans la composition du sirop de tortues, et de l'électuaire lénitif.

SÉGOVIANE. Espèce de laine de la seconde qualité, qui résulte du triage de la laine de Ségovie. Cette qualité de laine sert à fabriquer des draps d'Elbœuf.

SEIGLE. *Secale. Cereale.* Le seigle est, après le blé, le grain qui tient le premier rang parmi les frumentacées. La plante qui produit ce grain, est de la triandrie digynie de *Linneus*, et de la quinzième classe de *Tournefort*.

Il y en a de deux espèces : l'une qui se sème en automne, l'autre au printems. Elles ne diffèrent l'une de l'autre qu'en ce que celle qui est semée dans le printems, est plus petite dans ses parties.

Le seigle pousse plusieurs tiges ou tubes qui s'élèvent à la hauteur d'un homme, et même davantage : elles sont droites, fermes, portant peu de feuilles, longues, plus étroites que celles du blé. Ses fleurs naissent aux sommités des tiges, par paquets;

elles sont composées de plusieurs étamines jaunes, et rangées en épis. Ses graines sont oblongues, grêles, de couleur brune en dehors, blanches et farineuses en dedans. Les épis de seigle sont plus longs, plus grêles, plus fermes et plus aplatis que ceux du froment : ses racines sont fibreuses.

Cette plante croît dans les terres sabloneuses.

On fait, avec la farine du seigle, du pain qui est très-blanc, mais matte, et qui ne convient pas à tous les estomacs.

On sème souvent, dans une même terre, du seigle et du froment, et ce mélange se nomme *méteil*. Le pain, fait avec la farine de ces deux graines mêlées, est très-bon et très-nourrissant.

Souvent encore on sème le seigle pour en faire des prairies artificielles, et le faucher en vert : c'est un excellent pâturage pour les bestiaux.

La farine du seigle sert à faire des cataplasmes résolutifs.

Le son du seigle en décoction dans l'eau, fait une boisson, et des lavemens détersifs.

La farine de seigle réduite en pâte, et celle-ci fermentée, est légèrement irritante, et sert à préparer les synapismes, les vésicatoires.

Le seigle torréfié ou brûlé à la manière du café, est quelquefois substitué au café lui-même.

La paille de seigle apprêtée et colorée dans des bains de teinture, sert à empailler des chaises, des fauteuils.

Cette paille entière sert à la nourriture des chevaux; mais elle leur convient mieux quand elle est hachée.

On en remplit aussi des paillasses pour les couchettes.

SELS. *Salia.* C'est à la nature que nous devons les premiers modèles de la combinaison des bases salifiables avec les acides, d'où il résulte des êtres nouveaux, des combinés dont les propriétés physiques et chimiques sont tout autres que celles qui appartiennent à leur composans. Ce que la nature fait en grand, et en prenant tout le tems qui lui convient pour opérer ses diverses combinaisons, ne peut être comparé aux espèces de sels qui sont des produits de l'art chimique. Les matières premières sont toutes dans la nature, elles appartiennent toutes à la nature, et celle-ci exerce une infinité de puissances dont le concours et les forces réunies opéreroient constamment des prodiges par rapport à nous, et des phénomènes très-ordinaires par rapport à elle.

Mais si l'art peut parvenir à imiter la nature, si les produits qu'il offre en petit ont les mêmes caractères physiques et chimiques qu'elle nous offre en grand, c'est beaucoup faire que de l'imiter quoique de loin, c'est avoir soulevé un coin du voile mystérieux sous lequel elle se cache ; et le chimiste observateur devient d'autant plus savant naturaliste, qu'il remonte à l'origine des corps composés par la connoissance de ceux qui les composent, et qu'il parvient à fabriquer de toutes pièces, à l'instar de ceux dont la nature lui présente les modèles.

Les sels sont actuellement bien connus ; mais il faut en convenir, il s'en faut encore de beaucoup que nous connoissions les radicaux de toutes les bases salifiables, de tous les acides qui, combinés avec ces bases, donnent naissance à la formation des sels. Ce que le tems ne nous a pas encore permis de connoître, le tems qui doit succéder nous conduira peut-être à des découvertes plus heureuses et plus satisfaisantes.

On donne le nom de *sels* ou celui de *substances salines*, à toutes celles qui participent de l'union d'une base salifiable avec un acide, à l'état de combinaison proprement dite.

Les sels peuvent exister sous trois états différens ; savoir, avec excès d'acide, sous l'état neutre proprement dit, ou avec excès de base.

Les sels qui participent de la combinaison des bases salifiables avec des acides dont les radicaux ne sont pas saturés d'oxigène, tels que les nitrites, les sulfites, les phosphites, etc., sont des produits de l'art chimique, et non ceux de la nature ; ils ne doivent pas être compris dans ce dictionnaire.

Les caractères essentiels qui distinguent les sels, sont la sapidité, la dissolubilité, la fusibilité, et principalement l'incombustibilité absolue. Il n'existe point de sels proprement dit qui soient combustibles.

Les sels sont ou à bases salifiables acides, ou à bases subalcalines, ou à bases alcalines, ou à bases métalliques. Nous n'avons cité dans ce dictionnaire que les espèces de sels préparés dans les ateliers en grand, qui font partie du commerce de la droguerie ; nous invitons le lecteur à consulter les ouvrages de chimie, notamment mon Cours de pharmacie chimique, où les sels des laboratoires particuliers sont consignés.

SEL AMMONIAC ou MURIATE D'AMMONIAQUE. *Sal ammoniacum. Murias ammoniacæ.* Ce sel est le produit de la combinaison de l'acide muriatique avec l'ammoniaque : il a reçu son nom de l'Ammonie, contrée de la Lybie, où étoit situé le temple de Jupiter Ammon, d'où il nous arrivoit par la voie du commerce.

Le sel ammoniac se distingue dans le commerce par le nom des lieux où on le fabrique, et par sa cristallisation sèche ou humide. On le distingue encore sous les noms de sel ammoniac *natif* et *factice*.

Le sel ammoniac natif est un produit d'accident opéré par l'action des feux souterrains qui ont contribué à la désorganisation des matières animales, et par suite à la combinaison des matériaux propres à former ce sel. On trouve du sel ammoniac natif sublimé naturellement à travers les fentes des soufrières de Pouzzol, et qui adhère aux pierres que l'on pose par dessus. On le rencontre aussi dans le Thibet, dans la Tartarie. Mais ce sel natif n'est considéré que comme un objet de curiosité qui excite l'attention du naturaliste, et lui fournit matière à de grandes observations sur la formation des corps minéraux composés.

Le sel ammoniac factice est ou exotique ou indigène. Le premier prend le nom de sel ammoniac d'Egypte; le second prend celui de sel ammoniac de France.

Il en est une troisième sorte que l'on nomme sel ammoniac de *Strasbourg*, lequel n'est autre chose que le sel ammoniac d'Egypte qui a été purifié par l'eau, et qui contient une certaine quantité d'eau de cristallisation. On lui donne une forme conique en le comprimant dans des cônes à force de coups de maillet. Il est plus blanc et plus pur que le sel ammoniac d'Egypte, mais il contient moins de sel à volume égal.

Le sel ammoniac d'Egypte se prépare en sublimant la suie des fientes d'animaux de portage du pays, particulièrement des chameaux. Les habitans de ces contrées ramassent avec soin les excrémens de ces animaux et autres qui se nourrissent des plantes salées qui y croissent; ils les font sécher, et ils les brûlent dans des cheminées qui se prolongent horizontalement, de manière à retenir la suie qui s'attache aux parois du manteau.

Cette suie contient tous les matériaux propres à fournir le sel ammoniac. On la ramasse, et on l'introduit dans des vases sublimatoires. On procède à la sublimation à l'aide du calorique. Vingt livres (10 kilogr.) de cette suie, donnent six livres (3 kilogr.) de sel. Il faut une très-haute température pour opérer cette sublimation : il s'élève d'abord une matière fuligineuse noirâtre qui vient occuper la partie supérieure du vase, et qui recouvre le sel qui se sublime successivement par couches. Les pains de sel ammoniac ont une configuration semi-orbiculaire, un peu concave en dessous, et qui est déterminée par la forme des vases dans lesquels on l'a sublimé.

Il arrive quelquefois que ce sel attire l'humidité de l'air; mais c'est qu'alors il est uni à peu de muriate calcaire.

Le sel ammoniac d'Egypte n'est plus aussi abondant dans le

commerce depuis qu'on est parvenu à le fabriquer en grand en France, et que les ouvriers qui en font la plus forte consommation sont revenus de l'erreur dans laquelle ils étoient, que la couche noirâtre qui recouvre le sel ammoniac d'Egypte étoit une qualité qui lui méritoit la préférence sur le même sel fabriqué en France, qui est beaucoup plus blanc et plus pur.

Baumé est le premier qui ait imaginé de fabriquer en France du muriate d'ammoniaque. Il distilloit des matières animales à la cornue pour en obtenir du carbonate d'ammoniaque, et il formoit un mélange de ce carbonate avec du muriate calcaire desséché; ensuite il obtenoit, par la sublimation, du sel ammoniac très-blanc et meilleur que celui d'Egypte.

Dans le pays de Liége, on fait un mélange de houille, de muriate de soude ou sel marin, de suie, d'argille, et de matières animales fermentées; on en fait des espèces de meules ou de briques que l'on fait sécher et que l'on brûle ensuite.

Il se forme de l'acide sulfurique pendant la combustion. Cet acide se porte sur le muriate de soude, déplace l'acide muriatique, et forme du sulfate de soude; l'acide muriatique rencontre l'ammoniaque, et forme du muriate d'ammoniaque. On ramasse la suie, et on obtient, par la sublimation, du muriate d'ammoniaque.

Le procédé que l'on suit au Havre consiste à faire un mélange de sel marin et d'argile: on en forme des briques que l'on fait sécher à l'air.

D'une autre part on rassemble le poisson qui n'a pas été consommé et qu'on a laissé pourrir; on pose un lit de ce poisson pourri sur un fourneau à grille, et par dessus, un lit de briques ci-dessus, on élève les couches stratifiées à une hauteur moyenne, et on applique le feu par dessous. La cheminée est de forme conique. Pour combustible, on fait usage de plantes marines sèches, telles que l'algue, le goëmon. Il résulte de tout une suie qui contient les matériaux propres à fournir du muriate d'ammoniaque par sublimation.

Mais la plus belle manufacture de sel ammoniac qui existe actuellement en France, est celle de M. *Pluvinet* à Clichy près Paris. Voici quel est le procédé qu'on y suit: On brûle des matières animales dans de grands tuyaux de fonte; les vapeurs passent dans des conduits qui plongent dans l'eau: cette eau arrête le carbonate d'ammoniaque qu'elle tient en dissolution: on délaye dans cette dissolution du plâtre ou sulfate de chaux calciné: il se forme du carbonate de chaux et du sulfate d'ammoniaque. Ce dernier reste seul dissous dans le liquide, tandis que le carbonate de chaux se précipite. On introduit ce sulfate d'ammoniaque liquide dans une cuve qui contient du muriate de soude ou sel marin : là, s'opère une nouvelle décomposition ; il se forme du sulfate de soude et du muriate d'ammoniaque : on sépare les deux sels, d'abord par la cristallisation ; ensuite on fait évaporer le muriate d'ammoniaque jusqu'à siccité. Il peut contenir encore un peu de sulfate de soude, mais en faisant sublimer le sel à la manière accoutumée, on obtient le muriate d'ammoniaque qui est demi-volatil, et qui s'élève dans la partie supérieure interne des vases sublimatoires.

Le sel ammoniac a une saveur fraîche, piquante, urineuse ; il est composé de :

Ammoniaque.	40
Acide muriatique.	52
Eau.	8
	100

Il jouit d'une sorte de demi-ductilité, ce qui le rend assez difficile à mettre en poudre. Ses cristaux sont des pyramides très-alongées : celui qui est figuré en barbes de plumes est la réunion de toutes ces pyramides rapprochées sous des angles plus ou moins aigus.

Six parties d'eau froide dissolvent une partie de ce sel, et cette dissolution produit un froid considérable qui devient plus sensible, si au lieu de mettre ce sel dans l'eau, on le met dans la glace.

On purifie le sel ammoniac en le dissolvant dans l'eau, en filtrant cette dissolution, et en la faisant évaporer et cristalliser, ou en poussant l'évaporation jusqu'à siccité.

On prépare avec ce sel l'ammoniaque caustique, le carbonate d'ammoniaque; il entre dans la composition du vin antiscorbutique, du collyre dessicatif, de l'esprit volatil aromatique huileux, etc.

On l'emploie dans la teinture pour aviver les couleurs ; il forme avec l'acide nitrique, l'acide régalin ou nitro-muriatique.

Les chaudronniers s'en servent dans l'étamage : il décape les métaux et empêche leur oxidation.

On en fait usage en médecine, intérieurement, dans la fièvre quarte : il est sudorifique et apéritif.

Appliqué extérieurement, il est résolutif.

SEL DE BOHÊME. Nom que l'on donne au sel d'epsom à base de magnésie, et que l'on distribue sous le nom de sel seidschutz ou d'epsom d'Angleterre. *Voyez* Sulfate de magnésie.

SEL CATHARTIQUE AMER. Ce sel est ainsi nommé, à cause de sa saveur amère et de sa propriété cathartique ou purgative. *Voyez* Sulfate de magnésie.

SEL COMMUN, ou DE CUISINE. C'est le sel dont on fait usage dans les cuisines, dans l'apprêt des viandes salées, et sur les tables. *Voyez* Sel marin.

SEL DE CUISSON. On donne ce nom au sel marin que l'on obtient par l'évaporation des eaux de fontaines salées, dans des chaudières, par l'action du feu. C'est ainsi que cela se pratique à l'égard du sel de la Franche-Comté et de la Bretagne.

Ce sel est plus blanc que le sel des marais salans.

SEL D'EGRA. Ce sel reçoit son nom de celui de la fontaine appelée Egra, dont on a fait évaporer l'eau. C'est le même que le sulfate de magnésie.

SEL D'EPSOM D'ANGLETERRE. Le sel d'epsom d'Angleterre est le résultat de la combinaison de l'acide sulfurique avec la terre magnésienne. Il est uni à un peu de muriate calcaire qui attire l'humidité de l'air, en sorte que ce sel paroît humide.

Il reçoit son nom de la fontaine d'Epsom : on lui donne aussi le nom de sel cathartique amer. C'est le même que le sulfate de magnésie.

SEL D'EPSOM DE LORRAINE. Ce sel est un véritable sulfate de soude, dont on a troublé la cristallisation. On l'obtient aussi du Schlot. *Voyez* Schlot, et Sulfate de soude.

SEL D'ESTHER. Surnom donné dans le commerce au sulfate de magnésie. *Voyez* Sulfate de magnésie.

SEL FOSSILE ou SEL GEMME. Espèce de muriate de soude que l'on trouve en masses énormes dans l'intérieur de la terre. On lui a donné le nom de *sel fossile* parce qu'il est enfoui dans la terre, et celui de *sel gemme*, parce qu'il est pur et qu'il a la transparence des pierres appelées *gemmes*.

Les mines les plus considérables de ce sel sont dans les montagnes de la Pologne, de la Hongrie, de la Catalogne, et dans le duché de Cordoue. La plus riche est celle de Welika ou Wielireka, en Pologne, à deux lieues de Cracovie.

Le sel gemme cristallise en octaèdre à huit angles solides et à six faces.

Ce sel sert aux teinturiers : les tablettiers en font divers bijoux.

Le sel gemme entre dans la composition de l'électuaire bénilaxatif, et dans celle de l'onguent *de arthanitâ*.

SEL DE LAIT. Le sel de lait est un suc sucré, et non pas un sel proprement dit qui existe tout formé dans le lait, et que l'on obtient par l'évaporation de la partie séreuse du lait.

Voyez Sucre de lait.

SEL MARIN, ou COMMUN, SEL DE CUISINE, SEL DE CUISSON, MURIATE DE SOUDE. *Murias sodæ.* Le sel marin est le produit de la combinaison de l'acide muriatique avec la soude. Ce sel est, de tous les sels naturels, celui qui est le plus répandu dans la nature. On en trouve des mines ou carrières immenses dans l'intérieur de la terre, et il porte le nom de sel fossile ou sel gemme. On le trouve dissous dans les eaux des fontaines salées, et dans l'eau de la mer.

On connoît quatre procédés pour obtenir le sel marin : chaque procédé appartient au lieu où ce sel se prépare en grand, et est relatif à la quantité qui se trouve tenue en dissolution, soit dans l'eau de la mer, soit dans celle des puits ou fontaines salées, et aussi à la température des lieux où on le prépare. Quoique toutes les eaux de la mer soient salées, il est certain pourtant qu'elles ne le sont pas toutes également, et que partout les surfaces sont moins salées que les parties inférieures. Les eaux de l'Océan sont beaucoup plus salées que celles de la Méditerranée.

Premier procédé. Dans les départemens du midi, comme à Peccais, à Peyrat, à Cette, à Larochelle, le sel marin s'obtient par la vaporisation de l'eau de la mer, dans des marais salans.

Ces marais salans sont de grands espaces dont le fond est couvert d'une couche d'argille assez épaisse. Tout le terrain est divisé en carrés formés par des murs de maçonnerie, élevés à la hauteur de trois ou quatre pieds (1 mètre à 1 mètre 325 millimètres), au nombre de trois au moins. Chaque carré prend le nom de *partennement :* ils communiquent les uns dans les autres, au moyen des rigoles qui sont ménagées à cet effet. Le premier partennement sert de réservoir : c'est là qu'on reçoit l'eau de la mer lors de la marée montante. On ouvre la communication du second partennement, et on y laisse épancher une couche d'eau de la mer : à mesure qu'elle s'évapore, on la fait passer dans le troisième, où l'évaporation s'achève. Alors on ramasse le sel en tas avec des pelles et des balais, et on le laisse ainsi amoncelé pendant un certain tems pour qu'il se perfectionne, en laissant écouler les sels déliquescents.

Ce sel est d'un gris blanchâtre, ou plus sale, selon que la saison a été plus ou moins favorable à l'évaporation, et qu'il est sali par plus ou moins de terre. Le célèbre *Rouelle* a démontré que le muriate de soude contenoit du mercure : une lame d'or qui séjourne dans le sel s'y blanchit sensiblement.

Le *second procédé* pour obtenir le sel marin, tel qu'il se pratique dans les environs de Lons-le-Saulnier, consiste à réunir l'évaporation sur le feu, à celle qui s'opère par des courans d'air. Pour cet effet, on élève l'eau des puits et fontaines salées, au moyen des pompes à chapelet, dans un grand bassin qui est situé à la partie supérieure d'un hangar, nommé bâtiment de graduation. Dans certains pays, on fait chauffer l'eau des puits ou fontaines salées avant de l'élever, parce qu'alors elle se vaporise bien plus facilement par les courans d'air.

Cet évaporatoire est distribué en onze rangées de fagots d'épines à doubles rangs ; chaque rangée est divisée en sept parties dans la longueur ; il y a autant de réservoirs qu'il y a de divisions de rangs de fagots, et ces réservoirs font tout le sol de l'édifice. L'eau, en s'épanchant en forme d'arrosoir, est de nouveau divisée par les fagots, et lorsque le courant d'air est rapide, l'eau, par sa chute, perd presque les deux tiers de son volume ; elle est dissoute dans l'air, et le sel, par son propre poids, tombe dans le bassin inférieur. Elle dépose sur les fagots du sulfate de chaux mêlé de muriate de soude, qui représente assez bien la configuration des stalactites.

Lorsque l'eau chargée de muriate de soude donne treize à quatorze degrés au pèse-sel, on la porte dans de grandes chaudières de plomb de trente pieds (9 mètres) de long sur quinze à vingt (5 à 6 mètres) de large : ces chaudières sont placées sur des fourneaux qui présentent les mêmes surfaces, et le feu distribué également dans toute la longueur ; l'évaporation est prompte. Ce sel, qui se cristallise egalement dans l'eau chaude comme dans l'eau froide, s'annonce par des pieds de mouches qui paroissent à la surface (1). Peu à peu les cristaux grossissent, ils tombent au fond de la chaudière. Alors on enlève le sel avec de grands écumoirs, on le laisse bien égouter, et on l'enferme dans des sacs de toile, mieux encore dans des barriques de bois blanc, pour l'usage. Le muriate de soude est d'un beau blanc. C'est à peu près de la même manière qu'on le prépare dans la ci-devant Lorraine et la ci-devant Bretagne. On lui donne le nom de *sel de cuisson*, parce qu'il s'obtient par l'évaporation au feu.

---

(1) Dans le commencement de l'évaporation, la liqueur se trouble, présente à sa surface une écume ocbreuse que l'on enlève; ensuite, il paroît un sel peu soluble, qui est poussé par l'ébullition dans des petites auges de tôle, placées sur les bords des chaudières. Les ouvriers lui donnent le nom de *schlot*. C'est un mélange de sulfate de chaux, de muriate de soude et terreux, et de sulfate de soude.

La liqueur qui refuse de donner des cristaux cubiques, est appelée *muire* ou *eau mère.*

Troisième procédé. Dans les départemens du nord, on lave les sables sur lesquels l'eau de la mer a déposé des cristaux salins ; on les lave avec la moindre quantité possible d'eau de mer, seulement ce qu'il en faut pour dissoudre le sel ; on clarifie cette dissolution, et on obtient, par l'évaporation, un sel très-blanc et très-pur.

Enfin, le *quatrième procédé* se pratique, dans les pays très-froids du nord, en exposant l'eau de la mer à la gelée. On fait des fosses spacieuses sur les bords de la mer, et on y introduit une couche peu épaisse d'eau salée ; le froid convertit en glace l'eau, et laisse dans l'état fluide celle qui est chargée de sel. On enlève la glace, ensuite on rassemble toute l'eau salée ; on la dépure ; et il faut très-peu de feu pour obtenir, par l'évaporation, les cristaux de sel qu'elle contient.

Le muriate de soude, exposé à l'action immédiate du feu, fait entendre un bruit assez pétillant que l'on nomme *décrépitation.* Ce bruit est dû à l'écartement des molécules salines, qui s'opère par l'eau de cristallisation mise en expansion par l'action du calorique.

La forme des cristaux du sel marin est régulière et constamment cubique, lorsque la cristallisation s'opère spontanément. Sa saveur est médiocrement forte et agréable, lorsqu'il est pur ; l'amertume qu'on y rencontre est due aux sels étrangers dont il est mélangé. Il contient du muriate calcaire, du muriate de magnésie, et quelquefois du muriate de potasse. C'est à la présence des muriates calcaire et magnésien qu'on doit rapporter la propriété qu'il a d'attirer l'humidité de l'air, et de se résoudre en liqueur. S'il étoit parfaitement pur, il resteroit parfaitement sec.

Le sel marin est d'un grand usage dans les cuisines, dans les lessives des blanchisseuses de linge. On s'en sert pour conserver les viandes, les poissons, les légumes verts.

On prépare avec le sel marin, l'acide muriatique, le même, oxigéné. On le purifie pour le rendre blanc. Il sert dans les opérations du muriate de mercure oxigéné, du muriate doux, du précipité blanc.

Le sel marin s'emploie en médecine, plus extérieurement qu'intérieurement. On en met dans les suppositoires ; on l'emploie en poudre, en dissolution dans l'eau. Il est incisif, résolutif. Il fait la base des sachets apoplectiques d'*Arnould.*

SEL DE NITRE. Ce sel est le produit de la combinaison de l'acide nitrique avec la potasse. *Voyez* Nitrate de potasse.

SEL D'OSEILLE, ou OXALATE ACIDULE DE POTASSE. *Sal acetosellæ. Oxalas potassæ acidulus.* Ce sel est le résultat de la combinaison de la potasse avec l'acide oxatique en excès. Il se prépare en Suisse, au Hartz, dans les forêts de Thuringe, en Souabe : on le tire du suc exprimé d'une plante appelée *alléluia*, en latin *oxytriphyllum*, de la décandrie pentagynie de *Linneus.*

Pour préparer ce sel, on exprime le suc de la plante, on le filtre, on l'étend avec de l'eau, et on le fait évaporer jusqu'à consistance d'un sirop épais ; alors on coule ce suc rapproché dans un vase de terre vernissé, de faïence ou de verre, on le recouvre d'huile pour empêcher sa fermentation, on l'abandonne dans une cave dont la température soit de 4 à 5 degrés au plus au dessus de zéro, et les cristaux de ce sel se forment insensiblement. On les sépare de la liqueur qui les surnage, on les lave, et on les fait sécher.

Cinquante livres (25 kilogrammes) de la plante, fournissent vingt-cinq livres (12 kilogrammes) de suc, qui ne donnent que deux onces et demie (76 grammes) de sel.

Le sel d'oseille peut se fabriquer de toutes pièces, depuis que l'on est parvenu à fabriquer, dans les laboratoires, l'acide oxalique de plusieurs manières. *Voyez* Acide oxalique dans mon *Cour de pharmacie chimique.*

On fait avec ce sel des pastilles pour la soif, des boissons tempérantes.

Ce sel enlève les taches d'encre.

SEL DE SATURNE, SUCRE DE PLOMB ou DE SATURNE, ACETATE DE PLOMB. *Sal Saturni. Acetas plumbi.* Ce sel est la combinaison de l'acide du vinaigre avec l'oxide de plomb. On peut l'obtenir d'une infinité de manières.

Si l'on fait évaporer l'acétate de plomb en liqueur, on obtient des cristaux par le refroidissement.

Si l'on sature l'oxide de plomb blanc avec du vinaigre distillé, on obtient de même, par la filtration, l'évaporation et le refroidissement paisible des cristaux en prismes allongés, ou en aiguilles informes, lorsque la liqueur a été très-raprochée.

Ce sel nous venoit autrefois de Hollande ; mais depuis un tems auquel on ne peut assigner d'époque précise, on le prépare en grand dans les départemens des Bouches-du-Rhône et du Var, principalement dans les villes d'Aix, Marseille, Toulon, Saint-Tropez, Draguignan, Deluc, etc.

Nous devons à M. *Pontier* un excellent mémoire sur la fabrication de l'acétate de plomb ou sel de Saturne, en grand. On distille le vinaigre presqu'à siccité, par la raison que cet acide étant moins volatil que l'eau, on en perdroit beaucoup, et que sa bonne qualité tient à sa plus forte acidité.

D'une autre part, on coule le plomb en fusion dans des capsules de cuivre, et on lui donne l'épaisseur d'un quart de ligne (1 millim.) au plus. On hache ce plomb ainsi réduit en lames, et on le fait tremper dans le vinaigre distillé. Lorsqu'il est oxidé, on fait bouillir pour opérer la dissolution complète de cet oxide; on filtre; on fait évaporer et cristalliser.

Voyez Annales de chimie, pag. 268, tom. XXXVII.

L'acétate de plomb est employé comme mordant propre à fixer l'alumine sur les toiles en décomposant, par double affinité, le sulfate d'alumine.

Ce sel a une saveur sucrée, d'où on lui a donné le nom de *sucre de Saturne*.

On l'emploie extérieurement. Il est réfrigérant, mondificatif, astringent, et dessiccatif. On s'en sert en collyre dans l'inflammation des yeux.

Quelques praticiens le font prendre intérieurement pour arrêter la gonorrhée, et calmer les convulsions épileptiques; mais on ne doit le faire prendre qu'à très-petite dose, et avec beaucoup de circonspection.

SEL DE SEDLITZ. Ce sel est ainsi nommé du nom de la fontaine sedlitz; dont l'eau tient en dissolution un sel dont le véritable nom est sulfate de magnésie. *Voyez* Sulfate de magnésie.

SEL DE SEIDSCHUTZ. C'est un sel qui participe, comme le précédent, de la combinaison de l'acide sulfurique avec la terre magnésienne. *Voyez* Sulfate de magnésie.

SEL DE WISBADE. C'est le même sel que le sulfate de magnésie. *Voyez* Sulfate de magnésie.

SÉLÉNITE. La sélénite est un sel qui est actuellement désigné sous le nom de sulfate calcaire. Souvent on reconnoît la présence de la sélénite dans les eaux de sources et de rivières qui sourdent dans un terrain gypseux. *Voyez* Sulfate calcaire.

SEMELINE DE FLEURIAN. Minéral qui reçoit son nom de la forme de ses cristaux, qui a beaucoup de ressemblance à celle de la semence de lin. Il a beaucoup d'analogie avec le spinthère : ses cristaux sont si petits, qu'on ne peut les bien apercevoir qu'à l'aide d'un microscope.

SEMEN CONTRA, POUDRE A VERS, SEMENCINE. Semence d'une plante, espèce d'armoise, de la syngénésie polygamie superflue de *Linneus*, appelée *barbotine*, laquelle croît au royaume de Boutan.

Cette semence est si menue, qu'on croiroit qu'elle a été mise en poudre avant d'être introduite dans le commerce. Elle est oblongue, verdâtre, d'une odeur désagréable, d'une saveur amère et aromatique.

Elle est stomachique et anthelmintique. On en fait usage contre les vers ascarides, dans le défaut d'appétit. La dose est, pour les enfans, depuis dix grains (560 milligr.) jusqu'à un gros (4 grammes) en poudre; ou de deux à trois gros (8 à 12 grammes) en infusion à l'eau, coupée avec du lait.

On en fait un sirop; on la mêle avec des poudres stomachiques ou purgatives, selon que le cas l'exige, pour en faire des opiats, des bols ou pilules. On l'introduit dans des pâtes sucrées pour en faire des tablettes, du pain d'épices à vers.

SEMENCES, (DES). Les semences sont les derniers produits de la végétation. On doit les regarder comme les véritables fruits, puisque seules, elles contiennent les organes propres à la reproduction. Les botanistes les considèrent comme des œufs végétaux qui ont été fécondés.

Toutes les semences sont revêtues extérieurement d'une enveloppe qui est plus ou moins sèche, et cette enveloppe est tapissée intérieurement de membranes plus déliées. Leurs fonctions sont de transmettre à l'œuf végétal les sucs nourriciers qui doivent servir à lui donner son entier développement.

Les semences sont nues ou couvertes. Les premières ne sont enveloppées que de leurs tuniques propres : les secondes sont renfermées dans des péricarpes. Une semence est appelée simple, lorsqu'elle n'est ni ailée, ni couronnée, ni aigrettée. Elle est grande, petite ou ovale, ou cordiforme, réniforme, à quatre ou cinq côtés, couverte de piquans, rude, velue, ridée, lisse ou luisante, noire, brune, blanche, grise, verte, etc. etc.

Les semences ailées, couronnées et aigrettées, reçoivent leurs noms de la manière dont elles sont entourées. Il paroît que ces ailes ou aigrettes sont des organes particuliers qui servent à protéger les semences, et à éloigner celles qui sont portées par les vents.

Une semence est composée de deux lobes le plus ordinairement, quelquefois d'un seul lobe. Il en est qui en ont jusqu'à quatre : ils sont destinés à épurer les sucs qui doivent servir à l'aliment du fétus. La plumule est située entre les deux lobes, et la radicule est à leur extérieur.

La dessiccation des semences, pour les conserver long-tems saines, est relative à leur manière d'être. La première s'opère habituellement par la nature, en les laissant sur pieds après leur entière maturité. Il en est quelques-unes que l'on sépare de certains fruits charnus, que l'on fait sécher dans une étuve. Nous en ferons mention en citant les espèces individuelles.

Les anciens pharmaciens étoient dans l'usage de distinguer les semences par leurs propriétés marquantes : c'est ainsi qu'ils désignoient les espèces de semences froides et chaudes, majeures et mineures ; mais cet usage est tombé en désuétude. Les pharmaciens modernes établissent leurs divisions sur des caractères plus certains, qui tiennent aux parties intégrantes des semences, et ils réduisent toutes les semences à trois genres, savoir :

Les semences farineuses ;
Les semences émulsives ou huileuses ;
Les semences sèches ou cornées.

Les noms de graine ou semence expriment une même chose. La seule différence que l'on pourroit faire entre les unes et les autres, ne consisteroit que dans celle de leur volume. On peut encore distinguer les semences en semences inodores ou odorantes ; mais ce caractère, très-sensible en lui-même, se manifeste suffisamment, sans qu'on soit obligé de le faire remarquer dans les espèces.

SEMENCE D'ACHE. Cette semence appartient à la plante de ce nom, de la pentandrie trigynie de *Linneus*. Elle est arrondie, canelée, grise, d'une odeur aromatique, d'une saveur âcre.

Elle est stimulante, carminative, vulnéraire, emménagogue. *Voyez* Ache des marais.

SEMENCE D'AGNUS CASTUS, ou POIVRE SAUVAGE. *Vitex latiore folio serrato. Agnus castus.* C'est la semence d'un petit arbrisseau qui appartient à la didynamie angiospermie de *Linneus*, et à la vingtième classe (monopétales) de *Tournefort*.

L'arbrisseau qui porte ce fruit, jette plusieurs branches longues, assez déliées, pliantes, difficiles à rompre, couvertes d'une écorce cendrée : ses feuilles sont longues, étroites, pointues, couvertes de duvet, disposées en dessous comme celles du chanvre : ses fleurs sont en épis rougeâtres : sa semence est presque ronde, grise, grosse comme le poivre, d'une saveur âcre, un peu aromatique. On l'appelle petit poivre ou poivre sauvage.

Cet arbrisseau croît dans les pays chauds, sur le bord des rivières. On lui a donné le nom d'*agneau chaste*, parce qu'on prétendoit que ses feuilles tempéroient les ardeurs de Vénus.

On nous apporte la semence d'*agnus castus* de l'Italie, de l'Espagne. Elle est carminative et emménagogue. On s'en sert en poudre et en infusion. Elle entre dans la composition de l'eau hystérique.

SEMENCE D'ANCOLIE. Semence de la plante de ce nom, qui appartient à la polyandrie tétragynie de *Linneus*, et à la onzième classe de *Tournefort*.

Les semences d'ancolie sont menues, ovales, aplaties, noires, luisantes, mucilagineuses et huileuses.

On les estime propres pour la jaunisse. Elles donnent leur nom aux pilules d'ancolie.

SEMENCE D'ANET. Semence d'une plante de la pentandrie digynie de *Linneus*, et des ombellifères de *Tournefort*.

Les semences d'anet sont plates, ovales, de moyenne grosseur, canelées sur le dos, avec une bordure assez déliée : leur saveur est âcre, leur couleur devient jaunâtre en séchant.

La semence d'anet est lactifère. On l'emploie en infusion dans les coliques, dans le hoquet et le vomissement.

Voyez Anet.

SEMENCE D'ANGELIQUE. Les semences de cette plante sont longues, étroites, arrondies, canelées, d'une odeur très-agréable. Elles sont au nombre de deux, enfermées dans le calice qui est devenu un fruit.

Elles sont stimulantes, carminatives, sudorifiques.

Les confiseurs les habillent de sucre. On les fait entrer dans la composition de l'eau de mélisse alcoolique, dite *des carmes*, et dans beaucoup d'autres compositions de pharmacie.

SEMENCE D'ANIS. Semence de la plante appelée *anis vert*, de la pentandrie digynie de *Linneus*, et des ombellifères de *Tournefort*.

Cette semence est menue, canelée, rayée, de couleur verdâtre, d'une odeur et d'une saveur aromatiques, d'abord sucrée, et ensuite âcre.

Elle est stimulante, carminative, résolutive et lactifère.

Voyez Anis vert.

SEMENCE D'ARROCHE, ou ATTRIPLEX. La plante qui produit cette semence est de la pentandrie digynie de *Linneus*, et des staminées de *Tournefort*.

Cette semence est plate et ronde, enveloppée d'une écorce mince.

Elle est humectante et rafraîchissante. On s'en sert dans les maladies nerveuses.

SEMENCE DE BADIANE. Cette semence est celle d'un

beau et grand arbre de la polyandrie polygynie de *Linneus*, qui porte le nom de *badiane*. On a donné à son bois le nom de *bois d'anis*, à cause qu'il a l'odeur de l'anis.

Cette semence a une forme étoilée, et l'odeur de l'anis, d'où elle a été appelée anis étoilé. *Voyez* Anis étoilé.

SEMENCE DE BERCE. C'est la semence de la berce, ou fausse branc-ursine, de la pentandrie digynie de *Linneus*, et de la septième classe (ombellifères) de *Tournefort*.

Cette semence est aplatie, ovale, échancrée par le haut, rayée sur dos, d'une odeur désagréable, et d'une saveur âcre.

Elle est incisive, et propre pour l'asthme. On s'en sert en poudre ou en infusion.

SEMENCE DE CARTAME. C'est la semence d'une plante de ce nom, laquelle appartient à la syngénésie polygamie égale de *Linneus*, et à la douzième classe de *Tournefort*.

Cette semence est oblongue, un peu plus grosse que des grains d'orge, lisse, blanche, luisante, couverte d'une écorce dure, et remplie d'une moelle blanche, douce, huileuse.

Elle nous est apportée des environs de Strasbourg, et de nos pays méridionaux. Elle entre dans la composition des tablettes diacartami, auxquelles elle a donné son nom.

Cette semence est un peu purgative. On la monde de son écorce en la concassant légèrement, et en séparant l'amande avec soin.

SEMENCE DE CARVI. Les semences de carvi sont longuettes, étroites, unies, canelées sur le dos, grises, d'une saveur d'anis un peu piquante. La plante qui la produit est de la pentandrie digynie de *Linneus*, et de la famille des ombellifères de *Tournefort*.

Elles sont incisives, carminatives, apéritives, lactifères. On nous les apporte de nos pays méridionaux. *Voyez* Carvi.

SEMENCE DE CHARDON BÉNI. Cette semence appartient à une plante, espèce de *cuicus*, que l'on nomme *chardon béni*. La plante qui la produit, appartient à la syngénésie polygamie égale de *Linneus*, et à la douzième classe (fleurs flosculeuses) de *Tournefort*.

Cette semence est oblongue, presque aussi grosse que des gérofles, grise ou jaunâtre et aigrettée.

Elle est sudorifique et anthelmintique. On l'emploie en poudre dans les fièvres intermittentes, à la dose de 24 à 72 grains (1 gramme 364 milligr. à 4 grammes).

SEMENCE DE CHARDON COMMUN. La semence de cette espèce de chardon est plus petite que celle du chardon béni. La plante qui la produit est pareillement de la syngénésie polygamie égale de *Linneus*, et de la douzième classe de *Tournefort*.

Cette semence est aigrettée, de couleur diversifiée, d'une saveur amère, âcre. On l'estime propre pour les convulsions des enfans. La dose, en poudre, est de douze à vingt-quatre grains (676 milligr. à 1 gramme 364 milligr.).

SEMENCE DE CITRON. Semence que l'on trouve dans l'intérieur du fruit du citronier, petit arbre de la polyadelphie icosandrie de *Linneus*, et de la vingt-unième classe de *Tournefort*.

Les semences du citron sont dures en dehors, oblongues, blanches, médullaires en dedans, d'une saveur un peu amère.

Elles sont anthelmintiques : elles entrent dans la composition de la poudre contre les vers.

SEMENCE DE COING. Les semences de coings appartiennent aux fruits du cognassier, de l'icosandrie pentagynie de *Linneus*.

Ces semences sont oblongues, plus pointues par un bout que par l'autre, rougeâtres, très-mucilagineuses extérieurement. On les conserve sèches.

Elles sont estimées souveraines pour la foiblesse de l'estomac, pour arrêter les écoulemens blancs des femmes, étant prises intérieurement en décoction. La même décoction est propre pour guérir la brûlure, étant appliquée extérieurement.

SEMENCE DE COLSA. Cette semence est celle d'un fruit siliqueux, d'une plante appelée *chou colsa*, que l'on cultive dans les champs, dans l'intention d'en avoir la graine pour en tirer l'huile par expression. *Voyez* Chou colsa.

SEMENCE DE CONCOMBRE. La semence du concombre est une des quatre semences froides majeures. Elle est petite, ovale, pointue, blanche, enfermée dans une enveloppe coriacée, qui renferme une amande blanche, émulsive, agréable au goût.

La plante concombre est de la monoécie syngénésie de *Linneus*, et de la première classe de *Tournefort*.

On en fait des émulsions rafraîchissantes et tempérantes.

SEMENCES CORNÉES. On donne généralement le nom de semences cornées aux especes de semences d'une texture sèche ou solide, qui peuvent se réduire en poudre par l'action d'une puissance contondante, et qui ne sont ni farineuses, proprement dites, ni de nature émulsive.

Les semences cornées font une des sections adoptées par les naturalistes, pour distinguer les semences entre elles, conformément aux ordres auxquels on peut les rapporter.

SEMENCE DE COURGE. C'est la grande espèce des quatre semences froides. Elle est renfermée dans l'intérieur d'un fruit de terre, de la monoécie syngénésie de *Linneus*, et de la première classe de *Tournefort*, que l'on nomme *courge*.

Les semences de courge sont aplaties, oblongues, couvertes d'une écorce ligneuse, grise, garnie tour autour d'une espèce de bourrelet. L'amande, que renferment ces semences, est douce, agréable au goût, et fait partie des quatre grandes semences froides. Ce sont des enfans qui la séparent de son péricarpe. Ils coupent le bourrelet qui est autour ; les deux surfaces se séparent aisément ; on enlève l'amande, et on la fait sécher à l'étuve.

Cette préparation est la même pour les trois autres espèces.

On fait des émulsions tempérantes avec la semence de courge ; on en tire une huile par expression. Elle entre dans la composition du catholicon double, du sirop de guimauve.

SEMENCES EMULSIVES ou HUILEUSES. Genre ou ordre de semences qui contiennent un principe huileux et mucilagineux propre à former une émulsion par la percussion et l'intermède de l'eau, ou à fournir de l'huile par la seule percussion et l'expression.

SEMENCES FARINEUSES. On comprend dans le nombre des semences farineuses, toutes celles qui sont propres à être converties en pain par le moyen de la fermentation; telles sont les graines ou semences céréales. Ce caractère les distingue essentiellement des semences ou graines légumineuses qui peuvent être réduites en farines, mais qui ne sont pas propres à faire du pain.

SEMENCE DE FENOUIL. Semence de la plante de ce nom, qui appartient à la pentandrie digynie de *Linneus*, et à la septième classe de *Tournefort*.

Cette semence nous est apportée sèche du Languedoc.

Voyez Fenouil.

SEMENCE DE GREMIL, ou HERBES AUX PERLES. Les semences de gremil sont dures, polies, blanches, luisantes, menues, presque rondes ou ovales, douces au toucher, brillantes comme des perles. Elles ont une saveur visqueuse, astringente. On en fait des émulsions qui sont diurétiques.

La plante, à laquelle elles appartiennent, est de la pentandrie monogynie de *Linneus*, et de la seconde classe de *Tournefort*. *Voyez* Gremil.

SEMENCE DE JUGOLINE. C'es la semence d'une plante de la didynamie angiospermie de *Linneus*, plus connue sous le nom de *sésame*. *Voyez* Sésame.

SEMENCE DE JUSQUIAME. Les semences de jusquiame sont de deux sortes : l'une noire, et l'autre blanche. La plante qui les produit est de la pentandrie monogynie de *Linneus*, et de la seconde classe de *Tournefort*.

Ces semences sont renfermées dans le fruit de cette plante qui ressemble à un pot renflé par le milieu, et étranglé dans le haut : elles sont menues, noires et blanches, suivant l'espèce de jusquiame.

On se sert des unes ou des autres de ces semences, en fumigation, pour guérir les engelures. On en tire une huile par expression.

SEMENCE DE LIN, ou GRAINE DE LIN. Semence de la plante de ce nom, qui appartient à la pentandrie pentagynie de *Linneus*, et de la huitième classe (caryophillées) de *Tournefort*.

Les semences de lin sont presque ovales, aplaties, plus pointues par un bout que par l'autre, lisses, douces au toucher, de couleur rougeâtre, luisante.

Ces semences contiennent de l'huile et beaucoup de mucilage. On en fait une farine qui est résolutive, étant employée en cataplasme. On en tire une huile par expression, qui sert dans les arts et pour l'usage de la lampe.

On fait avec la semence de lin, des boissons, des lavemens dont on fait usage dans les maladies inflammatoires, les difficultés d'uriner.

SEMENCE DE LIVÊCHE, ou SÉSELI DE MONTAGNE. Cette semence est celle de la livêche, plante de la décandrie monogynie de *Linneus*, et de la classe des ombellifères de *Tournefort*.

Cette semence est oblongue, assez grande, d'une couleur obscure, d'une odeur aromatique, d'une saveur âcre. Elles sont jointes deux à deux sur le végétal, et plus grosses que celles du fenouil.

La semence de livêche est stimulante, carminative, emménagogue, lactifère. On l'emploie en poudre, en infusion : elle entre dans la composition de l'électuaire de baies de laurier.

On nous l'apporte sèche de nos pays méridionaux.

SEMENCE DE MELON. La semence de melon est une des quatre semences froides. Elle est plus petite que celle de la citrouille : sa substance est blanche ; sa forme est oblongue, aplatie ; sa saveur est douce ; et sa qualité est émulsive et huileuse. On en fait usage simultanément avec les semences de concombre, de citrouille et de courge, pour faire des émulsions tempérantes.

SEMENCE DE MOUTARDE ou SENEVE. On distingue trois sortes de semences de moutarde, lesquelles appartiennent chacune à une plante du même nom dont on distingue de même trois espèces.

La première sorte est une semence presque ronde, rousse ou noirâtre, d'une saveur âcre, mordicante.

La seconde sorte est une semence également presque ronde, blanchâtre, d'une saveur âcre.

La troisième sorte est une semence de la même forme que les deux précédentes, mais rougeâtre.

Toutes les trois sortes sont employées en médecine.

La semence de moutarde est stimulante, un peu émétique, diurétique et cathartique.

Employée extérieurement en synapisme, elle rougit la peau, et elle est exutoire.

On s'en sert extérieurement dans les maladies herpétiques, dans les rhumatismes goutteux.

On en tire une huile par expression. On prépare avec la poudre de cette semence, une pâte liquide que l'on sert sur les tables. *Voyez* Moutarde.

SEMENCE DE MYRICA. C'est la semence du myrica de la Louisiane et de la Pensilvanie, qui donne, par l'ébullition dans l'eau, une cire végétale. *Voyez* Myrica cerifera.

SEMENCE DE NAVET SAUVAGE, ou NAVETTE. Cette semence appartient à une plante appelée *navet sauvage*, de la tétradynamie siliqueuse de *Linneus*, et de la famille des crucifères de *Tournefort*.

La semence du navet sauvage est presque ronde, de couleur rougeâtre, tirant sur le purpurin, d'une saveur âcre et piquante, d'une grosseur presque égale à celle de la vesce.

On la préfère, en médecine, à la semence du navet cultivé. Elle est apéritive, incisive, antiscorbutique et stimulante. On en fait usage dans la jaunisse, dans les maladies lymphatiques, dans les cas d'atonie de viscères. Elle entre dans la composition de la thériaque.

C'est avec la semence de ce navet sauvage que l'on prépare l'huile de navette.

SEMENCE DE NEZ-COUPÉ. Semence d'une plante du même nom, ou plutôt d'un petit arbuste de la pentandrie trigynie de *Linneus*, et de la vingt-unième classe de *Tournefort*.

Cette semence ressemble à des noisettes : elle est couverte d'une écorce ligneuse, mais mince, de couleur rougeâtre, facile à casser. La pulpe de cette semence est verdâtre, d'une saveur fade, nauséabonde.

On tire de cette semence, une huile par expression, laquelle est résolutive.

SEMENCE DE NIELLE, ou CUMIN FAUX. Cette semence appartient à la nielle, plante de la polyandrie tétragynie de *Linneus*, et de la sixième classe de *Tournefort*.

La semence de nielle est anguleuse, noire ou jaune, d'une odeur aromatique, d'une saveur piquante.

Celle qui nous est apportée de l'Italie, est la plus estimée. Elle est stimulante, lactifère, sternutatoire, salivaire, anthelmintique, et propre à rappeler les règles supprimées.

Elle entre dans plusieurs compositions de pharmacie.

Voyez Nielle.

SEMENCE DE PAVOT BLANC. C'est la semence du pavot somnifère de la polyandrie monogynie de *Linneus*, et de la sixième classe (rosacées) de *Tournefort*.

Cette semence est petite, blanche, paroissant ronde, mais ayant la forme d'un petit rein. Elle est émulsive. On en tire, par l'expression, une huile dont on fait usage dans les pommades pour le teint.

SEMENCE DE PAVOT NOIR. Cette semence appartient au pavot noir : elle diffère, de celle qui précède, par sa couleur qui est noirâtre.

C'est avec cette semence que l'on prepare l'huile connue sous le nom d'*huile d'œillet*. *Voyez* Huile d'œillet.

SEMENCE DE PERSIL. C'est la semence du persil que l'on cultive dans nos jardins, et qui appartient à la pentandrie trigynie de *Linneus*, et à la famille des ombellifères de *Tournefort*.

Cette semence est canelée, grise, arondie sur le dos, d'une saveur un peu âcre. Elle provoque le lait des nourrices.

Elle sert à la reproduction de la plante. Elle ne lève de terre qu'après quarante jours d'ensemençage.

La semence de persil de notre pays est moins estimée que celle de Macédoine ; cependant elle entre dans plusieurs compositions de pharmacie. *Voyez* Persil.

SEMENCE DE PERSIL DE MACEDOINE. La semence de persil de Macédoine est plus menue, plus oblongue, plus pointue et plus aromatique que celle du persil de notre pays. Sa saveur est âcre, brûlante, et approche de celle du cumin.

Elle est apéritive et carminative. On en fait usage dans les maladies syphillitiques.

Elle entre dans la composition du mithridat, de la thériaque et des trochisques de myrrhe.

SEMENCE DE PETIT HOUX. Les semences du petit houx sont au nombre de trois, renfermées dans un fruit à baie, d'une plante de la dioécie syngénésie de *Linneus*, et de la première classe de *Tournefort*.

Cette plante est connue sous le nom de *houx frélon*.

Ces semences sont dures comme de la corne. On les estime apéritives et propres pour la colique néphrétique. Elles entrent dans la composition de l'électuaire béni-laxatif.

SEMENCE DE PIVOINE. On distingue deux sortes de semences de pivoine, lesquelles appartiennent à deux plantes du même nom, mais différentes entre elles, et qui appartiennent toutes deux à la polyandrie digynie de *Linneus*, et à la sixième classe de *Tournefort*.

L'une des deux sortes de semences est grosse, presque ronde, rouge au commencement, puis d'un bleu obscur, enfin noire en dehors, et blanche en dedans. On fait, avec cette semence, des colliers pour faciliter la dentition des enfans. Cette propriété est très-précaire.

La seconde sorte de semence est oblongue, lisse, luisante, et est employée en médecine. On l'estime antispasmodique, et propre contre les convulsions des enfans. Elle entre dans la composition de la poudre de guttète, de la poudre antispasmodique, du sirop de stoechas. *Voyez*, en outre, Pivoine.

SEMENCE DE POURPIER. Petite semence très-menue, noirâtre, que l'on trouve renfermée dans le petit fruit du pourpier. Plante de la dodécandrie monogynie de *Linneus*, et des rosacées de *Tournefort*.

Cette semence sert à la reproduction de l'espèce. Elle est rafraîchissante, et fait partie des quatre semences froides mineures.

La semence de pourpier entre dans la composition du *requies nicolai*, et de la confection hamec.

Nota. Les trois autres semences froides mineures sont celles de laitue, d'endive et de chicorée. *Voyez* Chacune de ces plantes séparément.

SEMENCE DE PSILLIUM. Les semences de psillium appartiennent à la plante de ce nom, qui est de la tétrandrie monogynie de *Linneus*, et des infundibuliformes de *Tournefort*.

Ces semences sont menues, oblongues, noirâtres, lisses, douces au toucher, et ressemblent à des puces.

Elles sont mucilagineuses. On s'en sert dans le crachement de sang, dans le rhume, dans l'enrouement, dans les maladies des yeux.

On en fait un extrait ; et elles entrent dans la composition de l'électuaire de psillium, et du *requies nicolai*.

SEMENCE DE ROQUETTE. La semence de roquette appartient à une plante de ce nom, de la tétradynamie siliqueuse de *Linneus*, et de la classe des crucifères de *Tournefort*.

Cette semence est petite, presque ronde, jaune, d'une saveur âcre, brûlante. Elle est antiscorbutique. Elle entre dans la composition du vin antiscorbutique.

SEMENCE DE SAXIFRAGE. Nom vulgairement donné aux tubercules de la racine de saxifrage. C'est sous ce nom que les dispensaires désignent la racine de saxifrage, dont on fait usage en pharmacie et en médecine. *Voyez* Saxifrage.

SEMENCE DE SEMEN CONTRA. C'est la semence d'une plante de la syngénésie polygamie superflue de *Linneus*, laquelle est généralement connue sous le nom de *semen contra*. *Voyez* Semen contra.

SEMENCE DE SENNEVÉ. La semence de sennevé est la même que la semence de moutarde. *Voyez* Semence de moutarde. *Voyez* aussi Moutarde.

SEMENCE DE SÉSAME. Semence d'une plante de ce nom. *Voyez* Sésame.

On en tire une huile par expression, laquelle est résolutive et émolliente, appliquée extérieurement.

SEMENCE DE VIOLETTES. C'est la semence du violier, plante que l'on cultive dans les jardins, et qui appartient à la syngénésie monogynie de *Linneus*, et à la onzième classe de *Tournefort*.

Cette semence est presque ronde, plus menue que la coriandre, plus grosse que le millet, et de couleur blanchâtre.

Elle est diurétique, un peu purgative. Elle entre dans la composition du catholicon double, du diaphoénic, et de la confection hamec.

SEMENCINE. Nom que l'on donne à la semence de barbotine. Plante de la syngénésie polygamie égale de *Linneus*. *Voyez* Semen contra.

SEMI-PRISMÉ. Terme de cristallographie. M. *Haüy* donne ce nom à un cristal qui n'a qu'une moitié du nombre d'arêtes situées autour de la base commune, qui soit interceptée par des pans ; tel est le sulfate de plomb semi-prismé.

SEMOULE. Pâte de fine farine réduite en petits grains par le vermicellier.

On prépare la semoule en France, actuellement, aussi bien qu'en Italie.

La semoule est un aliment qui convient aux estomacs délicats. On la mange cuite dans du bouillon ou dans du lait.

SENÉ ou FEUILLES ORIENTALES. *Cassia senna. Senna. Folium orientale.* Le séné est la feuille d'un arbuste de la décandrie monogynie de *Linneus*, et de la vingt-unième classe (fleurs en roses) de *Tournefort.*

On en distingue de trois sortes dans le commerce, lesquelles diffèrent entre elles quant à la configuration des feuilles, et quant aux propriétés médicinales.

La première sorte, qui est la meilleure qualité, est appelée *séné de Seyde*, parce qu'il a été cultivé à Seyde dans le Levant, ou *séné de la palte*, parce qu'il paye au grand-seigneur, en passant par ses états, un droit que l'on nomme *palte.* On le reconnoît par ses feuilles qui sont épaisses, faites en forme de lance, terminées par une pointe un peu arrondie; sa couleur est d'un vert jaunâtre, son odeur est vireuse et nauséabonde; et il donne une teinture assez forte à l'eau. On doit le choisir en feuilles, les plus entières possibles, et mêlées de moins de pétioles ou bûchettes possible.

Pour en faire usage, il faut d'abord le grabeler en le criblant; les feuilles menues qui passent à travers le crible, prennent le nom de *grabeau de séné* : on met à part ce grabeau, pour le service des animaux. Quant au séné resté dans le crible, on le monde de ses bûchettes, et il prend le nom de *séné mondé.*

La seconde sorte de séné est celui d'Alexandrie ou de Tripoli, que *Linneus* a nommé *senna Alexandrina*, *sive foliis acutis.* Ses feuilles sont longues, étroites, pointues, minces, et ont très-peu d'odeur : elles donnent une foible teinture à l'eau, et sont beaucoup moins purgatives. Les pharmaciens évitent d'en faire usage.

La troisième sorte porte le nom de *séné moca* ou *de la pique*, à cause de la forme de ses feuilles qui ressemblent à un fer de lance. Elles sont une fois plus longues que celles du véritable séné du Levant ou de la palte. On nomme cette sorte, *séné moca*, parce qu'on nous l'apporte de Moca. C'est le séné de la qualité la plus inférieure; et il est totalement rejetté des pharmaciens.

Ces deux dernières sortes de séné sont réservées pour la médecine vétérinaire.

Le séné du Levant ou de la palte, est employé en médecine. On le fait infuser à froid dans l'eau, ou à l'eau bouillante, lorsqu'on se propose de n'en obtenir que l'extractif proprement dit. Si on se permet de le faire bouillir dans l'eau, on ne doit maintenir l'ébullition que le plus court instant possible, parce que l'ébullition prolongée développe un principe mucilagineux qui l'éloigne de sa propriété purgative, et rend la décoction nauséabonde et d'une saveur désagréable.

On parvient à corriger l'odeur et la saveur vireuse du séné, en procédant à son infusion avec un poids égal de feuilles de scrophulaire sèches, majeures.

La dose du séné, pour une médecine, est depuis un gros jusqu'à quatre (4 grammes jusqu'à 16). On en fait des boissons purgatives ou tisanes dites *royales*. On se sert de son infusion, extérieurement, pour les maladies herpétiques.

On prépare, avec le séné, une poudre, un extrait mou, un extrait sec, un sirop contre les vers; et on le fait entrer dans la composition de plusieurs sirops, électuaires, et poudres composées.

Il est plusieurs autres espèces de séné, tels sont, entre autres, le séné d'Italie, *senna Italica*, dont la feuille est obtuse; le séné du pays, ou faux séné, dont on ne fait point ou presque point d'usage.

Le fruit du séné est connu sous le nom de *follicules*. *Voyez* Follicules.

Senna quasi sana, parce que le séné est propre à donner la santé.

SENEÇON. *Senecio*. (*Pl.* XV, *fig.* 89.) Plante annuelle qui n'a pas d'odeur remarquable, et qui croît partout dans les champs. Sa racine est petite, fibrée et blanchâtre; elle pousse une ou plusieurs tiges hautes de huit pouces (32 grammes) environ, rondes, canelées, creuses, rameuses, un peu velues, revêtues de feuilles oblongues, dentelées, alternes, et d'un vert obscur: aux sommités naissent des fleurs en bouquets, à fleurons jaunes, disposés en étoiles: à ces fleurs, qui durent peu, succèdent plusieurs grains ovales, couronnés de longues aigrettes, et forment toutes ensemble une tête blanche. Cette plante fleurit dans toutes les saisons. Elle a un goût d'herbe légèrement acide.

Elle est estimée émolliente, adoucissante et résolutive. Elle convient dans les vomissemens et crachemens de sang. Son usage, en décoction, sert dans les lavemens émolliens, les cataplasmes, et pour amener les tumeurs à suppuration; contre la goutte, les hémorrhoïdes, et pour dissiper le lait grumelé dans les mamelles.

Les Anglois s'en servent pour les chevaux attaqués des vers.

SENSITIVE, ou HERBE MIMEUSE. *Mimosa aculeata foliis. Sub digitatis pinnatis, caule hispido.* Plante de la polygamie monoécie de *Linneus*.

Cette plante pousse plusieurs tiges ou rameaux, la plupart rampans et inclinés vers terre, chargés de feuilles longuettes, polies, étroites comme celles des lentilles, rangées en ordre de côté et d'autre, ou par paires sur une côte, se rapprochant l'une de l'autre quand on les touche. Il sort, des aisselles des feuilles, des pédicules qui soutiennent chacun un bouquet de fleurs faites en godet, incarnates, agréables à la vue, lesquelles renferment une touffe d'étamines et un pistil. Son fruit est une silique composée de deux panneaux qui renferment ordinairement des semences oblongues et plate. Sa racine est petite.

Cette plante croît dans le Brésil. On la cultive dans les pays chauds, et dans les jardins, par curiosité, à cause de sa contractilité, qui est telle que le moindre attouchement resserre ses feuilles, et les fait paroître comme fanées. La nuit opère le même effet; mais dès que le soleil reparoît, elles reprennent leur beauté et leur verdeur.

On prétend que les feuilles de la sensitive, étant mâchées, excitent l'expectoration, modèrent la toux; et qu'appliquées extérieurement, elles consolident les plaies.

SERMONTAINE. On donne ce nom à la plante connue sous celui de seseli de montagne ou livêche. *Voyez* Livèche.

SERINGAT. *Seringa. Philadelphus coronarius.* (*Pl.* IX, *fig.* 54.) Arbrisseau dont il y a plusieurs espèces. La plus ordinaire est celle connue sous le nom de *seringat des jardiniers*. Il y en a à fleurs blanches simples et à fleurs doubles, dont l'odeur approche de celle de la fleur d'orange.

La fleur du seringat paroît en mai et juin. Elle est d'une seule pièce, et divisée en quatre parties. Elle naît disposée en bouquets au sommet des branches. Aux fleurs succède une capsule ronde, divisée en quatre loges qui contiennent des semences menues et longuettes. Les fruits sont d'abord verdâtres, puis noirâtres dans leur maturité.

Les feuilles du seringat sont simples, ovales, assez grandes, veinées, dentelées par les bords, et opposées sur les branches. Etant écrasées, elles ont une odeur du concombre.

Cet arbrisseau n'est point délicat, et s'accommode assez de toutes sortes de terrains. On tire de sa fleur une eau odorante très-agréable.

SERPENS. Les serpens sont des animaux apodes, c'est-à-dire, sans pieds : ils forment le quatrième ordre des reptiles des naturalistes modernes, et cet ordre est désigné sous le nom de *reptiles ophidiens*. *Voyez* Reptiles.

Mais pour donner une idée plus étendue des animaux qui

sont compris dans cet ordre, nous pensons qu'il convient de les faire connoître par les caractères qui leur sont propres.

Les serpens sont des animaux ovipares qui engendrent d'œufs; ou par incubation, ou par insolation : ils n'ont qu'un ventricule au cœur, le sang presque froid, par la raison que leur inspiration et expiration ne se fait que par longs intervalles; ils sont sans mamelles comme tous les ovipares, et ils sont couverts d'écailles.

Le corps des serpens est cylindrique, et s'attache immédiatement à la tête, c'est-à-dire, qu'ils n'ont ni cou ni épaules.

La disposition, la forme et le nombre des écailles servent à différencier les espèces. Les écailles qui les recouvrent sont de trois espèces. Elles sont rhomboïdales et placées à recouvrement à la manière des tuiles; *Linneus* les appelle *squamma* : ou bien elles ont une forme carrée, alongée, et sont placées les unes contre les autres sans recouvrement; et elles prennent le nom de *scuta*, plaque; on ne les rencontre que sous le corps des serpens; lorsqu'elles sont petites, elles prennent le nom de *scutella*, petite plaque : ou enfin elles forment des anneaux qui ceignent le corps des serpens, comme on le remarque dans les amphisbènes, dont les deux extrémités sont d'une égale grosseur, ce qui a fait croire que ces sortes de serpens avoient deux têtes.

Les os des serpens sont moins solides que ceux des autres reptiles; leurs écailles leur procurent un point d'appui sur le terrain qu'ils parcourent : ils s'appuient d'abord sur le devant, en relevant le milieu et en rapprochant les parties postérieures de leur corps. Ils se dressent sur leur queue, et s'écartent à quelque distance pour saisir leur proie.

Les serpens changent de peau au moins une fois par an, et cette peau qu'ils abandonnent se nomme *mue*.

On connoît plus de cent-soixante espèces de serpens; mais les plus gros et les plus dangereux n'habitent que les pays très-chauds. Nous ne connoissons en France de serpens venimeux, que la vipère dont nous ferons l'histoire en particulier, comme étant employée en médecine. *Linneus* assure que sur cent-trente-une espèces de serpens qu'il a indiquées, il n'y en a que vingt-trois dont la morsure soit venimeuse.

Les deux mâchoires des serpens sont mobiles, et leur estomac est susceptible d'une grande dilatation, en sorte qu'ils peuvent avaler des animaux beaucoup plus gros qu'eux en apparence. Quelquefois il arrive que l'animal dont ils font leur proie ne peut pas entrer entièrement dans leur estomac, mais alors ils attendent patiemment que la partie avalée soit digérée, pour engloutir le reste. La langue des serpens est fendue, et non en fer de flèche comme les peintres la représentent. Leurs dents sont nombreuses; leur cri est un sifflement; leur couleur est extrêmement variée; leur vie est très-tenace. Ils peuvent se passer long-tems de nourriture, par la raison que la peau qui les recouvre est d'un tissu très-serré, et qu'ils perdent peu de leur substance par la transpiration.

Laurenti s'est beaucoup occupé de la classification des serpens. *Daubenton* a suivi par préférence la méthode de *Linneus*. Il divise les serpens en six genres. Le premier comprend les serpens à sonnettes, c'est-à-dire, qui ont au bout de la queue des anneaux mobiles et sonores: le second genre comprend les serpens qui ont des plaques sous le ventre et sous la queue, sans sonnettes: le troisième genre comprend les serpens qui ont de grandes plaques sous le corps, et des petites plaques sous la queue: le quatrième genre comprend les serpens qui ont des écailles sous le corps et sous la queue: le cinquième genre comprend les serpens qui ont des anneaux sur le corps et sous la queue: le sixième genre enfin, comprend les serpens qui ont la peau des côtés nue et plissée.

M. *Lacépède* a publié une méthode pour distinguer les serpens, qui justifie la célébrité de son auteur.

SERPENTAIRE. *Dracunculus polyphyllus. Dracontium polyphyllum. Serpentaria dracunculus.* (*Pl.* XVI, *fig.* 95.) Plante de la gynandrie polyandrie de *Linneus*, et de la troisième classe (personnées) de *Tournefort*.

Cette plante pousse une seule tige qui s'élève à la hauteur de trois pieds (1 mètre); elle est plus grosse que le pouce, droite, couverte d'une écorce marbrée ou tachetée qui figure la peau d'un serpent: ses feuilles sont découpées profondément en six ou sept pièces longues et étroites comme le doigt, unies, charnues, luisantes et de la même couleur que celles du pied de veau, attachées à de longs pétioles fongueux: sa fleur est monopétale, figurée en masse, de couleur herbeuse en dehors, purpurine en dedans, et de mauvaise odeur; il s'élève du fond de cette fleur un pédicule ou pistil sur lequel sont attachées plusieurs étamines; ses fruits sont des petites bayes qui rougissent en mûrissant, et chacune d'elles renferme une ou deux semences: sa racine est grosse, charnue, tubéreuse, de couleur jaunâtre en dehors, blanche en dedans, d'une saveur âcre, brûlante, recélant une fécule amilacée. Cette plante, originaire de la Sibérie, croît dans les pays chauds.

La racine est purgative hydragogue: on la prend en poudre à la dose d'un demi-gros (2 grammes) jusqu'à deux gros (8 grammes). Elle entre dans la composition de l'emplâtre diabotanum.

Les feuilles sont vulnéraires et stimulantes : on s'en sert en infusion.

Polyphyllus, beaucoup de feuilles.

SERPENTAIRE DE VIRGINIE, ou VIPÉRINE DE VIRGINIE. *Viperina radix. Aristolochia serpentaria. Contrayerva virginiana. Aristolochia pistolochia.* Racine d'une plante, espèce d'aristolche, qui croît dans la Virginie, et qui appartient à la gynandrie hexandrie de *Linneus*.

Cette racine nous est apportée sèche de la Virginie : elle est grise, filamenteuse, fort odorante et aromatique. La plante qui produit cette racine est une espèce de petit asarum dont les feuilles ont la figure de celles du cyclamen.

Les propriétés de cette racine résident dans son principe odorant, qui approche de l'odeur de la valériane. Sa saveur est aromatique, amère, âcre, piquante. Elle est stimulante et cardiaque. On en fait usage dans les fièvres intermittentes, dans le sphacèle, les pâles couleurs, la morsure des serpens. On l'emploie en gargarisme, dans l'esquinancie par relâchement.

La serpentaire de Virginie entre dans la composition de l'alcool thériacal, général, de l'orviétan sublime : on en prépare un extrait.

SERPENTINE. Minéral ainsi nommé à cause de sa marbrure analogue à celle de la peau d'un serpent. C'est un mélange de quartz, de talc, d'argile, de magnésie, de chaux, et d'oxide de fer. Sa pesanteur spécifique est 2,26 à 3. Sa poussière est grise, et douce au toucher.

M. *Chenevix* a fait l'analyse de cette pierre, et y a trouvé :

Silice	28,0
Alumine	22,0
Magnésie	34,5
Chaux	00,5
Oxide de fer	04,5
Eau dissipée au feu	10,5
	1000

On fait avec la serpentine, des vases, des mortiers.

SERPOLET. *Serpillum. Thymus serpillum.* Plante de la didynamie gymnospermie de *Linneus*, et de la quatrième classe (labiées) de *Tournefort*.

Cette plante pousse plusieurs tiges carrées, dures, ligneuses, rougeâtres, basses, un peu velues. Quelques-unes de ces tiges s'élèvent droites, d'autres s'étendent sur la surface de la terre. Ses feuilles sont petites, vertes, un peu plus-larges que celles du thym : ses fleurs naissent aux sommets des tiges ; elles sont petites, de couleur purpurine ou blanche, disposées en manière de tête ; leur forme est labiée ; elles sont soutenues par un calice infundibuliforme : ses semences sont presque rondes, au nombre de quatre, renfermées dans une capsule qui a servi de calice à la fleur : ses racines sont menues et fibreuses.

Cette plante croît dans les lieux secs, rudes, et pierreux : on la cultive aussi dans les jardins. Elle est stimulante, nervale, stomachique, résolutive. On en fait usage dans la céphalalgie qui tient de l'ivresse : on en fait des bains pour les relâchemens de matrice.

On en prépare en pharmacie une eau distillée aromatique, une huile volatile. Les feuilles entrent dans la composition de l'alcool général, dans celle de l'huile de petits chiens.

SERRES D'ÉCREVISSES. Ce sont les pattes noires d'écrevisses de mer ou homards.

Les serres d'écrevisses sont inégales, fourchues, disposées en manière de tenailles, et proportionnées à la grandeur de l'animal.

On les réduit en poudre, et on les estime apéritives et propres pour la pierre et le gravier. On en fait une poudre. Mais on peut se permettre de douter de la vérité de cette propriété qu'on lui attribue.

On brûle les serres d'écrevisses à l'air libre, et il en résulte une cendre qui n'est qu'une espèce de carbonate calcaire.

SERSIFI. Plante de la syngénésie polygamie égale de *Linneus*, et de la treizième classe (semi-flosculeuses) de *Tournefort*. *Voyez* Cersifi.

SESAM ou JUGOLINE. *Sesamum*, *sempsem*. *Digitalis orientalis*. Plante de la didynamie angiospermie de *Linneus*. C'est une espèce de digitale qui pousse une tige fongueuse, haute d'un pied et demi (487 millimètres), droite, ferme, plus grosse et plus branchue que celle du millet : ses feuilles sont oblongues, pointues, charnues, d'un vert rougeâtre, les unes dentelées, les autres entières : ses fleurs sortent des aisselles des feuilles ; elles sont grandes, oblongues, évasées par le haut, ressemblant en quelque sorte à un dé à coudre, de couleur blanchâtre ou purpurine : ses fruits sont des coques anguleuses, jaunes, divisées en deux loges remplies de semences oblongues ou ovales, blanches, émulsives, un peu nourrissantes. On en tire, par expression, une huile bonne à manger et à brûler.

Cette plante naît en Syrie, en Candie, à Alexandrie, aux Indes.

Les Egyptiens se servent des feuilles en décoction pour ramollir les tumeurs squirreuses, et en lavemens pour la colique.

On nous apporte la semence en France, où elle est employée pour appaiser les douleurs, les ardeurs de Vénus.

SESAMOIDES. *Sesamoides, fructu stellato. Reseda linariæ foliis.* Plante, espèce de réséda, de la dodécandrie trigynie de *Linneus.*

Cette plante croît aux Pyrénées : sa tige est ronde, haute d'un pied (325 millimètres), divisée en rameaux : ses feuilles sont étroites, longues comme celles de la linaire : ses fleurs sont petites, mousseuses, frangées, pâles ou jaunâtres : ses fruits sont formés en étoiles, et remplis de semences menues : sa racine est un peu longue, blanche.

Cette plante, inusitée en médecine, est estimée détersive, résolutive. On la cultive dans les jardins, comme plante d'agrément.

SESELI DE MARSEILLE. Plante de la pentandrie digynie de *Linneus*, et de la septième classe (ombellifères) de *Tournefort. Voyez* Fenouil tortu.

SESELI DE MONTAGNE. On donne ce nom à la plante et à la semence de la plante que l'on nomme livêche ou ache de montagne. *Voyez* Livêche, et Semence de livêche.

SEVE. La séve est un fluide aqueux chargé de plus ou moins de principe immédiat du végétal auquel elle appartient.

Il y a loin de la séve au suc propre des végétaux. La première est constamment le produit de l'aspiration de l'eau opérée par les organes suçoirs de la racine, et qui peut tenir en dissolution quelques-uns des principes qui étoient en dépôt dans le corps moyen de la racine.

La séve n'est point un fluide identique dans tous les végétaux ; elle ne peut donc pas être regardée comme un principe général, unique. L'analyse de plusieurs séves, faite par des chimistes célèbres, démontre évidemment que chaque végétal a sa séve qui lui est propre. En consignant le mot *séve* dans ce dictionnaire, j'ai eu pour but de prévenir les étudians en histoire naturelle comme en chimie, de ne pas confondre le suc propre des végétaux qui exsude par une simple incision (tel est le suc d'érable, entre autres, qui est un suc parfaitement élaboré par l'acte consommé de la végétation), avec la séve des végétaux, qui n'est qu'un suc du premier acte de la végétation.

SEVE DE BOULEAU. Si l'on fait une incision aux jeunes

branches du bouleau, ou même si on les coupe, il en sort une liqueur claire, limpide, sans saveur sensible, que l'on estime apéritive.

Cette liqueur destinée à se convertir en suc propre, n'est pas encore un principe immédiat élaboré par la nature.

SEVE DE VIGNE. Lorsque l'on coupe au printems les sommités de la vigne dont l'acte de la végétation commence à se renouveler avec la saison, il en exsude une liqueur limpide incolore à laquelle on donne le nom de *sève*. On lui attribue une propriété apéritive et détersive : on la recommande pour éclaircir la vue ; mais on peut présumer qu'elle ne produit que des effets pareils à ceux que produiroit de l'eau très-pure employée de la même manière.

SEX-DECIMAL. Terme de cristallographie. On nomme ainsi un cristal lorsque les faces qui appartiennent au prisme ou à la partie moyenne, et celles qui appartiennent aux deux sommets, sont les unes au nombre de six et les autres au nombre de dix, ou réciproquement. Tel est le feld-spath sex-décimal. On dit dans le même sens, *octo-décimal*, *sex-duodécimal*, *octo-duodécimal*, *deci-duodécimal*, conformément au nombre de faces du prisme.

SEX-RADIÉE. Nom particulier donné à la staurotide composée de trois prismes qui se croisent de manière à représenter les six rayons d'un hexagone régulier. (*Haüy*.)

SILEX, PIERRE A FUSIL, PYROMAQUE. *Silex*. Le silex, vulgairement appelé pierre à fusil, est nommé, par les minéralogistes modernes, *pyromaque*.

La principale propriété de cette pierre est de faire feu avec l'acier. Sa dureté est supérieure à celle du jaspe, et inférieure à celle des agates et des calcédoines.

Cette espèce jouit d'une demi-transparence : c'est la plus fragile des espèces de ce genre. Sa formation est due à l'eau ; elle est composée de

Silice	97
Alumine et oxide de fer.	1
Eau.	2
	100

On la taille pour en faire des pierres à fusil.

Si on la laisse exposée aux intempéries de l'air, cette pierre perd de son poids, et n'est plus susceptible d'être taillée.

SILICE. La silice est une terre aride *sui generis*, rude au toucher, sans saveur ni odeur, d'une pesanteur spécifique de

2 $\frac{1}{10}$ à 2 $\frac{7}{10}$; elle est infusible au feu sans addition; fusible avec la potasse, la soude, le borax; insoluble dans l'eau par les moyens chimiques.

Cette terre s'unit aux acides fluorique, boracique, phosphorique, et non avec les autres acides.

La silice ne se rencontre pas pure dans la nature; elle est la base des pierres siliceuses, quartzeuses, des cristaux de roche; elle fait la base du verre, du cristal blanc. On ne l'obtient pure qu'à l'aide d'une opération chimique. On la retire du cristal de roche.

SIMOURABA. Ecorce de la racine de l'arbre de ce nom, lequel croît dans les Indes occidentales. *Voyez* Ecorce de simarouba.

SIMILOR. Alliage du cuivre et du zinc opéré immédiatement dans des proportions convenables, par la fusion.

On lui a donné le nom de *similor*, parce qu'il imite l'or par sa couleur. *Voyez* Métal du prince Robert, pour plus ample détail.

On en fait des boîtes et des ouvrages de bijouterie.

SINGE. Le singe est un animal mammifère quadrumane, que les naturalistes modernes ont placé dans le second rang, immédiatement après l'homme, qui occupe le premier rang parmi les animaux.

On donne le nom de *quadrumane* aux mammifères qui ont le pouce écarté à chaque extrémité, ce qui les fait paroître avoir quatre mains. Les animaux de cet ordre ressemblent beaucoup à l'homme par la conformation intérieure.

On compte plus de quarante espèces de singes originaires des autres continens, à l'exception d'une seule qu'on trouve en Espagne.

Les singes sont originaires des pays chauds, et frugivores. On les distingue en *singes sans queue* et *singes à queue*.

Les premiers ont beaucoup de ressemblance avec l'homme. On remarque dans ce genre, l'*orang-outan*, le *gibbon*. Celui-ci est remarquable par l'excessive longueur de ses bras.

Les singes à queue se divisent en singes *à queue longue*, et singes *à queue courte*.

Les premiers se nomment *babouins*. On y distingue le *papion*, aux fesses d'un rouge de sang; le *mandrill*, dont le nez rouge est marqué de raies bleues; l'*ouandrou*, à la longue crinière; le *cynocéphale*, au museau de chien; le *malbrouck*, à la queue floconnée; l'*aigrette*, le *bonnet chinois*, la *palatine*.

Quelques singes ont des saccoches, appelées *abajoues* ou *salles*, dans l'intérieur de la bouche. Ils y gardent leurs provisions. D'autres n'en ont pas.

Quelques-uns ont la *queue prenante* comme le *coaita*, l'*alouate* ou *singe hurleur*. Ils s'accrochent et se balancent aux branches d'arbres au moyen de cette queue.

On distingue parmi les singes à queue non prenante, qui n'ont pas de poches dans la mâchoire, et qu'on appelle *sagouins*, le *ouistiti*, le *mico* et le *tamarin*.

SINOPLE. Variété du quartz. On a rangé le sinople parmi les jaspes. M. *Dolomieu* l'a regardé comme un quartz hématoïde. Il contient différentes substances métalliques, quelquefois de l'or. M. *Haüy* l'appelle *quartz-hyalin massif*.

SINTER. Nom que l'on a fait synonyme d'incrustation. *Voyez* Incrustation.

SMALT. Le smalt est l'oxide bleu de cobalt amené à l'état de vitrification. *Voyez* Azur.

SMARAGDITE. On a donné au diallage, substance minérale, le nom de *smaragdite*, parce qu'elle a l'apparence de l'éméraude. *Voyez* Diallage.

SMECTITE. Minéral, espèce de pierre talqueuse, brillante, compacte, douce au toucher, qui mousse dans l'eau comme le savon. Il est quelques particuliers qui s'en servent pour blanchir le linge, au lieu de savon.

SOIE DE VER A SOIE, ou DE LA PHALÈNE DU MURIER. *Sericum crudum*. La soie est une matière filamenteuse qui paroît être formée d'une substance gommeuse, desséchée et unie intimement à une huile particulière, qui a tous les caractères des huiles animales, et qui lui donnent la souplesse et en même tems l'extensibilité qui la rend propre à être filée, en conservant une tenacité de partie assez forte.

Le ver à soie, ainsi nommé parce que la phalène, sous l'état de larve, a effectivement l'apparence d'un ver, est originaire des Indes orientales. Ce fut dans l'île de Cos que *Pamphila*, fille de Platis, trouva le moyen de mettre en œuvre la soie que file cet insecte.

Cette découverte, quoique connue des Romains, demeura ensevelie dans l'oubli pendant plusieurs siècles. Ce ne fut qu'en 555 de l'ère chrétienne, que deux moines, qui venoient des Indes, apportèrent, à Constantinople, des milliers de vers à soie sous l'état d'œufs, avec l'instruction pour les faire éclore, élever et nourrir les larves, en recueillir la soie, la filer et la mettre en œuvre. Il s'établit des manufactures à Athènes, à Thèbes et à Corinthe. Roger, roi de Sicile, en établit une à Palerme, en

1130, et insensiblement les étoffes de soie devinrent communes en France comme en Italie.

L'éducation des vers à soie est devenue un objet de spéculation pour le commerçant, d'observation et d'amusement pour le naturaliste.

Dans les pays chauds, sous les cieux heureux qui ne sont point sujets à l'inconstance de température, à Tunquin, on élève les vers à soie sur les mûriers; la larve file la soie sur les branchages de l'arbre, et c'est un spectacle charmant que de voir une infinité de coques jaunes disséminées et posées sur un fond de verdure.

Dans le Piémont, la Sicile, l'Espagne, l'Italie, dans les départemens du Midi de la France, et même dans quelques départemens du Nord, on élève les vers à soie dans des chambres dont on maintient la température à 15 ou 20 degrés. Les œufs éclosent d'eux-mêmes à cette température. Dès qu'ils sont éclos, on les place sur des claies dressées sur des colonnes, et garnies de feuilles de mûrier. On renouvelle ces feuilles plusieurs fois par jour, selon leur consommation. Chaque millier de vers ou larves consomment cinquante livres (25 kilogrammes) pesant de feuilles, depuis leur naissance jusqu'à leur dernier état d'accroissement. Pour les changer de feuilles, on les couvre d'un filet, sur lequel on pose les nouvelles feuilles : les vers passent à travers les mailles du filet : on soulève celui-ci, et on nettoye les claies des ordures et du squelette des feuilles dont elles étoient chargées.

Le ver à soie change quatre fois de peau avant de passer à l'état de chrysalide. Cette mue répétée ne se fait que laborieusement, et souvent il arrive que plusieurs périssent pendant ce changement pénible.

Arrive enfin l'instant où le ver va filer sa soie. On les voit s'agiter; on aperçoit un filament soyeux qu'ils soulèvent à l'extrémité de leurs têtes; alors on les place sur des niches de bruyères, où chacun choisit sa place; il y forme une tente à réseau; c'est la matière connue sous le nom de *fleuret* ou *filoselle;* ensuite il se replie sur lui-même, et construit avec un art étonnant, le cocon qui lui sert d'habitation sous son second état, qui est celui de *chrysalide.* Tous les fils de soie qui couvrent ce cocon, sont couchés en zig-zag : il en applique ainsi six couches, les unes sur les autres. Ces fils déployés peuvent avoir de sept à neuf cents pieds (227 à 297 mètres) de longueur. Ce travail est l'ouvrage de deux à trois jours : les vers, plus vigoureux et plus adroits, n'y emploient que quelques heures.

Les chrysalides sont dix-huit à vingt jours sans donner signe de vie ; au bout de ce tems, elles se transforment en papillon ou insecte parfait.

Les cocons des mâles sont allongés, ceux des femelles sont arrondis. On choisit les cocons les plus beaux, les plus fermes, pour la reproduction de l'espèce. Les papillons éclos, on les place dans des boîtes sur une étoffe de laine appellée *étamine* : c'est là que les femelles fécondées déposent leurs œufs. On place ces œufs dans une température inférieure à six degrés, pour attendre le moment favorable pour les faire éclore.

La soie en cocon est blanche ou jaune. La dernière est la plus estimée. On la dévide, et on en fait des pelotes. On la blanchit par l'opération du décreusement, laquelle consiste à plonger la soie dans un bain d'acide muriatique oxigéné étendu d'eau, rendu plus fixe par un peu de potasse. On présente la soie à l'air, et on la plonge alternativement dans le bain à plusieurs reprises ; ensuite on la fait sécher au grand air, suspendue sur des perches. La soie devient d'un blanc très-beau, bien lustré.

Un fil de soie, tel qu'il est dévidé du cocon, peut soutenir un poids de cent quatre-vingts grains (10 grammes), sans se rompre.

La soie est assez connue par ses usages. On prépare avec la soie une huile médiate, un carbonate d'ammoniaque huileux.

On se sert du cocon dévidé pour faire des fleurs artificielles.

SOIE DE PINNE MARINE. Filament soyeux, de couleur brune, que porte un ver mollusque testacé, que l'on pêche sur les côtes d'Italie et sur celles de Provence.

On peigne cette soie, on la file, et on en prépare des ouvrages que l'on pourroit trouver très précieux, si la soie de la phalène étoit plus rare.

SOLDANELLE. Plante, espèce de convolvulus de la pentandrie monogynie de *Linneus*, et de la première classe de *Tournefort*. *Voyez* Chou marin.

SOLDAT. *Cancellus*. Insecte crustacé pédiocle, du genre des pagures, que l'on trouve dans les îles de l'Amérique. On le nomme *soldat*, parce qu'il se revêt de la coquille d'un testacé, celle qui lui est naturelle étant trop petite pour le couvrir en entier.

Cet animal a la partie inférieure de son corps sans écailles, et pour la couvrir, il vient tous les ans, une fois, au bord de la mer pour y déposer ses œufs, et y choisir une coquille qui lui convienne, en échange de celle dont il s'étoit revêtu l'année précédente, et qui lui est devenu trop étroite. Dès qu'il a trouvé son affaire, il y introduit son derrière, et s'y cache au moindre bruit qu'il entend. S'il se trouve en concurrence avec un autre crustacé, son semblable, qui ait des prétentions à la même coquille, tous deux se battent, et la coquille reste au vainqueur.

Cet animal est long de trois à quatre pouces (81 à 108 millimètres) : il a deux pattes ou serres très-poignantes, dont l'une est menue, et l'autre large d'un pouce (27 millim.), et ronde : elle bouche l'orifice de la coquille, et elle lui sert non-seulement de main, mais même de défense lorsqu'il se sent pris. Outre ces pattes, il a quatre autres pieds menus, assez semblables à ceux d'un crabe, et une queue composée de trois petits ongles ou écailles.

Les sauvages de l'Amérique vont à la poursuite de ce crustacé pour en avoir l'huile. Dès qu'il est pris, il jette un petit cri, et il tâche de s'accrocher à celui qui l'a pris, avec sa patte aiguë ; il le pince avec force, et on le tueroit plutôt, qu'il lâchât prise. *Voyez* Huile de soldat.

SOLEIL, FLEUR AU SOLEIL, ou HERBE AU SOLEIL. *Corona solis. Chrysanthemum Peruvianum. Helianthemum Peruvianum. Flos solis gigantea. Corona regia.* Plante de la syngénésie polygamie superflue de *Linneus*, et de la quatorzième classe (radiées) de *Tournefort.*

On distingue plusieurs espèces de plantes de ce nom. Nous nous contenterons de décrire celle que l'on cultive dans les jardins, à cause de la beauté de sa fleur, et de sa disposition à s'incliner constamment du côté du soleil.

Cette plante, dont la tige s'élève très-haut en fort peu de tems, principalement en Espagne, où on en a vu s'élever à la hauteur de vingt-quatre pieds (7 mètres 794 millim.), ne surpasse pas, en France, la hauteur de cinq à six pieds (1 mètre 624 millim. à environ 2 mètres). Sa tige est unique, grosse, droite, sans rameaux : ses feuilles sont grandes et larges comme celles de la bardane, pointues, crénelées en leurs bords. Elle porte à sa sommité une grande et belle fleur, large, ample, radiée, jaune, de forme orbiculaire, représentant une couronne formée par des demi-fleurons qui entourent un grand amas de fleurons. Cette fleur étant pesante, et ayant beaucoup d'attraction pour la lumière, semble mobile sur sa tige, et est toujours inclinée du côté du soleil. Il lui succède un grand nombre de semences oblongues, plus grandes que celles du melon, garnies, dans le haut, chacune de deux feuilles bractées, et enchâssées dans une autre pliée en gouttière.

Cette plante, que l'on estime vulnéraire, est peu usitée en médecine. Elle fait l'ornement des jardins.

Corona solis, parce que la fleur a la forme d'une couronne.

SOMMITE. La sommite est une pierre qu'on trouve au sommet des volcans, comme l'exprime son nom. M. *Lamétherie* en a donné la description dans sa théorie de la terre. M. *Vauquelin* en a fait l'analyse, et a reconnu qu'elle étoit composée de

Silice	46
Alumine	49
Chaux	2
Oxide de fer	1
Perte	2
	100

M. *Haüy* a nommé cette pierre *népheline.*

SON. *Furfur.* Le son est la partie corticale du blé ou froment qui a été réduit en farine. Il reste dans le blutoir où l'on tamise la farine destinée à faire du pain.

Le son sert à la nourriture des animaux de basse-cour. Il est détersif et adoucissant. On en fait des boisson pour les maladies de poitrine, pour la toux âcre; on en fait des lavemens rafraichissans, des cataplasmes émolliens; on en prépare des bains adoucissans.

SORBIER. (*Pl.* X, *fig.* 55.) Arbre grand et rameux, dont le tronc est droit et couvert d'une écorce rude.

Cet arbre appartient à l'icosandrie trigynie de *Linneus*, et à la vingt-unième classe (fleurs en roses) de *Tournefort.*

C'est le même arbre que le cormier. Son fruit se nomme *sorbe* ou *corme. Voyez* Corme et Cormier.

SORI. Le sori est du sulfate de fer privé de son eau de cristallisation, soit par son efflorescence à l'air libre, soit par une première calcination naturelle ou artificielle. Il est de couleur blanche, tirant sur le gris. Le fer, dans cet état, est dans un premier degré d'oxidation mêlé avec du sulfate de fer.

Il est astringent: il peut servir à faire de l'encre.

SOUCHET D'AMÉRIQUE, ou RACINE DE SAINTE HÉLÈNE. *Cyperus miliaceus. Criophorum cyperinum.* Racine d'une plante de la triandrie monogynie de *Linneus*, laquelle croît dans l'Amérique méridionale.

Cette racine est assez longue, grosse comme le pouce, pleine de nœuds, noire en dehors, blanche en dedans, d'une odeur foible, et d'une saveur aromatique. On nous l'apporte sèche du port de Sainte-Hélène, d'où on lui a donné ce nom.

Elle est stomachique et apéritive.

SOUCHET DES INDES, LONG ET ROND. Racine d'une plante qui croît dans les Indes, et qui appartient à la monandrie monogynie de *Linneus*.

Cette racine, dont on distingue deux espèces, une ronde et une longue, est celle d'une espèce de souchet. Elle est connue dans le commerce sous le nom de *concourme*, *cucurma*, et sous celui de *terre-mérite*. *Voyez* Terre-mérite.

SOUCHET ODORANT. *Cyperus odoratus radice longâ. Cyperus odoratus radice rotundâ.* Plante dont il y a plusieurs espèces; mais les deux principales sont le souchet odorant, à racine longue et ronde.

Cette plante appartient à la triandrie monogynie de *Linneus*, et à la quinzième classe de *Tournefort*.

La première espèce pousse beaucoup des feuilles qui tiennent de celles du roseau : elles sont longues, dures, triangulaires, ayant le dos relevé et aigu : sa tige croît à la hauteur de deux pieds (649 millim.); elle est droite, sans nœuds, triangulaire, remplie de moelle blanche; elle porte à sa sommité des feuilles larges, roussâtres, qui soutiennent des fleurs staminées : ses semences ou graines sont de forme triangulaire : sa racine est longue, grosse comme une plume de cygne, nouée, traçante, difficile à rompre, de couleur obscure en dehors, grisâtre en dedans, d'une odeur forte et agréable.

La seconde sorte a les feuilles longues et étroites : ses tiges sont dures, triangulaires : ses fleurs sont staminées, soutenues sur des épis écailleux : ses semences sont dures, noires, triangulaires : sa racine est de la grosseur et de la forme d'une olive, de couleur grise, et d'une odeur foible.

La racine de la première est la plus estimée : elle est diurétique, emménagogue. On s'en sert dans les ulcères de la bouche, de la vessie, de la matrice. On prépare, avec cette racine sèche, une eau distillée. Elle entre dans la composition de l'eau thériacale, impériale, etc. etc.

SOUCHET SULTAN. *Cyperus rotundus angustifolius esculentus. Thrasi.* Plante de la triandrie monogynie de *Linneus*, et de la quinzième classe de *Tournefort*.

Cette plante pousse des feuilles arundinacées, longues, étroites, relevées sur le dos, semblables à celles des autres souchets : ses tiges sont hautes d'environ un pied et demi (488 millim.), triangulaires : ses fleurs sont à la sommité des tiges; ce sont des étamines jaunâtres, ramassées en manière de tête, entourées d'une zone imbriquée, figurée en étoile : sa semence est triangulaire : ses racines sont des fibres menues, auxquelles adhèrent des tubercules charnus, gros comme de petites noisettes, de forme ovale, d'une saveur douce, agréable.

Cette plante croît à Montpellier, en Italie et dans le Levant.

La racine, ou plutôt les tubercules sont d'usage en médecine. On les fait cuire, et on les mange ; ou l'on fait usage de sa décoction dans les maladies de poitrine, dans la dysenterie, dans l'atonie des principaux organes.

SOUCI D'EAU ou DE MARAIS. *Caltha palustris. Populago major et minor.* Plante de la polyandrie polygynie de *Linneus*, et de la sixième classe (rosacées) de *Tournefort.*

Les feuilles de cette plante sont grandes, presques rondes, lisses, d'un vert foncé, légèrement crénelées en leurs bords : il s'élève d'entre elles des tiges rondes, rameuses, hautes d'un pied (325 millim.) ou environ, portant des fleurs polypétales, disposées en roses, de couleur jaune dorée, brillante : ses fruits sont composés, chacun, de plusieurs graines ramassées en manière de tête, et disposées en étoiles : ses racines sont fibreuses, grosses, blanchâtres.

Cette plante croît dans les marais, dans les lieux humides.

Elle n'est point usitée en médecine.

SOUCI DES JARDINS. *Calendula officinalis. Caltha vulgaris.* (*Pl.* XVI, *fig.* 92.) Plante de la syngénésie polygamie nécessaire de *Linneus*, et de la quatorzième classe (radiées) de *Tournefort.*

Les tiges de cette plante sont menues, un peu anguleuses, velues, rameuses, fongueuses, visqueuses au toucher : ses feuilles sont sessiles, oblongues, assez larges, charnues, molles, velues, blanchâtres, d'une saveur un peu piquante : ses fleurs naissent aux sommets des tiges ; elles sont belles, grandes, rondes, radiées, de couleur dorée, d'une odeur un peu forte, assez agréable : ses fruits sont des capsules courbes, qui contiennent chacune une semence longuette : ses racines sont ligneuses, fibrées.

Cette plante croît dans les jardins. On lui attribue la propriété de guérir les tumeurs scrophuleuses.

On prépare, avec ses fleurs, une eau distillée, un vinaigre par macération, une conserve avec le sucre. Les feuilles entrent dans la composition de l'emplâtre diabotanum : les fleurs entrent dans celles des eaux alcooliques, impériale, générale, prophylactique.

Caltha, diminutif de *calendula*. *Calendula*, parce qu'elle fleurit dans les premiers jours des mois qu'on appelloit *calendes.*

SOUDE, KALI, ou LA MARIE. *Kali magnum sedimedii foliis, semine cochleato. Salsola-kali. Tragum. Soda.* Plante de la pentandrie digynie de *Linneus*, et de la sixième classe (rosacées) de *Tournefort.*

Cette plante s'élève à la hauteur d'environ trois pieds (1 mètre) quand elle est cultivée, et seulement à celle d'un pied et demi (488 millim.) quand elle croît sans culture : sa tige se divise en longs rameaux droits, assez gros, rougeâtres : ses feuilles sont longues, étroites, épaisses, charnues, terminées en pointes, quelquefois un peu piquantes, et remplies de suc : sa fleur est polypétale, de couleur jaunâtre, disposée en roses : son fruit est presque rond, membraneux, rempli d'une semence roulée en spirale.

Toute la plante a un goût salé. Elle croît dans les pays chauds, sur les bords de la mer. Elle contient du muriate de soude, et du carbonate de soude.

Elle est apéritive et incisive : elle convient dans les engorgemens lymphatiques, dans l'obstruction des viscères, étant prise en décoction.

C'est avec cette plante que l'on prépare, par l'incinération, la soude du commerce, dite *soude en pierre.*

SOUDE BORATÉE. C'est ainsi que les minéralogistes nomment le borate de soude natif. *Voyez* Borax.

SOUDE ÉPINEUSE. *Tragum. Kali spinosum foliis longioribus, et angustioribus.* Plante de la pentandrie digynie de *Linneus*, et de la sixième classe de *Tournefort.*

C'est une variété de la plante soude. Ses feuilles se terminent en une pointe piquante : son fruit est membraneux, presque rond et épineux.

Cette plante croît dans les pays chauds. Ses propriétés médicinales sont les mêmes que celles de la soude vulgaire.

SOUDE EN PIERRE ou DU COMMERCE. *Soda incinerata.* La soude en pierre ou du commerce a été ainsi nommée, parce qu'elle présente, en effet, des masses plus ou moins volumineuses, et d'une très-grande dureté, presque égale à celle de la pierre. Cette matière est le produit de l'incinération des plantes marines, tels que la barille, le kali ou soude, l'algue, le goëmon, le varec, etc. ; mais il existe des différences dans les qualités de soude, qu'il importe de bien connoître pour ne pas s'égarer dans le choix qu'on en doit faire, et dans le produit en carbonate de soude, que l'on peut en espérer par la lixiviation et la cristallisation.

On distingue dans le commerce trois qualités de soude, savoir : la soude d'Alicante ou d'Espagne ; la soude de nos départemens méridionaux ; et la soude de Cherbourg, aussi appelée *soude de varec.*

La soude d'Alicante est celle qui contient le plus de soude carbonatée : elle est pesante, compacte, de couleur grise, parsemée de petits points blancs salins, qui sont dûs à l'efflorescence du carbonate de soude ; elle est d'ailleurs accompagnée d'une infinité de petits trous faits en œil de perdrix : sa saveur est âcre, brûlante, urineuse : elle contient beaucoup de carbonate de soude, très-peu de muriate, et un peu de terre insoluble.

La soude du Languedoc est d'une couleur grise plus obscure, d'une pesanteur spécifique, moindre que la première, sa saveur est âcre, caustique : elle contient du carbonate de soude, un peu plus de muriate de soude, et de terre insoluble.

La soude de Cherbourg ou de varec est d'une couleur brune, presque noire, sa saveur est âcre, salée, amère : elle contient tout au plus quatre ou cinq onces (122 ou 153 grammes) de carbonate de soude par livre (5 hectogr.) ; le reste est en muriate de soude, et terre insoluble.

La soude d'Alicante se prépare avec la barille.

La soude du Languedoc se prépare avec la plante kali ou soude, et le salicor, d'où on a donné le nom de *salicore* ou *salicote* à cette qualité de soude.

La soude de Cherbourg se prépare avec l'algue marine, le varec et le goëmon.

Pour fabriquer la soude, on pratique des fosses en terre, non loin des bords de la mer. La profondeur de ces fosses est de quatre pieds (1 mètre 300 millim.) ou environ, plus larges dans le bas que dans le haut, en sorte qu'elles ressemblent à un cône tronqué. On met dans ces fosses, d'abord un lit de feu, et par dessus, une couche des plantes sèches : à mesure que la combustion s'en opère, on ajoute une nouvelle couche des mêmes plantes sèches, jusqu'à ce que les fosses soient remplies de plantes brûlées. Sur la fin de la combustion, on agite rapidement la cendre pour mettre en contact immédiat avec le feu, toutes les parties qui ne sont que charbonnées. La combustion devient plus ardente, et les sels, que contiennent ces cendres, entrent dans une demi-fusion, et forment, avec la partie terreuse, comme une espèce de fritte qui, par le refroidissement, acquiert une agrégation solide.

La soude est d'un grand usage dans les arts. On l'emploie dans les verreries, dans les fabriques de savon, dans les blancheries de linge, et dans une infinité d'opérations chimiques. On s'en sert aussi en médecine.

Le carbonate de soude que l'on retire de la soude en pierre, est tellement recommandable dans une infinité de circonstances, que le Gouvernement a invité les chimistes à s'occuper des moyens de l'extraire autrement que par l'incinération des plantes marines. On a, en conséquence, élevé des manufactures de carbonate de soude, et on retire ce sel par la décomposition du sulfate et du muriate de soude. *Voyez* chacun de ces sels dans mon *Cours de pharmacie chimique*, vol. III, pag. 202 et 233.

On obtient encore du carbonate de soude, du *natrum*. *Voyez* Natrum ou Natron.

SOUFRE ET FLEURS DE SOUFRE, ou SOUFRE SUBLIMÉ. *Sulphur.* Le soufre que les anciens naturalistes ont placé au rang des bitumes, que l'on a regardé comme un produit volcanique; que les chimistes, disciples de *Juncker* et de *Stalh*, ont assuré être le résultat de la combinaison de l'acide vitriolique (*sulfurique*) avec le phlogistique, est actuellement regardé comme une substance simple, indécomposable, susceptible de se combiner avec une infinité d'autres corps, avec lesquels il y a plus ou moins d'attraction, et comme devant son origine à la décomposition putride et simultanée des végétaux et des animaux.

Ce qui prouve que le soufre n'est pas précisément un produit volcanique, ou du moins essentiellement, c'est qu'il se trouve extrêmement répandu dans la nature, et souvent bien au loin des volcans; qu'on le trouve tout formé dans certains végétaux, notamment dans la racine de patience, l'esprit de cochléaria, comme l'ont très-bien démontré *Baumé* et *Deyeux*, et dans des matières animales, telles que dans le sang, le blanc d'œuf, et même dans du crottin de cheval nouvellement rendu. *Voyez* l'excellent Mémoire sur l'analyse du sang, et celui sur le blanc d'œuf, par *Deyeux*.

Ce que l'on peut dire de plus exact sur la nature du soufre, c'est qu'il est du nombre de ces substances dont la création est encore ignorée, et que nous le connoissons bien moins par son origine que par ses propriétés physiques et chimiques.

Le soufre est un corps sec, fragile, sans odeur sensible lorsqu'il est parfaitement sec, odorant lorsqu'il est en contact avec l'eau, de couleur citrine tirant sur le rouge lorsqu'il est agrégé nouvellement, de couleur citrine pâle lorsqu'il a été exposé pendant un certain tems à la lumière, électrique par le frottement, se fendillant avec bruit lorsqu'il est chauffé par une chaleur douce de la main; fusible à différens degrés de température, depuis l'agrégation molle jusqu'à la fluidité parfaite ; volatile à une température plus élevée, et doué d'une combustibilité singulièrement remarquable, avec flamme d'abord bleue, ensuite blanche, à mesure qu'il est plus saturé d'oxigène, répandant, lors de sa combustion, une vapeur active, suffoquante, connue sous le nom de gaz acide sulfureux volatil.

On distingue le soufre en soufre natif et soufre combiné. Le soufre natif est ou transparent cristallisé, ou transparent irrégulier, déposé par l'eau, ou pulvérulent, et sublimé par le feu des volcans, et souvent interposé dans des pierres tendres, comme on l'observe à la solfatare, aux environs de Naples.

Le soufre combiné est celui qui se rencontre naturellement dans l'état de sulfure, soit calcaire, soit métallique.

Presque tout le soufre que l'on emploie en France, nous vient de la solfatare, près de Pouzzol. On concasse la pierre de soufre, et on en emplit des pots disposés en aludels, et placés horizontalement dans des fourneaux, au pied de la solfatare. On met le feu dans les fourneaux, le soufre se liquéfie et est reçu dans de grandes chaudières de cuivre, où il prend de la consistance par le refroidissement ; on le casse en morceaux, et on l'envoie à Marseille pour être purifié.

En Saxe et en Bohême, on place la pierre de soufre, en petits morceaux, dans des tuyaux de terre disposés sur un fourneau alongé. L'extrémité des tuyaux est reçue dans des caisses carrées de fer de fonte, dans lesquelles on a mis de l'eau ; et à mesure que le soufre se liquéfie, il va se rendre dans ces récipiens, où il prend de la consistance.

A Rammelsberg, à St.-Bel, on retire le soufre des pyrites ou sulfures de fer, par un procédé fort simple. Voici comme on s'y prend : on dispose de grands grils, sur lesquels on amoncèle des tas de pyrites ; le feu allumé par dessous en opère le grillage ; le soufre se liquéfie, s'épanche de tous côtés ; on le ramasse avec de grandes cuillers de fer, et on le purifie par une nouvelle fonte.

Nous avons eu occasion de faire remarquer que le soufre est un des grands minéralisateurs des métaux, en parlant des mines métalliques. Examinons le soufre dans les divers états sous lesquels il nous est offert.

Soufre en canon.

Ce soufre, ainsi nommé parce qu'il a une forme cylindrique de la longueur de sept à huit pouces (162 à 189 millimètres), et du diamètre d'un pouce ou environ (27 millim.), est celui qui a reçu une première purification ; c'est ordinairement à Marseille que se fait cette opération.

Pour le purifier et le réduire en canons, on le fait fondre dans des marmites de fer ; les matières impures et métalliques se précipitent ; on coule ce soufre fondu dans une nouvelle chaudière de cuivre, et on l'y maintient en fusion tranquillement pendant un certain tems ; le repos opère une seconde dépuration. C'est ordinairement une femme qui le coule dans des moules de bois, et des enfans qui, à mesure que ces moules sont pleins, les plongent dans l'eau pour les refroidir plus promptement, et en sortir le soufre, afin de les faire servir alternativement, jusqu'à ce que tout le soufre de la chaudière ait été moulé. Ce qui reste au fond de cette chaudière est conservé à part. C'est du soufre chargé de matière terreuse ou pierreuse, dont la couleur est grise, et qui porte improprement le nom de *soufre vif.* Si on examine les surfaces extérieures du soufre en canon, on voit qu'un refroidissement brusque a interrompu sa cristallisation, tandis que les parties du centre sont quelquefois cristallisées assez régulièrement.

Le célèbre chimiste *Rouelle* nous a appris que pour obtenir une cristallisation régulière du soufre, il falloit, après l'avoir fondu et retiré du feu, percer avec un fil de fer rougi au feu, la croûte supérieure qui se forme par un refroidissement instantané, et couler le soufre liquide qui est en dessous cette croûte, dans un autre vaisseau, qu'alors il se cristallisoit en aiguilles qui se croisoient en différens sens.

Du soufre sublimé, ou vulgairement fleurs de soufre.

Le besoin qu'ont les pharmaciens-chimistes, du soufre extrêmement pur pour les diverses opérations dans lesquelles ils le font entrer, a fait naître l'idée d'un second moyen de purification, infiniment plus sûr et plus avantageux que le premier. Ce moyen est fondé sur sa volatilité à un certain degré de température. Cette purification se fait dans nos laboratoires, dans un appareil de vaisseaux que l'on nomme aludels. Ce sont des pots sans fonds qui s'emboîtent les uns dans les autres ; jusqu'à une hauteur moyenne. Le premier pot, garni de son fond, est destiné à contenir le soufre, et est placé sur un fourneau ; l'aludel supérieur est également garni de son fond, percé au milieu d'un petit trou, et termine l'appareil. L'opération se nomme *sublimation*. On place le feu dans le fourneau, et le soufre se sublime en petites parcelles pulvérulentes très-fines, qui adhèrent aux parois internes des aludels. On obtient par ce procédé, un soufre très léger, d'une belle couleur citrine, imprégné d'un peu d'acide sulfurique, qui s'est formé par la combustion du soufre, à l'aide de l'absorption de l'oxigène de l'air contenu dans les vaisseaux, et qu'on enlève par des lotions réitérées, dans de l'eau très-pure.

Le soufre sublimé en grand, se prepare dans de grands appartemens. On agit sur quatre à cinq cents livres (4 à 5 quintaux) de soufre à-la-fois. On met ce soufre dans une grande chaudière de fer, dont le fond a l'épaisseur d'un pouce et demi (40 millim,), et le contour celle d'un demi-pouce (13 millimètres); cette chaudière est placée sur un fourneau construit solidement et de manière que le feu ne puisse allécher que la surface extérieure du fond de la chaudière. La chambre dans laquelle est placée la chaudière est séparée dans son milieu par deux cloisons. Chaque cloison est fermée par une boiserie à coulisses, en sorte qu'on peut l'ouvrir et la fermer à volonté.

On ne laisse qu'une communication dans une des pièces, au soufre qui se sublime, et lorsque la première pièce est suffisamment garnie, on la ferme, et on ouvre la communication de la seconde.

On conçoit qu'il doit s'être formé de l'acide sulfureux, en assez grande quantité; mais alors on lave ce soufre sublimé pour l'en débarrasser; on le fait sécher, et on l'enferme dans de grandes barriques.

Un autre procédé, pour obtenir du soufre très-pur, consiste à précipiter le soufre du sulfure de potasse en liqueur, par le moyen d'un acide; ce soufre est connu sous le nom de magistère de soufre. Ce procédé est purement chimique.

Le soufre sec n'a pas d'odeur; mais lorsqu'il est mouillé, il s'empare de l'oxigène de l'eau, et l'hydrogène de ce fluide dissout une partie du soufre, et exhale l'odeur d'hydrogène sulfuré.

On se sert beaucoup de soufre dans les arts pour blanchir les soieries. Si on plonge du soufre dans l'eau, il en change la température qui devient plus froide. On en fait en pharmacie et en chimie, la pommade de soufre pour la galle, des tablettes, des pilules, des baumes de soufre térébenthiné, aussi des sulfures de potasse, d'ammoniaque de chaux, de mercure, de fer, etc. Du soufre et de la limaille de fer humectés d'eau, présentent l'idée et les phénomènes d'un volcan.

On retire par la combustion du soufre l'acide sulfurique en grand. Quoique cet acide, ainsi que les deux autres, nitrique et muriatique, soient des produits vraiment chimiques, comme ils se préparent en grand, ils font partie de la matière médicale, et nous pensons qu'ils doivent occuper une place dans ce Dictionnaire.

SOUFRE VEGETAL. *Sulfur vegetabile.* Poudre de nature inflammable, que produit la mousse de terre connue sous le nom de lycopodium. *Voyez* Lycopodium.

SOULIER NOTRE-DAME ou SABOT. *Calceolus marianus. Cypripedium calceolus hellcborine flore rotundo.* Plante de la gynandrie diandrie de *Linneus.*

Cette plante pousse une tige qui s'élève à la hauteur d'environ un pied (325 millim.); elle porte quelques feuilles larges, veineuses, lesquelles ressemblent à celles du plantain; ces feuilles sont alternes; il paroît au sommet de la tige une ou deux fleurs composées chacune de six pétales inégaux, dont cinq occupent le haut, et le sixième, plus ample, représente en quelque sorte un sabot: la couleur de ces fleurs est jaune, semblable à l'oxide jaune de fer, ou purpurine noirâtre: son fruit a la figure d'une lanterne à trois côtés, et renferme une semence pulvérulente: sa racine est grosse et est accompagnée de plusieurs fibres menues.

Cette plante croît sur les montagnes, dans les forêts, dans les bois: on la trouve en Europe, dans l'Asie, dans l'Amérique septentrionale.

Elle est peu usitée en médecine: elle est détersive et vulnéraire employée extérieurement.

SOUTENELLE. Petit arbrisseau, espèce d'arroche ou pourpier de mer, de l'icosandrie pentagynie de *Linneus*, et de la quinzième classe de *Tournefort.*

Voyez Pourpier de mer.

SPARGELLE. *Genistella montana germanica. Chamægenista sagittalis.* Plante ligneuse, espèce de genèt petit, de la diadelphie décandrie de *Linneus.*

Cette plante s'élève à la hauteur d'un pied et demi (487 millimètres); elle pousse des petites branches molles, velues, frangées; ses feuilles sont oblongues, velues, comme articulées ensemble: ses fleurs naissent aux sommités de la plante; elles sont légumineuses, petites et jaunes: ses fruits sont des gousses plates, comme celles du genèt, fort velues: sa racine est ligneuse, longue, divisée en plusieurs branches.

Cette plante croît dans les lieux secs et sablonneux de la

France, de l'Allemagne : on fait usage de sa fleur et de ses graines ; elles sont détersives et apéritives.

SPATH. Les anciens minéralogistes donnoient le nom de *spath*, à plusieurs sortes de minéraux dont le tissu étoit lamelleux ; mais on a reconnu l'inconvénient d'une dénomination générique sous laquelle on réunissoit plusieurs substances minérales qui offroient beaucoup de différences entre elles, sous le rapport de leurs composans. Depuis que les minéraux sont mieux connus, on leur a assigné à chacun un rang plus convenable, en leur donnant un nom plus propre à exprimer ce qu'ils sont réellement.

SPATH ADAMANTIN. Le spath adamantin est une espèce de feld-spath scintillant. *Voyez* Feld spath.

SPATH CALCAIRE. Espèce de carbonate de chaux. Les minéralogistes en distingue plusieurs variétés ; savoir, en tête de clou, lenticulaire, muriatique, strié, etc.

Voyez Carbonate calcaire.

SPATH FLUOR ou VITREUX. Combinaison de l'acide fluorique avec la terre calcaire. *Voyez* Fluate calcaire.

SPATH PESANT. On donnoit anciennement ce nom à une pierre pesante, aujourd'hui connue sous le nom de sulfate de Baryte. *Voyez* Sulfate de Baryte.

SPATH SCHISTEUX. C'est l'argentine de *Kirvan*.

Cette substance, rougeâtre, verdâtre ou jaunâtre, est nacrée et soluble en entier dans l'acide nitrique, sans effervescence.

Sa pesanteur spécifique est 2,647. On le trouve en Saxe et en Norwège. Ce minéral n'est pas encore classé.

SPATH VITREUX. Minéral qui participe de la combinaison de l'acide fluorique avec la terre calcaire. On lui a donné le nom de *spath vitreux*, parce que sa forme est lamelleuse, et qu'il offre dans sa cassure une apparence brillante ou vitreuse.

Voyez Fluate calcaire.

SPEAUTRE. Nom que l'on a fait synonyme de blé locular.

Voyez Blé locular.

SPEISS. Matière métallique qui se rassemble dans le fond des creusets où l'on procède à la vitrification du saffre ou oxide de cobalt, pour le convertir en bleu d'azur. Ce nom lui a été donné par les Allemands. Les chimistes la regardent comme un alliage métallique dans lequel le nickel est dominant.

SPERNIOLE. *Sperniola*. Surnom donné au frais de grenouilles, du latin *sperniola*.

L'eau distillée de frais de grenouilles, est connue dans les officines, sous le nom d'*eau de sperniole*. *Voyez* Frais de grenouilles.

SPHAGNUM. *Pennatum undulatum, vagina squammosa.* Espèce de mousse qui croît sur les arbres dans la Suisse ; elle est de la cryptogamie de l'ordre des mousses de *Linneus.*

On assure que cette mousse contient tous les principes propres à faire du pain, et qu'en effet on en fait du pain en Suisse. On voit aussi de cette mousse en France.

SPHÈNE. Pierre cristallisée en forme de coins, ce qui lui a fait donner le nom de *sphène.*

Ce minéral raye le verre et est fusible en verre noirâtre. Quelques naturalistes le nomment *nouveau schorl violet.* Sa pesanteur spécifique est de 3,1372. Il a été découvert auprès du Dissentis, dans les environs du Saint-Gothard.

Quelquefois il est en cristaux accolés ; on le trouve aussi disposé en croix.

SPHÉROIDAL. Terme de cristallographie. On donne ce nom au diamant à quarante-huit faces bombées (*Haüy*).

SPIC. Plante ; espèce de lavande. *Lavendula major.*

Voyez Lavande grande.

SPICA-NARD. Ce mot est dérivé du latin *spica nardi*, comme si l'on disoit épi du nard, ou nard épi. Le mot *nard* vient de l'hébreu *narrad* ou *nerd*, qui signifie la même chose. *Voyez* Nard indien.

SPIGELIA ANTELMIA. Terme systématique de la plante appelée arapabaca. *Voyez* Arapabaca.

SPINELLE. Ce minéral est désigné par les minéralogistes, sous le nom de *rubis ;* il raie fortement le verre, et il est rayé par la télésie. Il est infusible au chalumeau. Sa pesanteur spécifique est de 3,6458 à 3,76. M. *Klaproth* en a fait l'analyse, et y a trouvé :

Alumine	7,6
Silice	1,6
Magnésie	0,8
Oxide de fer.	1,5
	11,5

M. *Vauquelin* a fait l'analyse de ce minéral, et il a eu pour résultat :

Alumine	82,47
Magnésie.	8,78
Acide chromique.	6,18
Perte.	2,57
	100,00

Les cristaux de spinelle se trouvent à Ceylan, dans une rivière qui vient des hautes montagnes situées vers le milieu de cette île.

SPINTHÈRE. Ce mot signifie *scintillant*. Ce minéral est encore trop peu connu pour être classé : on le trouve dans le Dauphiné. Ses cristaux ont un tissu lamelleux d'une couleur verdâtre, et jettent des reflets si vifs, qu'ils brillent comme des étincelles.

SPODE. *Spodium*. Ce nom vient d'un mot grec qui se dit en latin *cinis*, et en françois *cendre*. Il est employé dans les dispensaires, pour exprimer l'ivoire brûlé à blancheur, comme comme si l'on disoit *cendre d'ivoire*. La spode d'ivoire est un véritable phosphate calcaire. Ce phosphate est employé en médecine : il entre dans la composition de la poudre diarrhodon, de celle des trois santaux, de la poudre pectorale ou looch sec, dans la composition de l'électuaire de psyllium, du *requies nicolai*.

La spode d'ivoire est un puissant tonique : les anciens l'estimoient astringente, et l'employoient dans les cours de ventre. Les médecins modernes, ou du moins la plupart, ne lui accordent point de propriétés médicinales ; mais les médecins qui connoissent les lois des diverses attractions chimiques, et la propriété des phosphates, lui reconnoissent celle d'être excitante.

SPODE EN GRAPPE. On a donné ce nom à la tutie, que les anciens regardoient comme une cendre ou un produit de la calcination, à cause des rugosités que présente cette matière. *Voyez* Tutie.

SPODUMÈNE. Les minéralogistes donnent le nom de spodumène à une pierre scintillante composée que l'on a trouvée dans la mine de fer d'Uton, en Sudermanie. Cette pierre est la même que la triphane. *Voyez* Triphane.

SQUILLE. Nom synonyme de scille. *Voyez* Oignon de scille.

SQUINE. Racine d'une espèce de smilax qui croit dans les Indes orientales. *Voyez* Esquine.

STACTE ou STACTEN. Myrrhe liquide qui découle de l'arbre qui produit la myrrhe.

Le nom de *stacte* est dérivé d'un mot grec, en latin *stillo*, parce que cette liqueur exsude comme si elle distilloit.

Voyez Myrrhe liquide.

STALACTITES. Les stalactites sont des concrétions pierreuses à l'état de carbonate calcaire. C'est l'espèce de pierre calcaire la plus pure, et de laquelle on obtiendroit la meilleure chaux par la calcination.

Les stalactites ont une forme cylindrique, ou celle d'un cône renversé : ce sont comme des espèces de larmes pendantes qui adhèrent à la partie supérieure des cavités souterraines. Ces larmes procèdent de la dissolution du carbonate calcaire dans l'eau, opérée par la présence de l'acide carbonique en excès : cette dissolution pénètre peu à peu dans l'intérieur de la voûte souterraine, l'acide carbonique se perd dans l'atmosphère, et le carbonate calcaire prend une consistance solide.

Les plus belles stalactites calcaires se trouvent dans la grotte d'Antiparos, dans celle d'Auxelles, près Besançon. Il y en a de parfaitement blanches ; mais habituellement elles sont d'une couleur roussâtre.

STALAGMITES. Les stalagmites ne diffèrent des stalactites que par leur forme, qui est mamelonée, irrégulière : ce sont des stalactites tombées sur le sol de la caverne ou de la grotte, et dont l'eau achève de se vaporiser, en sorte que les masses qui en résultent n'affectent aucune forme à laquelle on puisse les comparer.

STAPHISAIGRE ou HERBE AUX POUX. *Staphisagria. Delphinium platani folio. Staphisagria dictum. Herba pedicularis.* Plante de la polyandrie trigynie de *Linneus*, et de la onzième classe (anomales) de *Tournefort*.

Cette plante est une espèce de pied d'alouette ; elle pousse une tige droite, ronde, rameuse, qui s'élève à la hauteur de deux pieds (649 millimètres) : ses feuilles sont grandes, larges, découpées profondément en plusieurs parties, vertes, ressemblant à celles du platane, et attachées à de longs pétioles : ses fleurs naissent en haut de la tige, et dans les aisselles des feuilles ; ces fleurs sont polypétales, irrégulières, de couleur bleue : ses fruits sont composés de plusieurs pièces qui renferment des semences grosses comme des petits pois, de forme triangulaire, ridées, rudes, unies étroitement ensemble, noirâtres en dehors, jaunâtres en dedans, d'une saveur âcre, amère, fort désagréable.

Cette plante croît dans la Dalmatie, l'Apulie, la Calabre, l'île de Crête, et dans nos pays méridionaux, comme en Languedoc, en Provence, d'où la semence nous est apportée sèche.

On doit la choisir nouvelle, bien entière, et nette. Elle est purgative, drastique, anthelmintique, et pédiculaire. On s'en sert en poudre, depuis douze jusqu'à trente-six grains (636 milligr. à 2 grammes).

On en fait usage en masticatoire pour la douleur des dents : On l'emploie en poudre sur la tête, pour détruire la vermine. Elle entre dans la composition de l'onguent épispastique.

STATICE. *Statice armeria. Caryophyllus montanus major*

fiore globoso. Gramen marinum mediterraneum. Coryophyllus flos aphyllocaulon. Plante de la pentandrie pentagynie de *Linneus*, et de la huitième classe (caryophyllées) de *Tournefort*.

Cette plante pousse de sa racine un grand nombre de feuilles longues et étroites comme celles du gramen, de couleur de vert de mer. Il s'élève d'entre elles des tiges droites sans nœuds, à la hauteur d'un pied (325 mil.): ces tiges sont creuses, et soutiennent en leur sommet un bouquet sphérique d'une réunion de petites fleurs composées de cinq pétales de couleur purpurine, disposés en œillets, et portés sur un calice infundibuliforme. Ce bouquet de fleurs est soutenu sur un calice général écailleux. Chaque fleur produit une semence pointué aux deux extrémités, enfermée dans une capsule qui a servi de calice à la fleur. Sa racine est longue, ronde, ligneuse, divisée en plusieurs parties.

Il est une seconde espèce de statice, appelée par *Linneus*, *statice limonium*, qui ne diffère de la précédente qu'en ce qu'elle est plus basse. Sa racine est longue, grosse, rougeâtre, et porte le nom de *behen rouge*. *Voyez* Behen rouge.

L'une et l'autre statices croissent sur les bords de la mer et des rivières, en France, en Europe, et dans les Indes.

On fait usage de la racine, qui est astringente.

STAUROTIDE. Minéral de la nature de l'argile ou alumine, qui a été ainsi nommé par M. *Haüy*. *Voyez* Granatite.

STAUROTIDE. Pierre scintillante composée, espèce d'hyacinthe. *Voyez* Harmotome.

STAUROTIDE ou PIERRE DE CROIX. Minéral très-composé que l'on trouve dans les environs de Quimper, département du Morbihan. Les minéralogistes l'ont désigné sous le nom de *pierre de croix* ou *croisette*.

Cette pierre raie foiblement le quartz. Soumise au chalumeau, elle commence par brunir sans se fondre, puis elle se convertit en frite. Sa pesanteur spécifique est de 3,2861.

M. *Vauquelin* en a fait l'analyse, et y a trouvé :

Silice.	33,00
Oxide de fer	13,00
Manganèze oxidé.	1,00
Sulfate de chaux 12, qui contient chaux pure.	3,84
Alumine.	44,00
Perte	5,16
	100,00

La staurotide du Saint-Gothard, dite *granatite*, a été analysée par les mêmes moyens, et a fourni à peu près les mêmes résultats.

La staurotide est engagée ordinairement dans un schiste argilleux mêlé de mica, et quelquefois elle est revêtue d'une couche de cette substance.

STEATITE. La stéatite est la même substance minérale que le smectite : c'est une variété du talc. *Voyez* Smectite.

STECAS D'ARABIE. Plante de l'ennéandrie monogynie de *Linneus*, que quelques auteurs écrivent *stécas*, au lieu de *stœchas*. *Voyez* Stœchas d'Arabie.

STERCUS DIABOLI. Nom latin que l'on a donné à l'assa-fœtida, à cause de son odeur désagréable. *Voyez* Assa-fœtida.

STIL DE GRAIN. Couleur jaune que l'on prépare avec la décoction de la graine d'Avignon ou fruit du petit nerprun, l'alun ou sulfate acide d'alumine, et la craie, pour donner du corps à la matière colorante jaune de la graine d'Avignon.

Le sulfate acide d'alumine favorise la dissolution du principe colorant. On fait évaporer la décoction, jusqu'à ce qu'elle forme avec la craie une pâte dont on puisse faire des trochisques : on fait sécher ceux-ci à l'ombre.

On s'en sert pour peindre à l'huile et en miniature.

STILBITE. Ce mot signifie *qui a un certain éclat*. C'est un minéral dont on distingue plusieurs variétés pour la couleur ; savoir, de blanches, de brunes, de grises, et de transparentes. Les Allemands lui donnent le nom de *blattriger zéolith*. Sa pesanteur spécifique est de 2,5. Cette pierre raie la chaux carbonatée ; elle est fusible au chalumeau avec bouillonnement et phosphorescence.

M. *Vauquelin* en a fait l'analyse, et l'a trouvée composée de

Silice	52,0
Alumine	17,5
Chaux	9,0
Eau	18,5
Perte	3,0
	100,0

On trouve la stilbite à Andréasberg, au Hartz. Il y en a aussi en Norwège.

STŒCHAS D'ARABIE. *Lavendula stœchas. Stœchas arabica.* Le stœchas est une plante de l'ennéandrie monogynie de *Linneus*, et de la quatrième classe (labiées) de *Tournefort*.

Cette plante est une espèce de lavande qui s'élève en manière d'arbrisseau ; elle pousse plusieurs tiges à la hauteur de deux pieds (649 millimètres). Ces tiges sont ligneuses, divisées en quelques rameaux. Ses feuilles sont semblables à celles de la lavande, mais plus petites, étroites, blanches : ses sommités soutiennent des épis écailleux, oblongs, surmontés chacun par un bouquet de feuilles en aigrette, et garnis de petites fleurs labiées, purpurines. Ses semences sont au nombre de quatre, presque rondes, noirâtres, enfermées dans une capsule qui a servi de calice à la fleur. Ses racines sont ligneuses.

Toute la plante a une odeur plus agréable que la lavande ordinaire. Sa saveur est un peu âcre et amère. Elle croît au Languedoc, en Provence, aux îles d'Hyères, anciennement appelées *îles Stœcades*. C'est de ces pays qu'on nous apporte les fleurs en épis. On les fait sécher dans du papier, pour leur conserver leur couleur. Elles nous venoient autrefois de l'Arabie, et elles en ont conservé le nom.

Les fleurs de stœchas sont stimulantes, nervales, résolutives. Elles entrent dans la composition de la thériaque, du sirop de stœchas, et de plusieurs alcools odorans.

STOK-FISCH. Morue salée et séchée au soleil ou par les vents du nord. *Voyez* Merluche.

STORAX ou STYRAX. *Liquidambar styraci flora foliis palmato-angulatis*. Le storax est un baume naturel qui découle par incision d'un arbre appelé *liquidambar*, qui appartient à la monoécie polyandrie de *Linneus*. Cet arbre croît dans la Virginie et le Mexique ; il a beaucoup de ressemblance avec le coignassier.

On distingue deux sortes de storax ; l'un qui est de couleur grise tirant sur le jaune, parsemé de larmes blanches, et que l'on appelle *storax calamite*, parce qu'on nous l'apportoit dans des feuilles de roseau : c'est l'espèce la plus estimée ; il est sec, friable, d'une odeur extrêmement agréable, d'une saveur aromatique, un peu âcre. Il découle dans la belle saison.

La seconde espèce se nomme *storax en sorte* : celui-ci découle dans la saison plus avancée de l'automne ; il est d'une consistance un peu molle, d'une couleur roussâtre, d'une saveur plus âcre et d'une odeur moins suave ; il ne contient pas de larmes détachées. Cette qualité de storax est réservée pour les médicamens externes.

Le storax est stimulant, stomachique, pectoral et vulnéraire. On en tire l'acide benzoïque ; on en fait un sirop, une teinture à l'alcool qui, mêlée avec de l'eau, forme un lait virginal plus blanc que celui fait avec la teinture de benjoin.

Le storax entre dans la composition de la thériaque, du

diascordium, des pastilles odorantes, du baume du commandeur. Le nom de styrax est réservé pour le styrax liquide.

STORAX ROUGE. Le storax rouge, appelé aussi encens des juifs, est un baume qui découle d'un arbre de moyenne hauteur, qui porte le nom de *storax*. Cet arbre croît en Syrie, dans la Pamphilie et la Cilicie.

Il est en masse rougeâtre, mollasse, et d'une odeur plus agréable que le storax calamite. C'est l'espèce d'encens que les rois mages vinrent offrir à Jésus, pour présent. Il est fort rare dans le commerce. Ses propriétés sont les mêmes que celles du storax calamite.

STRONTIANE. La strontiane est une terre alcaline qui a la propriété de former des sels neutres avec les acides.

On la tire du sulfate de strontiane, par un procédé chimique analogue à celui dont on se sert pour obtenir la baryte.

La strontiane pure est d'un gris blanchâtre, d'une pesanteur spécifique moindre que celle de la baryte : elle est soluble dans trois fois son poids d'eau bouillante, et seulement d'un deux centième dans l'eau froide.

La nature ne nous offre point la strontiane dans un état simple ou isolé ; elle est toujours combinée soit avec l'acide sulfurique, soit avec l'acide carbonique ; mais plus rarement avec ce dernier.

Son nom lui vient de *strons* ou *stronteau*, ville d'Ecosse où on la trouve d'abord à l'état de sulfate. *Voyez* Sulfate de strontiane.

Cette terre verdit le sirop de violette.

Si l'on brûle de l'alcool sur du muriate de strontiane, la flamme paroît d'un rouge vif éclatant qui découvre la présence de cette terre.

STUK. C'est un mélange de plâtre cuit seulement jusqu'à ce qu'il ait perdu son grain, de chaux vive, l'un et l'autre en poudre très-fine, et lié avec suffisante quantité de gélatine animale ou de colle de Flandre dissoute dans l'eau.

C'est avec cette pâte que l'on imite les variétés de marbre, et que l'on fait ces beaux ouvrages de stuk.

STYRAX LIQUIDE. Ce baume paroît être un mélange de galipot, de storax en sorte, d'huile et de vin épaissi. Il est d'une consistance molle, d'une couleur grise, d'une odeur désagréable, quoiqu'approchant de celle du storax. On nous l'apporte des échelles du Levant, particulièrement de Smyrne. Il est maturatif employé extérieurement : on ne s'en sert point intérieurement.

On a besoin de le purifier pour en faire usage. On le chauffe au bain-marie avec un peu d'huile d'olive, et on le passe à travers un tamis de crin, à la manière des pulpes.

Le styrax liquide entre dans la composition de l'onguent de ce nom, de l'emplâtre du même nom, de l'onguent *martiatum*, des emplâtres *diabotanum*, de *vigo* simple et composé, du baume *fioraventi*.

SUBDISTIQUE. Terme de cristallographie : épithète que l'on donne à un cristal lorsque parmi les facettes disposées sur un même rang autour de chaque base, deux sont surmontées chacune d'une nouvelle facette qui est comme le rudiment d'une seconde rangée.

Tel est le péridot subdistique (*Haüy*).

SUC D'HYPOCISTIS. *Cytinus hypocistis*. Suc épaissi, ou espèce d'extrait que l'on prépare soit par l'infusion, soit par l'expression du suc du fruit d'une plante, espèce d'orobanche ou rejeton du ciste.

Cette plante appartient à la gynandrie dodécandrie de *Linneus ;* elle croît dans nos départemens méridionaux. On récolte ses fruits avant leur maturité ; on en exprime le suc, ou bien on les fait infuser dans de l'eau, et on coule l'infusion à travers un linge. On laisse reposer cette colature pour la déféquer, et on fait évaporer la liqueur décantée jusqu'à consistance d'extrait : on introduit cet extrait dans des vessies, pour le faire sécher à l'air et lui faire acquérir une consistance solide. C'est ainsi qu'il nous est apporté en morceaux de différentes grosseurs.

On doit le choisir sec, noir, brillant, sans odeur de brûlé, d'une saveur acide austère, styptique. Il est soluble dans l'eau et dans l'alcool ; c'est un véritable extractif. On s'en sert pour arrêter les cours de ventre.

Le suc d'hypocistis entre dans la composition de la thériaque, du mithridat, des trochisques de succin, de l'emplâtre contre la rupture.

SUC DE RÉGLISSE ou RÉGLISSE NOIRE. *Succus glycirrisæ*. C'est un suc sucré, ou un suc épaissi à la manière des extraits que l'on prépare en grand, en Espagne, en Hollande, et à présent à Marseille, avec la décoction de la racine sèche de la plante appelée *réglisse*, qui croît abondamment dans les pays chauds du Midi. Cette plante ou arbrisseau est de la famille des légumineuses; sa racine est traçante, longue, grosse comme le doigt, jaune en dedans, d'une saveur sucrée, couverte d'une écorce grise, amère. On fait sécher cette racine avant de l'employer, pour en faire l'extrait. Si on prenoit la précaution de la ratisser avant de la faire bouillir dans l'eau, l'extrait en seroit plus agréable. Les pharmaciens qui préparent eux-mêmes cet extrait en petit, pour des opérations délicates, ne négligent pas ce premier soin, et ne font que des infusions, au lieu de faire bouillir la racine. Le suc de réglisse que nous trouvons dans le commerce est noir, d'une saveur sucrée, âcre, parce qu'il est préparé par des ouvriers qui le travaillent sans principes. Ils font évaporer la décoction, dans de grandes chaudières dont ils ratissent les parois avec de larges spatules de fer, ensorte qu'on trouve jusqu'à quatre et quelquefois cinq onces (122 à 153 grammes) de limaille de cuivre, qui a été ainsi érodé des chaudières, par quintal d'extrait. On nous l'envoie en bâtons de forme cylindrique, applatis d'un côté, longs de cinq à six pouces (135 à 162 millim.), et d'un pouce (27 millim.) de diamètre, enveloppés dans des feuilles de roseaux, afin que les morceaux ne s'agglutinent pas dans le transport. Ce suc de réglisse contient souvent de l'extrait charboné pendant l'évaporation. Les pharmaciens le purifient de tous ces corps étrangers, en le faisant fondre dans beaucoup d'eau, en le laissant reposer, pour donner le tems aux matières insolubles de se déposer. Alors ils le passent à travers un drap de laine, pour obtenir la dissolution très-claire, qu'ils font évaporer sur un feu modéré, jusqu'à consistance d'extrait. C'est avec ce nouvel extrait qu'ils préparent le suc de réglisse à l'anis, à la bergamotte, à la violette, etc., etc. Ce suc de réglisse purifié, entre dans la composition de la thériaque. Il est propre pour la toux, les maladies de poitrine, des reins, de la vessie.

SUCCIN, KARABÉ OU AMBRE JAUNE. *Succinum, electrum karabé.* Le succin est, de tous les bitumes, celui qui est le plus pur, le plus transparent, le plus éloigné de l'état charboneux, le seul qui donne à l'analyse, l'acide concret connu sous le nom d'*acide succinique.* La présence de cet acide est un des caractères essentiels qui distinguent en général les bitumes proprement dits, des autres corps qui semblent avoir avec eux quelqu'analogie.

La couleur la plus ordinaire du succin, est d'un jaune de topaze brillant et transparent : on en distingue deux sortes dans le commerce; savoir, le succin blanc et le succin jaune; mais cette matière est sujette à un plus grand nombre de variétés, lesquelles paroissent dépendre de divers accidens, et des différens états dans lesquels le fer s'y rencontre. *Bourdelin* est le premier qui ait examiné le succin dans le plus grand détail; il y a démontré la présence du fer, qu'il a séparé au moyen du barreau aimanté.

Les variétés les plus remarquables du succin, à raison de la couleur, sont le blanc, le jaune, le brun, le rouge, le vert et le bleu.

Les propriétés physiques du succin sont, d'être combustible, d'avoir une agrégation moléculaire tellement solide, qu'il est susceptible de poli, de réfranger les rayons du soleil, et d'acquérir, par le frottement, la vertu attractive ou électrique. Quoique les anciens ne connussent point l'électricité, ils avoient très-bien remarqué cette propriété dans le succin, et c'est ce qui lui fit donner le nom latin *electrum*, d'où est venu celui d'*électricité*.

Souvent on trouve des morceaux de succin qui renferment, dans leur intérieur, des insectes qui s'y sont très-bien conservés, ce qui indique que l'état primitif de ce bitume est ou a été fluide : on le trouve enfoui à plus ou moins grandes profondeurs, sous des sables colorés, en petites masses distinctes, sur des lits de terre pyriteuse, et on aperçoit en dessus des bois chargés de matière bitumineuse noirâtre, d'où l'on a pensé qu'il devoit son origine à des matières végétales, et sa formation à une distillation naturelle des principes huileux ou résineux des végétaux, altérés ou bituminisés par l'acide sulfurique qui se forme de la décomposition des pyrites par l'eau, et un grand laps de tems.

Les mines les plus abondantes et les plus renommées du succin, sont en Prusse : on le voit qui surnage les eaux de la mer ; on le ramasse sur les bords de la mer Baltique, dans la Prusse ducale ; on en trouve aussi dans les montagnes de nos départemens méridionaux, près de Sisteron, à la Marche d'Ancône, dans le duché de Spolette, en Italie, dans la Sicile, la Pologne et la Suède.

Le succin est peu soluble dans l'alcool, ce qui le distingue des résines ; il est soluble dans l'huile de lavande, dans l'alcool uni à la potasse, à l'ammoniaque caustique ; dans la potasse en liqueur ; dans l'huile de lin élevée à une haute température. Les ouvriers, en Prusse, augmentent le volume du succin, en faisant fortement chauffer les morceaux qu'ils se proposent de coller les uns contre les autres, et en les frottant avec de la potasse en liqueur. C'est par ce procédé qu'on recole les morceaux des bijoux, en succin, qui ont été cassés.

Valerius dit que le succin transparent est propre à faire des verres ardens, des microscopes, des prismes. M. *Bomare* rapporte, dans son Dictionnaire, que le roi de Prusse possède un miroir ardent de succin, d'un pied (325 millimètres) de diamètre.

On prépare avec le succin, une teinture à l'alcool; on en retire, par l'analyse à la cornue, un esprit acide, une huile légère, une huile épaisse empyreumatique, un acide concret.

Tout l'asphalte du commerce, est un produit de l'analyse du succin, qui n'a pas été poussée jusqu'à l'état charboneux.

On se sert du succin concassé, en fumigation, dans les rhumatismes.

Le succin et les produits de son analyse, entrent dans plusieurs compositions de pharmacie.

On doit distinguer le succin aussi appelé ambre jaune, de l'ambre gris.

SUCCISE, SCABIEUSE DES BOIS ou MORS DU DIABLE. *Succisa glabra, hirsuta scabiosa folio integro, morsus diaboli.* Plante de la tétrandrie monogynie de *Linneus*, et de la douzième classe (semi-flosculeuses) de *Tournefort.*

On en distingue de deux espèces; l'une sans poil, c'est le *succisa glabia*, et l'autre velue, c'est le *succisa hirsuta.*

La première pousse des feuilles oblongues, pointues, semblables à celles de la scabieuse ordinaire, mais entières, sans découpures, sinon qu'elles sont un peu crénelées en leurs bords: sa tige est haute d'environ deux pieds (649 millim.), ronde, dure, rougeâtre, rameuse, portant à sa sommité des fleurs semi-flosculeuses, de couleur bleue, quelquefois purpurines ou blanches: sa racine est grosse comme le petit doigt, courte, comme mordue ou rongée, et garnie de fibres longues.

Cette plante croît dans les lieux incultes, vers les bois, dans les prés.

La seconde espèce ne diffère de la première, qu'en ce que sa tige est velue.

On fait usage, en médecine, de l'une ou l'autre espèce.

Elle est vulnéraire, cardiaque, stimulante.

Son non lui vient de sa racine qui est comme rongée ou mordue.

SUCRE. *Saccharum.* Parmi les végétaux qui contiennent le principe muqueux sucré, tels que le frêne, l'érable, l'orge, le froment, le blé de Turquie, la betterave, le raisin, etc., il n'en est pas qui le fournisse en plus grande quantité qu'une espèce de roseau que l'on cultive dans les Antilles, connu sous le nom d'*arundo sacharifera*, et en françois sous celui de *canne à sucre* ou *cannamelle*. Aussi c'est de cette plante qu'on retire particulièrement cette substance devenue aujourd'hui un objet de première nécessité.

Le sucre paroît être le résultat de la combinaison du carbone, de l'hydrogène et de l'oxigène : à mesure que l'hydrogène augmente dans ses proportions avec le carbone, l'oxigène perd de la sienne, et l'acidité disparoît pour laisser acquérir au fruit sa saveur sucrée.

Le roseau, d'où l'on retire le sucre, croît à la hauteur de six à sept pieds (2 mètres à 2 mètres 280 millim.), et présente dans sa longueur, à des distances de quatre à cinq pouces (108 à 135 millimètres), des séparations ou étranglemens, de chacun desquels sort une feuille qui l'enveloppe en partie, et qui recouvre un petit nœud. Cette feuille est longue de deux pieds à deux pieds et demi (649 à 812 millimètres), et se termine en pointe : elle est recouverte d'un poil très-fin et très-piquant, qui s'introduit facilement dans la peau. La tête de ce roseau est terminée par une multitude de ces mêmes feuilles, toutes réunies au même point, qui s'élargissent en forme d'éventail, du milieu duquel, lorsqu'il a atteint l'époque de la floraison, sort une fleur en panache, de couleur rosâtre argentée. La distance d'un nœud ou étranglement à l'autre n'est pas toujours la même ; souvent on en voit quatre ou cinq de suite qui ne sont distant que d'un pouce (49 millimètres), ensuite on en voit deux ou trois à la distance ordinaire. Ce rapprochement du nœud vient de la sécheresse qu'a éprouvé la plante ; et sur un même roseau on peut facilement reconnoître les différentes époques où il a souffert, et celles où il eut la quantité d'eau nécessaire à sa végétation. C'est le nœud caché sous la feuille, dont nous avons parlé plus haut, qui, mis en terre, reproduit la canne. Lorsque la canne est mûre, on en coupe d'abord la tête (1), ensuite une longueur de la tige d'environ un pied (325 millim.), de manière que sur cette longueur il se trouve deux à trois nœuds, et c'est ce qu'on appelle *le plant*, ensuite on élague la canne de toutes les feuilles sèches qui l'entourent jusqu'à terre, et on la coupe proche de la racine.

Lorsque toutes les cannes sont coupées, et que le plant a été retiré sur chacune d'elles, on le transporte dans la pièce de terre qu'on veut planter, car jamais on ne replante un terrain avec le plant qu'on en a tiré.

De la plantation.

Une habitation est partagée par pièces de terre de quatre à

(1) On fait sécher cette tête qui sert à couvrir les cases à nègres.

cinq arpens, séparées par des chemins ou divisions de quinze à vingt pieds (4 mètres 624 millimètres à 6 mètres 495 millim.) de large, bien alignées et bordées de fossés.

Lorsqu'on a une pièce à planter, on y fouille des trous d'un pied et demi (488 millim.) carré, de huit pouces (216 millim.) de profondeur, et distans les uns des autres de six pouces (162 millim.) environ. Autant que le terrain le permet par la nature de sa pente; les nègres destinés à cette fouille, la commencent du nord au sud, ou du sud au nord de la pièce, et ont soin de jetter, autant que possible, la terre de droite et de gauche, et ce pour des motifs que nous dirons ci-après.

A mesure que les trous sont fait, des négresses y couchent les plants, au nombre de quatre, et également espacés, ensuite elles les recouvrent de trois à quatre pouces (81 à 108 millim.) de terre, de celle qui se trouve devant elles, de sorte que la rangée de trous qui se trouvent plantés, ressemble à un fossé, en raison de la terre qui fait éminence de droite et de gauche. On conserve cette terre des deux côtés pour que, lorsque la plante est hors de terre, elle lui serve un moment d'abri contre le soleil levant, et qu'elle conserve plus long-tems la rosée qui s'y dépose pendant la nuit : ainsi il faut donc, autant que possible, fouiller les trous du nord au sud. Mais le principal motif pour conserver cet amas de terre, est pour recouvrir la racine ou souche, qui tend toujours à gagner la surface de la terre, lorsqu'elle a atteint trois ou quatre mois. Cette opération s'appelle *chausser les cannes*. Pour faire cette première façon, on n'emploie pas encore toute la terre qu'on a réservée, on en conserve pour la chausser de nouveau lorsqu'elle a six à sept mois de plantation : dans cet intervalle, on y fait plusieurs sarclaisons, suivant la nature du terrain qui produit plus ou moins de mauvaises herbes. Enfin à seize mois, la canne est dans sa parfaite maturité; ce qu'on reconnoît à la teinte jaune qu'elle prend : c'est l'époque de la couper pour en extraire le sucre (1). Lorsque toutes les cannes sont entièrement jettées en bas, on les enlève, pour laisser pousser les rejettons, lesquels au bout d'un an, ont acquit leur maturité. Dans les bonnes terres, on les laisse repousser quatre et cinq années, après quoi on replante la pièce.

Lorsque les cannes, dis-je, sont en état d'être coupées, tout l'atelier de nègres, armés de petites serpes, se porte à la pièce de cannes pour en jetter à terre une assez grande quantité.

---

(1) Cette fabrication s'appelle *rouler*; on roule en blanc ou en brut.

Cette avance faite, on ne laisse plus que la moitié des nègres, qui suffit pour entretenir, sans interruption, le moulin. Alors, on distribue l'autre moitié tant au moulin, qu'aux fourneaux et à la sucrerie.

De la fabrication du sucre.

Dès que le moulin est suffisamment garni de cannes, on engrène (1) : une négresse présente une brassée de cannes entre le premier et le second cylindre; une seconde les reçoit et les représente entre le second et le troisième, pour achever d'en extraire tout le suc, qu'on nomme *vin de cannes* ou *vesou*; une troisième négresse les reçoit ainsi exprimés pour en faire des bottes, que des enfans vont déposer dans de grands hangards, pour les faire sécher (2). Lorsque les deux bassins de la sucrerie, dont nous avons parlé, sont remplis, que, par conséquent, le premier a eu le tems de déposer, on le vide, au moyen d'un robinet, dans la première chaudière de l'équipage, dite *la grande* (3) : les quatre autres sont garnies d'eau. On met, dans cette quantité de vin de cannes, une quantité donnée de chaux vive en poudre; on met le feu; et lorsqu'au moyen de la chaleur, les fèces sont montées à la surface du liquide, un nègre les enlève avec une large écumoire; on vide l'eau de la seconde chaudière, dite *la propre*, on y fait passer, avec un baquet garni d'un long manche, le vin de cannes, en partie nettoyé dans la première; on la remplit de nouveau avec le vesou du second bassin (pendant ce tems, le premier vidé s'est rempli et déposé, et ainsi de suite). Dans cette seconde chaudière, le vesou s'écume beaucoup mieux, en ce que l'ébullition est plus forte, comme étant plus rapprochée du foyer; pendant ce tems, la première chaudière s'est nettoyée; alors on passe la deuxième dans la troisième, dite *le flambeau*, et la première

---

(1) Ces moulins sont composés de trois cylindres en fonte, garnis dans l'intérieur de pièces de bois enfoncées de force et traversées d'un pivot. Ces cylindres sont placés perpendiculairement sur une forte pièce de bois, autour de laquelle est creusée une rigole qui va aboutir dans deux bassins situés dans la sucrerie. Le cylindre du milieu est mis en mouvement au moyen de l'eau, ou des mulets, et par son engrénage, fait virer les deux autres.

(2) Ces cannes ainsi exprimées et séchées, portent le nom de *bagasse*; et les cases qui servent à les mettre à couvert, s'appellent *cases à bagasses*. Cette bagasse fait un excellent chauffage pour les fourneaux de la sucrerie et de l'étuve.

(3) Un équipage est composé de cinq chaudières en fonte placées les unes à côté des autres et à une distance de quatre pouces (108 millimètres). sur un fourneau en forme de galère, réunies par une maçonnerie carelée et recouverte de feuilles de plomb. La première chaudière, qui touche les bassins, s'appelle *la grande*; la seconde, *la propre*; la troisième, *le flambeau*; la quatrième, *le sirop*; la cinquième, *la batterie*. C'est sous cette dernière que se trouve le foyer. La flamme, parcourant la longueur du fourneau jusqu'à la première chaudière, nommée *la grande*, à côté de laquelle se trouve la cheminée, met en ébullition, plus ou moins rapide, le liquide des cinq chaudières, suivant leur éloignement du foyer.

dans la seconde, et on vide le troisième bassin dans la première, en mettant, à chaque fois, la quantité de chaux nécessaire. Dans cette troisième, dite le flambeau, le raffineur achève de purifier son vin de cannes en y jettant, de tems à autre, de l'eau de chaux claire ou trouble, suivant la nature du vesou qui jette son écume avec plus ou moins de facilité : il y juge aussi si son sucre sera beau. Lorsque cette troisième chaudière est totalement nettoyée, on la passe dans la quatrième, dite *le sirop*. On repasse de même les précédentes de l'une dans l'autre. Cette quatrième chaudière étant plus rapprochée du foyer, l'ébullition et l'évaporation sont plus rapides encore ; et en y passant successivement deux ou trois chaudières de vin de cannes ainsi nettoyé et écumé, suivant qu'il se trouve plus ou moins sucré, et selon le plus ou moins d'eau que les cannes ont eu pendant leur végétation, le vin de cannes, dis-je, acquiert la consistance de sirop ; alors on en passe une partie dans la cinquième chaudière, dite *la batterie*, en rechargeant toujours les quatre autres, de l'une dans l'autre, de manière qu'elles soient toutes en ébullition ; ce qui est important pour faciliter l'écumage, et avoir un sucre de belle qualité (1).

Lorsqu'enfin les quatre bassins, après avoir successivement passé dans les quatre chaudières, sont arrivés et réduits par l'évaporation à pouvoir contenir dans la batterie, on pousse à la cuite, qui se reconnoît en prenant avec le pouce une légère portion de sirop, et posant l'index dessus, on en tire un fil qui doit casser à un pouce et demi environ (41 milli.), et faire le crochet en se retirant. Quelquefois, lorsque les cannes ont souffert de trop d'eau, le sirop qu'on en obtient boursoufle dans la batterie à en sortir, si on n'y portoit remède. Pour y obvier, on y jette un morceau de suif gros comme une noix : dans l'instant on voit le sirop s'affaisser : il bout d'une manière plus sèche, et la cuite en est plus facile à saisir.

Du moment qu'on a jugé que le sucre est suffisamment cuit, au moyen d'une dalle en bois et de grandes cuillers, on le coule dans une autre chaudière, nommée *rafraîchissoir*, éloignée de l'équipage de dix ou douze pieds (3 mètres 247 millim. ou 3 mètres 896 millim.), enterrée et garnie dans son pourtour de maçonnerie ; là il y cristallise en partie, en attendant qu'on ait cuit une même quantité de vin de cannes, qui porte

---

(1) L'eau qu'on a mise dans les chaudières se vide à mesure que le vin de cannes arrive d'une chaudière à l'autre : c'est une précaution nécessaire pour qu'elles ne cassent pas par la chaleur qu'elles éprouveroient pendant que celle dite la grande se dépouilleroit de ses écumes.

alors le nom de seconde batterie ; mais celle-ci doit être cuite le double plus fort que la première : au reste cela dépend de la nature du sucre. Si le raffineur a jugé que son sucre ne sera pas de bonne qualité, il doit moins cuire sa seconde batterie, pour que le terrage se fasse avec plus de facilité. On réunit cette seconde batterie à la première, ayant soin de bien diviser la croûte qui s'est formée à la surface de la première. D'un autre côté, on a disposé les formes (1), on y coule le sucre encore chaud, avec la précaution d'agiter toujours dans le rafraichissoir, afin que le sucre qui s'y est cristallisé se trouve également répandu dans les vingt formes (2). Quand tout le sucre est enformé, et qu'au bout d'une heure il a cristallisé à la surface des formes, on le mouve. Cette opération consiste à agiter le sucre, dans chacune des formes, avec une spatule très-mince, longue de trois pieds (1 mètre), et large de trois pouces (81 millim.), en faisant le tour et appliquant le plat de la spatule contre les parrois internes de la forme : cette spatule porte le nom de *mouveron* (3). Au bout de vingt-quatre heures, les formes sont froides ; on les transporte sur un brancard dans les purgeries, on en vide la surface, qui contient environ deux livres de sirop qui n'a pas cristallisé, on enlève le bouchon de paille, et on enfonce une broche de fer ronde et cannelée, qu'on retire de suite, pour faciliter l'égouttage du sirop (4); on recuit ce sirop, et on l'emploie au terrage, ainsi que nous allons le dire. On place les formes sur des pots ; après vingt jours ou un mois d'égout, on les change, et le sirop qui a coulé se recuit avec celui dont nous avons parlé tout à l'heure : il

(1) Ce sont des cônes dont la pointe est percée d'un trou d'un pouce (27 millim.) de diamètre ; on le bouche avec de la paille de maï. Ces formes font un pain de sucre de 36 à 40 livres (18 à 20 kilogrammes). Il faut vingt formes pour contenir le sucre provenant de deux batteries réunies. Cela varie peu : lorsque les cannes ont eu beaucoup d'eau, elles rendent de dix-sept à dix-huit formes par *empli* (c'est le nom qu'on donne à la réunion des deux batteries). Suivant que le vin de cannes est plus ou moins riche en sucre, on fait quatre ou cinq emplis dans les vingt-quatre heures

(2) Pendant ce tems le moulin marche toujours, les fourneaux sont toujours en activité ; rien ne doit ralentir. Aussi les fatigues de cette fabrication nécessitent de changer les ouvriers du moulin, de l'équipage et des fourneaux, par quart. Ceux qui sont chargés de ce dernier travail sont les plus à plaindre : on y met ordinairement les mauvais sujets, ceux qu'on est forcé de tenir à la chaîne. En quatre ou cinq ans ces malheureux périssent, tant par l'effet de la chaleur que par la quantité de cendre qu'ils avalent, et qui leur dessèche la poitrine.

(3) Le but de ce mouvage est d'éviter la configuration régulière des cristaux, car alors l'égoutage du sirop et le terrage du sucre ne pourroient avoir lieu, en raison des masses qui se trouveroient au fond des formes.

(4) Il porte le nom de gros sirop. C'est un excellent analeptique : on en donne aux nègres, qui le mêlent avec de l'eau, et en font leur boisson ordinaire pendant leurs repas. Les nègres des cafeïres, qui n'en font point usage, sont loin d'être aussi gras et aussi bien portant que ceux des sucreries.

porte aussi le nom de *gros sirop*. Les formes ainsi placées sur de nouveaux vases, on s'occupe du terrage.

Du terrage.

Le terrage consiste d'abord à enlever du milieu de la forme, avec une espèce de ciseau en fer, une portion de sucre cristallisé, qui est extrêmement gras, compacte et plus sirupeux que le reste du pain de sucre. Cette portion se nomme *la fontaine*. Elle nuiroit au terrage, si on l'y laissoit, attendu que sa tenacité s'opposerait à la filtration de l'eau à travers le reste de la forme. Il paroît que ce sont les sucres médiocres qui fournissent les plus grosses fontaines ; que moins un sucre en fournit, mieux il se terre et plus beau il est. Dans les sucreries qui sont généralement en droit de faire de beaux sucres, et ce en raison de la bonté de leur terrain qui n'est ni trop gras, ni trop léger, je citerai pour exemple, à Saint-Domingue, les habitations Partelance et Saint-Michel, etc. les sucres de ces habitations, dis-je, produisent des fontaines qui ne pèsent guère plus de six à huit onces (183 à 244 gramm.) ; tandis que sur l'habitation Gallifet et autres, où on ne fait pas communément de beaux sucres, ces mêmes fontaines pèsent depuis une livre et demie (7 hectogr.) jusqu'à deux livres (1 kilogr.) et plus quelquefois.

Lorsque les fontaines sont enlevées, on égalise bien le dessus de la forme et on remplace avec le sucre provenant des sirops dont nous avons parlé plus haut, auquel on a fait subir un terrage seulement ; ensuite, avec de petites truelles en fer, on foule et on aplatit bien à un demi-pouce (14 millim.) du rebord de la forme, pour qu'il serve à maintenir la terre qu'on doit y mettre. Quand tout est ainsi disposé, on délaye de la terre avec suffisante quantité d'eau, pour la mettre en bouillie claire ; on emploie, à cet effet, une terre argilleuse, on recouvre de cette terre ainsi délayée, toutes les formes ; le lendemain, elle a cédé son eau qui la tenoit divisée, et qui, en filtrant à travers les pors du sucre, a entraîné les parties sirupeuses qui en salissoient les petits cristaux. Cette terre est encore un peu molle, et avec un petit morceau de bois taillé en forme de couteau très-mince, on égalise cette terre, et on bouche les gersures qui pourroient s'y être faites (1). On la recouvre d'une autre terre délayée, mais beaucoup plus claire. Le lendemain on en fait autant, et le troisième jour de même (2). Quand cette

(1) Cette opération s'appelle striquer le terrage.

(2) Ces trois terrages à terre claire se nomment *rafraîchi*.

terre ne forme plus qu'un gâteau qu'on peut manier facilement, on l'enlève et on recommence la même opération deux fois encore, et à chaque fois les trois rafraîchis; on retire pour la troisième fois le gâteau de terre. Avec ces trois terrages et les neuf rafraîchis, le sucre doit être suffisamment purgé de tout son sirop. L'eau du terrage en entraînant le sirop, a entraîné aussi une petite portion de sucre qui a été tomber dans les pots, et a produit un sirop beaucoup plus riche que celui qui a coulé avant le terrage. Ce sirop porte le nom de *sirop fin*. On le cuit séparément, et le sucre qu'on en retire se raffine avec les têtes des pains de sucre, dont l'épuration n'a pas été bien faite, soit par ce qu'il étoit trop cuit, soit que le mouvage ait été mal exécuté, et que conséquemment l'eau du terrage n'ait pu en entraîner la partie sirupeuse. Quand ce sucre, provenant des sirops fins, a été terré et raffiné, il forme ce qu'on appelle les *melis*. Ce sucre est très-léger, très-blanc, mais il n'a pas la valeur de celui retiré directement des cannes à sucre.

Les sucres provenant de la cuite des gros sirops et sirops fins se font, comme nous l'avons dit, recuire et terrer, et les sirops qui en découlent portent le nom de *sirop amer*; c'est celui qu'on emploie dans les guildives pour la fabrication du *rhum* ou *taffia*, comme ne pouvant plus produire de sucre, en ce qu'il y est enveloppé d'une très-grande quantité de matière muqueuse qui s'oppose à sa cristallisation (1).

Après le terrage, on laisse égoutter encore le sucre pendant six semaines, après quoi on le sort des formes en les frappant sur des ronds en pailles tressées (2). On l'expose toute la matinée au soleil, en laissant le cône sur sa base, afin que l'humidité, qui se trouve à la tête, se répandant dans toute l'étendue du pain. On le place à l'étuve, et après deux mois d'un feu bien entrenu jour et nuit, il est bon à mettre en poudre grossière, autrement dit *cassonade*, à être enfermé dans les barriques pour le commerce.

Ainsi on voit que ce qu'on appelle cassonade a eu primitivement la forme d'un pain de sucre; et il est telle habitation dont le sucre ne le cède en rien, et qui surpasse même, sans avoir été raffiné, celui qu'on raffine en France. C'étoit pour protéger les raffineries que le Gouvernement défendoit l'entrée, en France, du sucre en pain, et le colon y trouvoit l'avantage

(1) On se sert de ce sirop amer pour arroser les herbages qu'on donne aux animaux: c'est pour eux une excellente nourriture, qui les engraisse et les maintient en bon état.

(2) Cette opération s'appelle locher le sucre.

d'envoyer, sous un bien moindre volume, une plus grande quantité de sucre.

Certaines habitations, surtout dans la partie du sud, soit par la nature de leur terre qui ne produit que des sucres inférieurs, soit par défaut de moyens pour établir des bâtimens considérables, ne terrent point leur sucre, et, pour me servir de l'expression du pays, rouloient en brut (1). On se contente de mettre le sucre en forme, comme nous l'avons expliqué, on le fait égoutter, ensuite on le verse, et on l'entasse dans les bariques, au fond desquelles on pratique des trous pour le laisser égoutter encore, en les plaçant sur des pièces de bois disposées sur des bassins, pour recevoir le gros sirop : c'est cette espèce de sucre qu'on appelle *sucre brut*, *sucre rouge* ou *moscouade*.

Du raffinage.

Le raffinage du sucre consiste à le faire fondre dans de l'eau de chaux claire et dans les proportions de deux parties de sucre sur une partie et demie d'eau de chaux. La chaudière dont on se sert à cet effet, est en cuivre, d'une grande dimension, montée dans la maçonnerie du fourneau : elle a un foyer et une cheminée particulière. A côté est un petit équipage de deux chaudières, soit en cuivre, soit en fonte, montées sur une petite galère, dont la première se nomme le sirop, et la seconde la batterie. C'est sous cette batterie que se met le feu, comme pour les grands équipages.

C'est donc dans cette grande chaudière qu'on fait fondre le sucre; on met le feu au centre de son fourneau, de manière que l'écume monte sans que le liquide entre en ébullition ; on l'enlève avec une grande écumoire, ensuite on force le feu, ayant soin de le retirer à la gueule du fourneau, pour que la chaudière ne bouille que sur un point. Quand toute l'écume est enlevée, on ralentit le feu, et alors on délaye, dans de l'eau, la valeur d'un demi-seau de sang de bœuf, on le jette dans la chaudière, on remet le feu au centre du fourneau pour faire monter l'écume toujours sans bouillir ; quand elle est enlevée, on remet le feu à la gueule pour achever de nettoyer les écumes; enfin on répète cette clarification avec le sang, en mettant toujours le feu, soit au centre, soit à la gueule du fourneau, jusqu'à ce qu'il ne se forme plus d'écume. Dans cet état, on passe une partie de ce sirop dans la première chaudière du petit équi-

(1) Rouler en brute ou en blanc, c'est proprement dit la fabrication du sucre, ainsi que nous l'avons dit plus haut.

page, dite *le sirop*. Dans cette chaudière, on achève d'écumer, ensuite on le passe dans la batterie où il doit prendre le degré de cuite convenable. On fait, ainsi que pour le sucre de cannes, une première et une seconde batterie, qu'on réunies pour couler ensemble dans les formes; mais il faut que ces deux batteries soient d'une cuite plus ferme que celle pour le sucre ordinaire, en raison de ce que ce sucre, ainsi clarifié, ne contenant plus d'impuretés, ni de matières muqueuses, son terrage est moins difficile; et si on ne lui donnoit pas une cuite plus forte, le terrage entraineroit une trop grande quantité de sucre qui se trouveroit en perte, non que le sirop qui en découle soit perdu, mais en ce que le sucre ne seroit plus aussi sonore, ni d'une aussi belle apparence. Quant au terrage, on suit les mêmes procédés que pour le sucre de cannes. Les sirops qui découlent des sucres raffinés, se recuisent et font du sucre un peu moins beau.

Pour faire ces petits pains de sucre, qui pèsent environ une once (30 grammes), on prend du sucre raffiné encore humide, on le râpe, on le foule dans des petites formes d'argent, longues de deux pouces (54 millim.), et on le loche de suite, on l'expose au soleil, et par la dessiccation, les petits cristaux adhèrent les uns aux autres, et le petit pain de sucre devieut solide.

Pour faire le sucre candi, on clarifie une quantité donnée de sucre, quand il est suffisamment rapproché, on le coule dans des terrines qu'on expose pendant plusieurs jours à la chaleur de l'étuve, pour que la cristallisation soit plus régulière.

Avec le sucre on fait tous les sirops usités en pharmacie, les tablettes, les conserves, quelques électuaires, etc. Le sucre est d'un usage très-répandu dans l'économie domestique.

Le sucre qui n'a pas été terré, et qu'on nomme sucre brut, sucre rouge, sert dans les lavemens pour les maladies de reins.

Il seroit facile de s'étendre davantage sur la culture de la canne et sur la fabrication du sucre, mais nous pensons que cet exposé suffit, et qu'en le lisant avec attention, on se mettra facilement au fait de l'une et de l'autre.

Nota. *Cet article nous a été donné par M.* Mitouart, *pharmacien à Paris, qui, pendant son long séjour dans les colonies, s'est principalement occupé de la culture de la canne et de la fabrication du sucre.*

SUCRE D'ÉRABLE. On obtient ce sucre par l'évaporation d'une liqueur sucrée qui découle au commencement du printems, des vieux érables qui croissent dans le Canada et la Virginie, au moyen des incisions que l'on fait à leurs pieds. Ces incisions sont de forme ovale, et pénètrent jusqu'au bois de l'arbre. On y adapte une canule de bois, au travers de laquelle la sève, ou plutôt le suc propre, qui reflue de l'arbre, s'échappe et est reçu dans des vases destinés pour cela. Dès que la sève nouvelle commence à monter, la liqueur qui découle n'est plus sucrée. Cent livres (49 kilogrammes) de cette liqueur fournissent, par l'évaporation, dix livres (5 kilogrammes) de sucre qui est d'une couleur brune. Il n'est pas d'usage en France.

SUCRE DE LAIT ou SEL DE LAIT. Le sucre de lait est un suc sucré, susceptible de cristallisation, qu'on sépare du *serum* du lait ou petit lait clarifié par un travail particulier. On lui a donné anciennement le nom de *sel de lait*, parce qu'il avoit quelques-unes des propriétés qui appartiennent aux sels, telles que la solubilité et la cristallisabilité. Mais ces propriétés ne suffisent pas pour lui assigner une place parmi les sels, puisqu'il lui en manque une qui est la plus essentielle, savoir, l'incombustibilité.

C'est en vain que l'on dit dans tous les livres de chimie que l'on obtient le sucre de lait par l'évaporation du *serum* du lait et la cristallisation : on n'en obtient, par ce moyen, que des minicules, encore est-il roux, et non configuré.

C'est en Suisse que l'on prépare le sucre de lait en grand. On fait cailler le lait avec la présure de veau, et on en sépare la partie caseuse ; on fait évaporer le *serum* jusqu'à consistance de miel ; alors on le coule dans des moules de ferblanc ; on fait sécher à l'étuve, et il en résulte ce que l'on nomme *sucre de lait* en tablettes.

Pour avoir le sucre de lait cristallisé, on pulvérise ces tablettes, on les fait fondre dans l'eau, on clarifie avec des blancs d'œufs, on passe la dissolution à travers un drap de laine, on fait évaporer la colature jusqu'à consistance de sirop, et on laisse cristalliser. Les cristaux sont d'un blanc-roux, en parallèlipipèdes rhomboïdaux.

Le sucre de lait est d'une saveur fade, légèrement sucrée. Il se comporte, dans l'analyse, comme le sucre : on en tire de l'acide oxalique par l'intermède de l'acide nitrique. Il contient du muriate et du carbonate de potasse.

Le sucre de lait est recommandé dans la goutte, les maladies de poitrine, le crachement de sang.

SUCRE DE PLOMB. C'est l'acétate de plomb cristallisé. On lui a donné le nom de *sucre de plomb*, parce qu'il a une saveur sucrée. Ce sel est plus connu dans le commerce sous le nom de sel de Saturne. *Voyez* Sel de Saturne.

SUCRE ROUGE, ou DE CHYPRE. C'est une espèce de moscouade obtenue par l'évaporation du sirop qui s'écoule des cônes où l'on a coulé le sucre encore chaud, pour en former des pains de sucre bis et blanc, autrement cassonade grise ou blanche, ou sucre terré.

On fait cuire ce sirop jusqu'à consistance de sucre.

On doit choisir le sucre rouge, d'une consistance sèche, de couleur grise-rougeâtre, sans odeur de brûlé. Il est ordinairement humide et visqueux.

On s'en sert dans les lavemens pour déterger les humeurs et arrêter les cours de ventre.

SUIE ou BISTRE. *Fuligo.* La suie est cette matière noire, légère, floconneuse, quelquefois compacte et comme vitreuse, que l'on trouve dans les tuyaux des poêles et des cheminées.

Cette matière est une espèce de charbon, ou plutôt une matière huileuse charbonnée qui s'est élevée sous forme de vapeurs gazeuses, pendant la combustion des corps que l'on a brûlés dans les différens foyers.

La suie ne doit pas être regardée comme un charbon proprement dit. Elle fait partie des matières colorantes, et elle est d'un très-grand usage dans la peinture.

La suie en poudre prend le nom *bistre.*

SUIF. *Sebum.* Le suif est d'une consistance ferme ou solide: c'est une substance grasse, insoluble dans l'eau, dans l'alcool, de nature inflammable, dissoluble dans les huiles fixes et volatiles, servant de dissolvant à son tour aux corps résineux, et qui est composée d'hydrogène, de carbone et d'oxigène dans des proportions différentes de celles qui constituent les graisses et les huiles. Il paroît que c'est le carbone qui y domine sur les autres principes.

Le suif se trouve autour des reins et près des viscères mobiles du bœuf, du mouton, du bouc et du cerf. On lui a donné le nom de suif de *suedum à suc*, porc, parce que le porc est le plus gras des animaux.

Les suifs se gardent plus long-tems que les graisses, sans se rancir. Lorsqu'ils sont nouveaux, ils brûlent plus promptement que lorsqu'ils ont été conservés pendant six mois ou un an.

On purifie les suifs pour en faire usage dans l'économie domestique. Les chandeliers y introduisent de l'alun pour leur donner de la blancheur et de la consistance.

Les pharmaciens préfèrent le suif de mouton, comme étant le plus blanc et le plus ferme.

Les suifs distingués par les noms des animaux qui les fournissent, sont ceux

Du bœuf.	Du glama.
Du mouton.	Du cerf.
Du bélier.	

Nota. Le suif du mouton, bien purifié, peut tenir lieu de tous. On ne croit plus aujourd'hui à la supériorité en qualité du suif de cerf et de bélier.

SUINT. Espèce de graisse de consistance moyenne, que l'on tire de la laine en suint. *Voyez* Œsipe.

SULFATE ACIDE D'ALUMINE POTASSÉ, ou ALUN. *Sulfas aluminæ acidulus cum potassa.* On doit distinguer plusieurs sortes de sulfate d'alumine, en conséquence de la combinaison de cette base avec l'acide sulfurique.

Cette combinaison peut s'opérer de diverses manières, savoir avec l'alumine seule, avec l'alumine unie à d'autres bases, telles que la potasse ou l'ammoniaque, séparément ou simultanément, dans l'état neutre et dans l'état de sulfate acide.

D'après les travaux de M. *Vauquelin*, on est autorisé à admettre sept espèces de sulfate d'alumine.

1°. Le sulfate d'alumine obtenu par la combinaison immédiate de l'acide sulfurique et de l'alumine. Ce sel cristallise en lames ou feuillets plians : il est soluble dans l'eau ; il est astringent. Ce sel est encore peu connu.

2°. Le sulfate acide d'alumine : c'est le précédent avec excès d'acide. Comme le premier, ce sel est très peu connu.

3°. Le sulfate d'alumine et de potasse saturé ou neutre. Il est pulvérulent, indissoluble, incristallisable. On peut le convertir en sulfate acide, ou véritable alun, par l'addition de l'acide sulfurique.

4°. Le sulfate acide d'alumine et de potasse. On peut le préparer immédiatement, comme il vient d'être dit : celui de la tolfa est de cette nature.

5°. Le sulfate d'alumine et d'ammoniaque. Celui-ci se prépare dans les laboratoires de chimie. Il n'est pas en usage jusqu'à présent.

6°. Le sulfate acide d'alumine, de potasse et d'ammoniaque. C'est l'espèce que l'on fabrique dans les manufactures.

7°. Le sulfate acidule d'alumine et de potasse, avec un peu plus de potasse que ce qu'il en est nécessaire pour donner des cristaux octaèdres, et qui passe à la forme cubique.

De toutes ces espèces, c'est la sixième qui est la plus fréquemment employée, soit en chimie, soit dans les arts. Ce sel ne se fabrique pas dans les laboratoires des pharmaciens.

La plus grande partie de l'alun que nous voyons en France, se retire des fabriques d'Italie, et de celles que l'on a établies dans notre pays, dans les fabriques d'acide sulfurique.

Je ne parlerai pas de toutes les matières minérales qui peuvent nous fournir de l'alun, tels que des ardoises, et généralement les schistes alumineux, qui sont des espèces de pyrites, et qui exigent une calcination préliminaire, et ensuite une efflorescence à l'air, pour fournir de l'alun, par le moyen de la lessive et l'évaporation.

L'alun qui nous vient de l'Italie, se retire de la mine d'alun que l'on trouve à la Solfatare. C'est à Civita-Vecchia qu'est établie la fabrique. On met la terre aluminière dans des chaudières de plomb, enfoncées dans le sol : la chaleur naturelle suffit pour en faire la lessive : on clarifie cette dissolution, et on la fait évaporer dans de pareilles chaudières de plomb, jusqu'à ce qu'un œuf surnage la liqueur. Alors on conduit cette liqueur dans des baquets, où elle se cristallise par le refroidissement. Comme on agit sur de grandes masses à la fois, les cristaux en sont très-volumineux ; et souvent ces masses sont irrégulières, parce que l'évaporation a été poussée un peu plus qu'il ne faut. C'est cette espèce d'alun que l'on appelle *alun de Rome*. Il est teint d'une légère couleur roussâtre, qui est due à un peu de matière extractive.

Nous possédons, dans la ci-devant province d'Auvergne, une mine d'alun que l'on pourroit exploiter de la même manière que nous venons de le décrire.

L'alun, que l'on fabrique dans les ateliers où l'on fait, en grand, l'acide sulfurique, s'obtient en lessivant la terre argilleuse qui sert de sol aux chambres de plomb, dans lesquelles on brûle le soufre. On a eu, pour cela, la précaution de calciner l'argille destinée à former le sol de ces chambres. L'acide sulfurique qui se forme par la combustion du soufre mêlé avec du nitrate de potasse, se répand en vapeurs, allèche les surfaces de l'argille que l'on a soin de renouveller de tems en tems. Son action sur cette terre déjà calcinée, et dont les surfaces sont souvent renouvellées, devient plus forte : il se combine avec cette terre ; celle-ci augmente de volume par l'efflorescence qui se manifeste, et au bout de quelques jours, toute la surface est aluminisée. Dans cet état, on l'expose à l'air pendant un certain tems, afin que la combinaison soit plus exacte et la saturation plus complète. C'est alors que l'on en fait la lessive, la filtration et l'évaporation, pour obtenir des cristaux.

L'alun de France est incolore, transparent, et a toutes les propriétés qui appartiennent aux espèces d'aluns en général.

La saveur de l'alun est d'abord douceâtre, et ensuite d'une très-grande stypticité. Si on l'expose à l'action du calorique, il prend une fusion aqueuse, qui est due à son eau de cristallisation. A mesure que celle-ci s'évapore, il se boursouffle, il se dessèche, il acquiert un très-grand volume, et se convertit en une masse blanche, spongieuse, d'une saveur beaucoup plus styptique, et il prend le nom d'*alun calciné*.

On lui a donné le nom d'*alun de glace*, parce qu'il est transparent, et celui de *roche*, de la ville de Roche, en Syrie, aujourd'hui Edesse, où, selon le rapport de M. *Bergman*, étoit établie la plus ancienne fabrique de ce sel.

Ce sulfate d'alumine, exposé à l'air, s'y effleurit et perd sa transparence. Cependant, comme son prix n'est pas excessif, et qu'il est susceptible d'une belle cristallisation, on a imaginé de le faire servir d'objets d'ornemens dans nos appartemens. On dispose des dessins ou des formes arbitraires, que l'on exécute avec des fils ou des baguettes très-effilées. On place ces dessins dans un grand cristallisoire, où on a eu l'attention de les fixer, et on les couvre d'une dissolution d'alun suffisamment chargée. Lorsque la cristallisation s'opère tranquillement, elle recouvre exactement le dessin. On le sépare, et on le conserve sous verre.

L'alun sert à la médecine, à la pharmacie et à la chimie. Le célèbre *Homberg* l'a fait entrer dans la composition du pyrophore; mais il est infiniment précieux dans les arts.

C'est en trempant du bois dans une forte dissolution d'alun que l'on rend le bois incombustible.

L'eau claire des fontaines ou des rivières, saturée d'alun à froid, environ quatre onces (122 grammes) par chaque deux livres (1 kilogramme) d'eau, conserve infiniment mieux les animaux pour les cabinets d'histoire naturelle, que ne le fait l'alcool. Il faut seulement changer une fois cette première eau au bout de cinq à six jours.

La terre alumineuse, précipitée de l'alun par le carbonate de potasse, sert, aux fabricans de couleurs, à préparer ce qu'ils nomment le *blanc*, avec lequel ils font toutes sortes de nuances de couleurs, mêlé avec d'autres matières colorantes.

L'alun entre dans la composition du bleu de Prusse, qui se fait avec le prussiate de fer.

Ce sel est l'âme de la teinture. Il avive la couleur du bois d'Inde infusé ou bouilli dans l'eau. Cette teinture, mêlée avec la craie, forme la laque commune.

C'est avec l'alun que l'on clarifie les cassonades; que l'on blanchit et durcit le suif; que l'on imprègne les papiers et les toiles que l'on veut teindre par impression; que l'on prépare les cuirs. Les fabricans de colle s'en servent pour en écarter les vers; les imprimeurs frottent leurs balles avec l'alun calciné pour leur faire prendre l'encre.

Quatre gros (15 grammes) d'alun, dissous dans deux livres (1 kilogramme) d'eau, forment une eau vulnéraire excellente pour les écorchures, les démangeaisons, les engelures. Cette même eau conserve la blancheur des cerneaux exposés à l'air.

Un abus de l'alun bien repréhensible, c'est son mélange avec le nitre, pour faire le cristal minéral des pharmaciens.

SULFATE DE BARYTE ou BARYTYQUE, SPATH PESANT ou TERRE PESANTE. Le sulfate de baryte est un produit naturel qui a été placé au rang des pierres par les naturalistes, parce qu'il n'a pas de saveur sensible et qu'il paroît indissoluble dans l'eau. Il est le résultat de la combinaison de l'acide sulfurique avec la baryte. On le reconnoît par divers moyens. Si on verse sur ce spath un peu d'acide sulfurique, cet acide le mouille et ne dégage aucune espèce de gaz, ni d'odeur. Sa pesanteur spécifique est considérable par comparaison aux autres pierres; les anciens chimistes étoient persuadés qu'il contenoit un métal particulier. On l'a confondu aussi avec le sulfate de chaux; mais en calcinant le sulfate de baryte, il n'absorbe point l'eau comme fait le plâtre; il ne se décompose pas comme ce dernier, par l'intermède de l'alcali caustique, parce que l'affinité de la baryte avec l'acide sulfurique, est plus grande, et qu'on ne peut l'en séparer que par la voie des doubles affinités.

On trouve le sulfate de baryte dans beaucoup d'endroits du globe que nous habitons; il accompagne le plus ordinairement les mines métalliques. Il est, ou cristallisé, ou en masses informes, d'une assez grande dureté; cependant il s'égraine et ne fait point feu par le choc du briquet; il varie aussi dans sa couleur comme dans sa configuration. On en trouve à Boulogne, en Italie. Celui-ci est formé en filets convergens, appliqués les uns sur les autres; il est connu sous le nom de *pierre de Boulogne*. Si on le calcine entre des charbons ardens, il acquiert la propriété phosphorique.

Le sulfate de baryte de Saxe est blanc, demi-transparent, cristallisé en prismes à six faces. Ces cristaux sont placés obliquement.

Celui de Bourgogne est d'un blanc laiteux, brillant, incrusté d'une poussière rougeâtre pyriteuse.

Celui de Roya, en Auvergne, est en table, transparent, et réfléchit la lumière comme un verre qui seroit terne.

Le sulfate de baryte est très-commun : on en trouve sur la montagne de Montmartre.

SULFATE CALCAIRE, PIERRE A PLATRE, GYPSE, PIERRE SPÉCULAIRE, ou MIROIR D'ANE. Cette pierre, extrêmement répandue dans la nature, s'y rencontre sous plusieurs états ; elle est ou opaque, ou transparente.

La première est en petits cristaux irréguliers, aglutinés les uns aux autres, et en masse plus ou moins volumineuse.

La seconde, que l'on nomme pierre spéculaire, ou miroir d'âne, est cristallisée en lames, appliquées les unes sur les autres, que l'on peut séparer facilement les unes des autres, avec une lame de couteau. Il y en a encore une espèce à filets, que l'on nomme gypse strié ou à filets. Lorsqu'il est réduit en lames minces, il a la transparence du verre, et il sert à faire différens meubles d'ornement, et particulièrement aux bijoutiers et aux évantaillistes.

La pierre à plâtre est un véritable sel naturel, qui résulte de la combinaison de l'acide sulfurique avec la chaux ; il est difficilement soluble dans l'eau ; il faut près de huit cents parties de ce fluide, pour en dissoudre une partie ; c'est la raison pour laquelle les naturalistes l'ont placée parmi les pierres. Cependant les eaux de sources ou de rivières, qui avoisinent les carrières à plâtre, tiennent une assez grande quantité de sulfate de chaux en dissolution, ce que l'on connoissoit sous le nom d'eaux séléniteuses ; ces sortes d'eaux sont crues, pesantes, ne dissolvent pas le savon, et ne cuisent pas les légumes ; les boulangers s'en servent pour faire la pâte de leur pain, parce qu'ils calculent plutôt sur le poids que sur la qualité.

On parvient à rendre ces eaux potables et propres à tous les usages économiques, en les faisant bouillir avec un peu de cendres de bois neuf, ou en les précipitant avec un peu de potasse en liqueur, et en les tirant ensuite à clair.

La pierre à plâtre ou sulfate calcaire, est une des matières des plus utiles que la nature produise. On la reconnoît en ce qu'elle ne fait point effervescence avec les acides, et mieux encore lorsque privée de son eau de cristallisation, par la calcination, elle absorbe une assez grande quantité d'eau avec dégagement de calorique, et qu'elle prend une consistance solide.

Le plâtre cuit sert dans la construction de nos édifices, et dans les parties d'ornement. On prépare avec cette matière détrempée dans l'eau, des modèles; on coule des statues.

Le plâtre cuit seulement jusqu'à ce qu'il ait perdu son grain, réduit en poudre et mêlé avec de la chaux vive, forme la pâte de stuk, avec lequel on imite les espèces de marbre en liant ce mélange avec de la gélatine animale, autrement de la colle de Flandres.

Parties égales de plâtre cuit, de muriate de soude, et de muriate d'ammoniaque, en poudre très-fine, et appliquée dans un sachet de toile, sur les glandes du col, engorgées, les résout.

Voyez Gypse, pour en connoître les variétés.

SULFATE DE CUIVRE, VITRIOL BLEU, VITRIOL DE CUIVRE, VITRIOL DE CHYPRE, COUPEROSE BLEUE. Telles sont les diverses dénominations sous lesquelles on distingue, tant en chimie que dans les arts, un sel de couleur bleue qui résulte de la combinaison de l'acide sulfurique avec le cuivre.

Il existe deux procédés pour fabriquer le sulfate de cuivre qui se débite dans le commerce. Le premier, qui est le plus économique, consiste à soumettre à l'action du grillage les sulfures de cuivre les moins riches en métal (on les connoît sous le nom de pyrites cuivreuses), pour en séparer une partie du soufre; ensuite on les expose à l'air pour les faire effleurir, et afin de faciliter l'efflorescence, on les arrose de tems en tems avec un peu d'eau. Cette irroration est singulièrement avantageuse pour déterminer ce que les ouvriers appèlent *la vitriolisation*, et ce que les chimistes nomment la formation de l'acide sulfurique qui s'opère par l'oxigénation du soufre, ensorte que l'acide une fois formé, réagit sur le cuivre, l'oxide, et le met dans l'état prochain de la dissolution.

Alors on fait la lessive de ce nouveau combiné; on filtre la dissolution, on la fait évaporer, et on obtient par la cristallisation, un sel d'une belle couleur bleue, figuré en rhombes allongés.

C'est ainsi que l'on prépare ce sel à Saint-Bel et dans plusieurs autres endroits.

Le second procédé consiste, soit à former artificiellement du sulfure de cuivre et à poursuivre l'opération comme nous venons de la décrire, soit à décomposer directement l'acide sulfurique, par le cuivre. Mais la dissolution du cuivre dans cet acide, ne peut avoir lieu qu'en élevant l'acide concentré à une température assez haute. Pendant cette opération, il se dégage beaucoup d'acide sulfureux, parce qu'une portion de l'oxigène de l'acide sulfurique se porte sur le cuivre et le met en état d'oxide. Il résulte de l'ébullition de cet acide sur le cuivre, une matière brune, de consistance de bouillie. C'est, d'une part, du sulfate de cuivre; de l'autre, de l'oxide. On jette le tout dans une suffisante quantité d'eau. L'oxide de cuivre qui est insoluble dans l'eau, se précipite, et le sulfate tenu en dissolution, filtré et évaporé, donne des cristaux en rhombes de couleur bleue.

Le sulfate de cuivre exposé à l'air, s'y effleurit; c'est-à-dire qu'il perd son eau de cristallisation et devient d'un blanc bleuâtre. Plus long-tems exposé et séché à l'air, il se convertit en un oxide vert. Il paroît que la couleur verte appartient essentiellement aux oxides de cuivre, tant à ceux qui sont formés et séchés à l'air, qu'à ceux que l'on obtient des dissolutions de cuivre par l'intermède des terres alcalines, ou des alcalis eux-mêmes. Le vert de montagne ne seroit-il pas formé par une suite de décomposition de ce genre? Si l'on verse sur une dissolution de sulfate de cuivre dans l'eau, de l'ammoniaque caustique, le précipité qui en résulte est d'un bleu blanchâtre; mais si il y a excès d'ammoniaque, celui-ci redissout aussitôt l'oxide et donne à l'eau une belle couleur bleue céleste. Cette eau est employée dans les maladies des yeux qui procèdent de la foiblesse de cet organe.

La saveur du sulfate de cuivre est d'une stypticité qui va même jusqu'à la causticité.

On se sert de ce sulfate pour consumer les chairs baveuses, pour guérir les petits aphtes de la bouche, arrêter les progrès des chancres vénériens; mais sa plus grande consommation est pour la teinture, les fabriques de toiles peintes, et les fabriques de papiers d'appartemens.

SULFATE DE FER, VITRIOL VERT ou COUPEROSE VERTE. Le sulfate de fer est le résultat de la combinaison de l'acide sulfurique avec le fer. On pourroit faire ce sel, en combinant directement le fer avec l'acide sulfurique étendu dans l'eau. Il se passe dans le moment de cette combinaison, des phénomènes qui sont très-intéressans à remarquer. L'acide sulfurique est décomposé par le fer et lui abandonne son oxigène, tandis qu'en même tems l'eau se décompose et laisse dégager son hydrogène que l'on peut recueillir à part, en adaptant l'appareil pneumato-chimique; mais ce n'est pas ici la place de parler des phénomènes chimiques.

On ne se donne pas la peine de combiner directement le fer avec l'acide sulfurique; la nature nous fournit abondamment la matière de laquelle l'art peut l'extraire facilement et en très-grande quantité. Les sulfures de fer, plus anciennement connus sous le nom de *pyrites martiales*, contiennent les matériaux propres à former ce sulfate. Ces sulfures contiennent du fer et du soufre dans des proportions de ce dernier plus ou moins considérables. Ceux qui contiennent moins de soufre, s'effleurissent plus facilement en les exposant à l'air, en leur faisant présenter beaucoup de surfaces : ceux qui contiennent beaucoup de soufre, s'effleurissent plus difficilement, on les soumet à l'action du calorique pour leur enlever la portion de soufre surabondante, et leur efflorescence ne tarde pas d'avoir lieu. Pour l'accélérer on forme des tas de sulfures de fer grossièrement pulvérisés, sur des aires dont le sol est légèrement incliné ; on les arrose avec de l'eau, et l'action combinée de l'air et de l'eau qui se décomposent, fournit au soufre la quantité d'oxigène qu'il convient pour le convertir en acide sulfurique ; celui-ci étant formé, est décomposé par le fer et le tient en dissolution à l'aide de l'eau que l'on ajoute, et sans laquelle l'acide sulfurique n'auroit point la faculté de le dissoudre. Cette dissolution est reçue dans de grands réservoirs, où l'on laisse précipiter les matières étrangères qu'elle a entraînées. Lorsque la couleur est claire, on la transvase dans des chaudières de plomb, où l'on a mis de la vieille ferraille pour saturer l'acide de tout le fer possible. Ensuite, on fait évaporer ; et lorsque la liqueur est suffisamment rapprochée, on la coule dans des bassins appelés cristallisoires, où l'on a disposé des morceaux de bois pour faciliter le dépôt des cristaux.

Le sulfate de fer exposé à l'air s'y effleurit, perd son eau de cristallisation, et devient d'une couleur blanche grisâtre. Dans cet état, l'oxigène de l'air déplace l'acide sulfurique en tout ou en partie, suivant la quantité d'oxigène que le fer a absorbé, et celui-ci est dans l'état d'oxide de fer gris. Si on le fait dissoudre dans l'eau, et si on filtre la dissolution, il laisse dans le filtre une grande quantité d'oxide de fer devenu insoluble, et la dissolution évaporée ne fournit que peut ou point de sulfate de fer.

Le sulfate de fer cristallise en rhombes. Si on l'expose au feu dans un creuset, il se liquéfie à raison de son eau de cristallisation ; il bouillonne, il s'épaissit et se réduit en poudre. Cette poudre, mêlée dans les proportions d'une once (30 gram.) sur une demi-once (15 grammes) de noix de galle en poudre, et autant de gomme arabique en poudre, forme une encre sèche qui n'a besoin que d'être mise dans de l'eau pour servir à l'usage de l'écriture.

Le sulfate de fer est d'un grand usage dans la teinture en noir. Il sert aussi dans les arts chimiques, dans la préparation du bleu de Prusse, etc.

Nous tirions autrefois le sulfate de fer de l'Angleterre; mais actuellement on le prépare en très-grand dans nos départemens du Midi, aux environs d'Alais, où il y en a deux fabriques qui peuvent fournir jusqu'à quarante mille quintaux au besoin, par an.

La nature nous offre du sulfate natif de fer; on le rencontre particulièrement dans les galeries des mines de fer; sur-tout de celles qui contiennent des sulfures de fer. Tantôt il se présente en beaux cristaux verts ou sous la forme de stalactites; d'autrefois il n'est pas aussi pur, et il a éprouvé quelqu'altération; les divers états d'altération qu'il a éprouvé, lui ont acquis des dénominations particulières que nous avons fait connoître, en expliquant ce que l'on entend par *pierres atramentaires*, *sori*, *missy*, *colcothar* ou *chalcite*.

SULFATE DE MAGNESIE, SEL D'EPSOM D'ANGLETERRE, SEL D'AGRA, DE SEIDSCHUTZ, DE SEDLITZ, SEL CATHARTIQUE AMER. Sel produit par la combinaison de l'acide sulfurique avec la terre magnésienne. Il reçoit ces différens noms de celui des diverses fontaines d'où on le retire, de sa propriété cathartique, et de sa saveur amère.

On pourroit préparer ce sel en combinant directement la magnésie pure avec l'acide sulfurique; mais tout le sulfate de magnésie que l'on trouve chez les pharmaciens, leur arrive par la voie du commerce. Il est en petits cristaux, confus, formés en petites aiguilles.

On a cru pendant long-tems que ce sel attiroit l'humidité de l'air, parce qu'en effet il est toujours humide; mais il doit cet état à la présence du muriate calcaire qui attire l'humidité et auquel il est uni.

Les pharmaciens purifient ce sel par la solution dans l'eau, la filtration et la cristallisation. Ses cristaux sont des prismes à quatre pans égaux, lisses, terminés par quatre pyramides égales. On opère la solution à froid, et l'évaporation spontanée à l'air libre.

On décompose ce sel par le carbonate de potasse, et on obtient du carbonate de magnésie. Si on le décompose par le charbon, on obtient du sulfure de magnésie.

Le sulfate de magnésie est très-amer. C'est un puissant purgatif à la dose de 4 jusqu'à 16 grammes. Il contient acide sulfurique 33, magnésie 19, eau 18.

SULFATE DE MERCURE NATIF. Mine de mercure cristallisée, très-pesante, blanche, verte ou jaune, qui a été découverte par *Woulf*, célèbre chimiste d'Angleterre, dans laquelle il a démontré la présence de l'acide sulfurique et muriatique, en examinant cette mine avec des alcalis.

SULFATE DE PLOMB NATIF. C'est le plomb combiné avec l'acide sulfurique. Ce sel natif a été découvert par *Monnet* : il est en masse blanche, soluble dans dix-huit fois son poids d'eau ; quelquefois il est noirâtre, ayant la forme de stalactite. Cette dernière espèce contient du fer, s'effleurit à l'air : celle-ci se trouve dans l'île d'Anglesey.

SULFATE DE SOUDE ou SEL D'EPSOM DE LORRAINE. On doit bien distinguer ce sel du sulfate de magnésie, qui est plus connu sous le nom de sel d'Epsom d'Angleterre. Le sel d'Epsom de Lorraine est le résultat de la combinaison de l'acide sulfurique avec la soude. On l'obtient par l'évaporation de l'eau des fontaines salées de la Lorraine; on a soin d'interrompre la cristallisation, en l'agitant avec des bâtons, pour le vendre pour du sel d'Epsom.

Quelquefois on obtient ce sel du schlot, qui est poussé dans les augelots des chaudières d'évaporation, lors de l'ébullition des eaux salées pour avoir le sel marin ; mais ce sel, dit d'Epsom, est un mélange de sulfate de soude et de muriate calcaire ; il est presque toujours humide, parce qu'il attire l'humidité de l'air.

Ce sel est purgatif et très-employé en médecine.

SULFATE DE STRONTIANE. Le sulfate de strontiane est un minéral placé par les naturalistes, au rang des pierres, mais mis au rang des sels par les chimistes, parce qu'il est le résultat de la combinaison de l'acide sulfurique avec une terre particulière, à laquelle on a donné le nom de *strontiane*, de *Strons* ou *Stronteau*, en Ecosse, où ce minéral fut d'abord trouvé ; mais aujourd'hui on le trouve partout en France, notamment sur la montagne de Montmartre. Ce minéral est de couleur blanche un peu terne, pesant, mais moins que le sulfate de baryte. Il ne faut pas confondre le sulfate de strontiane avec la strontiane : le premier est un produit naturel ; la seconde est la base de ce sulfate, obtenue par les moyens de l'art chimique.

Le sulfate de strontiane est presque insoluble, tandis que la strontiane pure est soluble à froid, dans deux cents parties d'eau. *Voyez* Strontiane.

SULFATE DE ZINC, VITRIOL BLANC, VITRIOL DE GOSLAR, COUPEROSE BLANCHE. Le sulfate de zinc est le résultat de la combinaison de l'acide sulfurique avec le métal appelé zinc.

On en distingue de deux espèces; l'un qui est natif, et que l'on rencontre en Italie, et dans les mines de Goslard au Hartz. Il est en cristaux rhomboïdaux ou en stalactites blanches. Souvent il est cristallisé en fines aiguilles et en filets soyeux, comme l'amiante; dans cet état on l'a quelquefois confondu avec l'alun de plume; ce sulfate de zinc est très-rare.

L'autre est le sulfate de zinc artificiel, et c'est celui qui est répandu dans le commerce en masse blanche, grenue comme du sucre, et plus ou moins volumineuse. On le prépare en grand à Rammelsberg, et particulièrement à Goslard, ville impériale de la Basse-Saxe, en Allemagne. Voici quel est le procédé dont on se sert.

On prend du sulfure de zinc, autrement appelé *blende*, qui est la véritable mine de zinc, et non pas la pierre calaminaire, qui n'est que de l'oxide; on fait griller la blende pour lui enlever une portion de son soufre, et on la jette toute rouge dans des cuves pleines d'eau. Cette immersion spontanée occasionne l'oxigénation du soufre, conséquemment la formation de l'acide sulfurique qui réagit sur le métal zinc. On laisse cette blende ainsi grillée, pendant vingt-quatre heures dans l'eau. Ensuite on la retire, pour la faire griller et tremper de nouveau dans l'eau, ce qui se fait jusqu'à trois fois. Alors on décante cette liqueur, et on la fait évaporer; on la coule dans des baquets, et au bout de quinze jours, on sépare l'eau qui surnage les cristaux. Lorsque les cristaux sont réguliers, ils ont la forme de prismes tétraèdres, terminés par des pyramides également à quatre faces. Ce sont ces mêmes cristaux que l'on fond dans des vaisseaux de fer, que l'on coule ensuite dans des baquets, et que l'on agite jusqu'à ce que la masse soit refroidie. Sa forme alors est grenue.

Le sulfate de zinc bien pur, est peu altérable à l'air. Cependant, à la longue, il jaunit, et cette surface colorée est de l'oxide de zinc devenu indissoluble dans l'eau.

Quelquefois le sulfate de zinc contient du plomb et du fer, et c'est à ces deux métaux que l'on attribue la couleur jaune de ses cristaux. On peut le précipiter en faisant dissoudre ce sel dans l'eau, et en y ajoutant du zinc.

On pourroit faire du sulfate de zinc, en faisant dissoudre du zinc dans de l'acide sulfurique élevé à la température bouillante; mais alors on auroit de l'oxide de zinc et du sulfate de zinc. La théorie et le procédé sont les mêmes que pour le sulfate de cuivre préparé directement. *Voyez* ce mot.

Le sulfate de zinc a une saveur fortement styptique; c'est un puisant dessicatif. On s'en sert à très-petite dose dans les maladies des yeux : sa plus grande consommation se fait dans les arts. On prépare avec ce sel, une poudre connue sous le nom de *gilla vitrioli*, qui n'est que du sulfate de zinc purifié, et qui est émétique et purgative.

Les anciens chimistes avoient une haute opinion sur le compte des espèces de vitriols. Ils croyoient que les lettres qui composent le mot *vitriolum*, étoient mystérieuses et renfermoient une énigme qu'ils ont résolue ainsi : *Visitabis interiora terrœ, rectificando invenies optimum lapidem, veram medicimam.*

SULFURE D'ANTIMOINE. Antimoine minéralisé par le soufre. C'est une véritable mine de l'antimoine connu dans le commerce sous le nom d'*antimoine cru*. *Voyez* Antimoine.

SULFURE D'ARSENIC JAUNE ET ROUGE, ORPIMENT ET RÉALGAR. Combinaison du soufre et de l'arsenic.

Ce minéral est natif ou un produit de l'art. Il est ou jaune, ou rouge. La différence dans la couleur n'est pas due à la quantité plus ou moins grande de soufre que contient l'un ou l'autre de ces sulfures. Il est actuellement démontré que la couleur rouge du sulfure d'arsenic, appelé *réalgar*, est due à la combinaison plus intime entre les molécules du soufre et de l'arsenic, et que cette combinaison est favorisée par l'oxidation préliminaire de l'arsenic.

L'orpiment, natif jaune, est en masses plus ou moins grosses, brillantes, et comme talqueuses.

L'orpiment, natif rouge ou réalgar, est d'un rouge plus ou moins vif et transparent, et souvent cristallisé en aiguilles brillantes. On en trouve à la Solfatare, près de Naples, dans les mines de Nagriag, et en Transilvanie, dans la Chine, et dans les bouches volcaniques. Les Indiens font, avec le réalgar, des vases, des pagodes, et autres ornemens; mais tout l'orpiment que l'on trouve dans le commerce, est factice et est un produit de l'art. On le prépare en grand, et non dans les laboratoires des chimistes.

Cette combinaison du soufre et de l'arsenic se traite particulièrement dans les pays qui abondent en pyrites ou en mines arsenicales, et en pyrites sulfureuses ou martiales, tels que dans la Suède et la Saxe.

On traite ensemble des sulfures d'arsenic et de fer, pyriteux, et on les soumet au grillage. Le soufre et l'arsenic, en se sublimant, se rencontrent dans l'état de vapeurs, se combinent, et forment les sulfures d'arsenic jaune ou rouge, selon le degré d'oxidation qu'a d'abord éprouvé l'arsenic par l'action du calorique, avant d'être amené à l'état gazéiforme, pour se combiner avec le soufre qui se sublime de son côté par la même action du calorique.

Le résultat de la combinaison du soufre et de l'arsenic oxidé par la rencontre de l'un et de l'autre dans leurs molécules les plus ultimes, n'offre pas pour produit de l'oxide d'arsenic *jaune* ou *rouge*, comme on l'avoit d'abord pensé : il paroît que dès que la combinaison s'opère entre le soufre et l'arsenic, l'oxigène qui oxidoit ce métal, s'échappe, et que le nouveau combiné est seulement à l'état de sulfure d'arsenic. Telle est, du moins, l'opinion des chimistes, qui se trouve appuyée sur l'analyse chimique de ces sulfures.

Le principal usage de ces sulfures d'arsenic jaune et rouge, est pour la peinture. On doit s'en servir avec précaution, par la raison que l'un et l'autre sont des poisons dangereux.

L'arsenic, ainsi combiné avec le soufre, perd un peu de sa volatilité, ensorte que si l'on fait liquéfier du réalgar ou sulfure d'arsenic rouge à une douce chaleur, il acquiert, par le refroidissement, une agrégation assez solide pour être susceptible de poli, et il prend le nom de *rubis de soufre* ou *arsenical*. Les joailliers le taillent et en font des bagues et autres bijouteries.

Ces sulfures d'arsenic sont connus dans le commerce sous les noms d'arsenic jaune, arsenic rouge, orpin minéral, orpiment, réalgar, et rizigal.

SULFURE D'ARSENIC PYRITEUX, ou PYRITE ARSENICALE. Cette espèce de sulfure est un alliage natif du fer avec l'arsenic, combinés avec le sonfre. Elle est de couleur blanche, chatoyante, cristallisée en prismes droits, quadrangulaires, souvent sans forme régulière.

C'est à l'arsenic que ce sulfure doit sa blancheur.

On consomme ce minéral dans les arts, pour préparer ces métaux de composition avec lesquels on fait des boucles, des cuillers, des fourchettes qui imitent l'argent.

Si on traite le sulfure d'arsenic et de fer ensemble, on obtient le sulfure d'arsenic jaune et rouge.

Les Allemands ont donné au sulfure d'arsenic pyriteux, le nom de *mispikel.* On l'a nommé *marcassite*, de l'hébreu *markah*, en latin *gluten*, parce que ses molécules sont aglutinées les unes contre les autres.

Le nom de pierre des Incas lui a été donné, parce que les Incas le portoient en bague, et en mettoient dans les tombeaux des rois du Pérou.

SULFURE DE CUIVRE PYRITEUX, ou PYRITE DE CUIVRE OU CUIVREUSE. Le sulfure de cuivre pyriteux est de couleur jaune, ou foncée, ou verdâtre-irisée, à peu près semblable à la couleur changeante de la gorge de pigeon.

Ce sulfure est composé de soufre, de cuivre, et essentiellement de plus ou moins de fer. Il y en a qui contient jusqu'à cinquante livres (24 kilogrammes et demi) de cuivre par quintal.

On traite à Saint-Bel, près Lyon, le sulfure de cuivre pyriteux, tantôt pour le convertir en sulfate de cuivre, tantôt pour en retirer le cuivre lui-même.

C'est en Suède où l'on trouve le plus de ce sulfure natif.

SULFURE DE FER PYRITEUX, ou PYRITE MARTIALE. Ce sulfure est une combinaison du soufre avec le fer, à peu près dans des proportions égales. Il donne, par le choc avec l'acier, beaucoup d'étincelles nettes et brillantes. Tantôt on le trouve en petites masses roulées, quelquefois régulières ; tantôt il offre une configuration sphérique, d'autrefois cubique, et aussi dodécaèdre.

Le sulfure de fer pyriteux joue un grand rôle dans l'histoire naturelle : on lui doit les eaux minérales hydrogéno-sulfurées : on peut le regarder comme la cause principale des volcans.

On lui a donné le nom de *pyrite martiale*, parce que le fer en est le métal dominant, et qu'il fait feu par le choc avec l'acier.

Ce sulfure s'effleurit à l'air ; il décompose l'eau, s'empare de son oxigène qui donne naissance à la formation de l'acide sulfurique, et par suite à celle du sulfate de fer. En effet, la plus grande consommation de ce minéral est dans sa conversion en sulfate de fer.

SULFURE DE FER PYRITEUX AURIFÈRE, ou PYRITE AURIFÈRE. C'est ainsi que l'on nomme les espèces de sulfures ou pyrites qui contiennent de l'or. Ce métal ne s'y rencontre qu'en petite quantité. Dans les pyrites martiales, ce métal n'y est que mêlé, et non combiné.

Les pyrites arsenicales que l'on trouve à Salzberg, dans le Tyrol, contiennent aussi un peu d'or.

SULFURE DE MERCURE, NATIF ROUGE. Combinaison du soufre avec le mercure. Sa couleur rouge est plus ou moins intense, suivant les proportions de soufre ou la combinaison plus intime de celui-ci avec le mercure.

Ce sulfure conserve, dans le commerce, le nom de *cinabre*, et nous en avons fait l'histoire sous ce nom. *Voyez* Cinabre.

SULFURES MÉTALLIQUES PYRITEUX. La nature nous offre des combinaisons du soufre avec des substances métalliques qui ont une forme régulière et une solidité remarquable dans leur état d'agrégation, telle qu'elles donnent plus ou moins d'étincelles en les frappant avec l'acier : c'est à cette propriété qu'elles ont de faire feu avec l'acier, que ces sulfures doivent le nom de *pyrites*, du grec *pyrites*, en latin *igneus* ou *ignifer*.

Leur premier usage fut pour les armes à feu, et on les nommoit en conséquence *pierres de carabine*.

Les sulfures métalliques pyriteux ont des caractères physiques qui leur sont particuliers, et qui doivent servir à les distinguer des autres produits de la combinaison du soufre avec certains métaux, et qui ne sont point pyriteux.

1°. Les sulfures pyriteux doivent être considérés comme les mines métalliques les plus pauvres en métaux, et qui ne sont point destinés à être exploités pour être convertis en métaux. On peut cependant en excepter les sulfures de cuivre pyriteux qui peuvent fournir jusqu'à cinquante livres (24 kilogrammes et demi) de cuivre par quintal.

2°. Les sulfures pyriteux ont tous la propriété de donner plus ou moins d'étincelles par le choc avec l'acier, caractère essentiel qui les distingue des autres sulfures métalliques qui n'ont pas cette propriété, et qui sont de véritables mines, tels sont, par exemple, les sulfures d'antimoine, de mercure.

3°. Les sulfures pyriteux ont une forme régulière quelconque, en sorte que toutes les fois qu'on verra un minéral pesant, ayant l'éclat métallique, dont la masse paroîtra entière, c'est-à-dire, faire un tout, et non pas un fragment d'un autre tout, et que de plus il fera feu avec l'acier. On peut être assuré qu'un pareil minéral est une pyrite ou sulfure pyriteux, et non une mine.

A ces caractères qui nous semblent propres à signaler les sulfures métalliques pyriteux, nous ajouterons quelques observations particulières ; telles sont celles qui suivent.

Plus un sulfure pyriteux est riche en métal, moins il donne d'étincelles par le choc avec l'acier.

Plus il est jaune, verdâtre, anguleux et compact, plus alors il contient de cuivre et moins de soufre.

Il n'existe point de sulfure pyriteux qui ne contienne du fer en plus ou en moindre quantité, quel que soit d'ailleurs le métal qui domine.

Dans une pyrite où l'on trouve du soufre sans arsenic, on ne trouve jamais de cuivre.

Un sulfure pyriteux qui se détruit facilement à l'air, qui tombe aisément en efflorescence, indique qu'il contient du soufre et du fer dans des proportions à peu près égales.

Ces observations peuvent beaucoup aider à la connoissance des sulfures pyriteux.

La classe des sulfures pyriteux est extrêmement nombreuse, variée et étendue; mais ils se rapportent, quels qu'ils soient, à quatre espèces principales; savoir, le sulfure pyriteux, ou pyrites sulfureuses; le sulfure de fer pyriteux, ou pyrite martiale; le sulfure de cuivre pyriteux, ou pyrite de cuivre; le sulfure d'arsenic pyriteux, ou pyrite arsenicale.

Ce que l'on nomme sulfure de fer pyriteux aurifère, n'est pas une variété.

Voyez chacun de ces sulfures séparément.

SULFURE DE MOLYBDÈNE, ou POTELOT. C'est une combinaison du soufre avec le métal de ce nom, uni à une petite quantité de fer: c'est la véritable mine du molybdène.

Le sulfure de molybdène a un aspect bleuâtre, semblable à celui du plomb coupé nouvellement: il est doux et gras au toucher; il tache les doigts, et laisse dessus des traces d'un gris de cendre. On le coupe facilement avec un couteau: sa configuration est lamelleuse; en sorte que pour le réduire en poudre, on n'y parvient que difficilement et en le triturant avec le sulfate de potasse, sauf à le laver ensuite avec de l'eau pour dissoudre ce sel.

On fait avec ce sulfure des crayons pour dessiner: les traits qu'il imprime sur le papier sont brillans, argentins. Les chaudronniers se servent des débris de ce sulfure pour polir le vieux fer.

Le sulfure de molybdène se trouve à Château-Lambert, près le Tillot, dans la mine nommée Grande-Montagne de Château-Lambert; à Norberg, en Suède; à Altensberg, en Saxe; enfin en Espagne.

SULFURE PYRITEUX, ou PYRITES SULFUREUSES. Ce sulfure diffère peu du sulfure de fer pyriteux: c'est un produit de la combinaison du soufre avec le fer, avec cette considération que le soufre s'y rencontre en plus grande quantité.

Le tissu en est aigre, cassant; la couleur est d'un jaune pâle; il donne des étincelles bleues, d'une odeur fétide.

On retire de ce sulfure le soufre, en le soumettant à l'action du calorique pour faire liquéfier le soufre. C'est ainsi que cela se pratique à Rammelsberg et à Saint-Bel.

SUMAC. *Rhus coriaria. Rhus folio ulmi. Rhus obsoniorum. Rhus culinaria.* (*Pl.* VI, *fig.* 33.) Le sumac est un arbrisseau de la pentandrie trigynie de *Linneus*, et de la vingt-unième classe de *Tournefort.*

Cet arbrisseau s'élève quelquefois à la hauteur d'un arbre : ses feuilles sont oblongues, larges, dentelées en leurs bords, rougeâtres : ses fleurs sont disposées en grappes, de couleur jaunâtre ; chacune d'elles est composée de plusieurs pétales disposés en roses : son fruit est une capsule plate, presque ovale, membraneuse, verdâtre, renfermant une semence de la même forme, de couleur rougeâtre. Ce fruit a une saveur astringente.

Le sumac est originaire de l'Amérique. On le cultive dans les jardins, dont il fait l'ornement par la beauté de sa fleur, particulièrement en Languedoc et en Provence.

L'écorce du sumac contient beaucoup d'acide gallique et de tannin, et pourroit servir à tanner les cuirs. Les tanneurs se servent des feuilles et des fleurs pour tanner leurs cuirs et leurs peaux. Ils donnent à ces dernières le nom de *peaux passées en sumac*, et par corruption *somac.*

Les feuilles et les fruits ou semences, sont employés en médecine comme astringents. On les emploie en décoction dans les hémorrhagies et la blénorrhagie.

Le sumac des jardins, appelé *rhus virginianum*, nous a été apporté du Canada. Ses feuilles sont plus longues; ses fruits plus acerbes.

SURABONDANTE. Terme de cristallographie. M. *Haüy* nomme ainsi une variété de magnésie boratée, dans laquelle les angles solides qui étoient intacts sur la variété défective, sont interceptés chacun par quatre facettes, en sorte qu'il y a surabondance où il y avoit défaut.

SURCOMPOSÉ. En terme de cristallographie, on nomme ainsi un cristal lorsque sa forme est très-composée : telle est la tourmaline surcomposée.

SUREAU. *Sambucus nigra* (*Pl.* VI, *fig.* 34). Arbrisseau de la pentandrie digynie de *Linneus*, et de la vingtième classe (fleurs monopétales) de *Tournefort.*

Le sureau est tantôt un arbre de moyenne hauteur qui répand ses rameaux au large, tantôt un arbrisseau dont les branches sont longues, rondes, remplies de moëlle blanche, flexibles. Le bois en est peu épais; il est couvert d'une écorce qui est verte au commencement et grise ensuite : son tronc est couvert d'une écorce rude crevassée, de couleur cendrée; celle des rameaux est un peu rude au toucher; la seconde écorce est verte et d'usage en médecine : le bois du tronc est solide et jaunâtre, mais facile à couper : ses feuilles sont attachées cinq à six le long d'une côte ; elles ressemblent à celles du noyer, mais elles sont plus petites, dentelées en leurs bords, et d'une odeur forte : ses branches soutiennent en leurs sommets, des ombelles amples et larges où sont attachées des petites fleurs formées en roses, blanches et très-odorantes : ses fruits sont des bayes grosses commes celles du genièvre, vertes au commencement, noires lorsqu'elles sont mûres, remplies d'un suc rouge foncé, et contenant trois petites semences oblongues : ces bayes portent le nom de *grana actes*.

Cet arbrisseau croît dans les hayes, dans les lieux sombres.

Les jeunes branches de sureau et la seconde écorce, sont purgatives; on les emploie en décoction dans l'hydropisie sous-cutanée, dans l'érysipèle.

Les fleurs sont diaphorétiques, carminatives, prises intérieurement en infusion; elles sont ophtalmiques et résolutives, employées extérieurement.

Les bayes de sureau sont propres pour guérir la dysenterie et les fièvres. On emploie leur suc exprimé, ou on les donne à manger au malade, ou bien on les fait sécher et on les réduit en poudre, ou on fait épaissir son suc exprimé, au bain-marie, et il porte le nom de *rob de sureau :* dans cet état, on le fait prendre en bols.

La dose de l'écorce est de deux gros (8 grammes) pour une livre (5 hectogrammes) d'eau ou de vin blanc; on prend cette boisson par petits verres.

La dose des fleurs est la même.

Celle des bayes en poudre est d'un gros (4 grammes); celle du rob est d'un gros (4 grammes), deux fois par jour.

On fait avec les fleurs de sureau, une eau distillée, une huile par macération, un alcool odorant, un vinaigre de sureau.

Ces fleurs entrent dans la composition de l'alcool général, de l'alcool vulnéraire, du baume tranquille.

Les feuilles entrent dans la composition de l'onguent martiatum, de celui pour la brûlure.

M. *Questieux*, adjoint du maire de Porcheux, a fait une découverte précieuse, par l'effet du hasard, et qu'il s'est empressé de publier.

Il avoit mis des branches de sureau, garnies de leurs feuilles et de leurs fleurs, dans un grenier où il y avoit du blé, que les charençons avoient considérablement endommagé; l'odeur de cet arbrisseau, ou plutôt de ses feuilles et de ses fleurs, a fait fuir cet insecte devastateur à un tel point, qu'en deux jours le blé et le grenier furent purgés de cet animal si fâcheux. Cette expérience a été répétée par d'autres particuliers et confirmée. On ne peut pas trop la faire connoître, et je me suis empressée de la consigner dans cet article.

SUREAU AQUATIQUE. Arbrissau de la pentandrie trigynie de *Linneus*, et de la vingtième classe de *Tournefort.*

Cet arbrisseau croît dans les marais humides; il est connu sous le nom d'*obier*. *Voyez* Obier.

SUREAU PETIT. C'est la plante connue sous le nom d'hiéble, et qui ressemble au sureau. *Voyez* Hiéble.

SURELLE. Surnom que l'on donne à l'oseille ordinaire. *Voyez* Oseille.

SYCOMORE. *Sycomorus. Ficus sycomorus. Ficuspharaonis.* Arbre originaire d'Egypte, transplanté en France, qui appartient à la polygamie polyoécie de *Linneus.*

Cet arbre est une espèce de figuier qui tient beaucoup du mûrier par ses feuilles, et qui devient un très-grand arbre fort rameux: son bois est dur et robuste, noirâtre, lequel fournit un suc excrétoire laiteux, par incision : ses feuilles sont semblables à celles du mûrier, mais plus rudes et moins vertes: son fruit est une espèce de figue qui naît attaché à la tige; il diffère de la figue ordinaire, premièrement parce qu'il ne mûrit sur l'arbre que lorsqu'il a été entamé avec un couteau ou avec l'ongle; secondement, parce qu'il ne contient point de semences dans son intérieur; troisièmement, parce que sa saveur est plus douce, mais moins agréable: ce fruit paroît sur l'arbre trois ou quatre fois par an.

On cultive cet arbre partout, mais principalement dans les pays chauds.

Son fruit est indigeste, mais il devient pectoral, étant pris en decoction.

Le suc laiteux est propre à consolider les plaies. On fait peu d'usage des produits de cet arbre, en médecine.

SYCOMORE FAUX ou AZEDARACH. *Azedarach. Melia azedarach, pseudo-sycomorus, arbor fraxini folio, flore cœruleo.* Arbre originaire de la Syrie, cultivé actuellement en Europe, et que *Linneus* a placé dans sa décandrie monogynie.

Cet arbre est grand, ses feuilles ressemblent à celles du frêne ; elles sont dentelées en leurs bords, d'une couleur verte foncée ; sa fleur est composée de cinq pétales disposés en roses : son fruit est presque rond ; il ressemble à un jujube ; il est charnu, de couleur jaune pâle, d'une saveur désagréable amère ; il renferme un noyau ligneux, à cinq canelures qui se divisent en cinq loges : chacune de ces loges contient une semence presque ronde : ce noyau sert à faire des chapelets.

On cultive cet arbre en Italie, en Espagne, et dans plusieurs autres pays chauds.

On se sert du fruit, en décoction, pour faire périr la vermine de la tête.

La fleur est apéritive, propre pour les obstructions, étant prise en infusion.

SYDERITE. *Bergmann* a donné le nom de *sydérite* au fer qui casse lorsqu'il est chauffé. Ce fer est aigre, et on a cru long-tems qu'il ne cassoit ainsi à chaud que parce qu'il étoit mêlé d'oxide de fer ; mais les chimistes ont reconnu que cet oxide est d'abord dans le fer un phosphore de fer, lequel se convertit, lorsqu'on le chauffe, en phosphate de fer.

SYNOPTIQUE. Terme de cristallographie. M. *Haüy* appelle ainsi un cristal lorsque les lois de décroissement offrent, en quelque sorte, le tableau de celles qui ont lieu pour l'ensemble des autres cristaux, ou du moins pour la plupart, tel que le *feld-spath synoptique.*

SYROP D'ARAPABACA. Ce sirop est souverain contre les vers, et se trouve consigné dans cet ouvrage parce qu'il n'est décrit dans aucun dispensaire. *Voyez* Arapabaca.

SYROP DE CHERMÈS. Le sirop de chermès se prépare avec le suc exprimé de la gall-insecte nommée *chermès* ou *graine d'écarlate*, et le sucre.

Ce sirop, mal préparé, est chargé de beaucoup de matière colorante qui appartient au chermès, et qui est connue sous le nom de *pastel de chermès.* Le sucre qu'on y ajoute n'y est pas en suffisante quantité pour lui donner la véritable consistance d'un sirop, en sorte que le pharmacien est obligé de le clarifier et de le faire évaporer au bain-marie pour l'amener à l'état de sirop proprement dit.

Le sirop de chermès est cordial et stomachique : il entre dans la composition de la confection alkermès. On nous l'apporte de Montpellier, où il se prépare.

SYPOP DE SUCRE. Le sirop de sucre peut être considéré sous deux états différens. Le premiers est celui que l'on obtient de la première clarification du vesou; alors il prend le nom de *mélasse*. *Voyez* ce mot. Le second est celui qui découle des cônes où l'on a introduit le sirop rapproché jusqu'à consistance d'électuaire, pour obtenir la moscouade ou cassonnade grise et blanche, autrement appelé *sucre terré*.

Ce sirop de sucre est plus liquide et moins coloré que la mélasse. On le fait évaporer dans les habitations à sucre, pour en faire ce que l'on nomme sucre rouge. *Voyez* ce mot.

T

TABAC (*Pl.* IV, *fig.* 22). Le tabac, quel que soit l'usage que l'on en fasse, soit en poudre, soit en corde ou à fumer, appartient à une plante de la pentandrie monogynie de *Linneus*, connue sous le nom de *nicotiane*. *Voyez* Nicotiane.

Le tabac fut apporté en France par l'ambassadeur Nicot, en 1560, d'où on lui a été donné le nom de nicotiane. Il est peu de substance contre laquelle on ait opposé autant de moyens pour en empêcher l'usage, que contre le tabac, et c'est sans doute la raison pour laquelle il est devenu d'un usage aussi multiplié. Du tems de la ferme générale, cette seule denrée rapportoit au trésor des finances, la somme de trente-deux millions. On peut juger par-là de la consommation qu'il s'en fait en France.

La préparation du tabac a quelque chose d'extraordinaire qui vaut la peine d'être citée. Cette plante, dont les feuilles sont larges, épaisses, garnies de fortes nervures, ne se fait pas sécher à la manière des plantes ordinaires; on amoncelle, au contraire, en tas assez volumineux les feuilles de tabac, elles s'échauffent, elles éprouvent un commencement de fermentation qui les fait faner, et plus la fermentation est développée, plus la feuille a de *montant*. Lorsque les feuilles sont ramollies en dessous, on les retourne pour qu'elles s'amollisent dans toutes leurs surfaces; alors on les bat légèrement pour séparer leurs côtes, que nous avons nommées *nervures*. Ces côtes enlevées, on rapproche les feuilles, on les comprime facilement, on en fait ensuite, avec beaucoup d'art, ces bouts cylindriques que tout le monde connoît, qui sont ficelés dans toute la circonférence, et on les place dans un endroit sec et spacieux, pour les faire ressuyer. Si les feuilles ont été bien comprimées, l'intérieur des bouts ne se moisit pas, le tabac rapé est d'une fort bonne odeur. Mais si ces bouts ficelés ne sont pas séchés jusques dans l'intérieur, alors il y a moisissure, et le tabac prend une odeur de pourri insupportable.

On dispose aussi dans les ci-devant pays de Flandres et de l'Artois, les feuilles de tabac en carottes, c'est-à-dire, qu'on leur donne la forme d'une carotte.

Ce que l'on nomme tabac en corde, est celui dont les feuilles ont été roulées en manière de corde pour en faire des rouleaux, qu'on nomme communément *rôle*, qui se forment autour d'un bâton, par le moyen d'un moulinet. Celui-ci se distingue en tabac de Brésil, il est noir et de la grosseur du doigt; en tabac à l'andouille, la feuille en est sèche et rougeâtre; il est de la grosseur d'une forte canne: en petit briquet ou tabac de Dieppe, il est noir et menu: en tabac de cannesse; il est très-sec, de couleur de feuille morte et plus gros que le doigt: en tabac de Vérine, de Saint-Domingue, d'Hollande, etc. Les qualités du tabac en corde, sont dans l'ordre suivant: tabacs de Vérine dans l'Amérique espagnole, de Hollande, de Morlaix, de Dieppe et de Mondragon. C'est du tabac en corde dont on se sert en décoction et en lavement dans la paralysie; il sert aussi en masticatoire.

Le tabac râpé est un bon sternutatoire; il sert de cautère potentiel, pour attirer par le nez les humeurs du cerveau. Son nom de *tabac* lui a été donné de celui de l'île de Tabaco, où la plante étoit originaire.

TABASHEER ou TABAGIR. Concrétion saline que l'on présume provenir du suc qui remplit les articles du bambou pendant qu'il est jeune.

Cette substance contient beaucoup de terre silicée; elle est d'un très-grand usage médicinal en Orient. Il paroît qu'on la prescrit dans les maladies des reins et de la vessie, comme propre à briser le calcul.

TABLETTES DE BOUILLON. Extrait gélatineux du bœuf, du mouton et du veau, auquel on donne la forme de tablettes, pour l'usage de la table, dans les voyages de longs cours.

Voyez Bouillon sec.

TABOURET. Plante de la tétradynamie siliculeuse de *Linneus*, et de la cinquième classe de *Tournefort*. Cette plante est plus connue sous le nom de bourse à berger.

Voyez Bourse à berger.

TACAMAHACA. Nom que l'on donne à la résine qui découle de l'arbre appelé tacamaque, qui croît dans la Nouvelle Espagne. *Voyez* Gomme tacamahaca.

TÆNIA, VER CUCURBITAIN, VER SOLITAIRE. *Tænia.* Le tænia ou ver solitaire, est un ver intestin, blanc et composé d'articulations aplâties. Sa tête est accompagnée de quatre suçoirs; c'est lui que l'on nomme vulgairement *ver solitaire*, quoiqu'il y ait souvent plusieurs individus dans la même personne; il cause dans l'estomac, d'horribles ravages. On en compte un grand nombre d'espèces qui affectent des formes très-différentes, et qui attaquent les mammifères, les oiseaux et les poissons. On les nomme *tænia*, de *teinos*, *extendo*, parce qu'ils sont longs, étroits, étendus et plats comme des bandelettes ou rubans qu'on appelle aussi *tænia*.

L'espèce de tænia qui tourmente l'homme d'une manière si fâcheuse, a quelquefois jusqu'à cinq aunes (six mètres) ou environ de longueur.

On s'est beaucoup occupé des moyens de détruire ce ver. *Tronchin* administroit les préparations mercurielles, notamment le muriate oxigéné de mercure. Tous les anthelmintiques connus ont été administrés par les médecins les plus célèbres. Aux anthelmintiques, on a adjoint les purgatifs drastiques. M. *Dutronc*, médecin, a donné comme certain, dans un mémoire très-bien fait, que la résine gutte étoit l'anti-tænia le plus puissant; il l'a recommande à très-forte dose, jusqu'à quinze grains (7 décigram.) pour les adultes, sauf à réparer ensuite les ravages occasionnés par cette résine sur les organes, par des correctifs appropriés. Tous ces moyens des plus habiles praticiens, n'ont pas toujours été accompagnés d'un succès satisfaisant: il est désespérant d'occasionner des maux très-graves dans une circonstance où le mal que l'on cherche à détruire, est lui-même de nature infiniment grave.

Le suc de papaye, fruit du papayer, est, dit-on, employé avec succès dans l'île de Bourbon: l'examen de ce suc, par M. *Vauquelin*, peut contribuer pour beaucoup à éclairer la pratique des médecins, sur le traitement du tænia. *Voyez* Papayer. Je me permettrai d'ajouter quelques observations sur le compte du *tænia*, relatives à la manière dont il s'alimente; peut-être ces observations conduiront-elles aux moyens de le détruire.

On a remarqué que les vers se nourissoient d'hydrogène, et qu'ils respiroient de l'oxigène; que leur nutrition se faisoit par intus-susception; mais le tænia ou ver solitaire, se nourrit par aspiration, à la faveur des quatre suçoirs dont sa tête est accompagnée, bien plus que par intus-susception. Je propose en conséquence, l'usage du sulfure ammoniacal hydrogèné, à la dose de douze à quinze gouttes dans une potion appropriée, trois ou quatre fois par jour, sauf à augmenter progressivement cette dose. Ce médicament, qui ne peut pas nuire à l'organisme animal, porte en lui le caractère de détruction du ver solitaire, sous le rapport du gaz hydrogène sulfuré, et du gaz ammoniacal que contient ce médicament, lesquels fluides gazeux sont les effluves les plus destructifs de la vie animale.

C'est un appel que je fais aux praticiens.

TAFFIA. Espèce d'eau-de-vie ou d'alcool aqueux, que l'on obtient du sirop de sucre fermenté. *Voyez* Rhum.

TAISSON. Nom synonyme de l'animal appelé blaireau. *Voyez* Blaireau.

TALC. *Talcum*. Le talc est un minéral dont l'aspect est luisant, qui présente au toucher un état onctueux, analogue à celui de l'argile, et qui mousse par le frottement avec l'eau, à-peu-près comme le savon.

Les anciens naturalistes regardoient le talc comme une pierre stéatite ou smectite, de nature tendre, pour le distinguer des pierres dures du même genre, auxquelles on donne aussi le nom de *pierre ollaire*.

Le talc est une pierre composée, dont tous les élémens qui la constituent, semblent démontrer qu'elle est un produit de la seule décomposition des végétaux. M. *Vauquelin* a fait l'analyse du talc chlorite, et y a trouvé :

Silice	26,0
Alumine	18,5
Magnésie	8,0
Oxide de fer	43,0
Muriate de soude et de potasse	2,0
Eau	2,0
Perte	0,5
	100,0

La pesanteur spécifique du talc est de 2,5834 à 2,8729.

Parmi les pierres talqueuses, on compte plusieurs variétés, telles que la pierre de lard ou talc compacte, le talc de Venise, le talc écailleux ou craie de Briançon, la pierre ollaire non susceptible de poli, la chlorite.

TALC DE MOSCOVIE. Minéral lamelleux, brillant, doux au toucher, que l'on a trouvé dans les carrières de Moscovie, d'où il a reçu son nom.

Taloum vient du mot allemand *talk*.

Ce minéral est plus connu aujourd'hui sous le nom de *mica*. *Voyez* Mica. Il diffère du véritable talc par des caractères essentiels.

TALC DE VENISE. Minéral du genre des talcs proprement dits, dont l'aspect est brillant, et qui est formé de couches lamelleuses. Sa poudre sert de fard aux femmes, et fait le corps principal du rouge végétal : c'est la même substance que celle connue sous le nom de *craie* de Briançon. On nous l'apportoit autrefois de Venise, d'où on lui a donné le nom de *talc de Venise*.

TALCITE. C'est un minéral connu sous le nom de *talc steatite* ; on le trouve dans les environs des volcans.

Ce minéral n'offre que très-peu de diffence du talc ordinaire, sinon que son aspect est un peu moins brillant, et qu'il est moins onctueux au toucher.

TAMARIN ou TAMARINIER. *Tamarindus India*, *fructus tamarindi*. Le tamarin est le fruit du tamarinier, arbre de la triandrie monogynie de *Linneus*, et de la vingt-unième classe (fleurs en roses) de *Tournefort*.

Le tamarinier est un grand arbre qui croît dans les Indes orientales, en Afrique; dans le Sénégal, en Arabie, dans les îles de l'Amérique. Cet arbre est remarquable par sa hauteur qui égale celle de nos noyers ; par la grosseur de sa tige qui est telle, que trois ou quatre hommes peuvent à peine l'embrasser, lorsqu'il est parvenu à son entier accroissement. Son tronc est couvert d'une écorce épaisse, brune et gersée : son bois est dur; ses rameaux présentent une très-grande envergure : ses feuilles sont grandes comme la main, assez serrées, et placées alternativement; chacune de ces feuilles est divisée en plusieurs petites feuilles supportées par un pétiole de quatre ou cinq pouces (108 à 135 millimètres) de longueurs : ses fleurs naissent par bouquets dans les aisselles et aux extrémités des branches ; elles sont disposées en roses et de couleur rose ; elles renferment trois étamines et un pistil : ses fruits sont des gousses longues de trois ou quatre pouces (81 à 108 millim.), sur un pouce (27 millim.) de diamètre : ces fruits contiennent dans leur intérieur une matière pulpeuse, accompagnée de semences plates, dures, de forme irrégulière, de couleur rougeâtre, et à-peu-près grosses comme celle de la casse : cette pulpe est traversée par trois linéamens gros, fermes, ligneux, dont l'un s'étend le long de la gousse, les deux autres sont placés vers le côté opposé. C'est cette pulpe qui est d'usage en médecine.

Le tamarin nous vient sous deux états, par la voie du commerce ; savoir, en pulpe détachée de sa gousse, ou les gousses entières renfermant la pulpe.

On distingue plusieurs sortes de tamarin ; l'une qui est noir, et l'autre qui est rouge.

La pulpe de tamarin noir est celle que l'on a le plus estimée pendant très-long-tems ; mais elle est sujette à être altérée par du cuivre, parce qu'on rassemble toute la pulpe des gousses dans de grands vases de cuivre, où on la ramollit avec un peu d'eau, pour en former des masses plus volumineuses et plus agrégées : on y reconnoît la présence du cuivre, en y plongeant une lame de fer ; la surface de fer se couvre d'une couche rouge de cuivre.

Cette qualité de tamarin seroit préférable, si elle nous étoit offerte dans sa gousse, ou dans la longueur de sa gousse, séparée de ses panneaux.

Le tamarin rouge est la seconde sorte ou qualité : cependant on nous apporte depuis quelque tems du tamarin rouge, dans toute la longueur de la gousse, auquel on est enclin à donner la préférence, ne fût-ce que parce qu'on est plus certain que cette pulpe n'est ni altérée, ni alongée par des corps qui lui sont étrangers.

La pulpe de tamarin est d'une saveur acide très-prononcée ; elle contient un extractif muqueux sucré. On en fait des décoctions anti-putrides et tempérantes, soit à l'eau, soit dans du petit lait clarifié. On fait usage de cette décoction dans les fièvres inflammatoires et bilieuses, dans la jaunisse, dans la dysenterie.

On prépare avec cette pulpe, une pulpe plus fine, en la passant à travers un tamis de crin à mailles croisées, renversé. Cette pulpe entre dans la composition de l'électuaire lénitif, et du catholicon double.

TAMARISC. Arbre de la pentandrie trigynie de *Linneus*, dont le bois est d'usage en médecine. *Voyez* Bois de tamarisc.

TAMBAC. On donne le nom de *tambac* au bois d'un arbre, qui croît dans le Mexique. C'est la troisième espèce de bois d'aloës ; il est plus connu sous le nom de bois d'aigle.

Voyez Bois d'aigle.

TAN. *Pulvis coriarius*. Le tan est la poudre de l'écorce du jeune chêne.

Cette poudre contient un principe nommé *tannin*, qui a propriété de précipiter la gélatine animale, et de lui donner une consistance solide.

Les tanneurs font usage de cette écorce en poudre, pour passer les peaux ou cuirs d'animaux, au tan.

Voyez Peaux d'animaux.

La poudre du tan est dessicative, astringente; elle sert dans les embaumemens : elle contient aussi de l'acide gallique, ce qui la rend propre à précipiter en noir, la dissolution du sulfate de fer. Les teinturiers l'emploient dans leur teinture en noir.

TANAISIE ou TANÉSIE. *Tanacetum vulgare luteum.* Plante de la syngénésie polygamie superflue de *Linneus*, et de la douzième classe (fleurs à fleurons) de *Tournefort.*

Cette plante s'élève à la hauteur de deux à trois pieds (649 millimètres à un mètre); ses tiges sont rondes, rayées, moëlleuses; ses feuilles sont longues, grandes, découpées comme par paires, dentelées à leurs bords, de couleur verte-jaunâtre : ses fleurs naissent aux sommets des tiges, par de gros bouquets arrondis, composées de plusieurs fleurons évasés et dentelés par le haut, d'une belle couleur jaune dorée, luisante, soutenus par un calice écailleux : ses semences sont menues et oblongues; elles noircissent en mûrissant: se racine est longue, ligneuse, divisée en plusieurs fibres traçantes.

Toute la plante a une odeur forte, aromatique, nidoreuse ou de brûlé, une saveur amère.

Elle est stimulante et carminative; ses semences sont anthelmintiques et sudorifiques.

Cette plante croît dans les champs, le long des chemins et dans les jardins.

On en met un paquet au chevet du lit, et elle en chasse les punaises.

On prépare avec la tanaisie, une eau distillée, une huile volatille, un extrait qui est amère et stomachique.

Les feuilles entrent dans la composition de l'alcool général, de l'alcool vulnéraire, dans celle de l'orviétan.

Les fleurs entrent dans la composition de la poudre contre les vers.

TANNIN. Le tannin est un principe *sui generis*, qui a la propriété de précipiter la gélatine des animaux, et de donner de la consistance à leurs peaux. Pendant long-tems on a confondu le principe gallique avec le tannin. M. *Séguin* a fait les découvertes les plus heureuses et les plus importantes sur le compte de cette dernière substance, et il en fait l'application la plus satisfaisante pour les progrès et le perfectionnement de l'art de la tannerie.

On sait actuellement que toutes les plantes qui contiennent le principe tannant, contiennent aussi de l'acide gallique; mais il est plusieurs substances végétales qui contiennent de l'acide gallique, et qui ne contiennent pas de tannin. Le quinquina, les fleurs de camomille, d'arnica, les semences du café, contiennent de l'acide gallique, mais non du tannin : ces substances ne changent point les peaux des animaux en cuir.

Cette propriété qu'a le tannin de précipiter la gélatine animale, et de lui donner une consistance solide insoluble dans l'eau, le rend très-avantageux dans l'art de la tannerie ; mais, en même tems, elle en fait un réactif propre à reconnoître la présence de la gélatine animale, soit dans les bouillons, soit dans les sirops où il entre des matières animales.

Les matières dans lesquelles on rencontre le principe astringent, c'est-à dire, la réunion du principe tannant et de l'acide gallique, sont principalement dans la galle de chêne, dans l'écorce de cet arbre, dans celle du marronier d'Inde, du saule, de l'orme, du bouleau, dans l'écorce de grenades, dans la racine de tormentille, de bistorte, dans les pétales des roses rouges, les balaustes, les feuilles du noyer, le thé bou, le raisin d'ours, le sumac, l'oignon de scille, etc. etc.

Les chimistes se sont occupés des moyens de séparer le tannin du principe gallique, avec lequel il est uni.

M. *Proust* a indiqué un procédé pour obtenir ce principe pur. Il fait une décoction de noix de galle ; il occasionne un précipité en ajoutant du carbonate de potasse en poudre. Ce précipité, qui est en flocons gris-verts, est lavé avec de l'eau bien froide, et on le fait sécher ensuite à l'étuve. Ce précipité brunit à l'air, devient cassant et brillant comme une résine ; il est soluble dans l'eau chaude : c'est du tannin très-pur.

M. *Mérat Guillot*, pharmacien à Auxerre, propose de séparer le tannin du tan de la manière suivante.

Il prend du tan (1) en poudre fine, il le fait infuser dans de l'eau pendant plusieurs jours, ensuite il filtre cette infusion, et il verse dessus de l'eau de chaux. Cette eau de chaux occasionne un précipité assez abondant. Alors il verse sur ce précipité de l'acide nitrique affoibli par de l'eau : cet acide s'empare de la chaux, donne lieu à une effervescence assez vive, avec dégagement d'acide carbonique. M. *Mérat Guillot* a opéré à l'aide d'une très-légère chaleur. Après vingt-quatre heures de repos, il a filtré la liqueur qui avoit pris une teinte très-foncée, et il est resté sur le filtre une substance pulvérulente, noire, brillante, ayant une saveur acerbe et légèrement amère, qui n'est autre que du tannin. Pour avoir ce tannin plus pur, on

(1) Le tan est de l'écorce de chêne en poudre. Le meilleur est le plus nouveau.

le soumet à l'action de l'alcool : ce fluide le dissout : on filtre, et on évapore jusqu'à siccité. On obtient du tannin très-pur.

Le tannin précipite le muriate sur-oxigéné d'étain à l'état gélatineux.

TAPSIE. Plante ainsi nommée de l'île appelée *Tapsus*, dans laquelle on trouva la première qui fut mise en usage. Elle appartient à la pentandrie monogynie de *Linneus*. Sa racine est désignée sous le nom de *faux turbith*. *Voyez* Faux turbith.

TARC. Le tarc est un terme d'ouvrier ou de pays, sous lequel on entend celui de goudron, qui est plus généralement connu. *Voyez* Goudron.

TATI ou OISEAU MOUCHE. Petit oiseau de l'Amérique méridionale, extrêmement curieux par sa petitesse, la beauté de son plumage, et la forme de son nid qui est cousu, par l'oiseau lui-même, sur les feuilles du goiavier.

Les plumes du tati sont employées par les tapissiers qui en font de jolis ouvrages. Le tati se nourrit du nectar des fleurs et de petits insectes.

TARTRE. *Tartarum.* Le tartre est un sel essentiel qui se rencontre dans plusieurs plantes, mais principalement dans toutes les parties de la vigne. On le rencontre le plus abondamment, déposé sous forme cristalline, contre les parois des tonneaux qui contiennent du vin.

On distingue deux sortes de tartre, savoir, le blanc et le rouge. La différence de leurs couleurs tient à celles des vins. Le tartre rouge contient plus de matière extractive que le blanc. C'est un composé de tartrite de potasse avec excès d'acide tartareux, de tartrite calcaire, de matière extractive, et d'une terre insoluble.

Le tartre sert beaucoup dans les arts, notamment dans celui de la teinture.

Il sert à préparer le sel fixe de tartre ou potasse carbonatée. On le fait entrer dans la composition des flux réductifs.

Les marchands de vin en font usage pour raccommoder les vins qui filent.

On purifie le tartre pour avoir le tartride acidule de potasse. *Voyez* l'article ci-après.

TARTRITE ACIDULE DE POTASSE, CRÊME DE TARTRE, ou ACIDULE TARTAREUX. *Cremor tartari. Tartris potassæ acidulus.* Combinaison de l'acide tartareux avec la potasse, mais avec excès d'acide.

L'acidule tartareux, connu par les anciens sous les noms de

tartre blanc, *tartre rouge*, *sel essentiel du vin*, a pris ensuite le nom de *crême de tartre*, après sa purification.

Cet acidule n'est pas un sel essentiel du vin, comme on l'a pensé pendant fort long-tems : il seroit mieux nommé *sel essentiel de la vigne*, si l'on pouvoit le regarder comme un sel essentiel; mais il n'appartient pas exclusivement à la vigne, puisqu'on le trouve dans toutes les espèces de fruits acerbes, telles que les prunes sauvages, les pommes, les poires à cidre et poiré, etc. etc.

L'acidule tartareux purifié, d'après l'analyse qu'en a faite M. *Vauquelin*, contient, sur cent parties, sept de tartrite de chaux; et si l'on rapproche les produits résultans de l'analyse du même sel, par d'autres chimistes, cet acidule paroît contenir trente-quatre parties de tartrite de potasse, quarante-sept d'acide tartareux en excès, sept de tartrite calcaire, huit d'eau, et quatre de perte.

L'acidule tartareux est difficilement soluble dans l'eau : il faut environ soixante parties d'eau froide, et trente d'eau bouillante, pour en dissoudre une partie. L'excès d'acide qu'il contient le rend habile à se combiner avec de nouvelles bases, autres que la potasse, avec laquelle il est déjà combiné en partie, et à former des sels trisules, c'est-à-dire, à deux bases. On peut le regarder lui-même comme un sel à deux bases avec excès d'acide, puisqu'il contient du tartrite calcaire, du tartrite de potasse tout formé, et de l'acide en excès.

Le tartrite acidule de potasse cristallise en prismes tétraèdres coupés en biais.

Il a une saveur acerbe; il rougit les teintures bleues végétales.

On fait usage en médecine de l'acidule tartareux, pour diviser les humeurs épaisses et visqueuses. Il excite doucement les évacuations alvines; il provoque l'appétit; il convient dans la cachexie, dans les maladies bilieuses, dans la fièvre; il augmente l'action des purgatifs.

Si on le soumet à l'action du feu dans un creuset, il se fond, se boursouffle; il exhale beaucoup de fumée nauséabonde, et on obtient pour résidu un charbon très-volumineux, qui contient du carbonate de potasse, et de la potasse caustique. *Voyez* Potasse carbonatée.

Distillé à la cornue, on obtient de l'acide acétique empyreumatique, un peu d'huile médiate, du gaz acide carbonique, du gaz hydrogène carboné, et un peu de carbonate d'ammoniaque. Ce qui reste dans la cornue est un charbon qui donne de la potasse carbonatée par le lavage, la filtration et l'évaporation.

TATOU. *Armadilla.* Animal mammifère du Brésil.

Le tatou a le museau d'un cochon, la tête allongée, la mâchoire garnie de dents incisives : son corps est cataphracté, c'est-à-dire, armé d'une cuirasse solide, composée de bandes et de rosettes, et couverte d'une peau très-mince : sa queue est longue comme celle du lézard.

On distingue les espèces par le nombre des bandes de la cuirasse. Le *cabassou* en a douze ; le *cirquinçou*, dix ; le *cachicame*, neuf.

Ces animaux sont innocens. Leur chair est bonne à manger. On les trouve en Amérique.

TAUPE GRILLON. Espèce de grillon, insecte orthoptère, le plus terrible ennemi des melonnières. On le nomme aussi *courtillière*. *Voyez* Grillon.

TAUREAU. *Taurus.* Le taureau est le mâle de la vache. Il diffère du bœuf en ce qu'il est pourvu des parties génitales qui le rendent habile à la propagation de son espèce.

Le taureau a le regard fier, et est courageux : il n'est pas propre au tirage comme le bœuf, parce qu'il est difficile à dompter sous le joug.

TAUREAU SAUVAGE. *Urus.* C'est un mammifère ruminant comme le bœuf ou le taureau. Cet animal est fort grand ; ses cornes sont courtes, grosses, noires ; sa tête est grosse, large ; sa peau est couverte d'un gros poil dur, rude, de couleurs rougeâtre et noirâtre.

Le taureau sauvage habite la Hongrie, dans les bois, sur les montagnes. Il est très-féroce et dangereux : il a une si grande force, qu'il déracine les arbres avec ses cornes. Sa chair est excellente à manger.

TCHA. Ce mot est une expression mandarine, dont on a formé le nom de *thé*. *Voyez* Chaa.

TÉLÉSIE. Le mot *télésie* signifie corps pesant. Ce nom a été donné à un genre de pierres désignées anciennement sous les noms de *saphir*, *rubis d'orient*, *topaze orientale*.

La forme de la télésie est rarement bien prononcée : ses cristaux sont souvent ternes, et ont leurs angles oblitérés ; ce sont des dodécaèdres composés de deux pyramides hexaèdres très-allongées, jointes base à base. Sa pesanteur spécifique est de 3,9911 à 4,2833.

Cette pierre est la plus dure après le diamant : elle raye toutes les autres espèces, et elle est infusible au feu. La variété bleue exposée à un feu actif, perd sa couleur. M. *Klaproth* en a fait l'analyse, et l'a trouvée composée de

Alumine..........................	98
Fer................................	2
	100

On rencontre la télésie au royaume de Pégu : son usage est réservé à la bijouterie. On en fait aussi des bases de pivots dans l'horlogerie.

TELLURE. *Tellurium. Aurum paradoxum, sive problematicum.* Métal oxidable et cassant, de couleur analogue à celle de l'étain, approchant du gris de plomb. Son brillant métallique est vif; sa cassure est lamelleuse. Il est très-fusible; et si on le laisse refroidir paisiblement, il prend une configuration cristalline. Il est très-aigre et très-friable. Sa pesanteur spécifique est de 6,115.

Ce métal a été découvert par M. *Klaproth*, dans une mine d'or blanc. Ce minéral se trouve, 1°. dans la mine dite *muriahilt*, dans les monts Fatzbay, près Zalethna, en Transilvanie; 2°. dans l'or graphique d'Offenbaya; 3°. dans la mine jaune de Nagyag; 4°. dans la mine d'or feuilletée grise de Nagyag.

Ce métal n'est pas encore d'une utilité bien connue dans les arts et dans la médecine. Ce que l'on sait de plus remarquable sur son compte, c'est que son oxide obtenu, soit des dissolutions acides par l'alcali, soit des dissolutions alcalines par les acides, se réduit avec une rapidité qui ressemble à la détonnation. Lorsqu'on l'expose à la chaleur sur un charbon, il se brûle et se volatilise.

TÉRÉBENTHINE DE CHIO. Espèce de résine liquide lorsqu'elle découle de dessus l'arbre, mais qui prend insensiblement de la consistance, au point d'être friable, lorsqu'elle a été exposée aux rayons du soleil. Elle découle des térébinthes qui naissent dans l'île de Chio. Quatre de ces térébinthes, âgés de soixante ans, ne rendent par an qu'environ deux livres neuf onces six gros (onze hectogrammes cinquante-deux grammes) de térébenthine. Lorsqu'elle est pure et sans mélange, elle est légère, de consistance ferme; sa couleur est d'un vert-bleuâtre, son odeur douce, sa saveur moins âcre que celle des autres espèces. Elle entre dans la composition de la thériaque; elle est vulnéraire. On s'en sert en poudre, en pilules, ou délayée dans un jaune-d'œuf.

Térébenthine dite de Venise.

Résine liquide ainsi nommée, parce qu'elle nous étoit apportée de Venise, et qu'elle a beaucoup d'analogie avec la résine qui découle du térébinthe qui nous donne la térébenthine de Chio. Cette matière excrétoire, d'un usage extrêmement répandu dans la médecine, la pharmacie et l'art du vernisseur, est sans contredit bien connue. Les naturalistes nous ont bien appris que la térébenthine s'obtenoit à l'aide des incisions que l'on faisoit aux diverses espèces de pin, sapin, mélèse et larix; mais personne ne nous a donné des détails aussi clairs, aussi précis sur les procédés, à l'aide desquels on obtient toutes les espèces de térébenthines, que M. *Moringlane*, pharmacien non moins recommandable par ses vertus modestes, que par ses talens dans l'art de pharmacie chimique, qu'il professe avec une honorable distinction. C'est de son excellent mémoire, qu'il a publié en 1787 (*voyez extrait du journal de Physique, pour le mois de novembre de la même année*), que je vais moi-même emprunter ce qu'il y a de mieux à rapporter sur le compte de la térébenthine, en renvoyant à la section des résines, pour ce qui regarde la colophane ou brai sec, le galipot ou poix jaune, la poix-résine ou résine jaune, la poix noire, le brai gras ou poix bâtarde, et le goudron, qui font suite dans le même mémoire, à l'extraction des térébenthines. J'invite mes lecteurs à consulter chacun des articles ci-dessus dénommés, pour avoir l'histoire complète de tous les produits excrétoires du pin, tels qu'on les obtient en grand dans nos départemens méridionaux.

La térébenthine s'obtient de l'arbre appelé *pin*, à l'aide des incisions que l'on fait à sa tige. Cet arbre, pour être en pleine valeur productive, doit être âgé de trente ans. Pour qu'il rende davantage, il faut, dans sa culture, qu'il soit éloigné au moins de douze à quatorze pieds (3 mètres 896 millim. à 4 mètres 546 millim.) des autres, et qu'il soit élagué jusqu'à plus de huit pieds (2 mètres 598 millim.) de hauteur, pour aider à sa belle venue : sans ces soins, il devient tellement dur, qu'il ne rend pas la moitié de la matière.

A cet âge, on le travaille depuis le 4 février jusqu'au 22 octobre, selon que la température est plus ou moins élevée. On lui fait une entaille ou incision avec une hache dont le coin du tranchant est courbé en dehors, pour qu'il n'entre pas trop avant dans le bois. On commence au pied de l'arbre, et on monte successivement en la renouvellant et coupant du bois une fois tous les huit jours, quelquefois deux. Chaque coupe enlève environ un travers de doigt de bois, et l'entaille doit avoir trois pouces (81 millimètres) de large. On la continue pendant quatre ans seulement, et au bout de ce tems, elle se trouve à la hauteur de huit à neuf pieds (2 mètres 598 millim. à 2 mètres 923 millimètres). Quand cette première entaille est finie, on en recommence une autre au côté opposé de l'arbre, et successivement tant qu'il reste de l'écorce sur l'arbre. L'entaille abandonnée se durcit pendant cet intervalle, et lorsque l'arbre a été ainsi entaillé tout autour, on recommence sur le bord de celles qui se sont fermées, en sorte qu'un arbre qui se trouve sur un bon sol, et qui est bien ménagé, dure et produit des matières pendant cent ans, comme on peut s'en convaincre par les incisions qui, en termes du pays, se nomment *cares*, ce qui veut dire *visage* ou *face*.

On pratique au pied de l'arbre un petit creux de terre bien solide qui se nomme *crost*, et qui sert de récipient à la térébenthine à mesure qu'elle découle. Ce creux se remplit ordinairement tous les mois, selon que les chaleurs augmentent.

On enlève cette résine liquide avec des instrumens de fer en forme de bèches, et on se sert de seaux de liége pour la transporter dans des réservoirs destinés à cet usage. C'est cette résine liquide qu'on nomme *térébenthine brute ;* elle est d'une couleur laiteuse ; on l'appelle dans le pays, *geme molle*, résine molle.

La térébenthine a besoin d'être purifiée. Le procédé que l'on pratique à Bayonne consiste à faire chauffer cette matière dans une chaudière de cuivre de la capacité de trois cents livres, sur un feu très-doux. Lorsque la térébenthine est bien liquide, on la passe à travers un filtre de paille posé sur une auge ou cuve destinée à servir de récipient. Lorsqu'elle est refroidie, on la met dans des futailles.

Le second procédé de purification de la térébenthine ne peut avoir lieu qu'en été ; il se pratique sur la montagne et à la Tête-du-Buck à dix lieues de Bordeaux. Ce procédé consiste à faire traverser la térébenthine par un couloir de bois percé de petits trous, présentant un carré de sept à huit pieds (2 à 3 mètres), et exposé aux rayons du soleil. La térébenthine se liquéfie et flue dans le récipient placé par dessous. Elle est plus dorée et plus liquide que la précédente, et aussi plus estimée.

On doit choisir la térébenthine, fluide, transparente, bien nette, d'un jaune clair.

Elle est employée en médecine, intérieurement et extérieurement. Elle sert intérieurement dans les maladies des reins, de la vessie, dans les efforts : on la prend délayée dans un jaune d'œuf, ou en pilules. On en fait des lavemens, des digestifs ; elle entre dans la composition de plusieurs onguens et emplâtres. On en prépare la térébenthine cuite ; on en tire une huile légère appelée *essence ;* on en obtient la poix blanche, la poix résine, la colophane. (*Voyez* chacun de ces mots séparément.) C'est avec la térébenthine qui reste sur les filtres que l'on obtient le goudron, la poix noire.

La térébenthine fine sert à préparer des vernis.

Ce que l'on nomme térébenthine commune est celle qui est un peu épaisse, qui découle sur l'arrière saison, ou c'est un mélange de galipot ou d'essence.

Le nom de térébenthine de Venise vient de ce que cette ville étoit le lieu d'entrepôt d'où on transportoit cette résine liquide dans tous les pays où s'en faisoit le commerce. Mais aujourd'hui on tire la térébenthine de nos pays méridionaux.

TERNAIRE, BITERNAIRE. Terme de cristallographie. Epithète que l'on donne aux cristaux dans le cas d'un ou de deux décroissemens, par trois rangées. (*Haüy.*)

TERRES. Les terres sont des corps dont les molécules sont plus ou moins incohérentes entre elles, et qui retiennent ou se laissent traverser plus ou moins facilement par l'eau.

Aux yeux du pharmacien, les terres sont moins considérées par l'adhérence ou l'incohérence de leurs molécules, que par leurs caractères ou leurs propriétés physiques et chimiques ; en sorte que, sous ces derniers rapports, ils n'établissent aucune différence entre ce que l'on nomme terres et pierres. Il est cependant à remarquer qu'il est presque toujours indispensable d'examiner les corps par leurs côtés physiques, avant de passer à leur examen chimique. La nature nous offre des terres qui sont bien éloignées de l'état de simplicité qui distingue les terres pures proprement dites, et dont l'usage est applicable à l'art de guérir ; telles sont les espèces de terres argileuses ou terres bolaires : un pharmacien doit non-seulement les connoître, mais il doit encore savoir les préparer pour en rendre l'usage propre à la pharmacie et à la médecine.

Les diverses espèces de terres actuellement connues des pharmaciens-chimistes, et placées au rang des terres simples, sont au nombre de treize. On les a divisées en trois genres, à raison de leur insolubilité ou solubilité dans l'eau, et en conséquence de leur plus ou moins grande tendance à la combinaison avec les acides. Celles de ces terres qui ont paru insolubles dans l'eau, du moins par les moyens chimiques ordinaires, ont été nommées *terres arides ;* celles qui présentent un caractère de solubilité dans ce même liquide, assez prononcé pour ne pas exiger plus de neuf cent parties d'eau, ont été nommées *terres subalcalines ;* enfin les espèces de terres qui, outre une solubilité plus marquée dans l'eau, paroissent avoir plus de tendance à la combinaison avec les acides, ont été nommées *terres alcalines*. Nous remarquerons à l'égard de l'ammoniaque, qui tient un rang parmi les terres, que si elle n'est pas précisément une terre, elle en remplit les fonctions à l'égard des acides avec lesquels elle forme des sels neutres.

Toutes les terres, quel que soit le rang qu'elles occupent, ne peuvent plus être regardées comme matière salines, comme elles l'étoient anciennement ; ce sont des bases salifiables ; c'est-à-dire, propres à former des sels, étant combinées avec des acides.

Parmi les terres arides, on compte :

1. La silice.	4. La glucine.
2. L'alumine.	5. L'ytria.
3. La zircone.	6. L'agustine.

Parmi les terres subalcalines, on compte :

1. La magnésie.	2. La chaux.

Parmi les terres alcalines, on compte :

1. La baryte.	4. L'ammoniaque.
2. La potasse.	5. La strontiane.
3. La Soude.	

Voyez chacune de ces terres séparément.

TERRE AMPELITE. Argile schisteuse, graphique, vulgairement appelée crayon des charpentiers.

Voyez Pierre ampélite.

TERRE ARGILEUSE. Espèce de terre qui se laisse imprégner par l'eau, la retient, et forme pâte avec elle. Son caractère particulier est de haper à la langue, et elle est de tous les corps celui qui a le plus de capacité pour le calorique.

Voyez Argile.

TERRE DU BERIL. Terre particulière de la première section des terres ou bases salifiables dites *arides*. Cette terre fut d'abord ainsi nommée parce qu'elle se tire de la pierre appelée *béril ;* mais comme elle a la propriété de former des sels sucrés avec les acides, on lui a donné le nom de *glucine*.

Voyez Glucine.

TERRES BOLAIRES. On comprend parmi les terres bolaires, les espèces de bols d'Arménie, de Blois, la terre sigillée.

Ce sont des argiles blanches et colorées que l'on a préparées par une légère trituration dans l'eau la tamisation, et la porphyrisation. On leur donne une forme trochisquée en cône tronqué ou en rotule. *Voyez* Bol d'Arménie et Terre sigillée.

TERRE CALCAIRE CARBONATÉE. Combinaison de l'acide carbonique avec la terre calcaire. *Voy*. Carbonate calcaire.

TERRE DE CHIO. *Terra chia*. Terre de nature argileuse qu'on tiroit anciennement de l'île de Chio, et à laquelle on attribuoit de grandes propriétés médicinales. Cette terre étoit fort rare, et par conséquent fort chère ; mais aujourd'hui on ne l'estime pas plus que nos terres bolaires blanches.

TERRE CIMOLÉE. *Terra cimolea*. C'est un mélange de limaille de fer à l'état d'oxide noir, et de poudre de la pierre de grès ou à aiguiser, que l'on trouve dans le fond des auges des coutelliers.

On ramasse cette terre imprégnée d'eau, pour s'en servir extérieurement. Elle est tonique et résolutive : on s'en sert dans les engorgemens des testicules.

TERRE ERETRIENNE. *Eretria terra*. Terre argileuse que l'on tiroit anciennement d'un champ voisin d'une ville appelée Erétria, dans l'île d'Eubée, d'où on lui a donné le nom d'*eretria terra*, en françois, terre érétrienne.

Cette terre n'est plus répandue dans le commerce, depuis qu'on a reconnu que la terre argileuse de notre pays avoit les mêmes propriétés.

TERRE A FOULON. Terre argileuse grise qui sert à fouler les étoffes, d'où lui est venu son nom de terre à foulon.

Voyez Argile.

TERRE GLAISE ou GRASSE. C'est l'espèce d'argile grise ou blanche qui est compacte, tenace dans ses parties, douce, gluante au toucher quand elle est imprégnée d'humidité.

Cette terre est propre à enlever les taches d'huile imprégnée sur les étoffes. On en forme des petites tablettes ou pierres à détacher : on en fait des poteries, des tuiles, des briques.

TERRE DU JAPON. Pendant long-tems on a donné le nom de terre du Japon au suc épaissi du fruit de l'aréca, lequel nous arrive du Japon : mais on a su que cette prétendue terre étoit un extrait, et elle est connue actuellement sous le nom de *cachou*. *Voyez* Cachou.

TERRE DE MALTE ou DE SAINT-PAUL. Terre blanche,

dure, rude, que l'on trouve dans l'île de Malte. Cette terre est estimée astringente. Il paroît qu'elle est de nature argileuse.

TERRE MÉRITE, SAFRAN DES INDES ou SOUCHET DES INDES. *Curcuma*, *terra merita*. Racine d'une plante, espèce de souchet qui croît dans les Indes, et qui appartient à la monandrie monogynie de *Linneus*.

On en distingue deux sortes, l'une ronde et l'autre longue.

Les feuilles de la première sorte sont ovales, pointues de chaque côté, et leurs nervures latérales sont en petit nombre.

Les feuilles de la seconde espèce sont lancéolées et pourvues d'un grand nombre de nervures.

Les fleurs de la plante sont d'une belle couleur purpurine.

Les fruits sont hérissés de pointes comme nos châtaignes vertes; ils contiennent des semences rondes comme des pois, et bonnes à manger quand elles sont cuites et assaisonnées.

La racine est, comme nous l'avons dit plus haut, ronde et longue, d'une très grande dureté, et se réduisant en poudre comme une terre dure, et d'une couleur jaune comme le safran. Sa dureté l'a fait prendre long-tems pour une terre solide; ce qui lui a valu le nom de *terre mérite*.

On doit choisir cette racine, pesante, compacte, bien nourrie, de couleur safranée. Les teinturiers, les gantiers, les fondeurs s'en servent pour teindre en jaune ou en couleur d'or.

On s'en sert pour colorer les huiles et les graisses, en vert, en la mêlant avec l'indigo.

On en fait usage en médecine, comme étant emménagogue, diurétique, désobstructive.

On l'emploie dans les fièvres intermittentes, dans la jaunisse, les maladies cutanées. La dose en poudre est de 48 à 72 grains (2 à 3 grammes), et en infusion de 2 gros (7 grammes), pour une livre (5 hectogrammes) d'eau.

TERRE NOIRE. C'est l'espèce de terre schisteuse graphique, appelée pierre ampélite. *Voyez* Pierre ampélite.

TERRE DE PATNA. La terre de patna est une espèce de terre argilleuse d'une extrême légèreté, que l'on trouve au Mogol. On prépare avec cette terre, des bouteilles ou gargoulettes pour faire rafraîchir l'eau.

Voyez Gargoulettes de terre de patna.

TERRE DE PERSE. *Terra Persica*. Terre rouge et sèche qu'on nous apporte en trochisques, du royaume de Murcie en Espagne. C'est une espèce d'argille ocreuse, colorée par de l'oxide rouge de fer.

Les cordonniers s'en servent pour rougir les talons des souliers.

TERRE PESANTE. *Lapis ponderosa.* Nom que *Bergman* a donné anciennement à une terre qu'il croyoit être de nature métallique, à cause de sa très-grande pesanteur, et que l'on a reconnu depuis pour être une terre particulière, à laquelle on a donné le nom de *baryte. Voyez* Baryte.

TERRE DE SAINT PAUL. C'est la terre que l'on trouve dans l'île de Malte. On prétend qu'elle fut bénite par Saint Paul, quand il fut jeté par la tempête, dans cette île.

Voyez Terre de Malte.

TERRE DE SAMOS. *Terra Samia.* Espèce de terre argilleuse, que l'on trouve dans l'île de Samos : il y en a de blanche et molle, et une autre espèce qui est dure, parsemée de paillettes disposées en petites étoiles.

Cette terre n'est plus usitée en médecine ; on lui substitue la terre sigillée.

TERRE SIGILLÉE ou DE LEMNOS. *Terra sigillata.* La terre sigillée a été ainsi nommée, du sceau dont elle est empreinte. Celle qui nous venoit anciennement de l'île de Lemnos, étoit jaune et formée en petits pains semi-orbiculaires, et scellés d'un cachet qui représentoit les armoiries de Diane sous la figure d'une chèvre.

Aujourd'hui cette terre, qui est reconnue pour être de nature argilleuse, se prépare à Blois, où on a conservé l'usage de sceller ces petits pains ou rotules, du cachet de celui qui la prépare.

La terre sigillée est un puissant absorbant ; elle entre dans la composition de la thériaque, de l'orviétan, de la confection d'hyacinte, de la poudre astringente, de la poudre diarrhodon, des pilules astringentes, de l'emplâtre contre la rupture.

TERRE SILICEUSE. On donne le nom de terre siliceuse, à une base salifiable aride, connue sous le nom de *silice.*

Voyez Silice.

Mais en minéralogie, on comprend sous cette acception, les espèces de pierres dans lesquelles la silice est dominante, et qui sont scintillantes.

TERRE DE VÉRONNE. *Terra Veronensis; terra viridis.* Oxide de cuivre mêlé d'argille. C'est un véritable ochre de cuivre. Sa couleur est verte. On nous l'apporte de Véronne en Italie.

On se sert de cette terre ochreuse, dans la peinture à la grosse brosse.

TERRE VERTE DE MONTAGNE. C'est la même que la terre de Véronne.

TERREAU. *Humus.* Le terreau est un produit qui résulte de la décomposition putride des végétaux, soit isolément, soit simultanément, avec le produit de la désorganisation spontanée des matières animales.

La nature du terreau et les principes qu'il recèle, sont donc dépendans des corps organisés d'où il procède.

Le terreau joue un grand rôle dans l'acte de la végétation, et les jardiniers, sans connoître précisément la théorie des phénomènes qui se passent dans cet acte de la végétation, savent tirer un très-grand parti de ces débris des végétaux et des animaux convertis en terreau, pour améliorer les produits des plantes qu'ils cultivent. J'ai tâché d'expliquer les avantages des divers engrais appliqués à l'agriculture, dans un Mémoire que j'ai adressé à la célèbre Société d'Agriculture de Paris, en l'an 12 (1804). J'ignore si cette société a accueilli mes observations; mais le lecteur sentira combien le terreau doit être important à la culture de certains végétaux, lorsqu'il saura que par l'analyse chimique qui en a été faite par MM. *Giobert* et *Hassenfratz*, ils en ont retirés des matières huileuses extractives, du charbon, beaucoup de gaz hydrogène, des acétates, des benzoates de potasse, de chaux et d'ammoniaque, du sulfate et du muriate de potasse, du phosphate de chaux, de la silice, de l'alumine, de la magnésie, du fer et du manganèse: qu'en outre le terreau est singulièrement propre à absorber les fluides gazeux répandu dans l'atmosphère, et à les transmettre aux végétaux, soit par aspiration, soit par intus-susception.

TERRETTE. Plante de la didynamie gymnospermie de *Linneus*, que l'on a fait synonyme du lierre-terrestre, parce que cette plante pousse des tiges qui rampent sur terre.

Voyez Lierre-terrestre.

TERRE-NOIX. *Bulbo castanum*, *bunium bulbo globoso*, *nucula terrestris.* Plante de la pentandrie digynie de *Linneus*, et de la septième classe (ombellifères) de *Tournefort*.

Cette plante pousse des feuilles qui ressemblent à celles du persil; mais leur saveur est beaucoup plus foible: elles sont attachées à de longs pétioles un peu purpurins: sa tige est divisée en quelques rameaux qui soutiennent, à leurs sommités, des ombelles garnies de fleurs à cinq pétales blancs disposés en roses: le calice devient un fruit composé de deux semences menues, un peu longues, noir, d'une saveur aromatique âcre: sa racine est un tubercule gros comme une grosse noix, charnu, noir en dehors, blanc en dedans, garni de plusieurs fibres:

la saveur de cette racine est douce, agréable, analogue à celle de la châtaigne.

Cette plante croît en Allemagne, en Angleterre, et en France dans les terres à blé de la Bourgogne.

On mange sa racine cuite.

Ses feuilles sont vulnéraires et astringentes.

Sa semence est apéritive.

On aperçoit aisément l'étymologie de ses différens noms latins et françois.

TESTICULE DE CHIEN. Racine tubéreuse d'une plante de la gynandrie-diandrie de *Linneus*, et de la classe des anomales de *Tournefort*.

On a donné à cette racine le nom de *testicule de chien*, parce que sa forme en a l'apparence. *Voyez* Satyrion.

TÉTARD. Le têtard est un animal qui est engendré par la grenouille, et qui tient un rang intermédiaire entre l'embryon qui naît du frai de grenouille, et la grenouille elle-même. On lui a donné le nom de *têtard*, parce qu'il est presque tout en tête.

Pour passer à l'état de grenouille, la peau du têtard se fend au-dessus de la tête; une nouvelle tête commence à paroître, puis les pattes antérieures, puis le corps; enfin, la grenouille sort de sa dépouille comme d'un fourreau.

TÊTE DE CERF. *Typhus cervi.* On nomme tête ou cru de cerf, les cornes naissantes ou cornichons de cerf. Ces jeunes pousses sont si tendres, qu'on peut les couper avec un couteau et en obtenir très-facilement la gélatine, au moyen de leur décoction dans l'eau; mais cette gélatine n'a pas, à beaucoup près, la même consistance que celle que l'on obtient de la corne de cerf.

TÊTE DE CLOUS. C'est un espèce de poivre garni en haut d'une petite couronne figurée en manière de tête de clou.

Voyez Poivre de la Jamaïque.

TÉTRAÈDRE. Terme de cristallographie, sous lequel on compred un cristal qui a quatre faces ou quatre siéges.

M. *Haüy* nomme ainsi un cristal, lorsqu'il présente la forme du tétraèdre régulier comme forme secondaire, tel que le sulfure de zinc tétraèdre.

THALLITE. Synonyme d'épidote. *Voyez* Epidote.

THÉ. *Thea.* Le thé est une petite feuille sèche dont on distingue plusieurs sortes dans le commerce.

Les Chinois distinguent quatre principaux arbustes à thé :

cependant on trouve dans le commerce plus de quatre sortes de thé ; il est vrai que ces diverses sortes dépendent du choix des feuilles et de la manière dont elles ont été séchées.

Les quatre arbustes qui fournissent les diverses qualités de thé, appartiennent à la polyandrie monogynie de *Linneus*. Les plus grandes feuilles sont les plus estimées; ce sont sur-tout les nouvelles qui paroissent dans les mois d'avril et mai. On les cueille dans un tems sec et chaud; on les expose à la vapeur de l'eau bouillante, pour leur enlever un principe muqueux qu'elles contiennent dans leur texture, et développer leur principe odorant : alors on les fait sécher en les passant, les unes après les autres, sur une plaque de fer polie et chaude; on les évente pour les réfroidir, et on les froisse dans des paniers de roseau d'Inde, jusqu'à ce qu'elles se rident : on les passe de nouveau sur la platine de fer ; on réitère le refroidissement et la chaleur, jusqu'à ce qu'elles soient parfaitement sèches et fermes.

Le thé ainsi préparé, a une odeur aromatique, et une saveur un peu styptique.

On en fait usage en infusion dans l'eau chaude; on le prend avec du sucre ; il est souverain dans les indigestions.

Il est stimulant, stomachique, excitant.

L'usage habituel du thé ne convient pas aux tempéramens délicats.

On en fait des déjeûners chauds en infusion dans l'eau, mêlée avec le lait.

Les Chinois s'étonnent que nous soyons si prévenus en faveur de leur thé, tandis que nous possédons la petite sauge, pour laquelle ils donnent aux Hollandois qui trafiquent avec eux, trois caisses de thé pour une de petite sauge.

Nous allons faire connoître les espèces de thé, par les noms qu'ils portent dans le commerce.

THÉ-BOUT ou BOHÉ. *Thea-bohea*. Feuilles sèches de l'arbuste appelé *thé*, qui porte des fleurs à six pétales.

La feuille en est petite, arrondie ou très-roulée : son infusion est jaunâtre ; sa saveur et son odeur sont douces, approchant de celles du thé vert. C'est l'espèce que l'on prend au lait.

THÉ DE L'EUROPE. Le thé *dit* de l'Europe, est une feuille sèche d'une plante d'une autre espèce que celle du thé des Chinois. Le thé de l'Europe est la feuille desséchée de la véronique officinale, laquelle appartient à la diandrie monogynie de *Linneus*. *Voyez* Véronique.

THÉ DE FLANDRE. C'est une espèce de thé de la Chine,

dont on a déjà extrait une légère teinture. Les feuilles en sont grandes, mais il a peu d'odeur.

THÉ HEYSVEN. Ce thé est roussâtre et comme bleuâtre; c'est un des plus communs: la feuille en est petite. Il a été cueilli dans une saison plus avancée.

THÉ IMPÉRIAL. On a donné ce nom au thé de la meilleure qualité. C'est l'espèce de thé dont les feuilles sont plus larges, mieux roulées, et qui ont le plus d'odeur; sa couleur est d'un très-beau vert.

THÉ DU MEXIQUE. Feuille d'une plante étrangère de la pentandrie digynie de *Linneus*, laquelle croît au Mexique. *Voyez* Botrys du Mexique.

THÉ PEKO. Espèce de thé dont les feuilles sont longues, étroites, et dont les extrémités sont blanchâtres. On ne s'en sert que comme médicament dans les foiblesses d'estomac, et pour rappeler une transpiration interrompue.

THÉ SAOT-CHAON. La couleur de cette espèce de thé est d'un noir fauve; c'est le moins estimé de tous.

THÉ SOULOT ou SONG-LO. Ce nom de thé, qui annonce une différence, ne lui a été donné que pour le distinguer, c'est une des espèces les plus estimées. Les feuilles sont d'une couleur verte tirant sur le brun.

THÉ VERT. Le thé vert des boutiques est en feuilles longuettes tirant sur le vert. L'arbuste qui produit ces feuilles, porte des fleurs composées de neuf pétales.

Ce thé a les feuilles plus fortement roulées que les autres espèces. Lorsque ce thé est nouveau, il donne une infusion claire et verte, d'une saveur agréable, d'une odeur de violette.

Les Chinois prétendent que cette odeur ne lui est pas naturelle; mais toujours est-il qu'en Europe on se plait à la lui donner, en mettant dans les caisses de thé, des chapelets d'iris de Florence, bien sec.

THERENIABIN. Nom employé par quelques écrivains pour désigner la manne liquide. *Voyez* Manne liquide.

THERMANTIDE CIMENTAIRE. Matière volcanique connue sous le nom de *pouzzolane*. On la trouve sur l'Etna, sur le Vésuve, du côté de Riom en Auvergne, etc.

Les thermantides sont rouges, noires ou jaunes. *Saussure* les regarde comme une espèce de tripoli qui a subi une action douce de feu.

C'est avec cette poudre volcanique unie à la chaux, que les Romains construisoient leur fameux ciment.

Voyez Pozzolane.

THERMOMÈTRE. Instrument de physique destiné à marquer les diverses températures de l'atmosphère, et celles que l'on élève à l'aide de l'application du calorique.

Le thermomètre de *Réaumur*, qui est celui que l'on a le plus généralement adopté, a une échelle de graduation commençant par *zéro*, qui est le terme de la glace fondante, et tous les degrés de la même échelle ascendante s'éleve jusqu'à cent, qui est le degré de la fusion du verre.

Tous les degrés au-dessous de cinq jusqu'à zéro, signalent une température fraîche, où les corps organisés n'éprouvent pas une fermentation sensible.

La température de dix degrés au-dessus de zéro, est celle qui est la plus favorable à la vie animale.

Celle qui s'élève à vingt degrés, convient à la dessication des plantes d'une texture sèche.

La température à trente degrés, est celle de l'infusion.

La température à trente-quatre degrés, est égale à celle du sang de l'homme vivant.

Celle à soixante degrés, est la température habituelle du bain-marie.

Celle à quatre-vingt, est la température de l'eau bouillante, le baromètre étant à 28 pouces.

Tous les degrés au-dessous de zéro, signalent ceux de la congélation.

THIM BLANC DES MONTAGNES. Plante de la didynamie gymnospermie de *Linneus*, et de la quatrième classe de *Tournefort*.

Cette plante est la même que celle connue sous le nom de polium des montagnes. *Voyez* Polium des montagnes.

THLASPI ou MONNOYÈRE. *Thlaspi arvense vulgarius.* Plante de la tétradynamie siliculeuse de *Linneus*, et de la cinquième classe (crucifères) de *Tournefort*.

Cette plante pousse des tiges rondes, velues, rameuses, qui s'élèvent à la hauteur d'un pied (325 millim.). Elles sont garnies de feuilles sessiles, longues comme le petit doigt, larges à leurs bases, se terminant en pointes, crenelées en leurs bords, de couleur verte-cendrée, d'une saveur âcre. Ses fleurs sont petites, menues, blanches, composées de quatre pétales, cruciformes : ses fruits sont des silicules rondes ou ovales, contenant des semences presque rondes et aplaties comme une pièce de monnoie, de couleur rouge obscure, et qui deviennent noires en vieillissant, d'une saveur âcre, brûlante comme la moutarde : sa racine est grosse, fibreuse, blanche, un peu âcre.

Cette plante croît dans les lieux incultes, entre les blés, sur les toits, contre les murailles.

On nous apporte sa semence du Languedoc et de la Provence. C'est un excellent antiscorbutique.

La semence entre dans la composition de la thériaque, du mithridat.

Thlaspi, du grec *tlao*, *comprimo*, parce que sa semence est comme comprimée.

THON. *Thunnus*. Le thon est un grand poisson qui se trouve en grande quantité sur la mer méditerranée, en Provence, en Italie, en Espagne. Il appartient à l'ordre des poissons thorachiques, c'est-à-dire, que les nageoires ventrales sont placées sous les pectorales. Sa tête est non cuirassée; les rayons de ses nageoires sont épineux, et il en a deux sur le dos.

Le thon a le ventre blanc, et le dos cuivreux. Il ressemble au maquereau; mais il est beaucoup plus gros : il est son plus cruel ennemi. On observe attentivement sur nos côtes l'arrivée de ce poisson de passage, et on l'enferme dans une enceinte de filets, appelée *thonnaire*, où on en prend une quantité prodigieuse. On le mange frais ou salé. La chair du ventre ainsi préparée, se nomme *thon mariné*; c'est la plus délicate. Celle du dos, moins estimée, se nomme *thonine*. L'huile qui se sépare pendant cette opération, est employée par les corroyeurs.

On voit des thons qui pèsent jusqu'à cent vingt livres (59 kilogrammes).

THORA MAJEURE. *Ranunculus thora. Pthora valdensium. Aconitum pardalianches*. Plante de la polyandrie polygynie de *Linneus*.

Cette plante est une espèce de renoncule. Elle pousse de sa racine deux ou trois feuilles presque rondes, semblables à celles du cyclamen, mais une fois plus grandes, dentelées à leurs bords, nerveuses, fermes, attachées à des pétioles. Il s'élève d'entre elles une tige à la hauteur d'environ un demi-pied (163 millimètres), garnie en son milieu d'une ou de deux feuilles pareilles aux feuilles radicales, mais qui sont sessiles. Les fleurs naissent aux sommités de la tige; elles sont composées chacune de quatre pétales jaunes, disposés en roses. Son fruit est arrondi en manière de tête, et est formé de plusieurs semences plates. Sa racine est napiforme, comme celle de l'asfodèle.

Cette plante croît sur les hautes montagnes de la Suisse et

des Pyrénées. Le suc des feuilles est un poison. On ne s'en sert point en médecine.

Thora vient du grec *phtora, corruptio*, parce que cette plante est vénimeuse.

THYM. *Thymus capitatus. Thymum capitatum. Thymum creticum incanum capitatum.* Plante de la didynamie gymnospermie de *Linneus*, et de la quatrième classe (labiées) de *Tournefort.*

On connoît plusieurs espèces de thym : celui qui est le plus connu et le plus employé, est un sous arbrisseau qui s'élève à la hauteur d'un pied (325 millimètres) : il pousse plusieurs rameaux grêles, ligneux, blancs, garnis de petites feuilles opposées, menues, étroites, blanchâtres, d'une saveur et d'une odeur aromatiques. Ses fleurs naissent aux sommets des branches ; elles sont petites, purpurines, labiées. Son fruit est une capsule qui a servi de calice à la fleur, et qui renferme quatre semences presque rondes. Sa racine est ligneuse.

Cette plante est commune dans la Crète, la Béotie, l'Espagne, la Grèce, la Palestine. On la cultive dans les jardins en France.

Le thym est nerval, stomachique, emménagogue, carminatif, résolutif. On s'en sert dans la leucophlegmatie, le catarrhe du nez, dans l'épiphore ou écoulement lachrymal.

On en tire, par la distillation, une huile volatile, une eau aromatique. Les feuilles entrent dans la composition de l'alcool général, vulnéraire, dans celle de l'orviétan, de la confection hamec, du baume tranquille, du sirop de stœchas.

THYMÉLÉE. *Thymelæa granis cnidii. Thymelæa foliis lini. Daphne gnidium.* Plante de l'octandrie monogynie de *Linneus.*

C'est un petit arbrisseau dont le tronc est assez souvent gros comme le pouce, divisé en plusieurs rameaux longs d'environ un pied et demi (488 millimètres), beaux, droits, revêtus de feuilles figurées comme celles du lin, mais plus grandes, plus larges, toujours vertes et visqueuses. Ses fleurs naissent aux sommités des rameaux ; elles sont petites, blanches, réunies plusieurs ensemble. Son fruit est à peu près gros comme celui du mirte ; il est ovale, charnu, rempli de suc, vert au commencement, et rouge lorsqu'il est mûr. On l'appelle *coccum gnidium, seu granum cnidium.* Les perdrix et les autres oiseaux en sont fort friands. Ce fruit renferme une semence oblongue, couverte d'une pellicule noire, luisante, légère, fragile, sous laquelle on trouve une amande blanche, d'un goût brûlant. Sa racine est longue, grosse, dure, ligneuse, grise ou rougeâtre en dehors, blanche en dedans, d'une saveur douce d'abord, mais ensuite âcre et caustique.

Cette plante croît en Espagne, en Italie, aux environs de Narbonne, dans le Languedoc, dans les lieux incultes, proche de la mer.

Les feuilles et les fruits sont purgatifs drastiques; mais on en a supprimé l'usage, à cause de leur qualité vraiment vénéneuse. La racine servoit à faire des sétons. *Voyez* Racine de thymélée.

THYMIAMA. Ce nom signifie parfum, et on l'a appliqué particulièrement à la seconde écorce de l'*arbor thurifera*, parce que les Juifs se servent de cette écorce dans leurs cérémonies religieuses. *Voyez* Narcaphte.

TIGES ET BOIS. Les tiges des végétaux s'élèvent immédiatement du collet des racines, et sont destinées à servir de support aux feuilles, aux fleurs et aux fruits.

Il n'existe point de végétaux, à proprement parler, qui ne soient pourvus d'une tige ou d'un avant-corps qui en fasse les fonctions; mais il étoit indispensable, pour rendre l'étude de la botanique plus facile et plus méthodique, de bien s'entendre sur la signification des mots; en sorte que toutes les fois qu'une plante, en s'élevant sur la surface de la terre, prend une direction perpendiculaire à l'horizon, cette partie de la plante qui s'entoure et s'embellit de feuilles, de fleurs et de fruits, porte le nom de *tige*. Les plantes, au contraire, qui s'étendent horizontalement sur la terre, ne sont pas réputées avoir des tiges, mais elles sont garnies d'un pétiole plus ou moins allongé, qui leur en tient lieu.

On doit considérer les tiges sous plusieurs états bien distincts; savoir, en tiges tendres ou molles, qui contiennent beaucoup d'eau de végétation: en tiges ligneuses; celles-ci comprennent les tiges des plantes bisannuelles, celles des arbrisseaux: et en tiges solides; celles-ci comprennent les tiges des arbustes et des arbres.

Toutes les tiges, de quelque contexture qu'elles soient, sont composées de trois parties; savoir, d'une écorce, d'une partie ligneuse ou pulpeuse, et d'un corps moyen qui occupe le milieu, et que l'on désigne sous le nom de moelle ou partie médullaire. Les tiges sont encore pourvues de vaisseaux séveux, de vaisseaux propres ou communs, et de vaisseaux aériens, à la faveur desquels les végétaux respirent. Mais c'est singulièrement dans les tiges solides que le naturaliste-observateur a plus de moyens pour examiner la structure organique d'un végétal.

Bornons-nous à l'examen des parties intérieures des tiges, et conservons pour un autre moment celui des diverses écorces qui les enveloppent et les protègent contre les intempéries des saisons et autres attaques ennemies, tout en contribuant à la nutrition du végétal.

Prenons une tige solide, sciée en travers, et examinons sa contexture; voyons avec *Grew*, célèbre botaniste, ce qu'il a fait remarquer dans son anatomie des plantes, à l'égard des bois des végétaux. Comme lui, nous remarquerons qu'ils sont formés d'une infinité de petits canaux ou de fibres creuses, appliquées les unes sur les autres, dont les unes s'élèvent longitudinalement et se rangent en forme d'un cercle parfait, et les autres qui vont de la circonférence au centre : elles se croisent mutuellement comme les lignes de longitude et de latitude sur un globe, ou les fils de chaîne et ceux de trame des tisserands qui ourdissent leurs toiles.

Chaque année, il se forme un nouveau cercle qui vient s'appliquer sur ceux qui ont été formés dans les années antérieures, en sorte que l'on peut compter, jusqu'à une certaine époque, l'âge d'un arbre par le nombre de ces cercles.

Outre les trois espèces de vaisseaux dont nous venons de parler, on remarque les vaisseaux secrétoires qui sont destinés à séparer les fluides surabondans ou étrangers à la végétation proprement dite, et qui par suite lui deviendroient nuisibles, et les vaisseaux excrétoires qui portent au dehors tout ce que le végétal peut offrir d'étranger ou d'inutile à sa substance essentielle.

Déjà nous avons dit que l'élévation des tiges des plantes s'opéroit à la faveur des tubes ou vaisseaux capillaires qui constituoient leurs principaux organes; que l'on ne devoit point regarder l'ascension des fluides et leur absorption dans les filières latérales comme une circulation, mais bien comme une simple distribution ordonnée par des lois purement physiques d'aspiration, et non analogues à celles qui appartiennent à l'organisation des animaux. Nous avons dit aussi que les organes de succion avoient la faculté de décomposer l'eau et d'en isoler les principes pour en former de nouveaux composés, au moyen de leurs nouvelles combinaisons; de là nous avons tiré des conséquences, ou si l'on aime mieux, des inductions qui nous donnoient l'idée de la formation des mucilages ou gommes, des gommes-résines, des résines, des baumes, des sucs sucrés que nous fournissent les végétaux. Ces grandes idées de la végétation sont établies sur des vérités démontrées par des faits chimiques et des expériences physiques. Nous avons dit aussi que les végétaux retenoient le calorique, et il nous est facile de le prouver, d'abord par le maintien des fluides dans leur intérieur, et encore par la différence de température qu'ils manifestent, comparée à celle de l'atmosphère environnante, dans les saisons froides, lorsqu'on y introduit un thermomètre.

Parlons maintenant de la propriété physique singulièrement remarquable qu'ont les tiges des végétaux de prendre constamment une direction perpendiculaire à l'horizon. Quelque soit l'obstacle que l'on présente à la direction des tiges, supposons leurs racines resserrées dans un mur dont le poids supérieur soit énorme, toutes les tiges des plantes, la seule du gui exceptée qui s'allonge horizontalement, se prolongent jusqu'au dehors du mur, pour prendre ensuite la direction perpendiculaire à l'horizon (1).

Les tiges solides, abstraction faite de leurs écorces, sont composées d'aubier, d'un corps purement ligneux, et de moelle dans les jeunes arbres, mais qui se durcit à mesure que la tige vieillit et fait corps avec le bois. Toujours les parties du centre sont plus solides que celles environnantes; et ce que l'on nomme aubier, qui est la partie la plus éloignée du milieu, qui présente la première couche du bois, est la production de l'année et de la précédente. La nature achève son travail, le perfectionne dans l'espace de deux à trois ans, et convertit cet aubier en bois, proprement dit. La moelle est la substance du végétal la mieux élaborée, la plus perfectionnée, et qui paroît renfermer les matériaux les plus essentiels à la fructification; du moins j'ai cru être fondé dans cette persuasion, par l'expérience que j'ai faite sur un jeune cerisier nouvellement en fleurs, dont j'ai enlevé la moelle après l'avoir fendu longitudinalement, et qui, après avoir rapproché et contenu les deux portions fendues avec promptitude et beaucoup de soins, a rapporté des fruits sans noyaux.

Les tiges des végétaux sont sujettes à des accidens dans le cours de la végétation. Il arrive quelquefois des déviations de sucs qui donnent naissance à ces excroissances boiseuses, connues dans le commerce et dans les arts sous le nom de *loupes*, et qui sont très-estimées et recherchées pour leur dureté et la richesse de leurs veines, lorsqu'on les a soumises à l'action du poli; telles sont les loupes de grenadier, d'érable, de frêne, de noyer. Mais ces loupes sont un véritable prolongement de végétation; leur ramification est constante: on remarque seu-

(1) Les botanistes ont établis diverses positions relatives à l'horizon dans la direction des tiges.

lement que les vaisseaux qui sont longitudinaux dans la tige principale, là se trouvent contournés et croisés par des canaux horizontaux, qui sont également forcés à prendre une direction circulaire, dont les contours sont inégaux ; en sorte que le bois en devient d'autant plus dur, qu'il présente moins de régularité dans ses parties intégrantes. Ces loupes sont recouvertes d'une écorce pareille à celle de la tige qui les a produites, et offrent une bien grande différence comparativement à ces excroissances fongueuses ou espèces d'agarics, que l'on a long-tems regardés comme des produits de maladies des arbres.

En terme de forêts, la tige d'un arbre porte le nom d'*étant* ou *tronc*, tant que l'arbre est en terre et vivace, et celui de *bois*, lorsqu'il est arraché de terre.

Le bois en *grume* ou en *gourme* est celui qui est revêtu de son écorce ; et on nomme bois *débité* celui que l'on a équarri, en lui enlevant son écorce et ses flaches ou aubier.

Les bois se considèrent encore par leur pesanteur spécifique, par leur tissu plus ou moins serré, par leur solidité, leur dureté relative, leurs veines et leurs couleurs. Un bois léger est à coup sûr tendre et plus gommeux que résineux, plus sujet au putrilage. Ceux qui sont veineux, tels que le noyer, le chêne, sont susceptibles de contraction et de dilatation, selon que l'air est plus sec et plus humide, et font entendre de tems à autre le bruit du craquement.

La combustibilité des bois est toujours relative à la plus ou moins grande tendance qu'ils ont à la combinaison avec l'oxigène ; et la quantité de calorique qui se dégage lorsqu'ils brûlent est toujours proportionnée à la quantité d'oxigène dont ils se saturent de la base. Les bois blancs sont moins combustibles que les bois résineux, parce qu'ils contiennent moins d'hydrogène et de carbone à volume égal. Les bois pourris sont incombustibles, parce qu'ils sont saturés d'oxigène, et qu'ils ont perdu leur hydrogène.

L'art est parvenu à rendre les bois incombustibles, du moins jusqu'à un certain point. Il suffit pour cela de les imprégner d'une eau saline. C'est ordinairement du sulfate d'alumine dissous dans l'eau dont on les imprègne pour opérer leur incombustibilité. On garantit de même les bois du putrilage, dans l'eau ou à l'air, en convertissant leurs surfaces en charbon par la combustion. Le bois d'aune ou de verne, qui se pourrit facilement à l'air, est incorruptible dans l'eau : les fibres en sont très-rapprochées et très-fines ; il est doux, léger, facile à céder à l'effort de l'instrument. Il paroît qu'il décompose l'eau, qu'il se charge de son hydrogène, et qu'il conserve son état vivace, ainsi plongé dans l'eau, à la faveur de la décomposition de ce fluide.

L'art est aussi parvenu à imiter les bois de couleur. C'est surtout le bois de poirier que l'on prend par préférence pour ce genre d'imitation. On le fait tremper dans des teintures colorées, opérées dans les divers acides, et le bois y gagne, outre la couleur factice, une solidité telle qu'il devient susceptible de poli. Mais nous laisserons de côté ce qui tient aux arts d'imitation, pour nous renfermer dans la nomenclature des bois les plus importans à connoître. Nous les divisons en trois sections; savoir, les bois médicinaux, les bois à teinture, et les bois odorans ou de marquéterie. *Voyez* Bois.

TIGRE. *Tigris*. Le tigre est un mammifère carnassier, carnivore, qui a beaucoup de rapport avec le chat; mais qui est grand comme un grand chien de chasse. Sa tête tient un peu de celle du lion; ses yeux sont jaunes, brillans; ses dents sont fortes, aiguës; sa peau est marquée de bandes transversales noires; sa queue est longue; ses pieds sont armés de griffes longues, crochues, fortes et bien tranchantes.

Cet animal se trouve en plusieurs lieux de l'Inde. Sa femelle se nomme tigresse.

La peau du tigre sert à faire des fourrures.

TILLEUL, TILLAU ou TILIOT. *Tilia europœa fœmina folio majore*. Cet arbre est grand, gros, rameux, se répandant de droite et de gauche, et donnant beaucoup d'ombre: son écorce est unie, cendrée ou noirâtre en dehors, jaunâtre ou blanchâtre en dedans, si pliante et si flexible, qu'elle sert à faire des cordes à puits. Son bois est tendre, sans nœuds, blanchâtre: on en fait des ouvrages de tour et du charbon. Ses feuilles sont larges, arrondies, terminées en pointe, un peu velues, luisantes, dentelées en leurs bords: il sort de leurs aisselles des petites feuilles longues, blanches, qui portent le nom de *bractées*, où sont attachés des pédicules qui se divisent en quatre ou cinq branches portant chacune une fleur à cinq pétales disposés en roses, de couleur jaunâtre, d'une odeur agréable, et soutenue sur un calice pentaphylle. Son fruit est une coque grosse comme un gros pois, presque ronde ou ovale, ligneuse, anguleuse, velue, renfermant une ou deux semences noirâtres, d'une saveur douce. Ses racines sont ligneuses, et se profondent en terre.

Le tilleul appartient à la polyandrie monogynie de *Linneus*, et à la vingt-unième classe de *Tournefort*.

Le tilleul vulgaire, appelé en latin *tilia folio minore*, ne diffère du premier que parce que ses feuilles sont plus petites, plus fermes, plus dures, et sans duvet. Ses fleurs sont de la même forme, de la même couleur, mais plus petites que celles de la précédente.

La seconde écorce du tilleul est apéritive. Employée extérieurement en decoction, elle est propre pour la brûlure.

Les cordiers en font des cordes à puits et des cables.

Les fleurs s'emploient récentes et sèches : elles sont céphaliques et anti-spasmodiques.

La semence de tilleul en poudre et aspirée dans les narines, arrête le saignement de nez.

TIMBERG, ou PIERRE D'ÉTAIN. C'est de l'oxide d'étain disséminé dans une terre quartzeuse ou sablonneuse plus ou moins tendre.

TINCKAL. Nom que l'on donne encore dans le commerce au borax natif. *Voyez* Borax.

TITANE. Le titane est un métal oxidable et cassant qui se rencontre à l'état d'oxide dans le schorl rouge, et dans l'oisanite. Il est à l'état d'oxide rouge dans le schorl, et à celui d'oxide brun dans l'oisanite. Ainsi l'on peut regarder l'oisanite et le schorl, comme de véritables oxides de titane.

Quoiqu'on ne soit pas encore parvenu à réduire complétement ces oxides, cependant si l'on suit avec attention les travaux de *Klaproth* et des chimistes *Vauquelin* et *Hecht*, on ne pourra se refuser à admettre l'existence d'un métal oxidé dans les deux minéraux que nous venons de citer. Ce qu'il y a de remarquable dans les travaux de ces savans, c'est qu'en traitant le schorl rouge avec le carbonate de potasse, on obtient une masse verdâtre, laquelle, fondue et délayée dans de l'eau bouillante, dépose une poudre blanche légèrement rosée, que l'on est autorisé à regarder comme un véritable carbonate de titane. Ce carbonate réduit ensuite en pâte avec l'huile de poisson, et soumis à l'action d'un feu violent au milieu d'une brasque de charbon en poudre fine et d'argile pendant une heure et demie, on obtient une substance noirâtre, boursoufflée, parsemée de quelques points métalliques rougeâtres. Enfin, les acides exercent une action marquée sur ce métal.

Le titane n'est employé ni dans la médecine ni dans les arts.

Son nom lui vient de *Titan*, fils d'Urane ou de Cœlus, c'est-à-dire, du ciel et de la terre.

TITHYMALE. *Tithymalus characias rubens peregrinus. Euphorbia characias.* Plante de la dodécandrie pentagynie de *Linneus*, et de la première classe de *Tournefort.*

Cette plante pousse une ou plusieurs tiges qui s'élèvent à la hauteur d'un pied et demi (488 millimètres) ; elles sont grosses comme le petit doigt, rougeâtres, rondes : ses feuilles sont oblongues, dures, plus petites que celles de l'amandier. Il s'élève du haut des tiges plusieurs petits rameaux fermes qui portent des fleurs noires formées en godets découpés : son fruit est petit, à trois angles divisés en trois cellules remplies chacune d'une semence oblongue : sa racine est ligneuse et fibrée.

Cette plante est remplie d'un suc laiteux, résineux, âcre et brûlant. Elle croît en Italie, en Espagne, en Allemagne, en France, proche des hayes, des murailles, sur les remparts.

Elle est purgative-drastique. On ne l'emploie pas intérieurement. On peut s'en servir extérieurement comme dépilatoire, et pour dissiper les dartres.

Characias id est vallaris, *vallo*, je garnis, je fortifie, parce que cette plante garnit les remparts et les hayes où elle croît.

TOLE ou FER BATTU. La tôle est un fer battu et aminci sous le marteau. Comme ce métal est beaucoup moins malléable qu'il n'est ductile, on ne peut le réduire en feuilles sous le marteau, que dans des surfaces de très-peu d'étendue.

Chaque feuille est à-peu-près de la longueur d'un pied (325 millim.), sur dix pouces (271 millim.) de large.

La tôle sert à faire des tuyaux de poële et autres ouvrages, tel que brûloir ou cylindre à brûler le café.

Les mêmes feuilles imprégnées et couvertes d'étain, forment ce que l'on connoît sous le nom de *fer blanc*.

TOMATE. Fruit d'une espèce de solanum lycopersique, en françois, pomme d'amour. *Voyez* Pomme d'amour.

TOMBAC. Métal d'alliage par la fusion directe du cuivre et du zinc. On en fait des boutons.

TOMBAC BLANC ou CUIVRE BLANC. Alliage du cuivre et de l'arsenic.

Ce métal de composition est blanc et cassant : on ne peut l'employer que coulé en moule, après l'avoir mis en fusion.

On a voulu faire des couverts avec ce métal d'alliage; mais on n'a pas tardé à en reconnoître les inconvéniens et le danger.

Le cuivre ainsi allié à l'arsenic, ne s'oxide pas en vert; mais le gaz hydrogène sulfuré le noircit.

TOMELLINE. La tomelline est une des parties constituantes du sang, ou plutôt de sa matière colorante. On doit sa connoissance à M. *Deyeux*, qui la regarde comme la cause de la concrétion homogène du sang dans la préparation du boudin.

Cette substance a besoin d'être examinée pour la connoître

plus parfaitement. J'ignore qu'elle a pû être l'origine de son nom.

TOPAZE. Pierre jaune brillante, très-anciennement connue. On lui a donné le nom de *chrysobéril* ou topaze de Saxe.

M. *Vauquelin* a fait l'analyse de la topaze de Saxe, et l'a trouvée composée de :

Silice	31
Alumine	68
Perte	1
	100

La topaze raye le quartz, et est rayée par le rubis : elle est infusible au chalumeau. Sa pesanteur spécifique est de 3,5311 à 3,564.

La topaze dite *du Brésil*, rougie au feu, prend une couleur de rose. La topaze dite *de Saxe*, blanchit entièrement dans le même cas.

Les topazes dites de Saxe, se trouvent à Schereckeustein ; celles de Sibérie, se trouvent dans deux endroits très-éloignés l'un de l'autre. L'un est dans les Monts-Oural ; l'autre est dans une montagne de la Daourie, appelée *Odoutéhélon*, située près du fleuve d'amour.

On a donné le nom de *topaze*, à plusieurs pierres qui lui sont étrangères. C'est ainsi qu'on a nommé :

Topaze orientale, *la télésie jaune.*
Topaze hyaline, *le zircon.*
Topase jaune-verdâtre et topaze de Sibérie, *le péridot.*
Topaze de Bohême, *le quartz hyalin jaune.*
Topaze enfumée, *le quartz hyalin brun.*
Fausse topaze, *le fluate jaune de chaux.*

TOPINAMBOURS ou POIRES DE TERRE. *Helianthemum tuberosum indicum. Corona solis, parvo flore, tuberosa radice.* Plante de la polyandrie monogynie de *Linneus*, et de la quatorzième classe (radiées) de *Tournefort.*

Cette plante, originaire des Indes, est actuellement cultivée en France dans les jardins potagers ; elle s'élève à la hauteur d'environ quatre pieds (1 mètre 300 millim.) : ses feuilles sont grandes, larges et pointues : ses fleurs sont belles, jaunes, radiées, semblables aux fleurs du grand soleil : sa semence est menue ; sa racine est divisée en plusieurs branches auxquelles sont attachés les topinambours.

On leur a donné le nom de *poires de terre*, parce qu'ils sont gros comme des poires, bossus, de forme inégale, lisses, charnus, rougeâtres en dehors, blancs en dedans, d'une saveur douce, analogue à celle de l'artichaut, quant ils sont cuits.

On sert les topinambours sur les tables.

TOQUE. *Cassida. Scutellaria peregrina, lamium peregrinum.* Plante de la didynamie gymnospermie de *Linneus*, et de la quatrième classe de *Tournefort.*

Cette plante pousse une tige qui s'élève à la hauteur d'un pied et demi (487 mill.); elle est droite, quarrée, velue, parsemée de nœuds, d'où sortent des feuilles oblongues, découpées profondément, molles, velues, d'un vert obscur, attachées à la tige par des petioles velus et mous; il s'élève du milieu de sa tige des petits rameaux longs comme la main, garnis de petites feuilles étroites, pointues, non dentelées, qui accompagnent des fleurs labiées disposées en épis oblongs, comme dans l'ormin, de couleur purpurine: chacune de ces fleurs est un tube découpé par le haut en deux lèvres, dont la supérieure est un casque accompagné de deux petites oreillettes. Son fruit est une capsule qui a servi de calice à la fleur, et qui a la forme d'une tête couverte d'une toque. Ce fruit renferme quatre semences presque rondes, dures, raboteuses. Sa racine est jaunâtre, fibreuse, semblable à celle de l'ortie.

Cette plante croît dans les bois, dans les lieux couverts, aux environs de Florence, et de Livourne.

Elle est vulnéraire, apéritive, propre pour les cours de ventre.

TORMENTILLE. *Tormentilla erecta, vulgaris, sive silvestris. Tormentilla Alpina major. Heptaphyllon.* Plante de l'icosandrie pentagynie de *Linneus*, et de la sixième classe (rosacées) de *Tournefort.*

Cette plante est de deux sortes, l'une dite *mineure*: c'est la tormentille vulgaire ou sauvage, qui croît dans les lieux sableux et aussi dans les lieux humides.

L'autre appelée tormentille des Alpes ou des Pyrénées, qui croît sur ces montagnes, et dont toutes les parties sont plus grandes.

Cette plante pousse plusieurs petites tiges grêles, foibles, velues, rougeâtres, longues environ d'un pied (325 millim.), se courbant et se couchant à terre: ses feuilles sont pareilles à celles de la quinte-feuille, mais au nombre de sept sur un même pétiole: ses fleurs sont composées chacune de quatre pétales jaunes disposés en roses; elles sont soutenues sur un calice découpé en huit parties, dont quatre grandes et quatre petites; son fruit est presque rond et renferme plusieurs semences menues, oblongues : sa racine est un tubercule presque aussi gros que le pouce, brun en dehors, rougeâtre en dedans. C'est de cette racine que l'on nous apporte sèche des Alpes et des Pyrénées, dont on fait usage en médecine.

Voyez Racine de tormentille.

Heptaphyllon, parce que le même pétiole porte sept feuilles.

TORTERELLE. Nom que l'on a donné à la plante érysimum. *Voyez* Erysimum.

TORTUE. *Testudo.* La tortue est du genre des reptiles chéloniens.

Cet animal est enfermé dans une cuirasse composée de deux pièces : celle qui recouvre le dos se nomme *carapace ;* elle est convexe, et les vertèbres y sont attachées ; la pièce inférieure est réunie à la poitrine ; sa forme est aplatie, et elle ne tient à la carapace que par les côtés : on la nomme *plastron ;* elle n'a que deux ouvertures ; l'une antérieure, qui donne passage à la tête et aux pattes de devant ; l'autre postérieure, qui laisse passer la queue et les pattes de derrière.

La carapace est composée de plusieurs *écussons.* On appelle *disque*, l'ensemble de ceux du milieu, qui sont au nombre de treize ; le bord est formé de quatorze : l'arrangement et la disposition de ces écussons, sert à distinguer les espèces ; le nombre des écailles du plastron, varie de douze à quatorze dans certaines espèces, et dans d'autres de vingt à vingt-quatre.

La mâchoire supérieure de la tortue, s'emboîte avec l'inférieure ; sa bouche n'est point garnie de dents, mais elle l'est de festons assez durs pour broyer les substances compactes. La bouche s'étend jusqu'aux oreilles, qui ne sont sensibles à l'œil que par les plaques qui les recouvrent. Les narines sont au-dessus de la bouche ; les yeux sont gros et saillans ; ses membres sont plus ou moins gros, sa queue plus ou moins longue : le tout est enveloppé d'une peau attachée à la carapace et au plastron, et cette peau est garnie d'écailles. Le nombre des doigts varie.

Quand la tortue veut avancer, elle sort tous ses membres de son étui : elle nage très-bien, mais sa marche est lente. Si elle est retournée sur le dos, elle frappe avec le revers de sa tête, le corps sur lequel elle est posée, et elle se retourne sur ses pattes.

Cet animal se renferme dans sa cuirasse lorsqu'il est attaqué ; il y demeure immobile et brave la serre des oiseaux de proie, et la dent meurtrière des mammifères carnassiers.

La tortues se nourrit d'insectes et de plantes marines. Sa vie est très-tenace ; elle peut vivre peudant long-tems sans manger, et elle est encore vivante quinze jours après qu'on lui a coupé la tête.

On distingue les tortues, en tortues de mer et tortues d'eau douce.

TORTUES DE MER. Ces tortues ont les doigts très-alongés, inégaux, aplatis, réunis par une membrane; leur carapace est moins bombée, leur tête et leurs pieds ne peuvent s'y retirer qu'à demi, ce sont des tortues proprement dites.

La *tortue franche* est la plus grosse de toutes. Celle que l'on prit en 1754, à la hauteur de l'île de Rhé, pesoit huit cents livres. On l'apporta à la ci devant abbaye de Long-Vaux, où l'on a conservé son écaille, qui a près de six pieds (2 mètres) de longueur. Elle pond un grand nombre d'œufs que l'on sale.

On harponne la tortue franche, dans la mer, où on la retourne sur le dos quand elle est à terre, et on la dépèce à coups de hache. Sa chair fraîche est estimée aux Antilles; on lui attribue la propriété de guérir la lèpre, le scorbut et les maladies syphillitiques. On la mange aussi salée. Les Indiens fabriquent des boucliers avec sa carapace, qui a quinze lames; ils en couvrent aussi les maisons.

Le *caret* est une tortue de mer comme la précédente; elle en diffère parce qu'elle n'a qu'une ongle aux pattes postérieures, la tortue franche en a deux. Ces ongles portent le nom d'*ergots*, et font ce que l'on appelle l'écaille blonde.

La tortue *caret* est beaucoup plus petite que la tortue *franche*. On la trouve en Amérique et en Asie; elle est recherchée, non pour sa chair qui est toujours peu agréable et mal saine, mais pour sa carapace, dont la substance est cette belle écaille dont les tablettiers font de si jolis ouvrages de tabletterie. On l'amollit dans l'eau chaude; on la met dans des moules où, à l'aide d'une forte presse, on lui donne la forme qu'on desire, et on la polit. Cette carapace a treize lames.

TORTUE DE TERRE ou D'EAU DOUCE. Ces tortues ont les doigts courts et inégaux: quelques naturalistes en font un genre qu'ils appellent *chélone*.

La *tortue bourbeuse* habite les rivières; elle est beaucoup plus petite que la précédente. On l'élève utilement dans les jardins, où elle détruit les limaçons et les vers. Il faut l'empêcher de pénétrer dans les viviers, où elle dévoreroit les poissons. C'est celle dont on fait usage en médecine et en pharmacie, pour faire des bouillons et du sirop de tortue. On l'estime anti-scorbutique et propre contre les maladies du poumon. Sa carapace a, au milieu, treize lames, et quinze sur les bords; toutes sont variées de couleur noire.

Cette espèce de tortue nous arrive des départemens de l'Ardèche, de l'Aude, du Gard, de la Haute-Garonne et de l'Hérault.

La *tortue grecque* n'habite ni les fleuves, ni les rivières; elle est de la taille de la précédente et n'a pas les pieds palmés. On la trouve en Sardaigne, dans les bois et sur les hauteurs dans les lieux secs. On fait grand cas de sa chair et de ses œufs, et on boit son sang crud. Sa carapace est oblongue; le nombre des lames est comme la précédente : les écailles sont striées. On en voit aussi dans nos départemens du Midi.

La *tortue géométrique* est ainsi nommée, parce que la réunion de ses écussons élevés, hexagones et jaunes dans leur milieu, striés dans leur contour, donnent à tout le test l'apparence d'un plan géométrique.

On la trouve en Asie et en Amérique. Chaque lame est noire; elle a au milieu une tache blanche de laquelle des lignes se rendent à la circonférence.

TOUCHAUX. Terme des monnoies. Ce sont des petits cylindres métalliques à l'usage des orfèvres, pour essayer l'or ou l'argent sur la pierre de touche. Ces cylindres sont composés d'un alliage de cuivre et d'or, ou de cuivre et d'argent, dans différentes proportions, afin de pouvoir établir plusieurs degrés de comparaison entre les différens titres de l'or et de l'argent.

Cet essai n'est qu'approximatif.

TOURBE. La tourbe est un produit de la désorganisation incomplète des végétaux qui croissent dans les marais aqueux, et dont les eaux sont stagnantes.

Le terrain où se forme la tourbe, se nomme *tourbière*. Pour avoir une juste idée de la manière dont se forme une tourbière, il faut savoir qu'il existe un assez grand nombre de végétaux dont les semences ne reçoivent le développement de leur germe et leur accroissement parfait que dans l'eau et les terrains humides, que ces végétaux ne subissent les lois de la végétation, qu'en opérant la décomposition de l'eau, à la faveur de leur structure organique, et que la durée de la vie de ces végétaux qui naissent dans l'eau, étant annuelle, chaque année il s'établit une couche de *détritus* végétal, qui se convertit en terre *humus*, et offre successivement les couches solides qui doivent former insensiblement un marais à tourbe.

Il faut un tems, pour ainsi dire, incommensurable, pour

former une tourbière, sur-tout quand le marais où l'eau est stagnante, est de beaucoup inférieur au niveau du lit des rivières qui l'avoisinent.

Plus la tourbière est ancienne, plus les plantes qui se sont consommées, se sont tassées, et la tourbe que l'on en extrait, est meilleure. On examine une tourbière à raison de sa profondeur, pour deux raisons. La première, parce que sa profondeur est une assurance positive de la bonne qualité de la tourbe qu'on peut en espérer; la seconde, c'est qu'il n'est pas moins certain que les produits de l'extraction seront plus riches en quantité en même tems qu'en qualité. Les plantes qui croissent habituellement dans les marais à tourbe, sont des joncs, des roseaux, des iris ou glayeuls, et généralement les plantes qui appartiennent à la famille des liliacées. La décomposition de ces plantes, de leurs racines, sur-tout, ne se fait que lentement et non jamais entièrement. Le parenchyme des feuilles se convertit en humus, mais le squelette fibreux résiste à la décomposition et se nourrit de l'hydrogène de l'eau qui lui conserve sa propriété combustible. L'humus des feuilles sert de gluten pour donner de l'adhérence aux parties des végétaux seulement dénaturées, mais non décomposées. Le terrain sur lequel est assis une tourbière, est toujours glaizeux. On sonde la tourbière pour en connoître la profondeur, et afin de faire un triage convenable lors de l'extraction.

Pour extraire la tourbe avec avantage, on fait tout autour du marais, et dans le milieu, par compartimens, des tranchées ou fossés qui communiquent les uns dans les autres, et dont on dirige l'inclinaison du côté de la pente naturelle de la tourbière : on est heureux lorsqu'on peut diriger l'écoulement des eaux du côté d'une rivière. Ces fossés sont pratiqués dans l'intention de dessécher le marais, et de rendre plus facile l'exploitation de la tourbe. Alors avec un instrument que l'on nomme *louchet*, qui est une espèce de bêche dont le fer est plat, tiré en droite ligne, long de 10 pouces (271 millim.) et large de 6 (135 millimètres), emmanché dans un manche de bois, à la droite duquel est un morceau de fer saillant sur lequel on appuie le pied pour fouir la terre, on enlève la première couche qui n'est que de gazon, et que l'on fait sécher au soleil pour servir de chauffage aux pauvres. On compte alors les différentes qualités de tourbe par pointes. Une pointe est la profondeur du louchet; il a un petit rebord à un des côtés, et en l'enfonçant en terre, ce qu'il retient sur son fer, donne à la tourbe la forme d'un quarré long qui prend le nom de *meule*. La première surface enlevée, est ce que l'on nomme *première pointe.* En profondant le louchet, on a successivement la seconde, la troisième, quatrième, et jusqu'à la seizième et dix-huitième pointe, lorsque la tourbière est profonde. J'ai vu une tourbière qui, dans certains endroits, avoit jusqu'à vingt pieds (6 mètres et demi) de profondeur, tandis que dans d'autres places du même marais, elle n'avoit pas plus de six et huit pieds (2 mètres et demi).

Les quatre premières pointes sont les moindres qualités : elles sont légères et adhérantes dans leurs parties. On peut compter depuis la cinquième pointe et au dessous, pour les bonnes qualités de tourbe. J'ai suivi ce genre d'exploitation avec beaucoup d'attention, comme je le ferai connoître par les expériences que j'ai faites, et que j'expliquerai plus bas. Chaque pointe est mise à part : on range les petites meules les unes à côté des autres, sur le marais même, en les espaçant suffisamment pour que l'air circule librement tout autour, et qu'elles se dessèchent tranquillement. Lorsqu'elles sont ressuyées, on les déplace pour les faire sécher par toutes les surfaces. C'est dans le printems que l'on exploite les tourbières, parce qu'il importe que la dessiccation s'opère lentement. Lorsque les petites meules sont suffisamment sèches, on les rassemble en carrés longs, formant des piles dont toutes les surfaces de côté sont unies comme des briques juxta-posées également. Le milieu intérieur est rempli sans arrangement symétrique ; la partie supérieure est configurée comme le toit d'un pavillon à quatre angles, afin que l'eau de la pluie ne pénètre pas dans l'intérieur. Quelquefois il arrive qu'une pile s'enflamme d'elle-même. Cet accident a lieu lorsque la tourbe a été empilée sans avoir été bien séchée. Il s'opère un mouvement de fermentation qui occasionne une émission de calorique capable d'enflammer l'hydrogène de l'eau qui tend à se dégager, et qui prend feu par son contact avec l'air.

La tourbe doit être choisie pesante, d'une couleur grise-brune, compacte, et contenant des fibres solides végétales, disséminées dans toutes ses parties. Elle contient une certaine quantité de soufre, dont l'odeur se manifeste sensiblement lorsqu'elle brûle. Elle dégage, pendant sa combustion, une odeur d'empyreume désagréable, mais qui n'est pas nuisible à la santé. Ce combustible n'est pas agréable dans les foyers des villes, parce qu'il répand beaucoup de fumée, et qu'il gâte les meubles des appartemens ; mais il est très-convenable dans les grandes usines. Les chaufourniers et les plâtriers s'en servent avantageusement pour la calcination de la pierre à chaux, et la cuite de la pierre à plâtre.

Chargé par le Gouvernement d'examiner la tourbe, ses diverses qualités, les avantages que l'on pouvoit en retirer, soit comme combustible, pour être substituée au bois, soit par suite de sa conversion en charbon, pour être substituée au charbon de bois, j'ai eu occasion de remarquer que la tourbe de la cinquième pointe, et toutes celles qui lui succèdent, jusqu'à douze et seize, étoient celles qui offroient le plus d'avantages pour le chauffage et la carbonisation. *Voyez* Charbon de tourbe.

On trouve beaucoup de tourbières dans la Hollande, l'Angleterre et l'Ecosse, où on brûle journellement de la tourbe.

Nous possédons de belles tourbières en France, notamment à Ménecy, dans les environs de Chaumont, pays Vexin, au village de Liancourt, et dans la Picardie, aux environs d'Amiens.

TOURD. Ce nom est dérivé du latin *turdus*, qui signifie grive. *Voyez* Grive.

TOURMALINE. La tourmaline est une pierre que quelques minéralogistes ont appelée *schorl*. Ce minéral est électrique par la chaleur. Sa forme primitive est un rhomboïde obtus.

La tourmaline raye le verre, et est fusible au chalumeau. Elle se convertit en émail blanc ou gris, quelle que soit la couleur du fragment que l'on chauffe. Sa pesanteur spécifique est de 3,0863 à 3,3636.

M. *Vauquelin* a analysé la tourmaline verte du Brésil, et y a trouvé :

Silice	40,00
Chaux	3,84
Alumine	39,00
Oxide de manganèse	0,200
Oxide de fer	12,50
Perte	2,66
	100,00

On trouve la tourmaline au Tyrol, au Brésil et au mont Saint-Gothard.

Il y en a de blanches, de vertes, de bleues, de verdâtres, de brunes, de jaunes, de noires.

TOURNESOL. *Heliotropium tricoccum. Croton tinctorium. Ricinoides exquâ paratur tournesol gallorum.* Plante de la monoécie monadelphie de *Linneus*, et de la seconde classe de *Tournefort*.

Cette plante pousse plusieurs tiges longues à peu près comme la main, foibles, rameuses, un peu cotonneuses. Ses feuilles sont oblongues, arrondies, nerveuses, blanchatres, velues : ses fleurs sont infundibuliformes, un peu courbées, attachées aux sommités des branches, et de couleur jaunâtre : ses fruits sont des coques membraneuses qui renferment trois semences, quelquefois deux, ou une seule qui est plus grosse, de couleur bleuâtre : sa racine est petite, noirâtre en dehors.

Cette plante croît aux environs de Montpellier.

Le suc de cette feuille sert à la teinture.

TOURNESOL EN PAIN. Matière colorante bleue que l'on prépare avec la pérelle ou le lichen *roccella*, la potasse, la chaux vive, l'urine putréfiée, et le carbonate, ou le sulfate calcaire.

Le tournesol est d'autant plus improprement nommé, que la plante de ce nom n'entre pour rien dans sa composition.

Voyez Licheno françois. *Voyez* aussi mon Mémoire sur cette pâte, imprimé dans le second volume des mémoires de la Société médicale de Paris.

TOURTEAU ou PAIN D'AMANDES, DE NOIX, DE PAVOT NOIR, ou SEMENCES D'ŒILLET. On donne le nom de tourteau à la pâte exprimée des amandes, des noix, des semences de pavot noir, que l'on trouve dans les sacs de toile que l'on a soumis à l'action de la presse pour en tirer l'huile.

Ces tourteaux sont des objets de commerce dont on tire plusieurs partis. On les réduit en poudre ; on les humecte avec un peu d'eau ; on les fait chauffer, et légèrement torréfier ; ensuite on les exprime de nouveau, et on en obtient une seconde huile dite *par le feu*, qui sert à la peinture et à l'usage de la lampe.

Les tourteaux de cette seconde expression servent à la nourriture des animaux, et à la toilette de propreté.

Les tourteaux d'amandes servent à faire la poudre d'amandes pour les mains.

Les tourteaux de noix servent à la nourriture des hommes et des animaux.

Les tourteaux d'œillets servent à la nourriture des animaux. On en nourrit les sansonnets, les rossignols.

TOURTERELLE. Oiseau du genre des gallinacés alectrides, c'est-à-dire, dont les ailes sont propres au vol.

La tourterelle est du genre des pigeons : elle a les plumes de la queue blanches à leur extrémité, et un collier dont la couleur varie selon les espèces. Son dos est gris, et sa poitrine est incarnate. Ses mœurs sont les mêmes que celles du ramier, mais elle est moins sauvage.

Le mâle de ce genre d'oiseau accompagne toujours sa femelle. Son petit se nomme tourtereau.

Le nom de cet oiseau lui vient de son cri qui n'est point du tout agréable.

TOUTE-BONNE. Plante de la diandrie monogynie de *Linneus*, et de la quatrième classe de *Tournefort*.

C'est une espèce de sauge plus connue sous le nom d'*orvale*. *Voyez* Orvale.

TOUTES-ÉPICES. Espèce de poivre qui réunit l'odeur et la saveur de la canelle, du gérofle et du poivre. *Voyez* Poivre de la Jamaïque.

TOUTENAGUE. Métal d'alliage qui nous est apporté de la Chine. Il paroît que ce métal de composition est un alliage du zinc et du plomb.

TOUTE-SAINE. *Androsæmum maximum frutescens. Hypericum androsæmum.* Plante de la polyadelphie polyandrie de *Linneus*, et de la sixième classe (rosacées) de *Tournefort*.

Cette plante est une espèce d'hypericum rameux. Elle pousse plusieurs tiges qui s'élèvent à la hauteur de deux ou trois pieds (649 millim. à 1 mètre) : elles sont rougeâtres, rondes, ligneuses, dures, principalement en bas : ses feuilles sont oblongues, semblables à celles du millepertuis, mais beaucoup plus grandes, de couleur verte-brune lorsqu'elles sont dans leur pleine vigueur, et d'un rouge obscur lorsqu'elles ont passé le terme de leur maturité. Ces feuilles paroissent perforées d'un grand nombre de trous ; mais ce sont autant de petites utricules remplies d'une liqueur perméable à la lumière. Ses fleurs naissent aux sommets des branches ; elles sont composées chacune de cinq pétales jaunes, disposés en roses. Ces fleurs sont plus grandes et plus belles que celles du millepertuis. Son fruit est une petite baye qui noircit en mûrissant, et qui est remplie de semences menues, brunes : sa racine est longue, ligneuse.

Toute cette plante a une saveur résineuse. Elle croît en Angleterre, en Italie, dans les environs de Narbonne. On la cultive dans les jardins.

La toute-saine a été ainsi nommée, parce qu'on la croit propre pour toutes les maladies.

Elle est vulnéraire, stimulante, anthelmintique.

On fait usage des feuilles et des fleurs en infusion. On les emploie aussi extérieurement, en fomentation.

TOXICODENDRON ou RHUS RADICANS. *Amyris toxifera.* Le toxicodendron est une plante de l'octandrie monogynie de *Linneus*. On lui a donné le nom *rhus radicans* ; mais cette plante n'est pas du même genre des espèces de sumac qui appartiennent à la pentandrie trigynie de *Linneus*.

Nous devons à M. *Van-Mons*, célèbre chimiste de Bruxelles, un mémoire infiniment important sur le *rhus radicans* ou toxicodendron. Cette plante qui croît naturellement dans la Caroline, est la même que celle que *Linneus* a nommée *toxicodendron foliis alatis, fructu purpureo pyriformi sparso.*

Cette plante, transportée en Europe, a long-tems été regardée comme une plante vénéneuse; et jusqu'à la découverte faite par M. *Dufresnoy*, de l'efficacité du *rhus radicans* contre la paralysie et les dartres, on ne lui attribuoit aucune vertu médicinale.

Les effets délétères de cette plante paroissent avoir pour cause une émanation gazeuse qui s'opère, soit lorsqu'elle est en activité de végétation, soit lorsqu'on la casse sur pied. On a remarqué que les feuilles sèches ou seulement fanées, ne causoient jamais d'incommodités.

Voici le résultat de l'analyse chimique qu'a présenté M. *Van-Mons.* La substance dominante est un hydro-carbone entièrement combustible, lequel existe dans la tige comme dans les feuilles de cette plante. Elle contient beaucoup de tannin, d'acide gallique, peu de fécule verte, malgré la couleur foncée de ses feuilles, très-peu de résine et de substance gommeuse.

Les effets de cette émanation vénéneuse du rhus radicans, dans la Caroline, sont des gonflemens à la tête, des démangeaisons cuisantes et des ampoules. Dans nos climats, ce gaz délétère ne produit le plus souvent qu'une démangeaison aux avant-bras et au cou : démangeaison qui disparoît en peu d'heures.

La meilleure méthode d'administrer le rhus radicans est sans contredit en extrait.

L'extrait de rhus radicans peut se préparer de cinq manières, savoir, avec les feuilles fraîches, avec les feuilles oxidées, c'est-à-dire, qui commencent à changer de couleur sur le végétal même; avec les feuilles sèches infusées à chaud, et avec les mêmes infusées à froid.

Nous ne nous permettrons aucune observation sur ces divers modes de préparations, quoiqu'ils offrent une ample matière à discussions, relativement à celui qui mériteroit d'être préféré. Nous suivrons M. *Van-Mons* lui-même, qui s'est prononcé très-affirmativement dans sa *Pharmacopée manuelle.*

Pour faire l'extrait du rhus radicans, on prend des feuilles de cette plante récemment cueillies, et au moment d'un beau soleil, on les pile dans un mortier de marbre avec un pilon de bois; on étend cette plante pilée sur une pierre; on la retourne de tems à autre, pour renouveller les surfaces à l'air; on l'y laisse jusqu'à ce qu'on remarque qu'elle ne se noircit pas davantage : alors on la remet dans le mortier, on la broye avec de l'eau, on la passe au tamis de crin, et on répète ce travail jusqu'à ce que toute la matière noire soit enlevée par cette espèce de lavage. Dans cet état, on fait bouillir la matière qui reste dans une suffisante quantité d'eau, et à plusieurs reprises; on réunit toutes les décoctions, on les clarifie, et on les rapproche par une évaporation lente et douce, jusqu'à consistance.

Cet extrait est propre pour la paralysie, les dartres et les maladies convulsives. Ces vertus ont été confirmées par un grand nombre d'expériences qui ont été faites sous les yeux des plus célèbres médecins de Valenciennes, Bruxelles, Londres, Edimbourg et ailleurs.

M. *Dufresnoy* a joint à ce médicament interne, que l'on emploie depuis dix-huit grains (954 milligrammes) jusqu'à une once (30 grammes), sans inconvénient, une huile de rhus radicans par infusion, avec laquelle il fait des frictions sur les parties affectées.

L'extrait de rhus radicans, préparé dans notre pays, a paru très-semblable à celui qui nous a été apporté de la Caroline.

Nota. J'invite mes lecteurs à consulter les actes de la Société de médecine de Bruxelles, sur le rhus radicans, dans les volumes de l'an 7.

TRAGACANT, (ARBRISSEAU). *Tragacanthum. Astragallus tragacantha.* Petit arbrisseau de la diadelphie décandrie de *Linneus*, qui croît en Syrie, aux environs d'Alep et de Candie. Cet arbrisseau est épineux. Il porte encore le nom latin de *spina hirci*, épine de bouc, et barbe de renard.

Il exsude de son tronc et de sa racine, par le moyen des incisions qu'on y pratique, une gomme qui est blanche, vermiculaire, cassante lorsqu'elle est sèche, ou en sorte et colorée lorsqu'elle exsude dans l'arrière-saison, laquelle porte le nom de gomme adragant ou dragacant en larmes et en sorte.

Voyez Gomme adragant.

TRANSPOSE. Terme de cristallographie, épithète que l'on donne à un cristal lorsqu'il est composé de deux moitiés d'octaèdres, ou de deux portions d'un autre cristal, dont l'un semble avoir tourné sur l'autre d'une quantité égale à un sixième de circonférence, comme le spinelle transposé, le sulfure de zinc transposé. (*Haüy.*)

TRAPEZIEN. Terme de cristallographie. M. *Haüy* donne ce nom à un cristal lorsque sa surface latérale est composée de trapèzes (1) situés sur deux rangs, entre deux bases, tel que le sulfate de baryte trapézien.

---

(1) Quadrilataires, dont les côtés ne sont point parallèles.

TRAPEZOIDAL. Terme de cristallographie. On donne ce nom à un cristal lorsque sa surface est composée de vingt-quatre trapézoïdes (2) égaux et semblables : tel est le grenat trapézoïdal.

TRAPP. Le trapp peut être considéré comme une variété de la roche cornéenne. Il est plus pesant et plus dur que celle-ci, et il se casse plus net. Il est très-propre à servir de pierre de touche.

M. *Haüy* le désigne sous le nom de *roche cornéenne dure*.

TRASS ou PIERRE DE TRASS. La pierre de trass, d'après ce que dit M. *Haüy*, est un tuf volcanique que les Hollandois font entrer dans la composition du ciment qui leur sert pour la construction des digues.

TRÈFLE DE MARAIS, ou MÉNIANTE. *Menyanthes trifoliata. Compnon-buck-bean*, en anglois. *Trifolium paludosum*. Plante de la pentandrie monogynie de *Linneus*, et de la seconde classe de *Tournefort*.

C'est une plante dont les feuilles sont attachées au nombre de trois sur un pétiole. Elles ressemblent à celles des fèves, quant à la forme et à la grandeur; elles sont lisses et douces au toucher. Il s'élève d'entre elles une tige à la hauteur d'un pied et demi (488 millimètres), unie, lisse, menue, verte, revêtue en haut de fleurs en entonnoir, de couleur blanche-purpurine, découpées chacune en cinq parties. Ces fleurs sont soutenues par des calices en godet, et dentelés. Ses fruits sont oblongs, et renferment des semences ovales, rousses, jaunâtres, d'une saveur amère. Sa racine est longue, blanche, garnie de fibres.

Cette plante est employée avec succès dans les obstructions, la jaunisse, dans les coliques et les affections scorbutiques. Elle convient aussi dans la néphrésie.

On l'emploie en décoction, ou en poudre, à la dose d'une dragme, trois fois par jour.

Sa semence est bonne contre la toux et les maladies de poitrine.

Les Anglois substituent cette plante au houblon, dans la fabrication de la bière.

Le trèfle d'eau croît dans les marais et les lieux aquatiques. Il varie en grandeur, suivant les lieux où il naît.

TRÈFLE DES PRÉS. *Trifolium pratense purpureum*. Plante de la diadelphie décandrie de *Linneus*, et de la dixième classe (légumineuses) de *Tournefort*.

---

(1) Quadrilataires dont deux côtés seulement sont parallèles.

Cette plante pousse des tiges qui s'élèvent à la hauteur d'environ un pied et demi (488 millimètres) ; elles sont grêles, rondes, quelquefois un peu velues, les unes droites, les autres couchées à terre. Ses feuilles sont, les unes rondes, les autres longues, attachées au nombre de trois sur un pétiole, et marquées au milieu d'une tache blanche ou noire : ses fleurs naissent aux sommités des tiges ; elles sont papillonacées, disposées en épi court et gros, de couleur purpurine, imprégnées à leur base d'un suc sucré doux et agréable : ses fruits sont des capsules petites, rondes, enveloppées chacune d'un calice, et terminées par un long pedicule. Chaque capsule renferme une petite semence réniforme. Sa racine est longue, ligneuse, presqu'aussi grosse que le doigt.

Cette plante croît dans les prés. Elle sert de pâturage aux bestiaux.

Elle est rafraîchissante, propre contre les inflammations, étant prise intérieurement, ou employée extérieurement.

TRÈFLE A QUATRE FEUILLES. *Trifolium quadrifolium*. Plante, espèce de trèfle qui porte quatre feuilles, au lieu de trois, sur un même pétiole. Ses feuilles sont en partie purpurines-noirâtres ; ses fleurs sont blanches.

On cultive cette plante dans les jardins. Ses propriétés sont les mêmes que celles du trèfle des prés. Elle appartient aux mêmes classes de *Linneus* et de *Tournefort*.

TRÈFLE SAUVAGE. Plante de la diadelphie décandrie de *Linneus*, et de la dixième classe de *Tournefort*.

Elle est connue sous le nom de *lotier*. *Voyez* Lotier.

TREMBLE. *Populus tremula. Populus libyca. Cercis theophrasti.* Arbre de la dioécie octandrie de *Linneus*, et de la dix-neuvième classe de *Tournefort*.

Cet arbre est une espèce de peuplier. Il tient plus du peuplier noir que du peuplier blanc. Ses feuilles sont presque rondes, découpées aux bords, dures, noirâtres, attachées à de longs pétioles, tremblantes, ou remuant presque toujours, même en tems de calme, d'où on lui a donné le nom de *tremble*. Ses chatons sont plus longs et plus noirs que ceux des autres espèces : ses racines descendent profondément en terre.

Le tremble n'offre rien à l'usage de la médecine. Son bois sert à faire des ouvrages de tour.

TREMELLE. Espèce de lichen connu sous le nom vulgaire de *nostoc*. *Voyez* Nostoc.

TREMOLITE. Pierre scintillante, ainsi nommée par M. *Haüy*. *Voyez* Grammatite.

TRIACONTAÈDRE. Nom que M. *Haüy* donne à un crista dont la surface est composée de trente rhombes : tel est le sulfure de fer triacontaèdre.

TRIBULE AQUATIQUE. Ce nom vient du latin *tribulus aquaticus*, en françois, châtaigne d'eau. *Voyez* Châtaigne d'eau.

TRICOLOR. Plante dont la fleur présente plusieurs couleurs, à raison du reflet de la lumière. C'est le synonyme d'amarante. *Voyez* Amarante.

TRIHEXAÈDRE, TETRAHEXAÈDRE, PENTAHEXAEDRE, EPTAHEXAEDRE. Termes de cristallographie. On donne ces noms à un cristal dont la surface est composée de trois, quatre, cinq, sept rangées de facettes, disposées six à six, les unes au dessus des autres, tels que le nitrate de potasse trihexaèdre, le quartz pentahexaèdre, le nitrate de potasse eptahexaèdre.

TRIPHANE ou SPODUMÈNE. La triphane est une pierre scintillante qui raye le verre et fait feu par le choc avec l'acier. Sa pesanteur spécifique est de 3,1923. Les minéralogistes la nomment *spodumène*.

M. *Vauquelin* en a fait l'analyse, et l'a trouvée composée de

Silice	56,5
Alumine	24,0
Chaux	5,0
Oxide de fer	5,0
Perte	9,5
	100,0

La triphane a été trouvée dans la mine de fer d'Uton, en Sudermanie.

Cette pierre n'est pas encore classée.

TRIPOLI. Le tripoli que les anciens minéralogistes croyoient être de l'argile cuite mêlée d'oxide de fer, est reconnu aujourd'hui pour être du quartz aluminifère ferrugineux. Il a l'aspect argileux, et il est facile à réduire en poussière. Ses molécules sont arides au toucher. Quelques minéralogistes ont pensé que sa formation étoit due à l'action des feux souterrains non volcaniques ; mais on n'admet plus, en histoire naturelle, l'existence des feux souterrains non volcaniques. La formation des pierres, des minéraux agrégés, en général, est due à l'eau. On excepte les produits volcaniques proprement dits.

M. *Haasse* a fait l'analyse du tripoli, et en a retiré 90 pour 100 de silice, 7 d'alumine, et 3 de fer.

On nous apportoit autrefois le tripoli du lieu de ce nom en Barbarie; mais on en trouve actuellement en plusieurs endroits de l'Europe.

Le tripoli sert à polir les métaux, les pierres gemmes, le verre pour les instrumens d'optique.

TRIQUE-MADAME. C'est le nom vulgaire que l'on donne à la petite joubarbe. *Voyez* Joubarbe petite.

TROCHITES. Sorte de pétrification qui provient d'un zoophite appelé *palmier marin*. *Voyez* Astroïtes.

TROËNE. *Ligustrum vulgare germanicum. Phillyrea.* (*Pl.* Ire., *fig.* 5.) Le troëne est un grand arbrisseau de la diandrie monogynie de *Linneus*, et de la vingtième classe (monopétales) de *Tournefort*.

Cet arbrisseau pousse beaucoup de rameaux longs, flexibles, couverts d'une écorce cendrée. Son bois est dur et blanc : ses feuilles naissent opposées d'espace en espace; elles sont oblongues, étroites, figurées à peu près comme celles du saule, mais plus courtes, plus épaisses, de couleur verte-brune, luisante, d'une saveur âcre, tirant sur l'amer, un peu astringente : ses fleurs sont disposées en grappes, placées aux sommités des branches; elles sont composées d'un seul pétale blanc, évasé dans le haut, et découpé en quatre ou cinq parties; leur odeur est agréable : ses fruits sont des baies grosses, comme celles du genièvre, molles, vertes en naissant, noires lorsqu'elles sont mûres; elles contiennent depuis deux jusqu'à quatre semences jointes ensemble, arrondies sur le dos, aplaties sur les autres faces, rougeâtres en dehors, blanches en dedans, tendres, fragiles, d'une saveur amère, désagréable : sa racine est traçante.

Cet arbrisseau croît dans les lieux rudes. On se sert de ses feuilles et de ses fleurs en médecine. Elles sont vulnéraires, astringentes. On les emploie dans les inflammations de la gorge, dans les affections scorbutiques.

TSETAN. Espèce de bois de roses d'une grande beauté, qui nous vient de la Chine. *Voyez* Bois de roses de la Chine.

TRUFFE ou TRUFFLE. *Tubera. Lycoperdon tuber* (*Pl.* XX, *fig.* 120). La truffe est une plante de la cryptogamie des fungus de *Linneus*.

Cette plante naît sous terre et est dépourvue de racine; elle offre l'aspect d'un corps rond, solide, fait en forme de chausse-trappe. On en trouve de grises et de noires. Il y en a de plusieurs qualités : celle qui sont bien nourries, d'une odeur et d'une saveur animale, sont celles qui sont les plus estimées. C'est aux mois de septembre et octobre qu'on en fait la recherche. Les cochons, qui en sont fort friands, aident à les découvrir.

On nous apporte les truffes de l'Italie, et aussi de nos pays méridionaux; elles naissent aux pieds des charmes, dans des lieux secs et sabloneux.

M. *Bouillon-Lagrange*, qui en a fait l'exàmen chimique, assure que la potasse caustique ajoutée à la truffe sèche, dégage de l'ammoniaque.

On se sert beaucoup de la truffe dans les cuisines : c'est un aliment d'un bon goût et stimulant.

On regarde la truffe comme une plante; mais moi, je partage l'opinion de ceux qui la regardent comme un produit de la désorganisation commençante des végétaux, et je la place au rang des champignons.

TRUITE. *Trutta.* La truite est un poisson de l'ordre des abdominaux, c'est-à-dire dont les nageoires sont situées sous l'abdomen.

Ce poisson ressemble beaucoup au saumon, sa tête est un peu plus grosse, les taches dont il est marqué, ont le disque noir et le cercle blanchâtre.

La truite remonte les rivières dans le tems du frai : on la pêche dans plusieurs fleuves d'Europe.

La truite saumonée a la chair rouge comme celle du saumon; son dos est d'une belle couleur verdâtre mêlée de bleu. On la pêche dans le Rhône, où elle vient du lac de Genève.

C'est un très-bon aliment que l'on sert sur les tables.

TUBÉREUSE. *Hyacintus indicus radice tuberosa.* Plante de l'hexandrie monogynie de *Linneus*, et de la famille des liliacées de *Tournefort.*

Cette plante pousse une tige qui s'élève à la hauteur de trois ou quatre pieds (1 mètre 299 millimètres); elle est grosse comme le petit doigt, ronde, ferme, nue, lisse, creuse en dedans : ses feuilles radicales sont longues d'environ demi-pied (135 millim.), étroites, épaisses, charnues, vertes-luisantes et lisses : ses fleurs sont situées à la sommité de la tige; elles sont disposées en lys, de couleur blanche de lait, d'une odeur très-suave : sa racine est tubéreuse. On cultive cette plante dans les jardins. Elle est originaire des Indes; mais elle est devenue commune dans toutes les parties de l'Europe.

Les parfumeurs font un très-grand usage de la fleur; ils en composent un alcool odorant auquel ils donnent le nom d'*es-*

sence. C'est principalement à Cette et à Montpellier où se fabrique cette prétendue essence.

TUE-CHIEN. Surnom donné à l'apocin, parce que les anciens ont cru que cette plante faisoit mourir les chiens.

Voyez Apocin.

TUE-LOUP. Plante de la polyandrie trigynie de *Linneus*, et de la onzième classe de *Tournefort*.

C'est une espèce d'aconit qui a été ainsi nommée, parce qu'elle tue les loups qui en mangent. *Voyez* Aconit.

TUF. Le tuf peut être pris sous deux acceptions. La première est celle qui est adoptée par les agriculteurs, et qui est généralement connue de tout le monde : elle comprend le sol sur lequel repose la terre humus des jardins, ou terre végétale des campagnes.

La seconde, adoptée par les minéralogistes, comprend généralement les masses calcaires concrétionnées, ou les couches volcaniques produites par des éruptions boueuses, tantôt entraînées par la mer qui baigne le pied de certains volcans, tantôt par l'agglutination des cendres, ou sables volcaniques que les eaux pénètrent, et dont le sol est altéré.

TUILE ou BRIQUE. *Tegula, latheres.* La tuile est une terre argileuse formée en quarrée ou aplatie, à laquelle on donne une consistance solide par le moyen de la cuite.

La brique est la même terre moulée dans des formes représentant un quarré long et de l'épaisseur d'un pouce (27 millim.), quelquefois plus.

Les tuiles et briques de Bourgogne sont les plus estimées, parce qu'elles sont dans un état demi-vitreux et qu'elles ont plus de dureté.

Les premières servent à couvrir les édifices ; les secondes servent à la construction des mêmes édifices, et à celle des fourneaux, pour lesquels elles conviennent d'autant mieux, qu'elles ont plus de capacité pour retenir le calorique.

La brique pilée et employée extérieurement, arrête le sang.

On prépare avec la brique pilée et l'huile d'olive, une huile dite de *briques ;* mais la brique n'entre pour rien dans les élémens qui constituent cette huile ; elle ne remplit que la fonction d'intermède pour l'obtenir.

On se sert de la brique pilée, pour la préparation du ciment impénétrable par l'eau. *Voyez* Ciment.

TULIPE. *Tulipa turcarum.* Cette plante est de l'hexandrie monogynie de *Linneus*, et de la famille des liliacées de *Tournefort.* Elle est originaire du Levant, d'où elle a été apportée en France et dans tous les pays de l'Europe, où elle est cultivée avec grand soin dans les jardins, dont elle fait l'ornement.

Les pétales de la fleur appelée *tulipe*, sont autrement nommées *feuilles calicinales ;* elles sont au nombre de six et nuancées de diverses couleurs si brillantes et si riches, qu'elles font le plus bel effet dans les parterres. Ces fleurs doivent leur beauté à la culture et à la succession de leur génération ; elles se multiplient par les racines, qui sont bulbeuses tuniquées.

On ne fait usage d'aucune de ses parties, en médecine.

TUNGSTATE CALCAIRE ou TUNGSTÈNE DES SUÉDOIS. Le tungstate calcaire est une des deux mines du métal tungstène. Ce minéral a une apparence spathique, et on l'a longtems confondu avec la mine d'étain blanche ; on lui avoit même donné improprement le nom de *cristaux d'étain blanc*. Sa pesanteur spécifique, d'après *Brisson*, est de 60,665. Si on l'expose à la flamme du chalumeau, il décrépite et ne se fond pas ; il se combine avec la soude avec un peu d'effervescence, se dissout en partie dans le phosphate natif, donne au verre une belle couleur bleue céleste, sans la moindre apparence de rouge dans la réfraction, comme il arrive avec le cobalt. Il se dissout dans le borate de soude, sans effervescence.

On trouve le tungstate calcaire à Bipsberg, à Riddurhitta, à Marienberg, à Altemberg en Saxe, à Sauberg, près d'Ehrenfridersdorff.

TUNGSTÈNE. Le tungstène est un métal placé au rang des métaux acidifiables et cassans. M. *Vauquelin* lui conteste la propriété acidifiable, et ne le considère que comme un métal oxidable. Ce chimiste fonde son opinion sur ce que le prétendu acide tungstique n'a aucune des propriétés chimiques qui appartiennent aux acides, telles que la solubilité et la propriété de rougir les couleurs bleues végétales. L'acide nitrique n'a aucune action sur lui, et il le regarde comme un simple oxide qui s'unit aux terres et aux alcalis à la manière des oxides de zinc, d'étain et d'antimoine, qui ne passent point pour des acides.

Le tungstène est d'une couleur blanche tirant sur le gris, et d'une extrême dureté. Sa pesanteur spécifique, d'après M. *Guyton*, est de 85,406 ; son infusibilité, sa friabilité et sa rareté, le rendent très-peu propre aux arts.

On obtient ce métal de l'oxide séparé du tungstate calcaire. On commence par la décomposition du tungstate calcaire : pour cela, on fait un mélange de quatre parties de potasse carbonatée et d'une partie du tungstate calcaire : on fait entrer ce mélange en fusion, dans un creuset ; on le dissout dans l'eau bouillante, on filtre, puis on précipite le métal à l'état d'oxide, par l'addition de l'acide nitrique. Cet oxide est jaune : on en fait une pâte avec de l'huile, on met celle-ci dans un charbon creux que l'on place dans un creuset brasqué. Après trois ou quatre heures d'un feu vif et soutenu, on obtient le tungstène sous forme de petits globules métalliques.

TURBITH BATARD. Racine d'une plante appelée thapsie, de la pentandrie monogyne de *Linneus*. *Voyez* Faux turbith.

TURBITH BLANC. Petit arbrisseau de la tétrandrie monogynie de *Linneus*.

Cet arbrisseau croît dans les environs de Montpellier ; ses feuilles sont un violent purgatif. *Voyez* Alypum montis Ceti.

TURBITH VÉGETAL. *Convolvulus turpethum*. Le turbith végétal répandu dans le commerce de la droguerie, est la racine d'une plante espèce de *convolvulus*, qui croît dans l'île de Ceylan et dans le Malabar.

Cette racine est en morceaux oblongs, compacts, de la grosseur du doigt, résineux, bruns ou gris en dehors, blanchâtres en dedans, d'une saveur âcre nauséabonde.

La racine de turbith est violemment purgative ; elle est propre pour la goutte et l'hydropisie.

On en extrait la résine par l'intermède de l'alcool. On la fait entrer dans la composition de l'électuaire diaphoenic, benilaxatif, de citron, diacarthami, des pilules cochées et de l'onguent de arthanita.

TURQUETTE ou HERNIOLE. *Herniaria glabra. Herniaria hirsuta. Herniaria erecta, squamis nitidis flores occultantibus. Polygonum minus candicans, capitulis surrectis. Herba turca. Millegrana major.* Plante de la pentandrie monogynie de *Linneus*, et de la quinzième classe (fleurs staminées) de *Tournefort*.

Cette plante est de deux sortes ; l'une est sans poil, c'est l'*herniaria glabra* ; l'autre est velue, c'est l'*herniaria hirsuta*. tels sont les caractères qui en signalent la différence.

La turquette est une petite plante basse, qui pousse beaucoup de tiges petites, noueuses, lesquelles se répandent et s'étendent en rond sur la terre ; elles s'accrochent et s'entremêlent les unes dans les autres : ses feuilles sont fort petites, de la forme de celles du serpolet, d'un vert jaune et d'une saveur âcre. Il s'élève d'entre elles un grand nombre de petites fleurs staminées, auxquelles succèdent des capsules oblongues, canelées, remplies de semences. Sa racine est petite.

Cette plante croît en Espagne, dans le Levant, dans les environs de Narbonne, dans les lieux secs de la France. Elle est apéritive et propre pour le gravier.

Herniole, de son usage pour les hernies; *turquette*, parce que les Turcs en font usage.

TURQUOISE. Parties osseuses d'animaux, enfouies depuis long-tems dans la terre, et pénétrées d'oxide de cuivre.

Il y en a dont les os sont pétrifiés et qui sont susceptibles de poli.

TUSSILAGE ou PAS D'ANE. *Tussilago farfaro. Bechion. Filius ante patrem. Ungula asinina.* (*Pl.* XV, *fig.* 120.) Plante de la syngénésie polygamie superflue de *Linneus*, et de la quatorzième classe (radiées) de *Tournefort.*

Cette plante pousse plusieurs petites tiges, lesquelles soutiennent à leurs sommités, chacune une fleur qui s'épanouit à l'entrée du printems, avant que les feuilles paroissent, ce qui lui a fait donner le nom de *filius ante patrem.*

Cette fleur est belle, ronde, radiée, jaune : ses semences sont aigretées : ses feuilles partent de la racine; elles sont longues, larges, anguleuses, presque rondes, vertes en dessus, blanchâtres et cotonneuses en dessous : sa racine est longue, blanchâtre, traçante.

Le tussilage croît dans les lieux humides.

Les feuilles de cette plante sont estimées pour les maladies scrophuleuses : on emploie leur suc exprimé à la dose de deux à trois onces (61 à 91 grammes) par jour, ou en décoction, à la dose d'une once (30 grammes), de ces feuilles sèches, pour une livre (5 hectogrammes) d'eau.

Les fleurs sont propres pour la toux et les maladies de poitrine.

La racine est employée en décoction, également pour le rhume.

On prépare, en pharmacie, une conserve avec les fleurs; on en fait une eau distillée, un sirop; on les fait entrer dans la composition du sirop de grande consoude, du sirop de rossolis; dans celle des trochisques-béchiques noirs.

Les racines entrent dans la composition de ces trochisques, et dans celle du sirop d'érésymum.

Tussilago, herbe qui remédie à la toux.

Ungula asinina, parce qu'on prétend que sa feuille ressemble au pied d'un âne.

Bechium à bek. Tussis, toux.

Farfara, *seu farfarella*, parce que les feuilles de cette plante ont quelque ressemblance avec celles du peuplier blanc, que les anciens appeloient *farfarus.*

TUTHIE, CADMIE DES FOURNEAUX, SPODE EN GRAPPE. *Tuthia. Spodium græcorum.* La tuthie est un oxide métallique en écailles voûtées ou en gouttières de différentes grandeurs et épaisseurs : elle est dure, grise, chagrinée en dessus, garnie d'une infinité d'aspérités qui l'ont fait nommer anciennement *spode en grappe*

Cet oxide est ternaire ; il participe du zinc, du cuivre et de l'étain, qui forment l'alliage du bronze. Ces deux derniers métaux se volatilisent à la faveur du zinc, qui est beaucoup plus volatil qu'eux.

On dispose au dessus des fourneaux des fondeurs, des rouleaux ou cylindres de terre, que l'on tient suspendus horizontalement ; la fumée métallique s'y attache et forme des couches plus ou moins épaisses : l'oxide, qui n'est plus volatil, éprouve un degré de chaleur capable de lui faire acquérir une demie vitrification.

On fait avec la tuthie, une poudre pour dissiper les tayes des yeux, étant mêlée avec le sucre candi : on en fait une pommade ou un onguent ; elle entre dans la composition du collyre fortifiant, du baume vert, de l'emplâtre opodeltoch.

TYMBRE. *Thymbra. Satureia thymbra. Thymum creticum penè verticillatum.* Plante de la didynamie gymnospermie de *Linneus*, et de la quatrième classe de *Tournefort.*

Cette plante pousse, comme le thym, plusieurs tiges rameuses en manière d'arbrisseau ; elles sont quarrées, couvertes d'un duvet assez rude, de couleur légèrement purpurine : ses feuilles sont presque semblables à celles du thym, un peu velues ; ses fleurs et ses semences sont semblables à celles du thym, excepté que les fleurs sont verticillées autour des tiges et des branches, tandis que celles du thym naissent aux sommets des tiges : sa racine est dure, ligneuse. Cette plante a une odeur agréable qui tient de celle de la sariette et du thym : sa saveur est un peu âcre.

Le tymbre est originaire de Crète et de Tripoli ; on le cultive dans les jardins.

Il est nerval, stimulant, emménagogue, stomachique, aphrodisiaque. On s'en sert en infusion théiforme.

Thymbra à thymo, parce qu'il ressemble au thym.

V U

VACHE BLANCHE. On nomme vache blanche, le cuir de vache que le corroyeur a passé au suif du côté de la fleur, et en huile du côté de la chair, après quoi il lui donne le corroi noir.

Ce cuir s'emploie par les ceinturiers.

VACHE DURE. C'est le cuir de vache passé au suif du côté de la fleur, et sans huile ni suif du côté de la chair. On lui donne le corroi noir du côté de la fleur, c'est-à-dire, qu'on le passe à la teinture en noir.

Ce cuir est à l'usage des ceinturiers.

VACHE EN GRAIN. Cuir de vache dont la superficie, du côté de la fleur, est devenue grenue par les différens apprêts qu'on lui a donnés. C'est l'ouvrage du corroyeur qui lui donne le corroi noir, et qui, lorsque le grain est assuré, lui donne sa dernière façon ou son dernier lustre avec une espèce de vernis fait avec la gomme arabique, l'ail, la bière, la colle de Flandre, le vinaigre; le tout bouilli ensemble.

Ce cuir est à l'usage des ceinturiers, des bottiers et des cordonniers.

VACHE GRASSE. Terme de corroierie : c'est le cuir de vache passé au suif des deux côtés, et qui a reçu le corroi noir.

Il est à l'usage des ceinturiers.

VACHE MARINE. Mammifère qui habite la mer du Kamstchatka, et qui vit aussi sur terre. *Voyez* Lamantin.

VALANÈDE. C'est la petite coupe ou calice dans lequel est engagé le fruit du chêne, appelé gland. On recueille ce calice à part, pour le vendre aux corroyeurs qui s'en servent pour passer les cuirs.

C'est la même chose que ce que l'on nomme avélanède.

Cette substance contient du tannin.

VALERIANE. *Valeriana officinalis*. Plante de la triandrie monogynie de *Linneus*, et de la seconde classe (infundibuliformes) de *Tournefort*.

On distingue trois sortes de valériane. La première, appelée grande valériane, est désignée en latin sous les noms de *valeriana major, odoratâ radice*, et *valeriana hortensis Phu, foliolusatri, Dioscoridis*.

Cette première espèce pousse des tiges qui s'élèvent à la hauteur d'environ trois pieds (1 mètre), elles sont grêles, rondes, creuses, rameuses, garnies d'espace en espace de deux feuilles opposées l'une à l'autre; les unes sont entières, les autres sont découpées profondément de chaque côté. Ses fleurs naissent en bouquets au haut des branches; elles forment ordinairement une girandole; leur couleur est blanche, tirant sur le purpurin; leur odeur est suave et approche de celle du jasmin. Chacune de ces fleurs est une espèce d'entonnoir découpé en cinq parties dans le haut. Son fruit est une semence aplatie, un peu longue, chargée d'une aigrette : ses racines sont grosses comme le pouce, ridées au dehors comme par anneaux, attachées dans la terre par plusieurs grosses fibres qui sortent de ses côtés ; elles sont de couleur jaunâtre, obscure ou brune, d'une odeur forte, désagréable, d'une saveur amère, aromatique. L'odeur de cette racine est très-agréable aux chats.

Cette plante croît dans les jardins. C'est celle dont la racine est la plus estimée, et la plus employée en médecine.

La seconde espèce est appelée valériane sauvage, ou petite valériane ; en latin, *valeriana silvestris magna aquatica.* Elle pousse des tiges qui s'élèvent à la hauteur d'un homme ; elles sont droites, grêles, fistuleuses, cannelées, un peu velues. Ses feuilles sont semblables à celles de la précédente, mais plus divisées, plus vertes, dentelées en leurs bords, un peu velues en dessous : ses fleurs et ses semences sont disposées comme celles de la première espèce : sa racine est fibreuse, blanchâtre, d'une saveur et d'une odeur aromatiques.

Cette espèce de valériane croît dans les lieux humides, dans les bois.

La troisième espèce, appelée *valeriana minor pratensis, sive aquatica*, *Phu parvum*, et en françois, valériane aquatique, pousse une tige qui s'élève à la hauteur d'environ un pied (325 millimètres) ; elle est anguleuse, grêle, rayée, creuse : ses feuilles sont opposées deux à deux, découpées jusqu'à leur base : ses fleurs et ses semences sont comme celles des précédentes, mais plus petites : ses racines sont menues, rampantes, blanchâtres, garnies de beaucoup de fibres, d'une odeur aromatique agréable, et d'une saveur un peu amère.

Cette troisième espèce croît dans les marais, dans les prés et autres lieux humides.

La racine de la grande valériane est celle que l'on préfère pour l'usage de la médecine. On la fait sécher, et on l'emploie soit en poudre, soit en infusion aqueuse.

Elle est souverainement antispasmodique, narcotique, anthelmintique, emménagogue et diurétique.

On l'emploie dans les convulsions épileptiques, périodiques, dans l'hystérie, l'hypocondrie, l'hœmoptysie, et les maladies des vers.

La dose en poudre est de vingt à trente grains (1 gramme à 1 gramme et demi), trois ou quatre fois par jour, et d'une demi-once (15 grammes) en infusion pour une livre (5 hectogrammes) d'eau.

VALERIANE GRECQUE. *Polemonium cœruleum. Valeriana græca. Valeriana cœrulea.* Plante de la pentandrie monogynie de *Linneus*, et de la seconde classe de *Tournefort.*

Cette plante pousse de sa racine des feuilles longues d'un pouce (27 millimètres), larges d'un demi-pouce (14 millim.) en leur base, et se terminant peu à peu en pointe ; elles sont rangées comme par paires, au nombre de dix ou douze, sur une côte terminée par une seule feuille. Ces feuilles demeurent vertes pendant l'hiver : chacune d'elles est traversée par trois nerfs assez gros, qui parcourent leur longueur. Il s'élève d'entre elles plusieurs tiges à la hauteur de deux pieds (649 millim.), lesquelles sont rondes, cannelées, grosses comme le doigt, velues, vides, rameuses, revêtues de feuilles éloignées les unes des autres, et portant à leurs sommités des fleurs en entonnoir, à cinq quartiers, de couleur ordinairement bleue, brillante, quelquefois blanches, d'une odeur qui n'est point désagréable, attachées à des pédicules courts et menus. Ses fruits sont des petites coques qui s'ouvrent, en mûrissant, en trois parties, lesquelles sont divisées en trois loges remplies de semences oblongues, menues, noires : ses racines sont fibreuses, blanchâtres, traçantes.

Toute la plante a une saveur visqueuse amère. On la cultive dans quelques jardins. Elle est vulnéraire et apéritive.

On en fait peu d'usage en médecine.

VANILLE. *Vanilla. Epidendrum vanilla.* La vanille est un fruit à gousse, d'une plante de la gynandrie diandrie de *Linneus*, et de la famille des orchidées de *Jussieu.*

La plante qui produit la vanille est sarmenteuse, et est cultivée dans les Indes. On la soutient à l'aide de bâtons ou échalas, comme on soutient la vigne dans nos pays vignobles. Ses feuilles sont sessiles, oblongues, ovales, épaisses : ses tiges sont garnies de vrilles ou prolongemens, qui leur servent comme de mains pour s'accrocher aux corps qui les avoisinent : ses fleurs sont irrégulières, composées de six pétales, dont cinq sont disposés en roses, et le sixième occupe le centre : son fruit est une gousse longue, étroite, verte d'abord, mais qui jaunit en mûrissant.

L'arbre qui produit la vanille se nomme vanillier. Il croît à Saint-Domingue, au Mexique, au Pérou, à la Guiane.

On distingue dans le commerce deux sortes de vanille : l'une fine, et l'autre plus grosse.

La première est récoltée avant sa maturité parfaite. Elle jouit de tous ses principes balsamiques et aromatiques.

La seconde est le même fruit que l'on a laissé plus long-tems sur le végétal, et qui a atteint sa maturité absolue. Cette sorte est beaucoup plus grosse, et n'a presque point d'odeur. Elle a laissé s'échapper, en mûrissant, une liqueur balsamique odorante, qui porte le nom de *baume de vanille*; mais ce baume est extrêmement rare en France.

Les Mexicains lient les gousses de la vanille par un des bouts, et les font sécher à l'air, à l'abri de la lumière; ensuite ils les aplatissent légèrement, et ils les oignent avec un peu d'huile, pour les rendre plus souples.

On nous les apporte sèches dans des boîtes oblongues de sapin, du poids d'environ une livre (5 hectogrammes). Ces gousses se recouvrent, au bout d'un certain tems, d'une efflorescence d'un brillant argentin, qui est du véritable acide benzoïque.

La vanille est douce au toucher, d'une odeur d'ambrosie, d'une saveur agréable, aromatique.

Elle est stimulante, stomachique, nervale, aphrodisiaque. Elle entre dans la composition de l'alcool de miel odorant, de l'esprit volatil aromatique huileux.

On l'ajoute à la pâte du chocolat, qu'elle rend d'une saveur plus agréable, et plus facile à digérer.

On en fait une teintutre alcoolique, dont quelques gouttes, ajoutées aux diverses espèces de liqueurs ou ratafias, donnent à ces derniers un parfum excellent.

VANNEAU. *Vanellus.* Oiseau du genre des échassiers longirostres, c'est-à-dire, à bec long et foible, et haut montés sur leur tarse.

Le vanneau est gros comme un pigeon ordinaire : il a les pieds et la poitrine noirs; sa tête est surmontée d'un panache incliné.

Cet oiseau se nourrit d'insectes. On le trouve aux environs des lacs et des rivières. Sa chair et ses œufs sont très-estimés.

VAQUETTES. Peaux de petites vaches, dont il se fait un grand commerce à Smyrne. Elles font partie du commerce du Levant.

VAREC. Plante de la cryptogamie des algues de *Linneus*. Elle croît sur les rivages de la mer. On la fait sécher et on la brûle pour en obtenir la cendre, qui est une espèce de soude.

Cette plante contient peu de soude carbonatée, et une plus grande quantité de sulfate de soude.

VARIOLITE DU DRAC. Roche cornéenne grise ou brune, à globules calcaires. Elle a pour base un granite feuilleté. On la trouve dans le Drac et sur la montagne de la Peyrénière, dans les alpes du Dauphiné.

VARIOLITE DE LA DURANCE. Synonyme de roche cornéenne, dure, noirâtre.

On trouve la variolite de la Durance sous la forme de galets, comme celle du Drac.

VEAU. Le veau est le petit de la vache. Sa chair est blanche, succulente, gélatineuse, lorsqu'il est arrivé à l'âge de six mois, et qu'il a été nourri avec du lait et des jaunes d'œufs. C'est de cette manière que l'on élève les veaux de Pontoise, qui sont si estimés.

Les produits du veau sont sa peau, sa chair, sa graisse, et la présure que l'on trouve dans son estomac pendant tout le tems qu'il tette.

On prépare, en médecine, du bouillon de veau. On fait avec ses pieds des gelées de viande, des tablettes de bouillon.

VEAU D'ANGLETERRE. Cuir de veau qui se prépare en Angleterre, et que l'on imite assez bien en France.

La qualité de ce cuir dépend de l'âge du veau et de la manière dont il a été nourri. Les veaux en Angleterre sont naturellement plus forts, parce qu'ils tettent plus long-tems.

Pour avoir de bonnes peaux de veaux, on ne devroit pas permettre de tuer les veaux qu'ils n'eussent au moins de sept mois à un an.

VEAU A CHAIR BLANCHE. Nom que l'on donne, chez les corroyeurs, au cuir de veau auquel on ne donne le suif que du côté de la fleur, et seulement de l'huile du côté de la chair; ensuite on le teint en noir ou autres couleurs.

Ce cuir est à l'usage des cordonniers.

VEAU A CHAIR GRASSE. C'est le même cuir de veau que le précédent, auquel on a donné le suif des deux côtés, et que l'on teint ensuite en noir ou autres couleurs, du côté de la fleur.

VEAU MARIN, ou PHOQUE. *Phoca.* Le veau marin, ou phoque de nos parages, habite sur les côtes de la Méditerranée. Il a le corps roux, la tête sans oricules. Il se nourrit de poissons et de fucus.

Cet animal est un mammifère que l'on a placé au rang des amphibies, parce qu'il habite sur terre et dans l'eau; mais il respire par l'organe des poumons, et il a beaucoup plus de rapport avec les quadrupèdes, qu'avec toutes les autres espèces d'animaux.

Il y a plusieurs espèces d'animaux de cet ordre, compris généralement sous le nom de *phoque*, et qui portent des noms d'après la ressemblance qu'on leur suppose avec quelques mammisères terrestres : c'est ainsi que l'on distingue le *lion marin*, l'*ours marin*, le *loup marin*.

Le plus grand nombre d'espèces se trouve au Kamschatka. Les habitans en mangent la chair.

La peau de ces animaux sert à faire des outres, des courroies. On en fabrique aussi, en la tannant avec l'écorce du bouleau nain, l'espèce de cuir appelé cuir de Russie.

Le veau marin est l'animal dont les mythologues ont composé les troupeaux de Neptune, conduits par Prothée.

VEAU PASSÉ EN SUMAC. C'est du veau corroyé en noir du côté de la fleur, auquel on a donné avec le sumac une couleur orangée du côté de la chair.

Ce cuir est à l'usage des cinturiers.

VEDASSE. Nom vulgaire que les artisans donnent à la potasse du commerce. *Voyez* Potasse.

VEGETAUX. Les végétaux présentent un ordre de corps parmi les êtres créés qui diffèrent essentiellement de ceux qui sont désignés sous les noms de corps animaux et corps minéraux.

Ce sont des êtres organisés composés de fluides et de solides, mais dont un des caractères principaux qui les distinguent essentiellement des animaux, est la non locomobilité.

Les principes immédiats qui constituent les végétaux en général, n'appartiennent absolument qu'à eux, et n'ont aucune sorte d'analogie bien réelle avec les produits qui caractérisent les animaux, et bien moins encore avec ceux des minéraux.

Le nombre des organes qui constituent les végétaux, est moindre que celui qui constitue les animaux ; et le mécanisme de leurs fonctions dans leur état de vie, est beaucoup plus simple que celui des fonctions animales.

Les végétaux s'alimentent par aspiration et par intus-susception; et l'état nécessaire de leurs alimens est que ceux-ci soient constamment fluides ou aériformes. La nature des sécrétions et excrétions végétales ne peut donc jamais être que le produit d'une élaboration qui est indispensable au développement successif de toutes les parties du végétal, et à leur accroissement. Les produits sécrétoires s'opèrent par l'acte même de la végétation : les produits excrétoires procèdent de la maturité positive du végétal qui a acquis par l'âge la faculté de se pourvoir d'un principe immédiat plus perfectionné. Ces produits excrétoires procèdent encore d'une surabondance de principes qui tendent à se porter au dehors, pour ne pas nuire à l'accroissement du végétal. C'est ainsi, par exemple, que les gommes, les gommes-résines et les résines, transudent naturellement à travers les écorces des tiges, lorsque ces principes excrétoires sont en surabondance et ne peuvent pas être tous absorbés au profit du végétal, ou bien dans le cas où les végétaux ont atteint une maturité positive, et que leurs sucs propres ne sont plus nécessaires à servir d'alimens aux diverses parties des végétaux.

Pour acquérir une connoissance exacte des végétaux, il faut les examiner comme physicien, comme naturaliste et comme chimiste.

Comme physiciens, nous distinguons dans les végétaux, leur forme, leur hauteur, leur texture, leur couleur, leur odeur, leur organisation interne et externe.

Comme naturalistes, nous considérons les végétaux par le nombre de leurs parties lorsqu'ils en sont pourvus complètement, par celui des parties qui leur manquent lorsqu'ils sont incomplets : nous les examinons sous le rapport de la durée de leur vie végétale, sous celui des lieux où ils croissent par préférence, et par les fonctions qu'exerce chacun des organes qui les constituent, pour leur faire parcourir toutes les phases de la vie végétale.

Comme chimistes, nous cherchons à connoître quels sont les principaux principes dont ils sont composés ; et nous reconnoissons, par le secours de l'analyse, que les végétaux sont, en général, composés de carbone, d'hydrogène et d'oxigène, et que la différence dans les quantités de chacun de ces principes combinés, établit celle de leur texture, de leur odeur, de leur saveur, de leurs propriétés physiques et médicinales.

C'est en réunissant les connoissances du naturaliste à celles du chimiste, que l'on est parvenu à signaler les principes immédiats des végétaux. Ces principes sont au nombre de vingt-un, sans y comprendre l'arome, qui affecte sensiblement notre organe de l'odorat, mais qui n'est pas palpable.

Ces principes immédiats sont :

1. La sève.
2. Le muqueux.
3. Le sucre.
4. Les acides végétaux.
5. La fécule.
6. Le gluten.
7. L'huile fixe.
8. La cire et le suif des végétaux.
9. L'huile volatile.
10. Le camphre.
11. La gomme-résine.
12. La résine.
13. Les baumes.
14. Le cahoutchouc.
15. L'albumine végétal.
16. La gélatine.
17. L'extractif.
18. Les matières colorantes.
19. Le tannin.
20. Le liège ou suber.
21. Le ligneux.

L'examen physique et chimique de ces produits immédiats des végétaux, a jetté un grand jour sur l'acte de la végétation, et il n'a pas moins contribué à fixer l'opinion des praticiens sur les propriétés médicinales de chacune des plantes en particulier, ou de leurs parties distinctes.

J'invite le lecteur à consulter chacun de ces articles séparément.

La science de la botanique est le complément de l'étude des végétaux. Cette science est devenue une partie essentielle de l'histoire naturelle, dont elle embrasse la connoissance d'une division importante des corps organisés. C'est par l'étude de cette science que l'on parvient à soumettre tous les végétaux, d'abord à des classes, ensuite à des ordres, et enfin à des genres, de manière qu'insensiblement on est conduit à la connoissance de l'espèce.

Cette partie de l'histoire naturelle est trop étendue pour être comprise dans un ouvrage qui embrasse l'énumération des corps qui appartiennent aux trois grandes divisions de l'histoire naturelle; cependant nous avons consigné à la suite de cet ouvrage une notice des systèmes et méthodes les plus importans à étudier et à suivre, pour quiconque veut se livrer à l'étude de cette science.

VELAR. C'est le nom françois de la plante appelée *erysimum*. *Voyez* Erysimum.

VÉLIN ou FRANCIN. Le vélin est ainsi nommé, parce qu'il est préparé avec la peau d'un veau mort-né, ou d'un veau de lait. C'est une espèce de parchemin, mais plus fin, plus blanc et plus uni que le parchemin ordinaire. Il est d'abord préparé par le mégissier, et ensuite achevé par le parcheminier. La seule différence dans l'apprêt, est qu'il ne passe pas à la chaux. Il se fait du vélin par tout où il y a des parcheminiers; mais celui de Lille en Flandre, de Bayeux, de Constance, est le plus estimé. Les Flamands lui donnent le nom de *francin*.

On se sert du vélin pour écrire, pour dessiner, pour peindre en miniature, pour imprimer des ouvrages, et pour couvrir quelques livres dont on fait grand cas.

VELVOTE ou VÉRONIQUE FEMELLE. *Elatine. Antirrhinum elatine. Linaria segetum nummulariæ folio villoso.* Plante de la didynamie angiospermie de *Linneus*, et de la troisième classe (fleurs personnées) de *Tournefort*.

Cette plante pousse une tige qui se divise en plusieurs branches grêles, velues, un peu rougeâtres, se couchant sur terre: ses feuilles sont semblables à celles de la nummulaire ou à celles de la véronique, mais presque rondes, molles, velues, lanugineuses, de couleur blanchâtre, d'une saveur tirant sur l'amer; il s'élève d'entre chacune des aisselles de ses feuilles, un pédicule court, velu, rougeâtre, qui soutient une petite fleur velue, de couleur herbeuse jaunâtre, semblable à celle de la linaire ordinaire : son fruit est une coque oblongue, divisée intérieurement en deux loges remplies de semences presque rondes : sa racine est droite, simple, blanche, garnie de quelques fibres.

Cette plante croît dans les champs, entre les blés; elle est vulnéraire et astringente, propre pour les maladies des yeux, étant employée en infusion.

Il est encore deux autres espèces de velvote; l'une dont les feuilles sont oblongues, pointues, en forme de flèches et oreillées à leur base : les fleurs sont plus petites et de couleur jaune.

L'autre a les feuilles plus arrondies, moins oreillées à leur base, et ses fleurs sont bleuâtres.

VENUS. Les anciens chimistes ont donnés au cuivre le nom de *Vénus*, parce que ce métal a une grande tendance à la combinaison avec une infinité d'autres corps, non-seulement avec les autres métaux avec lesquels il forme divers alliages, mais avec tous les acides connus, et avec tous les produits des végétaux et des animaux, et qu'il semble se prostituer comme cette divinité de la fable. *Voyez* Cuivre.

VERS (DES). Les vers sont des animaux du second ordre, d'après la divison la plus nouvelle; c'est-à-dire qu'ils occupent un rang parmi les animaux invertébrés.

Les animaux de cette sorte n'ont point de pattes articulées, point d'yeux à la tête, point de métamorphose à subir. On les distingue en vers externes et vers internes.

Les vers externes ont une organisation plus composée que celle des vers intestins; ils vivent sur la terre ou dans les eaux; ils pénètrent quelquefois dans l'intérieur des animaux, mais ils n'y ont pas pris naissance.

On comprend les vers externes sous trois genres.

Le premier genre comprend les vers ayant des *branchies externes en houppes*, *en panaches* ou *en crêtes*.

Les uns vivent vaguement dans les eaux ou sur la terre : telle est la *néréide*, ver nu, allongé, articulé, sans organe apparent de la respiration, portant de chaque côté deux rangées de houppes soyeuses : sa bouche est garnie de tentacules. On remarque la néréide versicolor, la néréide phosphorique. Ces petits vers profusément répandus dans l'eau de la mer, sont la cause de là lueur qui s'y manifeste.

L'aphrodite, qui est longue de quatre à six pouces (108 à 162 millimètres), dont le corps est oblong, ovale, garni de deux rangées de poils rudes à chaque anneau. Ce ver habite les mers, sur-tout vers le nord.

D'autres vivent dans les tubes, tels sont la *térébelle*, l'*amphitrite*, le *dentale*.

Le second genre comprend les vers sans branchies externes, tels sont la *furie*, la *naïade*, le *lambric* ou *ver de terre*.

Le troisième genre comprend les vers dont le corps est lisse et sans organes extérieurs, tels que le *dragoneau*, la *sangsue*, le *planaire*.

Les vers intestins sont simples, nuds; leur corps est long, articulé et composé d'un bout à l'autre de segmens annulaires. On les nomme *vers intestins*, parce qu'ils habitent ordinairement l'intérieur des animaux : on en trouve dans le foie, dans la vésicule du fiel, dans l'estomac, dans le cœur, dans le poumon, dans l'œil et sous la peau. Les uns ont le corps arrondi et filiforme ; d'autres sont plats, ils n'ont point d'yeux, point de sexe distinct ; celui qui appartient à un animal, ne se rencontre pas dans une autre, et chaque animal en nourrit de différentes espèces : on ne connoît pas bien leur origine.

Ces vers sont ou aplatis, ou vésiculeux ou cylindracés.

Parmi les vers aplatis, on distingue la *fasciole hépatique*, que l'on rencontre dans le foie.

Le *tœnia* ou ver cucurbitain ou solitaire.

Parmi les vers vésiculeux, on remarque l'*hydatide*.

Parmi les vers cylindracées, on compte l'*échinorynque*, qui s'attache aux parois des intestins, l'*échinorynque géant* : on n'en a point encore trouvé dans l'homme ; l'*ascaride vermiculaire*.

VER A SOIE. Insecte lépidoptère lorsqu'il est arrivé à son état de perfection, mais qui n'est qu'à l'état de larve jusqu'à l'instant où, après avoir filé sa soie, il passe à l'état de chrysalide.

On lui a donné le nom de *ver à soie*, parce qu'il a la forme d'un ver et qu'il file de la soie ; on a senti combien cette dénomination étoit vicieuse, et on lui donné le nom de phalène du mûrier. *Voyez* ce nom.

VER SOLITAIRE. Ver intestin, blanc, et composé d'articulations aplaties, qui habite dans l'intérieur des animaux.

Voyez Tœnia.

VERS TESTACÉS. M. *Brugnière*, dans son tableau systématique des vers, donne le nom de *vers testacés*, aux animaux mous enfermés dans une coquilles soit univalve, soit bivalve. Cet ordre comprend les animaux vulgairement connus sous le nom de *coquillages*.

Dans le système plus moderne de la classification des animaux, on comprend sous le nom de *mollusques conchylifères*, ceux des animaux qui sont couverts d'une enveloppe calcaire, nommée *test* ou *coquille*, et on les divise en mollusques céphalés conchylifères univalves, c'est-à-dire ayant une tête distincte et une seule valve ou coquille ; et en mollusques acéphales bivalves, c'est-à-dire sans tête distincte et à deux ou plusieurs valves.

VERS DE TERRE. Les vers de terre sont des animaux qui appartiennent à l'ordre des invertébrés. Ils sont placés dans la classe des vers externes du genre de ceux qui sont sans branchies externes. On leur donne le nom de *lombrics*.

Voyez Lombrics et Vers.

VERS ZOOPHITES. M. *Brugnière*, dans son système des vers, place les zoophites au rang des vers, et en compose son sixième ordre.

Ce mot *zoophite* signifie animaux plantes. Ces animaux, en étendant leurs tentacules, ressemblent à des fleurs. On sait aujourd'hui que ce sont des animaux.

M. *Lamarck* en a fait une classe particulière parmi les animaux invertébrés, sous le nom de *polypes*. *Voyez* Polypes.

VERDE DI CORSICA. Terme de pays; minéral connu sous le nom de *vert de Corse*. C'est la roche jadienne, tenace, avec diallage verte.

VERDET. Le verdet est pris tantôt pour l'oxide vert de cuivre, tantôt pour l'acétate de cuivre.

Lorsqu'on ne se sert que du mot *verdet*, alors on entend le vert-de-gris sec, ou oxide de cuivre. *Voyez* Vert-de-gris sec. Si on ajoute au mot *verdet* celui de *distillé* ou *cristallisé*, alors on entend l'acétate de cuivre ou vert-de-gris cristallisé.

Voyez ce mot.

VERDURE D'HIVER. Plante de la décandrie monogynie de *Linneus*, et de la sixième classe de *Tournefort*.

Cette plante a été nommée *verdure d'hiver*, parce que ses feuilles conservent leur verdeur pendant l'hiver ; elle est plus connue sous le nom de *pyrole*. *Voyez* Pyrole.

VERGE A BERGER. *Dipsacus*. *Virga pastoris major*. Plante de la tétrandrie monogynie de *Linneus*, et de la douzième classe de *Tournefort*.

Cette plante est la seconde espèce de chardon à Bonnetier-

sauvage ; elle diffère du chardon à bonnetier, en ce que sa tige et ses têtes sont moins grosses ; en ce que ses feuilles radicales sont plus molles et plus tendres : les écailles dont ses têtes sont formées, ne sont ni fermes, ni crochues ; sa fleur est de couleur purpurine pâle ; sa racine est simple, garnie de fibres.

Cette plante croît dans les lieux aquatiques et le long des fossés.

Les têtes et les racines sont sudorifiques et apéritives.

VERGE DORÉE. *Virga aurea. Solidago farracenica.* Plante de la syngénésie polygamie superflue de *Linneus*, et de la quatorzième classe (radiées) de *Tournefort.*

Cette plante pousse des tiges qui s'élèvent à la hauteur de trois pieds (1 mètre) ; elles sont droites, rondes, canelées, fermes et remplies d'une moelle fongueuse : ses feuilles sont oblongues, pointues, dentelées en leurs bords : ses fleurs sont radiées et disposées en épi le long des tiges ; elles sont de couleur jaune dorée, soutenues chacune par un calice polyphylle écailleux ; ses semences sont aigrettées : sa racine est fibrée, d'une saveur aromatique.

Cette plante croît sur les montagnes des Alpes, dans les bois et dans les lieux sombres.

On fait usage de ses feuilles en infusion ou décoction. On les estime propres pour le calcul et les ulcères de la vessie.

Les feuilles de cette plante entrent dans la composition de l'alcool général, de l'alcool vulnéraire.

VERJUS. *Omphacium. Agresta. Uva acerba.* Le verjus est le fruit vert de l'arbrisseau connu sous le nom de *vigne*, en latin *vitis vinifera.*

La vigne est un arbrisseau de la pentandrie monogynie de *Linneus*, et de la vingt-unième classe (rosacées) de *Tournefort.*

L'espèce de vigne qui produit le verjus est un plan particulier dont le fruit est une grappe très-grosse, chargée de grains de raisin assez gros, et de forme oblongue. Cette qualité de raisin ne mûrit que difficilement, et dans le milieu de l'automne.

On récolte le verjus bien long-tems avant sa maturité. Son suc est acerbe. On prépare avec le suc exprimé du verjus un sirop qui en porte le nom.

Les confiseurs préparent avec le grain entier du verjus, des confitures dont la saveur est d'une acidité très-agréable.

Les femmes emploient le suc de verjus clarifié pour se blanchir la peau, et l'animer d'une belle couleur incarnate.

VERMEIL. Le vermeil est de l'argent doré. On prépare un

amalgame d'or et de mercure dans les proportions de deux gros (8 grammes) d'or sur une once (30 grammes) de mercure, et on applique à chaud cet amalgame sur les pièces d'argent travaillées : on chauffe ces pièces pour volatiliser le mercure, et on brunit l'or qui adhère à l'argent avec le brunissoir.

VERMEILLE. Les lapidaires ont donné ce nom à une variété brillante du grenat.

VERMICEL. Pâte alimentaire faite avec la fine fleur de farine et l'eau. Celle dans laquelle on a introduit des jaunes d'œufs et du safran, est beaucoup plus estimée.

Cette pâte est préparée de manière à avoir d'abord une consistance très-ferme. On lui donne la forme d'un filet cylindrique, en lui faisant traverser, à l'aide d'une grande pression, des instrumens connus sous le nom de *presses à vermicel* : à mesure que les filets paroissent, on les roule sur eux-mêmes, pour les faire sécher dans une étuve.

Nous remarquerons que cette pâte se fait à l'eau chaude ; qu'il en résulte un commencement de dissolution de la fécule amilacée qui rend la pâte plus liée, plus souple, et qui fait fonction de vernis après la dessication.

Le vermicel fait de très-bon potage au bouillon, au lait ; il convient aux convalescens et aux estomacs délicats.

VERMICULAIRE BRULANTE. *Vermicularis, seu illecebra minor. Sedum acre. Sempervivum minus vermiculatum acre.* C'est une espèse de petite joubarbe. Cette plante est de la décandrie pentagynie de *Linneus*, et de la sixième classe (fleurs en roses) de *Tournefort.*

Cette petite plante pousse plusieurs tiges basses, courtes, menues : ses feuilles sont fort petites, un peu épaisses, pointues, remplies de suc : ses fleurs naissent aux sommets de ses branches ; elles sont petites, jaunes, disposées en roses, composées chacune de cinq pétales : ses racines sont fibreuses.

La saveur de cette plante est âcre et brûlante : elle naît sur les murailles, ou dans des lieux pierreux, secs et arides.

Cette plante est vomitive ; mais on s'en sert par préférence extérieurement, pour résoudre les tumeurs scrophuleuses, et les loupes naissantes.

VERMILLON. On donne, dans l'art de la peinture, le nom de vermillon au cinabre artificiel réduit en poudre impalpable par la porphyrisation. *Voyez* Cinabre.

VERMILLON COMMUN. On entend par vermillon commun, l'oxide de plomb rouge ou minium réduit en poudre impalpable. On s'en sert dans la peinture en rouge, pour donner plus d'éclat à cette couleur.

VERNIX. C'est une résine blanche demi-transparente qui découle par incision de l'oxicèdre ou du grand génèvrier. Cette résine est plus connue sous le nom de sandarac. *Voyez* ce mot.

Son nom *vernix* lui vient de ce qu'elle fait la base du vernis des peintres.

VERONIQUE FEMELLE. Surnom que l'on a donné à la plante appelée velvote, parce que ses feuilles ont quelque ressemblance avec celles de la véronique. *Voyez* Velvote.

VERONIQUE MALE, ou THÉ D'EUROPE. *Veronica mas supina et vulgatissima*. Plante de la diandrie monogynie de *Linneus*, et de la seconde classe (infundibuliformes) de *Tournefort*.

Cette plante pousse plusieurs tiges menues, longues, rondes, nouées, velues, se répandant à terre : ses feuilles sont opposées les unes aux autres, le long des tiges ; elles ressemblent à celles du prunier, elles sont velues, dentelées à leurs bords, d'une saveur amère, un peu astringente : ses fleurs sont disposées en manière d'épi, comme celles du petit chêne ; elles sont petites, de couleur bleuâtre, rarement blanches ; chacune d'elles est monopétale, figurée en entonnoir, découpée dans le haut en quatre parties : son fruit est partagé en deux poches qui contiennent des semences menues, rondes, noirâtres : sa racine est fibreuse.

Cette plante croît dans les lieux pierreux, dans les cimetières : celle qui croît aux pieds des chênes est la plus estimée.

On prépare avec les feuilles une espèce de thé que l'on nomme *thé d'Europe*. On remarque que pour faire sécher convenablement ces feuilles, et développer leur arome, il faut jeter dessus de l'eau bouillante, ou les faire infuser dans cette eau pendant quatre ou cinq secondes, les exprimer, les étendre ensuite feuille à feuille, et les faire sécher sur des plaques chaudes à la manière du thé.

Les feuilles de véronique sèches sont expectorantes et un peu astringentes : on s'en sert en infusion théiforme, dans la toux, les maladies de poitrine, et la cachexie.

On prépare avec la véronique une eau distillée. Les feuilles entrent dans la composition de l'alcool vulnéraire, de l'alcool général, du baume vulnéraire, de l'onguent mondificatif d'ache ; et le suc exprimé de cette plante entre dans la composition de l'emplâtre opodeltoch.

VERRE. *Vitrum*. Corps transparent, perméable à la lumière, fragile et cassant, qui est le produit de la fusion du sable par l'intermède d'une base alcaline.

L'origine du verre est très-ancienne, et sa découverte est

due au hazard. Cette découverte fut le produit d'une orgie ou débauche de table qui eut lieu dans une forêt, dans un moment de l'année où la température froide ne permet guère les plaisirs de la campagne. Plusieurs particuliers, bravant les rigueurs de l'hiver, se réunirent pour faire un festin dans le milieu d'un bois : il y avoit près du lieu qu'ils avoient choisi pour s'arrêter, une place de terrain sableux qui étoit couvert de fougère ; ils coupèrent des branchages d'arbre, et firent du feu sur cette place. Comme ils n'épargnèrent pas le bois, l'action du calorique fut vive, et sa température très-élevée. La cendre de la fougère qui brûla, celle du bois qui fut brûlé, fournit la base alcaline propre à servir de fondant au sable qui couvroit le sol, et à opérer sa fusion. Le lendemain de cette orgie, des paysans traversant le bois précisément dans cet endroit, apperçurent des lames d'une matière brillante et transparente ; ils en ramassèrent, et les firent voir à plusieurs personnes : le bruit de cette trouvaille se répandit, vint frapper l'oreille des gens instruits ; on remonta à la source de cette aventure extraordinaire, et on regarda comme certain que la fougère avoit la propriété de se convertir en verre par la combustion, étant mêlée avec du sable. Quelques essais qui furent suivis du succès, confirmèrent cette opinion, et les premiers verres qui furent fabriqués furent faits avec de la fougère ; de là est venu le nom de *verre de fougère*. Mais le tems qui amène l'expérience, et celle-ci qui s'appuie de l'observation, fit remarquer que la cendre de fougère n'étoit pas la seule substance propre à la vitrification du sable : on employa les cendres du Levant qui sont un produit d'une plante appelée *roquette*, et on obtint un succès pareil : on essaya les cendres d'un grand nombre d'autres végétaux, et les résultats furent également heureux. C'est alors que l'on sentit que les cendres des végétaux contenoient une substance soluble que l'on pouvoit séparer de celle qui étoit insoluble, avec laquelle elle étoit unie dans ces cendres ; et on en opéra la séparation par le moyen de la lixiviation dans l'eau, la filtration, et l'évaporation jusqu'à siccité. On obtint en effet pour produit une matière que l'on nomma d'abord *sel âcre*, successivement *potasse*, *sel alcali*, *alcali végétal*, *alcali minéral*, que l'on nomme aujourd'hui *terre alcaline* ou *base salifiable*, en les distinguant sous les noms de *potasse* et de *soude*.

La potasse et la soude sont en effet les deux bases salifiables les plus propres à la vitrification du sable ou terre siliceuse. On choisit le sable le plus pur et le plus blanc.

La beauté du verre consiste dans sa parfaite transparence, et dans son état incolore le plus absolu possible.

On prépare ce que l'on nomme *verre blanc* et *cristal blanc* avec la soude carbonatée. Les verriers ajoutent à la matière en fusion un peu d'oxide de manganèse, auquel on donne le nom de *savon des verriers*, pour le rendre parfaitement blanc.

Je n'entrerai pas dans les détails de la pratique du verre, ni dans la théorie de la vitrification, ces objets sont du ressort de la chimie. Il doit suffire au lecteur de savoir quels sont les matériaux avec lesquels on fabrique le verre, et quelle fut l'origine de sa découverte. Elle paroît fort ancienne, puisqu'il en est fait mention dans les livres de *Moyse* et de *Job*.

Le verre est une matière précieuse à raison des importans services qu'il rend aux arts et à l'économie domestique. Il est inattaquable par les acides, excepté par l'acide fluorique. On en fait toute sorte d'instrumens de physique et de chimie, et des vases d'une infinité de formes différentes d'un usage journalier.

On le tire à la lampe, en fils aussi fins que les cheveux ; on le taille avec le diamant, on le colore avec des oxides métalliques, etc.

VERRE D'ANTIMOINE. Oxide d'antimoine sulfuré vitreux. Ce verre est de couleur d'hyacinte, et transparent.

Voyez Antimoine.

VERRE D'ANTIMOINE NOIR. C'est un véritable oxide d'antimoine sulfuré vitreux noir. *Voyez* Antimoine.

VERRE DE BORAX. Le verre de borax est du borate sursaturé de soude purifié, que l'on a privé de son eau de cristallisation, et que l'on a fait entrer en fusion ignée vitreuse par l'action du calorique.

Ce verre est d'une belle transparence et incolore ; mais il a l'inconvénient de s'effleurir à l'air.

VERRE D'ETAIN. Le verre d'étain est le troisième degré d'oxidation du métal de ce nom. C'est ce que l'on nomme vulgairement de la potée d'étain soumise à une température assez haute pour être amenée à la fusion vitreuse.

Le verre d'étain présente les couleurs du prisme.

VERRE DE MOSCOVIE. C'est du mica foliacé en grandes lames. (*Voyez* Mica.) Ce mica est transparent, et sert aux éventaillistes, qui le font servir pour recevoir les ornemens de leurs bois d'éventails.

VERRE DE PLOMB. Le verre de plomb est le cinquième degré d'oxidation du métal de ce nom.

Tous les oxides de plomb peuvent être amenés à l'état d'oxide vitreux, en les soumettant à une haute température ; mais il est très-difficile d'obtenir ce verre sans addition de sable ou de cailloux réduits en poudre. La fusibilité des oxides de plomb est telle, qu'ils pénètrent les creusets lorsqu'ils entrent en fusion, et que le verre ne fait plus qu'une seule masse avec la terre du creuset. Cependant l'évènement a prouvé qu'il étoit possible d'obtenir ce verre sans addition. Un ouvrier avoit placé dans son four à vitrifier un creuset de porcelaine garni de minium : ce creuset étoit éloigné du centre de la chaleur; et lorsqu'il retira du four les matières qu'il y avoit fait vitrifier, il vit avec une agréable surprise que son creuset contenoit un beau verre de plomb.

Dans les fabriques ordinaires de verre de plomb, on est dans l'usage d'ajouter au minium une partie de sablon bien pur, sur trois parties de minium, et il en résulte, après la fusion, un verre d'une belle couleur jaune de succin. Si l'on n'ajoute que deux parties de minium sur une de sablon, la couleur jaune est moins foncée, et imite la topaze.

Le verre de plomb est d'un grand usage dans la peinture sur les émaux, la faïence et la porcelaine.

VERRE DE VOLCAN. Le verre de volcan, autrement appelée lave obsidienne ou laitier des volcans, est un produit de la vitrification des matières terreuses, opérée par la chaleur des feux volcaniques. Ce verre est coloré par du fer ou quelqu'autre substance métallique.

L'aspect de ce verre est noir, bleu ou verdâtre.

On peut tirer parti du verre de volcan, pour faire des bouteilles à vin.

VERT ANTIQUE. C'est la roche serpentineuse verte, mêlée de carbonate de chaux : on l'a mise au rang des marbres; mais cette pierre a beaucoup plus d'analogie avec la serpentine.

Cette pierre est susceptible de poli : on en fait des mortiers, des vases d'appartemens, des tables, des cheminées, etc.

VERT DE BRUNSWICK ou DE PISE. Couleur verte dont la préparation est due à M. *Kasteleyn*.

Pour préparer cette couleur, on prend du cuivre laminé et coupé menu; on le met dans un vase de terre vernissée ou de faïence; on verse par dessus une dissolution de muriate d'ammoniaque, et on couvre le vase.

Le muriate d'ammoniaque est décomposé par le cuivre qui s'empare de l'acide muriatique et met à nu l'ammoniaque; le muriate de cuivre qui s'est formé, est d'abord dissout dans l'eau de la dissolution, ensuite précipité par l'ammoniaque que le cuivre avoit mis à nu. On lave ce précipité et on le fait sécher sur une toile tendue.

Ce vert est d'une couleur plus brillante et plus vive que la cendre verte, parce qu'il n'est pas allongé comme dans cette dernière, par la terre calcaire : on peut le considérer comme un véritable oxide vert de cuivre.

Ce beau vert porte en Hollande le nom de *vert de Pise ;* malheureusement on le falsifie presque toujours avec de la céruse.

Le vert de Brunswick est d'une grande consommation dans la peinture à l'huile, et pour l'impression des papiers d'appartemens.

Le liquide qui surnage le précipité vert, peut servir continuellement à de nouvelles opérations ; il suffit, pour cela, de le saturer de nouveau muriate d'ammoniaque.

VERT DE CORSE. C'est la roche jadienne, tenace, avec diallage verte. *Voyez* Roche, Jade et Diallage.

VERT D'EAU. Le vert d'eau natif est un carbonate ou un sulfate calcaire coloré par de l'oxide de cuivre. On le tiroit anciennement de la pierre d'Arménie, et son principal usage étoit pour la peinture. Mais les nuances de ce vert n'étant jamais uniformes, on prépare le vert d'eau dans les laboratoires particuliers, en décomposant le sulfate de cuivre par l'intermède de la chaux vive. *Voyez* Cendre verte.

VERT DE GRIS SEC, VERDET SEC, OXIDE DE CUIVRE ET VERDET DISTILLÉ. L'oxide vert de cuivre, plus connu dans les arts et dans le commerce sous le nom de *vert-de-gris* ou de *verdet*, est du cuivre réduit à l'état d'oxide par la décomposition de l'acide acéteux par ce métal. On a longtems préparé à Montpellier, exclusivement, le vert-de-gris, parce que l'on pensoit que les seules caves de cette commune étoient propres à opérer l'oxidation du cuivre ; mais les progrès de la chimie ont bientôt fait disparoître ce préjugé, et le vert-de-gris se prépare actuellement dans plusieurs vignobles de nos départemens méridionaux.

Le procédé le plus usité, tel qu'il est suivi à Montpellier, consiste à stratifier des lames de cuivre d'une longueur et d'une largeur proportionnée, avec du marc de raisin. On commence par établir une couche de marc de raisin et alternativement des lames de cuivre, en observant de terminer la stratification par le marc de raisin ; on arrose le tout avec de la vinasse, c'est-à-dire, du petit vin fait avec du marc de raisin, que l'on a fait fermenter avec de l'eau. La fermentation acéteuse s'établit insensiblement, et les lames de cuivre, en s'emparant de l'oxigène du vinaigre, à mesure qu'il se forme, se couvrent à leur surface d'une rouille verte, qui est l'oxide vert de cuivre, ou le véritable vert-de-gris. Lorsque les lames de cuivre sont ainsi oxidées, on les retire, on les met, ce que l'on appelle au relai, dans un coin de la cave, où on les arrose encore légèrement de vinasse. Là, le verdet se gonfle, on le ratisse avec des lames de bois, et on le met dans des sacs de peau, où il prend, avec le tems, de la consistance, et dans lesquels on l'expédie pour les usages du commerce.

Il est bon d'observer que la vinasse est préférable au vinaigre pour ce genre d'oxidation, parce que l'acide acéteux qu'elle offre est foible ; qu'il suffit pour oxider le cuivre, et qu'il n'est pas assez fort pour le dissoudre en partie, comme il arrive dans le procédé que l'on emploie à Grenoble, où l'on fait usage directement du vinaigre ; aussi le verdet de Grenoble contient-il un sixième de cuivre de moins que celui de Montpellier.

C'est avec cet oxide de cuivre, appelé vert-de-gris sec, que l'on prépare le vert-de-gris ou verdet *distillé*, en terme de fabricant, et *cristallisé*, en terme propre.

On lui donne le nom de verdet distillé, parce que l'on emploie dans sa fabrication du vinaigre distillé. Cette opération consiste à faire dissoudre du vert-de-gris sec dans du vinaigre distillé, à filtrer la dissolution et à la faire évaporer, jusqu'à ce que, par le refroidissement, elle puisse fournir des cristaux. Dans les fabriques en grand, on plonge dans ce bain ou dissolution, des bâtons fendus par une des extrémités en quatre parties, tenues écartées avec du liége ; la dissolution, en se refroidissant, dépose successivement des cristaux rhomboïdaux, d'une belle couleur bleue, sous la forme de pyramide, nécessitée par celle des bâtons auxquels ils adhèrent. Au bout de quelques jours on les retire, on les laisse égoutter, et on les enferme dans du papier, pour les préserver du contact de l'air. Ce sel, en effet, s'effleurit à l'air, perd sa transparence, et la couleur en devient beaucoup plus pâle.

Le vert-de-gris et l'acétite de cuivre, sont des poisons violens ; les savons alcalins, les sulfures de potasse, sont les meilleurs contre-poisons.

On fait entrer le premier dans la composition de l'onguent dit égyptiac, dans l'emplâtre divin, le collyre de *Lanfranc* ; avec l'acétite de cuivre, on prépare l'acide acétique ou vinaigre radical.

Le plus grand usage de l'oxide vert de cuivre est pour la peinture à l'huile, soit à l'huile grasse, soit à l'essence, soit au vernis blanc au copal : sa belle couleur verte jaunit à l'air, si elle n'est pas recouverte d'un vernis.

L'acétite de cuivre, ou verdet distillé, sert également dans la peinture, particulièrement dans les verts au vernis; mêlé avec la potasse, il sert à enluminer, et principalement dans le lavis coloré des plans, pour représenter la couleur d'eau.

VERT D'IRIS. Couleur verte que l'on prépare avec les pétales bleus du glayeul. On pile ces pétales avec un peu de chaux vive : on exprime le suc que l'on fait sécher dans des coquilles.

Si l'on y ajoute un acide, la couleur devient rouge.

On se sert du vert d'iris dans la peinture en miniature.

VERT DE MONTAGNE. On distingue deux espèces de vert de montagne; l'une qui est terreuse et impure, et sans nulle configuration. Cette sorte est un oxide de cuivre argileux.

Voyez Ochre de cuivre, et Terre de Véronne.

La seconde espèce est le vert de montagne cristallisé. Celui-ci est très-pur; il représente de longs faisseaux soyeux assez solides. Cette mine est commune dans les Vosges et au Hartz : on la trouve aussi en Chine et dans la Sibérie.

VERT DE PISE. Nom que l'on donne en Hollande au vert de Brunswick. *Voyez* Vert de Brunswick.

VERT DE VESSIE. Couleur verte ainsi nommée, parce qu'elle est enfermée dans des vessies.

On prépare cette couleur, en mêlant douze livres (6 kilog.) de suc de nerprun mûr, trois lives (15 hectogr.) d'eau de chaux, et six onces (183 gram.) de gomme arabique. On fait évaporer le tout jusqu'à consistance d'extrait. Alors on en emplit des vessies que l'on suspend pour faire sécher la matière colorante.

L'eau de chaux développe la couleur verte du suc de nerprun. On ne se sert du vert de vessie que dans la peinture en détrempe.

VERVÈNE ou VERVEINE. *Verbena officinalis flore cœruleo. Verbenaca recta columbaris.* Plante de la diandrie monogynie de *Linneus*, et de la quatrième classe (labiées) de *Tournefort*.

Cette plante pousse des tiges qui s'élèvent à la hauteur d'un pied et demi (488 millimètres); elles sont anguleuses, droites, un peu velues, quelquefois rougeâtres, rameuses; ses feuilles sont oblongues, découpées profondément, ridées, d'une saveur amère, désagréable : ses fleurs naissent sur des épis longs et grêles; elles sont petites, de forme labiée, ordinairement bleues, quelquefois blanches : son calice, qui est fait en cornet, devient une capsule remplie de quatre semences oblongues, grêles, et jointes ensemble : sa racine est oblongue, un peu moins grosse que le petit doigt, garnie de quelques fibres, et d'une saveur un peu amère.

Cette plante croît sur les bords des chemins et dans les lieux incultes : elle fleurit au mois de juillet.

La vervène est vulnéraire, résolutive et lactifère. Le suc exprimé de ses feuilles est purgatif.

On applique les feuilles de la vervène pilée sur la douleur de côté, dans la pleurésie. Elle laisse une couleur rouge sur la peau.

On s'en sert en infusion dans l'ophtalmie des enfans.

Verbena à verrere, balayer, parce qu'on en faisoit des balais.

VESOU. Le vesou est le suc médullaire nouvellement exprimé de la canne à sucre. Il contient un principe muqueux sucré et un principe extractif coloré.

C'est au moyen de la clarification de ce suc médullaire que l'on obtient séparément le sucre cristallisable, et le sirop de sucre ou mélasse. *Voyez* Sucre et Mélasse séparément.

VESSE. *Vicia sativa vulgaris. Semine nigro.* Plante de la diadelphie décandrie de *Linneus*, et de la dixième classe (légumineuses) de *Tournefort.*

Cette plante pousse plusieurs tiges qui s'élèvent à la hauteur de deux pieds (649 millimètres); elles sont anguleuses, velues et creuses. Ses feuilles sont oblongues, étroites, s'élargissant souvent vers leur extrémité, velues, attachées dix ou douze, par paires, sur un pétiole qui se termine par des rayons divergens : sa fleur est légumineuse, purpurine ou bleuâtre, soutenue par un cornet dentelé : son fruit est une gousse velue, composée de deux panneaux remplis de semences presque rondes, noires.

On cultive cette plante dans les champs, dans les jardins.

On réduit la semence de vesse en farine, et on la distribue pour la farine d'orobe, quoique cette plante ne soit pas la même.

Cette farine est résolutive : on en fait des cataplasmes. On ne fait qu'un mauvais pain avec la farine de vesse. Sa consommation en grain est pour la nourriture des pigeons.

VESSE-DE-LOUP. *Lycoperdon bovista. Crepitus lupi.* (*Pl.* XX, *fig.* 119.) Espèce de champignon de la cryptogamie des fungus de *Linneus*

Ce champignon est de la grosseur d'une noix, membraneux : son pédicule n'est presque point apparent.

La vesse de loup croît aux environs de Paris. On en voit sur les Alpes qui croissent de la grosseur de la tête.

Ce champignon, pris intérieurement, est un poison dangereux; mais employé extérieurement en poudre, il est astringent. Il arrête les hémorrhagies, dessèche les ulcères purulens, et arrête les flux hémorrhoïdaux.

VESSE SAUVAGE ou VESSERON. *Arachus. Vicia parva. Cracca minor. Vicia segetum cum siliquis. Plurimis hirsutis.* Plante de la décandrie diadelphie de *Linneus*, et de la dixième classe de *Tournefort*.

C'est une espèce de vesse ou une plante qui pousse plusieurs tiges grêles, foibles, rameuses. Ses feuilles sont petites, étroites, vertes, opposées deux à deux sur une côte ou pétiole qui se termine par une vrille, avec laquelle elle s'attache aux plantes voisines : ses fleurs sont petites, légumineuses, ramassées au nombre de cinq à six, en manière d'un petit épi, de couleur blanche : ses fruits sont des gousses velues, remplies de semences presque rondes, blanchâtres : sa racine est petite.

Cette plante croît dans les champs, entre les blés. Sa semence réduite en farine, est résolutive. On en fait des cataplasmes.

VESUVIENNE. Substance minérale désignée par quelques naturalistes sous le nom d'idocrase. *Voyez* Idocrase.

VIANDES FRAICHES. On comprend sous cette acception les chairs des animaux nouvellement tués et habillés, c'est-à-dire, dépouillés de leurs peaux, ou de leurs plumes, ou de leurs écailles, lorsqu'il s'agit de gibier, de volailles et de poissons.

La chair d'un animal nouvellement tué, est toujours plus ferme, plus coriace que celle qui a été gardée quelques jours. Il est bon de remarquer que cette tendreté que la viande acquiert avec le tems, n'a jamais lieu que par une suite nécessaire de la fermentation qui opère un commencement de désorganisation de parties. Lorsqu'on la laisse arriver un peu trop loin, la viande acquiert une odeur et une saveur désagréables, putrides, qui ne sont pas très-supportables dans les viandes de boucherie, dans la volaille, et que certaines personnes recherchent dans les viandes de gibier. On donne à ces dernières le nom de *viandes faisandées*. La chair des poissons trop long-tems gardée, a une saveur piquante d'ammoniaque. Il y a donc une époque à laquelle on doit s'arrêter pour garder les viandes fraîches, et ce tems est relatif à sa nature et à la température de l'air. Le bœuf et le mouton peuvent se garder très-long-tems dans une température de zéro, et trois ou quatre jours dans une température de dix degrés au dessus de zéro. Le veau ne peut pas se garder plus de deux jours à cette dernière température. La volaille grasse se conserve moins long-tems que celle qui est maigre. Si le tems est humide, elle fermente plus promptement. Le poisson d'eau douce doit être consommé dès qu'il est hors de l'eau ; celui de mer peut se conserver deux ou trois jours, si la température n'est pas très-élevée.

Lorsque la viande du bœuf est ce qu'on appelle *avancée*, elle a une saveur désagréable. Il y a long-tems que j'ai indiqué, dans mes leçons publiques, un moyen d'enlever à la viande, sa saveur et son odeur nauséabondes. Ce moyen très simple, consiste à mettre dans le pot où l'on cuit la viande dans de l'eau, deux charbons ardens, rouges de feu. Le gaz hydrogène de la viande se porte sur les charbons, forme un hydro-carbure qui se distribue dans l'eau. On rejette ce premier bouillon, et on achève de faire cuire la viande dans de la nouvelle eau. Le bouillon en est supportable, et la viande est d'un très-bon goût. Si on examine les charbons qu'on a plongés dans le premier bouillon, on remarque qu'ils ont l'odeur infecte de l'hydro-carbure.

L'art de préparer le bouillon avec la chair de bœuf, n'est pas indifférent. Il seroit infiniment meilleur, si on opéroit dans des vaisseaux fermés, et au bain marie, comme cela se pratique pour les bouillons médicinaux. La première impression du feu dégage une écume qui est due à la séparation de la lymphe, dont l'albumine se coagule. La partie gélatineuse, qui se dégage en même tems, est tenue en dissolution dans l'eau, tant qu'elle est chaude. Dès que la viande est pénétrée par la chaleur, on voit surnager des gouttes aplaties et arrondies, qui ne se dissolvent point, mais qui se figent par le refroidissement, et qui ont tous les caractères de la graisse. Cette substance adipeuse s'est réellement formée par la réunion des principes qui constituent les graisses, laquelle s'est opérée dans l'intérieur des vaisseaux, à l'aide du calorique qui a réagit sur la viande. Ensuite la partie muqueuse extractive se sépare, le bouillon se colore, prend de l'odeur et de la saveur ; et c'est surtout à ce principe que sont dues ses propriétés alimenteuses. Ce bouillon est convenable aux malades, et leur suffit dans les maladies aiguës, en observant qu'il ne soit pas trop fort par le rapprochement des principes.

Les pharmaciens préparent avec la rouelle de veau et le poulet, des bouillons de veau et de l'eau de poulet ; mais il est bon d'observer qu'ils les préparent au bain marie, et qu'ils produisent des effets plus salutaires que ceux que les malades font préparer chez eux, sans apporter le même soin.

Le besoin de s'approvisionner de viandes de toute espèce pour les voyages de long cours, a fait imaginer des moyens de conserver les chairs animales pour suppléer au défaut de la viande fraîche. Le plus généralement employé et connu, est celui de la salaison. J'ai essayé de conserver la chair de bœuf par la simple dessication, et j'ai très-bien réussi. Je vais rapporter les deux procédés séparément.

Des viandes salées.

On ne soumet, à l'opération de la salaison, que les viandes vulgairement appelées *viandes faites*, telles que les chairs du bœuf, du mouton, du porc, et les flèches de lard de ce dernier. Ces sortes de viandes sont ainsi nommées, parce que l'albumine, la gélatine et le principe extractif s'y rencontrent dans des proportions convenables, et que chaque principe est, si l'on peut s'exprimer ainsi, protégé ou défendu par les deux autres. Les viandes blanches sont trop gélatineuses pour être salées, et ne se conserveroient pas. Cependant les cuisses d'oies offrent une exception. Il est vrai que la chair en est assez ferme; et il s'en prépare une très-grande quantité dans la ci-devant Gascogne, particulièrement à Bayonne, où on les sale pour les conserver, et en faire des envois en petits barils du poids de trois à quatre livres (15 à 20 hectogrammes). Les cuisses d'oies salées sont très-recherchées sur les tables.

La manière dont on sale les viandes, de quelque nature qu'elles soient, est fort simple; cependant il y a quelques soins à prendre qu'il est bon d'indiquer. En général, les parties grasses sont plus disposées à se rancir, que les parties maigres : aussi est-il très-difficile de se procurer du lard salé qui soit sans odeur. Pour saler les viandes, on commence par faire un lit de sel dans un vase fait de douves, que l'on connoît sous le nom de *tinette*. Ce vase est étroit dans son fond et à son orifice, et plus ample dans la partie du milieu. On pose un lit de viande sur la première couche de sel, et alternativement un lit de sel et un lit de viande, jusqu'à ce que la tinette soit complètement pleine. La couche supérieure doit être de sel. Il faut avoir soin que la viande remplisse tous les espaces de la tinette, et qu'elle soit bien tassée, pour qu'il n'y ait d'accès à l'air que le moins possible. On ferme la tinette avec son couvercle, et on laisse la salaison s'opérer d'elle-même. Voici ce qui se passe. L'humidité de la viande qui se trouve comprimée, dissout ce qu'elle peut dissoudre de sel marin que l'on a fait dessécher auparavant que de l'employer à cet usage, et cette dissolution saline pénètre les muscles de la chair dans toutes ses parties. Ce n'est qu'au bout de trois mois que l'on peut se permettre de retirer la viande salée de sa tinette ou saloir, pour la faire sécher. C'est de la prompte dessication que dépend la bonne qualité de la viande, lorsqu'elle a été préalablement bien pénétrée de sel. Il faut la suspendre dans un lieu bien sec, et à l'abri de toute humidité, afin que celle dont elle est imprégnée puisse s'évaporer promptement, et rapprocher le sel au point de cristallisation ; autrement il arrive que l'oxigène de l'eau se porte sur la graisse de la viande, l'acidifie, et lui donne une odeur et une saveur rances qui annoncent un commencement de fermentation. Plusieurs causes contribuent à l'attraction de l'humidité par la viande salée. La gélatine, le principe extractif et le sel qui est naturel à la chair animale, attirent simultanément l'humidité de l'air ; mais dans le sel marin lui-même qu'on a employé pour la salaison des viandes, il existe du muriate calcaire qui, de son côté, l'attire puissamment ; en sorte qu'il est indispensable de maintenir les viandes salées dans un endroit constamment sec.

L'usage des viandes salées ne convient pas à tous les tempéramens. Elles sont généralement pesantes et de difficile digestion.

Outre les espèces de viandes salées que nous venons de citer, on distingue celles qui sont enfumées, c'est-à-dire, que l'on a mises autour des foyers pour les imprégner de fumée.

Parmi les poissons, on sale les enchois, auxquels on a coupé la tête auparavant, et on les conserve dans la saumure, les harengs, les sardines, les huitres dites *marinées*, les maquereaux, le saumon, la morue, etc. Ces poissons sont salés ou à mi-sel, c'est-à-dire, à moitié, et ne sont pas d'une longue garde ; ou à plein sel, et se conservent d'une saison à l'autre. Parmi les poissons salés secs, on distingue les harengs saurs, saurets, la morue sèche, la merluche ou stokfiche, etc. Ce sont des alimens de ressource et quelquefois de goût de fantaisie.

Viandes sèches.

Les diverses expériences que j'ai faites sur l'art de conserver la viande, principalement celle de bœuf, sont appuyées sur des connoissances et des observations chimiques. Les moyens sont faciles, et le succès est certain. Le même procédé est applicable à la viande du mouton. Je ne comprendrai donc dans la conservation de la viande, par le moyen de la dessication, que celle du bœuf et du mouton.

Ne craignons pas de nous répéter, lorsqu'il s'agit de constater un fait qu'une théorie exacte tend de son côté à confirmer. Les parties qui constituent la chair du bœuf et celle du mouton, sont mieux élaborées, sont formées de principes plus intimement combinés ou rapprochés de l'état consistant, que les autres espèces de chairs animales. Elles contiennent plus d'albumine, moins de gélatine, une plus grande quantité d'extractif, et une matière fibreuse plus solide. Le point essentiel pour conserver l'une ou l'autre de ces chairs, est de la priver du corps sans lequel il ne peut s'établir aucune espèce de fermentation. Il ne faut pas seulement le concours de l'air et du calorique pour que la fermentation s'établisse dans un corps végétal ou animal, il y faut aussi la présence de l'eau. La soustraction de ce fluide va donc empêcher la chair du bœuf et du mouton d'éprouver la désorganisation de ses principes. Assurément ces viandes se conserveroient par la seule dessication, si des muscles charnus qui les constituent, n'étoient pas tous autant de petits canaux, de petites pompes aspirantes qui attirent l'humidité de l'air, et si les principes extractifs de la viande n'avoient pas aussi de leur côté une très-grande tendance à la combinaison avec l'eau. La simple dessication ne suffit donc pas. D'ailleurs il y auroit de l'inconvénient à la faire trop sécher. Je ne rapporterai pas ici tous les essais que j'ai tentés pour avoir une viande sèche qui ne devînt pas trop ferme ou coriace à la suite de la dessication, et qui, au contraire, offrît tous les avantages d'une viande fraîche dans son usage. Je me contenterai de rapporter ce qui m'est arrivé à l'égard d'un morceau de viande connu dans les boucheries sous le nom de culotte de bœuf. J'ai partagé un morceau de cette viande, pesant trois livres (15 hectogrammes), en trois parties égales. Il est bon de remarquer que l'animal étoit tué de la veille. J'ai placé ces trois morceaux de viande dans un four dont la température étoit élevée à trente degrés du thermomètre de Réaumur; la viande étoit suspendue dans l'intérieur du four, de manière que toutes les surfaces étoient en contact avec l'atmosphère chaude. De six heures en six heures, je retirois un des morceaux de viande, en sorte que le premier retiré n'avoit eu que six heures d'étuve, le second en avoit eu douze, et le troisième dix-huit. Les périodes de la dessication étoient nécessairement plus avancés, à raison du tems que chaque morceau avoit été maintenu dans l'étuve. Le premier morceau de viande n'avoit perdu que deux onces (61 grammes) de son poids, le second en avoit perdu trois et demie (106 grammes), et le troisième en avoit perdu six (183 grammes). J'ai fait cuire chaque morceau séparément, après en avoir pris de chacun une petite portion pour les soumettre à une autre expérience; et il est résulté de cette cuisson opérée dans un pareil volume d'eau, et dont l'ébullition a été maintenue un tems égal, que la saveur du bouillon et de la viande étoit proportionnément plus agréable, et que la viande étoit plus tendre, selon qu'elle avoit moins perdu de son poids par la dessication. Il me restoit à m'assûrer si les deux premiers morceaux de viandes se conserveroïent aussi long-tems que le dernier. Il falloit pour cela une opération d'essai ultérieur. Je n'ignorois pas que la chair musculaire ressembloit, pour ainsi dire, à une éponge, et que toute sèche qu'elle étoit, elle ne tarderoit pas à s'imprégner de l'humidité de l'air, et à se couvrir de moisissure ; j'avois disposé d'avance une forte gelée, bien consistante, préparée avec les os du bœuf lui-même. (Je dirai pourquoi j'ai préféré cette gelée extraite des os.) J'ai appliqué successivement trois couches de cette gelée sur chaque morceau de viande, en ayant le soin de faire sécher chaque couche par la chaleur moyenne de l'étuve, et j'ai eu la satisfaction de voir que mon premier morceau de viande s'est conservé tout aussi long-tems et aussi sainement que le dernier.

Conclusion.

Pour conserver la viande du bœuf et du mouton, pour les voyages de longs cours, sans employer le moyen de la salaison, il faut choisir les parties charnues-maigres de ces animaux, c'est-à-dire, séparées de la graisse ; les faire sécher dans une étuve dont la température soit élevée à trente degrés. Le point convenable de la dessication se reconnoît lorsque la viande a perdu un septième, ou tout au plus un huitième de son poids. Alors on applique sur toutes les surfaces trois couches de vernis successivement, en observant que chaque couche soit bien sèche avant d'appliquer celle qui doit lui succéder. Ce vernis n'est autre qu'une forte gelée faite avec des os de bœuf. Je la préfère à la gelée de viande, parce qu'elle ne contient point d'extractif, et qu'elle n'attire point l'humidité lorsqu'elle a été bien desséchée.

Si on tient cette viande dans un lieu sec, elle se conserve très-long-tems sans s'altérer. On en fait usage comme de la viande fraiche. Si on veut la faire rôtir, on la fait tremper pendant quelques heures dans un peu d'eau tiède, pour dissoudre les couches de gélatine qui la recouvrent, et lui restituer la portion d'eau dont elle a été privée par la dessication.

VIF-ARGENT. Nom que l'on donne au mercure, à cause de son brillant métallique qui est égal à celui de l'argent, et à raison de l'extrême mobilité de ses molécules, qui est telle qu'il échappe sous la main lorsqu'on le touche.

Voyez Mercure.

VIGNE. *Vitis vinifera.* Arbrisseau ou plante sarmenteuse de la pentandrie monogynie de *Linneus*, et de la vingt-unième classe (fleurs en roses) de *Tournefort.*

La tige de cet arbrisseau est tortue, couverte d'une écorce rougeâtre crevassée, portant plusieurs sarmens longs, garnis de nœuds d'espace en espace, et de vrilles à l'aide desquelles ils s'attachent aux arbres voisins ou aux échalas que l'on place à côté de leurs pieds : ses feuilles sont grandes, belles, larges, presque rondes, incisées, vertes, luisantes, un peu rudes au toucher : ses fleurs sont petites, composées de cinq pétales disposés en roses, de couleur jaunâtre, odorantes, renfermant cinq étamines et un pistil : ses fruits sont des baies rondes ou ovales soutenues par des pédicules courts, et rassemblées en grapes autour d'un pédicule central qui adhère immédiatement au sarment.

Les baies du raisin sont vertes en naissant ; elles contiennent alors beaucoup d'acide malique ; leur saveur est âpre, austère : à mesure qu'elles grossissent, leur saveur devient acerbe, et l'acide malique se convertit en acide tartareux combiné avec la potasse à l'état d'acidule tartareux ; et lorsque ce fruit est arrivé à sa maturité, il prend décidément le nom de *raisin*, en latin *uva.* Alors il est blanc, ou rouge, ou noir ; ses baies sont remplies d'un suc doux sucré, d'une saveur agréable ; elles renferment quelques semences petites, pointues, que l'on nomme *pepins.*

On est dans l'usage de donner le nom de *verjus* au raisin encore vert ; mais cette acception n'est qu'un terme générique qui peut s'appliquer à tous les raisins encore verts, et qui ne détruit pas l'exception particulière d'une espèce de vigne dont le fruit est plus spécialement nommé *verjus*, par la raison qu'il ne mûrit que difficilement et long-tems après que les autres espèces de raisins sont arrivés à leur maturité.

Il y a en effet un grand nombre d'espèces de vignes dont les fruits présentent autant de variétés, tant dans la forme, la grosseur, la couleur des grains du raisin, que dans les principes et la saveur du suc qu'ils contiennent. *Voyez* Verjus, Raisins et Moût, séparément.

On cultive la vigne dans les pays chauds et tempérés. Les façons que l'on donne à la terre où l'on plante la vigne sont relatives aux localités ; et le terrain, ainsi que son exposition à l'égard du soleil, entrent pour beaucoup dans la culture de cet arbrisseau.

Toutes les parties de la vigne offrent des produits utiles, soit à la médecine, soit à l'économie domestique, soit aux arts.

Si l'on coupe au printems les sommités de la vigne qui est en séve, il en distille naturellement une liqueur qui porte le nom de *séve de la vigne*, et que l'on estime propre pour les maladies des yeux.

Les bourgeons de la vigue, ses feuilles, ses vrilles, sont astringens, et contiennent de l'acidule tartareux.

Les sarmens brûlés fournissent une cendre qui est estimée propre pour calmer les douleurs de la goutte et des rhumatismes, étant appliquée extérieurement. La cendre de vigne donne beaucoup de potasse carbonatée par la lixiviation.

Les raisins mûrs sont d'une saveur délicieuse : ils lâchent le ventre. Leur suc exprimé fournit ce que l'on nomme le moût ou vin doux ; et ce suc fermenté, se convertit en vin,

Les raisins se conservent secs, et se servent sur les tables.

Les raisins de Damas, de Corinthe, etc., sont d'usage en médecine. *Voyez* Raisins secs.

VIGNE DE JUDÉE. Plante de la pentandrie monogynie de *Linneus*, et de la seconde classe de *Tournefort*.

Cette plante est une espèce de morelle. On lui a donné le nom de *vigne de Judée*, parce que ses tiges sont sarmenteuses comme celles de la vigne. C'est la même plante que la douce-amère. *Voyez* Douce-amère.

VIGNE SAUVAGE. *Vitis silvestris. Labrusca.* Espèce de vigne qui croît sans culture. Cette plante est de la pentandrie monogynie de *Linneus*. Ses feuilles sont cordiformes, divisées en trois parties, velues en dessous : son fruit est un fort petit raisin qui noircit en mûrissant, mais qui ne mûrit que difficilement.

Les feuilles et les fruits de la vigne sauvage sont astringens.

Les femmes font usage du suc exprimé des feuilles, pour blanchir la peau et la préserver contre les impressions du soleil et les taches de rousseur.

VIN. Le vin est une liqueur sapide, fraîche, piquante, chargée d'un arome plus ou moins sensible, et qui est justement considérée comme un produit de la fermentation du moût ou suc exprimé du raisin, et généralement de tous les fluides qui contiennent le principe mucoso-sucré.

Le cidre, la bière, le poiré, l'hydromel vineux, sont compris au rang des espèces de vins ; mais nous nous occuperons plus particulièrement dans cet article, des espèces de vins de raisins, auxquels le nom de vin est plus spécialement affecté.

Le vin se distingue par sa couleur, sa saveur, son arome

et ses degrés de légèreté. On le distingue encore en vin mousseux, vin fait et vin sucré : ce que l'on nomme vin doux, n'est pas du vin ; c'est le moût ou suc de raisin nouvellement exprimé.

Le vin se distingue aussi par sa qualité et par son terroir. Les noms qu'il prend à raison de la qualité, sont ceux de *vin sec*, c'est-à-dire qui ne laisse rien d'humide dans la bouche ; *vin gras*, qui mouille la bouche et l'empâte ; *vin droit*, qui est franc, sans mélange ; *vin de mère-goutte*, celui qui procède du moût du raisin qui n'a pas été exprimé ; *vin de pressurage*, celui qui participe du moût du raisin exprimé ; *vin de bouche*, vin fin de première qualité ; *vin fumeux*, celui qui abonde en alcool ; *vin puissant*, celui qui est chaud sur l'estomac ; vin de *casse poitrine* ou *casse tête*, celui qui est pesant sur l'estomac, dur ou âpre au goût, plus tartareux qu'alcoolique ; *vin ginguet* ou *plat*, celui qui a peu de force ; *vin verd* ou *verdaut*, qui n'est pas encore dans sa boite, c'est-à-dire bon à boire ; *vin de cerneaux*, celui qui n'a pas encore un an ; *vin poussé*, celui qui a fermenté et qui est devenu aigre ; *vin passé*, celui qui a perdu sa qualité, qui est louche, dont les principes sont désunis, autrement *vin qui file* ; *gros vin*, vin haut en couleur, chargé de beaucoup de tartre et de matière extractive dont on se sert pour renforcer les parties du corps affoiblies. Enfin, la qualité des vins se désigne par l'âge : ainsi l'on dit *vin* d'une, deux, trois feuilles, etc., pour vin d'un, deux, trois ans, etc.

Les vins distingués par le terroir, sont les vins de France et les vins étrangers.

Le conversion du moût du raisin en vin, est l'ouvrage de la fermentation ; mais il est des observations générales, d'autres qui sont particulières, qu'il est important de connoître, pour rendre ce produit de la fermentation plus ou moins parfait. La première observation que nous pouvons placer au rang des conditions générales et indispensables, pour que la fermentation s'établisse convenablement, et que le vin qui doit en résulter soit de bonne qualité, c'est que le raisin soit mûr, en admettant toutefois toutes les conditions premières, relatives à l'espèce de vigne, au terroir sur lequel elle est implantée, à son exposition au soleil plus ou moins proche du midi.

La nature suit une marche dans la maturation du raisin, qui est bien propre à favoriser la fermentation de son suc exprimé. Dans une même côte de vigne, et dans la même récolte, on trouve des raisins bien loin de la maturité, d'autres qui sont mûrs, d'autres presque mûrs, et des raisins qui sont plus que mûrs, qui sont déjà figués ou ridés. Lorsque ces trois états de raisin se rencontrent réunis, la fermentation du moût s'établit efficacement et promptement, et on est sûr d'avoir un vin de bonne qualité. La portion des raisins non encore mûrs, est un ferment qui excite le premier mouvement dans toute la masse du suc exprimé contenu dans la cuve ; la température du fluide s'élève insensiblement; la matière se tuméfie, la surface supérieure offre une infinité de points qui se mettent en contact avec l'oxigène de l'air, et trois ou quatre jours suffisent pour établir une pleine fermentation. Quand la fermentation est plus lente à s'établir, on peut regarder comme certain, que le moût du raisin ne contient pas, dans des proportions convenables, les principes qui doivent fournir un vin de bonne qualité.

Dès l'instant que la fermentation commence, on voit s'élever de tous les points de la cuve, des filamens qui semblent se détacher de toute la masse pour se rassembler à la surface; pendant ce tems, on entend un bourdonnement accompagné de sifflemens; il se dégage du gaz acide carbonique en très-grande quantité; la température du liquide s'élève progressivement jusqu'à 30 et 40 degrés : il y a formation d'eau par la rencontre de l'hydrogène et de l'oxigène ; la liqueur augmente de volume; il se forme sur la couche supérieure, une croûte épaisse que l'on nomme chapeau de la vendange : on est obligé de briser cette croûte avec de grandes gaules, pour favoriser le dégagement du gaz acide carbonique, et pour renouveler le contact de l'air : pendant ce mouvement tumultueux, une portion de l'hydrogène du sucre du moût se combine avec le carbone du même sucre et un peu d'oxigène, et donne de la sapidité à l'eau qui tient en dissolution le principe extractif du suc de raisins, et constitue le vin : cette nouvelle liqueur, formée à la surface, ayant une pesanteur spécifique plus grande que les couches inférieures, va occuper la place du fond de la cuve; de nouvelles couches se présentent successivement et se convertissent en vin à leur tour. Alors le bouillonnement cesse, la liqueur s'affaise et n'occupe plus que la place qui lui convient : à cette époque, on débouche la bonde située à la base de la cuve, et on coule le vin à travers des paniers d'osier, pour opérer un commencement de dépuration, en séparant le vin des grains de raisins, ou de leurs enveloppes, avec lesquelles il se trouvoit confondu dans la cuve. On en emplit des tonneaux placés sur des chantiers, dans le cellier même où s'est opérée la fermentation. C'est dans ces tonneaux que se perfectionne ce produit de la fermentation. Tous les principes qui constituent le vin, se combinent d'une manière plus intime : il se présente une matière spumeuse qui s'épanche par la bonde, au dehors des tonneaux ; on a soin de remplir ceux-ci à mesure qu'ils se désemplissent ; sur la fin, on pose une feuille de vigne sur la bonde, et si la feuille n'est pas soulevée, on ferme les tonneaux avec leurs bondons, et on les place dans des celliers frais, autrement dans des caves dont la température est de 4 degrés au plus. Le repos et la température fraîche perfectionnent le vin ; la liqueur se dépure en déposant insensiblement ses fèces ou sa lie. L'alcool qui se forme, s'empare d'une portion de l'eau du vin, et oblige le tartre que celle-ci tenoit en dissolution, à se précipiter sous forme de crystaux, dans le fond et contre les parois des tonneaux. Au bout de six mois, on soutire le vin, pour le séparer de sa lie et de son tartre. On le conserve en tonneaux, ainsi soutiré, pour lui donner le tems de se façonner, pendant six autres mois au moins, parce que le vin se bonifie bien plus sûrement lorsqu'il est en grande masse. Avant que de le mettre en bouteille, on le colle avec des blancs d'œufs, afin de l'avoir clair fin, qualité qu'il ne faut pas négliger. Les vins blancs se collent avec la colle de poisson blanche, dissoute dans du vin blanc.

Manière de faire le vin.

La manière de faire le vin comprend les observations particulières, dont les détails serviront beaucoup pour asseoir les idées sur les espèces et les qualités de ce fluide, soit à l'égard de la médecine, soit à l'égard des alimens, si on le considère comme boisson alimentaire.

Les soins du propriétaire pour la confection du vin, contribuent beaucoup à sa bonne saveur et à sa qualité. La maturité du raisin n'est pas la seule condition qui règle la conduite de son travail : la manière dont il s'y prend pour faire du vin de son crû, est un art dont la pratique est soumise annuellement à diverses modifications. Lorsque l'année a été pluvieuse, et la température de l'arrière saison peu élevée, le raisin contient beaucoup d'eau de végétation, beaucoup moins de mucoso-sucré ; les grappes sont garnies de grains pourris, et les raisins sont généralement plutôt verds que mûrs. Dans ce cas, il convient d'égrapper le raisin, d'en séparer tous les grains gâtés, de le fouler et de faire évaporer dans de grandes chaudières évaporatoires placées sur le feu, environ un tiers du suc exprimé, pour rapprocher les principes, les amener à l'équilibre convenable avec l'eau de végétation, et favoriser la fermentation qui doit convertir ce suc de raisin en vin.

Nous devons faire observer que la saveur âpre ou austère du vin, est due à la présence d'une quantité considérable d'acide malique que contient le suc de raisin qui est encore vert, lorsque l'on n'a pas pris la précaution que l'on vient d'indiquer, et que cet acide malique disparoît presque en totalité, lorsque l'on a rapproché les principes du moût du raisin par l'évaporation. On sait que l'acide malique est le premier qui se présente dans l'acte de la végétation de la vigne, et qu'à mesure que celle-ci se perfectionne, cet acide malique se convertit en acide tartareux : or l'évaporation du suc de raisin, supplée en partie à l'acte de la végétation élaborée par la nature.

Si le raisin abonde en tartre, non seulement dans son grain, mais encore dans sa rafle, cette quantité de tartre donne au vin une saveur austère. On peut diminer de beaucoup l'austérité de cette saveur, en égrappant le raisin ; mais nous remarquerons que ce mode de pratique ne s'emploie qu'à l'égard des vins communs de cette sorte.

Les raisins à petits grains, que l'on cultive sur les belles côtes de Pommard et de Volnay, dans le département de la Côte-d'Or ; ceux en général qui ne contiennent que peu de tartre, ne doivent pas s'égrapper ; par la raison que le tartre qu'ils contiennent, est nécessaire pour lier les principes du vin qui procèdent de la fermentation de leur suc exprimé.

Il résulte de tout ce qui précède, que la manière de faire le vin est véritablement un art qui a ses principes et son mode de pratique, et que l'on peut suppléer à la nature, lorsque celle-ci a été détournée dans la fin qu'elle se propose, par quelque accident ou quelque intempérie.

De la couleur des vins.

Parmi les vins rouges, il en est dont la couleur est plus foncée, d'autres qui sont d'une couleur rouge transparente, extrêmement agréable à l'œil ; il y a des vins dont la couleur est d'un rouge pâle, que l'on nomme *vins paillets* ; enfin, il en est dont la couleur est foncée, que l'on nomme vins de *teinte* ou *gros vins*, qui sont chargés de tartre, et qui servent à colorer des vins blancs.

Cette première connoissance de la couleur des vins, conduit à une infinité d'autres connoissances dont elle présente le premier anneau. Le principe colorant du vin réside, comme tout le monde sait, dans la matière extracto-résineuse de l'enveloppe ou péricarpe du grain du raisin : par le seul ton de la couleur, on peut préjuger la qualité du vin. Ce n'est pas, comme on l'imagine, la présence seule de l'alcool dans le vin, qui opère la dissolution de cette matière colorante, c'est aussi à la partie acidule tartareuse contenue dans le moût, qu'elle est due. L'expérience et l'observation sont d'accord pour confirmer cette assertion. Les vins qui abondent en tartre, sont très-hauts en couleur, et on remarque qu'à volume égal, ils fournissent moins d'alcool par la distillation, que les vins moins colorés, et qui ont plus de degrés de légèreté.

Les vins fins et légers qui vieillissent, se décolorent; la matière extractive colorante se dépose avec le tartre sous forme micacée; leurs principes se dissocient, ils fluent comme de l'huile, et ils prennent le nom de *vins passés*. Leur saveur est amère et non pas acide: tandis que les vins plus foncés en couleur, qui contiennent plus de tartre, plus de matière extractive, prennent en vieillissant une saveur aigre, suite nécessaire d'un commencement de fermentation. Ils prennent alors le nom de *vins poussés*.

Les extrêmes dans la couleur des vins ne peuvent jamais être des inductions en leur faveur. S'ils sont très-rouges, ils sont plus tartareux que vineux proprement dits; s'ils sont paillets, ils ne contiennent pas assez d'extractif, ni assez de principe alcoolique. Les vins, au contraire, d'une couleur rouge moyenne, que l'on peut supposer leur être naturelle (1), ont le préjugé en leur faveur.

De ce que l'on doit entendre par vin généreux.

Un vin généreux est celui dont les principes constituans sont dans des proportions parfaitement bien établies; d'abord par l'acte de la végétation, et secondairement par les lois chimiques qui en ont formé des combinés très-intimes, par suite de la fermentation.

Les principes qui constituent le vin, sont l'eau, l'alcool, le tartre, un principe extractif, une matière colorante, plus ou moins d'acide malique, et un arome particulier. Ce sont les justes proportions de ces principes qui constituent les vins dont les qualités sont si estimées. On apprécie la qualité des vins, d'abord par le concours de quelques-uns de nos organes, tels que la vue, l'odorat et le goût: ainsi on les juge par la couleur, l'odeur et la saveur; ensuite on les examine avec l'instrument appelé oïnomètre ou pèse-vin. Cet instrument sert à marquer

---

(1) Nous indiquerons plus bas la manière de s'en assurer, à l'aide d'un réactif très-commode.

ses degrés de légèreté, comparés à l'eau. L'oïnomètre, plongé dans l'eau, donne zéro ; plongé dans le vin, il marque depuis zéro jusqu'à sept degrés au dessus : il peut aller jusqu'à huit ; mais je n'ai pas rencontré de vin qui passât sept degrés. Les vins les plus ordinaires marquent deux degrés et demi au dessus de zéro. Lorsqu'ils marquent de quatre à cinq et à six degrés de légèreté, on peut les réputer vins généreux ou de bonne qualité : alors ils sont propres à préparer les vins médicinaux. Les vins qui ne marquent que zéro, ou quelque peu au dessus, sont des vins d'une foible qualité. S'ils sont limpides et peu foncés en couleur, ce sont des vins *ginguets* ou *plats* : s'ils sont très-foncés en couleur, ce sont des vins tartareux : s'ils sont épais, ce sont de gros vins de teinte ; ils prennent le nom de *casse-poitrine* ou *casse-tête.*

Le *criterium* certain pour reconnoître si la couleur du vin rouge est factice, c'est de verser sur ce fluide, étendu dans de l'eau, quelques gouttes de potasse oxigénée en liqueur ; la couleur deviendra pourpre aussitôt : si, au contraire, elle est naturelle, elle n'éprouvera aucun changement sensible.

Voyez, ci-après, Méthode pour reconnoître les vins colorés artificiellement.

Des vins blancs.

Les vins blancs sont de deux sortes générales ; savoir, mousseux ou pétillans, et non mousseux ou fermentés complètement.

Quant à la couleur, ils sont blancs ou clairets, gris, et de couleur d'œil de perdrix. Les premiers sont plus piquans et plus secs ; les seconds ont subi une fermentation plus complète, et sont plus savoureux.

Les vins blancs mousseux sont les produits des sucs exprimés des raisins blancs, dont on a interrompu la fermentation.

Les vins blancs clairets sont des petits vins qui ont peu de force, et qui ne peuvent se garder que très-peu de tems.

Les vins gris sont moins agréables à l'œil, mais ils sont plus faits que ceux qui précèdent ; ils ont plus de degrés de légèreté, et ils conviennent mieux comme boisson alimentaire, et pour préparer les vins médicinaux.

Les vins blancs couleur d'œil de perdrix, sont les moins agréables à la vue ; mais ils ont d'ailleurs des qualités bien estimables, qui les placent dans la classe des vins excellens, et qui leur méritent la préférence sur toutes les autres espèces de vins blancs. C'est par ces précieux côtés que l'on distingue les vins blancs de Murseau, près la ville de Beaune.

Nota. Les vins mousseux contiennent beaucoup d'acide carbonique, qui, à raison de son élasticité naturelle, soulève les molécules du vin, et tend sans cesse à s'échapper. Ces sortes de vins sont très-apéritifs, et sont plutôt des vins de fantaisie, que des vins alimentaires et médicamentaires.

Il est encore des vins blancs dont la saveur est sucrée, lorsqu'ils sont nouveaux, tel est, entre autres, le vin d'Arbois, et qui deviennent mousseux en vieillissant dans la bouteille, parce qu'il se forme réellement de l'acide carbonique par une combinaison intestine de l'oxigène avec le carbone du vin. Ces vins se colorent lorsqu'ils sont en contact avec l'air.

Des vins de liqueur ou sucrés.

On comprend généralement sous le nom de vins de liqueur ou sucrés, ceux de ces vins dont la saveur est sucrée, et qui participent de deux états ou manières d'être ; savoir, du vin proprement dit, plus, d'un principe sucré surabondant. C'est à la quantité de sucre excédente que contiennent ces sortes de vins, qu'ils doivent la propriété qu'ils ont de se conserver pendant une longue suite d'années, sans éprouver d'altération bien sensible.

Les vins de liqueur peuvent se préparer de plusieurs manières. Celle qui est la plus généralement adoptée dans les climats dont la température est élevée, où le raisin est de nature à offrir un suc extractif qui abonde en sucre lors de sa maturité, consiste à interrompre le prolongement de la végétation, en tordant la grappe du raisin sur la vigne même, pour lui donner la faculté de perdre une partie de son eau de végétation par une dessication naturelle opérée par son exposition aux rayons du soleil; ou bien à faire sécher ces raisins après les avoir coupés, et en les exposant également aux rayons du soleil, en les étendant au pied de la vigne. On conçoit que la soustraction d'une partie de leur humidité rapproche d'autant le principe sucré, et rompt l'équilibre dans lequel il se rencontroit avec l'eau essentielle au fruit.

Si l'on connoît bien les conditions nécessaires à la fermentation, si l'on est bien convaincu que la présence de l'eau est une des causes absolues pour que cette puissance de désorganisation et de combinaison nouvelle puisse s'exercer sur les corps fermentescibles, on apercevra facilement que le suc de raisins ne subira les lois de la fermentation que dans les proportions justement relatives entre l'eau essentielle et les autres principes qui constituent ce suc de raisins. Or, les vins de liqueur participent nécessairement du vin proprement dit, résultant de la fermentation, plus du principe sucré qui n'a pas pu fermenter à raison du défaut d'eau : les molécules du sucre sont parfaitement interposées par les molécules du vin ; les unes et les autres présentent un fluide qui s'éclaircit par le repos ; chacune d'elles sert réciproquement de condiment à l'autre ; le vin ou plutot l'alcool du vin s'oppose à la fermentation du sucre, pourvu toutefois que la liqueur soit conservée dans des vases fermés ; et le sucre, de son côté, s'oppose à ce que le vin passe à l'état d'acide. La saveur de ces vins est mixte : outre l'arome qui appartient à chaque espèce, ils impriment simultanément sur l'organe du goût une sensation vineuse et sucrée.

Un second procédé, au moyen duquel on parvient à préparer ces vins de liqueur, lorsque le suc, ou moût de raisins, est plus aqueux qu'il ne convient relativement aux proportions du principe sucré, consiste à rapprocher le moût de raisins par l'évaporation sur le feu : alors on dispose le principe sucré de manière à être plus abondant que le principe aqueux. Les conditions pour le reste sont les mêmes que ci-dessus.

Les bonnes qualités des vins de liqueur se reconnoissent par la saveur, l'odeur, et leur pesanteur spécifique comparée à l'eau distillée. Ces vins, considérés à raison de leur gravité, sont dans une acception diamétralement opposée à celle des vins proprement dits; ils doivent avoir de 4 à 5 degrés au dessous de 0 à l'oïnomètre : les meilleurs que j'aie rencontrés m'ont offert 7 degrés au dessous de 0. Les vins de liqueur qui sont estimés en pharmacie et sur les tables, sont les vins

Muscat.
De Malaga.
De Portugal ou de Madère.
De Tokai ou de Hongrie.
D'Italie.
De Piémont.
De Montferrat.
De la Verdée.
Le Montifiascone.
Le Lacryma-Christi.
De Naples.
De Calabre.
Grecs.
De Malvoisie.
De Candie.
De Chio.
De Lesbos.
De Ténédos.

On se sert de ces vins en médecine comme de puissants cordiaux, et pour rétablir les forces épuisées, ou dans les convalescences.

On en prépare en pharmacie les vins d'opium, de scille, le vin colchique : ils servent d'excipient pour la thériaque, le mithridate.

Remarques.

La connoissance des espèces de vins, l'art de les faire avec le plus d'avantage possible, intéressent les propriétaires de vignes, et peuvent devenir des objets de délices et de santé pour le consommateur. Mais à ces connoissances il en est d'autres à ajouter qui ne sont guère moins utiles, et qui intéressent plus particulièrement les consommateurs; c'est l'art de réparer les vins qui sont altérés, et celui de reconnoître ceux qui sont l'ouvrage de la fraude et de la cupidité. Nous ferons de cette remarque l'objet de deux articles séparés.

Moyens de raccommoder les vins altérés.

Les vins naturels peuvent se dénaturer de deux manières; savoir, par l'acétification, ou par la dissociation de leurs principes.

Les premiers, c'est-à-dire, les vins qui passent à l'état acide, sont ceux qui, dans le commerce, prennent le nom de *vins poussés*: ils ont éprouvé un mouvement de fermentation intestine qui les a oxigénés, ou, sous d'autres expressions plus connues, qui les a convertis en vinaigre. Les vins qui passent à cet état dans les futailles, parce qu'on a pas eu l'attention de tenir celles-ci parfaitement pleines, pêchent par le manque d'alcool, par la quantité de matière extractive qui domine, et par la quantité de tartre et d'acide malique qui les dispose à l'acétification. On parvient à les rendre plus potables en y ajoutant de la chaux vive en poudre, dans les proportions d'une livre (5 hectogrammes) par pièce de la continence de 250 litres. On agite fortement avec un bâton; on laisse reposer, et on tire à clair; ce qui reste au fond du tonneau contient du malate de chaux. On ajoute à cette quantité de vin vingt livres (10 kilogrammes) de cassonnade grise; on agite de nouveau; on laisse le mélange fermenter pendant deux ou trois jours, dans une température de 12 à 14 degrés, ensuite on bonde la pièce, et on la descend dans une cave dont la température n'excède pas 5 degrés au-dessus de 0: au bout de trois mois on le colle avec des blancs d'œufs, et lorsqu'il a été bien clarifié par le repos, on le met en bouteilles.

Ce vin a beaucoup perdu de sa couleur et de son arome. Si l'on a ajouté de la fleur de sureau sèche et quelque peu de gérofles concassés en même tems que la cassonade, on lui donne un arome qui est assez agréable.

La chaux que l'on ajoute au vin n'est nullement dangereuse, et est préférable au carbonate de potasse que les marchands de vin emploient assez ordinairement, sous le nom de sel de tartre.

Les vins dont les principes se dissocient, que l'on connoît sous le nom de *vins passés* ou qui filent, sont ordinairement des vins fins d'excellente origine, qui sont altérés par vétusté. Ces vins manquent par le défaut de tartre : on leur en ajoute la quantité nécessaire pour combiner les principes qui s'étoient désunis ; on les colle ensuite comme les précédens. Mais, il faut en convenir, tous ces vins raccommodés n'atteignent jamais leur première qualité ; il vaudroit beaucoup mieux faire fermenter ceux-ci sur du marc de raisin de qualité approchante ; en faire du vin de pressurage, et convertir les premiers en vinaigre.

Méthode pour reconnoître les vins colorés artificiellement.

C'est une honte qui devroit être marquée du sceau de l'ignominie et imprimée en traits inéfaçables sur le front de tous les individus qui portent l'abus de la confiance et la cupidité jusqu'à oser faire du vin sans raisin : et ceux qui colorent les vins blancs et les liqueurs vineuses, tels que le poiré, le cidre, pour les faire passer pour du vin rouge, ne sont guère moins coupables que les premiers. Je me garderai bien de faire connoître l'infâme manœuvre des premiers qui font du vin sans raisin ; ces procédés odieux ne peuvent être trop ensevelis ; mais j'apprendrai de tout mon pouvoir les moyens de dévoiler la turpitude des seconds, qui colorent des petits vins blancs, ou qui allongent leurs vins rouges avec du poiré ou du cidre, et qui les colorent avec du gros vin de Roussillon ou d'autres matières teignantes que nous allons désigner.

Les matières qui servent à colorer les vins, sont : le tournesol en drapeaux, les baies de sureau, de troène, d'yèble, de l'airelle, *vaccinium vitis idœa*, la betterave rouge, *betta vulgaris*, les bois de Campêche, de Fernambouc, le vin de roussillon.

Expériences.

On prend une dissolution de sulfate d'alumine (alun) dans de l'eau ; on a soin de la filtrer.

D'une autre part, on a une dissolution de carbonate de potasse dans l'eau ; on la filtre de même.

Quel que soit le vin, naturel ou coloré, on verse dessus quelques gouttes de la dissolution du sulfate d'alumine, et ensuite on précipite la terre alumineuse par la potasse en liqueur.

Couleurs des précipités.

Vins de Bourgogne.	Vert bouteille clair.
de Languedoc.	*Idem*, foncé.
de Roussillon	*Idem*, foncé.
de pays.	*Id.* tirant sur le gris.
Vins rougis par le tournesol en drapeaux. .	Violet clair.
Idem, par les baies d'yèble, de troène. . .	Violet bleuâtre.
Idem, par les baies de l'airelle.	Couleur de lie sale.
Vins rougis par le bois d'Inde.	Prune de monsieur.
Idem, par le bois de Fernambouc. . . .	Lacque rouge.

En conséquence, toutes les fois que l'alun uni au vin et précipité par la potasse ne donnera pas un précipité couleur vert-bouteille plus ou moins foncé, selon la coloration naturelle au vin, on peut affirmer que le vin a été coloré artificiellement.

Cette première pierre de touche convient aux dégustateurs-essayeurs; mais elle ne suffit pas au chimiste, qui doit prononcer sur la nature et la qualité des vins.

Nous avons dit aussi plus haut que l'on pouvoit distinguer aussi la couleur naturelle ou factice du vin par l'addition de la potasse oxigénée : on essaie leur degré de légèreté par le moyen de l'oïnomètre : mais on ne parvient à reconnoître leur véritable qualité et les principes qui les constituent, que par l'analyse du vin. *Voyez* mon Cours de Pharmacie-chimique, page 172, volume II.

VIN D'ANANAS. Le vin d'ananas est un vin sucré que l'on prépare avec le suc exprimé de ce fruit.

Ce vin est cordial et vaut presque le Malvoisie.

VIN DE GENIÈVRE. Liqueur vineuse obtenue par la fermentation de l'infusion des baies de genièvre. On fait rapprocher, par l'évaporation, cette infusion, de manière à ce qu'un œuf cru la surnage, et on laisse fermenter cette liqueur jusqu'à ce qu'elle exhale une odeur vineuse.

Le vin de genièvre conserve l'odeur et la saveur de ce fruit. On en tire, par la distillation, une liqueur alcoolique connue sous le nom d'*eau-de-vie* de genièvre.

VIN DE MOLLE ou MOLY. Liqueur vineuse que l'on obtient par la fermentation de la décoction du fruit du poivrier du Pérou.

Ce vin, appelé *moly* par les habitans du Pérou, étoit très-estimé dans ce pays. On l'offroit aux étrangers comme une marque de la considération qu'on leur portoit.

VINACE ou PETIT VIN. Dans les pays vignobles où le vin est de bonne qualité, les vignerons sont dans l'usage de couper le marc du raisin du premier pressurage, de le mettre dans une cuve, d'y ajouter de l'eau, et de le faire fermenter pour le presser de nouveau, et en faire leur boisson journalière.

Ce vin est foible en qualité; mais il devient une boisson économique pour les habitans de la campagne.

Dans la Bourgogne, on distille ce petit vin pour obtenir ce que l'on nomme *eau-de-vie de marc*.

VINAIGRE, ou ACIDE ACÉTIQUE NON DISTILLÉ. *Acetum.* Le vinaigre est le produit de la fermentation du vin, ou en général des liqueurs vineuses.

Je ne sais si l'on est bien fondé à dire que le vinaigre soit un produit de la fermentation; je le considère comme un produit de l'oxigénation du vin, ou, sous une expression plus facile à comprendre, comme une acétification du vin. Plusieurs raisons semblent autoriser à distinguer l'acétification de la fermentation proprement dite; mais ce n'est pas ici le moment de signaler la différence qui existe entre ces deux puissances d'action : le tems n'est pas éloigné où les chimistes seront aussi exacts dans leur dénomination pour exprimer les choses, qu'ils le sont dans l'exposé des produits qu'ils distinguent si bien dans leurs diverses analyses. Déjà je me suis expliqué sur le compte de la fermentation, dans un mémoire qui est imprimé dans le recueil périodique de la société de médecine, et que j'ai relaté dans mon cours de pharmacie-chimique, vol. 2, pag. 141 et suiv. Je ne rappelle ce mémoire que pour être rectifié dans mes idées, si je me suis trompé, ou pour maintenir l'exactitude dans ma définition, si j'ai bien observé et bien dit.

On distingue le vinaigre en rouge et blanc. Il importe beaucoup qu'il soit naturel, c'est-à-dire, exempt de toute espèce d'acides minéraux, surtout lorsqu'il est destiné pour l'usage alimentaire et pharmaceutique.

Le vinaigre de vin est bien certainement celui auquel on doit donner la préférence. On le reconnoît assez facilement par sa saveur et par son arome qui tiennent l'un et l'autre de ceux du vin d'où il procède. Mais il se débite dans le commerce des vinaigres de toute sorte de qualité, fabriqués avec des liqueurs vineuses autres que le vin, tels que le cidre, la bière, le poiré. Il s'en fabrique aussi de toutes pièces, surtout pour l'usage des arts, et nous pensons qu'il est de notre devoir de faire connoître les divers procédés des vinaigriers et ceux des autres artistes, que ceux-ci surtout tiennent mystérieusement cachés.

Les vinaigres de vin rouge et blanc, préparés par les vinaigriers détaillans, se fabriquent avec des vins *poussés* ou devenus aigres : ils y ajoutent soit du vinaigre, soit de la levure de bière, soit du levain de pâte de farine ; ils exposent ces vins à une température de vingt à trente degrés du thermomètre réaumurien, et au moyen des transfusions réitérées qui renouvellent fréquemment les surfaces du liquide, et les exposent au contact de l'air, l'acétification du vin s'opère dans l'espace de huit à quinze jours. Si le vin contient du tartre, de l'alcool, et suffisamment de matière extractive, il y a lieu de présumer qu'il donnera de bon vinaigre.

Dans les vinaigreries en grand, on suit le procédé de *Boerrhaave*, lequel consiste à prendre deux tonneaux, dont l'un est partagé dans son milieu par une cloison à jour, et l'autre est conservé avec toute sa capacité. On remplit la partie supérieure du premier tonneau avec du marc de raisins, et on verse par dessus du vin *poussé*, jusqu'à ce que le tonneau soit plein. On remplit le tonneau libre avec du même vin. Lorsque le vin, qui est sur le marc, commence à s'aigrir, on le soutire dans des brocs, et on le remplit avec du vin du second tonneau. Ce jeu de transfusion et de remplacement mutuel, est répété jusqu'à ce que le vin ait acquis une forte acidité : alors on le tire à clair, et on le renferme dans des futailles de diverses capacités.

Les vinaigres de cidre, de poiré, se fabriquent comme le vinaigre de vin, en y ajoutant les fermens que nous avons dénommés plus haut, et que les vinaigriers appellent *la mère*.

Mais le vinaigre de bière est beaucoup plus répandu que les autres espèces, surtout à Paris, et il est fabriqué par les brasseurs qui le font assez bon. Ce qui les gêne beaucoup dans leur travail, c'est de ne pouvoir donner à leur vinaigre cette transparence incolore et cet arome qui distinguent si bien le véritable vinaigre d'Orléans. Ils ajoutent à la bière qu'ils rapprochent par l'évaporation, de la mélasse ou sirop de sucre, et ils accélèrent l'acétification de cette bière mélassée par le moyen de la levure de bière, en chauffant et en agitant le liquide, pour opérer son oxigénation.

J'ai dit que l'on fabriquoit du vinaigre de toutes pièces : en effet, les corps muqueux ou gommeux dissous dans l'eau, passent assez promptement à l'état acéteux ; l'acide sulfurique mis en contact avec une gomme, cède son oxigène à cette gomme, et en forme du vinaigre ; le lait, auquel on ajoute de l'alcool, et que l'on tient dans un vase fermé, en ménageant au couvercle une très-petite issue pour laisser dégager les fluides élastiques, et en plaçant le vase qui contient ce mélange, dans un bain de fumier, se convertit en vinaigre.

Le vinaigre se forme, par suite de l'analyse d'une infinité de corps, dans les vaisseaux fermés.

Mais un procédé très-économique pour faire du vinaigre destiné pour les fabriques d'acétates de plomb et de cuivre, consiste à faire un mélange de dix livres (5 kilogrammes) de goudron, six livres (3 kilog.) de mélasse, deux cent cinquante litres d'eau, et on fait fermenter le tout. Il en résulte d'abord une liqueur vineuse, et celle-ci se convertit insensiblement en vinaigre.

Deux moyens se présentent pour reconnoître un bon vinaigre. 1°. Sa gravité spécifique comparée à l'eau distillée. 2°. Sa neutralisation par la potasse carbonatée.

Les qualités d'un bon vinaigre consistent dans la force de son acidité, et dans la quantité d'alcool qu'il contient, lequel alcool protège sa partie extractive, et la garantit de la putridité. L'alcool du vinaigre ne compte pour rien relativement à la force de son acidité; mais sa présence y est nécessaire pour le conserver, sans qu'il éprouve aucune altération.

Le premier examen du vinaigre appartient aux sens de l'odorat et du goût; le second, aux instrumens de physique; le troisième, à l'expérience chimique.

Lorsqu'on a préjugé les qualités du vinaigre par les organes du goût et de l'odorat, on les affirme par l'instrument connu sous le nom d'oïnomètre ou pèse-vin. Si cet instrument, plongé dans ce liquide, marque dix degrés au dessous de zéro, on peut regarder ce vinaigre comme d'une très-bonne qualité. Tous les degrés de plus au dessous de dix, sont des indices d'une plus forte acidité.

Mais le type le plus constant et le plus assûré, est celui que l'on signale par les réactifs chimiques.

Une once (30 grammes) de vinaigre doit neutraliser un gros (4 grammes) de potasse carbonatée.

Si le vinaigre contient de l'acide sulfurique, on décèle la présence de cet acide en ajoutant une dissolution de baryte pure dans l'eau distillée, et il se forme aussitôt un précipité de sulfate de baryte, lequel est insoluble.

S'il contient de l'acide nitrique, on y ajoute de la potasse, qui forme un nitrate de potasse, et on dégage l'acide nitrique de ce nitrate, par l'addition d'un peu d'acide sulfurique.

Si le vinaigre contient de l'acide muriatique, on le reconnoît par l'addition de quelques gouttes de nitrate d'argent en dissolution. Il se précipite du muriate d'argent insoluble.

On concentre le vinaigre par la gelée : on en prépare le vinaigre distillé ; on en fait des vinaigres rosat, de sureau, à l'estragon, etc. ; on confit des fleurs, des fruits au vinaigre ; on en fait des vinaigres médicinaux, de toilette, et des sels ; on en fait des sirops de vinaigre, etc. etc.

On brûle du vinaigre dans les appartemens des malades, ou dans des lieux qui renferment beaucoup d'hommes, pour en neutraliser les miasmes putrides.

On trouve dans le commerce des vinaigres foibles en acidité et en principes extractifs, qui ne tardent pas à se couvrir d'une mucosité putrescente, et qui se putréfient. Ces sortes de vinaigres sont faits avec des vins plats et de la levure de bière. Ils sont d'un mauvais service.

VINETIER. Arbrisseau de l'hexandrie monogynie de *Linneus*. C'est le même que l'épine-vinette. *Voyez* Épine-vinette.

VIOLETTES ET VIOLIER. *Viola martia purpurea. Flore simplici odoro. Violaria.* (*Pl.* IV, *fig.* 24.) Plante de la syngénésie monogynie de *Linneus*, et de la onzième classe (anomales) de *Tournefort*.

Cette plante pousse de sa racine beaucoup de feuilles presque rondes, larges comme celles de la mauve ordinaire, dentelées en leurs bords, vertes, attachées à de longs pétioles. Il s'élève d'entre elles des pédicules menus qui soutiennent chacun une petite fleur d'une belle couleur bleue, lorsqu'elle est à peine éclose, et qui devient pourpre lorsqu'elle est épanouie. L'odeur de cette fleur est douce, analogue à celle de la racine d'iris de Florence. Elle est composée de cinq pétales et d'un nectaire en forme d'éperon, situé à la base. Chaque fleur est soutenue par un calice pentaphylle. Son fruit est une coque qui s'ouvre en trois parties lorsqu'elle est mûre, et laisse apercevoir plusieurs semences menues, presque rondes, de couleur blanchâtre, un peu plus grosses que celles du millet. Sa racine est fibrée.

Cette plante est cultivée dans les jardins. On la distingue en violier à fleurs simples et doubles. Les violettes simples sont plus odorantes et d'une couleur plus bleue que les violettes doubles. On doit les récolter dans un tems sec. Elles naissent au printems, et elles sont d'une courte durée. Elles sont susceptibles à l'impression du froid et à celle de la pluie.

Il y a des violettes dites *des bois*, qui n'ont presque point d'odeur, et qui sont d'une couleur pourpre. Celles-ci ne conviennent pas pour la préparation du sirop de ce nom.

On conserve les violettes simples mondées de leurs calices par la dessication. On les fait infuser, pendant quatre secondes, dans l'eau chaude, avant de les faire sécher à l'étuve, afin de leur enlever une substance muqueuse qui les recouvre, et qui ne manqueroit pas de les décolorer.

On fait, avec les fleurs de violettes, un sirop, une conserve. Elles sont pectorales et adoucissantes.

Les feuilles du violier sont émollientes.

Les semences sont purgatives.

Les racines sont émétiques et purgatives.

VIORNE. Nom dérivé du latin *viorna*. C'est le synonyme de *clematitis*. *Voyez* Clematite.

VIPÈRE. *Vipera*. La vipère est une espèce de serpent qui naît tout vivant, et non pas à la suite de l'insolation des œufs, comme les autres serpens. L'incubation se fait dans la matrice de la femelle, et l'enveloppe se brise au moment de l'issue du petit lorsqu'elle met bas.

Une vipère porte jusqu'à vingt petits vipéraux, qu'elle met au monde les uns après les autres. Ce n'est qu'avec beaucoup d'efforts que la vipère met bas ses petits, aussi lui a-t-on donné le nom de vipère, de *vi parere*, engendrer avec force, ou bien de *viva*, vive, *parere*, engendrer. Les signes distinctifs à l'aide desquels on peut reconnoître les vipères, sont très-importans à connoître. Il y en a de plusieurs couleurs, mais elles ont toutes les mêmes caractères généraux. Elles sont à-peu-près longues comme le bras, de la grosseur de deux pouces environ (54 millimètres), quelquefois moins, quelquefois plus; mais jamais elles n'atteignent à la grandeur des gros serpens. La première observation que l'on fait à l'égard de la vipère, c'est que sa vertèbre n'est point annelée, ensorte qu'elle ne se replie pas sur elle-même comme les serpens, et qu'on peut la prendre impunément par la queue sans craindre d'en être mordu; mais les signes les plus apparens, sont la conformation de sa tête et l'arrangement des écailles qui recouvrent sa peau. La tête de la vipère est platte, et les extrémites de la partie supérieure sont garnies d'un rebord saillant que n'a point la couleuvre. Au-dessus de sa tête, se trouvent deux taches noires qui représentent assez un V renversé, lesquelles prennent naissance entre les deux yeux et s'étendent vers les deux côtés du sommet de sa tête; elles ont quelquefois chacune quatre ou cinq lignes (9 à 11 millimètres) de long. Au milieu de ces deux traits, est une autre tache en forme d'un fer de lance, à laquelle succèdent toutes celles que l'on voit disséminées dans toute la longueur du dos jusqu'à l'extrémité de la queue. Les écailles qui recouvrent la peau du dos, sont rudes et rangées, à rebords saillans, comme les tuiles d'un couvert de maison;

la peau du ventre est diversifiée, comme par ondes, molle, visqueuse, très-resserrée en ses pores. Revenons à la tête ; elle est située à l'extrémité du tronc, et n'est point précédée par un col qui l'en sépare. Les deux mâchoires de la vipère sont mobiles, en sorte qu'elles peuvent permettre l'entrée à des corps que l'on ne soupçonneroit pas pouvoir y être introduits. Elles sont garnies tout autour de petites dents, comme celles des serpens ; mais elles ont en outre à chaque côté de la mâchoire supérieure, une dent plus forte et plus longue, courbe et canelée, qui se termine en pointe très aiguë, taillée comme une plume à écrire, qui leur servent de défense ou d'arme offensive, dont la gencive est une vessie remplie d'un suc jaunâtre très-venimeux. La vipère, lors de sa morsure, enfonce ses dents jusqu'à la gencive qui éprouve une pression qui lui fait épancher son suc venimeux, lequel s'introduit dans les chairs à la faveur de la canelure de la dent, et occasionneroit la mort si on n'employoit promptement les antidotes convenables, et dont nous parlerons plus bas. La nature a pourvu la vipère de ce poison, par une sage prévoyance. Ses dents pointues, mais foibles, ne peuvent que saisir la grenouille, le lézard, le crapaud, la taupe, la souris et autres animaux dont elle se nourrit ; elles ne peuvent pas la mâcher, et l'animal qu'elle auroit saisi, entreroit tout vivant dans l'œsophage, et ne manqueroit pas de faire beaucoup de ravage, si il ne périssoit promptement par la force du venin qui, d'une autre côté, accélère la mortification des chairs, et par suite leur digestion. Le mouvement de la déglutition chez la vipère, est digne de remarque. Si elle tient sa proie de la mâchoire droite, la gauche la ramène plus avant, et successivement la droite agit à son tour, jusqu'à ce qu'elle ait avalé ce qu'elle a saisi.

La vipère rampe lentement, elle ne saute ni ne bondit point. Lorsqu'elle est irritée, elle siffle ; son œil est vif, étincelant, son regard hardi, menaçant : elle lance sa langue avec tant de rapidité, qu'elle paroît comme un brandon de flamme qui s'échappe : elle inspire l'effroi, mais elle n'est nullement dangereuse ; elle sert à l'animal à saisir les petits insectes qui voltigent autour de lui.

La génération des vipères présente un phénomène singulier et presque unique : le mâle est pourvu de deux parties génitales ; la matrice de la femelle est divisée en deux poches ; les amours de celle-ci sont brûlantes, ses fureurs utérines, lors de l'accouplement, sont telles qu'elle mangeroit la tête du mâle si celui-ci n'usoit d'adresse pour s'en garantir. Les vipères changent de peau trois fois par an ; on trouve ces peaux, qui portent le nom de *mue de vipère*, disséminées dans les lieux pierreux et dans les creux des montagnes qu'elles habitent ordinairement. Les paysans vont à la chasse de la vipère, dans le printems et dans l'automne, parce qu'elles sont plus grasses dans ces deux saisons. On les trouve particulièrement dans les environs de Dijon, de Lyon, et toujours en allant plus avant dans nos départemens du Midi. On les prend avec des petites fourches de bois, et on les enferme dans des boîtes garnies de son, dont le couvercle est percé de petits trous, ou bien dans des sacs, pour les transporter. Tant qu'elles sont en liberté, elles sont gaies, vives et remuantes ; mais dès qu'elles se sentent prises, elles sont timides, et l'animal qu'elles dévorent en pleine campagne, les effraie quand elles sont enfermées.

Les vipères peuvent vivre sans manger pendant un an : on les conserve dans des tonneaux garnis de son et couverts, en leur ménageant l'accès de l'air. La durée de leur vie est fondée sur ce que faisant très-peu de perte par la transpiration, elles ont peu de besoin de réparation.

Les événemens qui résultent de la morsure de la vipère, sont l'engourdissement, l'enflure, la foiblesse, le vomissement, le délire et la mort. On a remarqué que le venin de la vipère tient de la nature des acides, qu'il rougit le papier bleu et qu'il coagule le sang. Les remèdes contre ce poison si subtil, sont la tête de la vipère écrasée à l'instant même sur l'endroit de la morsure, l'ammoniaque pur ou caustique, dont on bassine la plaie et dont on fait boire cinq ou six gouttes dans un verre d'eau. On a soin de renouveller cette boisson de tems à autre, sur-tout à chaque foiblesse qu'éprouve le malade, et de le tenir dans un lit bien chaud, pour exciter la transpiration : tous les accidens disparoissent au bout de quelques jours. Les chimistes, en examinant le venin de la vipère sur une plaque de cuivre, avec un microscope, ont aperçu une multitude de petites particules salines ; au bout de quelque tems elles se convertissent en petits cristaux durs, très-pointus, avec des espèces de nœuds.

Lorsqu'on veut faire usage de la vipère en vie, on la prend avec des pincettes, très-près de la tête, on coupe celle-ci avec des ciseaux, et on la reçoit dans un vase qui contient de l'alcool ; pour éviter sa morsure, qui seroit encore très-dangereuse, et pour la conserver. On porte ces têtes en amulettes et en forme de colliers, pour faciliter le germe des dents ; mais ce moyen, ou plutôt ce remède, est purement imaginaire. On dépouille ensuite la vipère, on fait sécher sa peau à part, et on en tire, par l'analyse chimique, tous les produits que l'on obtient de la vipère elle-même. On ouvre le corps de la vipère et on en rejette les intestins : on met à part sa graisse (*voyez* graisse de vipère); on fait sécher son cœur et son foie, et ils forment ce que l'on nomme bézoard animal. On fait sécher pareillement la chair de la vipère au bain-marie, ou dans une étuve, pour la conserver. Si on la destine à faire des bouillons, on la coupe nouvellement tuée, par tronçons, et on l'enferme dans une boule d'étain à soupape, avec suffisante quantité d'eau, pour la soumettre à la chaleur du bain-marie; enfin, on fait avec la vipère une gelée, des trochisques, un sirop et une poudre de vipère.

VIPERINE DE VIRGINIE. Racine d'une plante, espèce d'aristoloche, de la gynandrie hexandrie de *Linneus*.

Voyez Serpentaire de Virginie.

VITRIOLS BLANC, BLEU ou DE CHYPRE, DE CUIVRE, DE GOSLAR, VERT, ROUGE. Les espèces de vitriols sont bien connus à présent : on sait que ce sont des sels minéraux qui participent de la combinaison d'une base métallique avec l'acide sulfurique, anciennement appelé *acide vitriolique*.

Le nom de *vitriol* avoit été donné à ces diverses espèces de sels, du mot latin *vitrum*, en françois verre, parce que ces sels étant bien purs et cristallisés, ont une apparence vitreuse : on conçoit combien cette dénomination étoit vicieuse. Quelques personnes pensoient que chacune des lettres qui composent le mot *vitriolum*, étoit la lettre initiale d'un mot dont la réunion formoit un sens mystérieux ainsi exprimé : *Visitabis interiora terræ, rectificando invenies optimam lapidem veram medicinam.*

Les espèces de vitriols sont désignés actuellement sous le nom de *sulfate*. *Voyez* Sulfate de zinc, de cuivre, de fer et colcothar, séparément.

VIVE. *Draco marinus.* Poisson de mer de l'ordre des jugulaires, c'est-à-dire dont les nageoires inférieures précèdent celles de la poitrine et sont sous la gorge.

La vive est ainsi appelée à cause de la tenacité de sa vie. Sa tête est épineuse, ses nageoires sont armées de piquans ou aiguillons dont la piqûre occasionne une douleur aiguë dont la sensation dure long-tems. Le remède contre cette piqûre, est l'alcool et l'ammoniaque.

La chair de la vive est délicate : ce poisson est recherché sur les tables. Sa peau est coriace et ne se mange pas.

UNIBINAIRE. Terme de cristallographie. Un cristal prend le nom d'*unibinaire*, s'il y a deux décroissemens, l'un par une rangée, l'autre par deux : il est appelé *uniternaire*, s'il y a deux décroissemens, l'un par une rangée, et l'autre par trois, etc. Tel est le carbonate de chaux uniternaire, le carbonate de chaux binoternaire (*Haüy*).

UNICORNU FOSSILE. C'est la dent d'éléphant pétrifiée. Ce genre de pétrification est à l'état de phosphate calcaire : c'est la même chose que l'ivoire fossile.

UNITAIRE. Terme de cristallographie. Un cristal prend le nom d'*unitaire*, lorsqu'il ne subit qu'un seul décroissement par une seule rangée; tel est la télésie unitaire.

S'il y a deux, trois, quatre décroissemens par une rangée, on dira bis-unitaire, tris-unitaire, quadri-unitaire, tels que le carbonate de chaux bis-unitaire, le péridot tris-unitaire(*Haüy*).

VOLCANS. Les naturalistes ont donné le nom de *volcans*, aux montagnes qui vomissent des flammes. Il paroît que ce nom tire son étymologie de celui de *Vulcain*, dieu du feu et des forgerons, et que les mythologues ont regardé les volcans comme les attribus de ce dieu.

Celles de ces montagnes qui ont été les plus renommées, et qui ont produit les plus grands désastres, sont le mont Vésuve, aussi appelé *Monte di Somma*, situé à deux lieues de Naples; le mont Etna, montagne de Sicile, la plus haute qui soit dans ce royaume, appelée maintenant *monte Gibello*, *mont Gibel*, et le mont Hecla, grande montagne de l'Islande, située vers la partie méridionale de l'île et la ville de Schalhot.

La cause des feux volcaniques est actuellement bien connue, sur-tout depuis que l'on sait que l'eau est un fluide composée d'hydrogène et d'oxigène, et que ce fluide aqueux est décomposable toutes les fois qu'il est en contact avec un corps qui a plus d'attraction pour un de ses principes.

Pour bien comprendre le phénomène de la décomposition de l'eau dans le sein de la terre, il faut remarquer que les lois des attractions chimiques s'y exécutent avec une puissance d'autant plus active, que celle-ci agit lentement, et que ce n'est qu'après un certain laps de tems qu'elle se manifeste avec un caractère vraiment terrible.

Il n'y auroit ni tremblement de terre, ni embrâsement volcanique, sans la présence des sulfures métalliques et des matières inflammables qui les accompagnent. Ce sont sur-tout les couches de charbon pyriteux, qui donnent naissance à l'un et à l'autre en même-tems. L'eau pénétrant à travers les terres, et allèchant successivement les couches pyriteuses, éprouve une décomposition partielle : son oxigène se porte sur le sulfure métallique et forme avec le soufre de ce sulfure, de l'oxide de soufre, ou gaz acide sulfureux; le métal s'oxide en même-tems, aux dépens d'une même partie de l'oxigène de l'eau. La décomposition de l'eau ne peut s'opérer sans qu'il y ait une émission de calorique, et production du gaz hydrogène, dans des proportions relatives à la quantité d'eau décomposée.

Les premiers efforts du gaz hydrogène en expansion, sont d'abord peu sensibles, parce qu'il se trouve resserré ou comprimé par des enveloppes dont la résistance surpasse de beaucoup sa puissance; mais peu à peu l'émission du calorique et la production du gaz hydrogène augmentant, l'une en intensité, l'autre en volume, l'équilibre entre la puissance et la résistance se rompt, la secousse devient d'autant plus prodigieuse que le gaz hydrogène se trouve plus raréfié par l'accumulation du calorique; son expansion est telle qu'il soulève toutes les masses, brise tous les obstacles qui s'opposent à son dégagement et à son issue, et il s'enflamme dès qu'il se trouve en contact immédiat avec l'air extérieur. Les effets de ces soulèvemens, de ces secousses, sont terribles. Il n'est personne qui n'ait entendu parler des ravages désastreux qu'ont occasionnés des volcans; mais pour en donner une plus forte idée, je rapporterai un fait qui a été consigné parmi beaucoup d'autres, arrivé au mont Vésuve. En 1694, ce volcan vomit des minéraux fondus et enflammés, qui s'étendirent jusqu'à trois milles du lieu d'où ils sortoient, et il poussa des matières pesantes et enflammées jusqu'à la ville de Benevent, qui en étoit éloignée de plus de trente milles.

Lorsque les masses pyriteuses, qui opèrent la décomposition de l'eau, sont presque toutes dans l'état d'une combinaison nouvelle, c'est-à-dire, qu'elles ont passé de l'état de sulfure à celui de sulfate, on doit sentir que l'émission de calorique ne permet pas aux vapeurs, aux différens gaz qui se sont formés, de rester dans un état de compression, sans faire les plus grands efforts pour jouir de toute leur élasticité; delà, naissent les tremblemens de terre, les mofettes se multiplient à la surface du sol, on entend des bruits effrayans qui partent d'un centre profond; il se dégage alors par le cratère, une fumée mêlée d'éclairs et d'étincelles. Les naturalistes ont observé que lorsque la fumée du Vésuve prend la forme d'un pin, l'éruption ne tarde pas à se manifester. Cette éruption peut être justement appelée une *magnifique horreur*. Il s'élance au loin avec une force plus ou moins prodigieuse, des terres, des pierres, et autres matières que la lave chasse devant elle; enfin paroît un fleuve de lave qui coule et se répand sur le flanc de la montagne, comme un torrent de matières enflammées; alors le calme est rétabli dans l'intérieur, et l'éruption continue sans secousses. Cette lave se porte à une certaine distance ; c'est ce qui forme les courans de lave, les chaussées volcaniques, etc. Dans le trajet, la surface de la lave se refroidit, et forme une croûte solide, sous laquelle roule la lave liquide. Après l'éruption, cette croûte persiste quelquefois et forme des galeries crevassées dans lesquelles on trouve sublimés du muriate d'ammoniaque, de soude, etc.

Les courans de lave restent quelquefois plusieurs années à se refroidir. Le chevalier *Hamilton* a observé que la lave qui avoit coulée en 1666, fumoit encore en quelques endroits en 1669. On peut détourner une lave en lui préparant des fossés; on le fit en 1669, pour sauver Catane, et *Hamilton* le proposa au roi de Naples pour sauver Portici.

Lorsque le courant de lave est arrêté par l'eau, le refroidissement est plus prompt, la masse de lave prend une retraite qui la divise en colonnes, qu'on appelle *basaltes*. La fameuse chaussée des Géans, en Irlande, est ce que nous connoissons de plus étonnant en ce genre; elle présente trente mille colonnes de front et elle a deux lieues de long sur le rivage de la mer; ces colonnes ont de quinze à seize pouces (406 à 433 millimètres) de diamètre, sur vingt-cinq à trente pieds (8 à 10 mètres) de longueur. Les éruptions des volcans sont quelquefois aqueuses. En 1630, un torrent d'eau bouillante mêlé avec la lave, détruisit Portici et *Torre-del-Greco*. Les sources d'eau bouillante dans l'Irlande, et toutes les sources d'eau chaude qui abondent à la surface du globe, ne doivent leur chaleur qu'à la décomposition de l'eau par les pyrites.

Les éruptions peuvent être encore boueuses, et ce sont celles-ci qui forment le tuffa et la pozzolane; celle qui a comblé *Herculanum* est de ce genre; sa moindre profondeur est à soixante-dix pieds (23 mètres) sous la surface du terrain, souvent elle est à cent vingt pieds (39 mètres).

Il est encore nombre de volcans en activité sur notre globe. Outre ceux de l'Italie, qui sont les plus connus, il en existe trois brûlans dans la Siberie. *Anderson* et *Détroil* nous ont fait connoître ceux d'Islande; l'Asie et l'Afrique nous en présentent plusieurs, et nous retrouvons des débris de ces feux, ou des restes des volcans, sur toutes les parties du globe.

VOMIQUIER. Nom que l'on donne à l'arbre qui produit le fruit appelé fève de S. Ignace. *Voyez* ce mot.

VRAC. Nom synonyme de la plante appelée varec, de la cryptogamie des algues de *Linneus*. *Voyez* Varec.

URANE. *Uranium.* L'urane est un métal oxidable et cassant qui a été découvert par *Klaproth*, dans un minéral qui se trouve dans la mine de George *Wagsfort*, à Johan-Georgenstat. Ce métal est d'un gris foncé à l'extérieur, et d'un brun pâle à l'intérieur. Sa pesanteur spécifique est de 6,440, comparée à 1,000.

Klaproth sépara d'abord le soufre du minéral dont il s'agit, par le moyen du grillage; ensuite il fit dissoudre le minéral dans les acides nitrique et nitro-muriatique, et il précipita la dissolution par un alcali. Il obtint des précipités d'un jaune citron orangé.

Pour opérer la réduction du métal, il a formé une pâte avec ce précipité et l'huile de lin; il l'a placée dans un têt à rotir, et il a mis la poudre noire qui en est résultée, dans un creuset bien brasqué avec la poudre de charbon, et au moyen d'un grand feu, il a obtenu le métal dont nous avons annoncé les caractères ci-dessus.

Klaproth a donné à ce métal le nom d'*uranit* ou *uranium*, de celui d'*Uranus*, que *Bode* avoit donné à la nouvelle planète découverte par *Herschel*.

Ce métal n'a pas d'usages connus.

URANITE. Nom que l'on donne à la mine d'urane oxidulé. Ce minéral est de couleur brune noirâtre, et feuilleté. Sa pesanteur spécifique est de 6,3785 à 6,5304 : M. *Klaproth* la croit même de 7,5. Ce chimiste en a fait l'analyse, et y a trouvé :

Urane	865
Plomb sulfuré	60
Fer oxidé	25
Silice	50
	1000

URANOCHRE. L'uranochre est une variété des mines de l'urane : cette mine est à l'état d'urane oxidé.

Les minéralogistes ont donné anciennement à cette espèce de mine, les noms de *cuivre corné*, de *bismuth micacé*, de *Calcholithe*. On voit que ces diverses dénominations ne donnoient pas une idée bien exacte de la nature de ce minéral.

L'uranochre est soluble dans l'acide nitrique sans effervescence : sa pesanteur spécifique est de 3,1212. Cette mine est très fragile, souvent cristallisée en trapèzes jaunes ou verts. On la trouve en Saxe et en Hongrie.

URÉE. L'urée est la matière principale de l'urine, celle qui lui donne ses caractères les plus essentiels, tels que l'odeur, la saveur, et que l'on a obtenue séparément des diverses substances qui se trouvent confondues dans ce fluide excrémentitiel. *Voyez* la manière de séparer l'urée dans mon Cours de Pharmacie-chimique, vol. II, pag. 458.

L'urée exhale une odeur fétide, alliacée et forte ; elle adhère au vase qui la contient ; elle est d'une ténacité qui la rend difficile à couper et à casser, elle est dure, grenue, très-consistante dans son centre ; elle devient molle à sa surface ; elle absorbe fortement l'humidité de l'air : sa saveur est âcre, piquante, très-désagréable, approchant de celle des sels ammoniacaux.

MM. *Vauquelin* et *Fourcroy* considèrent l'urée comme un composé quaternaire d'azote, d'hydrogène, de carbone et d'oxigène, dans lequel l'azote domine.

L'urée se combine avec plusieurs substances salines, et change leurs configurations cristallines. Elle donne une forme cubique au muriate d'ammoniaque, et une forme octaèdre au muriate de soude.

La connoissance de l'urée est indispensable au médecin.

URINE. L'urine animalisée est une secrétion du sang qui s'opère dans les reins. Les uretères la portent des bassinets dans la vessie, où après avoir séjourné quelque tems, elle prend son cours par l'urethre.

On peut considérer l'urine comme une réunion, ou confusion de toutes les humeurs animales.

Il paroît démontré, d'après les expériences des chimistes, que l'on peut obtenir de l'urine onze substances bien distinctes.

1°. Du muriate d'ammoniaque.
2°. Du muriate de soude.
3°. Du phosphate de magnésie.
4°. Du phosphate de chaux.
5°. Du phosphate de soude.
6°. Du phosphate d'ammoniaque.
7°. De l'acide phosphorique.
8°. De l'acide urique.
9°. De l'acide benzoïque.
10°. De la matière animale gélatineuse.
11°. De l'urée.

MM. *Fourcroy* et *Vauquelin* ont démontré la présence de l'acide benzoïque à l'état de benzoate de soude dans l'urine des quadrupèdes herbivores, notamment dans celle du cheval.

On prépare avec l'urine de vache une eau distillée connue sous le nom d'eau de mille fleurs. On se sert de la même urine dans les bains de teinture.

L'urine fermentée est l'excipient du tournesol en pain ou lichno.

USNÉE COMMUNE. Espèce de lichen ou mousse d'arbre de la criptogamie des mousses de *Linneus*. *Voyez* Mousse d'arbre.

USNÉE HUMAINE. *Usnea humana.* C'est une espèce de mousse verdâtre, haute de deux ou trois lignes (4 à 6 millim.), sans odeur, d'une saveur un peu salée, qui naît sur les crânes des cadavres humains qui ont été exposés fort long-tems à l'air.

Cette mousse se trouve principalement en Angleterre et en Irlande, sur les crânes des hommes qui ont été suspendus aux fourches patibulaires.

L'usnée humaine est astringente; elle arrête l'hémorrhagie du nez, étant introduite dans les narines; elle est propre aussi pour dessécher les plaies.

USNÉE DES PLANTES. Nom que quelques botanistes ont donné au nostoc. *Voyez* Nostoc,

VULNERAIRE SUISSE ou FALTRANCK. C'est un mélange de feuilles de plantes cueillies dans le moment de leur vigueur, bien mondées, bien séchées séparément, et rassemblées ensuite dans des quantités égales entre elles, et coupées menues pour en opérer un mélange plus exact. Le vulnéraire suisse a eu de la réputation, et a joui long-tems d'une certaine préférence, parce que le climat de la Suisse produit des plantes dont les principes semblent mieux élaborés. Les gens du pays distribuent leurs espèces vulnéraires en rouleaux ou cylindres de papier du poids de deux à quatre onces (61 à 122 grammes). Mais celui que les pharmaciens préparent en France ne le cède pas en qualité à celui de la Suisse; ils ont soin de récolter les plantes qui le composent lorsque la saison s'est bien comportée et n'a pas été pluvieuse.

Les espèces vulnéraires sont la pervenche, la sanicle, la véronique, la bugle, la pyrole, le pied-de-lion, le mille-pertuis, la langue-de-cerf, les capillaires, la pulmonaire, l'armoise, la bonnette, la bétoine, la verveine, la scrophulaire, l'aigremoine, la petite centaurée, le pied-de-chat, la pilosselle, la mente.

Les propriétés du vulnéraire ne se bornent pas à empêcher les accidens des chutes; son infusion est également précieuse dans les foiblesse d'estomac, dans les engorgemens des viscères, dans la suppression des règles. Son infusion dans l'eau-de-vie est souveraine pour raffermir les gencives, pour entretenir les dents saines, pour guérir les plaies qui procèdent de coupures, de chutes, d'écorchures.

On prépare, par la distillation, des espèces vulnéraires infusées dans l'eau-de-vie, l'eau vulnéraire alcoolique, qui est un médicament précieux dans les chutes, dans les engorgemens du cerveau, en l'aspirant par le nez, et pour les coups à la tête.

VULVAIRE. *Vulvaria. Chenopodium fœtidum. Attriplex olida.* Plante de la pentandrie digynie de *Linneus*, et de la quinzième classe (staminées) de *Tournefort.*

C'est une espèce de chénopodium, ou une petite plante qui pousse des tiges qui s'élèvent à la hauteur d'environ un pied (325 millimètres); elles sont rameuses, couchées à terre, garnies de feuilles qui ressemblent à celles de l'attriplex, mais plus petites et plus blanches : sa fleur est staminée, composée de cinq étamines et deux pistils, soutenue par un calice découpé jusqu'à la base : son fruit est une capsule formée du calice, presque ronde, renfermant une semence menue, aplatie et arondie : sa racine est fibreuse.

L'odeur de cette plante est fétide : elle croît dans les lieux incultes, dans les cimetières.

Elle est anti spasmodique : on en fait usage dans les affections hystériques.

WEISSERZ. Mot saxon qui signifie en françois fer arsenié contenant un peu d'argent.

WERNERITE. Ce minéral a été trouvé par M. *Dandrada ;* il est de couleur olivâtre, tantôt transparent, tantôt opaque. Sa dureté est telle, qu'il raie le verre et qu'il étincelle avec le briquet. Il est insoluble dans l'acide nitrique ; il est fusible au chalumeau, et se convertit en émail blanc avec écume.

Ce minéral devient phosphorescent par le feu, et non par la percussion : il cristallise en dioctaèdre.

Sa pesanteur spécifique est de 3,6. On le trouve dans les mines du Nortbo et d'Ulrica en Suède, à Bousen près d'Arendal en Norwège, et à Campo-Longo en Suisse.

WOLFRAM. Le wolfram est une mine de Tungstène, qui est composée, au rapport de MM. *Delhuyar*, qui en ont fait l'analyse exacte, de

Oxide noir de manganèse	22
Oxide de fer.	12
Acide tungstique.	64
Quartz.	2
	100

Ce minéral est pésant, de couleur brune noirâtre : on le rencontre tantôt en masse, tantôt en prismes hexaèdres comprimés. Ses surfaces sont souvent striées longitudinalement, et sa cassure est lamelleuse, feuilletée. Il ne se fond pas seul au chalumeau. Il fait avec le phosphate natif un verre d'un rouge d'hyacinthe, et avec le borate de soude, un verre d'un jaune verdâtre, à la flamme bleue : ce verre tourne au rouge, à la flamme blanche. Sa pesanteur spécifique est de 6,835.

On trouve le wolfram dans les mines d'étain de Zinwalde, sur les frontières de la Saxe et de la Bohême.

Le wolfram : d'après M. *Haüy*, est une espèce de schéelin ferruginé.

WOOTZ. C'est une mine de fer qu'on travaille à Bombay. Ce fer n'est malléable qu'à une haute température ; il durcit par la trempe comme l'acier, et il est susceptible d'un très-beau poli.

Ce fer contient de l'oxide, ce qui le rend cassant. Si on le combine avec les acides et l'eau, il donne autant de carbonate de fer que l'acier, et il dégage moins de gaz hydrogène.

X

XANTOLINE. La xantoline (plante) est synonyme de la plante appelée *barbotine*. *Voyez* ce mot.

La xantoline (semence) est la même chose que ce que l'on connoît sous le nom de *semen contra*. *Voyez* Semen contra.

XILOIDE. Epithète que l'on donne au quartz agate qui s'est formé dans le tissu organique d'un bois, et qu'on nomme vulgairement *bois agatifié*, *bois pétrifié*, *dendrolithe*.

Voyez Pétrification.

Y

YEBLE. Plante de la pentandrie trigynie de *Linneus*.

Voyez Hièble.

YEUSE. Nom que l'on donne à un arbre de moyenne grandeur et grosseur, de la famille des chênes, et qui est généralement connu sous le nom de chêne vert. *Voyez* Chêne vert.

YEUX D'ECREVISSE. Nom que l'on a donné aux pierres d'écrevisse, à cause de leur configuration analogue à celle de l'œil. *Voyez* Pierres d'écrevisse, à la suite des bezoards.

YEUX DE PEUPLIER. Nom vulgairement donné aux bourgeons naissans du peuplier. *Voyez* Bourgeons de peuplier.

YEUX DE SERPENS. Sorte de pétrification animale du genre des phosphates calcaires.

Jussieu a reconnu que c'étoit les dents incisives du poisson *le grondeur*, pétrifiées.

YTRIA. L'ytria est une terre, ou base salifiable aride, qui a reçu son nom de celui d'*Yterby*, lieu de la Suède où se trouve le minéral qui la recèle. Ce minéral a été nommé *gadolinite*, du nom de M. *Gadolin*, qui en a fait la découverte en 1794, (*voyez* Gadolinite); et M. *Vauquelin* a réservé le nom d'*ytria* à la terre séparée de ce minéral.

L'ytria pure est parfaitement blanche, sans saveur, sans odeur, insoluble dans l'eau, et non sensiblement soluble dans la potasse caustique, ce en quoi elle diffère de l'alumine et de la glucine.

Les différences qui existent entre l'ytria et la glucine, sont,

1°. L'insolubilité de l'ytria dans les alcalis caustiques, tandis que la glucine y est soluble.

2°. Le peu de solubilité du sulfate d'ytria, et la grande solubilité du sulfate de glucine.

3°. Le peu de solubilité de l'ytria dans le carbonate d'ammoniaque, et la facile solubilité de la glucine dans ce même carbonate.

4°. Enfin la précipitation de l'ytria, et la non précipitation de la glucine par l'acide oxalique, et le prussiate de potasse.

L'ytria est fusible avec le borax.

YVRAIE, YVROIE ou ZIZANIE. *Lolium temulentum. Gramen loliaceum spicâ. Longiore. Zizania arabum.* Plante de la triandrie digynie de *Linneus*, et de la quinzième classe de *Tournefort*.

C'est une espèce de chiendent ou gramen qui donne des tiges ou tubes qui s'élèvent à la hauteur de trois ou quatre pieds (1 mètre à 1 mètre 325 millim.), lesquels sont semblables à ceux du blé, ou un peu plus grêles. Ces tubes sont accompagnés de quatre ou cinq nœuds, de chacun desquels il part une feuille longue, étroite comme celles du chiendent, verte, épaisse, cannelée, embrassant la tige à sa base. Ses sommités portent des épis longs d'un pied (325 millimètres), et d'une forme particulière : ils sont divisés en plusieurs parties rangées alternativement, de manière que chacune paroît être un petit épi distinct, composé de quelques étamines qui sortent du fond d'un calice écailleux : ses graines sont plus menues que celles du blé ; elles contiennent peu de matière farineuse, et elles sont de couleur rougeâtre : ses racines sont fibreuses.

Cette plante croît dans les champs, parmi les blés et l'orge.

La graine de l'yvraie altère la qualité du blé, et est d'un usage dangereux, si elle fait partie du pain, ou si elle entre dans la préparation de la bière.

YVRAIE DE RAT ou SAUVAGE. *Phœnix. Lolium murinum.* Plante de la triandrie digynie de *Linneus*, et de la quinzième classe (staminées) de *Tournefort*.

C'est une espèce de gramen qui pousse plusieurs tiges qui s'élèvent à la hauteur de deux pieds (649 millimètres). Ces tiges sont creuses, grèles, rondes, peu nouées : chaque nœud porte deux, trois ou quatre feuilles longues, étroites, cannelées, épaisses, de couleur verte-obscure. Ces tiges sont terminées en leurs sommités par des épis semblables à ceux de l'yvraie, mais plus courts, plus grêles, garnis d'étamines rouges ou blanches. Ses fruits sont des petits grains oblongs, rouges : ses racines sont nouées et garnies de fibres.

Cette plante croît dans les champs, le long des chemins, et sur les toits des édifices.

Elle est détersive, astringente : elle arrête les cours de ventre, les hémorrhagies, les flux d'urine, étant prise en décoction.

Phœnix est un mot grec qui signifie *rouge*. On a donné ce nom à cette plante, à cause que sa semence est rouge.

Lolium murinum, parce qu'elle ressemble à l'yvraie, et que les rats en mangent.

Z

ZAFLOER. Mot allemand qui signifie en françois *safre*.

C'est l'oxide gris de cobalt mêlé avec une ou deux parties de sable fin, avec lequel on prépare, par la fusion, le bleu d'azur. *Voyez* Safre.

ZAPHRE. C'est la même chose que safre. *Voyez* Safre.

ZÉDOAIRE ou ZERUMBETH. *Zedoaria longa. Zedoaria rotunda. Kaempferia rotunda.* Racine d'une plante de la monandrie monogynie de *Linneus*.

On nous apporte des Indes et particulièrement de l'île de St.-Laurent, deux sortes de racine de zédoaire ; l'une longue, et l'autre ronde.

L'une et l'autre ne font qu'une en terre. La zédoaire ronde ou zerumbeth, est la partie supérieure de la racine ; c'est de cette partie que s'élève immédiatement la tige de la plante ; c'est dans cette partie que s'exécutent les premiers actes de la végétation de la plante, et où par suite se perfectionnent les principes qui doivent appartenir à la racine.

La zédoaire longue est la partie inférieure de la même racine ; c'est un prolongement de la racine qui sert de support à la plante.

Ces racines se séparent assez facilement : elles sont de couleur grise, d'une odeur et d'une saveur aromatiques, légèrement âcres et amères. On nous les apporte sèches. On préfère la zédoaire ronde à celle qui est longue.

La zédoaire est stimulante, stomachique, anthelmintique. On l'emploie en poudre, à la dose de 24 grains (1 gramme 74 milligrammes), dans la dyspepsie, les fièvres intermittentes, l'atonie, les maladies des vers.

On en prépare une teinture à l'alcool. Elle entre dans la composition de l'élixir de vie.

ZESTES DE CITRON. On donne le nom de zestes de citron à l'épiderme jaune du citron que l'on a enlevé avec un instrument tranchant, et que l'on a séparé autant que possible de la seconde écorce coriacée de ce fruit.

Les zestes de citron se conservent secs. Ils sont odorans, d'une saveur amère, et stomachiques.

Voyez Citron.

ZINC. *Zinck*. Le zinc est un métal blanc, brillant, ayant une teinte de couleur bleuâtre, et jouissant d'une demi-ductilité qui doit le faire distinguer des métaux cassans proprement dits. Cette propriété, jointe à l'adhérence de ses molécules, qui en forme un corps assez dur, le rend très-difficile à réduire en poudre. *Macquer* a proposé de le faire chauffer le plus qu'il est possible, sans le fondre ; alors il devient friable, et ses molécules se divisent assez facilement. Cet effet physique présente un contraste singulièrement remarquable à l'égard des autres métaux, dont la ductilité devient plus grande lorsque leurs molécules sont tenues écartées par le calorique.

Le zinc, soumis à l'action du calorique dans les vaisseaux fermés, se volatilise sans éprouver d'altération. On est donc autorisé à le regarder comme volatil. Si on le chauffe fortement dans les vaisseaux ouverts, jusqu'à le faire rougir presqu'à blanc, il s'enflamme et offre le plus beau spectacle de la combustion. La flamme du zinc est infiniment plus vive, plus brillante que celle d'aucuns corps combustibles connus : elle est d'une blancheur éblouissante.

La pesanteur spécifique du zinc est de 71,908, comparée à 10,000. Ce métal se ternit à l'air, décompose les acides dont il s'empare de l'oxigène, et forme avec eux des sels neutres. Le sulfate de zinc est le seul sel connu résultant de la combinaison de l'oxide de ce métal avec un acide qui soit de quelque usage en médecine et dans les arts.

On distingue deux sortes d'oxide de zinc : la première a été appelée *fleurs de zinc*, *oxide de zinc sublimé*, *laine philosophique*, *pompholix* ; la deuxième est l'oxide de zinc précipité de sa dissolution dans l'acide nitrique, par la potasse.

L'oxide de zinc sublimé se prépare en soumettant ce métal à l'action du feu, dans un creuset placé entre des charbons ardens, jusqu'à ce qu'il entre en fusion : alors il brûle avec une flamme verte, tirant sur le bleu. Comme il est volatil, il s'échappe sous forme de vapeurs, et il est aussitôt converti en un oxide floconneux, extrêmement léger, qui se perdroit dans l'air, si on n'avoit soin de le recueillir, en plaçant au dessus du creuset un vase quelconque pour le recevoir.

Il est bon de remarquer que cet oxide ne se forme que lorsque le zinc se volatilise, que le métal est à son premier degré d'oxidation, et que cet oxide qui semble si léger, étant exposé de nouveau à l'action du feu, présente tous les caractères des corps fixes, et n'est plus susceptible de se volatiliser. C'est donc le métal qui est volatil, et non pas son oxide.

L'oxide de zinc précipité de sa dissolution nitrique par la potasse, est à un second degré d'oxidation. Celui-ci n'a pas l'inconvénient de se noircir par le contact des gaz qu'exhalent les matières animales, comme l'oxide blanc de plomb.

L'oxide de zinc sublimé est employé en collyre et en pommade dans les inflammations et les fluxions des yeux. Ce même oxide a été très-vanté pour les maladies des nerfs et les convulsions : on lui donnoit le nom de *luna fixata Ludemanni*. Il fait vomir à très-petite dose.

Le métal zinc décompose le plus grand nombre des sels et dissolutions métalliques par sa forte attraction pour l'oxigène ; il en précipite les métaux sous forme métallique, ou sous celle d'oxides moins oxidés qu'ils n'étoient.

On se sert du zinc pour recouvrir les vaisseaux de cuivre, et c'est ce que l'on nomme *zincage*.

M. *Planche*, pharmacien de Paris, a rappelé dans un mémoire très-bien fait, la décomposition de l'acétate de plomb par le zinc, à l'état métallique. Ce mémoire, qui a été entendu avec le plus grand intérêt, explique les phénomènes chimiques de cette décomposition, laquelle, opérée avec art, donne naissance à un arrangement symétrique, auquel on a donné le nom d'*arbre de Saturne*. *Voyez* Annales de Chimie, page 83, tome 45.

Le zinc ne se rencontre pas natif; on le trouve dans la nature dans l'état d'oxide, c'est la pierre calaminaire; dans l'état de sulfure, c'est ce que l'on nomme *blende;* dans l'état salin, tels sont le carbonate de zinc spathique, la mine de zinc vitreuse, le sulfate de zinc.

La réduction du zinc ne s'opère pas avec les mines que nous venons de citer; c'est à Remmelsberg, près de Goslard, dans le Bas-Hertz, que l'on fait la réduction de ce métal. On met de la mine de plomb, tenant de la blende, sur l'aire d'un fourneau; on place le feu par dessous; la chaleur fait fondre le plomb, et volatilise le zinc qui s'oxide et adhère à la partie supérieure de la cheminée du fourneau : on rafraîchit la partie antérieure, que l'on nomme *la chemise;* le zinc, réduit en vapeur, se condense et retombe en grenaille dans la poudre de charbon, dont on a couvert une pierre placée au bas de la cheminée. Cette pierre prend le nom d'*assiette du zinc*. Ce métal est garanti de l'oxidation par la poudre de charbon. On le fond de nouveau et on le coule en saumon. Il n'est pas aussi pur que celui qui nous vient des Indes sous le nom de *toutenague*. On assure que les Anglois le retirent de la pierre calaminaire; mais leur procédé ne nous est pas connu.

On parvient assez facilement à réduire le zinc en lames très-minces, si on le fait passer en morceaux, déjà aplatis, entre les cylindres du laminoir des orfèvres. Son extension s'opère toutes les fois que la pression a lieu d'une manière uniforme dans toutes ses parties, et que le métal a été préalablement échauffé.

Le zinc joue actuellement un grand rôle dans la disposition des piles qui composent la batterie galvanique.

ZINGIBEL. Nom que les Indiens donnent au gingembre. *Voyez* Gingembre.

ZIRCONE. Cette terre a été découverte par *Klaproth*, dans le zircon, ou jargon de Ceylan : M. *Guyton* l'a trouvée dans l'hyacinthe de France.

Pour obtenir cette terre, on réduit en poudre des pierres d'hyacinthe, on les mêle avec huit ou neuf parties de potasse : on projette ce mélange dans un creuset rougi au feu, par petites portions, en ayant le soin de n'en ajouter de nouvelles que lorsque les précédentes sont en fusion. Lorsque tout est en fusion, on mintient la matière à une haute température pendant deux heures environ ; ensuite on laisse refroidir le creuset ; on le brise ; on réduit la matière en poudre ; on la fait bouillir avec de bonne eau dans une chaudière de plomb ; on laisse déposer la matière ; on décante l'eau, et on continue de laver jusqu'à ce que l'eau des lavages ne produise plus de précipité dans la dissolution de muriate de baryte. Cette masse ainsi lavée, on la délaye dans une très-grande quantité d'eau ; on verse par dessus de l'acide muriatique pur, jusqu'à acidité sensible en excès, et l'on fait bouillir le tout pendant un quart d'heure, dans une même chaudière de plomb. Lorsque la dissolution est achevée, on filtre la liqueur; on la fait évaporer à siccité dans un vase de même métal : alors on redissout le sel dans l'eau, on filtre de nouveau, et on précipite par l'addition du corbonate de soude pure. Il en résulte un carbonate de zircone.

Pour obtenir la zircone pure, on la fait chauffer fortement dans un creuset, pour lui enlever l'acide carbonique. Cette terre est blanche, un peu moins cependant que dans l'état de carbonate ; elle est rude au toucher, près de trois fois et demie plus pesante que l'eau. Elle est sans saveur, et elle forme avec l'eau comme une manière de gelée, mais non une dissolution.

Elle n'est d'aucun usage en pharmacie.

Remarques.

On emploie la potasse pour faciliter la fusion de la pierre d'hyacinthe qui contient de la silice, outre la terre que nous nommons zircone. La silice potassée est soluble dans l'eau, tandis que la zircone y demeure insoluble : de là les lavages jusqu'à ce que les dernières eaux ne laissent rien précipiter par l'addition du muriate de baryte.

On combine la zircone qui reste après les lavages avec l'acide muriatique en excès et étendu d'eau, afin de pouvoir faire bouillir et opérer la précipitation de la silice qui auroit pu échapper aux lavages. Le reste de l'opération se conçoit très-aisément.

ZIZANIE. Nom que les Arabes ont donné à une plante, espèce de gramen, de la triandrie digynie de *Linneus*, connue sous le nom d'yvraie.

Voyez Yvraie.

ZOOLITES. Ce sont des quadrupèdes pétrifiés. Ces pétrifications entières sont fort rares. *Linneus* parle d'un cerf pétrifié trouvé à Genève ; en Scanie, en voulant exploiter une tourbière, on trouva dans la terre un charriot entier, le charretier et les chevaux pétrifiés, c'est-à-dire, leurs squelettes.

ZOOPHITES. Ce mot signifie *animaux*, *plantes*. On a donné ce nom à un genre d'animaux que M. *Brugnière* associe aux vers, et dont M. *Lamarck* a fait un ordre particulier dans sa seconde division, qu'il a désignée sous le nom d'*animaux invertébrés*. *Voyez* Polypes.

DES MÉTHODES
DE TOURNEFORT, DE JUSSIEU,
ET
DU SYSTÈME DE LINNEUS.

METHODE DE TOURNEFORT.

TOURNEFORT a établi sa méthode sur la considération de la forme de la corolle, de sa présence ou de son absence, sur les fruits, et quelquefois sur la disposition des feuilles. Il prend aussi en considération la grandeur et la durée de la plante, en sorte qu'il établit d'abord deux grandes divisions.

La première comprend les herbes et sous-arbrisseaux.
La seconde, les arbrisseaux et les arbres.

Ce savant botaniste a fait vingt-deux classes, qu'il a divisées en sections, et les sections en genre.

On entend par classe, un assemblage de genres qui ont un caractère commun, par lequel ils diffèrent de tous les autres genres, soit pour la forme, soit pour la partie qui devient le fruit.

On entend par section, une division de la classe tirée de quelque chose de commun dans le fruit; soit que le pistil devienne le fruit, soit que ce soit le calice.

La première division comprend dix-sept classes, lesquelles se rapportent aux diverses espèces de plantes à tiges molles ou herbacées, qui périssent annuellement; et les plantes ligneuses ou sous-arbrisseaux qui sont bisannuels ou trisannuels.

Les cinq autres classes se rapportent aux arbustes, arbrisseaux et aux arbres. Elles rentrent dans les considérations des précédentes.

Tournefort a suivi, à l'égard des arbrisseaux et des arbres, un ordre inverse de sa distribution des plantes. Il a commencé par les fleurs à étamines ou staminées, et il a continué le reste de ses divisions, suivant la nature des fleurs, en fleurs monopétales régulières, en fleurs polypétales régulières et irrégulières. *Voyez* ci-après le tableau général de la méthode de *Tournefort*.

TABLEAU GÉNÉRAL

De la Classification des Plantes par la Méthode de TOURNEFORT.

PREMIÈRE DIVISION.

CLASSES.	
1. *Campaniformes*.	Corolle simple monopétale régulière.
2. *Infundibuliformes*. . . .	
3. *Personnées*.	Corolle simple monopétale irrégulière.
4. *Labiées*.	
5. *Cruciformes*	Corolle simple polypétale régul.
6. *Rosacées*.	
7. *Ombellifères*.	
8. *Caryophyllées*.	
9. *Liliacées*.	
10. *Papillionacées*	Corolle simple polypétale irrégulière.
11. *Anomales*.	
12. *Flosculeuses*	Corolle composée.
13. *Semi-flosculeuses*. . . .	
14. *Radiées*.	
15. *Apétales*.	Staminées sans corolle.
16. *Apétales sans fleurs*. . . (Point d'étamines.)	Sans corolle ni calice.
17. *Apétales sans fleurs et sans fruits*.	Sans corolle, sans calice, ni fruits.

DEUXIÈME DIVISION.

18. *Apétales*.	Sans corolle.
19. *Amentacées*	Sans corolle, sans calice, ou à écailles.
20. *Monopétales*	A corolle d'une seule pièce.
21. *Rosacées*.	Corolle polypétale régulière.
22. *Papillionacées*	Corolle polypétale irrégulière.

Explication des noms de chacune des classes dénommées, conformément à la méthode de Tournefort.

Chacune des dénominations des classes adoptées par *Tournefort*, a été déterminée par la forme de la corolle, ou par l'absence de cette corolle. Ce que l'on nomme *corolle*, est l'enveloppe intérieure des organes de la fructification, et qui est généralement connue sous le nom de *fleurs*. On ne peut bien connoître les fleurs, qu'en les examinant par les diverses parties qui les composent.

On donne le nom de fleurs à cette partie des plantes qui renferme les organes de la fructification : ces organes sont, à proprement parler, les parties sexuelles mâles et femelles, autrement appelées étamines et pistils, et ce sont ces parties qui méritent justement de porter le nom de *fleurs*.

Dans l'acception vulgaire, on nomme *fleur*, la partie la plus apparente, celle qui est diversement colorée, et dans laquelle réside le plus ordinairement le principe odorant. La précision de la science ne permet pas l'acception de nom qui ne donne pas une juste idée de la chose : il y a des fleurs sans calices, sans corolles, dont les unes n'offrent que des étamines, et d'autres seulement des pistils, ensorte que l'on n'auroit qu'une idée très-imparfaite de ce que l'on doit entendre par le mot *fleur*, si l'on n'étoit pas convenu de ne donner ce nom qu'à la partie de la plante qui est nécessaire à la fructification, ou ce qui est la même chose, qui est un des organes, ou qui comprend les deux organes de la génération. Alors on distingue les fleurs en complètes et incomplètes : les premières sont celles qui sont pourvues de toutes leurs parties; les secondes sont celles à qui il manque quelques-unes d'elles.

Une fleur est complète, lorsqu'elle est composée d'un calice, d'une corolle, d'étamine et de pistil. Si une seule de ces parties manque, elle est incomplète.

Le *calice* est le prolongement de l'écorce de la tige, qui sert à protéger les organes de la fructification; il en a la couleur, qui est ordinairement verte, et son tissu est moins fin que celui de la corolle.

On distingue plusieurs espèces de calice :

1°. La glume (*gluma*) ; c'est le calice des graminées, dont les bales s'embrassent. *Exemple :* l'avoine, le froment.

2°. La spathe (*spatha*), calice membraneux, quelquefois coloré, qui enveloppe la fructification et se déchire à mesure que la fleur se développe. *Exemple :* l'oignon.

3°. L'involucre (*involucrum*) ; c'est un calice en collerette, qui se trouve à la base des rayons des ombelles. *Exemple :* la carotte (1).

4°. L'involucelle (*involucellum*) ; c'est un diminutif du précédent ; il ne se trouve qu'à la base des ombellules. *Exemple :* la carotte.

5°. La bourse (*volva*) ; c'est une membrane qui recouvre extérieurement les champignons.

6°. La coïffe (*calyptra*), calice des mousses, en éteignoir. Elles fleurissent l'hiver ; il s'élève alors un filet, surmonté d'une urne recouverte de haut en bas par une membrane en forme d'éteignoir, qui tient lieu de calice.

On donne le nom de calices proprement dit, à ceux qui ne présentent rien de particulier.

Le calice considéré à raison de sa durée, est persistant lorsqu'il persiste jusqu'à la maturité du fruit *Exemp.* le fraisier.

Il est tombant lorsqu'il tombe avant la maturité du fruit (l'érysimum).

Il est caduc lorsqu'il tombe à l'instant où la fleur s'ouvre (le coquelicot).

Le calice considéré d'après sa position, est *supère* lorsqu'il est placé sur le sommet de l'ovaire ; il est *infère* lorsqu'il s'infère sous l'ovaire, et il prend le nom de calice attaché à l'ovaire, lorsqu'il fait corps avec l'ovaire.

La forme du calice est cylindrique, renflée à la base, en soucoupe, en entonnoir, etc.

On divise le calice en *monophylle* et *polyphylle*. Il est monophylle lorsqu'il est formé d'une seule pièce, et polyphylle, lorsqu'il est formé de plusieurs pièces. Si le nombre des pièces qui le composent est déterminé, il s'appelle *diphylle*, *triphylle*, *tétraphylle*, *pentaphylle*, *hexaphylle*, deux, trois, quatre, cinq, six feuilles, etc. Il prend le nom de calice *bifide*, *trifide*, *quadrifide*, *quinquéfide*, *multifide*, quand il présente deux, trois, quatre, cinq ou plusieurs divisions. Il est simple, quand il n'a qu'un rang de feuilles, et composé, quand il a deux rangées de feuilles. On lui donne le nom de calice caliculé, quand sa base est ceinte d'un calice beaucoup plus court. *Exemples :* le pissenlit, l'œillet de poète. Et il prend le nom de calice *embriqué*, lorsqu'il est formé d'écailles qui se recouvrent à leurs bases, et sont disposées comme les tuiles d'une maison. *Exemples :* le bluet, le chardon, l'artichaut.

(1) Il est des ombellifères sans involucre. *Exemple :* le cerfeuil. D'autres qui n'ont ni involucre ni involucelle. *Exemple :* le fenouil.

La *corolle* est la partie de la fleur la plus apparente, ordinairement la plus brillante et de couleurs variées, et celle qui est généralement la plus odorante : elle est le prolongement du liber tendre de la tige, et c'est la raison qui fait que son tissu est plus délicat que celui du calice.

La corolle considérée à raison de sa durée, est caduque, tombante, marcescente.

Elle est caduque lorsqu'elle tombe aussitôt qu'elle s'épanouit. *Exemple* : la vigne.

Elle est tombante, lorsqu'elle tombe après son épanouissement : *l'œillet, la rose.*

Elle est marcescente, de *marcere*, lorsqu'elle se flétrit et se dessèche sur son support : les *iris*, les *campanules.*

La corolle est *supère*, *infère*, *attachée au calice*, lorsqu'elle est implantée au sommet de l'ovaire, ou insérée sous l'ovaire, ou lorsqu'elle s'implante sur le calice.

On distingue la corolle en *monopétale*, c'est-à-dire d'une seule pièce, d'un seul pétal, *vulgò* d'une seule feuille : et en *polypétale*, lorsqu'elle est composée de plusieurs pétales bien distincts.

Lorsque le nombre des pétales est déterminé, la corolle prend le nom de *dipétale*, *tripétale*, *tétrapétale*, *pentapétale*, *hexapétale*, etc., deux, trois, quatre, cinq, six pétales.

On considère quatre parties dans une corolle; savoir :

1°. Le tube (*tubus*); c'est la partie inférieure tubulée d'une corolle monopétale.

2°. Le limbe (*limbus*); c'est la partie supérieure évasée, de la même.

3°. L'onglet (*unguis*). On donne ce nom à la partie inférieure de chaque pétale d'une corolle polypétale. C'est par cet onglet que les pétales tiennent à leur support.

4°. La lame (*lamina*); c'est la partie supérieure de chaque pétale de la corolle polypétale.

La corolle sert d'enveloppe immédiate aux organes de la fructification. Toutes les fois qu'elle est monopétale, elle fournit un support aux étamines.

Caractères des classes de Tournefort.

C'est sur la forme des corolles, que *Tournefort* a établi sa méthode. Il en distingue d'abord deux grands modes; savoir :

1°. Corolles monopétales.

2°. Corolles polypétales.

Ensuite il subdivise les unes et les autres en régulières et en irrégulières.

Les corolles monopétales régulières, sont celles dont les divisions sont sensiblement égales. *Exemples* : la belladone, le lilas. Mais elles ont des formes qui leur sont particulières, et *Tournefort* en a fait des familles, en rapprochant toutes les plantes dont les corolles affectent la même forme.

Ire. Classe. *Campaniformes.*

Cette classe comprend toutes les plantes dont la corolle est simple, monopétale régulière.

1°. La forme de la corolle des campaniformes ou en cloches, est d'avoir le tube renflé et le limbe dilaté, en sorte qu'elle ressemble à une cloche. *Exemples :* le grand liseron, les campanules.

2°. La forme en grelot. Ce sont des corolles en cloche, dont le limbe au lieu d'être évasé, se rapproche de manière qu'il est moins dilaté que le tube. *Exemple :* le caille lait.

IIe, Classe. *Infundibuliformes* ou *en entonnoir.*

La corolle est de même monopétale régulière. Elle est infundibuliforme lorsque le limbe est ouvert, un peu excavé, et se termine par un tube en forme d'entonnoir. *Exemple* : la buglosse.

IIIe. Classe. *Personnées* ou *en masque:*

La corolle en est monopétale irrégulière. Son limbe fermé présente la gueule d'un animal. *Exemple :* le mufle de veau.

IVe. Classe. *Labiées.*

Corolle monopétale irrégulière. Elle est partagée en deux parties distinctes ou en deux lèvres, dont la supérieure, plus grande, s'écarte de l'inférieure. *Exemple :* la sauge.

V^e^. Classe. *Cruciformes.*

La corolle des plantes de cette classe est simple, polypétale régulière. Elle est formée de quatre pétales disposés en croix. *Exemples :* le choux, le navet.

VIe. Classe. *Rosacées.*

Corolle simple, polypétale régulière. Dans cette classe le

nombre des étamines est communément très-grand ; il y a au moins cinq pétales distincts et disposés circulairement comme dans la rose. *Exemple* : le fraisier.

VIIe. CLASSE. *Ombellifères.*

Corolle simple, polypétale régulière. Les fleurs de cette classe ont les pétales disposés comme dans les rosacées ; mais comme les pédoncules qui les soutiennent partent tous d'un centre commun, et s'élèvent à une hauteur égale en divergeant, on les appelle *fleurs en ombelles* ou *parasols. Exemples :* le cerfeuil, la carotte.

VIIIe. CLASSE. *Caryophillées.*

Corolle simple, polypétale régulière. Fleurs dont le calice tubuleux est très-long, envelope les onglets très-allongés des cinq pétales qui composent la corolle. *Exemples* : l'œillet, la saponaire.

IXe. CLASSE. *Liliacées.*

Corolle simple, polypétale régulière. Cette classe comprend toutes les fleurs qui ressemblent à celles du lys ; elles se rapprochent un peu des campaniformes, mais elles en diffèrent en ce qu'elles ont une divison de plus, qu'elles sont composées de plusieurs pétales, et qu'elles sont sans calice. *Exemple :* la tubéreuse.

X^e. CLASSE. *Papillonacées.*

Corolle simple, polypétale irrégulière. Cette classe se compose de toutes les fleurs qui imitent la forme d'un papillon. On y distingue trois parties.

1°. L'étendard (*vexillum*), nom donné au pétale supérieur qui repose sur les ailes.

2°. Les ailes (*alæ*) sont deux pétales latéraux, entre lesquels se trouve la carène.

3°. La carène (*carina*) est la partie inférieure de la corolle papillonacée. Ce nom lui vient de la ressemblance qu'elle a avec la carène d'un vaisseau ; elle est formée de deux pétales réunis. Le fruit est toujours une gousse, d'où on lui a donné le nom de légumineux, et aux plantes qui composent cette classe, celui de *famille légumineuse.*

XIe. CLASSE. *Anomales.*

Corolle simple, polypétale irrégulière. Cette classe a été

ainsi nommée, parce que la configuration de ses fleurs n'est pas uniforme, et qu'elle ne se rapporte à aucune substance à laquelle on puisse la comparer.

Les pétales des fleurs des plantes de cette classe, sont irréguliers proprement dits. *Exemples* : la fumeterre, la violette.

XIIe. Classe. *Flosculeuses.*

Corolle composée. On donne le nom de flosculeuses, aux fleurs qui ont des fleurons tubuleux. *Exemples :* le chardon, le bluet.

XIIIe. Classe. *Semi-flosculeuses.*

Corolle composée. Cette classe comprend les fleurs qui n'ont que des demi-fleurons planes, inclinés en dehors du disque. *Exemples :* la laitue, le cersifi commun.

XIVe. Classe. *Radiées.*

Corolle composée. Cette classe comprend les fleurs qui portent des fleurons tubuleux sur le disque, et des demi-fleurons sur le contour. Cette disposition de fleurs participe des deux précédentes. *Exemples* : le soleil des jardins, la grande marguerite des champs.

XVe. Classe. *Apétales.*

Fleurs à étamines ou *staminées*, sans corolles, c'est-à-dire qui n'ont point de pétales. Ces fleurs sont pourvues des parties sexuelles mâles et femelles, tantôt réunies sur le même pied, tantôt sur deux pieds différens ; elles sont ou hermaphrodites, ou monoïques ou dioïques. *Exemples :* le froment, l'orge (hermaphrodites), le blé de turquie (monoïque), le chanvre (dioïque).

XVIe. Classe. *Apétales sans fleurs (point d'etamines).*

Plantes sans corolle ni calice. Cette classe comprend les plantes qui ne fleurissent point et qui ne donnent que des semences. *Tournefort* divise cette classe en deux sections.

La première embrasse les plantes qui ne fleurissent pas, et qui portent des fruits sur le dos des feuilles. *Exemples :* la fougère, le polipode, le capillaire.

La seconde embrasse les plantes qui n'ont point de fleurs, et qui portent leurs semences en grappe, en épi ou dans des boîtes. *Exemples* : l'osmonde, la langue de serpent, l'hépatique de fontaine.

XVIIe. Classe. *Apétales sans fleurs et sans fruits.*

Cette classe comprend les plantes qui sont sans corolle, sans calice, ni fruit, c'est-à-dire, dont on ne connoît ni les fleurs, ni les graines. *Exemple :* les mousses.

XVIIIe. Classe. Arbres. *Apétales.*

Cette classe est la première de la seconde division établie par *Tournefort ;* elle comprend les arbrisseaux et les arbres dont la fleur est sans corolle, c'est-à-dire dont les fleurs sont à étamines (staminées).

Cette classe se rapporte à la quinzième des plantes herbacées, ou de la première division. *Tournefort* l'a divisée en trois sections.

La première comprend les arbres et les arbrisseaux dont les fleurs sont à étamines et attachées aux jeunes fruits. *Exemples:* le frêne, *fraxinus humilior*, le carouge.

La seconde comprend les arbres et les arbrisseaux qui ont les fleurs à étamines séparées des fruits, sur le même pied. Elle se rapporte à la quinzième classe de l'ordre monoïque. *Exemple :* le buis.

La troisième comprend les arbres et les arbrisseaux dont les fleurs, qui sont à étamines, naissent sur des pieds qui ne portent point de fruits, et dont les fruits naissent sur des pieds qui ne fleurissent pas. Cette section est de l'ordre dioïque : *Exemples :* le térébinte, le lentisque.

XIXe. Classe. Arbres. *Amentacées* ou *à chatons.*

C'est-à-dire sans corolle, sans calice ou à écailles. Cette classe comprend les arbres et arbrisseaux à chatons. *Tournefort* l'a divisée en six sections.

La première comprend les arbres et les arbrisseaux dont les chatons sont séparés des fruits sur le même pied, et dont les fruits sont renfermés dans un péricarpe ligneux. *Exemple :* le noyer, le noisetier.

La seconde comprend les arbres et les arbrisseaux dont les chatons sont séparés des fruits sur le même pied, mais dont les semences ou les fruits sont enfermés dans un péricarpe coriacé. *Exemples :* le hêtre, le châtaignier.

La troisième comprend ceux dont les chatons et les fruits

sont séparés sur le même pied, mais dont les fruits sont écailleux. *Exemples :* le sapin, le pin, le bouleau.

La quatrième comprend les arbres et les arbrisseaux dans les mêmes dispositions, mais dont les fruits sont des petites baies ou composés de petites baies. *Exemples :* le genevrier, la sabine, le mûrier, le figuier.

La cinquième comprend les mêmes dispositions, mais les fruits sont secs et ramassés en pelotons. *Exemple :* le platane.

La sixième comprend les arbres et les arbrisseaux dont certains pieds portent des chatons sans fruits, et dont certains autres portent des fruits sans chatons. Ceux-ci sont dioïques. *Exemples :* le saule, le peuplier.

Nota. La dix-neuvième classe a quelque rapport à la seizième.

XXe. Classe. Arbres. *Monopétales.*

C'est-à-dire à corolle d'une seule pièce. Cette classe se rapporte à la première. *Tournefort* a établi six sections.

La première comprend les arbres et arbrisseaux dont la fleur est d'une seule pièce, mais dont le pistil devient une baie ou un fruit mou rempli de semences. *Exemples :* le nerprun, le café.

La seconde comprend les mêmes, dont le pistil devient une baie qui renferme quelques osselets. *Exemples :* l'olivier, le houx.

La troisième comprend ceux dont le pistil devient un fruit membraneux. *Exemple :* l'orme.

La quatrième, ceux dont le pistil devient un fruit sec divisé en loges. *Exemples :* le lilac, la bruyère, l'*agnus castus.*

La cinquième, ceux dont le pistil devient une silique. *Ex. :* le laurier rose.

La sixième, ceux dont le calice devient une baie. *Exemple :* l'yeble, le sureau, le chèvre-feuille.

XXIe. Classe. Arbres. *Rosacés.*

Cette classe se rapporte à la sixième : elle comprend les arbres et les arbrisseaux dont la corolle est polypétale régulière et disposée en roses ; elle est divisée en neuf sections.

La première est celle dont le pistil devient une graine ou un fruit qui n'a qu'une seule cavité. *Exemples :* le sumac, le tilleul, le maronnier d'inde.

La seconde est celle dont le pistil devient une baie. *Exemples :* la vigne, le lierre.

La troisième est celle dont le pistil devient un fruit divisé en deux loges. *Exemples* : le sycomore, le nez coupé, l'arédarach.

La quatrième est celle dont le pistil devient un fruit composé de quelques gousses ramassées en forme de tête. *Exemple* : le tamarisc.

La cinquième est celle dont le fruit est en gousse. *Exemples* : le séné, le tamarin.

La sixième est celle dont le pistil devient un fruit à pepins. (Les botanistes modernes le regardent comme une baie.) *Exemples* : l'oranger, le citronier.

La septième est celle dont le pistil devient un fruit à noyau. *Exemples* : l'abricotier, le cerisier.

La huitième est celle dont le calice devient un fruit à pepins. *Exemples* : le grenadier, le sorbier, le groseiller.

La neuvième est celle dont le calice devient un fruit à noyau. *Exemples* : le néflier, l'azerolier.

XXIIe. Classe. Arbres. *Papillonacées.*

Cette classe se rapporte à la dixième. Elle comprend les arbres et arbrisseaux dont la fleur est à corolle polypétale irrégulière. Elle est divisée en trois sections.

La première comprend les arbres et arbrisseaux dont les fleurs sont légumineuses, et qui ont les feuilles seules et alternes le long des branches. *Exemples* : le genêt d'Espagne, le gainier.

La seconde, dont les fleurs sont légumineuses, et portent trois feuilles sur un pétiole. *Exemples* : le genêt commun, l'aubours ou citise des Alpes.

La troisième, dont les fleurs sont légumineuses et qui portent des côtes feuillées. *Exemples* : le baguenaudier, le faux acacia.

Des étamines.

Les étamines sont les parties mâles des fleurs. Une étamine est ordinairement composée de trois parties ; savoir, du *filet*, de l'*anthère* et du *pollen* ou *poussière séminale*.

Le filet est une espèce de support destiné à soutenir l'anthère.

L'anthère est une petite bourse ou poche qui renferme la poussière fécondante, appelée *pollen*.

Le pollen est la partie de l'étamine qui sert à la fécondation du pistil, d'où naît le fruit. Cette poussière est inflammable, sans avoir le caractère des résines. C'est cette matière que les abeilles vont récolter pour composer leurs rayons de cire.

L'anthère peut être sessile, c'est-à-dire, dépourvue de filet, et n'en constitue pas moins une étamine complète.

Les étamines peuvent avoir quatre positions différentes.

1°. Sur la paroi interne du tube de la corolle, quand celle-ci est monopétale. *Exemple :* le chèvre-feuille.

2°. Sur l'ovaire, quand la corolle polypétale est supère. *Exemple :* la famille des ombellifères.

3°. Sous l'ovaire, quand la corolle polypétale est infère. *Exemples :* le pavot, les crucifères.

4°. Sur le calice, toutes les fois que celui-ci porte les pétales. *Exemple :* la rose.

Ainsi l'insertion de la corolle polypétale détermine toujours celle des étamines, et réciproquement.

Toutes les fois que la corolle est monopétale, le nombre des étamines n'excède jamais vingt ; mais elles peuvent être au dessus ou au dessous de vingt, quand la corolle est polypétale.

Les étamines peuvent se convertir en pétales ; c'est ce que l'on remarque à l'égard des fleurs appelées *doubles*, qui sont pourvues d'un plus grand nombre de pétales, que les fleurs simples, mais qui sont privées de leurs organes sexuels. Ces fleurs sont stériles, et les pétales sont moins odorans. Ce phénomène de conversion des étamines en pétales, est occasionné par la culture.

Du pistil.

Le pistil est l'organe féminin de la fleur. Il est placé au centre de la corolle et du réceptacle. Il est composé de trois parties ; savoir, de l'*ovaire*, qui est la base du pistil ; du *style*, qui porte sur l'ovaire, et du *stigma*, qui termine le style. Lorsque le stigma n'est pas précédé par un style, alors le pistil est sessile. Le style n'est point essentiel au pistil.

Les fonctions du stigma sont de recevoir la poussière fécondante de l'étamine ; et l'ovaire devenant, par la fécondation, l'enveloppe nourricière de la graine ou des graines, le pistil constitue donc le sexe féminin d'une fleur.

Des nectaires.

Les nectaires sont des parties distinctes de celles que nous venons de signaler dans une fleur, et qui secrètent une liqueur particulière, d'une saveur douce sucrée, laquelle paroît être destinée à servir d'aliment au fœtus de la plante.

Les nectaires ne font pas partie essentielle des fleurs : il est beaucoup de celles-ci qui n'en sont point pourvues, et les fleurs n'en sont pas moins complètes.

Les nectaires varient par la forme, le nombre, la grandeur et la position. Quelques-uns ont la forme d'un filet, d'une écaille, d'un cornet, d'un mammelon, d'un éperon : d'autrefois, ce sont des poils, des silles, des cavités. Les abeilles se portent sur les nectaires des fleurs pour en aspirer le suc sucré, qu'elles élaborent dans leur estomac, et dont elles forment leur miel.

Nous terminerons l'histoire des fleurs par une observation générale qui embrasse toutes les parties qui les composent.

Le calice est *le lit nuptial*, (*thalamus ubi celebrantur nuptiæ*); la corolle, *les rideaux*, (*aulœum*); l'étamine, *le mari*; et le pistil, *la femme*.

Après avoir fait connoître les diverses parties qui constituent une fleur complète, après avoir signalé les véritables organes de la fructification, nous ferons remarquer que la réunion des deux sexes est absolument nécessaire pour opérer le phénomène de la reproduction des espèces. La plupart des plantes sont hermaphrodites, c'est-à-dire, qu'elles réunissent les deux sexes dans la même fleur. Mais il y a des plantes où les deux sexes sont séparés et placés sur des fleurs différentes, quoique sur le même individu. Toute la famille des amentacés ou fleurs à chatons, est dans ce cas. Ce genre de plante se nomme *monoïque*, c'est-à-dire, *une seule maison*. Il en est d'autres où les deux sexes ne se rencontrent pas sur le même individu, mais bien sur deux individus différens. Il y auroit stérilité absolue, si l'insertion de la poussière fécondante ne s'opéroit dans l'ovaire de la fleur femelle. C'est l'air agité qui remplit cette sublime fonction de la nature.

Les plantes de ce genre, parmi lesquelles nous citerons pour exemples, le *palmier*, le *chanvre*, la *bryone*, le *lychnis* des champs, sont appelées *dioïques*, c'est-à-dire, de *deux maisons*.

Ces premières instructions préliminaires étoient indispensables pour faciliter l'étude du système de *Linneus*, dont nous allons donner une connoissance abrégée, immédiatement après la méthode de *Tournefort*.

NOTA. *Tournefort* a réuni sous le nom de *familles naturelles* celles des plantes dont les caractères, pris soit dans la forme de la corolle, soit dans celle du fruit, soit dans le nombre des semences, sont constamment uniformes; et il considère comme telles, 1°. les labiées; 2°. les crucifères; 3°. les rosacées; 4°. les ombellifères; 5°. les liliacées; 6°. les caryophyllées; 7°. les papillonacées.

SYSTÈME SEXUEL DE LINNEUS.

CHARLES LINNEUS, l'un des plus grands naturalistes qu'ait produit le dix-huitième siècle, naquit en 1707, dans la province de Smoland, en Suède. Il fut le réformateur de toutes les parties de l'histoire naturelle. Son système sexuel des plantes est un chef-d'œuvre de la conception humaine. Il a dévoilé aux yeux du philosophe non-seulement l'organisme végétal, mais même le mystère de la reproduction des espèces. On ne peut pas se dissimuler que dans plusieurs circonstances, ce beau et magnifique système s'éloigne de l'ordre naturel : les *gramen*, qui ont une si grande analogie entre eux, y sont partagés en quatre classes ; les verveines sont placées dans la *diandrie*, quoique les unes aient quatre étamines, et semblent devoir appartenir à la *tétrandrie* ; les valérianes sont rangées dans la *triandrie*, quoique quelques espèces aient une à deux étamines, d'autres trois à quatre ; mais ce célèbre botaniste, convaincu du rapport qui existe entre ces sortes de plantes, a préféré cette contre-indication systématique, plutôt que de les séparer. Les *phytolaques*, qu'il range dans la décandrie, ont huit, dix et jusqu'à vingt étamines, quelquefois même elles sont *dioïques*, c'est-à-dire, de *deux maisons* ; mais il faut en convenir, pour soumettre les productions de la nature à des rapprochemens tout à la fois méthodiques et réguliers, on rencontre souvent des difficultés insurmontables. Il existe bien encore un inconvénient qui rend ce système très-difficile à embrasser, c'est la petitesse extrême de certaines fleurs, qui oblige à avoir recours à l'usage des instrumens qui grossissent suffisamment les objets, pour distinguer le nombre et la position des étamines dans l'intérieur de la corolle ou sur leur réceptacle ; mais nous avons des verres microscopiques qui ne nous laissent plus rien à desirer à cet égard ; et le physicien-botaniste a soin de s'en procurer, lorsqu'il se propose de visiter les domaines enchanteurs de la brillante flore. On trouve, dans ce système, une nomenclature facile et précise dans l'idée qu'elle donne de la classe indiquée ; on y admire le génie vaste et sublime de son auteur, qui plane sur la nature.

Caractères des classes.

Linneus a fondé le caractère de ses classes sur six considérations.

La première est basée sur le nombre des étamines, et elle comprend les onze premières classes.

La seconde est appuyée sur la position et le nombre des étamines. Elle comprend les douzième et treizième classes.

La troisième porte sur le nombre et la proportion des étamines. Elle embrasse les quatorzième et quinzième classes.

La quatrième se rapporte à la connexion des étamines. Elle comprend les seizième, dix-septième, dix-huitième et dix-neuvième classes.

La cinquième est fondée sur la position des étamines. Celle-ci ne comprend que la vingtième classe.

La sixième est fondée sur la présence et la combinaison d'un ou plusieurs sexes. Elle renferme les vingt-unième, vingt-deuxième, vingt-troisième et vingt-quatrième classes.

Tout le système de *Linneus* repose donc sur vingt-quatre classes. Mais à ces classes, il a fallu qu'il ajoutât des ordres, ou divisions pour signaler les sections et les espèces. En conséquence, il a établi ses ordres sur le nombre des pistils, ou organes femelles, jusqu'à la treizième classe inclusivement, parce que ce nombre se rencontre en conformité avec celui des étamines qui caractérisent les classes : mais lorsque c'est la disposition des étamines, ou une autre circonstance, qui fait le caractère de la classe, les ordres sont le plus ordinairement établis sur d'autres distinctions.

Avant d'entrer en de plus grands détails, il convient que nous fassions connoissance avec la nomenclature des classes. Nous devons prévenir que chacun des noms est d'origine grecque, dont nous donnons l'explication en françois. C'est ainsi, par exemple, que *monandrie* dérive de *monos* (seul), et de *ander* (mari, autrement étamine).

Tableau des Classes du Système de LINNEUS.

	CLASSES.	EXPLIC.		EXEMPLES.	
1.	MONANDRIE.	1	*Mari.*	Balisier.	Fleurs visibles hermaphrodites. Nombre des étamines.
2.	DIANDRIE.	2	*Id.*	Sauge.	
3.	TRIANDRIE	3	*Id.*	Blé.	
4.	TETRANDRIE. . . .	4	*Id.*	Plantain.	
5.	PENTANDRIE. . . .	5	*Id.*	Chèvrefeuille.	
6.	HEXANDRIE. . . .	6	*Id.*	Lis.	
7.	HEPTANDRIE. . . .	7	*Id.*	Maronnier d'Inde.	
8.	OCTANDRIE	8	*Id.*	Capucine.	
9.	ENNEANDRIE. . . .	9	*Id.*	Laurier.	
10.	DECANDRIE. . . .	10	*Id.*	Œillet.	
11.	DODECANDRIE (1).	12	*Id.*	Réséda.	

(1) On ne trouve point de fleurs à onze étamines.

12. Icosandrie. . . . . 20 *Mari* et plus. Rose.

13. Polyandrie. . . . . 20 et plus. L'ancolie.

Fleurs visibles herm. Nomb. et situation des étamines.

14. Didynamie. *Deux puissances*, ou quatre étamines, dont deux plus longues et deux plus courtes. *Exemple :* les labiées.

15. Tétradynamie. *Quatre puissances*, ou six étamines, dont quatre plus longues et deux en opposition, plus courtes. *Exemple :* les crucifères.

Visibles hermaphrod. Proportions des étam.

16. Monadelphie. *Un seul frère.* Les étamines réunies en un faisceau par les filets, les anthères libres. *Exemple :* la mauve.

17. Diadelphie. *Deux frères.* Les étamines réunies par les filets en deux corps égaux ou inégaux. *Exemples :* les papillionacées, la fumeterre.

18. Polyadelphie. *Plusieurs frères.* Filets des étamines réunis en trois corps ou plus. *Exemples :* le millepertuis, l'oranger.

19. Syngénésie. *Ensemble, génération.* Anthères réunies immédiatement en un seul corps ; les filets formant un cylindre souvent enfilé par le style, mais ne contractant aucune union avec le pistil. Cette classe renferme les fleurs composées. *Ex. :* l'artichaut, le pissenlit.

20. Gynandrie. *Le mari sur la femme.* Les sexes sont immédiatement réunis, les étamines posant sur le pistil. *Exemples :* l'orchis, l'aristoloche.

Visibles hermaphrodites. Réunion des étamines dans quelques-unes de leurs parties.

21. Monoécie. *Une seule maison.* Toutes les fleurs uni-sexes, mâles et femelles, sur la même plante. *Exemples :* le noyer, le bouleau, la pimprenelle.

22. Dioécie. *Deux maisons.* Toutes fleurs mâles sur une plante, et toutes fleurs femelles sur une autre plante, également conformée. *Exemples :* le chanvre, le saule, l'if.

23. Polygamie. *Plusieurs mariages.* Fleurs hermaphrodites, et fleurs uni-sexes, soit sur la même plante, soit sur diverses plantes de la même espèce. *Exemples :* le frêne, la pariétaire.

Fleurs visibles uni-sexuelles ou *diclines*, c'est-à-dire, à deux habitations.

24. CRYPTOGAMIE. *Mariage secret.* Toutes les plantes dont les sexes sont inconnus. *Exemp.* : les champignons, les algues, les mousses, les fougères.

Nota. Les fougères ne sont plus dans la classe des cryptogames ; cependant elles y sont maintenues jusqu'à ce qu'on leur ait assigné une place plus convenable.

Fleurs diffic. à apercevoir, ou peu connues.

Linneus a terminé son système par un appendice dans lequel il a rangé plusieurs plantes dont il n'a pu suffisamment déterminer les caractères.

Nous avons dit plus haut que les ordres ou divisions des classes, d'après le système de *Linneus*, étoient établis sur le nombre des pistils ou organes femelles, dans une grande partie, et sur différens caractères à l'égard du reste du même système. Essayons de faire connoître les motifs qui ont dirigé ce savant dans le plan qu'il nous a tracé.

Les ordres des treize premières classes, se tirent du nombre des pistils ou des styles, ou bien des stigma sessiles, par la raison que le nombre de ces organes femelles est exprimé dans ces treize classes, conformément au rapport où ils s'y rencontrent avec les étamines qui expriment le nombre des classes.

Ce qui rend l'étude de ce système plus difficiles aux jeunes élèves, c'est lorsqu'ils négligent la connoissance des mots techniques, qui forment la langue principale de la botanique, et leur juste application, qui donne l'intelligence de la classe et celle de l'ordre ou de la division.

Explication des caractères des ordres.

1. *Monogynie*. . Une seule femme, ou un seul pistil. *Ex.* : la bourrache.
2. *Digynie*. . . . Deux femmes, ou deux pistils. *Exemple* : la gentiane.
3. *Trigynie*. . . . Trois femmes. *Exemple* : le pied-d'alouette.
4. *Tétragynie*. . . Quatre femmes. *Exemple* : le petiveria.
5. *Pentagynie*. . Cinq femmes. *Exemples* : le lin, l'ancolie.
6. *Hexagynie*. . Six femmes. *Exemple* : le jonc fleuri.
7. *Heptagynie*. . Sept femmes. *Ex.* : le septas de *Linneus*.
8. *Décagynie*. . . Dix femmes. *Exemple* : la phytolaque.

9. *Dodécagynie.* Douze femmes. *Exemple :* la joubarbe.

10. *Polygynie.* Plusieurs femmes, c'est-à-dire, dont le nombre n'est pas déterminé. *Exemple :* la tormentille.

Tels sont les noms des ordres qui sont tirés du nombre des pistils ou organes féminins.

Nous ferons remarquer, d'autre part, que ces noms ne servent qu'à exprimer le nombre des pistils que contiennent les fleurs, et que pour exprimer l'ordre des classes, il faut qu'ils soient précédés par le nom qui est propre à chacune d'elles.

Les ordres qui sont établis sur d'autres caractères que ceux qui sont désignés par les organes femelles, ont leurs dénominations particulières. C'est ainsi, par exemple, que la didynamie se divise en deux ordres.

1. *Gymnospermie.* Qui signifie *fruit nu.*

2. *Angiospermie.* Qui signifie *fruit recouvert.*

La tétradynamie se divise aussi en deux ordres.

1. *Siliculeuse.* Lorsque le fruit est court relativement à sa largeur. Il prend le nom de *silicule.*

2. *Siliqueuse.* Lorsque le fruit est long relativement à sa largeur. Il prend le nom de *silique.*

Nota. La monadelphie, la diadelphie et la polyadelphie, tirent leurs ordres du nombre des étamines. Nous établirons ces distinctions dans le tableau général des classes, avec leurs différens ordres.

La syngénésie se divise en six ordres, lesquels sont ainsi exprimés.

1. *Polygamie égale.* Plusieurs mariages égaux ; c'est-à-dire que les fleurons ou demi-fleurons sont tous hermaphrodites fertiles. *Exemples :* l'artichaut, la laitue.

2. *Polygamie superflue.* Plusieurs mariages, dont quelques-uns peuvent être regardés comme non nécessaires. Les fleurons ou demi-fleurons sont hermaphrodites fertiles sur le disque : ceux de la circonférence sont femelles. Ces dernières fleurs sont de véritables concubines. *Ex. :* le séneçon, la camomille, la grande marguerite des champs.

3. *Polygamie frustranée* ou *vaine.* Plusieurs mariages, dont quelques-uns ne peuvent avoir lieu. Les fleurons ou demi-fleurons du disque sont hermaphrodites fertiles; ceux de la périphérie, c'est-à-dire de la circonférence, sont dépourvues de stigma et stériles.

4. *Polygamie nécessaire.* Les fleurons ou demi-fleurons du disque sont hermaphrodites-stériles, par l'imperfection du stigma ; ceux de la circonférence sont fertiles, en sorte que ce sont des concubines nécessaires pour la propagation de l'espèce. *Exemple :* le souci.

5. *Polygamie séparée.* Fleurons ou demi-fleurons disposés en plusieurs petits groupes dans des calices, ou environnés d'écailles ou de paillettes qui les distinguent. *Exemple :* la boulette.

6. *Monogamie.* Un seul mariage. Les fleurs sont distinctes les unes des autres, et dans le cas où la fleur paroît composée, l'ovaire, ou le fruit polysperme, c'est-à-dire à plusieurs semences, distingue cet ordre des précédens. *Exemples :* la lobélie, la violette.

Nous remarquerons; 1°. que la *gynandrie* tire ses ordres du nombre de ses étamines, comme la *monadelphie*, la *diadelphie* et la *polyadelphie*.

2°. Que la *monoécie* et la *dioécie* ont pour ordres, toutes les classes précédentes, excepté la *syngénésie polygamie* seulement.

La *polygamie* se divise en trois ordres.

1. *Monoécie.* Fleurs hermaphrodites et mâles ou femelles, sur la même plante. *Exemple* : l'arroche.

2. *Dioécie.* Fleurs hermaphrodites sur une plante, et mâles ou femelles sur une autre. *Exemple :* le frêne.

3. *Trioécie* ou *polyoécie.* Fleurs hermaphrodites, ou seule ou accompagnées de fleurs uni-sexes sur une plante, et fleurs uni-sexes sur deux autres plantes. *Exemples :* le caroubier, le figuier.

La *cryptogamie*, ou mariage caché ou clandestin, se divise en quatre ordres.

1. *Fougères.* Dont les feuilles sont roulées en dedans sur elles-mêmes, avant leur développement.

2. *Les mousses.* Feuilles radicales ou tiges filiformes, garnies de feuilles membraneuses, sessiles, etc.

3. *Les Algues.* Dont les feuilles sont laminées, où les tiges filiformes, garnies de feuilles membraneuses sessiles, etc.

4. *Les champignons.* Substances spongieuses, aphylles, c'est-à-dire sans feuilles, solides ou semblables à du liége, lisses ou garnies de lames, de plis, de pointes ou de pores *réunis en masses.*

Le but que je me suis proposé dans cette exposition du système des classes et des ordres de *Linneus*, ne seroit rempli qu'à moitié, si je ne rapprochois sous un même point de vue le tableau des classes et des ordres réunies.

TABLEAU SYSTÉMATIQUE

Des Classes et Ordres, selon le système de LINNEUS.

CLASSES.	ORDRES.	EXEMPLES.
1. MONANDRIE.....	1. *Monogynie*....	La canne d'Inde.
	2. *Digynie*......	La lentille des marais.
2. DIANDRIE....	1. *Monogynie*...	La véronique.
	2. *Digynie*....	Le chiendent des prés.
	3. *Trigynie*....	Le poivre noir.
3. TRIANDRIE...	1. *Monogynie*...	La valériane.
	2. *Digynie*.....	Le froment.
	3. *Trigynie*....	L'œillet des champs.
4. TÉTRANDRIE..	1. *Monogynie*...	La scabieuse.
	2. *Digynie*.....	La cuscute.
	3. *Tétragynie*...	La cassine.
5. PENTANDRIE..	1. *Monogynie*...	L'héliotrope.
	2. *Digynie*.....	Le dompte-venin.
	3. *Trigynie*....	Le sumac.
	4. *Tétragynie*...	Parnasse des marais.
	5. *Pentagynie*...	Le lin.
	6. *Polygynie*...	Queue-de-souris.
6. HEXANDRIE...	1. *Monogynie*...	L'asperge.
	2. *Digynie*.....	Le ris.
	3. *Trigynie*....	La patience.
	4. *Tétragynie*...	Le petiveria alliacea. (inusité.)
	5. *Polygynie*....	Le plantain d'eau.

CLASSES.	ORDRES.	EXEMPLES.
7. HEPTANDRIE..	1. *Monogynie*. . .	Le maronnier d'Inde.
	2. *Digynie*.. . . .	Le limeum africanum. (inusité.)
	3. *Trigynie*. . . .	Serpentaire rampante.
	4. *Heptagynie*.. .	Le septas capensis, (inusité.)
8. OCTANDRIE.. .	1. *Monogynie*. . .	L'amiris élémi-fère.
	2. *Digynie*.	Le kali d'Afrique.
	3. *Trigynie*. . . .	La bistorte.
	4. *Tétragynie*. . .	L'élatine hydropiper.
9. ENNÉANDRIE..	1. *Monogynie*. . .	Le canellier.
	2. *Trigynie*. . . .	La rhubarbe.
	3. *Hexagynie*. . .	Butomus umbellatus.
10. DÉCANDRIE.. .	1. *Monogynie*. . .	Le séné.
	2. *Digynie*.. . . .	La saxifrage.
	3. *Trigynie*. . . .	Cucubalus bacciferus.
	4. *Pentagynie*. . .	Oseille des bucherons.
	5. *Décagynie*. . .	La phytolaque.
11. DODÉCANDRIE. Etamines entre 11 et 19, inclusivement.	1. *Monogynie*. . .	L'asaret.
	2. *Digynie*.. . . .	L'aigremoine.
	3. *Trigynie*. . . .	Le réséda.
	4. *Pentagynie*. . .	Le glinus lotoïdes. (inusité.)
	5. *Octogynie*. . . .	L'illicium anisatum. (inusité.)
	6. *Dodécagynie*. .	La joubarbe.
12. ICOSANDRIE.. .	1. *Monogynie*. . .	Le pêcher, le prunier.
	2. *Digynie*.. . . .	L'azérolier.
	3. *Trigynie*. . . .	Le sorbier.
	4. *Pentagynie*. . .	Le néflier.
	5. *Polygynie*. . . .	Le rosier.
13. POLYANDRIE. .	1. *Monogynie*. . .	La chélidoine.
	2. *Digynie*.. . . .	La pivoine.
	3. *Trigynie*. . . .	L'aconit salutifère.
	4. *Tétragynie*. . .	Le hêtre d'Amérique.
	5. *Pentagynie*. . .	L'ancolie.
14. DIDYNAMIE.. .	1. *Gymnospermie*.	Plantes labiées.
	2. *Angiospermie*. .	La scrophulaire.

CLASSES.	ORDRES.	EXEMPLES.
15. TÉTRADYNAMIE.	1. *Siliculeuse*. . . .	Le cochléaria.
	2. *Siliqueuse*. . . .	L'érysimum.
16. MONADELPHIE.	1. *Pentandrie*. . .	La guimauve fausse.
	2. *Décandrie*. . . .	L'herbe à Robert.
	3. *Polyandrie*. . . .	La guimauve.
17. DIADELPHIE. .	1. *Hexandrie*. . .	La fumeterre.
	2. *Octandrie*. . . .	Le polygala.
	3. *Décandrie*. . . .	Le genet.
18. POLYADELPHIE.	1. *Pentandrie*. . .	Le cacao.
	2. *Icosandrie*. . . .	L'oranger.
	3. *Polyandrie*. . .	Le millepertuis.
19. SYNGÉNÉSIE. . .	1. *Polygamie égale*	La chicorée sauvage.
	2. *Polygamie superflue*. . . .	Le tussilage.
	3. *Polygamie frustranée ou vaine*.	La centaurée.
	4. *Polygamie nécessaire*. . . .	Le souci.
	5. *Polygam. sépar*.	L'échinoppe velue ou boulette.
	6. *Monogamie*. . .	Le violier.
20. GYNANDRIE. . .	1. *Diandrie*. . . .	Le satyrium.
	2. *Triandrie*. . .	Le narcisse indien.
	3. *Tétrandrie*. . .	Le népenthes.
	4. *Pentandrie*. . .	La fleur de la passion.
	5. *Hexandrie*. . .	L'aristoloche.
	6. *Décandrie*. . .	L'isora murri.
	7. *Polyandrie*. . .	Le pied-de-veau.
21. MONOÉCIE. . . .	1. *Monandrie*. . .	Concombre d'Amériq.
	2. *Diandrie*. . . .	Concombre de Saint-Domingue.
	3. *Triandrie*. . . .	Maïs ou blé de Turq.
	4. *Tétrandrie*. . .	L'ortie pilulifère.
	5. *Pentandrie*. . .	L'amaranthe tricolore.
	6. *Hexandrie*. . .	Le zirania aquatica.
	7. *Heptandrie*. . .	Le guettarda speciosa.
	8. *Polyandrie*. . .	La sagittaire.
	9. *Monadelphie*. .	Le pin.
	10. *Syngénésie*. . .	Le concombre sauvage.
	11. *Gynandrie*. . .	L'andrachne téléphioïdes. (inusité.)

CLASSES.	ORDRES.	EXEMPLES.
22. DIOÉCIE. . . .	1. *Monandrie.* . .	Najas marina (inusité.)
	2. *Diandrie.* . . .	Le saule.
	3. *Triandrie.* . .	La camarigne.
	4. *Tétrandrie.* . .	Le guy.
	5. *Pentandrie.* . .	Le pistacier.
	6. *Hexandrie.* . .	La salsepareille.
	7. *Octandrie* . . .	Le peuplier.
	8. *Ennéandrie.* . .	La mercuriale.
	9. *Décandrie.* . .	Le papayer.
	10. *Dodécandrie* . .	La coque du Levant.
	11. *Polyandrie.* . .	Le cliffortia ilicifolia.
	12. *Monadelphie.* .	Le genevrier.
	13. *Syngénésie.* . .	Le petit houx.
	14. *Gynandrie.* . .	Le clutia alaternoïdes.
23. POLYGAMIE. . .	1. *Monoécie.* . . .	L'ellébore blanc.
	2. *Dioécie.* . . .	Le frêne.
	3. *Polyoécie.* . . .	Le figuier.
24. LA CRYPTOGAMIE	1. *Des Fougères.* .	La fougère.
	2. *Des Mousses.* . .	Le licopodium.
	3. *Des Algues.* . .	Les algues, les lichens, les fucus, les conferva, les byssus.
	4. *Des Fungus.* . .	Les agarics, les bolètes.

Remarques.

Nous avons fait connoître les noms des vingt-quatre classes de *Linneus*, en donnant l'explication de chaque nom en particulier, et en citant à l'appui des exemples; nous avons suivi la même marche à l'égard des ordres : on vient de voir réuni dans un même tableau, chaque classe en particulier, avec le nombre des ordres qui lui appartient ; ce mode d'instruction m'a semblé assez facile à suivre pour acquérir des notions exactes de ce système. Je n'ajouterai que quelques observations pour diriger l'élève, et lui indiquer comment il doit s'y prendre pour trouver une plante dans le système sexuel.

Toutes les plantes peuvent être rangées sous deux considérations générales ; savoir : les plantes dont l'hymen est *public*, pour me servir de l'expression de *Linneus* lui-même, et les plantes dont l'hymen est *clandestin.*

Les premières sont censées être douées d'étamines et de pistils, et ces organes sont plus ou moins apparens.

Les secondes, au contraire, ne laissent apercevoir aucun des organes de la fructification, et elles sont comprises dans la division des plantes appelées *cryptogames*.

Ces deux considérations sont si tranchantes, qu'il est impossibles de s'y méprendre. Or, toutes les plantes cryptogames ne comprennent qu'une seule classe, qui est la vingt-quatrième, et qui est désignée sous le nom de *cryptogamie* (mariage secret ou clandestin). Il reste donc vingt-trois classes à examiner sous le rapport des organes sexuels dont les plantes qu'elles renferment sont pourvues.

C'est ici le moment de faire observer les phénomènes vraiment admirables qui accompagnent l'organisation végétale, et l'examen de ces phénomènes va contribuer à dévoiler les mystères de la génération, parmi les diverses espèces végétales, ainsi qu'à faire connoître les motifs qui ont déterminé le célèbre botaniste dans sa distribution systématique.

Les fleurs sont ou hermaphrodites, c'est-à-dire qu'elles réunissent les deux sexes, ou seulement mâles, c'est-à-dire à étamines, ou seulement femelles, c'est-à-dire à pistils. Quelquefois il arrive que les fleurs mâles et les fleurs femelles se rencontrent sur le même individu, mais en des endroits séparés; d'autrefois ces fleurs mâles et femelles sont placées sur des individus séparés; dans certaines plantes, on aperçoit des fleurs hermaphrodites, et en même tems des fleurs mâles et des fleurs femelles, bien distinctes les unes des autres.

Ces divers états où se rencontrent les fleurs, ont donné lieu à deux grandes divisions, dont l'une a été nommée *monoclinie*, c'est-à-dire une seule habitation, et l'autre *diclinie*, c'est-à-dire deux habitations.

Voilà donc les vingt-trois premières classes qui comprennent les plantes à hymen public, sous deux acceptions seulement; savoir, les plantes *monoclines* et les plantes *diclines*.

Or, on entend par plantes *monoclines*, toutes celles qui portent des fleurs purement hermaphrodites, et les plantes de cette sortes sont renfermées dans les vingt premières classes.

On entend par plantes *diclines*, toutes celles dont les fleurs sont mâles et femelles distinctement, placées sur un seul ou sur deux individus, et celles des plantes encore qui, outre les fleurs mâles et femelles qu'elles portent distinctement, portent en même tems des fleurs hermaphrodites.

On conçoit que ces différences ont dû donner lieu nécessairement à trois classes distinctes. En effet, *Linneus* en a formé la vingt-unième, vingt-deuxième et vingt-troisième classes de son système, sous les noms de *monoécie*, *dioécie* et *poly-*

gamie. Voyez ci-dessus le tableau des classes de *Linneus*, où ces noms de classes sont expliqués.

Mais revenons aux vingt premières classes, qui ne comprennent que des plantes à fleurs hermaphrodites, et que nous avons placées dans la première division appelée *monoclynie. Linneus* partage ces vingt classes en deux grandes divisions, qu'il a nommées *diffinité* et *affinité.*

Il comprend dans la *diffinité*, toutes les plantes dont les étamines sont parfaitement libres, c'est-à-dire qu'elles ne sont réunies ni par les filamens, ni par les anthères, ou quand elles ne sont pas attachées immédiatement sur le pistil, comme dans la gynandrie.

Les plantes dont les étamines sont libres, et qui appartiennent à la division nommée *diffinité*, comprennent les quinze premières classes.

La division appelée *affinité*, comprend les plantes dans lesquelles on aperçoit, ou les filamens des étamines réunis, ou les anthères réunis, ou les étamines insérées sur le pistil. Dans le premier cas, elles appartiennent ou à la monadelphie, ou à la diadelphie, ou à la polyadelphie; dans le second, à la syngénésie; et dans le troisième, à la gynandrie.

RESUMÉ.

Hymens publics.	1. Plantes monoclines à étamines diffines. . .	15
	2. Plantes monoclines à étamines affines. . . .	5
	3. Plantes diclines.	3
Hymens cachés.	4. Cryptogamie.	1
	Total.	24

METHODÉ DE JUSSIEU.

La méthode naturelle de *Jussieu* repose sur deux caractères essentiels; savoir le nombre des feuilles séminales ou *cotylédons*, et l'insertion des étamines; mais comme il est des plantes dont les organes de la fructification sont inconnus, le célèbre professeur en fait une division particulière, qu'il a nommée *acotylédone.* Ainsi, d'après cette méthode, toutes les plantes sont rangées sous trois divisions.

PREMIÈRE DIVISION.

Plantes acotylédones.

Cette division comprend les plantes dont les organes de la fructification sont inconnus, et dont les organes sexuels sont difficiles à apercevoir. On a donné à ces plantes le nom d'*acotylédones*, de l'*a* privatif des Grecs, qui signifie *sans*, comme si l'on disoit *sans cotylédons.*

Cette divison comprend :

1°. Les Champignons.
2°. Les algues.
3°. Les mousses.
4°. Les fougères.

Nous ferons remarquer, à l'égard des mousses et des fougères, qu'on peut les distraires de cette division, parce qu'on est parvenus à en découvrir les organes sexuels, et à faire germer des graines qui ont levé avec deux feuilles séminales ou cotylédons.

SECONDE DIVISION.

Plantes monocotylédones.

Cette division comprend les plantes dont les semences ou graines n'ont qu'un cotylédon.

Les plantes monocotylédones sont distribuées en trois classes, caractérisées par l'insertion des étamines. On remarque que les plantes monocotylédones apétales, c'est-à-dire, privées de corolles, ne peuvent avoir qu'un mode d'insertion; savoir, l'insertion absolument immédiate. Mais cette insertion pouvant être ou *hypogyne*, ou *périgyne*, ou *épigyne*, c'est-à-dire, *dessous*, *autour* ou *sur* le pistil, il s'ensuit que les monocotylédones fournissent trois classes.

La 1re. comprend celles dont les étamines sont hypogynes (le mari sous la femme), c'est-à-dire, posées sous le pistil. *Exemples :* l'arum, la calla æthiopica, le typha, le souchet, les graminées, le panis, le millet, le riz, le maïs ou blé de Turquie, l'avoine, l'yvraie, la canne à sucre, etc.

La 2e. comprend les monocotylédones dont les étamines sont périgynes (le mari autour de la femme), c'est-à-dire, qu'elles sont attachées au calice. *Exemples* : les palmiers, le dattier, le sagoutier, le coco, l'aréca, le jonc, le colchique, les liliacées, le muguet, l'asperge.

La 3e. comprend celles dont les étamines sont épigynes (le mari sur la femme), c'est-à-dire, qu'elles s'implantent sur le pistil. *Exemples* : le bananier, le gingembre, les orchis, la vanille, la nymphœa, la châtaigne d'eau.

TROISIÈME DIVISION.

Plantes dicotylédones.

Les plantes dicotylédones sont dans un nombre dix fois plus considérables que les acotylédones et les monocotylédones réunies.

Jussieu les subdivise en quatre sections; savoir en

1e. Dicotylédones apétales ou sans corolles.
2o. Dicotylédones monopétales ou fleurs d'une seule pièce.
3o. Dicotylédones polypétales ou de plusieurs pièces.
4o. Dicotylédones diclines irrégulières, lesquelles sont *monoïques*, *dioïques* et *polygames*.

La première section compose trois classes.

La 1re. comprend toutes les plantes dicotylédones sans corolles, qui ont des étamines épigynes (sur le pistil). *Exemples* : l'asaret, l'aristoloche.

La 2e. renferme les dicotylédones sans corolles, dont les étamines sont périgynes (autour du pistil). *Exemples* : la lauréole, le garou, le lagetto ou bois de dentelle, le laurier, le muscadier, la persicaire, la renouée, la bistorte, le sarrazin, l'oseille, la patience, la rhubarbe, le kali ou soude, l'épinard, la bette, la carde poirée, la betterave, l'aroche, la pimprenelle, etc.

La 3e. enfin se compose des dicotylédones sans corolles, dont les étamines sont hypogynes (sous le pistil). *Exemples* : l'amarante, le plantin, la belle-de-nuit, etc.

La seconde section (les dicotylédones monopétales) est composée de quatre classes.

La 1re. renferme les dicotylédones monopétales dont les étamines sont hypogynes (sous le pistil). *Exemples* : le mouron, la primevère, l'oreille-d'ours, la véronique, la morelle, l'acanthe, le lilas, le frêne, l'olivier, le jasmin, le troëne, la verveine, les labiées, les personées, les solanées, les boraginées, la gentiane, etc.

La 2e. renferme les dicotylédones monopétales dont les étamines sont périgynes (autour du pistil). *Exemples :* la bruyère, le myrtille, la campanule, la raiponce, les courges.

La 3e. diffère des deux précédentes, en ce que les étamines sont épigynes (sur le pistil), à anthères réunies. *Exemples :* les fleurs composées, la laitue, la chicorée, le pissenlit, la scorsonère, la barbe-de-bouc, l'artichaut, le cardon, l'herbe-aux-ânes, le chardon, la carline, le carthame, la chaussetrappe, la jacée, le bleuet, le chardon hémorrhoïdal, le seneçon, le tussilage, le souci, la paquerette, la grande marguerite, la tanaisie, l'armoise, la camomille, l'achillée, l'herbe-aux-charpentiers, le topinambour, etc.

La 4e. enfin ne diffère de la troisième qu'en ce que les étamines sont épigynes (sur le pistil), à anthères distinctes ou séparées. *Exemples :* le chardon à bonnetier, la scabieuse, la valériane, le chèvrefeuille, le gui, le sureau, le cornouiller, le lierre, le caille-lait, la garance, le quinquina, le caféyer.

La troisième section (les dicotylédones polypétales) renferme trois classes.

La 1re. comprend les dicotylédones polypétales dont les étamines sont épigynes (sur le pistil). *Exemples :* le gen-seng, les ombellifères.

La 2e. renferme les dicotylédones polypétales dont les étamines sont hypogynes (sous le pistil). *Exemples :* la clématite, l'anémone, la renoncule, l'ellébore, l'ancolie, le pied d'alouette, l'aconit, la pivoine, le pavot, la chélidoine, le caprier, le réséda, le savonier, le marronier d'Inde, l'érable, le millepertuis, le mangoustan-guttifère, le thé de la Chine, la vigne, le bec-de-grue ou geranion, la capucine, la balsamine, le vinetier, le tilleul, la violette, la rhue, la fraxinelle, les plantes crucifères, les malvacées, les cariophilées, le lin, l'œillet.

La 3e. renferme les dicotylédones polypétales dont les étamines sont périgynes (autour du pistil). *Exemples :* la joubarbe, le pourpier, le groseiller, le cierge, le nopal, l'opuntia, le santal, le myrte, le géroflier, le grenadier, le fusain, le houx, l'alaterne, le jujubier, les rosacées, le pommier, le poirier, le coignassier, le néflier, l'azérolier, l'aubepin, le sorbier, le rosier, le fraisier, les légumineuses, etc.

La quatrième section (les dicotylédones diclines irrégulières, lesquelles sont monoïques, dioïques et polygames) forme la quinzième et dernière classe de la méthode de *Jussieu.*

Cette classe renferme les amentacées ou plantes à chatons, les conifères. *Exemples :* le noisettier, le pin, le mûrier, l'ortie, le houblon, le chanvre, etc.

Cette classe correspond aux vingt-unième, vingt-deuxième et vingt-troisième classes du système de *Linneus.*

Nota. Les trois divisions adoptées par *Jussieu*, comportent quinze classes, conformément aux subdivisions que nous venons de faire connoître. Nous allons les présenter sous une forme synoptique, pour en rendre l'ensemble plus facile à saisir.

TABLEAU SYNOPTIQUE

Des Classes de la Méthode de JUSSIEU.

DIVISIONS.		CLASSES.
1re. ACOTYLÉDONES		I.
2e. MONOCOTYLEDONES.	Hypogynes	II.
	Périgynes	III.
	Epigynes	IV.
3e. DICOTYLÉDONES.		
Apétales: étamines. . .	Epigynes	V.
	Périgyne	VI.
	Hypogynes	VII.
Monopét. étamines. . .	Hypogynes	VIII.
	Périgynes.	IX.
	Epigynes, anthères réunies.	X.
	Epigynes, anth. distinctes.	XI.
Polypét. étamines. . . .	Epigynes	XII.
	Hypogynes	XIII.
	Périgynes.	XIV.
Monoïques, dioïques, Polygames		XV.

Ces quinze classes se subdivisent en quatre-vingt-quinze ordres ou familles, dont nous avons cité un grand nombre d'individus à chacune des classes en particulier.

Nota. En rapprochant les trois méthodes de classification, je n'ai pas prétendu offrir aux lecteurs un ouvrage complet sur la botanique; mon projet a été seulement de rendre l'étude de chaque méthode ou système, d'une telle simplicité et facilité, que l'on pût les concevoir et les retenir sans beaucoup de peine. Mais c'est en suivant les leçons des savans professeurs de botanique, que les élèves peuvent espérer de s'instruire plus parfaitement dans cette partie si importante de l'histoire naturelle. Le lecteur reconnoîtra, en lisant dans cet ouvrage, la description de chacune des plantes qui s'y trouvent consignées, avec le nom de la classe, soit d'après la méthode de *Tournefort*, soit conformément au système de *Linneus*, combien il est utile de faire connoître une plante par les véritables caractères qui la signalent; il ne sera plus exposé à être induit en erreur par une prétendue analogie physiologique, à laquelle on croyoit anciennement, et qu'un examen plus approfondi a démontré ne pas exister réellement.

Un autre degré d'intérêt que j'ai tâché de mettre dans cet ouvrage, c'est d'avoir fait connoître non-seulement les propriétés médicinales des différens corps naturels, mais encore les diverses manières d'en faire usage, et les diverses compositions pharmaceutiques, dans lesquelles ils entrent les uns ou les autres. Pour asseoir les premières, avec connoissance de cause, j'ai puisé mes autorités dans les ouvrages des célèbres praticiens qui ont écrit sur la matière médicale. Quant aux secondes, elles sont des produits de l'art que j'exerce depuis quarante ans, et dont j'ai déjà soumis l'expérience au jugement du public, en lui livrant mes premiers ouvrages.

Je terminé ce dictionnaire par une table latine et françoise. Cette table est d'autant plus nécessaire, qu'il est un grand nombre de plantes dont les noms vulgaires, françois ou latins, ne sont pas tous connus des étrangers; en sorte qu'en leur adjoignant les noms systématiques latins, je puis du moins espérer de m'être rendu utile à un plus grand nombre de personnes.

TABLE

DES NOMS LATINS,

RENVOYÉS, DANS LE DICTIONNAIRE, AUX NOMS FRANÇOIS.

A

B

C

D

E

F

G

H

J I

K

L

M

N

O

P

Q

R

S

T

V U

X

Y

Z

FIN.

DE L'IMPRIMERIE DE VALADE.

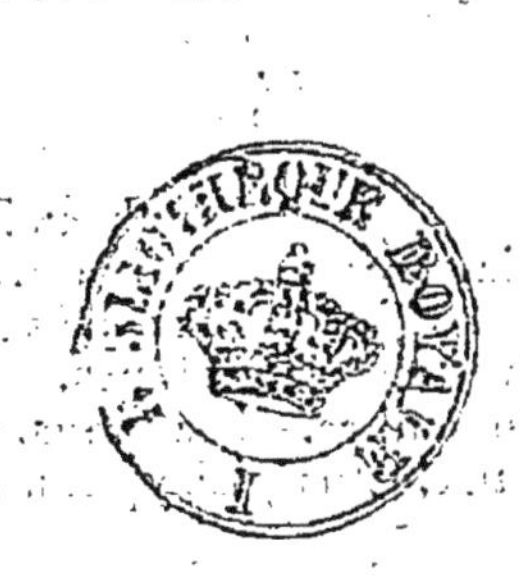
BIBLIOTHEQUE ROYALE

Pl. 1.

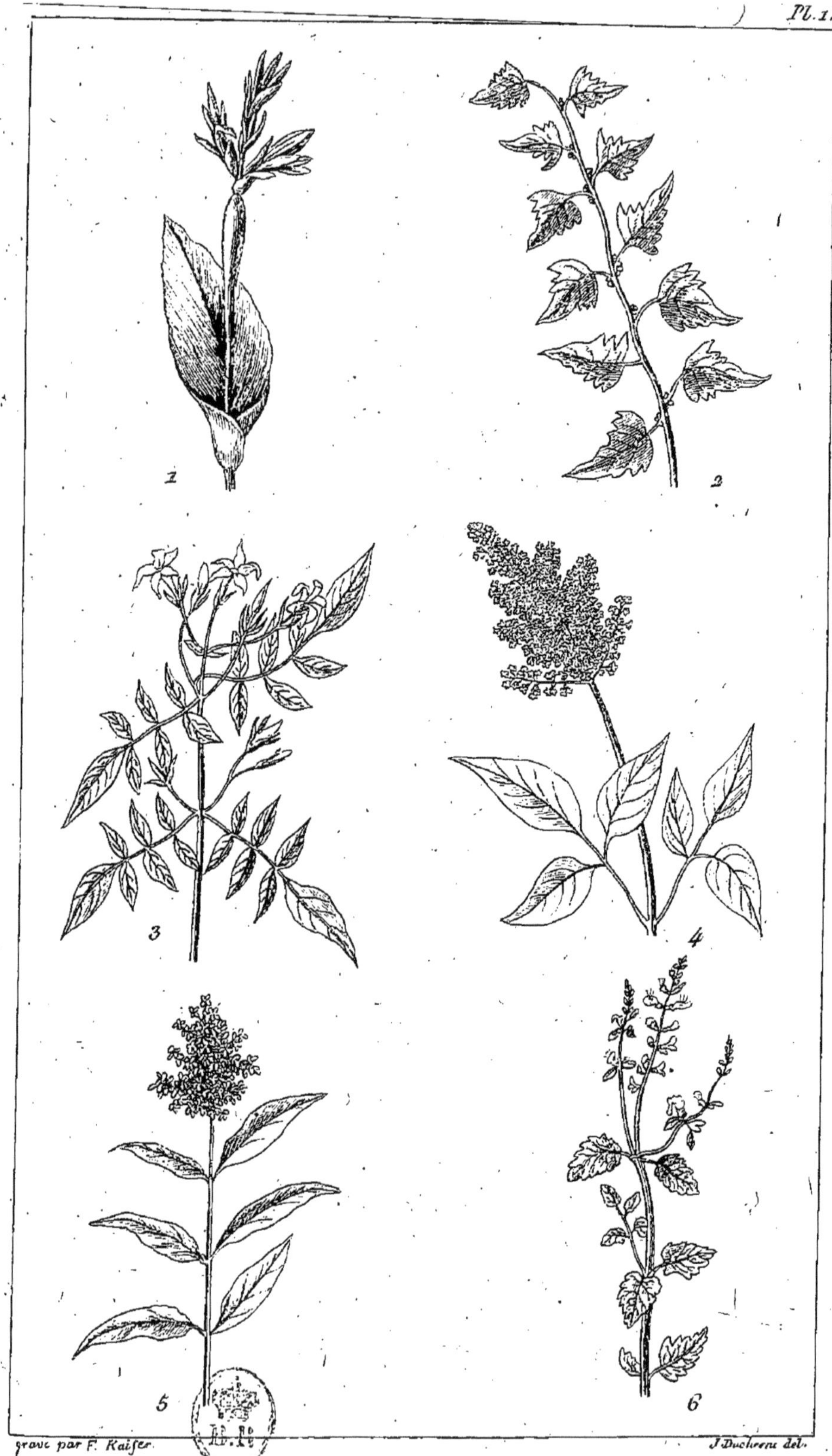

gravé par F. Kaiser. J. Duchesne del.

1. Balisier. 2. Blette. 3. Jasmin. 4. Lilas. 5. Troëne. 6. Sauge.

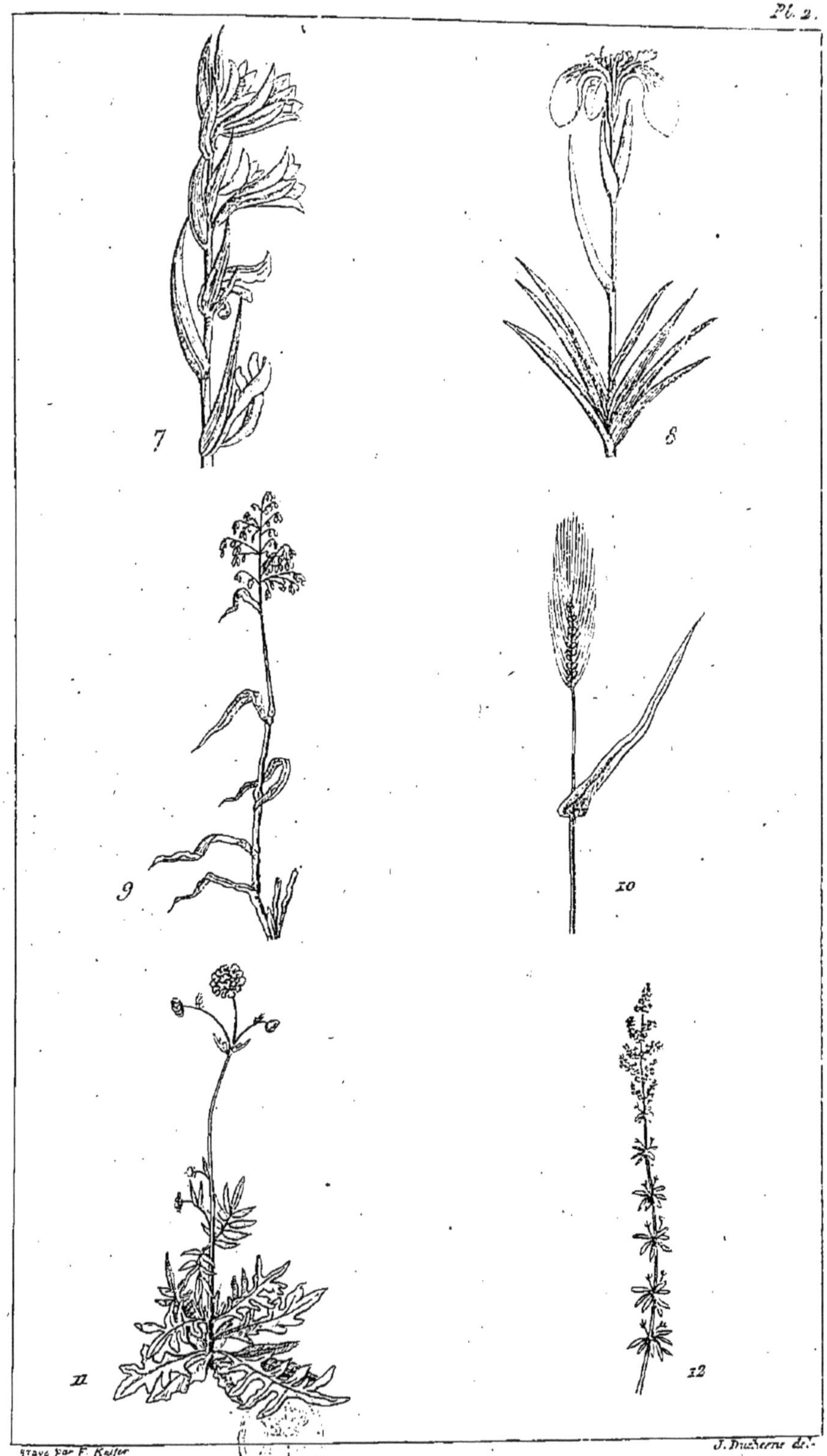

gravé par F. Kaiser — J. Duchesne del.

7. Glayeul. 8. Iris jaune. 9. Avoine. 10. Orge. 11. Scabieuse. 12. Caille-lait.

Pl. 3.

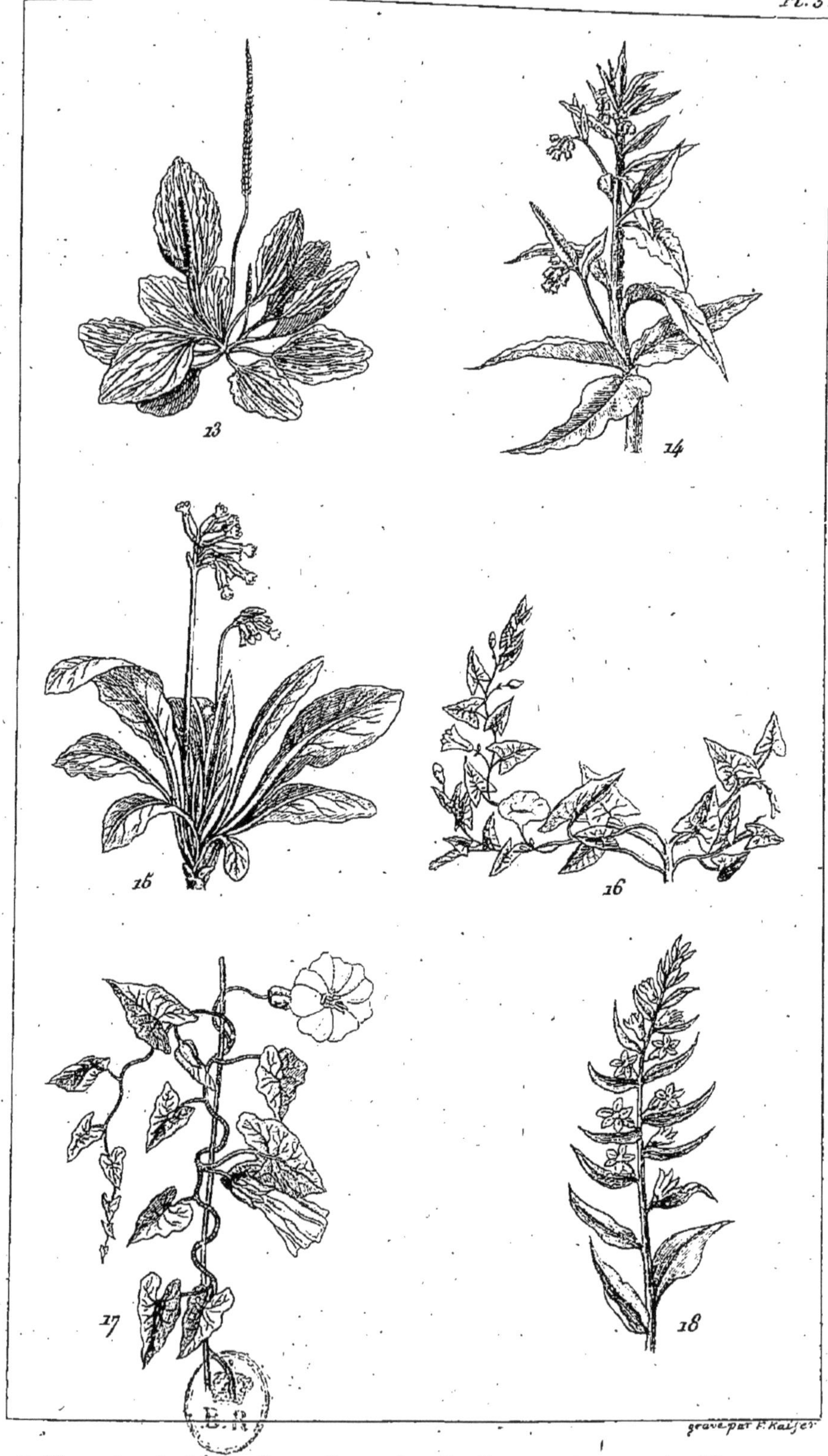

13. Plantain. 14. Consoude. 15. Primevère des Prés. 16. Liseron des Haies.

17. Gd. Liseron. 18. Campanule.

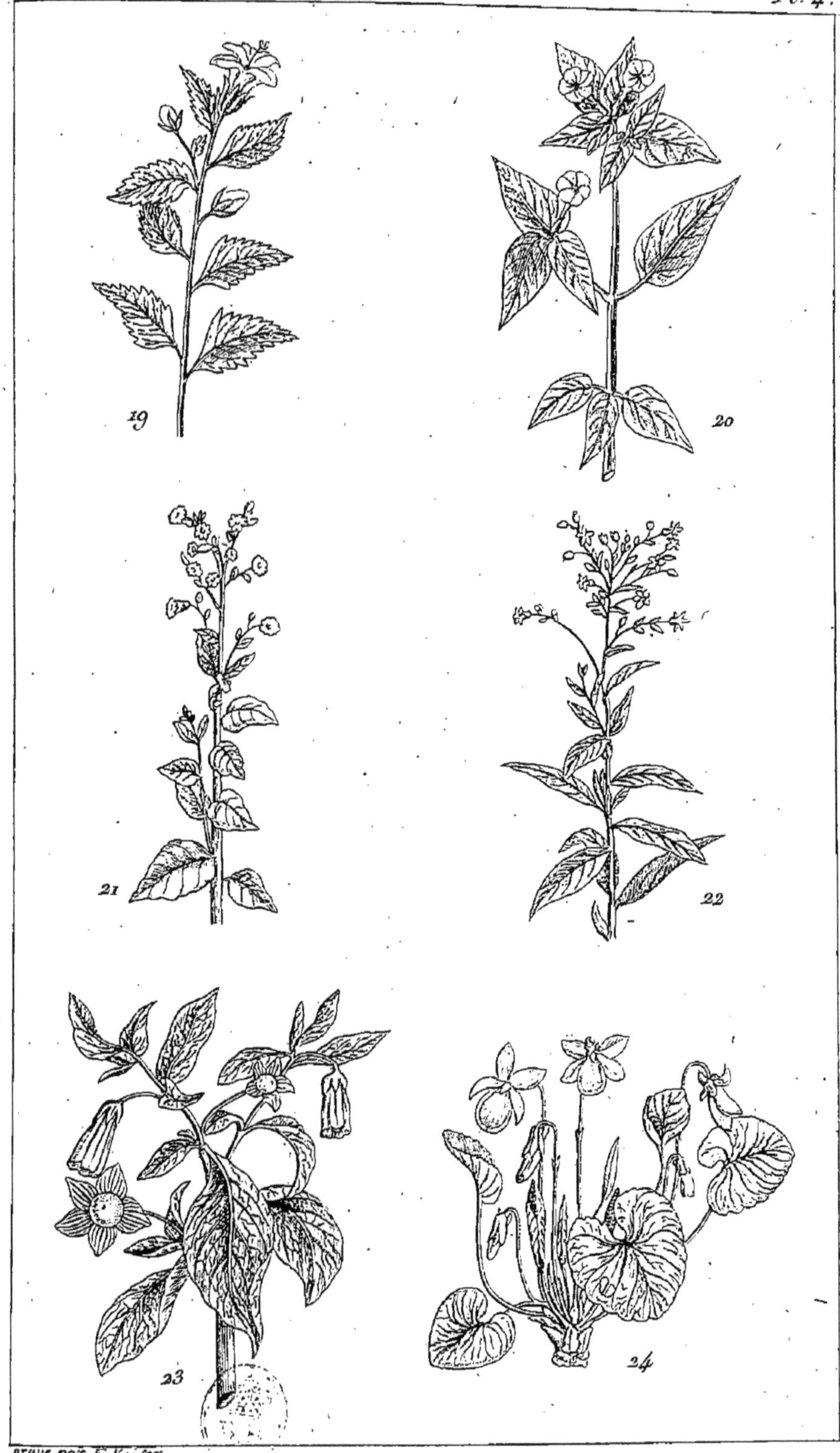

grave par F. Kaiser.

19. Campanule gantelée. 20. Belle-de-nuit. 21. Nicotiane sauvage.
22. Tabac. 23. Belladône. 24. Violette.

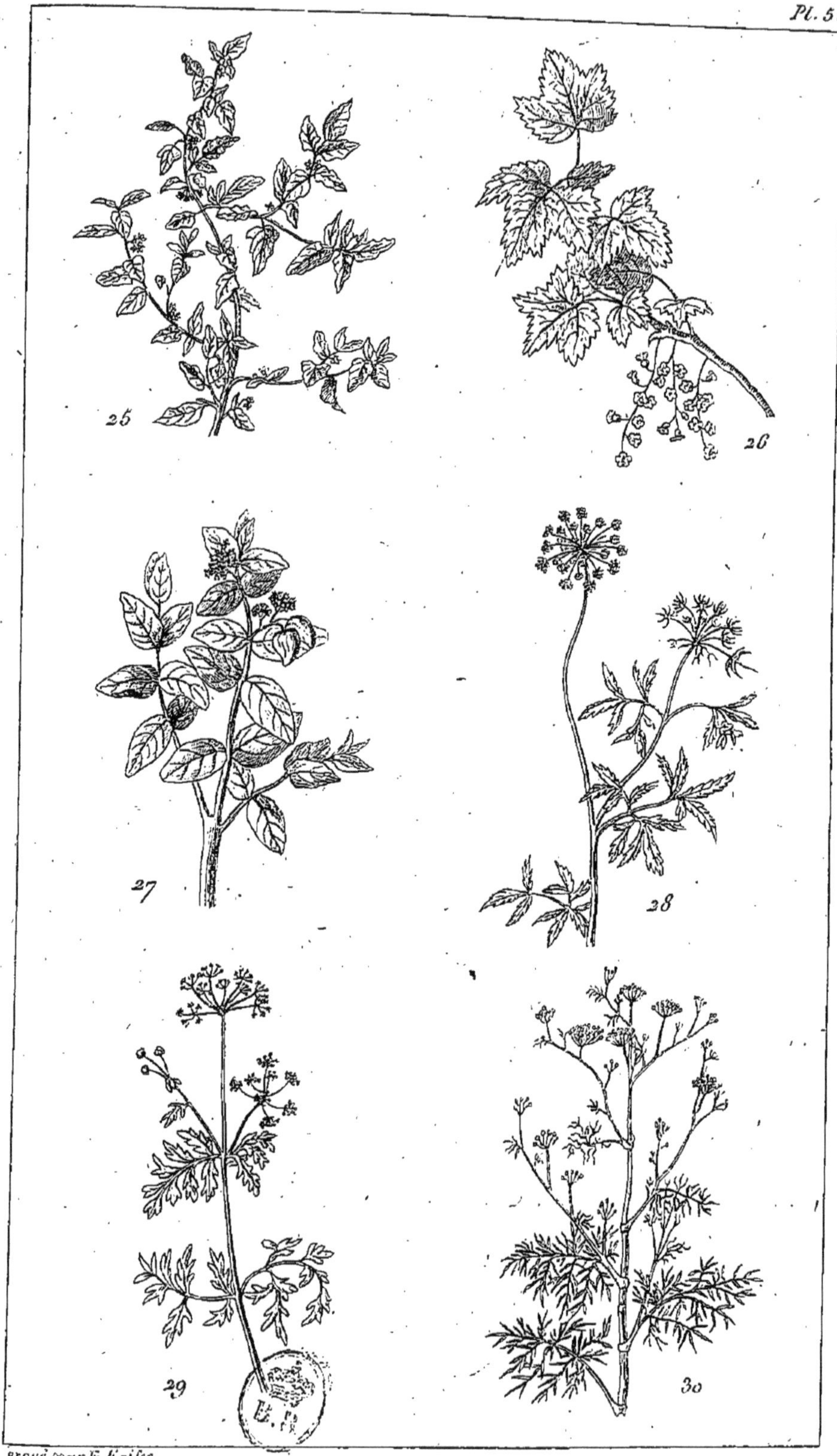

gravé par E. Kaiser.

25. Morelle. 26. Groseillier. 27. Apocin. 28. Ammi. 29. Ciguë. 30. Fenouil.

Pl. 6.

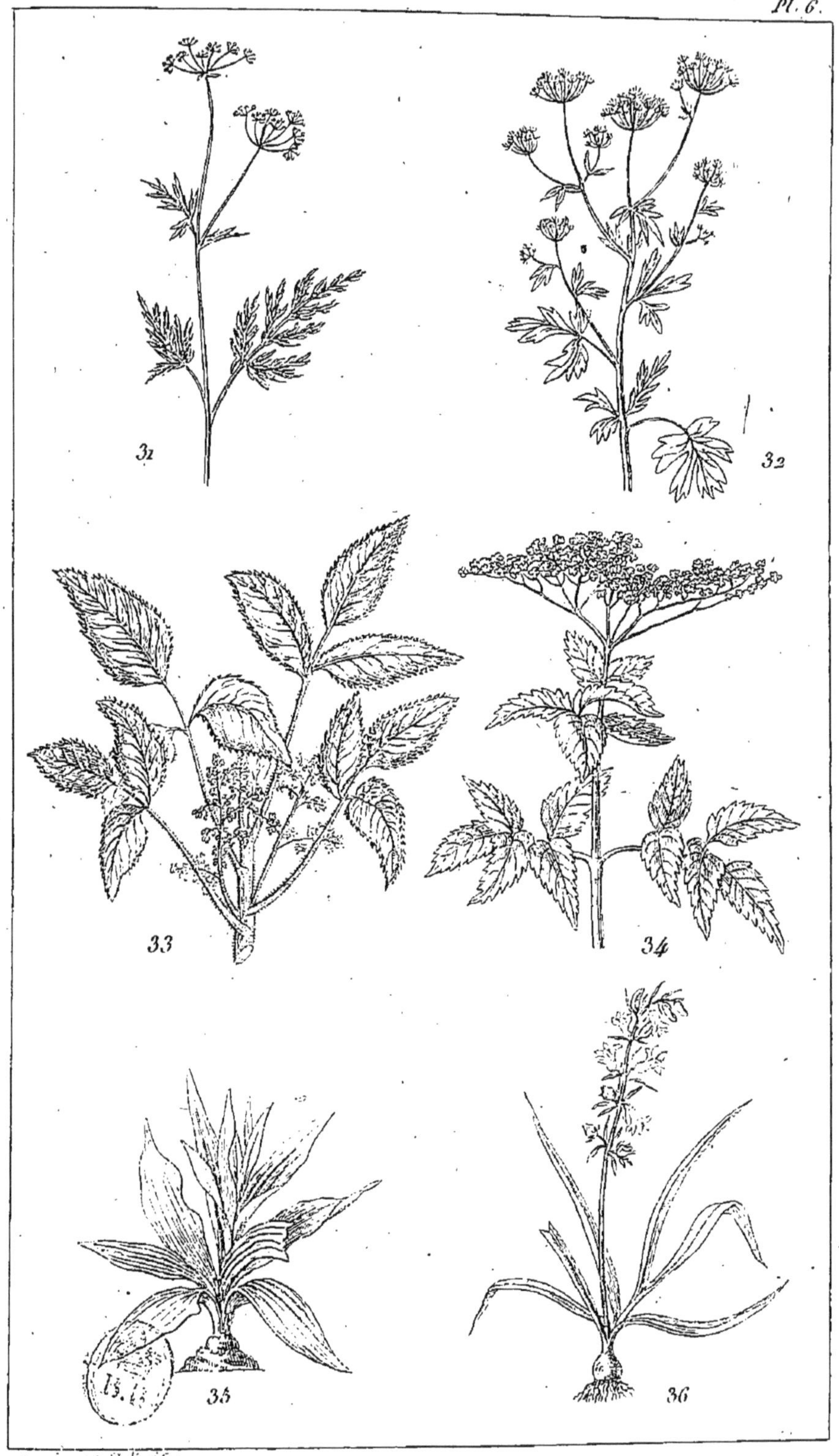

gravé par E. Kaiser.

31. Carvi. 32. Anis. 33. Sumach. 34. Sureau. 35. Scille. 36. Jacinthe.

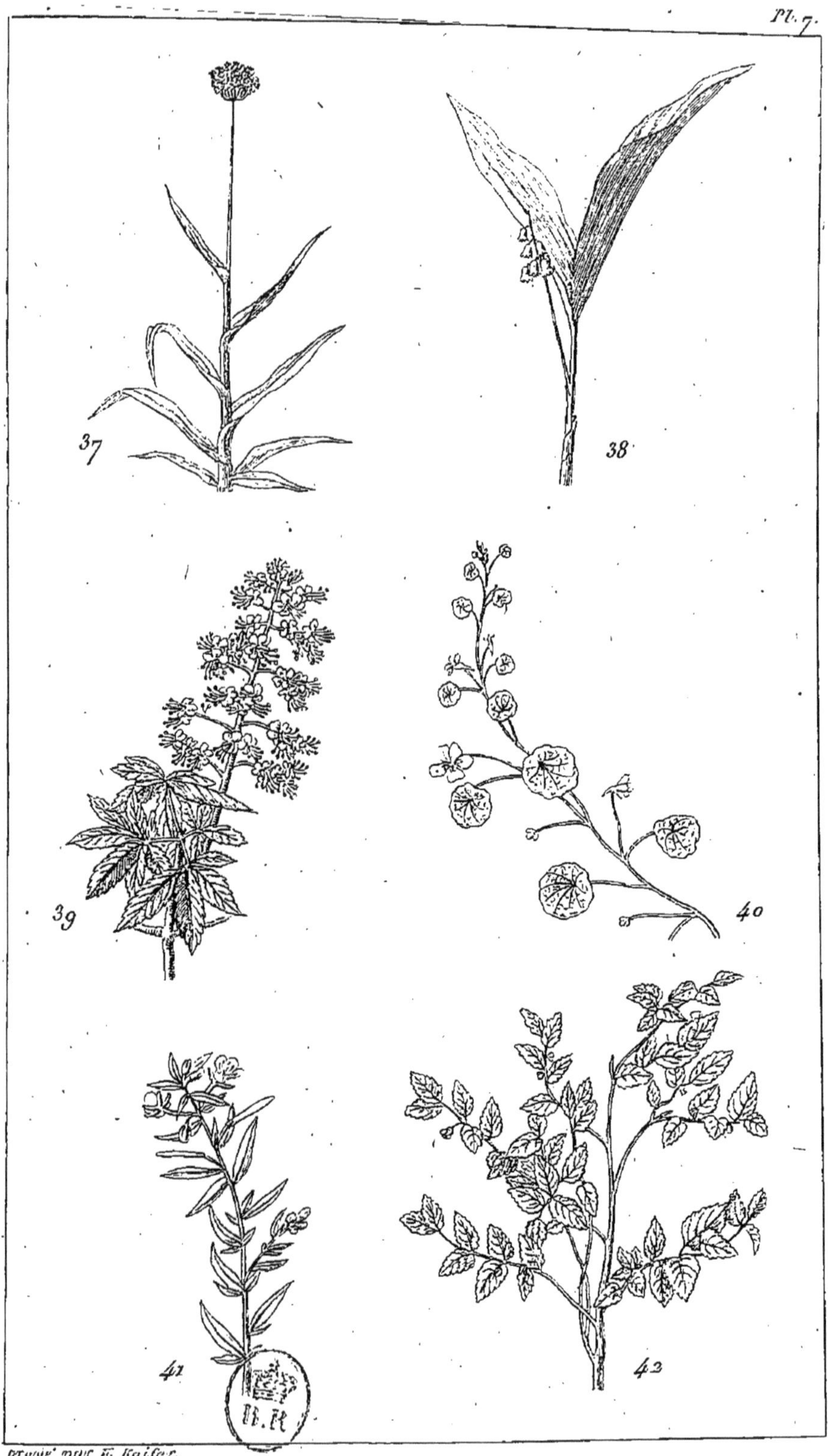

gravé par F. Kaiser.

37. Ail. 38. Muguet. 39. Maronnier. 40. Capucine. 41. Epilobe. 42. Mirtille.

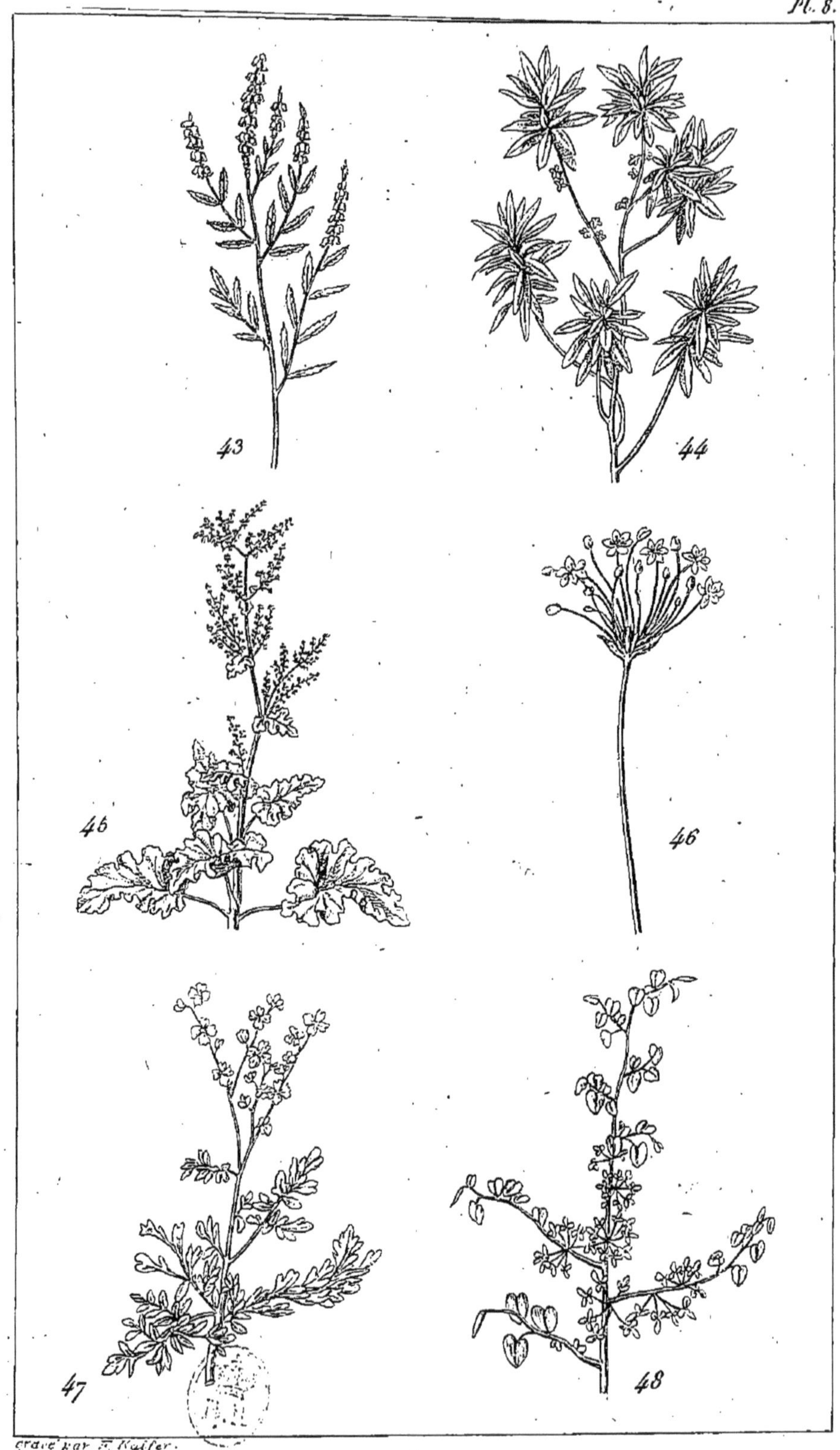

gravé par F. Kaiser.

43. Bruyère. 44. Lauréole. 45. Rhubarbe. 46. Butome. 47. Rue. 48. Garou.

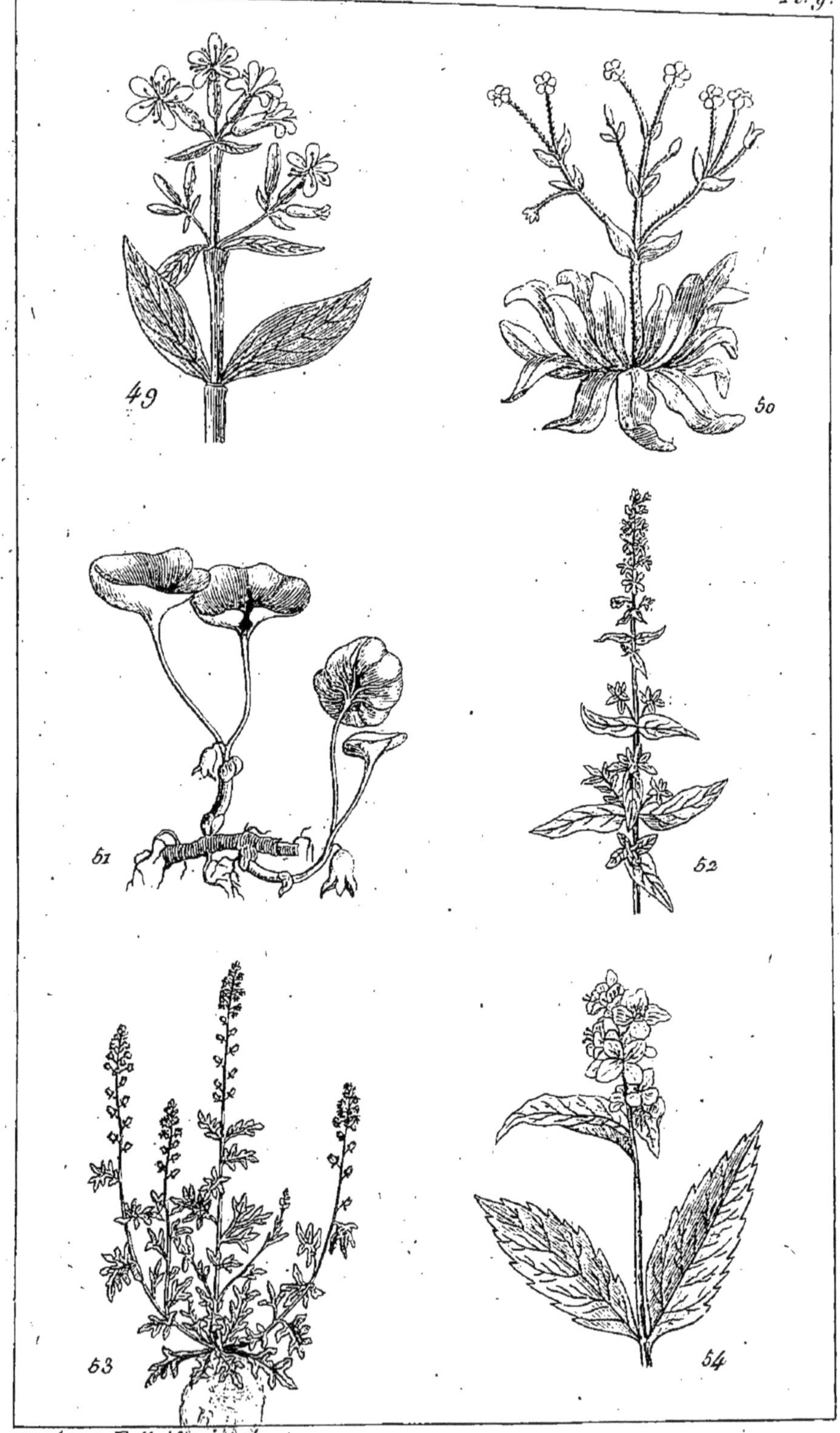

gravé par F. Kaiser.

49. Saponaire. 50. Passe-fleur. 51. Cabaret d'Europe. 52. Salicaire.

53. Réséda. 54. Seringat.

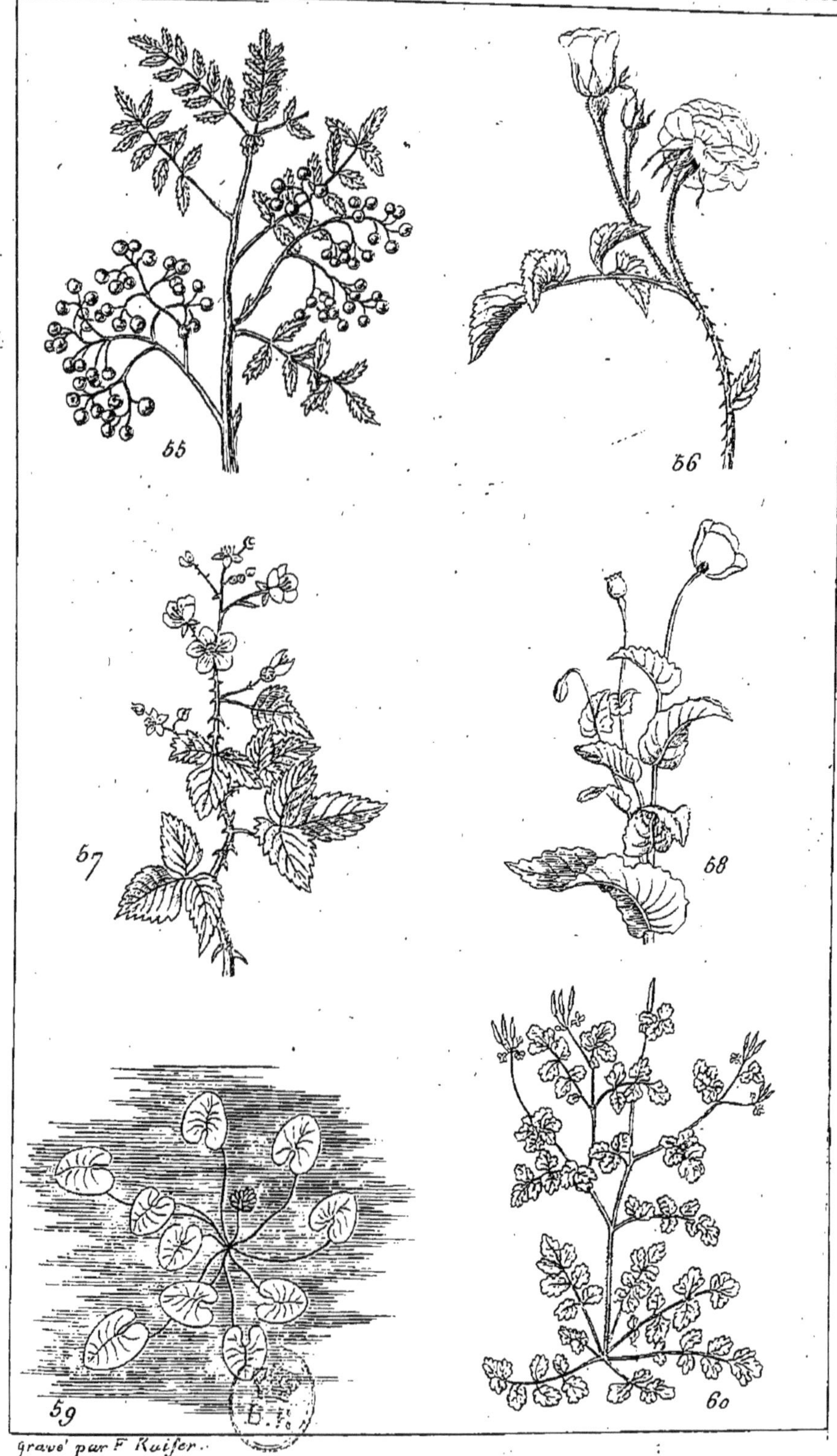

Gravé par F. Kaiser.

55. Sorbier. 56. Rosier. 57. Ronce. 58. Pavot. 59. Nénuphar. 60. Chélidoine.

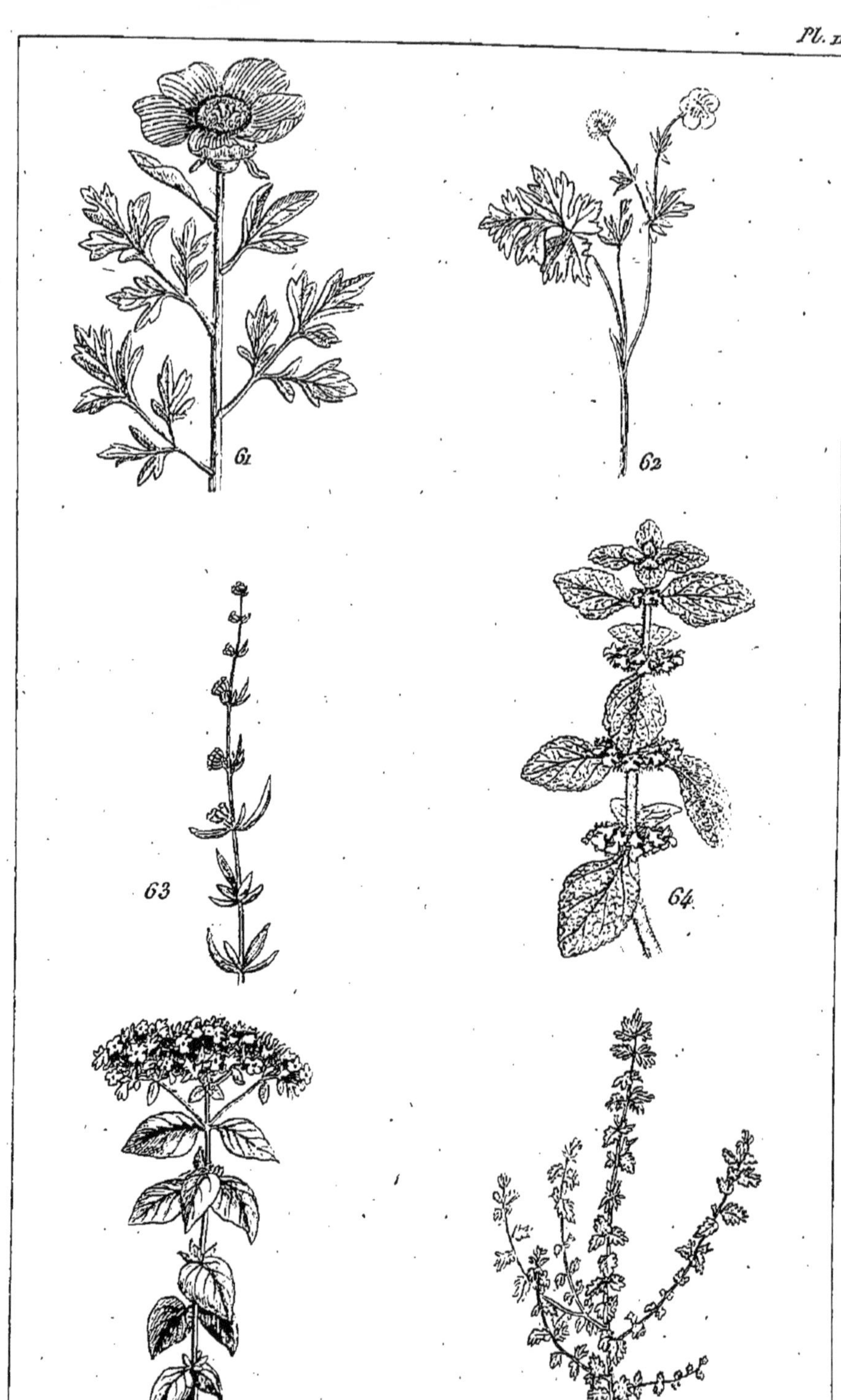

grave par F Kaiser.

61. Pivoine. 62. Renoncule des Prés. 63. Hysope. 64. Marube blanc. 65. Origan.
66. Euphraise.

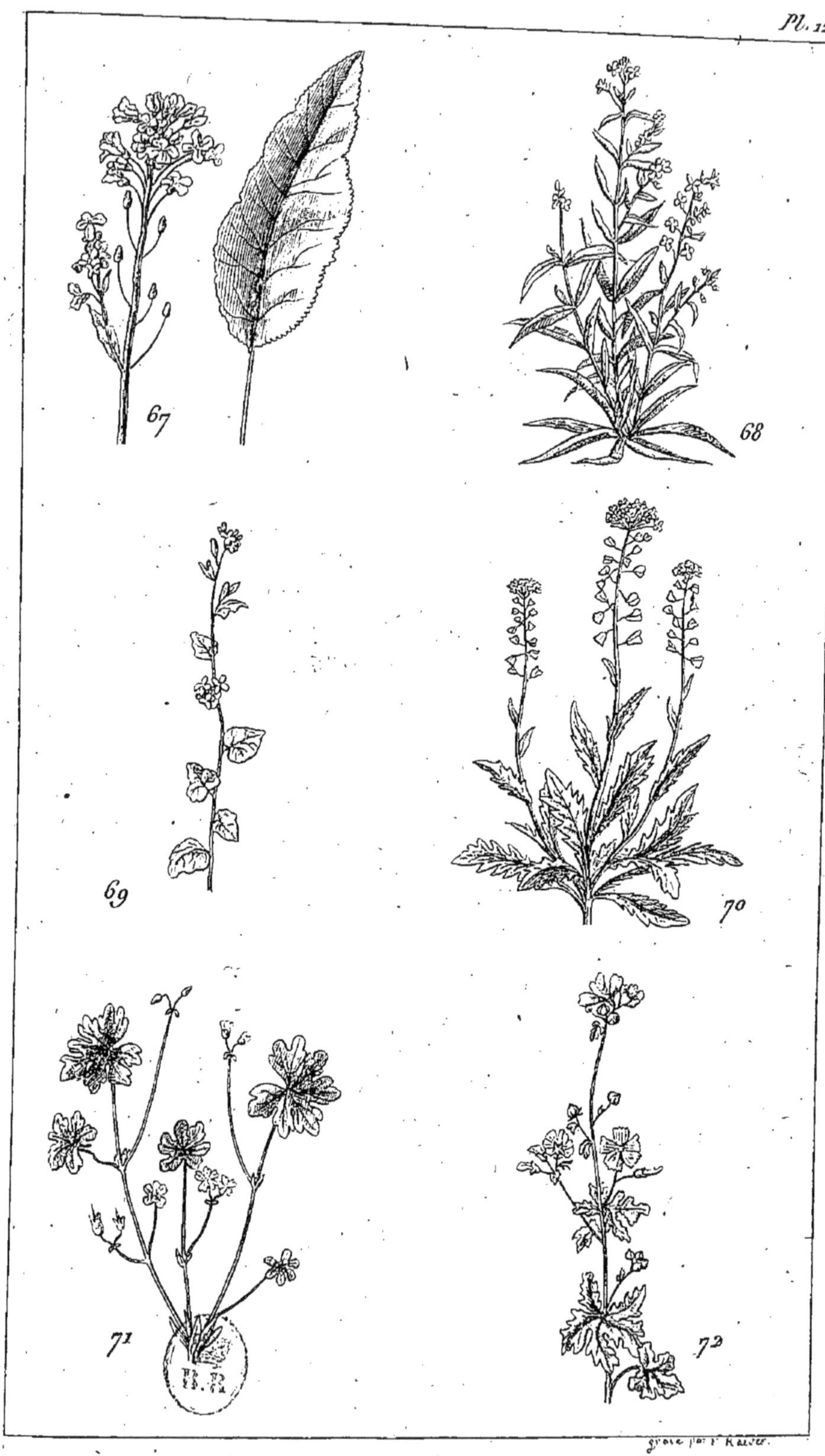

67. Raifort. 68. Giroflée Jaune. 69. Cochléaria. 70. Bourse à Berger.
71. Geraine. 72. Mauve.

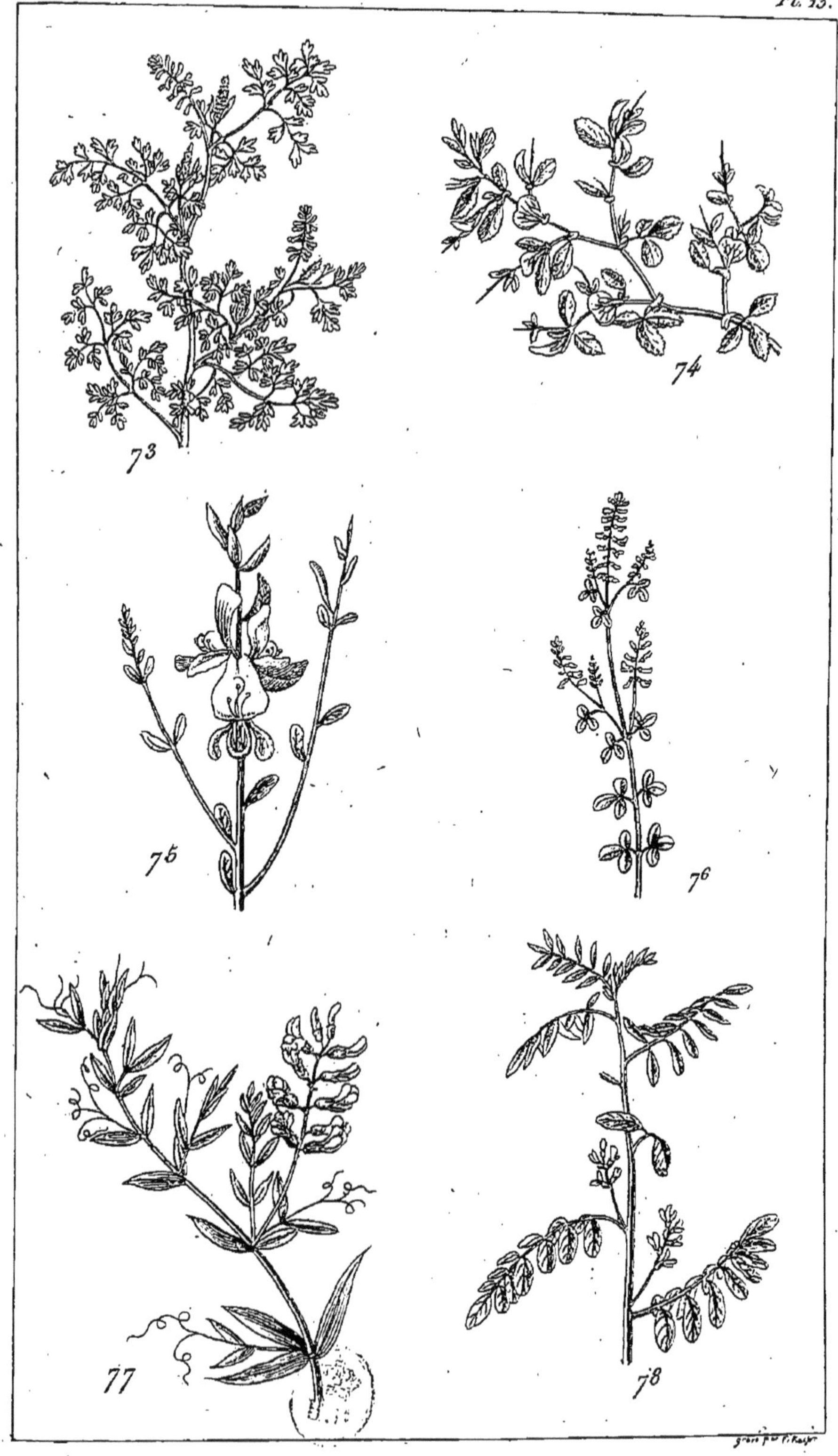

73. Fumeterre. 74. Arrête-Bœuf. 75. Genêt d'Espagne. 76. Mélilot.
77. Gesse des Bois. 78. Réglisse.

Pl. 14.

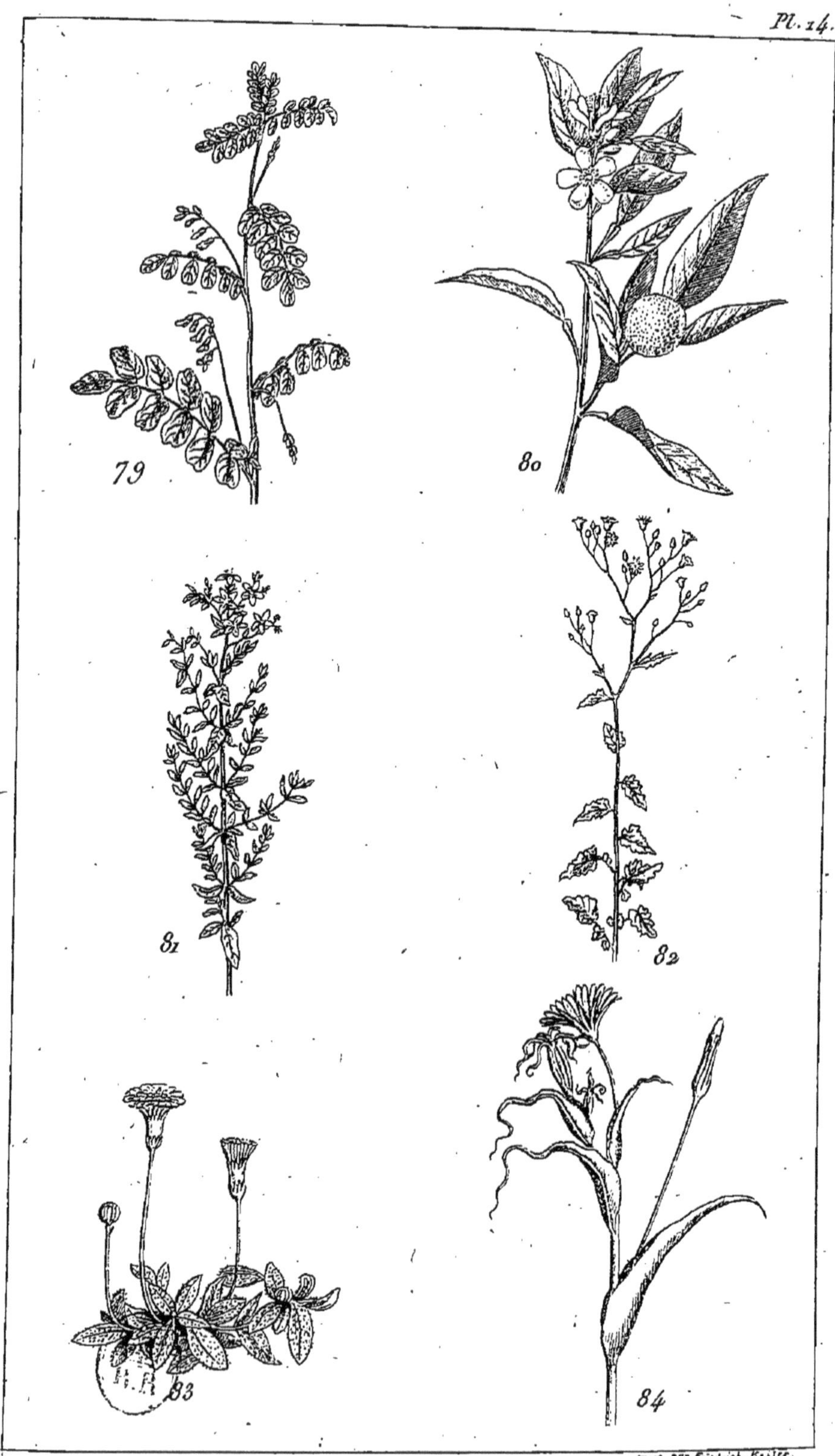

grav. par Friedrich Keiser.

79. Baguenaudier. 80. Oranger. 81. Mille-Pertuis. 82. Lampsane. 83. Piloselle.
84. Salsifis.

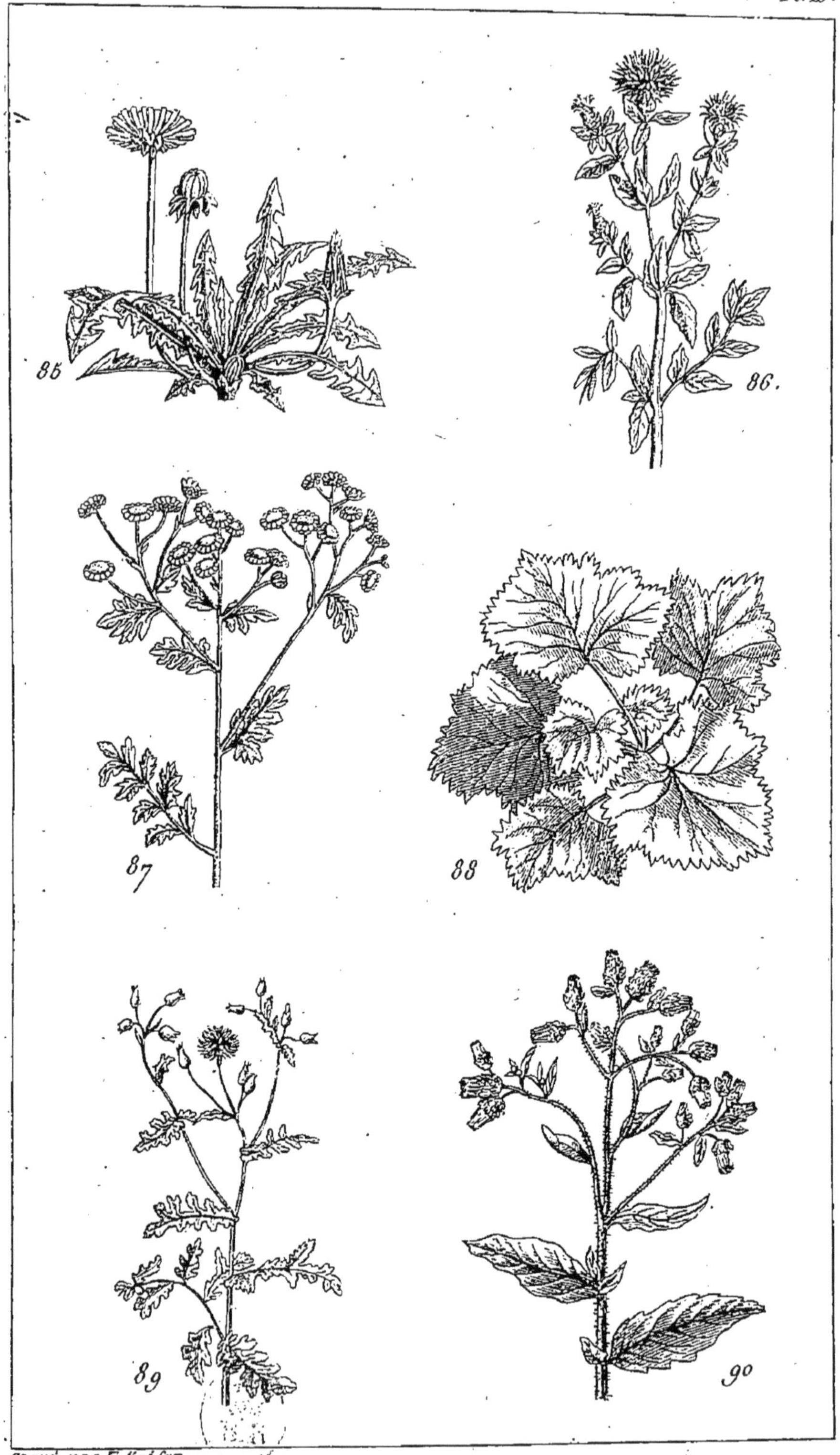

gravé par F. Kaiser.

85. Pissenlit. 86. Carthame. 87. Matricaire. 88. Tussilage. 89. Seneçon.

90. Conise.

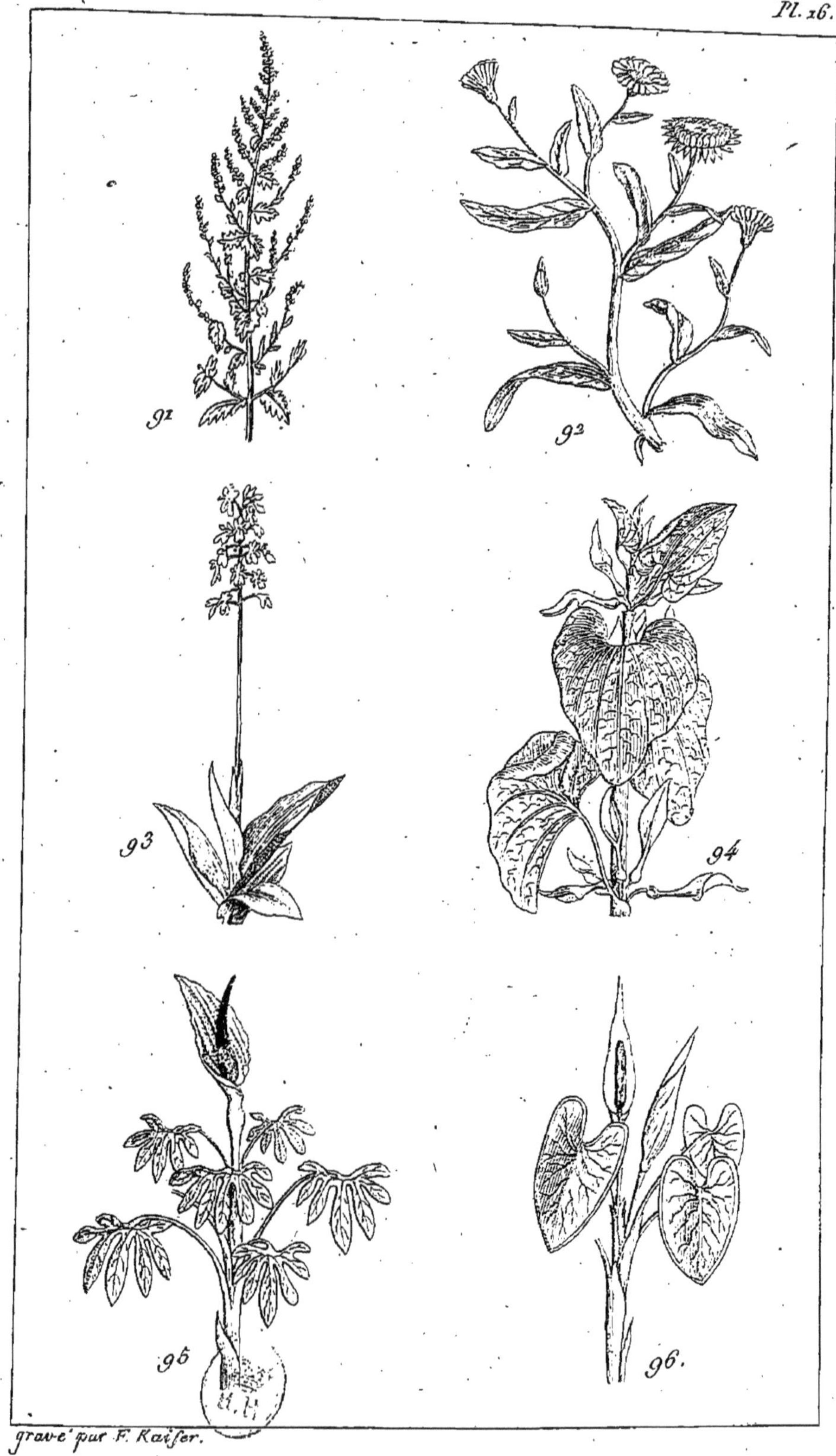

gravé par F. Kaiser.

91. Armoise. 92. Souci. 93. Orchide. 94. Aristoloche. 95. Serpentaire.
96. Pied de veau.

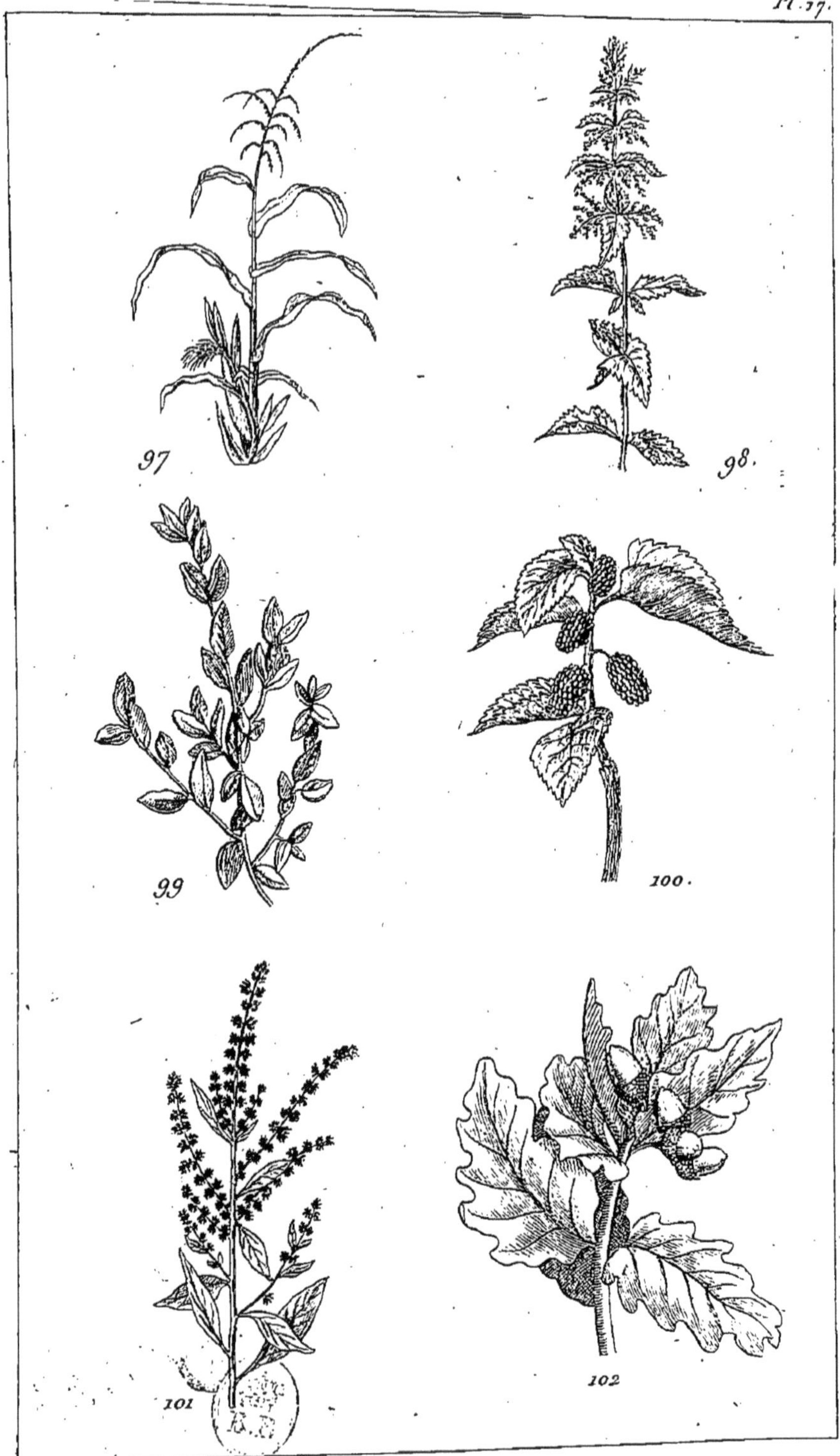

97. Maïs. 98. Ortie. 99. Buis. 100. Mûrier. 101. Amaranthe. 102. Chêne.

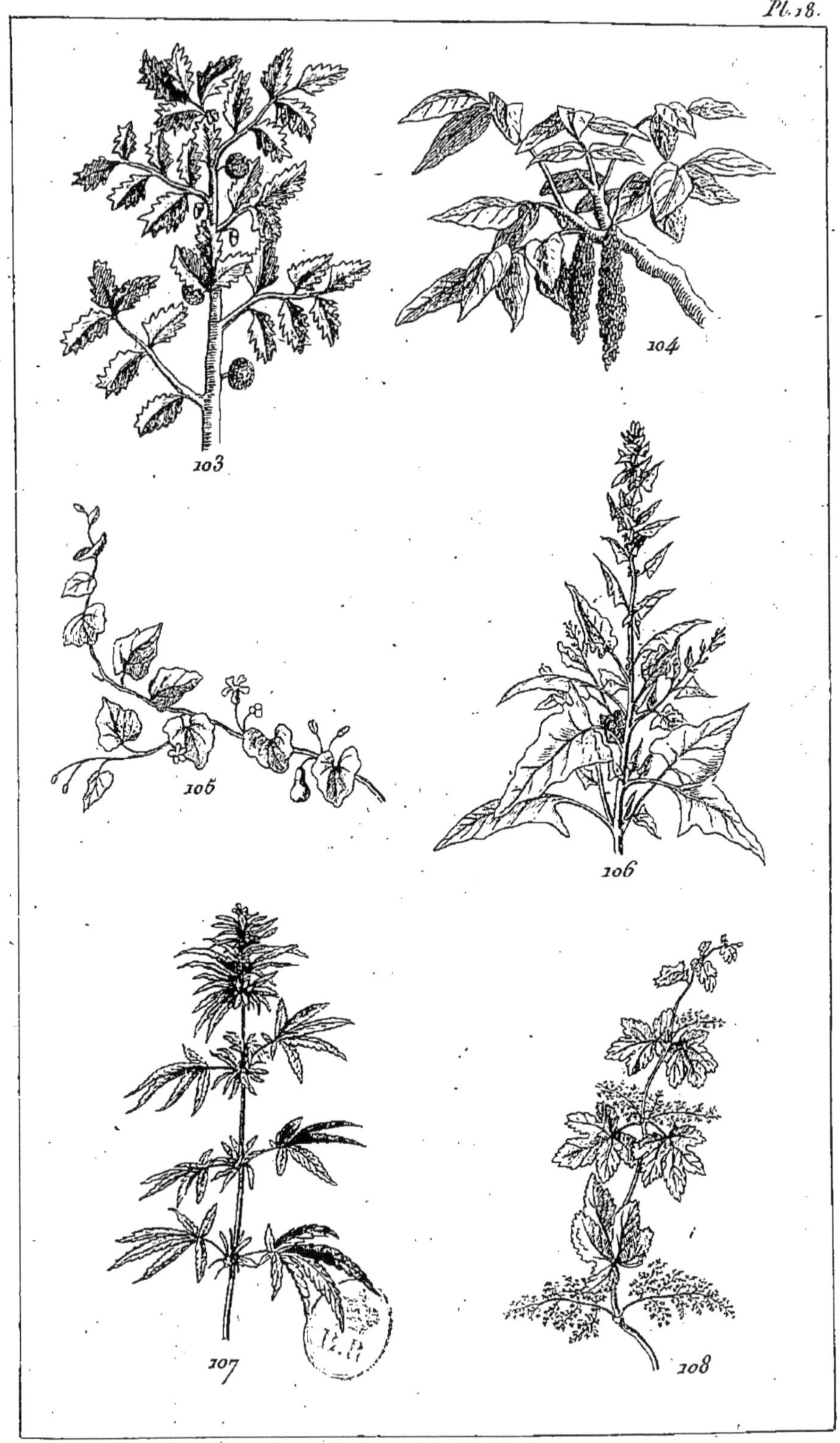

103. Chêne vert. 104. Noyer. 105. Courge. 106. Epinard. 107. Chanvre.

108. Houblon.

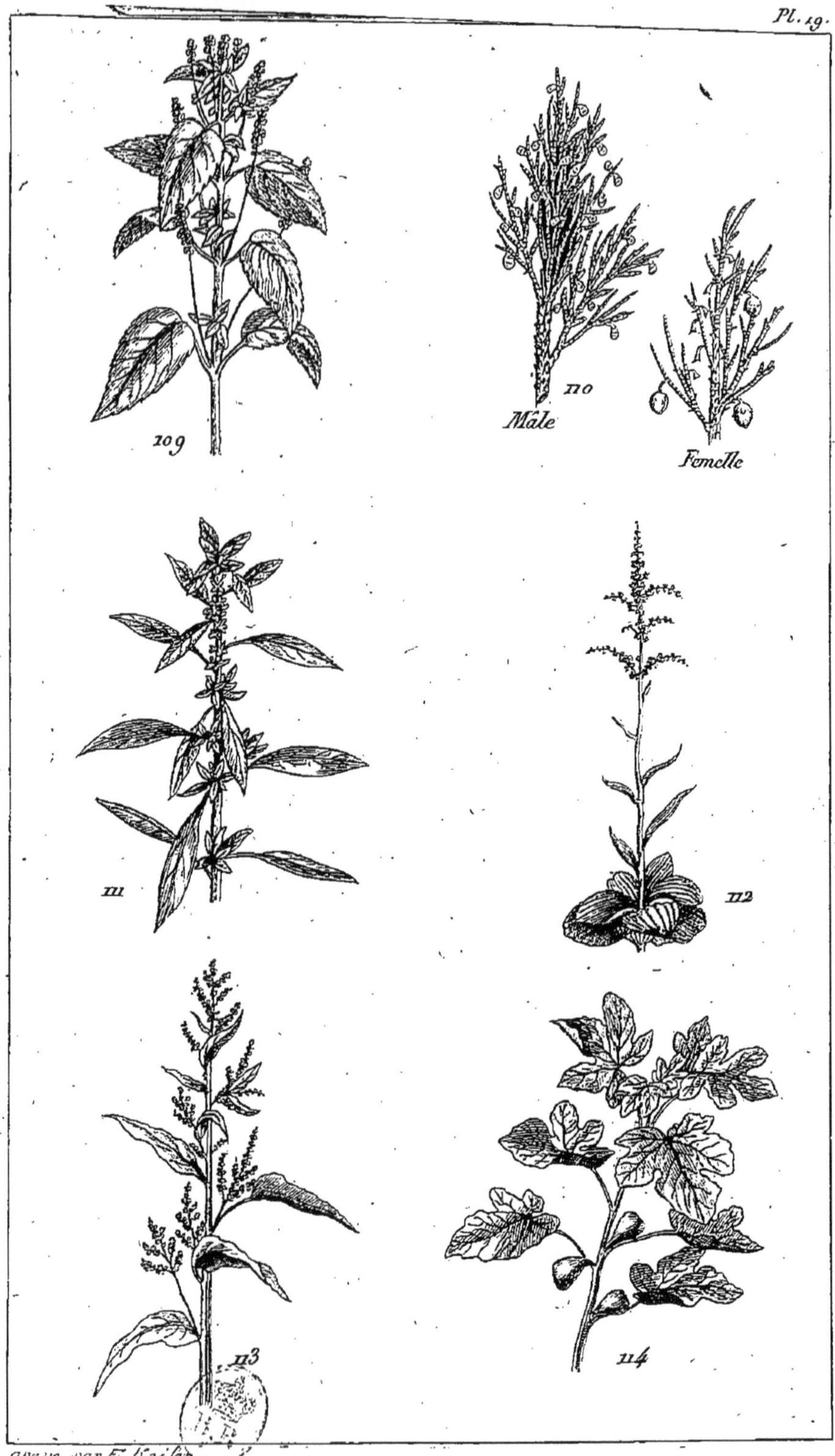

gravé par F. Kaiser.

109. Mercuriale. 110. Genévrier. 111. Pariétaire. 112. Ellébore blanc 113. Arroche.

114. Figuier.

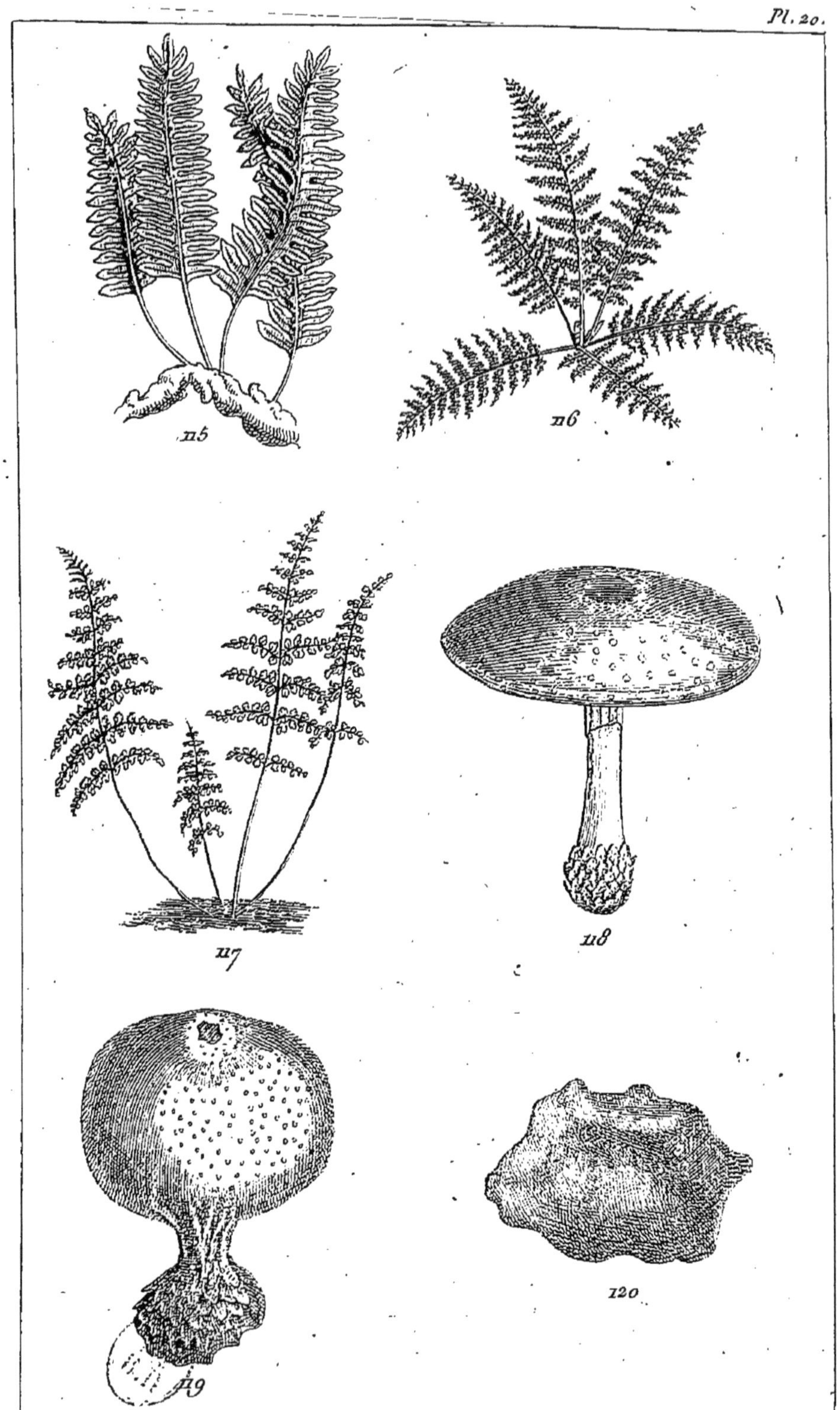

gravé par F. Kaiser.

115. Polypode. 116. Fougère. 117. Capillaire à feuille de Coriandre. 118. Agaric Solitaire. 119. Vesse de loup. 120. Truffe.

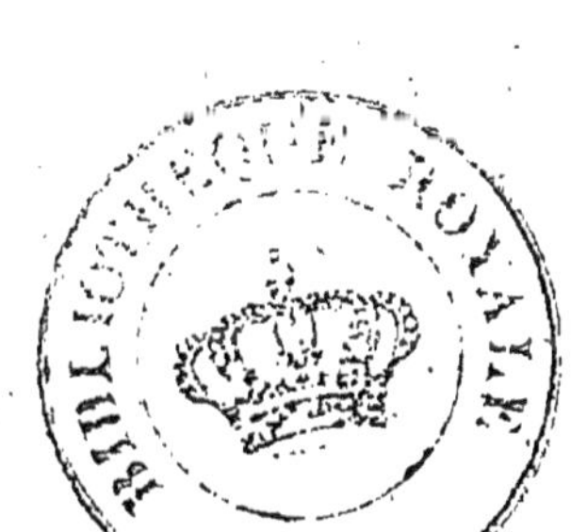

www.ingramcontent.com/pod-product-compliance
Ingram Content Group UK Ltd.
Pitfield, Milton Keynes, MK11 3LW, UK
UKHW020126220726
13923UKWH00001B/14

9 782019 982782